Complications in Neurosurgery

神经外科手术并发症

主　编　[美]阿尼尔·南达（Anil Nanda）
主　审　蒋晓帆　高大宽　程　光
主　译　邹　鹏　高翔宇　张昊阜子　杨二万
译　者（按姓氏笔画排序）
王　江　王　利　王　凯　王正君
王彦刚　王谦亮　毛星刚　石欣雨
田志成　包明冬　伊西才　刘　丹
刘　伟　刘　剑　闫志强　孙季冬
李　侠　李　剑　李　亮　李三中
李建荣　杨双武　杨秋子　邹西峰
汪仁聪　张　雷　张　磊　张亿乐
张卓媛　陈红庆　陈燕伟　林　伟
罗　鹏　周跃飞　郑新瑞　胡世颉
贺亚龙　贺晓生　袁云超　贾鹏飞
郭庆东　姬西团　黄　钢　黄毓韬
葛俊苗　董必锋　董秋峰　鲁传豪
甄海宁　廖　丹

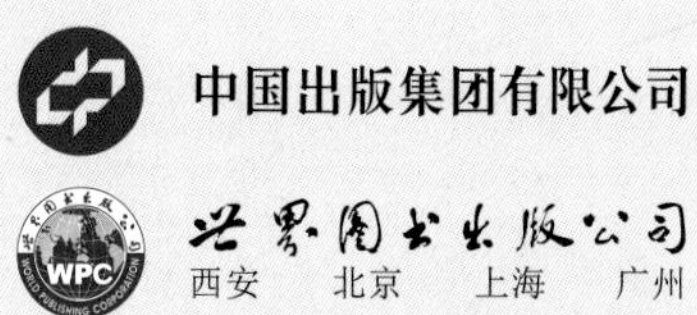
中国出版集团有限公司
世界图书出版公司
西安　北京　上海　广州

图书在版编目（CIP）数据

神经外科手术并发症 /（美）阿尼尔·南达 (Anil Nanda) 主编；邹鹏等主译．—西安：世界图书出版西安有限公司，2024.1
书名原文：Complications in Neurosurgery
ISBN 978-7-5232-0561-7

Ⅰ．①神… Ⅱ．①阿… ②邹… Ⅲ．①神经外科手术—并发症 Ⅳ．① R651.06

中国国家版本馆 CIP 数据核字（2023）第 149226 号

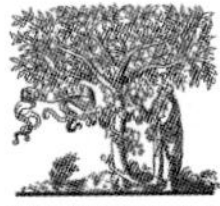

Elsevier (Singapore) Pte Ltd.
3 Killiney Road,
#08-01 Winsland House I,
Singapore 239519
Tel: (65) 6349-0200; Fax: (65) 6733-1817

书　　名　**神经外科手术并发症**
SHENJING WAIKE SHOUSHU BINGFAZHENG
主　　编　[美] 阿尼尔·南达（Anil Nanda）
主　　译　邹　鹏　高翔宇　张昊阜子　杨二万
策划编辑　马可为
责任编辑　杨　菲　王少宁
装帧设计　新纪元文化传播
出版发行　**世界图书出版西安有限公司**
地　　址　西安市雁塔区曲江新区汇新路 355 号
邮　　编　710061
电　　话　029-87214941　029-87233647（市场营销部）
029-87234767（总编室）
网　　址　http://www.wpcxa.com
邮　　箱　xast@wpcxa.com
经　　销　新华书店
印　　刷　西安市久盛印务有限责任公司
开　　本　889mm × 1194mm　1/16
印　　张　27.75
字　　数　850 千字
版次印次　2024 年 1 月第 1 版　2024 年 1 月第 1 次印刷
版权登记　25-2023-199
国际书号　ISBN 978-7-5232-0561-7
定　　价　268.00 元

医学投稿　xastyx@163.com ‖ 029-87279745　029-87285296
☆如有印装错误，请寄回本公司更换☆

引导我们从无知走向真理；

引导我们从黑暗走向光明；

引导我们从死亡走向永生。

《布列哈德奥义书》
公元前 700 年

致我的妻子 Laura，我的孩子 Alexander、Christopher 和 Mary Catherine，还有我的母亲 Uma Nanda 和先父 K.G.S. Nanda。

Anil Nanda, MD, MPH, FACS

Professor and Chairman, Department of Neurosurgery
Rutgers-Robert Wood Johnson Medical School
Professor and Chairman, Department of Neurosurgery
Rutgers-New Jersey Medical School
Senior Vice President of Neurosurgical Services
RWJBarnabas Health

Contributors
原著作者

Muhammad M. Abd-El-Barr, MD, PhD
Assistant Professor
Department of Neurosurgery
Duke University School of Medicine
Durham, NC, USA

Vijay Agarwal, MD
Assistant Professor
Neurosurgery
Mayo Clinic
Rochester, MN, USA

Felipe C. Albuquerque, MD
Director, Endovascular Surgery
Professor of Neurosurgery
Department of Neurosurgery
Barrow Neurological Institute
St. Joseph's Hospital and Medical Center
Phoenix, AZ, USA

Hamidreza Aliabadi, MD, FAANS
Clinical Associate Faculty
Department of Neurological Surgery
University of California, San Francisco
San Francisco, CA, USA
Assistant Clinical Professor
California Northstate University College of Medicine
Elk Grove, CA, USA
Spine and Neurosurgery Associates
Roseville, CA, USA

Yasir Al-Khalili, MD
Chief Resident
Department of Neurology
Drexel Neurosciences Institute
Philadelphia, PA, USA

Rami O. Almefty, MD
Neurosurgery Resident
Barrow Neurological Institute
St. Joseph's Hospital and Medical Center
Phoenix, AZ, USA

Sepideh Amin-Hanjani, MD, FAANS, FACS, FAHA
Professor & Program Director
Co-Director, Neurovascular Surgery
Department of Neurosurgery
University of Illinois at Chicago
Chicago, IL, USA

Filippo F. Angileri, MD, PhD
Associate Professor of Neurosurgery
Department of Biomedical and Dental Sciences and Morphofunctional Imaging
University of Messina
AOU Policlinico "G. Martino"
Messina, Italy

Cinta Arraez, MD
Department of Neurosurgery
Carlos Haya University Hospital
Malaga, Spain

Miguel A. Arraez, Sr., MD, PhD
Professor and Chairman
Department of Neurosurgery
Carlos Haya University Hospital
Malaga, Spain

Jacob F. Baranoski, MD
Neurosurgery Resident
Barrow Neurological Institute
St. Joseph ' s Hospital and Medical Center
Phoenix, AZ, USA

Daniel L. Barrow, MD
Pamela R. Rollins Professor and Chairman
Director, Emory MBNA Stroke Center
Department of Neurosurgery
Emory University School of Medicine

Atlanta, GA, USA

Bernard R. Bendok, MD
Professor and Chair
Department of Neurosurgery
Mayo Clinic
Rochester, MN, USA

Edward C. Benzel, MD
Emeritus Chair of Neurosurgery
Cleveland Clinic
Cleveland, OH, USA

Mitchel S. Berger, MD
Professor and Chairman
Berthold and Belle N. Guggenhime Endowed Chair
Department of Neurological Surgery
University of California, San Francisco
San Francisco, CA, USA

Indira Devi Bhagavatula, MS, MCh
Professor
Department of Neurosurgery
NIMHANS
Bangalore, India

Dhananjaya I. Bhat, MCh
Professor
Department of Neurosurgery
NIMHANS
Bangalore, India

Mark Bilsky, MD
Attending Neurosurgeon
Department of Neurosurgery
Memorial Sloan Kettering Cancer Center
Professor
Department of Neurosurgery
Weill Medical College of Cornell University
New York, NY, USA

Mandy J. Binning, MD
Assistant Professor
Department of Neurosurgery
Drexel Neurosciences Institute
Philadelphia, PA, USA

Frederick A. Boop, MD
Professor and Chairman
Department of Neurosurgery
University of Tennessee Health Sciences Center
Memphis, TN, USA

Alexa N. Bramall, MD, PhD
Neurosurgery Resident
Department of Neurosurgery
Duke University
Durham, NC, USA

Jeffrey N. Bruce, MD
Edgar M. Housepian Professor of Neurological Surgery
Vice Chairman of Academic Affairs
Neurological Surgery
New York-Presbyterian Columbia University Medical Center
New York, NY, USA

Avery L. Buchholz, MD, MPH
Fellow
Neurological Surgery
University of Virginia
Charlottesville, VA, USA

Kim J. Burchiel, MD
Professor and Head
Division of Functional Neurosurgery
Oregon Health and Science University
Portland, OR, USA

Jan-Karl Burkhardt, MD
Fellow
Department of Neurological Surgery
University of California, San Francisco
San Francisco, CA, USA

Salvatore M. Cardali, MD, PhD
Associate Professor of Neurosurgery
Department of Biomedical and Dental Sciences and Morphofunctional Imaging
University of Messina
AOU Policlinico "G. Martino"
Messina, Italy

Hsuan-Kan Chang, MD
University of Miami

Miller School of Medicine
Miami, FL, USA
School of Medicine
National Yang-Ming University
Taipei, Taiwan, China

Fady T. Charbel, MD, FAANS, FACS
Head, Department of Neurosurgery
Richard L. and Gertrude W. Fruin Professor
University of Illinois at Chicago
Chicago, IL, USA

Yi-Ren Chen, MD, MPH
Clinical Instructor and Fellow in Spine Surgery
Department of Neurosurgery
Stanford University School of Medicine
Stanford, CA, USA

Jimmy Ming-Jung Chuang, MD
Assistant Professor
Department of Neurosurgery
Kaohsiung Chang Gang Memorial Hospital
Kaohsiung City, Taiwan, China

Alan R. Cohen, MD
Chief of Pediatric Neurosurgery
Professor of Neurosurgery, Oncology and Pediatrics
Carson-Spiro Professor of Pediatric Neurosurgery
Johns Hopkins University School of Medicine
Baltimore, MA, USA

Alfredo Conti, MD, PhD
Associate Professor of Neurosurgery
Department of Biomedical and Dental Sciences and Morphofunctional Imaging
University of Messina
AOU Policlinico "G. Martino"
Messina, Italy

Brian M. Corliss, MD
Fellow-Neuro-Endovascular Surgery
Department of Neurological Surgery
University of Florida
Gainesville, FL, USA

Randy S. D 'Amico, MD
Neurological Surgery
New York-Presbyterian Columbia University Medical Center
New York, NY, USA

Roy Thomas Daniel, MCh
Professor
Neurosurgery
Lausanne University Hospital
Lausanne, Switzerland

Stephanie A. DeCarvalho, BS
Department of Neurosurgery
Brigham and Women 's Hospital
Boston, MA, USA

Anthony M. Digiorgio, DO, MHA
Resident
Department of Neurological Surgery
Louisiana State University Health Sciences Center
New Orleans, LA, USA

Kyle M. Fargen, MD, MPH
Assistant Professor
Department of Neurological Surgery
Wake Forest University
Winston-Salem, NC, USA

Michael G. Fehlings, MD, PhD, FRCSC, FACS
Professor of Neurosurgery
Vice Chair Research
Department of Surgery
University of Toronto
Head, Spinal Program
Toronto Western Hospital
University Health Network
Toronto, ON, Canada

Juan C. Fernandez-Miranda, MD
Associate Professor
Department of Neurological Surgery
University of Pittsburgh School of Medicine
Pittsburgh, PA, USA

Bruno C. Flores, MD
Neurosurgery Fellow, Endovascular
Barrow Neurological Institute
St. Joseph 's Hospital and Medical Center
Phoenix, AZ, USA

Jared Fridley, MD
Assistant Professor
Department of Neurosurgery
Rhode Island Hospital
Providence, RI, USA

Allan Friedman, MD
Guy Odom Professor
Department of Neurosurgery
Duke University
Durham, NC, USA

Michael A. Galgano, MD
Department of Neurosurgery
Brown University
Providence, RI, USA

Mario Ganau, MD, PhD, FEBNS, FACS
Fellow in Complex Spine Surgery
University of Toronto
Toronto, ON, Canada

Paul A. Gardner, MD
Associate Professor
Department of Neurological Surgery
University of Pittsburgh School of Medicine
Pittsburgh, PA, USA

Antonino F. Germanò, MD
Professor and Chairman of Neurosurgery
Department of Biomedical and Dental Sciences and Morphofunctional Imaging
University of Messina
AOU Policlinico "G. Martino"
Messina, Italy

George M. Ghobrial, MD
Neurosurgeon
Novant Health Brain and Spine Surgery
Winston Salem, NC, USA

Siraj Gibani, MD
Clinical Instructor, Spine Surgery
Department of Neurosurgery
Stanford University
Stanford, CA, USA

John L. Gillick, MD
Assistant Professor
Department of Neurological Surgery
Rutgers-New Jersey Medical School
Newark, NJ, USA

Ziya L. Gokaslan, MD, FAANS, FACS
Gus Stoll, MD Professor and Chair , Department of Neurosurgery
The Warren Alpert Medical School of Brown University
Neurosurgeon-in-Chief, Rhode Island Hospital and The Miriam Hospital
Clinical Director, Norman Prince Neurosciences Institute
President, Brown Neurosurgery Foundation
Rhode Island Hospital
Department of Neurosurgery
Norman Prince Neurosciences Institute
Providence, RI, USA

M. Reid Gooch, MD
Assistant Professor
Department of Neurological Surgery
Thomas Jefferson University
Philadelphia, PA, USA

Gerald A. Grant, MD
Associate Professor
Department of Neurosurgery
Stanford University School of Medicine
Stanford, CA, USA

Fabio Grassia, MD
Neurosurgery Resident
Department of Neurosurgery
University of Milan
San Gerardo Hospital
Monza, Italy

Michael W. Groff, MD
Vice-Chairman
Department of Neurosurgery
Brigham and Women's Hospital
Harvard Medical School
Boston, MA, USA

Andrew J. Grossbach, MD
Assistant Professor
Department of Neurosurgery
The Ohio State University

Columbus, OH, USA

James S. Harrop, MD
Professor, Departments of Neurological and Orthopedic Surgery
Director , Division of Spine and Peripheral Nerve Surgery
Neurosurgery Director of Delaware Valley SCI Center
Thomas Jefferson University
Philadelphia, PA, USA

Robert F. Heary, MD
Professor
Department of Neurological Surgery
Rutgers-New Jersey Medical School
Newark, NJ, USA

Hirad S. Hedayat, MD
Assistant Professor
Department of Neurosurgery
Drexel Neurosciences Institute
Philadelphia, PA, USA

Carl B. Heilman, MD
Chairman and Professor
Tufts University School of Medicine
Boston, MA, USA

Robert S. Heller, MD
Resident
Department of Neurosurgery
Tufts University School of Medicine
Boston, MA, USA

Vernard S. Fennell, MD, MSc
Endovascular Neurosurgery Fellow
Department of Neurosurgery
Jacobs School of Medicine and Biomedical Sciences University at Buffalo
Department of Neurosurgery
Gates Vascular Institute at Kaleida Health
Buffalo, NY, USA

Shawn L. Hervey-Jumper, MD
Associate Professor
Department of Neurological Surgery
University of California, San Francisco
San Francisco, CA, USA

Brian L. Hoh, MD
James and Brigitte Marino Family Professor
Department of Neurosurgery
University of Florida
Gainesville, FL, USA

Brian M. Howard, MD
Cerebrovascular Fellow
Department of Neurosurgery
Emory University School of Medicine
Atlanta, GA, USA

Joshua D. Hughes , MD
Chief Resident Associate
Neurologic Surgery
Mayo Clinic
Rochester, MN, USA

Ibrahim Hussain, MD
Resident
Department of Neurological Surgery
Weill Cornell Medical Center—New York Presbyterian Hospital
New York, NY, USA

Corrado Iaccarino, MD
Neurosurgery-Neurotraumatology
University Hospital of Parma
Parma, Italy

M. Omar Iqbal, MD
Resident Physician
Department of Neurological Surgery
Rutgers University
Newark, NJ, USA

Rashad Jabarkheel, MD
Medical Student
Stanford University School of Medicine
Stanford, CA, USA

Darnell T. Josiah, MD, MS
Assistant Professor
Department of Neurosurgery
University of Wisconsin Hospitals and Clinics
Madison, WI, USA

Piyush Kalakoti, MD
Spine Research Fellow

University of Iowa Hospitals & Clinics
Iowa City, IA, USA

Joseph R. Keen, DO
Clinical Professor
Department of Neurosurgery
Ochsner Medical Center
New Orleans, LA, USA

William J. Kemp, MD
Resident
Department of Neurosurgery
Cleveland Clinic Foundation
Cleveland, OH, USA

Irene Kim, MD
Assistant Professor
Department of Neurosurgery
Medical College of Wisconsin
Milwaukee, WI, USA

Bhavani Kura , MD
Fellow
Department of Neurosurgery
LSUHSC
Shreveport, LA, USA

Domenico La Torre, MD, PhD
Associate Professor of Neurosurgery
Department of Biomedical and Dental Sciences and Morphofunctional Imaging
University of Messina
AOU Policlinico "G. Martino"
Messina, Italy

Michael J. Lang, MD
Cerebrovascular Fellow
Department of Neurosurgery
Thomas Jefferson University
Philadelphia, PA, USA

Ilya Laufer, MD
Associate Attending
Department of Neurosurgery
Memorial Sloan Kettering Cancer Center
Associate Professor
Weill Cornell Medical College
New York, NY, USA

Michael T. Lawton, MD
Professor & Chairman, Department of Neurosurgery
President & CEO, Barrow Neurological Institute
Chief of Vascular & Skull Base Neurosurgery
Robert F. Spetzler Endowed Chair in Neurosciences
Barrow Neurological Institute
Phoenix, AZ, USA

Elad I. Levy, MD, MBA
Professor and L. Nelson Hopkins II MD Chair of Neurosurgery and Professor of Radiology
Jacobs School of Medicine and Biomedical Sciences University at Buffalo
Medical Director, Neuroendovascular Services
Gates Vascular Institute at Kaleida Health
Buffalo, NY, USA

Michael J. Link, MD
Professor
Neurologic Surgery
Mayo Clinic
Rochester, MN, USA

William B. Lo, MBBChir, FRCS(SN), FEBNS
Fellow in Pediatric Neurosurgery
Division of Neurosurgery
Hospital for Sick Children
Toronto, ON, Canada

L. Dade Lunsford, MD
Lars Leksell Professor of Neurological Surgery
Distinguished Professor of Neurological Surgery
University of Pittsburgh
Director , Center for Image Guided Neurosurgery & Neurosurgery Residency Program
UPMC Presbyterian
Pittsburgh, PA, USA

Rodolfo Maduri, MD
Medical Doctor
Department of Clinical Neurosciences, Service of Neurosurgery
Lausanne University Hospital (CHUV)
Lausanne, Switzerland

Philippe Magown, MD
Department of Neurological Surgery
Oregon Health and Science University

Portland, OR, USA

Tanmoy Kumar Maiti , MD
Clinical Fellow
Stereotactic and Functional Neurosurgery
Cleveland Clinic
Cleveland, OH, USA

Kevin Mansfield, MD
Clinical Fellow in Stereotactic and Functional Neurosurgery
Oregon Health and Science University
Portland, OR, USA

Mohammed Nasser, MD, MCh
Fellow
Department of Neurosurgery
LSUHSC
Shreveport, LA, USA

Edward Monaco III, MD, PhD
Assistant Professor
Department of Neurological Surgery
University of Pittsburgh
Pittsburgh, PA, USA

Praveen V. Mummaneni, MD
Joan O'Reilly Endowed Professor and Vice Chairman
Department of Neurological Surgery
University of California, San Francisco
San Francisco, CA, USA

Vinayak Narayan, MD, MCh, DNB
Fellow
Department of Neurosurgery
LSUHSC
Shreveport, LA, USA

Ajay Niranjan, MD, MBA
Professor, Department of Neurological Surgery
Associate Director, Center of Image-Guided Neurosurgery
University of Pittsburgh
Pittsburgh, PA, USA

W. Jerry Oakes, MD
Professor of Neurosurgery and Pediatrics
Department of Neurosurgery
University of Alabama-Birmingham
Birmingham, AL, USA

Jeff Ojemann, MD
Professor
Department of Neurosurgery
University of Washington
Seattle, WA, USA

Nelson M. Oyesiku, MD, PhD, FACS
Professor and Vice-Chairman
Department of Neurosurgery
Emory University
Atlanta, GA, USA

Aqueel Pabaney, MD
Fellow
Department of Neurosurgery
LSUHSC
Shreveport, LA, USA

Devi Prasad Patra, MD, MCh
Fellow
Department of Neurosurgery
LSUHSC
Shreveport, LA, USA

Bruce E. Pollock, MD
Professor
Departments of Neurological Surgery and Radiation Oncology
Mayo Clinic College of Medicine and Science
Rochester, MN, USA

John C. Quinn, MD
Spine Fellow
Department of Neurological Surgery
University of Virginia
Charlottesville, VA, USA

John K. Ratliff, MD
Professor of Neurosurgery
Vice Chair for Operations and Development
Department of Neurosurgery
Stanford University
Stanford, CA, USA

Roberta Rehder, MD, PhD
Research Associate

Division of Pediatric Neurosurgery
Johns Hopkins Hospital
Baltimore, MD, USA

Andy Rekito, MS
Department of Neurosurgery
Oregon Health and Science University
Portland, OR, USA

Daniel K. Resnick, MD, MS
Professor and Vice Chairman
Department of Neurosurgery
University of Wisconsin School of Medicine and Public Health
Madison, WI, USA

Bienvenido Ros, MD
Associate Professor
Chief, Pediatric Division
Department of Neurosurgery
Carlos Haya University Hospital
Malaga, Spain

Jeffrey V. Rosenfeld, MD, MS, FRACS, FRCS(Edin), FACS, IFAANS
Senior Neurosurgeon
Department of Neurosurgery
The Alfred Hospital
Melbourne, VIC, Australia
Professor
Department of Surgery
Monash University
Clayton, VIC, Australia
Adjunct Professor
Department of Surgery
F. Edward Hébert School of Medicine Uniformed Services University
Bethesda, MD, USA

Robert H. Rosenwasser, MD
Professor and Chair
Department of Neurological Surgery
Thomas Jefferson University and Hospitals
Philadelphia, PA, USA

James T. Rutka, MD, PhD
Professor and R.S. McLaughlin Chair
Department of Surgery
University of Toronto Faculty of Medicine
Director of the Arthur and Sonia Labatt Brain Tumour Research Centre
Division of Paediatric Neurosurgery
Hospital for Sick Children
Toronto, ON, Canada

Victor Sabourin, MD
Resident Physician
Department of Neurological Surgery
Thomas Jefferson University
Philadelphia, PA, USA

John H. Sampson, MD, PhD, MHSc, MBA
Robert H. and Gloria Wilkins Professor of Neurosurgery
Chair, Department of Neurosurgery
Duke University Medical Center
Durham, NC, USA

Mithun G. Sattur, MD, MBBS, MCh, FEBNS
Clinical Fellow
Department of Neurosurgery
Mayo Clinic
Phoenix, AZ, USA

Amey R. Savardekar, MD, MCh
Fellow
Department of Neurosurgery
LSUHSC
Shreveport, LA, USA

Franco Servadei, MD
Professor
Humanitas University and Research Hospital
Milan, Italy

Christopher I. Shaffrey, Sr., MD
John A. Jane Professor
Departments of Neurological and Orthopaedic Surgery
University of Virginia Health System
Charlottesville, VA, USA

Sophia F. Shakur, MD
Neurosurgeon
Peninsula Regional Medical Center
Salisbury, MD, USA

Carl H. Snyderman, MD, MBA
Professor
Department of Otolaryngology
University of Pittsburgh School of Medicine
Pittsburgh, PA, USA

Hesham Soliman, MD
Assistant Professor
Director of Spinal Oncology
Department of Neurosurgery
Medical College of Wisconsin
Milwaukee, WI, USA

Robert F. Spetzler, MD
Director and J.N. Harber Chair of Neurological Surgery
Barrow Neurological Institute
St. Joseph's Hospital and Medical Center
Phoenix, AZ, USA
Professor of Neurosurgery
Department of Surgery
University of Arizona College of Medicine
Tucson, AZ, USA

Robert J. Spinner, MD
Chair
Department of Neurological Surgery
Burton M. Onofrio Professor of Neurosurgery
Professor of Orthopedics and Anatomy
Mayo Clinic College of Medicine
Rochester, MN, USA

James A. Stadler III, MD
Assistant Professor—Pediatric Neurosurgery
Department of Neurological Surgery
University of Wisconsin-Madison
Madison, WI, USA

Hai Sun, MD, PhD
Assistant Professor and Director of Epilepsy Surgery, Department of Neurosurgery
Adjunct Assistant Professor, Department of Physiology
Adjunct Assistant Professor, Department of Pharmacology, Toxicology and Neuroscience
LSUHSC
Shreveport, LA, USA
Adjunct Faculty
Department of Biomedical Engineering
Center for Biomedical Engineering & Rehabilitation Science (CBERS) Louisiana Tech University
Rustom, LA, USA

Jin W. Tee, MD
Neurosurgeon
The Alfred Hospital
Melbourne, VIC, Australia
Senior Lecturer
Department of Surgery
Monash University
Clayton, VIC Australia

Alexander Tenorio, BA
Medical Student
School of Medicine
University of California, San Francisco
San Francisco, CA, USA

Francesco Tomasello, MD
Professor of Neurosurgery
University of Messina
Honorary President of World Federation of Neurosurgical Societies (WFNS)
President Network Innovation Technology in Neurosurgery/Neuroscience (NITns)
Messina, Italy

Vincent C. Traynelis, MD
Professor and Vice Chair
Department of Neurosurgery
Rush University Medical Center
Chicago, IL, USA

Erol Veznedaroglu, MD
Professor and Robert A. Grof Chair
Department of Neurosurgery
Director, Drexel Neurosciences Institute
Philadelphia, PA, USA

Edoardo Viaroli, MD
Dėpartement de Neurosciences Cliniques
Service de Neurochirurgie
Centre Hospitalier Universitaire Vaudois (CHUV)
Lausanne, Switzerland

Michael S. Virk, MD, PhD
Complex Spine Fellow
Department of Neurological Surgery

University of California, San Francisco
San Francisco, CA, USA

Eric W. Wang, MD
Associate Professor
Department of Otolaryngology
University of Pittsburgh School of Medicine
Pittsburgh, PA, USA

Michael Y. Wang, MD
Professor
Departments of Neurosurgery and Rehab Medicine
University of Miami School of Medicine
Miami, FL, USA

Matthew E. Welz, MD
Neurosurgery Research Fellow
Mayo Clinic
Phoenix, AZ, USA

James L. West, MD
Neurosurgery Resident
Department of Neurosurgery
Wake Forest Baptist Health
Winston-Salem, NC, USA

John A. Wilson, MD, FAANS, FACS
David L. and Sally Kelly Professor and Vice Chair
Department of Neurosurgery
Codirector, Neuroscience Service Line
Wake Forest Baptist Health
Winston-Salem, NC, USA

Thomas J. Wilson, MD
Clinical Assistant Professor
Co-Director , Center for Peripheral Nerve Surgery
Department of Neurosurgery
Stanford University
Stanford, CA, USA

Ethan A. Winkler, MD, PhD
Resident
Department of Neurological Surgery
University of California, San Francisco
San Francisco, CA, USA

Stacey Quintero Wolfe, MD, FAANS
Associate Professor and Residency Program Director
Neurological Surgery
Wake Forest School of Medicine
Winston-Salem, NC, USA

Foreword 译者序

“前事不忘，后事之师。”

近二十年来，神经外科学的发展日新月异。遗憾的是，神经外科手术并发症仍是一代代神经外科医生在职业生涯中不得不面对的客观问题。不同时期，并发症的呈现方式也许不同，但它给患者带来严重的伤害，给社会、家庭均带来巨大的经济负担，也给诸多学者带来许多困扰。在长期的临床实践中，我们发现，医生对疾病认识不足、对并发症处理不当、不重视前人提出的经验教训，以及这些经验教训传播不到位等，都是治疗失败的直接原因。我们虽然改变不了患者的疾病特征以及诊治条件等固有因素，但通过对神经外科手术并发症进行总结归纳，不断汲取前人的经验和教训，肯定对我们的患者有益，毕竟这哪怕是一点点的进步投射在患者个体上就是百分之百的获益。

基于以上原因，我们精选并翻译出版了这部《神经外科手术并发症》，旨在最大限度地传播神经外科手术并发症的经验与教训，并引起人们的重视。原著主编 Anil Nanda 教授是国际神经外科学领域的领军人物，他组织全球多中心神经外科亚分类的权威专家汇集多年的并发症预防与治疗经验、教训，将其无私地奉献给广大读者。本书内容丰富，资料全面、新颖，结构严谨，在关键步骤均辅以高清图片帮助读者深入理解。Anil Nanda 教授以神经外科发展历史为切入点，引导读者自由地徜徉在神经外科的知识海洋中，身临其境地面对各种常见及罕见的神经外科手术并发症。作者毫无保留，不仅展示治疗较佳的病例，也乐意分享治疗欠佳的病例，循循善诱，由浅入深详细讲解，使读者知其然也知其所以然。因此，本书对年轻的神经外科医生有着重要的启迪和参考价值。希望广大读者通过阅读本书，在原有的理论知识与实践技能基础上，增强自身辩证思维能力，成为站在既往优秀神经外科医生肩膀上守护患者健康的中流砥柱。

本书内容翔实，翻译工作量大，译者们在繁忙的临床与科研工作之余，不辞劳苦、夜以继日地翻译书稿。历时 1 年，我们完成了翻译的初稿。在随后的讨论中，我们发现了很多问题，比如各位译者翻译的专业术语不完全统一，英文中的代词翻译不准确等。针对这些问题，我们又进行了 10 个月全面而细致的校对工作。衷心感谢所有译者为本书出版付出的艰辛努力！

感谢蒋晓帆教授在百忙之中对全书进行审阅。我们希望本书的翻译能够达到“信、达、雅”的标准，更加希望本书的出版能对国内神经外科学的发展起到积极的推动作用。由于时间有限，错误疏漏在所难免，欢迎广大读者批评指正。

邹 鹏

2023 年 10 月

Foreword
原 序

我很荣幸受Nanda 博士之邀为这本意义深远的关于神经外科手术并发症的专著撰写序言。Nanda 博士编写本书可谓得天独厚，因为他是他们这一代医生中为数不多、在颅底和神经血管外科等一些最难攻克的神经外科领域取得真正大师地位、同时又在神经外科的几乎所有领域都积累了丰富经验的神经外科医生之一。他以熟知并发症的复杂性以及能够客观真实地评估并发症而驰名业界，因此，由他来主编这样一部学术著作实乃众望所归。目睹Anil对棘手的岩骨斜坡脑膜瘤或基底动脉瘤施行手术并收到出色的治疗效果，我们对他的精湛技术心怀敬意，对他的卓越表现又爱又羡。但是，令我们深受教育且获益匪浅的是，他在手术并发症和避免并发症的可能性方面真诚且深思熟虑的讨论，这会指导我们减少犯错的概率，使我们成为更好的神经外科医生，对于未来的患者无疑也是最为有利的。

我不确定Nanda 博士让我为本书作序，是因为我在职业生涯中遇到的并发症数量和种类较多，还是因为他听说我在神经外科方面最引以为傲的文章就是那些关于自己手术并发症的文章。这些文章没有被频繁引用，当然也没有对我的“引用指数”做出重大贡献，但比这些更重要的是，经常会有同事在会议上找到我，感谢我写出了个人并发症以及当时如何可以避免它，这使其规避了此类并发症的发生，并因此而使其近期诊治的一例患者受益良多。我相信，任何一位医生更愿意听到这样的话语，而不是有人告诉自己：“哇，你在最近的论文中报道的那些精彩结果让我印象深刻。”

我常常告诉住院医师，讨论并发症有三个层面。第一层面是在它们发生的时候，在我们的病例中通常是在手术阶段。当我们操作失误时，会导致动脉瘤大出血，在情况得以控制后，没必要告诉我们的住院医师——出血是由“运气不好”或“解剖结构异常”造成的。相反，我们应该讨论术中到底出现了什么失误，以及如何避免，这将令其终生难忘。讨论并发症的第二层面是参加发病率和病死率的分析会。我一直主张对并发症进行残酷的公开和诚实的讨论，而这往往不受同事们欢迎。通过此类会议，让同事们了解神经外科手术并发症，这为他们提供了学习机会，并使其在未来实践中避免这些并发症。如果我们仅能从自己的经验中汲取教训，那将是一件多么可悲的事情！对于患者而言，更安全的是，我们不仅从自己的手术并发症中学习，而且也从其他人的手术并发症中学习。讨论并发症的第三层面是在正式的讲座中进行研讨，并在著述中进行记录，我相信本书将是一个范本。

序言只能简述，无法像书评一样深入探讨，所以我无法详细描述本书的内容。但需要说明的是，撰写本书每一章的各位资深作者，其名单读起来就像是美国神经外科的“名人录”，此外，Nanda 博士也邀请了多位著名的国际神经外科专家编写本书。在 Nanda 博士自己撰写的章节中，我特别喜欢阅读第 1 章“历史背景”。他以其独特的学术风格开启了这一章，告诉我们，历史上首次提出对导致手术并发症者进行惩罚是在公元前 17 世纪古巴比伦王国的《汉谟拉比法典》中。幸运的是，其对导致手术并发症者的惩罚并不像对盗窃者被处死的惩罚那么严重！多么可爱的历史瑰宝啊！

本书一定会让我们成为更好的神经外科医生。我无法想象，任何一位兢兢业业追求完美的同事的图书架上能缺了这本著作。祝贺 Nanda！

Roberto C. Heros

Preface

前 言

"愿你不舍昼夜，忠于自己。"

威廉·莎士比亚

《哈姆雷特》第一幕第三场

伟大的罗马人——Seneca，为这个世界贡献了许多格言。莎士比亚给出了 Seneca 最常被引用的职业行为准则之一的英译本。这句关于不要对任何人撒谎的格言，延伸到了我们外科领域，是我们职业生涯的总原则。

欢迎大家阅读这本只关注并发症的书。有人可能会问，为什么？正如大家所知的："人人都愿意夸耀成功，而没人愿意承认失败。"在我们的专业中，我们常常夸大其词地讨论自己的成功，却很少关注失败。我记得年轻时曾参加一个大型会议，一位著名的外科医生说他所有的患者在做完听神经瘤手术后的第二天就都回家了。我觉得这种说法并未全面、真实地反映客观情况，因为我所经历的大部分患者仍需在重症监护室中观察。我认为讨论失败同样重要，所以我们编写了本书，专门来研究并发症的方方面面。

从神学的角度而言，谈论你最糟糕的病例几乎就是一种宗教体验。在犹太人的信仰中，他们谈论的是"*cheshbon hanefesh*"——一种会计算关于哪里出了问题的个人。正如我信仰天主教的妻子提醒我的那样，"*meamaxima culpa*（拉丁语：暗指我犯过的最大错误）"是天主教的基石之一。所以，提高手术技术最重要的因素是，以完全冷静和诚实的态度看待并发症，了解出了什么问题，更重要的是，与他人分享已经发生的并发症，这样后来者就会得到正确的引导，避免犯错。

就像 Odysseus 回到 Ithaca 的危险旅程一样，我们将带您经历一段真正的、复杂的并发症之路。我们从第一部分开始，并发症的历史始于近 4000 年前的《汉谟拉比法典》，其中规定，如果你因手术失败致人死亡将遭到砍手的惩罚——这是大多数医生都会害怕的，因为我们都面临着手术死亡；到了文艺复兴和维多利亚时代，Robert Liston 开展了一例死亡率为 300% 的手术——他的患者、助手和一名旁观者死于同一场手术！在随后的章节中，我们讨论了错误节段的椎间盘手术、错误一侧的开颅手术、术后血肿（包括背部和脊柱）、医学法律方面的问题。事实上，外科手术知情同意书是被一些具有里程碑意义的神经外科病例所推动制定的。第二部分主要是颅内并发症，分为血管并发症和血管内并发症，以及颅底并发症、原发性脑肿瘤并发症和功能性神经外科并发症。第三部分主要关注脊柱和周围神经并发症，包括邻近水平椎间盘疾病、移植物相关并发症、神经功能恶化及脊柱入路过程中的血管损伤。编者们各尽其责，为我们提供了神经外科手术的瑰宝以及其中较为糟糕的病例的真实情况。

作为一名住院医师和年轻的主治医师，Charles Drake 博士在并发症方面彻底的坦诚极富感召力，这也是我们所有人的金标准。在这一代医生中，我认为 Roberto Heros 博士继承了这一优良传统，他在谈论动静脉畸形、动脉瘤和其他并发症时极其真诚，毫不掩饰。我很荣幸能邀请他来书写这本书的序言。他是一位了不起的导师，是上帝赐给我们的福祉。对他，我唯有致以最深切的感激。

编写图书从来都不是一个人能圆满完成的工作，而是惊人的团队协作的结果。我非常感谢我所在部门的同事，他们为这本书做出了巨大的贡献，感谢 Amey Savardekar 博士、Devi Patra 博士、Vinayak Narayan 博士、Bhavani Kura 博士和 Mohammed Nasser 博士。我也非常感谢我的个人助理 Alice Edwards 和编辑助理 Cody Hanna，以及爱思唯尔公司的 Belinda Kuhn 和 Trinity Hutton，很高兴能与他们共事。最后，感谢我的妻子 Laura 和我的孩子 Alexander、Christopher、Mary Catherine，他们一直激励着我，提醒着我生命中最有意义的东西是什么，他们的爱和支持是我前进的动力。

最后，正如美国诗人 John Berryman 在《梦歌》中所写的那样：“我不得不在完全黑暗中独自进行极其微妙的操作。”这是一本关于错误以及如何避免错误的书，她带来希望，利益众生，使神经外科医生这一职业更加强大、更加深刻、更加丰富。

Anil Nanda，MD, MPH, FACS

Rutgers-Robert Wood Johnson 医学院神经外科教授、主任

Rutgers-New Jersey 医学院神经外科教授、主任

RWJBarnabas 神经外科健康中心高级副总裁

Contents

目 录

第一部分 普通神经外科

1 历史背景 /1
2 神经外科的知情同意与法律方面问题 /6
3 错误侧开颅与错误水平脊柱手术 /10
4 神经外科医疗并发症 /13
5 神经外科手术并发症 /18
6 颅脑手术中的静脉损伤与脑水肿 /24
7 颅脑与脊柱手术后血肿 /29

第二部分 颅脑并发症

血管外科并发症

8 血管神经外科并发症概述 /34
9 动脉瘤手术中的术中破裂与载瘤动脉损伤 /40
10 脑血管痉挛：并发症与避免方法 /46
11 动静脉畸形的显微外科并发症，残余动静脉畸形的盗血现象及处理 /59
12 颅脑血管搭桥术并发症 /64
13 海绵状血管瘤手术并发症 /70
14 颈动脉内膜切除术并发症 /76
15 颅底手术并发症概述 /83
16 颅前窝手术并发症 /86
17 颅中窝手术并发症 /94
18 颅后窝手术并发症 /97
19 小脑扁桃体下疝畸形手术并发症 /102

原发性脑损伤切除并发症

20 原发性脑损伤切除并发症：概述与上矢状窦脑膜瘤切除术后恶性脑肿胀 /107
21 胶质瘤术后并发症 /116
22 垂体瘤手术并发症 /124

23 丘脑和岛叶肿瘤：损伤最小化 /130
24 松果体区肿瘤的手术并发症 /136
25 颅内感染性病变手术相关并发症：脑脓肿、结核病、棘球蚴病及神经囊尾蚴病 /144
26 前庭神经鞘瘤面神经损伤的处理 /150
27 前庭神经鞘瘤治疗并发症 /153

小儿神经外科并发症

28 颅后窝肿瘤并发症：室管膜瘤 / 髓母细胞瘤 / 毛细胞型星形细胞瘤 /161
29 颅咽管瘤显微外科手术后并发症 /174
30 脑脊液分流相关并发症 /187
31 脊髓脊膜膨出修补术后并发症：脑脊液漏与脊髓栓系 /194

功能性放射外科，三叉神经痛手术；并发症

32 三叉神经痛各种治疗方案的并发症 /200
33 深部脑刺激的并发症 /206
34 癫痫手术后并发症 /215
35 立体定向放射外科治疗后并发症 /223

内镜手术

36 鼻内镜颅底手术并发症 /228
37 经蝶手术中的血管损伤 /235
38 脑室内镜手术并发症 /240

血管内手术

39 血管内神经外科入路相关并发症 /247
40 动脉瘤治疗的手术相关并发症：术中破裂、血栓栓塞事件、弹簧圈移位或脱垂入载瘤血管、动脉瘤血管再通 /263
41 动静脉畸形手术相关并发症 /272
42 脑卒中手术相关并发症 /280
43 颈动脉海绵窦瘘与硬脑膜动静脉瘘血管内治疗的并发症 /284

创 伤

44 减压性颅骨切除术与颅骨成形术后的并发症 /291
45 慢性硬脑膜下血肿术后并发症 /300

第三部分　脊柱与周围神经手术并发症

一般性与退行性脊柱疾病手术并发症

46　一般性与退行性脊柱手术并发症概述　/306

47　相邻节段椎间盘退变与假关节　/309

48　神经外科学并发症——移植相关并发症（自体移植物、骨形态发生蛋白、合成物）　/315

49　手术相关并发症（偶发硬膜撕裂、脑脊液漏）　/321

50　颅颈交界处手术并发症　/325

51　脊柱手术后神经功能恶化　/331

52　腰椎入路血管损伤　/336

53　颈椎手术中的血管并发症（前路和后路）　/341

54　器械相关并发症　/347

55　术后脊柱畸形：脊柱后凸、骨不连和运动段丧失　/353

56　微创脊柱手术并发症　/360

脊柱肿瘤与血管病变手术并发症

57　脊髓髓内肿瘤手术并发症　/368

58　椎体肿瘤手术并发症　/372

59　脊柱血管畸形手术并发症　/381

60　脊柱转移瘤手术与放射手术并发症　/386

脊柱创伤与周围神经手术并发症

61　脊柱骨折并发症　/392

62　创伤后脊髓空洞症　/402

63　周围神经损伤及肿瘤手术并发症　/407

第一部分　普通神经外科

1 历史背景

BHAVANI KURA, ANIL NANDA

如果内科医生用手术刀开了一个大切口，杀死了患者；或者用手术刀打开了一个肿块、切下了眼睛，他的手应该被砍断[1]。

以上是构成《汉谟拉比法典》（*The Code of Hammurabi*）的 282 条条文之一。Hammurabi 是巴比伦国王，公元前 1792 年至公元前 1750 年在位（图 1.1）。登基之后，他颁布的法令被刻在一根石柱上。法令中有几项裁决与医学实践有关，其中包括与外科术后并发症有关的重罚。在发病率和死亡率都非常高的当时，有人会选择手术这种方式，是一个奇迹。何况这种惩罚是死刑，比盗窃被抓获更严重[1]。

外科手术的最早证据来自大约 12 000 年前中石器时代进行的环钻[2]。这些手术的实际原因尚不清楚，可能是出于某些仪式目的，在世界各地的古代文明中可以发现了一些例子（图 1.2）。来自古埃及的 Edwin Smith 纸草文稿可追溯到约公元前 1700 年至公元前 1600 年，是已知最古老的医学文献，详细描述了 48 例外科病例及其处理，包括头颅和脊柱损伤。这些治疗主要涉及稳定，以便伤势随时间愈合。Ebers 纸草文稿（约公元前 1550 年）更鼓励外科干预，包括肿瘤和脓肿切除步骤的描述[3]。

最早的环钻记录来自希腊。希波克拉底（公元前 460 至公元前 370 年）被称为“医学之父”，因为他对医学实践的进步、分析和记录做出了令人难以置信的贡献（图 1.3A）。《希波克拉底全集》（*The Hippocratic Corpus*）是希波克拉底和希波克拉底学派其他人的医学集大成之作，其中包括 *On Injuries of the Head* 一书，详细介绍了几种类型的颅骨骨折及其建议的治疗方法[4]。全集中最著名的著作是《希波克拉底誓言》（*The Hippocratic Oath*）（图 1.3B），文中概述了医生的职责，包括：

我将依照我的能力和判断，为患者的利益考虑，戒除任何不利与有害的东西[5]。

同样，作者在 *Of the Epidemics* 中指出：

医生必须……针对疾病有两个特定的目标，即做好事和不做坏事[5]。

与古埃及的文本一样，但与古美索不达米亚的法典不同，其中没有表明对外科并发症有任何惩罚。但在 *On the Articulations* 中，希波克拉底确实对那些缺乏正确“判断”的医生表示了蔑视，他将某些并发症归咎于这些医生。他描述了鼻骨骨折治疗不当导致愈合不理想[6]：

……那些没有判断力，喜欢精细包扎的医生，做了很多坏事，尤其是对鼻子受伤的人……那些缺乏判断力的“实操型”医生喜欢遇到鼻骨骨折的患者，他们可能会使用绷带……医生会为他的表现而自豪……医生很满意，因为他有机会展示他在鼻子上使用复杂绷带的技巧。这种绷带处理所做的一切都是错误的……显然，在鼻子上面包扎不会带来任何好处，反而会受伤……[5]

在 *On Injuries of the Head* 中，他还提出了预防并发症的建议。他建议医生操作时避免切割大脑以防止对侧抽搐，并使手术伤口清洁干燥以防止坏疽。

几个世纪后，Pergamon 的 Galen（129—200 年）继承并扩展了希波克拉底的教义。他利用自己的外科经验和对动物的解剖工作，丰富了解剖学的理论描述，尽管存在一些错误，但这些描述在后续的千年中一直被作为标准[7]。他强调了解剖学知识在外科中的重要性：

如果一个医生不知道重要的神经、肌肉、动脉或重要静脉的位置，他更有可能使患者残疾或死亡而不是挽救生命[2]。

有记录的第一起医疗事故案例是 1374 年在伦敦发生的 Stratton *vs* Swanlond 案。外科医生曾试图

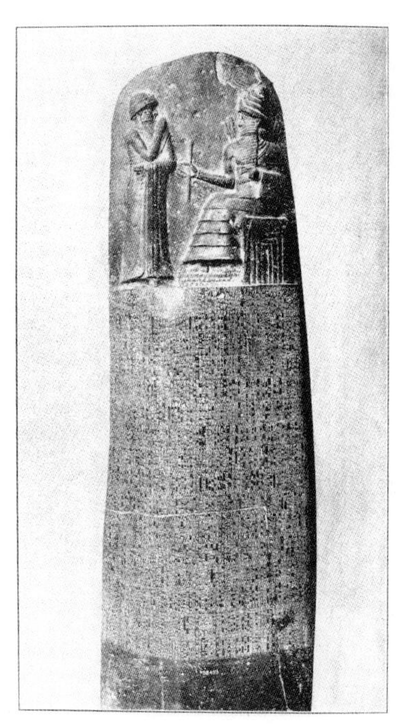

图 1.1 刻有《汉谟拉比法典》的石碑（伦敦 Wellcome 图书馆拥有照片版权，由 Wellcome Collection 提供，CC–BY 授权）

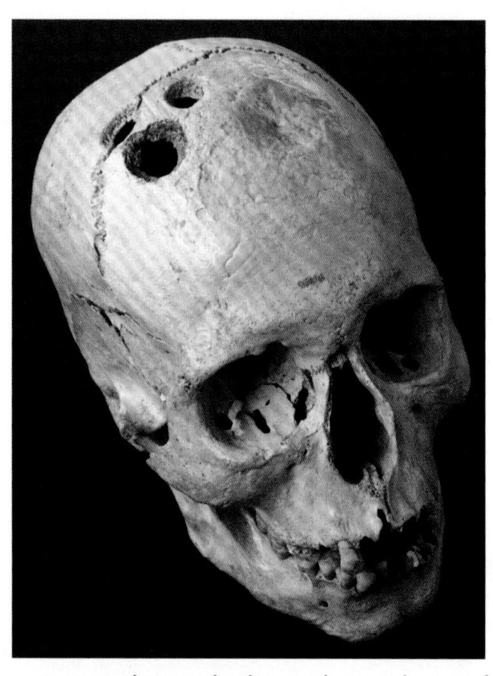

图 1.2 从公元前 2200 年到公元前 2000 年，头骨经历了几次穿刺并显示愈合迹象（伦敦科学博物馆拥有照片版权，由 Wellcome Collection 提供，CC–BY 授权）

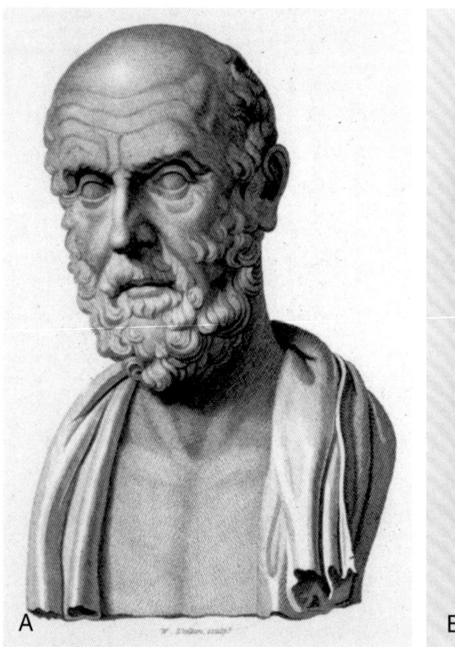

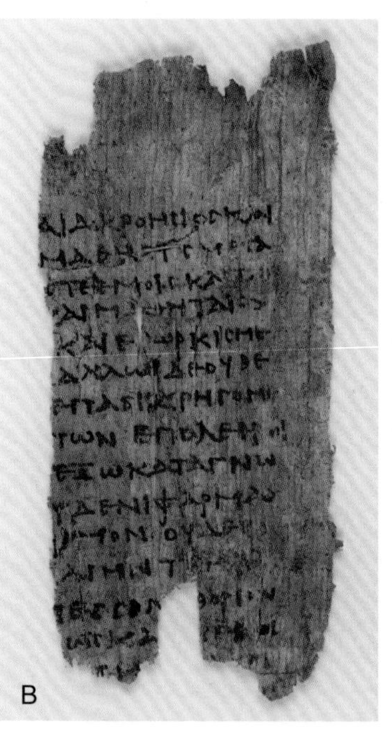

图 1.3 （A）希波克拉底半身像（来自美国国家医学图书馆）。（B）希波克拉底誓言的一部分，来自公元前 3 世纪（来自伦敦 Wellcome 图书馆）

修复原告因外伤而严重毁损的手。患者声称外科医生承诺治愈，但手术后她的手仍然严重畸形，因此她提出了违反合同的诉讼。虽然该案实际上是在技术问题上被驳回的，但法官断言，如果由于疏忽而对患者造成伤害，医生将承担责任，但如果他竭尽全力仍无法使患者治愈，则不承担责任[8]。这一决定已成为英国普通法或法官法的一部分。它与人们的期望相反，人们认为只有彻底治愈才是好结果，而不是出现并发症。“玩忽职守（malpractice）”一词出现的时间要晚得多，它源自 1768 年 William Blackstone 爵士的 *Commentaries on the Laws of England* 中的拉丁语术语“*mala praxis*”。他将医疗事故描述为“由于医生的疏忽或不熟练操作造成的伤害……破坏了当事人对其医生的信任，并导致患者死亡[9]。”美国第一起医疗事故发生在 1794 年，但直到 19 世纪中期，医疗事故的总数仍然很低。

在引入消毒剂之前的漫长的外科手术史中，感染是外科发病率和死亡率高的主要原因。由于对感染源的了解有限，人们认为感染源是自发产生的，因此医院和手术室仍然没有消毒[10]。许多医生做出了各种各样的尝试来改善伤口愈合。一些医生，如 Aegina 的 Paul（625—690 年），使用了浸泡在酒中的敷料，在不知不觉中使用了抗菌剂，但这并不是常态[7]。“无毒脓（laudable pus）”理论，即诱导脓的形成促进伤口愈合，这一理论被归功于 Galen 和萨勒诺的 Roger（1170 年前后），直到 19 世纪，它一直是伤口护理的指导方针[4]。切尔维亚的 Theodoric Borgognoni（1205—1298 年）等反对此理论。他建议仔细止血，清除异物和坏死组织，封闭无效腔，并使用浸泡过酒的敷料，但他的想法遭到了怀疑。有些人试图解释感染传播的原因，但却被当时医学界忽视或指责。在 19 世纪，80% 接受外科手术的患者患上了“医院坏疽”，死亡率为 50%[10]。随着医生从助产士手中接过接生婴儿的工作，分娩妇女的死亡率实际上在增加。Ignaz Semmelweis 在 1847 年报道，洗手显著降低了产妇产褥热的死亡率，但这一做法仍然需要几十年的时间才能成为常规[11]。

Louis Pasteur（1822—1895 年）对发酵过程的发现支持了疾病的细菌理论，而不是自发发生。Joseph Lister（1827—1912 年）在这些发现的基础上进一步发展了消毒的概念，他在 1867 年《柳叶刀》上的一篇里程碑式的报道中描述了这一概念。他建议使用石炭酸对器械进行消毒、洗手和包扎

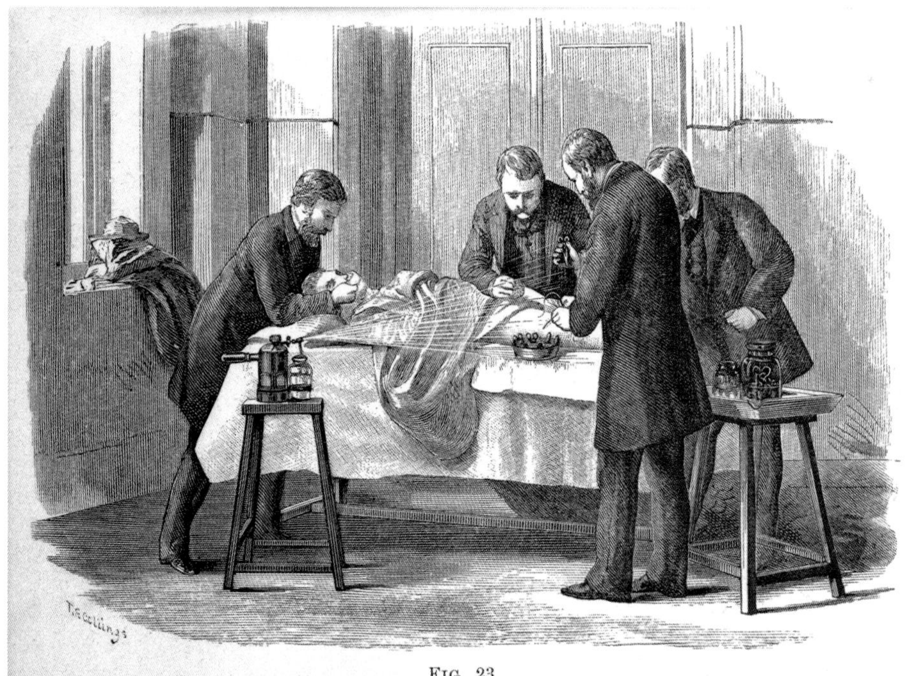

图 1.4 使用碳酸喷雾剂进行消毒手术。这幅画出自 William Watson Cheyne 于 1882 年出版的一本书（伦敦 Wellcome 图书馆拥有照片版权，由 Wellcome Collection 提供，CC- BY 授权）

伤口（图 1.4）[12]。许多医生慢慢接受 Lister 的结论，在手术室和伤口护理中使用抗菌技术将截肢后的死亡率降低了 30%[13]。抗菌技术的引入使并发症难以置信地减少，外科医生仍在继续努力降低感染率。被称为神经外科之父的 Harvey Cushing 指出：

即使是对头皮伤口的最终缝合处理，医生对手术的每一个细节和局部后处理都必须非常小心。如果医生们希望避免所有并发症中最令人痛苦的一种——大脑真菌，我很高兴地说，这种情况我只遇到过两次[14]。

19 世纪，麻醉术的出现是外科的一个重大突破。外科医生以前受到患者疼痛耐受性的限制，要求他们尽快手术。英国外科医生 Robert Liston 是一位非常优秀、速度极快的外科医生。他手术的速度非常快，据报道，他曾在切除患者腿的同时切除过助手的手指（图 1.5）。患者和助手随后都死于败

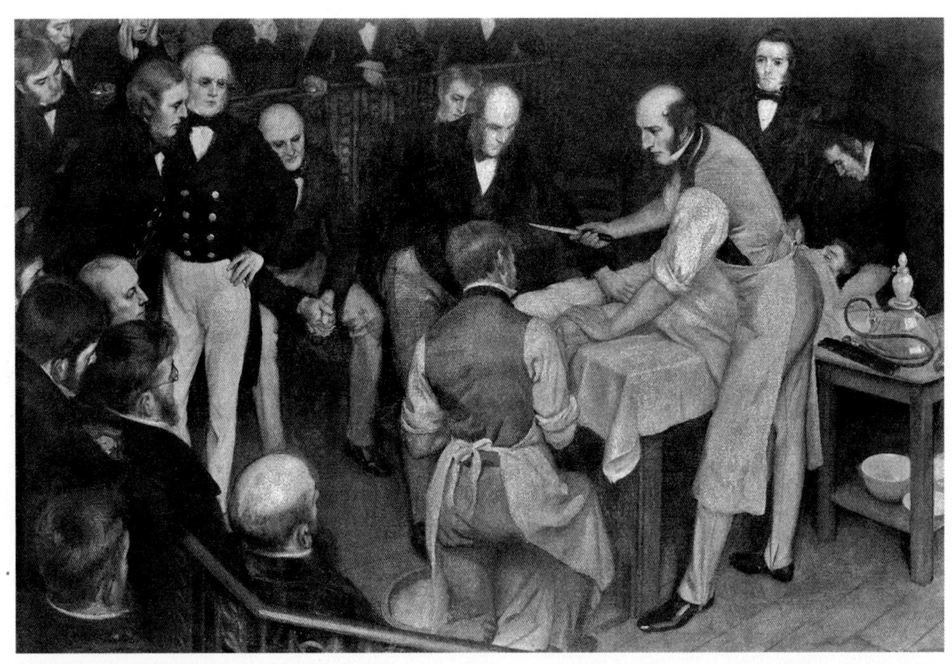

图 1.5 Bristol 的 Ernest Board 描绘的在手术室中的 Robert Liston（伦敦 Wellcome 图书馆拥有照片版权，由 Wellcome Collection 提供，CC-BY 授权）

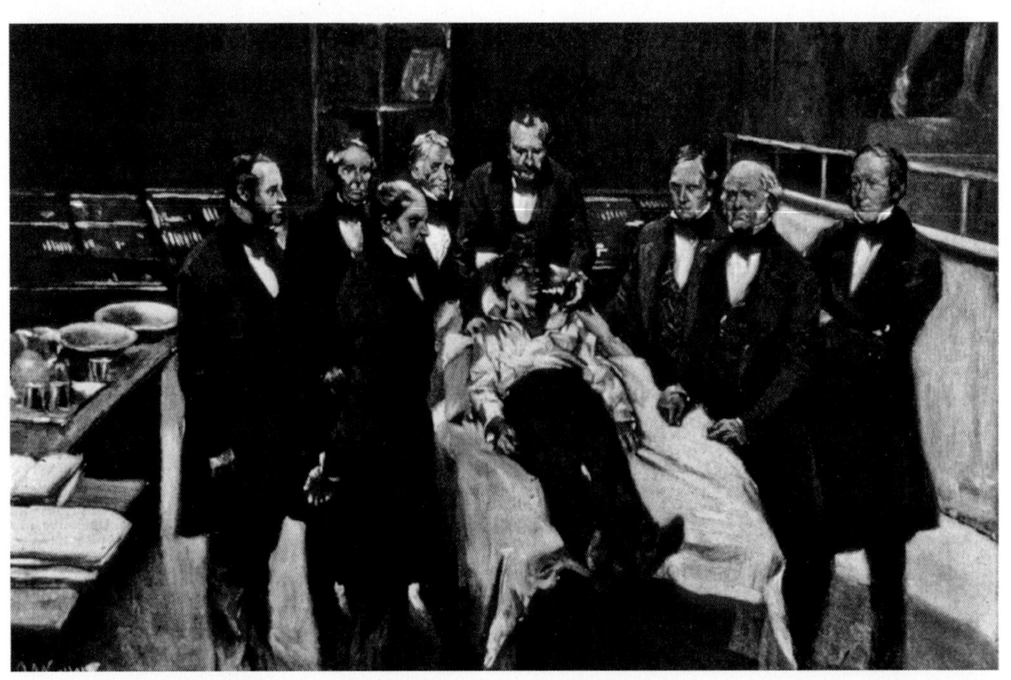

图 1.6 1846 年 10 月 16 日在马萨诸塞州总医院首次公开展示手术麻醉（图片由美国国家医学图书馆提供）

血症，一名观察者死于休克，这是“历史上唯一一次死亡率为 300% 的手术”[15]，并赋予了“并发症”一词新的含义。1846 年，牙医 William Morton（1819—1868 年）在马萨诸塞州总医院公开演示了使用乙醚蒸汽麻醉，当时 John C. Warren（1778—1856 年）切除了颌下腺血管肿瘤（图 1.6）[16]。手术室麻醉剂的引入给了外科医生时间，使他们的技术更加精湛。

随着麻醉和抗菌技术的创新，外科医生可以进行更长、更复杂的手术，提高精确度，减少感染相关并发症，从而使整个外科以及神经外科子专业蓬勃发展。当然，这就意味着其他并发症的比例增加，需要医生进一步的研究来预防和管理这些并发症。与此同时，医疗事故案例从 19 世纪末开始呈指数级增长。

参考文献

[1] The Code of Hammurabi//The Avalon Project; n.d. Retrieved from avalon.law.yale.edu/ancient/hameframe.asp.

[2] Missios S. Hippocrates, Galen, the uses of trepanation in the ancient classical world. Neurosurg Focus, 2007, 23(1):E11.

[3] Goodrich JT. History of spine surgery in the ancient and medieval worlds. Neurosurg Focus,2004,16(1):1–5.

[4] Goodrich JT, Flamm ES. Historical overview of neurosurgery// Youmans JR, Winn HR, et al. Youmans Neurological Surgery. Philadelphia, PA: Saunders/Elsevier,2011,8–48.

[5] Stevenson DC. Works by Hippocrates. In The Internet Classics Archive; 2009. Retrieved from http://classics.mit.edu/Hippocrates/artic.html.

[6] Chapman A. A history of surgical complications//Hakim NS, Papalois VE, eds. Surgical Complications: Diagnosis and Treatment. London: Imperial College Press, 2007.

[7] Goodrich JT. Landmarks in the history of neurosurgery// Ellenbogen RG, Abdulrauf SI, Sekhar LN, eds. Principles of Neurological Surgery. 3rd ed. Philadelphia, PA: Elsevier/Saunders,2012:3–36.

[8] Field R. The malpractice crisis turns 175: what lessons does history hold for reform? Drexel Law Rev,2011,4(1):7–39.

[9] Mohr JC. American medical malpractice litigation in historical perspective. JAMA,2000,283(13):1731–1737.

[10] Miller JT, Rahimi SY, Lee M. History of infection control and its contributions to the development and success of brain tumor operations. Neurosurg Focus,2005,18(4):1–5.

[11] Gawande A. Two hundred years of surgery. N Engl J Med, 2012,366:1716–1723.

[12] Lister J. On a new method of treating compound fracture, abscess, etc., with observations on the conditions of suppuration. Lancet, 1867,89:326–329, 357–359, 507–509; 90:95–96.

[13] Alexander JW. The contributions of infection control to a century of surgical progress. Ann Surg,1985,201:423–428.

[14] Voorhees JR, Cohen-Gadol AA, Spencer DD. Early evolution of neurological surgery: conquering increased intracranial pressure, infection, and blood loss. Neurosurg Focus,2005,18(4):1–5.

[15] Hollingham R. Blood and Guts: A History of Surgery. New York, NY: Thomas Dunne Books,2008.

[16] Chivukula S, Grandhi R, Friedlander RM. A brief history of neuroanesthesia. Neurosurg Focus,2014,36(4):1–5.

2 神经外科的知情同意与法律方面问题

ANIL NANDA, MOHAMMED NASSER

知情同意理论起源于法律、医疗实践、伦理、政治政策、社会科学、哲学和行为科学等诸多领域。不能单纯从法律或医学的角度来看待它。要理解这一学说，我们需要理解知情同意理论的这些多方面的内容。纵观历史，告知患者治疗过程中涉及的风险被认为是相当不道德的。现在，医学的发展已经很大程度克服了这一弊端，披露治疗过程中涉及的风险已成为常态。知情同意是指一套法律原则，用于定义临床治疗场景中发生的医患互动。这是一种基于伦理原则的理论，但通过法律裁决生效，并由临床医生付诸实践。知情同意是一个基于相互尊重和参与的积极共享的决策过程，而不是从一张纸上背诵预期治疗中可能出现的并发症的仪式。因此，从本质上讲，知情同意是一项伦理原则。

道德推理表明，导致幸福的行动是正确的行动。慈善是医疗实践的核心价值。在慈善方面，医学治疗旨在以可能对患者有益的方式治疗患者。自主行为是一种自我产生和确立的行为。自治是一项基本人权。慈善和自主是知情同意原则的两个方面[1]。慈善可能并不总是坚持自主原则（即自由选择与患者最佳利益之间的冲突）。当涉及的人缺乏必要的认知或意志受损时，自主行动就不再是自主的[1]。正是在这种情况下，必须理解治疗特权的概念。治疗特权是指医生可以自行决定不向患者透露信息，因为披露某些信息可能导致严重的身体或心理伤害，不利于患者的康复。因此，医生可以不泄露信息[2]。可以隐瞒的信息可能与诊断或治疗有关。这样的治疗性保密对于诊断出精神疾病的患者尤其重要。只有在完全披露的风险超过治疗的风险时，治疗特权才可以作为对忽略采取知情同意的辩护。家长式欺骗是为了个人利益而故意实施的欺骗。患者可能会做出知情的选择，但实际上这可能在医学上是不恰当的。家长式作风有可能会抑制自主性，但如果它可以使患者健康，那么它并不总是错误的。家长主义的概念并不意味着这种行为是正当的或不正当的，而是意味着它是一种类似于父母恩惠的恩惠行为。父权主义可以是弱的，也可以是强的。家长主义和反物质主义之间的哲学争论与新时代的自主概念相对抗。对于给予知情同意的患者，他应该有足够的能力理解并做出决定，应该得到相关信息的充分披露，并且应该自愿做出决定。

知情同意的历史

要理解当今的知情同意理论，重要的是要从历史的角度理解知情同意理论的演变。历史上，医生受到身体或经济惩罚的事件并不罕见。4000 年前，医疗事故被认为是一种犯罪行为，应该受到惩罚。古巴比伦第六位国王 Hammurabi（公元前 1792 至公元前 1750 年），生活在现代伊拉克和叙利亚东部。Hammurabi 以其颁布的法典而闻名于世，法典被雕刻在一块 2.25 米高的闪长岩石碑上，目前保存于巴黎卢浮宫。该法典有 282 项与各种民事和刑事事项有关的条文，并对相关罪行的惩罚进行了说明。法典第 218 条规定；“如果一名医生用青铜刀对一名男子的严重伤口进行手术并导致该男子死亡，或者用青铜刀打开一名男子眼睛的脓肿并损伤了该男子的眼睛,医生的手将会被切断作为处罚”（《汉谟拉比法典》第 218 条）[3,4]。尽管当时的断指惩罚与目前医疗事故的处罚没有可比性，但确实与现代医疗诉讼和解有相似之处。法典第 219 条和第 220 条规定，“如果医生给自由人进行手术并治愈了他，医生将获得十枚银币；但如果患者是庶民的儿子，则只能获得五枚银币；如果患者是奴隶，则只能获得两枚银币。” *Sushruta Samhita* 是一本来自印度的关于外科手术的专著，写于公元前3世纪。书中描述了在某些治疗方案中获得国王同意的必要性，例如“如果不进行手术干预，患者将死亡，但手术后不确定手术是否有益[5]。”

在古希腊，患者参与医疗决策被认为是不可取的[6]。人们认为，任何关于并发症的讨论都会降低患者对治疗的信任和信心。在启蒙时代，医学界仍然认为需要“欺骗”来促进治疗。对于是向患者披露预后还是隐瞒预后，存在着两种不同的观点[6]。为了达到治疗效果，人们普遍认为权威必须与服从相结合。企图伤害罪与殴击罪的原则在早期的英国普通法中发展起来。渐渐地，知情同意变得更加以患者为导向，一个知情的患者是他或她自己身体的主人。自20世纪30年代以来，法院在很大程度上摒弃了关于知情同意的旧理论，取而代之的是过失概念。过失理论更强调专业标准和专业知识。在20世纪，法院将英国普通法的过失侵权学说扩展到外科领域，将过失等同于违反义务，并将违反义务等同于患者不完全同意。目前的知情同意概念是通过20世纪中几项里程碑式的判决不断发展形成的。我们有必要对这些案例进行分析，以此了解当今知情同意理论的演变。1374年，有记录的第一个医疗诉讼案件是Stratton *vs* Swanlond案。该案例涉及一名外伤患者的手部手术。患者声称医生承诺的治疗效果没有实现，因为手术没有使她的手部外伤完美修复。法官认为，如果手术对患者造成伤害，医生可能要承担责任；如果医生尽了最大努力仍未能达到预期的治疗效果，则他不必承担责任。

二战结束后，根据杜鲁门总统的命令，纽伦堡军事法庭对纳粹党员进行了几次战争罪审判。审判于1946年12月9日在德国纽伦堡开始，后来被称为纽伦堡审判。其中有一项审判，即所谓的“医生审判”，聚焦于纳粹医生进行的非人道医学试验。该审判公布了医学试验的六项伦理原则，后来被称为“纽伦堡法典（Nuremberg Code）”[7]。该公约的第一项原则规定，在医学试验中需要受试者的绝对自愿同意。“纽伦堡法典”尚未被任何国家或医学协会正式接受为法律，但它已成为全球许多准则的基础。

在美国，有一些著名的神经外科案例促进了知情同意法律理论的形成。Canterbury *vs* Spence案是一个里程碑式的案例，它定义了当代医学实践中的许多知情同意问题。Jerry Watson Canterbury是一名FBI职员，他在19岁时（1958年）患上了椎间盘突出症。他咨询了著名的神经外科医生William Spence。经脊髓X线影像证实，他被诊断为T4水平椎间盘突出。Spence建议患者进行椎板切除术。手术后，Canterbury在住院期间坠床，导致腰部以下瘫痪并伴有尿失禁。Canterbury因神经功能恶化接受了第二次手术。他的运动功能有所恢复，但仍有尿失禁问题。法院认为Spence在取得患者完全知情同意时有过失。2017年3月15日，Canterbury去世，*The New York Times*刊登了一篇关于他的讣告[8]。本案是法医学背景下一个里程碑式的案件。在此判决之前，征询治疗相关信息的责任在于患者。是否告知患者治疗中所涉及的风险由医生自行决定。只有在违背患者意愿进行治疗时，医生才被认为有过失。1972年对本案的裁决规定，医生必须披露与治疗风险有关的所有相关信息，并告知患者任何可用的替代治疗形式。Alan Meisel教授表示，“专家意见是知情同意法的基石，不仅在美国，在其他英语国家也是如此[8]。”该案将人们的观念从“专业实践标准”转变为“理性人标准”。Johnson *vs* Kokemoor案为知情同意开辟了一个新的领域。Donna Johnson在做头痛评估时被诊断为基底动脉瘤。她咨询了Richard Kokemoor医生，医生建议对动脉瘤进行手术。Kokemoor告知患者，他已经进行了“几十次”[9]的此类手术，并将此手术与扁桃体切除术和胆囊手术的风险进行了比较。Kokemoor估计手术导致的死亡风险为2%，但事实上，若由经验不足的外科医生进行手术时，死亡风险将接近30%。Johnson接受了手术治疗，但出现四肢瘫痪、语言障碍、视力问题和吞咽障碍。Johnson对Kokemoor提起诉讼，陪审团进行了有利于Johnson的审议。法院认为，医生并未将手术中涉及的实际风险传达给患者。Kokemoor没有透露经验丰富的外科医生和没有经验的外科医生在手术结果上的差异，也没有透露如果由无经验的外科医生实施手术，患者死亡率将会大大提高。有证据表明，Kokemoor在做住院医师期间曾对6例患者实施了动脉瘤夹闭术，仅进行过两次基底动脉瘤手术。原告提出，医生应该把她转送到一个更有经验的三级医疗中心，比如离她只有90英里远的梅奥诊所。法院认为，被告未能做到以下几点：说明他在具体手术中的经验程度；比较有经验和无经验外科医生之间的死亡率和发病率；将原告转送至更有经验的治疗中心[10]。美国威斯康星州最高法院声明：“医生必须提供统计学方面的相对风险，以获得患者的知情同意[10]。”

知情同意的法律原则

图 2.1 描述了影响知情同意理论形成的不同领域。侵权行为法是当前知情同意法律理论的重要基础。“Tort”这个词来源于古法语，是对拉丁语“tortus”的修改，他的意思是“弯曲”或“扭曲”。在现代法语中，“tort”一词的意思是“错误”[11]。侵权行为包括四个方面：责任、失职、直接因果关系和损害。侵权行为是由他人故意或过失造成的对个人或财产的民事损害，这种损失以金钱衡量，并以金钱赔偿[12]。按照普通法的原则，未获得知情同意属于侵权行为。美国法律分为普通法、法官制定的法律和宪法制定的法律。普通法起源于英国中世纪时期。侵权行为法最初起源于普通法的民事部分。知情同意基本上是从普通法衍生和发展而来的一个概念。适用于知情同意的责任理论已经从“殴击”理论转变为过失理论。与知情同意理论有关的“殴击”和过失之间的辩论引出了一些困难的法律问题。在“殴击”理论中，被告需对导致身体接触的并未经原告许可的故意行为负责。在原告控诉殴击罪时，被告可以不存在恶意动机或已对原告造成既定的伤害，只要是对原告有未经许可的接触就足以控诉。在过失理论中，考虑了过失的作为或不作为。过失是一种非故意的有害行为或不作为的侵权行为[12]。

知情同意的伦理基础

图 2.2 显示了知情同意的伦理基础。道德是一套确定正确和可接受行为的原则。希波克拉底誓言本质上是一个道德誓言。知情同意的伦理基础是个

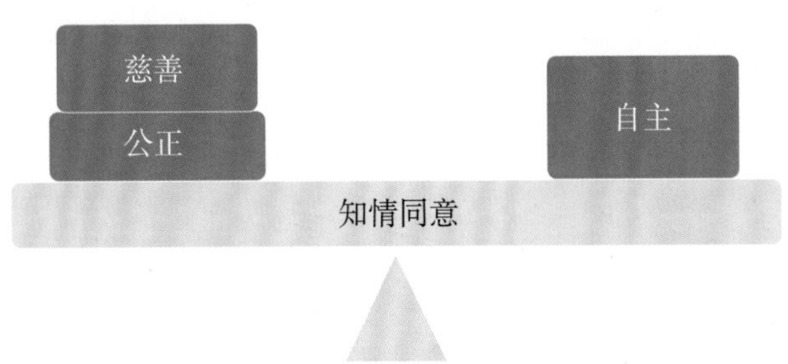

图 2.1 影响知情同意理论形成的不同领域

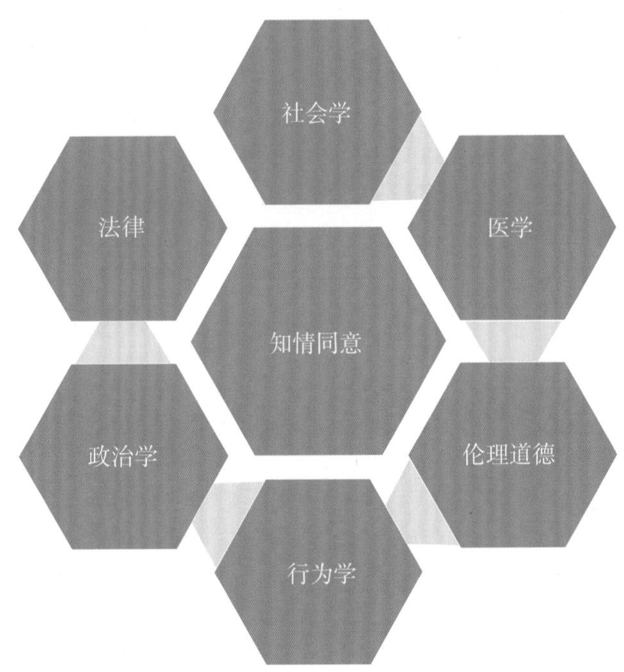

图 2.2 慈善和自主是知情同意原则的两个方面。当患者的自由选择与最佳利益之间存在冲突时，需要使其实现平衡

人的幸福感和自主性。临床医生在复杂的临床场景下做决定时，经常发现自己处于法律观点和伦理理论之间的十字路口。知情同意既有法律角度，也有道德角度。法律角度被编纂成法典，更多地关注经济补偿，道德角度更多地涉及患者选择的自主性和医学的伦理问题。知情同意理论基于三个原则：尊重自主、慈善和公正。慈善的概念是行善做好事，不仅仅是避免伤害。医生必须记住，在临床实践中，治疗带来的伤害风险必须与患者可能获得的益处保持平衡。“先不伤害”这个概念并不意味着治疗行为永远不会对患者造成伤害，而意味着医生应该努力做到利大于弊，这在临床实践中更为常见。

医疗诉讼花费的费用是巨大的。Studdert 等[13]的一项研究回顾性分析了来自 33 000 名医生、61 家急症医院和 428 家门诊机构的 1452 份已结案索赔。研究发现，60% 的原告是女性。产科医生是最常被起诉的医生（19%），其次是普通外科医生（17%）和初级保健医生（16%）。在 3% 的索赔案例中，没有明显的不良事件；9% 的人被指控违反知情同意；8% 的索赔涉及重大人身伤害。有 56% 的索赔获得了赔偿，平均每项索赔 485 348 美元。据估计，每年有 44 000~98 000 人死于医院中的医疗差错[14]。著名的美国医学研究所发表了一篇名为 *To Err Is Human* 的报道，提醒人们注意与

医疗差错相关的死亡负担[14]。Classen 等得出结论，在所有住院患者中有 1/3 的人会遇到某种形式的不良事件[15]。Chassin 和 Loeb 指出“医院收容了因医疗疏忽和医疗系统的复杂性而容易受到伤害的患者，这增加了这些错误发生的可能性[16]。”医疗诉讼是医学进步的直接结果，而不是立法者干预政策的副产品。治疗复杂临床场景的门槛一直在不断提高。例如，今天医生对老年人进行的手术是过去所没有的，现在更多的早产儿获得了生存支持，获得治疗的癌症患者也更多。以上这些，加上医疗费用的不断增加，导致医疗诉讼扩大了范围和内容。政策上的变化使平价医疗法案成为人们关注的焦点，这只会使政府对医院的审查更加严格。

结　论

医学不是一门精确的科学。司法系统同时负有重大的责任来制定与医疗实践有关的法律，以避免阻碍医学的创新和发展。综上所述，知情同意的演变——从“殴击”到过失，再到医生告知患者风险和专业能力，与此同时，也已经经历了几种神经外科手术，包括臂丛神经损伤、椎板切除术后截瘫和动脉瘤夹闭。在知情同意方面有许多尚未解决的道德问题。患者的自主权与行善行为之间可能存在冲突，例如在患者拒绝治疗的情况下，行善行为可能会违反自主权。神经外科医生必须了解知情同意的历史，并在我们目前的医学大环境中，在获得患者详细知情同意时保持警惕。

参考文献

[1] O'Neill O. Paternalism and partial autonomy. J Med Ethics,1984,10:173–178.

[2] van den Heever P. Pleading the defence of therapeutic privilege. S Afr Med J, 2005,95:420–421.

[3] Johns: Oldest Code of Laws in the World the Code of Laws Promulgated by Hammurabi, King of Babylon B.C. 2285-2242, 1903.

[4] Violato C. Doctor-patient relationships, laws, clinical guidelines, best practices, evidence-based medicine, medical errors and patient safety. Can Med Educ J,2013,4:e1–e6.

[5] Kumar NK. Informed consent: Past and present. Perspectives in Clinical Research,2013,4:21–25.

[6] Murray PM. The history of informed consent. Iowa Orthop J. 1990,10:104–109.

[7] Shuster E. Fifty years later: the significance of the Nuremberg Code. N Engl J Med, 1997,337:1436–1440.

[8] Roberts S. Jerry Canterbury, Whose Paralysis Led to Informed Consent Laws, Is Dead at 78, in The New York Times, 2017.

[9] Menikoff J. Law and Bioethics: An Introduction. Washington, DC: Georgetown University Press,2001.

[10] Clarke S. Informed Consent and Clinician Accountability: the Ethics of Report Cards on Surgeon Performance. Cambridge: Cambridge University Press,2007.

[11] Shindell S. Survey of the law of medical practice: III. civil wrongs in the practice of medicine. JAMA,1965,193:1108–1114.

[12] Faden R, Beauchamp TL. A History and Theory of Informed Consent. New York: Oxford University Press,2010.

[13] Studdert DM, Mello MM, Gawande AA, et al. Claims, errors, and compensation payments in medical malpractice litigation. NEJM,2006,354:2024–2033.

[14] Institute of Medicine Committee on Quality of Health Care in A. Kohn LT, Corrigan JM, Donaldson MS, eds. To Err is Human: Building a Safer Health System. Washington, DC: National Academies Press,2000.

[15] David C, Classen RR, Frances G, et al. "Global trigger tool" shows that adverse events in hospitals may be ten times greater than previously measured. Health Aff,2011,30: 581–589.

[16] Chassin MR, Loeb JM. The ongoing quality improvement journey: next stop, high reliability. Health Aff (Millwood),2011,30: 559–568.

3 错误侧开颅与错误水平脊柱手术

ANIL NANDA, AMEY R. SAVARDEKAR

重 点

- 手术部位出错的情况罕见，一旦发生可能导致严重的临床发病率、医疗费用增加和法律后果。
- 大约每 10 万次神经外科手术中就有一次发生手术部位错误的情况，平均每次造成 127 159 美元的损失。
- 尽管手术部位出错这种情况可能永远无法完全消除，但在处理这一特定差错时，“零容忍”和“百分之百精确”应该是神经外科界的最终目标。
- 最新数据表明，预防此类错误需要神经外科医生及其相关专业人员认识到术中核查表的重要性，并在神经外科手术过程中增加术中成像的使用。

引 言

医疗差错是一种导致患者发生不良预后或有可能产生此类结果的潜在行为，包括出错（做错事）或疏忽（未能做正确的事情）[1]。医疗差错涵盖的范围很广，但对患者的危害和对外科医生的心理打击都不如“手术部位出错”。医生在错误的一侧或错误的人身上进行手术是最严重的外科手术错误[2]。这些“手术事件”已经成为媒体关注的焦点，更不用说媒体对医学专业和外科专业的负面宣传[3]。神经外科与任何其他外科分支一样容易发生这些错误，甚至更容易发生[1]。

神经外科是排名第三最有可能发生手术部位差错的科室，排在整形外科和普通外科之后。大约每 10 万次手术中就有 1 例发生手术部位或手术患者出错的情况，每 1 万次开颅手术中约发生 2.2 例[2]。对神经外科医生的调查显示，25% 的医生在患者头部的错误一侧做过切口，35% 的人承认在他们的职业生涯中曾进行过错误的腰椎手术[1]。Mody 等对美国神经外科学会成员进行的一项调查中，50% 的受访外科医生指出，在他们的职业生涯中至少进行过一次错误的腰椎手术。在 418 例出现差错的手术中，有 17% 导致诉讼或金钱赔偿[4]。

这个解释可信吗?

尽管医疗从业者做出了巨大的努力，包括应用手术检查表和其他保护措施，但仍未能消除手术部位出错的风险[5]。大多数与手术部位或手术患者出错相关的不良事件是由沟通中断引起的。在一项匿名调查中，神经外科医生承认疲劳、时间压力和紧急手术是导致手术部位出错的因素[2]。

我们必须认识到，在这种情况下将这些基本错误完全归咎于处在“终端操作员”位置的神经外科医生是不合适的[6]。神经外科手术室是一个复杂的自适应网络体系，在其中，专业人员必须相互配合，同时执行严苛的技术任务，使用复杂的知识和技术。因此，在为错误部位的神经外科手术提供合理解释时，应考虑围绕神经外科（神经外科医生除外）的复杂系统因素网络。瑞士奶酪模型有效地阐明了系统的复杂性，当与人为因素结合时，则会协同促进例如手术部位差错之类的失误（图 3.1）[6]。在系统方法体系的背景下，有人建议当错误发生时，纠正失败的系统体系比将责任归咎于导致错误的事件链中最后一个行为的个人更有用。

航空业的经验教训

航空领域和外科手术室在安全管理方面通常具有可比性。这次比拟是在航空领域取得重大成就的背景下进行的：尽管全球航班飞行小时数在过去

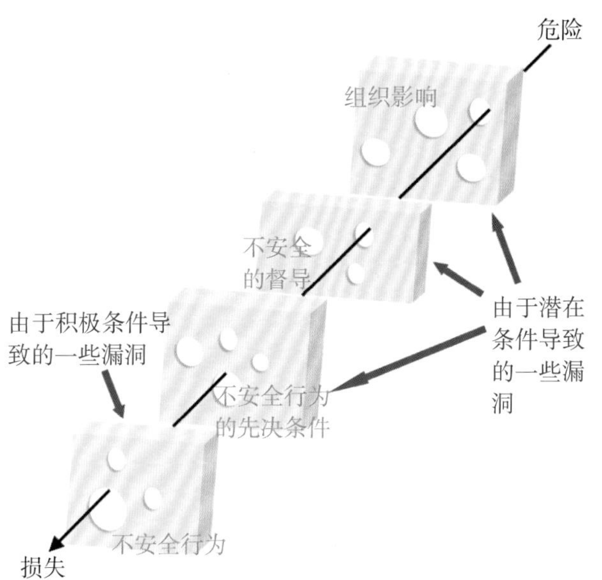

图 3.1 瑞士奶酪事故因果模型。尽管其存在多层防御、屏障和安全措施，仍然可能发生错误

20 年中翻了一番（从 1993 年的约 2500 万增加到 2013 年的 5400 万），但死亡人数已从每年约 450 人下降到 250 人[7]。这与医疗保健相比，仅在美国每年就估计有 20 万例可预防的医疗死亡，相当于每天发生 3 起致命的航空事故[7]。

航空业可靠性很高，尽管存在飞行的固有风险，但它采用了各种做法来保持令人羡慕的安全记录。与航空运输相关的固有风险、机组人员的团队结构以及完成关键任务时采取有条理方法的重要性使其在许多方面与围手术期环境类似。而整个外科手术模式下的安全记录却未能效仿航空部门所取得的进步。在过去的几十年中，外科界在整合航空安全原则以提高围手术期患者的安全性方面有了一个渐进而稳步的进展。资源管理（CRM）、事件报告、检查表和复述一直是外科手术室中逐渐采用的一些最重要的原则，旨在防止“外科手术事件”。

我们也注意到航空业与外科手术之间的一些显著差异，正在利用航空策略的长期有效性来提高围手术期安全性[8]。至少有三种与安全相关的文化属性似乎将航空与医疗区分开来[7]。在报告和承认安全事故的情况下，航空公司更多地应用一种“无罪文化”。其次，经济因素和安全因素之间似乎存在着相互竞争的需求，经济方面的压力和考虑因素不断成为新闻头条。第三，安全渗透到航空业的各个层面。而在医疗保健方面，安全仍然被视为一些人的优先事项，而不是所有人的义务。让所有参与手术的人都能有所参与，将是避免像错误部位手术这样的并发症的重要一步。

避免错侧开颅的策略

美国联合委员会预防错误部位、错误程序和错误人员手术的通用协议制定了指导方针，旨在鼓励手术团队、麻醉师、护理人员和患者之间更好地沟通[9]。委员会建议所有临床工作人员，以及患者，都应参与标记手术部位。患者的参与有助于确保每个人都了解要进行的手术，它有助于临床团队确认预期手术与患者的症状相一致[9]。神经外科中固有的一个缺点是患者在术前阶段可能并不总是有意识或合作参与标记手术部位。在这种情况下，需要采取额外的预防措施，使用患者条形码识别系统可以减少出错的概率。

联合委员会指南中建议在手术切开前立即执行正式的“暂停”程序[9]。在神经外科领域中，使用系统回顾患者病史、神经系统检查、放射学研究，以及进行相关专业咨询等方法，以验证患者的正确诊断和正确程序。

正如 Ladak 等正确建议的那样，神经外科医生必须着手创建一个开放式的论坛。在这个论坛中，团队成员可以放心地在术前质疑诊断、定位和手术计划，而不会受到谴责[3]。这最好通过一种外科“团队聚在一起”的模式来实现。在这个论坛中，涉及诊断、成像 / 测试，并对手术计划进行回顾，其中的内容包含患者识别码、手术部位和计划的手术程序。预防此类并发症的另一个因素是手术室团队成员之间的熟悉度和舒适度[10]。如果每个人都知道并愿意彼此沟通，那么在问题的第一个迹象出现时，就很可能会得到及时解决。如果人们不沟通（比如护士被一个他或她以前从未见过的外科医生吓倒，或者外科医生错误地认为麻醉师正在做一件常规的事情），问题可能不会很快被阐明或解决。

技术进步可以尽量消除此类错误，例如引入图像引导神经外科中的无框架立体定向导航系统。这项技术除了在开颅手术中提供更容易的颅内病变定位和避免损伤静脉窦等关键结构外，还可以帮助医生基本消除误侧手术的情况[1]。

避免错误节段脊柱手术的策略

脊柱外科医生对错误部位手术的警惕性应该

特别高，因为与其他类型的手术相比，脊柱手术固有的几个因素增加了错误部位手术的风险。这些因素包括病态肥胖、胸部位置、多处病变、过渡性解剖和骨矿化减少（导致术中定位困难）。外科医生可能在脊柱的错误一侧或错误的节段进行手术，而与脊柱定位相关的独特问题也可能对最有经验的临床医生构成挑战。

在 Mody 等的调查中，有 50% 的受访外科医生至少做过一次错误节段的腰椎手术，有超过 10% 的外科医生至少做过一次错误侧的腰椎手术，有近 20% 的外科医生已经成为至少一个与此类错误相关的医疗事故案例的主体。只有 40% 的受访者认为国际医疗卫生机构认证联合委员会提倡的位置标记 /“暂停”程序会使得此类错误减少 [5]。我们必须承认，即使严格遵守此类组织的指南，也无法彻底防止脊柱手术过程中所有的错误部位手术。很明显，术前检查表应该只是防止脊柱手术中部位错误的整体策略的一个组成部分 [9]。

在术中准确而特异地定位脊柱病变对于避免脊柱手术部位错误至关重要。这项工作在某些临床情况下尤其具有挑战性，例如对病态肥胖患者、胸椎有实体病变的患者以及脊柱解剖变异的患者进行手术时。术前对这些困难的预测以及特定定位操作的实施有利于手术结果。在对患者行 MRI 或 CT 之前，医生可以放置不透射线的皮肤标记物，以便术中定位脊柱病变。然而由于患者的皮肤和皮下组织在定位过程中可能会发生明显的移位和（或）折叠，尤其是在肥胖患者中。因此皮肤标记物可能会出现明显的定位错误。有在接受高位胸椎手术的患者中医生使用亚甲蓝染料标记感兴趣的棘突的相关报道。虽然此法对后路入路胸椎手术在一定程度上可行，但对前路入路而言不可行。此外，染料具有神经毒性并缺乏特异性（由于染料扩散的趋势）。利用斜位透视的方法可避免损伤大部分胸部和肩部器官，并有助于医生处理下颈椎或上胸椎手术中的困难情况。术前椎体成形术可用于胸椎定位，虽然这是非常具体的，但有着显著的并发症发生率。利用不透射线线圈进行胸椎定位，具有特异性且并发症发生率低。在某些极为困难的情况下，脊柱的三维术中成像可用于准确定位正确的脊柱节段。

未来方向

零容忍或 100% 准确，是所有神经外科医生的专业终极目标，也是患者和社会对神经外科专业的期望。只有超越预期才能实现卓越，在这种情况下就需要技术创新和改变当前的安全实践（手术暂停和检查表）。现有的安全流程可能不会像从前人们认为的那样减少手术部位出错的概率，在脊柱手术领域尤其如此。应用航空事故报告模型、重新定义神经外科检查表、引入术中成像 / 导航等技术、应用系统方法以及神经外科界的坚定承诺，这些将是未来前进的方向。

参考文献

[1] Rolston JD, Bernstein M. Errors in neurosurgery. Neurosurg Clin N Am, 2015, 26:149–155, vii.

[2] Jhawar BS, Mitsis D, Duggal N. Wrong-sided and wrong-level neurosurgery: a national survey. J Neurosurg Spine, 2007, 7:467–472.

[3] Ladak A, Spinner RJ. Redefining “wrong site surgery” and refining the surgical pause and checklist: taking surgical safety to another level. World Neurosurg, 2014, 81:e33–e35.

[4] Mody MG, Nourbakhsh A, Stahl DL, et al. The prevalence of wrong level surgery among spine surgeons. Spine, 2008, 33:194–198.

[5] Groff MW, Heller JE, Potts EA, et al. A survey-based study of wrong-level lumbar spine surgery: the scope of the problem and current practices in place to help avoid these errors. World Neurosurg, 2013, 79:585–592.

[6] Ferroli P, Caldiroli D, Acerbi F, et al. Application of an aviation model of incident reporting and investigation to the neurosurgical scenario: method and preliminary data. Neurosurg Focus, 2012, 33:E7.

[7] Kapur N, Parand A, Soukup T, et al. Aviation and healthcare: a comparative review with implications for patient safety. JRSM Open, 2016, 7:2054270415616548.

[8] Ricci M, Panos AL, Lincoln J, et al. Is aviation a good model to study human errors in health care? Am J Surg, 2012, 203:798–801.

[9] Hsu W, Kretzer RM, Dorsi MJ, et al. Strategies to avoid wrong-site surgery during spinal procedures. Neurosurg Focus, 2011, 31:E5.

[10] McDonnell PJ. The lesson of flight 214. Ophthalmology Times, 2013.

4

神经外科医疗并发症

VINAYAK NARAYAN, PIYUSH KALAKOTI, ANIL NANDA

重　点

- 神经外科手术后的医疗并发症定义为与神经外科技术或手术无直接关系的意外不良事件。
- 包括静脉血栓栓塞，心肺并发症，急性肾衰竭，感染性、胃肠道、代谢性、出血或输血相关并发症。
- 医疗并发症的发生对神经外科疗效产生不利影响。
- 多学科团队方法、严 格的围手术期预警、早期发现医疗并发症和立即干预是解决并发症的有效策略。

引　言

神经外科手术后的医疗并发症比较常见，并在很大程度上导致发病和死亡。它们可能会对手术结果产生不利影响，并通过延长住院时间增加资源使用。虽然大多数神经外科的预后预测文献都强调手术相关的并发症，但基于现有证据的医学并发症的文献很少。考虑到医疗并发症对整体手术结果的不利影响，重申与神经外科护理相关的常见医疗并发症有助于优化以患者为导向的结果，最大限度地降低资源利用率和护理成本。在本章中，我们全面概述了颅骨或脊柱手术后可能发生的常见医疗并发症、其对患者管理的灾难性影响以及降低其发生率的预防策略。

定义和分类方案

神经外科手术后的医疗并发症被定义为与神经外科技术或手术无直接关系的意外不良事件[1]。其发生时间可以从最初住院期间到后来进行常规护理时的任何时间。这些并发症包括多种情况，如静脉血栓栓塞、心肺并发症、急性肾衰竭（ARF）和感染性胃肠道（GI）和代谢并发症[2-4]。Landriel Ibañez 等最近提出一项建议，将 167 种潜在并发症汇总到一个四点评分系统中，其中 38 种并发症被归类为与手术或手术技术无直接关系的医疗（Ⅳ级）事件，然而关于并发症的具体信息很少[4]。在患有脊柱畸形的儿童患者中，Smith 等提出了一个并发症分级系统，将与疾病相关的住院医疗并发症作为一个子集，强调医疗并发症对结果的影响[5]。尽管疾病或程序特定的分级系统是有用的，但大多数并发症与多个程序重叠。在本章中，我们关注的是仅限于头颅或脊柱手术后的医疗并发症，而不是术前发生的共病或事件。根据现有文献，我们将医疗并发症根据所涉及的器官系统进行广泛分类，在表 4.1 中对其进行了总结。

血栓栓塞并发症：深静脉血栓形成和肺栓塞

血栓栓塞事件危及生命，通常会导致患者临床病情迅速恶化甚至死亡。深静脉血栓形成（DVT）和肺栓塞是神经外科术后患者发病和死亡的主要原因。血栓栓塞事件的发生率估计为 0~50%，其中 DVT（通过标记纤维蛋白原技术测量）占 29%~43%[6-11]。主要事件通常发生在神经外科手术后的第 1 周内。大多数 DVT 患者无症状，15% 的无症状 DVT 可导致肺栓塞。高危的血栓一般来自腘静脉和髂股静脉。危险因素包括长期手术和固定、既往 DVT、恶性肿瘤、缺血性卒中、直接下肢创伤、肢体无力、癫痫发作障碍、长期吸烟、口服避孕药、妊娠和产褥期、肥胖、革兰阴性菌脓毒症、高龄、妊娠、充血性心力衰竭[7,9-12]。抗凝血酶Ⅲ、蛋白 C 或蛋白 S 缺乏以及各种基因凝血因子异常（如 Leiden 第五因子）的患者也有静脉血栓栓塞的风险。

表 4.1 神经外科手术后常见并发症

血栓栓塞并发症	· 深静脉血栓形成 · 肺栓塞 · 静脉炎
呼吸系统并发症	· 肺炎 · 急性呼吸窘迫综合征 · 急性肺损伤 · 输血相关性急性肺损伤 · 肺不张 · 胸腔积液 · 气胸（罕见）
院内感染	· 脑膜炎 · 尿路感染 · 导管相关性尿路感染 · 全身炎症反应综合征 / 多器官功能障碍综合征
心脏并发症	· 急性心肌缺血 · 心律不齐 · 高血压或低血压 · 心源性猝死
肾脏并发症	· 急性肾衰竭 · 尿潴留 · 急性肾小管坏死
胃肠道并发症	· 胃溃疡或出血 · 假膜性结肠炎 · 胆囊炎 · 胰腺炎 · 非感染性腹泻 · 坏死性胰腺炎
其他并发症	· 静脉空气栓塞 · 出血和输血相关并发症 · 伤口并发症 · 心理障碍 · 压疮 · 代谢并发症（低钠血症、尿崩症、高血糖） · 贫血 · 脓毒症与休克

对神经外科手术而言，因颅内肿瘤（尤其是脑膜瘤）、创伤性脑损伤和脊髓损伤而接受脑手术的患者是发生血栓栓塞事件的高危人群[13]。

尽管临床体征可以提供有关 DVT 的线索，但多普勒超声和阻抗体积描记法是首选的检查方法。当多普勒结果模棱两可时，肢体静脉造影可用于诊断远端和近端 DVT。同样，术后出现急性胸痛、咯血和呼吸困难的患者应评估肺栓塞，CT 血管造影或肺血管造影是首选的检查方法。

由于深静脉血栓往往会导致肺栓塞，因此预防这些并发症的措施非常重要。许多研究证实了下肢间歇性充气加压装置在预防 DVT 中的作用[7,8]。这些装置应在术前放置于患者身上，并应持续应用直至患者能够走动为止。在过去几年中，科研人员对预防性使用低剂量（小剂量）皮下肝素（例如 5000 U, 每天 2 次）进行了深入研究，并已证明此方法对预防 DVT 有效。目前科研人员已经进行了几项荟萃分析，但仍不清楚普通肝素和低分子肝素哪一个更有益于神经外科患者的 DVT 预防，其疗效的提高是否与出血并发症的增加相关[14–17]。许多神经外科医生认为，在术后即刻和术后早期，有 DVT 记录的神经外科患者应进行下腔静脉滤网置入。在无并发症的患者中，肝素联合华法林抗凝治疗可持续 6 周至 3 个月[14,15]。DVT 治疗指南也适用于肺栓塞。当所有其他治疗方案失败时，肺动脉栓子切除术可作为最后的救命措施。

肺部并发症

神经外科手术后肺部并发症很常见。据报道，它们构成了近 50% 的医源性死亡。主要的呼吸道并发症包括低氧血症、肺炎、肺水肿、肺栓塞、呼吸道感染和急性呼吸窘迫综合征。神经外科手术后呼吸系统并发症的主要危险因素是高龄、慢性阻塞性肺疾病（COPD）、缺血性脑卒中或短暂性脑缺血发作（TIA）、凝血障碍和长期吸烟[18,19]。无论病因是心源性还是非心源性，肺水肿的治疗都包括立即插管和通气、充分氧合、呼气末正压、利尿以及降低升高的颅内压（ICP）这些措施。

呼吸机相关性肺炎（VAP）是术后需要长期机械通气的患者的常见并发症。肺炎的高发病率（27.2%）及其与死亡率增加的相关性（9.7%）以前已有报道[20]。预防此类肺炎的措施应包括根据指示尽快拔出鼻胃管和气管插管，避免拔管意外和胃液过多，严格洗手、患者半卧位、维持足够的营养、经口留置导管、适当的呼吸机护理、最佳抗生素治疗、胸部物理治疗和早期活动。气管造口术应考虑在已插管 10~14 d 且不能立即拔管的患者中进行。

院内感染

患者的院内感染（尤其是脑膜炎）是全世界神经外科术后发病和死亡的主要原因。脑膜炎的危险因素包括高龄、男性、糖尿病、气管插管、存在腰椎引流管、肠内营养[经皮内镜胃造口术（PEG）置管]、重复手术、格拉斯哥昏迷量表评分（GCS＜12）和正在接受紧急手术[21]。尿路感染（UTI）、呼吸道感染和伤口感染是神经外科患者常见的其他院内感染。金黄色葡萄球菌、表皮葡萄球菌和铜绿假单胞菌是医院获得性感染的常见病原体。根据药敏感试验使用抗生素、谨慎使用类固醇药物以避免免疫抑制、严格控制糖尿病患者的血糖、手术过程中的无菌预防措施、在医院实施感染控制方案都是降低院内感染相关发病率和死亡率的主要措施[22]。

心脏并发症

神经外科手术后的心脏并发症在相关文献中有详细的描述。神经外科手术中常见的心脏问题包括心律失常（心房颤动和心室颤动）、血压紊乱（高血压或低血压）、心动过缓、心肌梗死、感染性心内膜炎、心源性猝死、心脏停搏[23–25]。肿瘤 / 血管手术后常有并发症发生。对于脑肿瘤手术，脑胶质瘤切除术后住院患者心脏并发症的发生率估计为0.7%，良性肿瘤切除术后为1.1%[18,19]。在脑血管干预方面，显微外科夹闭术后心脏并发症的发生率可能高于血管内弹簧圈栓塞术（破裂动脉瘤，1.69% *vs* 0.95%；未破裂动脉瘤，1.28% *vs* 0.48%）[12,26]。一般危险因素包括高龄、既往脑卒中史、主动吸烟、可卡因滥用、心脏疾病（冠状动脉疾病、充血性心力衰竭）、精神感觉改变、肾功能不全、高脂血症、凝血障碍、人工心脏瓣膜和周围血管疾病[12,18,19,26]。神经源性心肌顿抑是一种严重的心脏损伤，病理学上可逆，常见于蛛网膜下腔出血（SAH）后死亡的患者。

心电图（ECG）和超声心动图是排除心脏病的标准检查方法。严格的重症监护管理对于神经外科手术后诊断和治疗心脏并发症至关重要。治疗高血压的β受体阻滞剂和钙通道阻滞剂、治疗心力衰竭的地高辛、抗心律失常药物、硝酸盐等血管扩张剂、多巴胺 / 多巴酚丁胺等促离子剂以及除颤 / 复律等在神经外科患者的术后管理中起着至关重要的作用[26–28]。

肾脏并发症

在神经外科手术中，肾脏并发症如急性肾衰竭（ARF）或急性肾小管坏死（ATN）的发生可能是由于肾毒性药物给药、脱水、横纹肌溶解和放射性造影剂注射所致。主要危险因素包括高龄、慢性肾功能不全、缺血性脑卒中史、凝血障碍、糖尿病、充血性心力衰竭、周围血管疾病和高血压[12,18,19,23,26]。

来自美国非联邦医院的数据分析表明，颅内胶质瘤和脑膜瘤手术后，术后急性肾衰竭的估计风险分别为1.3%和1.5%[18,19]，而接受显微外科夹闭或动脉瘤血管内弹簧圈栓塞术（破裂0.8%；未破裂0.1%）的患者发生率较低[12,26]。相反，接受枢椎骨折融合手术的患者急性肾衰竭发生率高于4%[29]。接受腰椎退行性椎间盘疾病二次融合（翻修）手术的患者急性肾衰竭发生率高于接受初次融合的患者（1.2% *vs* 1.0%）[30]。肾功能不全患者应谨慎使用需要注射肾毒性造影剂的成像，如脑动脉造影或增强CT/MRI。避免注射造影剂，监测血电解质、尿素和肌酐，保持足够的水摄入，监测血压和尿量，这些有助于患者避免因肾功能不全引起的并发症。严重的ARF病例可能需要血液透析以防止进一步的肾损害。

胃肠道并发症

神经外科干预后的众多胃肠道并发症包括术后麻痹性肠梗阻、胃或十二指肠溃疡、胃肠道出血、结肠炎和非感染性（抗生素相关或伪膜性结肠炎）腹泻。在接受脊柱手术的患者中，麻痹性肠梗阻的发生率从5%到12%不等[31]。在经皮内镜胃造口术置管行肠内营养的患者中，若发生医疗并发症如感染[耐甲氧西林金黄色葡萄球菌（MRSA）]或脓毒症、造口周围渗漏、坏死性筋膜炎、管移位、肺气肿，可能会延长住院时间[32]。使用适当的抗生素、粪便软化剂和质子泵抑制剂，充足的水分摄入，严格无菌，电解质监测，术后合理使用镇痛药，这些是避免此类并发症的基本前提。在某些紧急情况下，如患者发生胃或肠穿孔、肠系膜缺血或肠坏疽，则可能需要手术。

其他并发症

静脉空气栓塞（VAE）也是一种灾难性的医疗并发症，最常见于坐位接受颅后窝手术的患者（尽管文献中也描述了其他体位）[33]。除了坐位接受手术，脱水和先天性心脏病（如卵圆孔未闭、右向左分流）也是静脉空气栓塞的主要危险因素。它是由空气通过不可收缩静脉、静脉窦或双腔静脉进入引起的[33]。其发病率从1%到60%不等，大多数病例的发病率/死亡率低于3%。早期发现这种并发症是治疗中最重要的一步，理想的诊断方法是经食管超声心动图和多普勒成像。治疗包括稳定血流动力学，通过右心房导管吸入空气，停用氧化亚氮，除手术封闭空气入口外，还应给予患者纯氧。

两个重要的出血相关并发症是弥散性血管内凝血和输血反应。尽管两者都与过度出血和输血有关，但前者导致消耗性凝血病，后者导致休克。输血相关疾病还包括代谢紊乱和相关电解质紊乱。在围手术期尽量减少异体输血以及避免使用阿司匹林有助于预防输血和出血相关并发症。

手术部位的伤口相关并发症也同样会导致手术结果不佳。主要危险因素是营养不良、肥胖、吸烟、既往放疗或化疗、长期使用类固醇和再次手术。脊柱手术中的行中线外切口、避免在损伤区域做切口以及保持干净干燥的无菌伤口区域是保持伤口完整性的基本要求。

内分泌紊乱，如尿崩症、高血糖、体液和电解质异常[如抗利尿激素分泌不当综合征（SIADH）或脑性耗盐综合征（CSW）导致的低钠血症]在动脉瘤性蛛网膜下腔出血（SAH）或垂体瘤手术后的常规治疗中很常见[34]。基本的治疗原则是作出准确的诊断。严格的血糖控制是高血糖管理的基础。抗利尿激素分泌不当综合征或脑性耗盐综合征之间的关键区别在于体液容量状态。脑性耗盐综合征的主要治疗方法是补充足够的水和钠，以维持至少正常的血容量和血清钠；而对于抗利尿激素分泌不当综合征患者，限水是主要的治疗方法。尿崩症的治疗包括用低渗溶液（如5%葡萄糖溶液或0.45%氯化钠溶液）补充液体流失。在慢性期，可能需要使用抗利尿激素的外源性替代品[35]。

精神并发症包括术后谵妄或过度焦虑等心理健康障碍，可分别使用氟哌啶醇和选择性5-羟色胺再摄取抑制剂（SSRI）等抗精神病药物进行治疗[23]。贫血、压疮、脓毒症和多器官功能障碍综合征（MODS）是神经外科实践中经常遇到的其他医疗并发症。

结　论

正确认识可能出现的并发症可以改善神经外科干预的手术结果。医疗并发症的发生会对术后恢复产生不利影响，并延长患者的住院时间。严格的围手术期预警、早期发现并发症和立即干预是理想的神经外科术后护理中的有效策略。我们需要采用多学科团队方法（包括神经外科医生、重症监护医生、职业治疗师和综合医疗保健人员）以降低此类危及生命的并发症的发生率，以改善神经外科干预结果。

参考文献

[1] Lebude B, Yadla S, Albert T, et al. Defining “complications” in spine surgery: neurosurgery and orthopedic spine surgeons survey. J Spinal Disord Tech, 2010, 23(8):493–500.

[2] Bonsanto MM, Hamer J, Tronnier V, et al. A complication conference for internal quality control at the Neurosurgical Department of the University of Heidelberg. Acta Neurochir Suppl, 2001, 78:139–145.

[3] Houkin K, Baba T, Minamida Y, et al. Quantitative analysis of adverse events in neurosurgery. Neurosurgery, 2009, 65(3):587–594.

[4] Landriel Ibañez FA, Hem S, Ajler P, et al. A new classification of complications in neurosurgery. World Neurosurg, 2011, 75(5–6):709–715.

[5] Smith JT, Johnston C, Skaggs D, et al. A new classification system to report complications in growing spine surgery: a multicenter consensus study. J Pediatr Orthop, 2015, 35(8):798–803.

[6] Khaldi A, Helo N, Schneck MJ, et al. Venous thromboembolism: deep venous thrombosis and pulmonary embolism in a neurosurgical population. J Neurosurg, 2011, 114(1):40–46.

[7] Bucek RA, Koca N, Reiter M, et al. Algorithms for the diagnosis of deep-vein thrombosis in patients with low clinical pretest probability. Thromb Res, 2002, 105(1):43–47.

[8] Dearborn JT, Hu SS, Tribus CB, et al. Thromboembolic complications after major thoracolumbar spine surgery. Spine, 1999, 24(14):1471–1476.

[9] Ferree BA, Stern PJ, Jolson RS, et al. Deep venous thrombosis after spinal surgery. Spine, 1993, 18(3):315–319.

[10] Levi AD, Wallace MC, Bernstein M, et al. Venous

thromboembolism after brain tumor surgery: a retrospective review. Neurosurgery, 1991, 28(6):859–863.

[11] Marras LC, Geerts WH, Perry JR. The risk of venous thromboembolism is increased throughout the course of malignant glioma: an evidencebased review. Cancer, 2000, 89(3):640–646.

[12] Bekelis K, Missios S, Mackenzie TA, et al. A predictive model of outcomes during cerebral aneurysm coiling. J Neurointerv Surg, 2014, 6(5):342–348.

[13] Eisenring CV, Neidert MC, Sabanés Bové D, et al. Reduction of thromboembolic events in meningioma surgery: a cohort study of 724 consecutive patients. PLoS ONE, 2013, 8(11):e79170.

[14] Melamed AJ, Suarez J. Detection and prevention of deep venous thrombosis. Drug Intell Clin Pharm, 1988, 22(2):107–114.

[15] Wen DY, Hall WA. Complications of subcutaneous low-dose heparin therapy in neurosurgical patients. Surg Neurol, 1998, 50(6): 521–525.

[16] Dickinson LD, Miller LD, Patel CP, et al. Enoxaparin increases the incidence of postoperative intracranial hemorrhage when initiated preoperatively for deep venous thrombosis prophylaxis in patients with brain tumors. Neurosurgery, 1998, 43(5):1074–1081.

[17] Mätzsch T. Thromboprophylaxis with low-molecular-weight heparin: economic considerations. Haemostasis, 2000, 30 Suppl 2:141–145-9.

[18] Bekelis K, Kalakoti P, Nanda A, et al. A predictive model of unfavorable outcomes after benign intracranial tumor resection. World Neurosurg, 2015, 84(1):82–89.

[19] Missios S, Kalakoti P, Nanda A, et al. Craniotomy for glioma resection: A predictive model. World Neurosurg, 2015, 83(6):957–964.

[20]Savardekar A, Gyurmey T, Agarwal R, et al. Incidence, risk factors, and outcome of postoperative pneumonia after microsurgical clipping of ruptured intracranial aneurysms. Surg Neurol Int, 2013, 4(1):24.

[21] Chen C, Zhang B, Yu S, et al. The incidence and risk factors of meningitis after major craniotomy in China: a retrospective cohort study. PLoS ONE, 2014, 9(7):e101961.

[22] Yamamoto M, Jimbo M, Ide M, et al. Postoperative neurosurgical infection and antibiotic prophylaxis. Neurol Med Chir (Tokyo), 1992, 32(2):72–79.

[23] Baron EM, Albert TJ. Medical complications of surgical treatment of adult spinal deformity and how to avoid them. Spine, 2006, 31: S106–S118.

[24] Chowdhury T, Petropolis A, Cappellani RB. Cardiac emergencies in neurosurgical patients. Biomed Res Int, 2015, 2015:751320.

[25] Tyler DS, Bacon D, Mahendru V, et al. Asystole as a neurologic sign. J Neurosurg Anesthesiol, 1997, 9(1):29–30.

[26] Bekelis K, Missios S, MacKenzie TA, et al. Predicting inpatient complications from cerebral aneurysm clipping: the Nationwide Inpatient Sample 2005–2009. J Neurosurg, 2014, 120(3):591–598.

[27] Hottinger DG, Beebe DS, Kozhimannil T, et al. Sodium nitroprusside in 2014: a clinical concepts review. J Anaesthesiol Clin Pharmacol, 2014, 30(4):462–471.

[28] Varon J, Marik PE. Perioperative hypertension management. Vasc Health Risk Manag, 2008, 4(3):615–627.

[29] Kalakoti P, Missios S, Kukreja S, et al. Impact of associated injuries in conjunction with fracture of the axis vertebra on inpatient outcomes and postoperative complications: a Nationwide Inpatient Sample analysis from 2002 to 2011. Spine J, 2016, 16(4): 491–503.

[30] Kalakoti P, Missios S, Maiti T, et al. Inpatient outcomes and postoperative complications after primary versus revision lumbar spinal fusion surgeries for degenerative lumbar disc disease: a nationwide inpatient sample analysis, 2002–2011. World Neurosurg, 2016, 85: 114–124.

[31] Althausen PL, Gupta MC, Benson DR, et al. The use of neostigmine to treat postoperative ileus in orthopedic spinal patients. J Spinal Disord, 2001, 14(6):541–545.

[32] Koc D, Gercek A, Gencosmanoglu R, et al. Percutaneous endoscopic gastrostomy in the neurosurgical intensive care unit: complications and outcome. JPEN J Parenter Enteral Nutr, 2007, 31(6): 517–520.

[33] Türe H, Harput MV, Bekiroglu N, et al. Effect of the degree of head elevation on the incidence and severity of venous air embolism in cranial neurosurgical procedures with patients in the semisitting position. J Neurosurg, 2017, 1–10.

[34] Sherlock M, O'Sullivan E, Agha A, et al. The incidence and pathophysiology of hyponatraemia after subarachnoid haemorrhage. Clin Endocrinol, 2006, 64(3):250–254.

[35] Takaku A, Shindo K, Tanaka S, et al. Fluid and electrolyte disturbances in patients with intracranial aneurysms. Surg Neurol, 1979, 11(5):349–356.

5 神经外科手术并发症

ANIL NANDA, DEVI PRASAD PATRA

重 点

- 避免手术并发症是实现医疗系统利益最大化的重要一步，因此需要一个精准的报告系统来确定并发症的发生率。
- 颅脑手术后的重要并发症包括脑水肿、出血、梗死、伤口感染等。脊柱手术后的重要并发症包括神经功能缺损、硬脑膜撕裂和脑脊液漏、血管损伤和植入物的衰竭等。
- 感染性并发症是神经外科手术后最常见的并发症，而颅内出血是需要再次手术的最常见原因。
- 细致地解剖，温和地处理神经组织，小心地止血，适当使用术中辅助工具，这些都是预防手术并发症的宝贵方法。

引 言

当前医疗保健领域经济上改革的重点是提高医疗保健质量以及医疗保健提供者提供更好的服务。当前的“基于价值的医疗保健系统”使医疗保健专业人员的责任感增加了数倍，该系统被定义为每花费1美元所取得的健康结果[1]。医疗保险和医疗补助服务中心（CMS）提出一项倡议，即根据不同的结果衡量标准对各医院进行比较和评估，有助于深入了解竞争市场和基于价值的护理需求[2]。当重点放在合并成本控制和盈利时，手术并发症被认为是最不受欢迎的，对患者和医疗系统而言都是如此。目前，神经外科手术后的并发症相当常见，并且对术后总体疾病状况和健康支出有显著影响。

处理任何手术并发症的一个常见障碍是医生不按常规上报[3,4]。许多病例因外科医生本能地回避记录而未被注意到。然而，随着电子数据记录系统的引入和独立治疗团队维护的强制性检查表的使用，不良事件和并发症的上报有所改善。在过去10年中，美国的许多数据库致力于根据客观标准收集关于并发症的数据，这些数据库包括美国国家外科质量改进计划（NSQIP）[5]、克利夫兰诊所心血管信息登记处[6]和美国卫生保健研究与质量管理处[7,8]。尤其是NSQIP有明确的外科并发症记录标准以及定期审核报告系统，使得其可信度高且可复制性强[4]。神经外科手术比非神经外科手术更容易发生并发症，因为住院手续更多、手术时间更长和住院时间更长[4]。

NSQIP数据库回顾了2006—2011年的38 000例神经外科病例，结果显示神经外科手术后的总体并发症发生率为14.3%，头颅手术后的并发症发生率为23.6%，是脊柱手术（11.2%）的2.6倍[4]。研究中最常见的并发症是需要输血的出血，发生率为4.5%。最近一项对2880例接受颅脑手术的患者的入院患者个人登记信息的分析估计，术后总体并发症的发生率为24%[9]。而另一项来自19名以脊柱手术为主的医生的5361例患者的研究报道，术后并发症发生率低至4.9%，其中主要并发症是脑脊液（CSF）漏（0.89%）和感染（0.61%）[10]。另一项基于NSQIP数据库的研究比较了神经外科的并发症的发展趋势，发现并发症发生率从2006年的11.0%下降到2013年的7.5%[3]。

手术并发症通常是取决于特定的神经外科手术的，这些特定的并发症将在单独的章节中详述。本章主要关注所有神经外科手术常见的一般并发症。

颅脑手术并发症

脑水肿

患者在经历任何程度的手术操作后，神经组织的术后水肿几乎是不可避免的，但在大多数情况下并不具有临床意义。轻微的脑水肿可能导致神经功能的延迟恢复，但在较重的病例中，可能表现为感觉受损、癫痫和神经功能缺陷。在严重的情况下，它被称为恶性脑水肿，可能导致脑疝和死亡。脑水肿的病理成因涉及宏观和微观循环。引流静脉损伤或血栓形成后的血流动力学变化，伴随着脑由于长时间回缩造成的直接损伤或缺血导致的脑实质细胞毒性变化，形成了一个恶性循环，从而产生肉眼可见的脑水肿。脑水肿的发生与多种因素有关，包括过度的脑操作、长时间的脑回缩以及过度的双极凝血，导致了静脉水肿[11]。不正确的定位或过度的头部旋转，导致静脉回流受损，也可能导致脑水肿，且脑水肿可能在手术期间就变得明显。一些麻醉剂也可以通过各种机制引起脑水肿。例如，异氟醚和氧化亚氮可能会增加脑血容量，安氟醚和氟烷可能会减少脑脊液的吸收[12]。由于脱水和术中低血压，顺利手术后也可能发生脑静脉血栓形成，遗传性凝血病患者更容易出现这种并发症。脑水肿通常在CT中诊断为手术腔周围有或无占位效应的低密度区域。大面积水肿可观察到灰质－白质界面分界丧失。在MRI中，水肿在T2和液体抑制反转恢复（FLAIR）序列中更为明显，由于水分含量增加，水肿表现为高强度区域。在大多数情况下，术后水肿具有自限性，只需要仔细观察和严格监测摄入和输出，并维持正常血容量和血压。随着感觉器官和神经功能缺损的改善，水肿的缓解在临床上表现明显。在中度病例中，渗透压调节剂（如甘露醇和高渗盐水）以及利尿剂（如呋塞米）被用来降低大脑的静水压。对于昏迷患者，机械通气通常有助于改善脑氧合和脑血管收缩，从而减轻水肿。在严重恶性水肿并即将发生疝的情况下，可能需要以去骨瓣减压术或脑叶切除术的形式进行手术干预。预防术后严重水肿的手术策略包括：正确定位以减少静脉压迫、避免过度脑回缩、术中充分补液、尽量减少对正常脑实质的操作、合理使用双极电凝、避免引流静脉凝血。

脑出血

术后血肿是颅内手术后最常见的灾难性并发症之一，也是术后发病和死亡的重要原因。根据术后出血的医疗模式和定义的不同，文献中报道的术后出血率有所不同。许多患者手术腔内有少量血液，此类影像学出血的发生率在10%~50%[13-15]。然而有报道指出需要某种形式干预的具有临床意义的出血发生率较低，从0.8%到6.9%不等[16,17]。许多因素与术后出血的形成有关。最重要的是围手术期因素，包括无法实现止血；以及术中因素，如高血压和术中严重出血导致弥散性血管内凝血（DIC）。重要的术前因素包括高龄、高血压和血液学异常（如血小板减少和凝血异常）。一些颅内病变更容易发生术后出血，尤其是脑膜瘤、血管球瘤和血管外皮细胞瘤等血管肿瘤，动静脉畸形，高级别胶质瘤，尤其是次全切除术后。慢性硬膜下血肿等疾病也有复发的倾向，但在术后即刻并不明显。外伤性出血或挫伤患者由于外伤性凝血病，术后血肿的发生率往往增加[15,18]。

除非术后立即进行CT扫描成为一种常规操作，否则大多数术后出血都是基于临床原因怀疑的（包括麻醉后无法恢复、器官感觉恶化或局部神经功能缺损）。术后出血可为肿瘤床血肿或硬膜下、硬膜外血肿。尽管几乎所有术后出血都发生在主要手术区域，但远端出血可发生在脑实质内、硬膜下、蛛网膜下腔和硬膜外部位以及不同的腔室。远端出血的发生率很低，据估计平均每300例开颅手术中出现1例[19]。远端出血的重要原因包括凝血障碍、老年患者脑部萎缩、脑室分流术后脑部迅速减压或血肿清除、过度使用甘露醇导致大脑萎缩、长时间坐着或俯卧、头枕放置不当导致硬膜外或硬膜下血管损伤[14,19]。一项分析NSQIP数据库的研究结果显示，1.5%的开颅术因出血而需要再次手术[20]。最常见的出血部位是硬膜下或硬膜外，占病例总数的88.5%，而只有11.5%的病例有脑实质内出血。尽管重复手术降低了死亡率，但不太可能完全改善神经功能缺损，从而导致了显著的疾病损伤。因此预防性战略被认为是更明智的，其中包括使用双极凝血和各种商用局部止血剂进行细致的止血。维持围手术期和术后正常血压以及预防和管理凝血障碍有助于降低术后血肿发生率。

脑梗死

一项使用 NSQIP 数据库的研究估计，神经外科手术后脑卒中和昏迷的发生率为 0.73%[21]。术后脑梗死可以是动脉性或静脉性的。动脉梗死可能是由于术中损伤主要动脉而引起的，这些动脉通常可以被清楚地描绘出来。虽然大动脉损伤几乎肯定会导致梗死的发生，但在大多数情况下由于侧支循环的存在，梗死的大小是有限的。因此分水岭区域更容易因直接损伤或者在长期低血压的情况下发生梗死。大多数动脉损伤在手术中是明显的。然而在少数情况下，医生术中可能没有注意到损伤的穿通血管，由于深部结构发生腔隙性梗死，术后会引起显著的缺损。动脉损伤完全取决于外科医生的经验以及病变的类型和程度。有血管包裹的肿瘤，如脑膜瘤、脊索瘤和血管瘤，在解剖过程中容易发生动脉损伤。同样，动脉瘤和动静脉畸形等血管病变在术中 / 术后也有诱发血管痉挛的倾向。医生的手术经验也与动脉损伤的发生率相关。血管解剖学知识不足、显微外科技能差、解剖技术不当以及缺乏血管修复方面的专业知识是与较高血管损伤发生率明显相关的外科医生自身因素。由于血管痉挛，动脉梗死可能以延迟的方式发展，尤其是在动脉瘤破裂导致蛛网膜下腔出血后。从血管上切除包裹的肿瘤后，可能会出现某些形式的血管痉挛，这与长时间解剖和血管操作有关。在这种情况下，并非所有病例都会发生动脉梗死，但脑灌注不足可导致感官异常和短期神经功能缺损。梗死的急性发展与某种形式的水肿有关，可引起占位效应而危及生命。在这种情况下，可能需要采取降低颅内压（ICP）措施，甚至需要行去骨瓣减压术。患者的死亡风险会因医生对梗死的正确认知而逐渐降低，然而它仍然具有产生永久损伤的重大风险。

静脉阻塞是在主要皮质引流静脉或静脉窦损伤后发生的，但很少是永久性的。除了直接的静脉损伤外，静脉阻塞的其他重要原因包括静脉血栓形成或窦血栓形成。导致这种情况的重要因素包括长期暴露皮质而不进行盐水冲洗、术中低血压以及不适当地使用压力或止血剂来控制出血或结扎近端静脉。静脉血栓形成可能表现为急性或延迟性。静脉阻塞主要表现为脑水肿伴或不伴静脉出血。因其水肿和占位效应比动脉阻塞更显著，几乎所有病例都需要采取抗 ICP 措施或手术治疗。静脉阻塞产生水肿往往是进行性的，需要长期的临床和放射学监测。然而一旦水肿消退，与动脉阻塞相比，其神经功能恢复通常更完整。

癫　痫

术后癫痫可发生在术后即刻或恢复过程的后期。在 10%~20% 的幕上手术中，由于脑肿瘤（如胶质瘤和脑膜瘤）或血管病变（如动静脉畸形或颅腔积气）操作后的皮质刺激，可能会发生术后早期癫痫发作[11,22]。然而，癫痫发作可能是潜在严重并发症的早期表现，如术后血管瘤、静脉水肿或梗死。因此，所有术后早期癫痫发作均应通过脑成像进行评估，以排除危及生命的事件。术后癫痫发作的其他原因包括既往癫痫发作患者的复发、电解质失衡、缺氧和麻醉药物。癫痫发作也可能发生在术后后期，原因是皮质瘢痕或病变复发。术后癫痫发作通常用抗癫痫药物保守治疗，但危及生命的血肿或水肿引起的癫痫除外。然而，各种系统评价和临床试验均未证明在颅内手术中预防性使用抗癫痫药有任何益处[22,23]。有助于降低癫痫发病率的术中预防措施包括尽量减少回缩、避免过度凝血、频繁冲洗，并维持适当的止血。

神经功能缺损

神经功能缺损是最令人担忧的并发症之一。许多神经缺陷尤其是影响高级精神功能的神经缺陷，除非进行特别的检查，否则不会被注意到。严重的神经缺陷导致肢体无力、麻木或言语困难，在术后期间会造成严重的病损。大多数患者的长期康复较好，然而完全恢复是罕见的。神经功能缺损通常是可预测的，因为它们是特定于手术部位的。在术后初期由于周围神经元的参与，这种缺损更加密集和广泛，称为“神经性眩晕”，这种情况通常是暂时性的。一旦神经元从手术应激中恢复，缺损会逐渐改善并局限于直接受损的结构。另一方面，随着初始缺损的恶化，缺损可能以延迟方式出现，这主要是由于血管结构受损导致逐渐缺血。产生缺损所需的损害程度因所涉及的部位不同而异。大脑和小脑等具有高度可塑性的部位需要严重损伤才能产生缺陷。然而，丘脑、内囊和脑干等深层结构的顺应性较差，小的损伤可能产生密集的缺损。脑神经缺损在颅后窝手术后并不少见，尤其是在桥小脑角池周围。与运动神经相比，感觉神经更容易产生缺陷。目前还没有特效疗法来治疗已经发生的神经功能缺损。物理治疗和言语治疗是一些可以大幅改善最终结果的干预措施。可用于降低术后缺损发生率的少数术中辅助措施包括皮质功能图、神经监测和术中脑电图。防止意外损伤的其他重要技术要点包括大叶肿瘤的瘤内清扫、池周围病变的蛛网膜内清扫和对神经结构的轻柔操作。

脑积水

术后脑积水是第三或第四脑室周围手术后的重要并发症。胶质囊肿、中枢神经细胞瘤、室管膜瘤、丘脑肿瘤、髓母细胞瘤和血管网状细胞瘤的脑室内手术是术后脑室通路阻塞导致阻塞性脑积水的几个常见原因。这种阻塞的原因可能包括术中出血、碎屑或周围组织术后水肿。术后脑积水的另一个重要原因是蛛网膜下腔出血，它阻碍了蛛网膜绒毛水平的脑脊液吸收。原先正常脑室的急性脑积水会导致危及生命的颅内压升高，除非紧急处理否则可致死。先前脑室扩张的患者可能在出现症状之前得到一定程度的代偿。大多数术后脑积水患者通常采用脑室外引流（EVD）治疗，这有助于脑脊液分流，直到脑室系统中的积水清除。少数患者最终可能需要植入分流器进行永久性脑脊液分流。

脑脊液漏

颅骨伤口的脑脊液漏可能使大量开颅手术复杂化，但慢性瘘管是罕见的。在大多数情况下，脑脊液漏是由错误的闭合技术造成的，包括不正确的硬脑膜闭合、由于拉伸导致的硬脑膜撕裂以及不正确的软组织和皮肤闭合。在少数情况下，脑积水引起的脑脊液压力升高可能导致伤口裂开，产生渗漏。类似地，伤口过紧闭合后因缺血而导致的伤口破裂、先前受照射皮肤的闭合或伤口感染可能会导致脑脊液渗漏。颅后窝开颅术特别容易产生脑脊液漏，因为硬膜薄而紧，这使得硬膜闭合变得困难。脑脊液漏表现为伤口或伤口隆起处有明显分泌物，应与良性伤口浆膜瘤相鉴别。虽然脑脊液漏对患者而言一般是无症状的，但持续的渗漏可能会引起感染性并发症，如脑膜炎、硬膜下积脓或脑脓肿。在少数情况下，脑脊液漏可以表现为脑脊液耳漏或鼻漏，而不是伤口分泌物。值得注意的例子有乳突后开颅术，由于脑脊液通过乳突气细胞漏入中耳腔而导致脑脊液耳漏或鼻漏。类似地，蝶鞍周围的手术（特别是经鼻入路），可能导致脑脊液鼻漏。大多数术后脑脊液漏的处理都是保守的，无论是否有脑脊液分流都要对伤口闭合进行翻修。脑脊液鼻漏或耳漏通过脑脊液分流进行处理。对于持续性渗漏，可能需要通过放置硬脑膜替代物来翻修硬脑膜闭合，以产生水密闭合。经鼻入路更容易出现持续性渗漏或延迟性渗漏，这可能需要使用骨或脂肪移植物以及硬脑膜替代物重建鞍底结构。大多数脑脊液泄漏是由于手术技术问题造成的，因此是可以预防的。细致的水密性硬脑膜闭合、用骨蜡严密封闭乳突后或中窝入路中开放的气房以及鞍底的适当重建是有助于防止脑脊液渗漏的几个重要手术步骤。

感染性并发症

术后感染是术后病损的重要原因，可使 0.7%~1.1% 的颅骨手术以及 1.1%~1.5% 的脊柱手术复杂化[4]。来自全州规划与研究合作系统（SPARCS）数据库的一项回顾性纵向研究发现，术后感染是神经外科手术后计划外再入院的最常见原因[24]。术后感染可能是浅表手术部位感染或更深层次的感染，如颅骨骨髓炎、脑膜炎、硬膜下积脓或脑脓肿。另一个重要的感染是硬件相关感染，如脑室外引流、脑室－腹腔分流术、螺栓、颅骨或脊柱植入物。手术部位感染表现为切口周围有或无脓性分泌物的红斑或水肿。0.5%~0.7% 的神经外科手术术后可发生脑膜炎，最常见的原因是手术期间的无菌措施不到位。其他原因包括术后脑脊液渗漏和伤口裂开，并伴有二次污染。深度感染通常很严重，可能危及生命。硬膜下积脓或脑脓肿表现为局灶性神经功能缺损，伴或不伴颅内压升高。影像学表现为壁增强，水肿与病变大小不成比例。在某些情况下，残余肿瘤的坏死可能类似脓肿，可通过弥散加权 MRI 进行鉴别。治疗术后感染的主要措施是抗生素，因此临床怀疑感染的患者应开始使用广谱抗生素。手术部位的感染和脑膜炎可单独使用抗生素治疗，有些病例可能需要手术清创或修复以治疗脑脊液漏。所有深部感染如硬膜下积脓或脑脓肿，均应通过外科手术治疗并辅以抗生素治疗。通常在神经外科急症期间进行腔体外科引流，以降低升高的颅内压并有助于保持细菌对抗生素的敏感性。

脊柱手术并发症

神经功能缺损

术后神经功能缺损是脊柱手术后常见的并发症，其发生有多种原因。尽管据报道，脊柱手术后主要神经功能缺损的发生率很小，为0~2%，但其后果往往是毁灭性的[25,26]。神经并发症可能是由于撕裂或牵引对神经造成的直接损伤，或由于血肿、止血塞和脊柱器械对脊髓或神经根造成的间接压力。其他形式的损伤可能是由于断流术引起的水肿和缺血。在大多数情况下，神经功能缺损在术后很明显，并随着时间的推移而改善。大多数病例采用短期类固醇和物理疗法保守治疗。然而，通过器械早期识别损伤可逆病例,如术后血肿和神经根压迫，对于预防长期发病至关重要。神经监测、避免过度牵张以及神经根或脊髓的最小回缩是有助于降低神经并发症发生率的几个术中辅助手段。

血管损伤和出血

脊柱手术中的血管损伤或出血是一种罕见但十分严重的并发症[27]。颈椎和腰椎手术更容易发生血管损伤。颈椎手术的后路入路有椎动脉损伤的风险，尤其是在上颈椎区域，因为那里的椎动脉走行更复杂并在手术过程中暴露。类似地，颈椎前路手术需要收缩颈动脉使其容易受伤。在腰椎L5~S1区域前方入路有直接损伤主动脉、下腔静脉或髂动脉的风险。腰椎后方入路的血管损伤很少见，但当前环韧带断裂且器械通过深度超过此极限时，则可能发生血管损伤。与血管损伤相比，术后出血（如硬膜外血肿）更常见，通常是止血不当所致。硬膜外血肿通常表现为外科急症，需要紧急处理。同样，脊髓挫伤也会导致严重的神经功能缺损，然而这些都得到了预期的处理。

硬膜撕裂和脑脊液漏

硬膜撕裂是脊柱手术中常见的并发症。硬膜撕裂的发生率报道不一，可能高达16%~20%[28-30]。硬膜撕裂在腰椎手术中很常见，因为硬膜很薄。而且手术在老年患者中更为常见，他们可能有粘连的硬膜和钙化的黄韧带。Khan等在对3183例腰椎病例的回顾性研究中发现，与初次手术相比，翻修手术中硬膜撕裂的发生率几乎是初次手术的两倍（15.9% *vs* 7.6%）[31]。损伤通常发生在用Kerrison穿孔器取出黄韧带的过程中。类似地，硬膜撕裂可能发生在摘除突出的椎间盘，或者收缩鞘囊或神经根的过程中。大多数硬膜撕裂在手术过程中是明显的，需要使用缝线或纤维蛋白胶迅速进行水密闭合。然而在未被发现的病例中，脑脊液渗漏可能会产生严重后果（可能由伤口分泌物开始，进而发生假性脑膜膨出、脑膜炎或硬膜下积脓）。术后脑脊液漏通常通过卧床休息和硬膜自体血填充法来处理。有些病例可能需要再次探查和闭合缺损，并通过放置腰椎引流管进行脑脊液分流。考虑到单纯硬膜撕裂的不良后果，术中对骨质结构的良好操作和精细解剖的了解无论怎样强调都不为过。

脊柱植入物失效

植入失败的真实发生率尚不清楚，且很少有报道。植入失败可表现为植入物断裂、椎体或椎弓根骨折、螺钉挤压或进行性脊柱后凸或脊柱前凸而无骨融合[32]。大多数植入失败是由于规划和融合技术不当，即使在植入器械后脊柱仍持续不稳。因此，植入失败率取决于脊柱融合的适应证。脊柱手术可广泛的分为退行性脊柱、外伤性脊柱和畸形脊柱手术。植入失败在脊柱畸形患者中更为常见，因为脊柱方向的复杂性使得融合技术具有挑战性。Smith等在对成人脊柱畸形患者的前瞻性多中心研究中发现，9.0%的植入物相关骨折发生率，在接受经椎弓根椎体截骨术的患者中增加到22%[33]。除骨折外，植入物移位可导致疼痛、进行性畸形。在某些情况下，若有神经压迫则需要立即移除植入物。植入失败造成了很大程度上的病损，需要再次手术和长期康复。医生对脊柱生物力学的透彻理解和良好的融合技术对于预防此类严重并发症至关重要。

结　论

避免手术并发症是实现医疗体系优化的重要一步。精确的报告系统有助于确定并发症的发生率，并有助于了解其管理问题。尽管整个手术团队都在努力，但并发症仍是神经外科不可或缺的一部分，因此最好的措施是通过及时发现和早期处理来限制不良后果。大多数并发症是良性的，如果及时发现和治疗，不会导致长期后果。感染性并发症在神经外科手术后最常见，而颅内出血是需要再次手术的最常见原因。由于神经组织的恢复潜力较低，神经损伤不太可能完全恢复。细致的解剖、温和的神经组织处理、良好的止血以及术中适当使用辅助物是预防手术并发症的最佳措施。

参考文献

[1] Porter ME. What is value in health care? N Engl J Med, 2010, 363(26):2477–2481.

[2] https://www.medicare.gov/hospitalcompare/search.html.
[3] Cote DJ, Karhade AV, Larsen AM, et al. United States neurosurgery annual case type and complication trends between 2006 and 2013: An American College of Surgeons National Surgical Quality Improvement Program analysis. J Clin Neurosci,2016,31:106–111.
[4] Rolston JD, Han SJ, Lau CY, et al. Frequency and predictors of complications in neurological surgery: national trends from 2006 to 2011. J Neurosurg,2014,120(3):736–745.
[5] Ingraham AM, Richards KE, Hall BL,et al. Quality improvement in surgery: the American College of Surgeons National Surgical Quality Improvement Program approach. Adv Surg,2010,44: 251–267.
[6] Koch CG, Li L, Hixson E, et al. What are the real rates of postoperative complications: elucidating inconsistencies between administrative and clinical data sources. J Am Coll Surg,2012,214(5):798–805.
[7] Kaafarani HM, Borzecki AM, Itani KM, et al. Validity of selected patient safety indicators: opportunities and concerns. J Am Coll Surg,2011,212(6):924–934.
[8] Romano PS, Geppert JJ, Davies S,et al. A national profile of patient safety in U.S. hospitals. Health Aff (Millwood),2003,22(2):154–166.
[9] Sarnthein J, Stieglitz L, Clavien PA, et al. A patient registry to improve patient safety: recording general neurosurgery complications. PLoS ONE,2016,11(9):e0163154.
[10] Theodosopoulos PV, Ringer AJ, McPherson CM, et al. Measuring surgical outcomes in neurosurgery: implementation, analysis, and auditing a prospective series of more than 5000 procedures. J Neurosurg, 2012, 117(5):947–954.
[11] Weiss N, P KD. Avoidance of complications in neurosurgery//Winn H. Youmans Neurological Surgery. Philadelphia, PA: Elsevier, 2011:408–423.
[12] Fugate JE. Complications of neurosurgery. Continuum (Minneap Minn),2015,21(5 Neurocritical Care):1425–1444.
[13] Fukamachi A, Koizumi H, Nukui H. Postoperative intracerebral hemorrhages: a survey of computed tomographic findings after 1074 intracranial operations. Surg Neurol, 1985, 23(6):575–580.
[14] Seifman MA, Lewis PM, Rosenfeld JV, et al. Postoperative intracranial haemorrhage: a review. Neurosurg Rev, 2011, 34(4):393–407.
[15] Touho H, Hirakawa K, Hino A, et al. Relationship between abnormalities of coagulation and fibrinolysis and postoperative intracranial hemorrhage in head injury. Neurosurgery, 1986, 19(4):523–531.
[16] Kalfas IH, Little JR. Postoperative hemorrhage: a survey of 4992 intracranial procedures. Neurosurgery, 1988, 23(3):343–347.
[17] Taylor WA, Thomas NW, Wellings JA,et al. Timing of postoperative intracranial hematoma development and implications for the best use of neurosurgical intensive care. J Neurosurg, 1995, 82(1):48–50.
[18] Kaufman HH, Moake JL, Olson JD, et al. Delayed and recurrent intracranial hematomas related to disseminated intravascular clotting and fibrinolysis in head injury. Neurosurgery, 1980, 7(5):445–449.
[19] Wijdicks E. Complications of craniotomy and biopsy//The Practice of Emergency and Critical Care Neurology. New York: Oxford University Press, 2010, 629–641.
[20] Algattas H, Kimmell KT, Vates GE. Risk of reoperation for hemorrhage in patients after craniotomy. World Neurosurg, 2016, 87:531–539.
[21] Larsen AM, Cote DJ, Karhade AV, et al. Predictors of stroke and coma after neurosurgery: an ACS-NSQIP analysis. World Neurosurg, 2016,93:299–305.
[22] Pulman J, Greenhalgh J, Marson AG. Antiepileptic drugs as prophylaxis for post-craniotomy seizures. Cochrane Database Syst Rev, 2013, (2):CD007286.
[23] Wu AS, Trinh VT, Suki D, et al. A prospective randomized trial of perioperative seizure prophylaxis in patients with intraparenchymal brain tumors. J Neurosurg, 2013, 118(4):873–883.
[24] Taylor BE, Youngerman BE, Goldstein H, et al. Causes and timing of unplanned early readmission after neurosurgery. Neurosurgery, 2016, 79(3):356–369.
[25] Cramer DE, Maher PC, Pettigrew DB, et al. Major neurologic deficit immediately after adult spinal surgery: incidence and etiology over 10 years at a single training institution. J Spinal Disord Tech, 2009, 22(8):565–570.
[26] Papadakis M, Aggeliki L, Papadopoulos EC, et al. Common surgical complications in degenerative spinal surgery. World J Orthop, 2013, 4(2):62–66.
[27] Inamasu J, Guiot BH. Vascular injury and complication in neurosurgical spine surgery. Acta Neurochir (Wien), 2006, 148(4):375–387.
[28] Bosacco SJ, Gardner MJ, Guille JT. Evaluation and treatment of dural tears in lumbar spine surgery: a review. Clin Orthop Relat Res, 2001, 389:238–247.
[29] Epstein NE. The frequency and etiology of intraoperative dural tears in 110 predominantly geriatric patients undergoing multilevel laminectomy with noninstrumented fusions. J Spinal Disord Tech, 2007, 20(5):380–386.
[30] Luszczyk MJ, Blaisdell GY, Wiater BP, et al. Traumatic dural tears: what do we know and are they a problem? Spine J, 2014, 14(1): 49–56.
[31] Khan MH, Rihn J, Steele G, et al. Postoperative management protocol for incidental dural tears during degenerative lumbar spine surgery: a review of 3,183 consecutive degenerative lumbar cases. Spine, 2006, 31(22):2609–2613.
[32] Sodhi HBS, Savardekar A, Chauhan RB, et al. Factors predicting long-term outcome after short segment posterior fixation for traumatic thoracolumbar fractures. Surg Neurol Int, 2017, 8:233.
[33] Smith JS, Shaffrey E, Klineberg E, et al. Prospective multicenter assessment of risk factors for rod fracture following surgery for adult spinal deformity. J Neurosurg Spine, 2014, 21(6):994–1003.

6

颅脑手术中的静脉损伤与脑水肿

AMEY R. SAVARDEKAR, ANIL NANDA

重　点

- 常规神经外科手术过程中意外造成的“静脉损伤”的确切后果在神经外科文献中很少提及。
- 神经外科中许多所谓“不可预测”的术后并发症与预防措施的缺乏或对静脉损伤的认识不够有关。
- 导致严重术后静脉并发症的因素包括术中静脉损伤、医源性脑损伤和长时间的脑叶回缩。
- 据报道，老年患者在颅脑手术中（操作/损伤静脉结构后）发生术后静脉梗死的概率高于年轻患者。
- 如果我们在手术过程中损伤了特定的静脉，但没有相关的术中试验可以确定是否会发生术后静脉梗死。
- 为了避免脑静脉损伤不可预测的后果导致少数患者出现的灾难性并发症，在所有神经外科手术中，应精心保护静脉。

引　言

与颅内静脉系统相关的并发症（尤其是脑静脉引流），在神经外科文献中受到的关注相对较少。静脉并发症没有得到应有的重视，尽管大多数神经外科医生都认为这些并发症并不罕见[1]。神经外科中许多所谓的“不可预测”的术后并发症很可能与预防措施的缺乏或对静脉问题的认识不足有关。尤其是对危险的静脉结构的损害，即主要的硬脑膜窦、大脑深静脉和一些主要的浅静脉（Labbé 静脉、Trolard 静脉或岩上静脉）。

颅内静脉的大小和连接经常发生变异，这使得其正常模式很难被确定。因此，在报道颅内手术过程中经常发生的静脉解剖损伤时会存在歧义。除了 Hakuba 发表的关于颅内静脉系统的神经外科观点的论文和 Sindou、Auque 发表的广泛文献回顾外，关于静脉损伤及其后果的神经病学文献很少[2–4]。

静脉损伤及其后遗症的发生率

Kageyama 等报道了 120 例手术患者中 13% 的患者发生了术后静脉梗死（POVI）[5,6]。Saito 等报道了 2.6% 的患者在翼点入路切断额颞桥接静脉后发生了 POVI。Al-Mefty 和 Krisht 提出，10% 的病例在损伤外侧浅静脉后出现脑水肿[6–8]。Kubota 报道称，在大脑半球间入路期间损伤静脉的 10 例患者中，有 4 例发生脑损害[6]。Roberson 等报道，在颅底神经外科手术中静脉功能不全的并发症发生率为 1.5‰[9]。Agrawal 和 Naik 研究了 376 例在 8 个月内接受选择性大型头颅手术的患者。在他们的研究中，26 例（7%）患者出现 POVI，其中 16 例（61%）患者出现出血性 POVI，10 例（39%）患者出现非出血性 POVI[1]。

在常规神经外科手术过程中意外造成的“静脉损伤”的确切后果在神经外科文献中很少提及。一些出版物甚至建议，静脉可以在没有任何明显神经损伤的情况下被破坏[10]。原因可能是多方面的。当我们考虑术后使用 CT 或 MRI 来可视化邻近手术部位或手术的轨迹区域的脑挫裂伤或低密度区时，我们倾向将其归因于收缩性损伤、回缩性水肿、外科医生的软脑膜侵犯、动脉损伤、术前肿瘤水肿的存在以及肿瘤操作的后遗症。静脉引起的脑损伤很少可以量化其程度，可能原因在于上述混杂因素的相互作用。

静脉损伤的后果

术中静脉损伤和随后的 POVI 的发生率很难确定，因为定义不明确且术后神经表现多样，而且手术过程中还包括了其他因素（如脑回缩）[6]。

Roberson 等将静脉梗死分为两种类型：急性型和慢性型[9]。急性型在术后即刻出现，有时会危及生命。慢性型在术后数月或数年内出现，表现为头痛、平衡异常和视乳头水肿引起的视觉变化。在这种情况下，术中静脉损伤导致的静脉血栓形成发展到硬膜窦，从而影响脑脊液（CSF）的吸收，最终表现为交通性脑积水。

Nakase 等在其研究中进一步描述了两种类型的围手术期（急性）静脉梗死：重度型和轻度型[6]。重度需要广泛的治疗，如术后立即进行内部减压和巴比妥类药物治疗。轻度型由于血栓逐渐演变，临床恶化缓慢，可以保守治疗。在他们记录的一系列严重病例中，破坏的皮质静脉是岩静脉。

颅内静脉系统的变异性使得在手术入路过程中很难预测特定引流静脉的确切走行和流量。静脉中没有瓣膜以及侧支引流系统的存在使得静脉引流能够适应术中静脉损伤并限制脑损伤的程度。神经外科医生常以此为借口，在手术入路时破坏静脉。然而应该注意的是，我们在术中很难预测特定大脑区域的主要静脉引流，若破坏这种主要引流可能会对大脑造成灾难性后果。

个别皮质静脉的破坏很少导致静脉梗死、出血、肿胀，神经功能缺损可归因于静脉之间的弥漫性吻合[11]。术中破坏吻合静脉或桥接静脉通常不会因缺少脑瓣膜而导致静脉梗死。侧支循环的形成发生在静脉阻塞的早期。其严重程度取决于单个静脉侧支的可用性。只有当侧支静脉流量因额外压迫或特殊生理条件（例如术中脑牵拉、全身血压过度变化）而受损时，老年患者才会发生静脉梗死[6,11]。大脑在很大程度上可以耐受非优势静脉通道的阻塞，但优势静脉通道的阻塞具有显著的 POVI 风险。

术后静脉并发症的类型

根据已发表的文献和我们目前对静脉系统的了解，术后静脉并发症可分为以下几类。

急性失代偿性静脉损伤

这种损伤类似于 Nakase 等描述的严重急性静脉梗死，术后立即表现为损伤引流静脉区域的出血性脑梗死。通常表现为严重的脑水肿，并伴随中线移位。需要采取广泛的措施，如减压手术或巴比妥类昏迷来管理颅内压（ICP）升高。

急性代偿性静脉损伤

当静脉损伤导致非优势静脉通道阻塞或优势静脉通道在有利环境下阻塞时（无脑回缩或先前存在的脑水肿），静脉侧支可以代偿静脉损伤，从而减少对大脑的损害。以上通常表现为轻度至中度脑水肿，可通过脑保护策略和抗水肿措施解决。

慢性静脉功能不全

在这种情况下，术中静脉损伤可能会被忽视或表现为轻度脑水肿。然而，术中静脉损伤引起的静脉血栓可能进展到硬脑膜窦，导致慢性硬脑膜静脉血栓形成。随着时间的推移会影响脑脊液的吸收，最终可能表现为交通性脑积水。

影响静脉损伤结局的因素

在手术过程中，静脉流出道受损以及大脑回缩时间延长，可能会引起脑静脉循环障碍，导致静脉梗死[12]。造成术后静脉并发症的因素包括术中静脉损伤、医源性脑损伤、长时间的脑回缩[13]。Nakamura 和 Samii 提出了手术期间静脉并发症发生的 4 种机制：静脉窦撕裂、静脉或静脉窦闭塞、脑回缩干扰静脉流动以及因切除广泛病变引起的静脉系统血流动力学变化[14]。

年 龄

老年患者的轻度脑静脉损伤在神经外科实践中经常导致意外、严重的术后并发症[6]。据报道，老年患者的静脉损伤 / 操作后 POVI 的发生率高于年轻患者[6]。因此，静脉梗死是一个越来越被认可的老年患者术后并发症的原因。

吻合通道范围

POVI 的严重程度取决于静脉侧支的可用性。当破坏脑静脉流出道时，静脉引流可能会通过可用的侧支循环重新定向（由于没有瓣膜），或者可能发生严重的 POVI[11]。侧支循环的重新形成发生在静脉阻塞的早期阶段。只有当侧支静脉流量因额外的压迫或在特殊的生理条件下（例如术中脑牵拉、血压过度变化和老年患者）而受损时，才会发生静脉梗死[6,11]。

脑牵拉

脑回缩压缩了皮质静脉网络，拉伸了桥接静脉从而减少静脉流量，导致局部充血。如果压迫时间延长，则会导致静脉血栓形成[3]。Nakase 等通过动物研究证明，与静脉阻塞或单独脑压迫相比，大脑收缩的累积效应会导致严重缺血，使脑损伤的易感性增加[6]。因此，学者建议以尽可能短的时间和最小的力收缩大脑。Savardkar 等发现，术中静脉损伤和长时间的脑回缩有协同作用，可导致严重的术后静脉并发症[11]。在颅底入路期间计划的主要静脉引流损伤中，他们建议先结扎桥接静脉，允许静脉引流，然后移除肿瘤。在这种情况下，Sindou 和 Auque[3]，Auque 和 Civit[15]，Auque 和 Huot[16] 的研究结果均建议停止手术，推迟肿瘤切除数周，让静脉重新建立足够的血液供应。因此，脑回缩是 POVI 发生的一个已知因素，在术中静脉损伤的情况下应予以避免。

围手术期血压变化

缺血机制在静脉损伤的病理生理后果中起着重要作用：在静脉引流闭塞后的局部脑区内，血液供应可能低于临界阈值[6]。Nakase 等的既往研究表明，静脉闭塞后会出现相邻皮质区域局部脑血流（rCBF）的减少。证据表明，90% 的组织学分析显示，大鼠大脑在两个皮质静脉闭塞时会显示出脑损伤[17-19]。在类似环境中的其他试验证明，即使在大鼠的单个皮质静脉闭塞后，自动调节下限也向上移动[20]。综上，可以认为患者的大脑在术后早期神经损伤的发展中具有特定的风险。随着自动调节下限的上升，这些发现可能对术中皮质大静脉凝固患者的围手术期血流动力学调节产生影响。这可能是后续出血性 POVI 的病理生理基础。迄今，我们低估了静脉损伤的大脑是非常脆弱的这一事实。有证据表明，脑自动调节功能可能受损，因此在这样一个患病的大脑中，应该格外小心，避免出现明显的血流动力学变化。

静脉系统的解剖学注意事项

硬脑膜静脉窦

结扎或急性阻断上矢状窦（SSS）中部和后部 1/3 与双侧静脉梗死相关的观点已在试验和临床中得到证实。普遍认为大脑对 SSS 前 1/3 的结扎具有良好的耐受性。

事实上文献建议结扎和分割 SSS 的前 1/3，以改进矢状窦旁和前颅底病变的手术方法。它具有明显的优势：因为工作距离显著缩短，额叶回缩最小化，术者可以相对容易地接近较大的前颅底肿瘤，从而更好地完成切除。尽管有这些优点，但也有一些缺点是不能忽视的，有时甚至是致死性的。

Nakamura 等在其一系列 82 例嗅沟脑膜管瘤病例中报道了 4 例（4.9%）通过双额叶入路手术并结扎 SSS 前 1/3 的死亡病例[21]。他们将死亡归因于 SSS 结扎后的静脉水肿和并发症，并推荐在治疗嗅沟脑膜瘤时，单侧额下入路优于双额叶入路。再次表明了许多人（但不是所有人）可以耐受静脉结构的破坏。为了预防类似这几例患者的并发症，应尽量保留所有患者的静脉结构。

从 Cushing 时期开始，结扎 SSS 的前 1/3 就被认为是安全的，尤其是在前 1/3 矢状窦旁脑膜瘤中。然而，在某些情况下，结扎未闭合的 SSS 前 1/3 可能会产生严重的血流障碍，导致脑水肿和 POVI[22,23]。矢状窦旁脑膜瘤要么浸润矢状窦，要么压迫相邻的皮质静脉，导致侧支静脉循环开放。因此在这种情况下，结扎 SSS 的前 1/3 可能更安全。最近的文献表明，由于闭塞窦内血栓向后延伸，对于这些肿瘤，即使结扎 SSS 的前 1/3 也可能不完全安全[23]。

桥静脉

Kageyama 等在分析翼点入路时发现，120 例患者中有 13% 发生了术后脑损伤，且大部分位于下额叶。有两个原因，即手术时间和“外侧”型静脉引流模式。他们得出结论：翼点入路期间的 POVI 是术后脑损伤的最重要因素。

Sindou 和 Auque 指出，当静脉结构损伤不可避免时，最安全的方法是分离桥接静脉。这是因为术中损伤吻合静脉或桥接静脉通常不会因缺少脑静脉瓣膜而导致静脉梗死，因为会发生静脉流出的重定向[3]。Al-Mefty 和 Krisht 也同意，如果考虑损伤静脉结构，则尽可能将静脉结扎到硬膜附近，以保留吻合通道[24]。Savardkar 等提出，在第一阶段通过桥接静脉结扎，在第二阶段通过首选路线切除肿瘤[11]。“桥接静脉结扎”和皮质静脉系统保护背后的理论基础源于试验研究，即桥接静脉或静脉窦闭塞只导致静水性水肿，血脑屏障基本保持完整[11]。

皮质静脉

手术过程中皮质静脉的闭塞并不总是导致临床损害，因为大脑静脉系统的侧支通路在个体间差异很大[14]。皮质静脉的损伤可能发生在皮质病变（包含或黏附于静脉）的切除过程中或在接近深部实质病变的过程中（由于皮质切除术中的静脉结构损伤或由于静脉回缩造成的损伤）。在第一种情况下，皮质损伤可能已经导致侧支静脉通道的形成，因此皮质静脉损伤基本上是可以耐受的。已经有一些在这种情况下出现静脉并发症的报道[14]。在第二种情况下，如果主要静脉通道受损，可能发生灾难性后果[25]。因此，重要的是通过术前静脉造影评估大脑的静脉引流，以了解主要的静脉引流途径，并遵循静脉结构损伤最小化的原则。

外科策略：以静脉保护为目标

如果我们在手术过程中损伤了一条特定的静脉，没有术中试验可以确定术后是否会发生静脉梗死。同样不确定的是静脉或组织压力记录是否可以评估耐受性或不耐受性，巴比妥类药物或低温是否可以限制静脉损伤的有害影响，以及肝素在术后脑静脉血栓形成的情况下是否有用。在一些手术入路中，包括大脑大静脉、基底静脉和内部静脉在内的浅桥静脉和深桥静脉的阻塞是不可避免的。然而，这些静脉及其分支的数量应保持在最低限度，因为可能出现不良后果。虽然通常是暂时的，但在少数情况下可能是永久性的。在损伤任何静脉之前，外科医生应尝试在其周围工作，将其移出手术径路，或将其置于中等或甚至严重的拉伸状态，如果静脉有被挽救的可能，甚至可能需要接受静脉破裂的事实。

参考文献

[1] Agrawal D, Naik V. Postoperative cerebral venous infarction. J Pediatr Neurosci, 2015, 10(1):5–8.

[2] Hakuba A. Surgery of the Intracranial Venous System. Berlin: Springer, 1996.

[3] Sindou M, Auque J. The intracranial venous system as a neurosurgeon’s perspective. Adv Tech Stand Neurosurg, 2000, 26:131–216.

[4] Rhoton AL Jr. The cerebral veins. Neurosurgery, 2002, 51(4 suppl): S159–S205.

[5] Kageyama Y, Watanabe K, Kobayashi S, et al. Postoperative brain damage due to cerebral vein disorders resulting from the pterional approach//Hakuba A. Surgery of the Intracranial Venous System. Berlin: Springer, 1996:311–315.

[6] Nakase H, Shin Y, Nakagawa I, et al. Clinical features of postoperative cerebral venous infarction. Acta Neurochir (Wien), 2005, 147(6):621–626，discussion 26.

[7] Saito F, Haraoka J, Ito H, et al. Venous complications in pterional approach; About frontotemporal bridging veins. Surg Cereb Stroke, 1998, 26:237–241.

[8] Kubota M, Ono J, Saeki N, et al. Postoperative brain damage due to sacrifice of bridging veins during the anterior inter-hemispheric approach// Hakuba A. Surgery of the Intracranial Venous System. Berlin: Springer, 1996: 291–294.

[9] Roberson JB Jr, Brackmann DE, Fayad JN. Complications of venous insufficiency after neurotologic-skull base surgery. Am J Otol, 2000, 21(5):701–705.

[10] McLaughlin MR, Jannetta PJ, Clyde BL, et al. Microvascular decompression of cranial nerves: lessons learned after 4400 operations. J Neurosurg. 1999, 90(1): 1–8.

[11] Savardekar AR, Goto T, Nagata T, et al. Staged “intentional” bridging vein ligation: a safe strategy in gaining wide access to skull base tumors. Acta Neurochir (Wien), 2014, 156(4): 671–679.

[12] Ohata K, Haque M, Morino M, et al. Occlusion of the sigmoid sinus after surgery via the presigmoidal-transpetrosal approach. J Neurosurg, 1998, 89(4):575–584.

[13] Sakata K, Al-Mefty O, Yamamoto I. Venous consideration in petrosal approach: microsurgical anatomy of the temporal bridging vein. Neurosurgery, 2000, 47(1):153–160, discussion 60–1.

[14] Kiya K, Satoh H, Mizoue T, et al. Postoperative cortical venous infarction in tumours firmly adherent to the cortex. J Clin Neurosci, 2001, 8(suppl 1):109–113.

[15] Auque J, Civit T. Superficial veins of the brain. Neurochirurgie, 1996, 42(suppl 1):88–108.

[16] Auque J, Huot JC. Deep venous system of the brain. Neurochirurgie, 1996, 42(suppl 1):109–126.

[17] Nakase H, Heimann A, Kempski O. Alterations of regional cerebral blood flow and oxygen saturation in a rat sinus-vein thrombosis model. Stroke, 1996, 27(4):720–727; discussion 28.

[18] Nakase H, Heimann A, Kempski O. Local cerebral blood

flow in a rat cortical vein occlusion model. J Cereb Blood Flow Metab, 1996, 16(4):720–728.
[19] Nakase H, Kempski OS, Heimann A, et al. Microcirculation after cerebral venous occlusions as assessed by laser Doppler scanning. J Neurosurg, 1997, 87(2): 307–314.
[20] Nakase H, Nagata K, Otsuka H, et al. Local cerebral blood flow autoregulation following "asymptomatic" cerebral venous occlusion in the rat. J Neurosurg, 1998, 89(1):118–124.
[21] Nakamura M, Struck M, Roser F, et al. Olfactory groove meningiomas: clinical outcome and recurrence rates after tumor removal through the frontolateral and bifrontal approach. Neurosurgery, 2008, 62(6 suppl 3):1224–1232.
[22] Sahoo SK, Ghuman MS, Salunke P, et al. Evaluation of anterior third of superior sagittal sinus in normal population: identifying the subgroup with dominant drainage. J Neurosci Rural Pract, 2016, 7(2):257–261.
[23] Salunke P, Sodhi HB, Aggarwal A, et al. Is ligation and division of anterior third of superior sagittal sinus really safe? Clin Neurol Neurosurg, 2013, 115(10):1998–2002.
[24] Al-Mefty O, Krisht A. The dangerous veins. In: Hakuba A, ed. Surgery of the intracranial venous system. Berlin: Springer, 1996:338–345.
[25] Koerbel A, Gharabaghi A, Safavi-Abbasi S, et al. Venous complications following petrosal vein sectioning in surgery of petrous apex menin-giomas. Eur J Surg Oncol, 2009, 35(7):773–779.

7 颅脑与脊柱手术后血肿

ANIL NANDA, AMEY R. SAVARDEKAR

重 点

- 颅脑角度
  - 术后出血是任何颅脑神经外科手术中最严重的并发症之一。
  - 颅脑手术后有临床意义的出血发生率在 0.8%~6.9%。
  - 止血障碍，包括凝血障碍和血小板减少，以及服用抗血小板药物，已被确定为神经外科手术后血肿的一般危险因素。
  - 许多预防、检测和治疗术后出血的最佳推荐做法似乎是直观的，并且很可能在大多数神经外科单位得到实施。然而，应对这场医源性灾难的方法却可以归结为“每次都要把简单的事情做好”。
- 脊柱角度
  - 有症状的术后脊髓硬膜外血肿是一种罕见但被认知的脊柱手术并发症，有可能给患者带来严重后果。
  - 文献中报道的术后症状性脊髓硬膜外血肿的发生率从 0.1% 到 1% 不等。
  - 大多数具有临床意义的术后脊髓硬膜外血肿发生在术后最初几个小时，突出了在此期间对患者进行密切神经监测的重要性。
  - 脊髓硬膜外血肿通常需要紧急外科手术清除，早期干预可能会有更好的神经恢复效果。
  - 需要更大规模的研究来准确识别脊柱手术后发生脊髓硬膜外血肿的高危人群。

“神经外科的实践，从本质上，比其他外科学科对任何止血缺陷都更为敏感。”

——Merriman 等（1970 年）

引 言

术后出血（POH）可在任何神经外科手术后发生，如果在早期未发现，往往会对预后产生严重的影响。因此，避免这种并发症是至关重要的。Merriman 等准确地指出，“神经外科的实践，在本质上，比其他外科学科对任何止血缺陷都更为敏感[1]。”这直接推动了神经外科医生预防这种术后并发症处理措施的发展。并在其发生时，于患者出现持续性神经功能缺损之前可以及早发现并治疗。由于颅脑与脊柱手术中这种并发症的表现、检测和处理方式存在差异，我们将分两部分对此进行讨论。

颅脑角度

POH 是颅脑神经外科手术中最严重的并发症之一。大量研究表明，神经外科手术后颅内出血的发病率和死亡率显著相关[2]。文献中报道的颅内手术后 POH 发生率差异很大，从 0.8% 到 50.0%[3]。然而，由于 POH 定义的差异，很难进行有意义的比较。一般定义为术后手术部位出血，然而有人可能会争辩说在大多数手术区域，预计会有一些残余血液。此外，从临床放射学上很难对预期残余血液和良性小出血进行区分[4]。因此，发病率的数字因定义不同而不同，术后临床表现恶化的报道率为 0.8%~6.9%，基于常规放射学监测的报道率为 10.8%~50.0%[3]。手术后临床表现恶化是指导临床医生怀疑严重颅内血肿最为一致的指征[5]。因此根据现有文献，术后颅内出血的最佳定义是具有临床意义且需要手术清除的血肿[3,4]。

术后出血部位

颅脑手术后的 POH 可发生在以下任何位置：

硬膜外、硬膜下、脑实质内、远端或混合性。许多研究发现，大多数术后血肿是硬膜外血肿或脑实质内血肿[2]。Kalfas 和 Little 分析了 11 年来的一系列 4992 次颅内手术发生 POH 的病例。540 例（0.8%）患者发生了 POH，其中 24 例（60%）为脑内，11 例（28%）为硬膜外，3 例（7.5%）为硬膜下，2 例（5%）为鞍内。33 例 POH 发生在手术部位，7 例发生在远离手术部位。Palmer 等回顾了 5 年来的 6668 例手术，报道了 71 例手术切除的 POH，占 1.1%[6]。POH 中 43% 为脑实质内，5% 为硬膜下，33% 为硬膜外，8% 为混合性，11% 局限于浅表伤口。在 Gerlach 等的一项研究中，296 例颅内脑膜瘤手术患者中有 21 例出现 POH，需要再次手术[7]。在这 21 例患者中，9 例患者患有硬膜外血肿（EDH），3 例患者患有脑实质内血肿（IPH），其余 9 例患者患有混合性[EDH/ 硬膜下血肿（SDH）/IPH] 血肿。在 Taylor 等回顾的 2305 例颅脑神经外科手术中，50 例（2.2%）发生血肿[8]。硬膜外血肿 26 例（52%），脑内血肿 22 例（44%），硬膜下血肿 2 例（4%）。

远端脑内出血是开颅手术的一种罕见并发症，具有显著的发病率和死亡率[3,9]。Brisman 等回顾了 37 例颅脑神经外科术后发生的远端 POH 的病例，得出此类出血可能在手术时或术后不久发生的结论。其往往优先发生在某些部位，可能与开颅部位、手术位置和非特异性机械因素有关[9]，与高血压、凝血疾病、脑脊液引流或潜在的病理异常无关。

成因分析

择期手术后的术后血肿会对患者的预后产生不利影响，但大多数 POH 患者未发现明显的血肿原因。它既与手术技术无关，也与止血参数无关。在对各种易感危险因素进行了分析后得出：在大多数研究中，高血压通常是显著的危险因素，而糖尿病、脑淀粉样血管病和动脉粥样硬化通常并不显著[3,5]。Basali 等指出，术后颅内出血患者术中和术后 / 出血前高血压的发生率明显较高[10]。术中高血压发生在大脑操作、头钉应用、使用含肾上腺素的麻醉剂、骨膜剥离和急诊过程中。Basali 等还发现，当患者术中血压 < 160/90 mmHg，但术后血压升高时，颅内出血的比例明显较高[10]。这表明一些血管可能未在术中进行充分的检测，以确定血压升高时发生渗漏的可能性[10]。

年龄是血肿形成的一个重要危险因素——70 岁以上的可能性是一般情况的 6 倍，75 岁以上的可能性是 12 倍[7,11]。出血风险随年龄增加的原因尚不清楚。可以推测，老年人的 POH 是由血管本身的变化和血小板功能引起的。研究发现，老年患者在手术前比年轻患者有更多的凝血酶激活 / 生成和纤溶活性[7]。其他危险因素包括：抗血小板药物的使用（阿司匹林和非甾体抗炎药）、术前甘露醇给药、过量饮酒、凝血病、弥散性血管内凝血、血小板减少、术后血小板计数急性下降、术中失血过多、术前血小板输注反应差、因子XIII缺乏和纤维蛋白原水平下降[1-4,7]。

有人可能认为经验丰富的外科医生发生的术后血肿较少。然而，在 Taylor 等的研究中，外科医生的级别与术后血肿的发生并没有显著相关性。27 例（54%）血肿发生在顾问医生的手术后，23 例（46%）血肿发生在较高级医生的手术后[8]。

Kim 等得出结论，术中大出血量和大开颅面积是颅内手术后 EDH 的危险因素[12]。然而，这项研究有很大的局限性，因为它没有检查已确定的 POH 危险因素的作用。在另一组接受手术切除脑肿瘤的患者中，脑膜瘤手术后血肿发生率最高[7]。POH 仍然是脑膜瘤手术后预后不良的主要原因。

术后出血的发生时间和总体预后

Gerlach 等发现，大多数血肿是在初次手术后 3 d 内发现的[7]。Kalfas 和 Little 发现 35% 的脑出血病例是在 12 h 内发现的[5]。Taylor 等在对 2305 例患者（其中 50 例患者发生术后血肿）的回顾中指出，50 例患者中有 44 例在 6 h 内发生[8]。通过文献回顾发现，有两个不同的时间段会出现继发于血肿的神经功能恶化，第一种是在手术后 6 h 内，第二种是在手术后 24 h 或更长时间内。第一组可能代表手术部位持续的活动性出血，第二组代表活动性出血可能已经停止的患者。其临床恶化可能表现为血肿周围的继发性肿胀和水肿形成。Desai 等在对 3109 例颅脑手术的回顾研究中指出，当最初的手术是清除脑实质内血肿时，返回手术室清除术后血肿的时间比任何其他类型的手术都要早[2]。

整体而言，POH 预后较差，死亡率范围为 13%~41%，具体取决于初始手术类型（肿瘤与创伤性脑出血等）。据报道，在发生 POH 的病例中，有 39%~71% 的病例恢复良好，格拉斯哥预后量表（GOS）评分为 4~5[4-7]。

预防和治疗策略

术后即刻进行密切的临床和神经系统观察是POH检测的常用手段[3]。全身麻醉不能充分苏醒或观察参数恶化则急需进行影像学扫描以检查和治疗POH。

因此，我们根据回顾的文献提出的临床实践建议包括以下三点。

（1）术前：停止抗血小板和抗凝治疗一段时间；停止饮酒；确保血小板计数、功能和凝血参数正常；考虑因子Ⅷ筛选；优化对既往疾病，特别是高血压的医疗管理。

（2）术中：避免高血压和过度失血；及时、充分地补充失血；尽可能全切除肿瘤；细致的技术和止血，包括硬脑膜悬吊、适当使用电凝和局部止血；手术结束时的Valsalva动作；缓慢温和地从全身麻醉中复苏。

（3）术后：避免高血压；充分补充失血；避免患者在术后初始阶段直立位；术后6 h密切临床监测；考虑ICP监测或术后早期影像学检查。如果在手术过程中出现了严重的止血问题、病变血管化程度高、手术过程中失血过多、患者术后需要保持镇静和（或）通气，ICP监测可能发挥重要作用。

脊柱角度

有症状的术后脊髓硬膜外血肿（SEH）是脊柱手术中一种罕见但被认知的并发症，具有潜在的破坏性后果[13]。一些常见并发症，如偶发性硬膜外血肿切开术，几乎没有长期的临床影响。相反，一些罕见的并发症，如具有临床意义的SEH，可导致永久性神经功能缺损[14]。脊柱手术后的大多数患者在影像学上表现出不同程度的硬膜外血肿，然而大多数患者仍无症状[13]。因此，对所有患者进行术后MRI扫描是不切实际的，也没有必要[13,14]。然而，应立即注意术后出现新的或恶化的神经体征和症状的患者[15]。在本节中，我们讨论了SEH的发病率、相关危险因素，以及这种罕见但重要的并发症的诊断和处理策略。

术后症状性脊髓硬膜外血肿的发生率

据报道，临床上无症状硬膜外血肿的实际发生率远高于症状性血肿。术后SEH是通过CT或MRI在33%~100%的外科病例中常见的影像学检查发现[16]。例如在接受腰椎手术的患者中，Sokolowski等发现无症状术后硬膜外血肿发生率为58%（通过MRI诊断），并在一个或多个层面上压迫鞘囊，使其超过术前状态[17]。大多数经影像学诊断的SEH在临床上无症状。根据文献回顾，大多数作者将术后SEH定义为有临床症状的SEH，而不是无症状且仅通过影像学诊断的SEH。

Kao等回顾了超过15 500例腰椎手术，发现25例有症状的术后SEH患者，发生率为0.16%[18]。Awad等回顾了单个机构近15 000例连续脊柱病例，并确定了32例（0.2%）有症状的术后SEH[19]。Kou等的一项研究发现，在10年期间进行的大约12 000次脊柱手术中，12例（0.1%）患者出现了新的术后神经功能缺损，经手术证实是由术后SEH引起的[20]。所有病例均涉及腰椎椎板切除术。Aono等报道了6356例脊柱手术，并确定了26例（0.41%）有症状的术后SEH患者[21]。作者还通过手术确定了发病率。1568例腰椎间盘切除术中未发现血肿，1614例接受腰椎椎板切除术的患者中有8例（0.5%），1191例接受后路腰椎椎间融合术的患者中有8例（0.67%）。根据上述文章和详细的文献回顾，术后出现有临床意义的SEH的风险似乎很低，范围在0~1%[13,15]。

术后硬膜外血肿的危险因素

术后SHE的继发性病变非常多，因此，这是一种令人担忧的脊柱手术并发症[21]。认识潜在的可变危险因素或预防措施对于降低该患者群体中血肿形成的风险很有帮助[16]。这种并发症的罕见性使得我们研究或得出关于潜在的诱发危险因素变得困难。尽管已经进行了多项大型研究，试图确定该并发症的危险因素，但关于筋膜下引流、术后抗凝和抗血小板药物对术后血肿发生率的影响仍存在重大争议。虽然没有证据表明使用预防性剂量的抗凝剂会增加术后症状性硬膜外血肿的风险，但文献中没有足够的数据来定义术后预防性抗凝剂的安全性。

Kao等进行了病例对照分析，以确定危险因素[18]。尽管研究了20多个可能的危险因素，包括年龄、抗凝剂的使用、血小板计数和失血，作者确定的出现症状性SEH的重要危险因素是术前舒张压升高、术中使用吸收性明胶海绵覆盖硬脑膜以及术后高引流量。Awad等发现了以下与术后

SEH 相关的危险因素：术前危险因素包括使用非甾体抗炎药、Rh 阳性血和 60 岁以上年龄；术中危险因素包括：手术水平＞5 级，严重失血＞1 L，血红蛋白＜10 g/dL；术后危险因素包括：仅在前 48 h 内国际标准化比值（INR）大于 2.0 时使用 Coumadin[19]。他们还发现，控制良好的抗凝和使用引流管与术后 SEH 的风险增加无关。Kou 等得出结论，需要多节段腰椎手术和（或）有术前凝血障碍的患者发生术后硬膜外血肿的风险明显较高。他们建议对此类患者在手术过程中应考虑采取额外的预防措施进行细致的止血，并定期对其进行术后神经系统检查[20]。Amiri 等在对 4568 例开放性脊柱手术的回顾中发现，在多水平手术中，每周饮酒量超过 10 个单位和既往行脊柱手术是发生 SEH 的危险因素[13]。

专门评估术后筋膜下引流是否影响症状性硬膜外血肿的风险的研究没有发现使用引流有显著的保护作用[13,19,20]。对所有骨科手术后使用引流管的效果进行的荟萃分析发现，使用闭式吸引手术引流管不会降低术后血肿的发生率[22]。然而，使用引流管确实会导致输血需求的增加。尽管没有足够的证据表明筋膜下引流可降低出现术后硬膜外血肿的风险，腰椎手术中仍然普遍使用引流管，因为已证明引流管可降低术后无症状硬膜外血肿的风险[23,24]。在一项前瞻性研究中，50 例接受腰椎手术的患者在术后第 1 天进行了腰椎 MRI，Mirzai 等报道，使用引流管可显著降低无症状硬膜外血肿的发生率（从 89% 降至 36%）[24]。重要的是，这两项研究中没有一例患者有与硬膜外血肿相关的神经功能缺损的证据。

术后症状性脊髓硬膜外血肿的诊断与处理

一旦发生 SEH，重要的是要迅速采取行动以尽量减少任何持久性残疾。曾有一例因手术清除延迟而患者胜诉的案例[13]。几乎所有出现症状性术后硬膜外血肿的患者都有一些神经损害的证据[14]。SEH 的症状通常发生在初次手术后 24 h 内[18,21]。Kao 等报道，80% 的腰椎间盘突出症患者硬膜外血肿表现为术后肌力逐渐丧失，76% 表现为一定程度的鞍式麻醉，56% 表现为疼痛突然剧增[18]。当出现上述任何症状时，患者应进行紧急 MRI 以评估是否存在硬膜外血肿。最好对所有术后有新的神经系统发现的患者进行 MRI 检查，以确保术后 SEH 的诊断不会遗漏或延迟。大多数学者同意，当检测到神经功能恶化且怀疑存在术后 SEH 时，应尽快进行紧急手术清除[14,15,25]。Delamarter 等在犬模型中证明，脊髓受压后的恢复与受压时间呈负相关，而且压迫后脱髓鞘的发生与压迫持续时间成正比[26]。Kebaish 和 Awad 得出结论，如果患者在术后缺损症状出现后 6 h 内进行后送手术，神经方面的恢复通常更好[27]。在一项对 30 例因各种原因（如脊柱手术和抗凝药物）导致神经功能缺损的硬膜外血肿患者的研究中，Lawton 等发现，患者二次手术的速度越快神经功能恢复得越好[25]。因此，术后出现新的神经功能恶化的患者应怀疑是术后症状性 SEH，应对患者通过 MRI 或 CT 进行诊断（如果可以进行紧急神经成像），并应尽早进行紧急减压手术。

结 论

“小洞不补，大洞吃苦。”

神经外科中的 POH 是神经系统不良预后的先兆，因此应给予应有的重视。在对患者进行任何神经外科手术之前，必须检查血流动力学和凝血因子。然而即使在术前和术中都做得很好，在没有任何危险因素的情况下，POH 也可能发生。神经外科医生必须时刻警惕这种可怕的并发症。及时进行检查及影像学观察，以保护患者宝贵的神经细胞，并显著改善预后。

参考文献

[1] Merriman E, Bell W, Long DM. Surgical postoperative bleeding associated with aspirin ingestion. Report of two cases. J Neurosurg, 1979,50(5):682–684.

[2] Desai VR, Grossman R, Sparrow H. Incidence of intracranial hemorrhage after a cranial operation. Cureus, 2016,8:e616.

[3] Seifman MA, Lewis PM, Rosenfeld JV, et al. Postoperative intracranial haemorrhage: a review. Neurosurg Rev, 2011,34:393–407.

[4] Bullock R, Hanemann CO, Murray L, et al. Recurrent hematomas following craniotomy for traumatic intracranial mass. J Neurosurg, 1990,72:9–14.

[5] Kalfas IH, Little JR. Postoperative hemorrhage: a survey of 4992 intracranial procedures. Neurosurgery, 1988,23:343–347.

[6] Palmer JD, Sparrow OC, Iannotti F. Postoperative hematoma: a 5-year survey and identification of avoidable

risk factors. Neurosurgery,1994,35:1061–1064, discussion 1064–1065.

[7] Gerlach R, Raabe A, Scharrer I, et al. Postoperative hematoma after surgery for intracranial meningiomas: causes, avoidable risk factors and clinical outcome. Neurol Res,2004,26:61–66.

[8] Taylor WA, Thomas NW, Wellings JA, et al. Timing of postoperative intracranial hematoma development and implications for the best use of neurosurgical intensive care. J Neurosurg,1995,82:48–50.

[9] Brisman MH, Bederson JB, Sen CN, et al. Intracerebral hemorrhage occurring remote from the craniotomy site. Neurosurgery,1996,39:1114–1121, discussion 1121-1112.

[10] Basali A, Mascha EJ, Kalfas I, et al. Relation between perioperative hypertension and intracranial hemorrhage after craniotomy. Anesthesiology,2000,93:48–54.

[11] Gerlach R, Tolle F, Raabe A, et al. Increased risk for postoperative hemorrhage after intracranial surgery in patients with decreased factor XIII activity: implications of a prospective study. Stroke,2002,33:1618–1623.

[12] Kim SH, Lee JH, Joo W, et al. Analysis of the risk factors for development of post-operative extradural hematoma after intracranial surgery. Br J Neurosurg, 2015,29:243–248.

[13] Amiri AR, Fouyas IP, Cro S, et al. Postoperative spinal epidural hematoma (SEH): incidence, risk factors, onset, and management. Spine J,2013,13:134–140.

[14] Schroeder GD, Kurd MF, Kepler CK, et al. Postoperative epidural hematomas in the lumbar spine. J Spinal Disord Tech,2015,28:313–318.

[15] Glotzbecker MP, Bono CM, Wood KB, et al. Postoperative spinal epidural hematoma: a systematic review. Spine, 2010, 35:E413–E420.

[16] Goldstein CL, Bains I, Hurlbert RJ. Symptomatic spinal epidural hematoma after posterior cervical surgery: incidence and risk factors. Spine J,2015,15:1179–1187.

[17] Sokolowski MJ, Garvey TA, Perl J 2nd, et al. Prospective study of postoperative lumbar epidural hematoma: incidence and risk factors. Spine,2008,33:108–113.

[18] Kao FC, Tsai TT, Chen LH, et al. Symptomatic epidural hematoma after lumbar decompression surgery. Eur Spine J,2015,24:348–357.

[19] Awad JN, Kebaish KM, Donigan J, et al. Analysis of the risk factors for the development of post-operative spinal epidural haematoma. J Bone Joint Surg Br,2005,87:1248–1252.

[20] Kou J, Fischgrund J, Biddinger A, et al. Risk factors for spinal epidural hematoma after spinal surgery. Spine,2002,27:1670–1673.

[21] Aono H, Ohwada T, Hosono N, et al. Incidence of postoperative symptomatic epidural hematoma in spinal decompression surgery. J Neurosurg Spine,2011,15:202–205.

[22] Parker MJ, Livingstone V, Clifton R, et al. Closed suction surgical wound drainage after orthopaedic surgery. Cochrane Database Syst Rev,2007,(3):CD001825.

[23] Leonardi MA, Zanetti M, Saupe N, et al. Early postoperative MRI in detecting hematoma and dural compression after lumbar spinal decompression: prospective study of asymptomatic patients in comparison to patients requiring surgical revision. Eur Spine J,2010,19:2216–2222.

[24] Mirzai H, Eminoglu M, Orguc S. Are drains useful for lumbar disc surgery? A prospective, randomized clinical study. J Spinal Disord Tech,2006,19:171–177.

[25] Lawton MT, Porter RW, Heiserman JE, et al. Surgical management of spinal epidural hematoma: relationship between surgical timing and neurological outcome. J Neurosurg,1995,83:1–7.

[26] Delamarter RB, Sherman J, Carr JB. Pathophysiology of spinal cord injury. Recovery after immediate and delayed decompression. J Bone Joint Surg Am,1995,77:1042–1049.

[27] Kebaish KM, Awad JN. Spinal epidural hematoma causing acute cauda equina syndrome. Neurosurg Focus,2004,16:e1

8 血管神经外科并发症概述

ANIL NANDA, TANMOY KUMAR MAITI, AMEY R. SAVARDEKAR

重 点

- 与神经外科的其他子专业相比，脑血管手术的死亡率和发病率相对较高。
- 近年来，外科技术、专业技术、神经麻醉和神经重症监护的进步改善了血管神经外科的整体预后。
- 了解常见的并发症和避免并发症的细节将指导神经外科医生进行适当的预测，制定治疗方案。
- 简述了血管神经外科实践中的常见并发症。

引 言

脑血管手术是一把双刃剑。一方面，这一神经外科分支获益颇丰，为潜在致死的颅内血管病变提供治疗；另一方面，脑血管手术在神经外科专科中的发病率和死亡率相对较高[1,2]，我们可以从未破裂动脉瘤夹闭术后 30 d 死亡率（1.0%~5.5%）和破裂动脉瘤夹闭术后 30 d 死亡率（7.4%~13.4%）这一事实中看出，其明显高于脑肿瘤手术（2.3%）和癫痫手术（0）。基于各种单一和多机构的研究，脑血管手术的总体并发症发生率在 2%~17%。然而，最近一项基于国家外科质量改进计划（NSQIP）的数据库分析脑血管手术并发症和死亡率的研究表明，并发症的发生率为 30.9%，研究发现，至少有一种并发症的患者术后 30 d 死亡率显著增加[3]。因此，避免血管神经外科的并发症是实现患者良好预后和预防术后死亡的重要组成部分。脑血管神经外科手术中有很大一部分并发症可以通过具体的技术实践、团队合作和专业化流程来避免。本章和随后关于脑血管神经外科并发症的章节为认识和解决这些并发症提供了重要参考。

颅内动脉瘤的神经外科治疗

对每例患者进行个性化治疗，是改善预后的最重要因素。自从 2002 年国际蛛网膜下腔动脉瘤试验（ISAT）发表以来，血管内弹簧圈栓塞术和手术夹闭的结果之间已经有了大量的比较。共有 2143 例（血管内 1073 例，外科夹闭 1070 例）患者被随机分组。动脉瘤手术夹闭与血管内弹簧圈栓塞术术后 1 年时患者瘫痪或死亡的概率为 30.6% 与 23.7%（$P < 0.002$）。这导致 1 年内瘫痪或死亡的相对 / 绝对风险为 22.6% 与 6.9%。血管内治疗组 1 年内再出血风险为 2/1276（患者・年），而手术组为 0/1081（患者・年）[4]。

在 10 年内，血管内弹簧圈栓塞术比神经外科夹闭更有可能再出血；然而，血管内治疗组的风险很小，其无残疾生存率明显高于神经外科治疗组。其他大型试验表明，血管内治疗后再通率较高（20%）（Ferns 等，2009 年）[5]。Li 等在 2013 年进行的荟萃分析表明，血管内治疗与较高的再出血率有关[6]。Barrow 破裂动脉瘤试验的 6 年研究结果（BRAT 试验，2015 年）提示夹闭组 96%（111/116）和血管内组 48%（23/48）的患者在 6 年时动脉瘤完全闭塞（$P < 0.0001$）。夹闭组的总再治疗率为 4.6%（13/280），血管内组为 16.4%（21/128）（$P < 0.0001$）[7]。血管内治疗仍有利于后循环动脉瘤的预后。囊状动脉瘤的亚组分析显示意向治疗分析的结果没有差异。然而，在 178 例预给予夹闭的球囊性动脉瘤患者中，1 例（< 1%）患者转为血管内治疗，178 例预给予血管内治疗的患者中的 64 例（36%）患者转为夹闭治疗[8]。治疗后的脑动脉瘤再破裂（CARAT）研究表明，治疗后动脉瘤的闭塞程度与再破裂风险密切相关（总风险：完全闭塞 1.1%，91%~99% 闭塞

2.9%，70%~90% 闭塞 5.9%，< 70% 闭塞 17.6%；单变量和多变量分析 $P < 0.0001$）[9]。与手术夹闭相比，弹簧圈栓塞后再破裂的总风险更大（3.4% *vs* 1.3%；$P < 0.092$）。

整体而言，患者相关因素（如年龄和总体健康状况）、动脉瘤相关因素（症状、大小、位置、形态和脑出血的存在）以及外科医生的经验都可预测并发症和预后。许多动脉瘤根本不适合外科治疗，包括：老年患者、神经系统状况差的患者和出现脑血管痉挛的患者；难以手术进入的动脉瘤；需要多次开颅治疗的多发性动脉瘤。基于这门学科的最新进展，许多动脉瘤通过血管内治疗得到了更好的救治。然而，许多动脉瘤仍然需要手术治疗，包括梭形、水泡状、非常小、非常大、血栓性和宽颈动脉瘤，以及临床上显著的脑内出血。然而，这些病例的血管内治疗选择也有所扩大。

显微外科并发症

直接伤害

避免对大脑的直接伤害需要使用外科辅助工具、适当暴露以及大脑放松。尽量减少使用牵开器从而保护静脉至关重要。外科医生必须注意临时闭塞时的大脑保护。恰当地使用旁路手术是外科医生的一项重要技能。术中数字减影血管造影术或吲哚菁绿视频血管造影术被证明是检查动脉瘤是否充分闭塞和血管远端是否通畅的辅助手段。

不完全闭塞

耐久性是外科夹结扎动脉瘤相对于目前血管内选择的主要优势。随着现代动脉瘤夹的使用，适当夹闭后复发的风险非常低。吲哚菁绿视频血管造影提供了动脉瘤夹闭前后美丽的荧光图像。

载瘤血管受损

复杂的夹闭策略可用于完全闭塞动脉瘤，并确保了穿通血管和载瘤动脉的通畅。有些动脉瘤根本不适合血管内治疗或外科夹闭，需要破坏载瘤动脉，并用大隐静脉或桡动脉进行旁路修补，以补充因破坏而消除的循环。

术中破裂

动脉瘤手术最引人注目、最具潜在破坏性的并发症是术中破裂（IOR）。Sluzewski 等注意到，IOR 的临床结果反映了一种全或无的现象：患者要么表现良好，要么死亡，这可能与止血（或不）和颅内压控制（或不）的速度有关[10]。

与大多数手术并发症一样，避免这种并发症总比控制它好，但血管神经外科医生必须在每次手术中为 IOR 做好准备。充分暴露、精确解剖、近端控制和使用临时夹是避免 IOR 的主要方法。术中的颈部撕裂比穹隆破裂更难处理。Barrow 和 Spetzler（2011 年）描述了一种棉片夹持技术，在这种技术中，撕裂处覆盖一块棉片，并用抽吸装置固定到位。然后，动脉瘤夹可以更远端地夹在棉片上，用作衬垫，以保持其通畅性[11]。

血管内治疗的并发症

术中破裂

术中破裂在血管造影图像上并不总是明显的。患者生命体征和神经状态的变化可以作为有用的指征。颈内动脉造影剂流出减少或停滞可能反映动脉瘤破裂期间的压力变化。小心处理导线和导管可防止潜在破裂。放置弹簧圈时动脉瘤破裂可视为弹簧圈向蛛网膜下腔移动。在栓塞过程的早期形成一个良好的“笼子”，以确保动脉瘤的安全是很重要的。前交通动脉中的动脉瘤和穹顶较小的动脉瘤可能是 IOR 的危险因素。

弹簧圈栓塞 / 支架 / 血流分流器的并发症

与破裂动脉瘤（约 10%）相比，未破裂动脉瘤（约 15%）的手术相关发病率和死亡率更高。与导入导管、微导管或动脉瘤本身相关的血栓栓塞并发症通常在临床上无症状。然而，有脑卒中的表现并非不可能。

载瘤血管或分支血管受损可能是由于无意中以解剖上危险的方式进行线圈填充或线圈不稳定导致线圈突然脱出进入载瘤动脉；在试图拆除损坏或卡住的线圈的过程中，也可能发生损害。球囊辅助动脉瘤弹簧圈栓塞（使用球囊充气暂时重塑动脉瘤颈部）有助于宽颈动脉瘤；然而，它可能增加血栓栓塞的风险[12]。常用支架（Neuroform 或 Enterprise）可能与血栓栓塞事件有关，使用前应确认抗血小板治疗的体系。在血管迂曲的患者中部署支架（尤其是管道栓塞装置）在技术上是困难的，在这种情况下应适当考虑三轴导管系统。

分流装置的引入彻底改变了动脉瘤的治疗。然而，并发症并不少见。

Zhou 等于 2017 年发表了关于截至 2016 年 1 月所有讨论颅内动脉瘤治疗用分流装置并发症的论文的荟萃分析。未破裂颅内动脉瘤的并发症发生率显著低于破裂颅内动脉瘤（14.6% *vs* 30.6%；$P < 0.05$）。手术技术并发症发生率为 9.4%。支架开口不良是主要原因，其次是金属丝穿孔。后循环动脉瘤的手术并发症发生率几乎是前循环动脉瘤的两倍。神经系统并发症发生率为 4.5%。具体原因为缺血＞颅内出血＞再出血。永久发病率和死亡率分别为 3.7%（95%CI 2.5%~4.9%）和 2.8%（95%CI 1.2%~4.4%）。支架内血栓形成、支架移位和延迟出血是其他可能出现的并发症。严格的抗血小板方案、血管内外科医生经验的增加以及技术的进步改善了预后[13]。

两种治疗方式中常见的术后并发症

血管痉挛

脑血管痉挛仍然是动脉瘤破裂后蛛网膜下腔出血（SAH）患者发病和死亡的重要原因。本书其他地方已详细讨论了这一点。自 1989 年以来，尼莫地平已被证明是一种预防剂[14]。动脉内米力农最近作为一种抢救剂引起了人们的兴趣。血管内球囊血管成形术通常在药物治疗失败时使用。辛伐他汀治疗动脉瘤性蛛网膜下腔出血试验（STASH，2014 年）未发现辛伐他汀对动脉瘤性蛛网膜下腔出血患者的长期或短期预后有任何益处[15]。

脑积水

约 1/4 的患者可能发生脑积水，其发病可能是急性的，在蛛网膜下腔出血后 48 h 内，也可能是罕见的慢性。

电解质与代谢失衡

动脉瘤性蛛网膜下腔出血后低钠血症很常见。高钠血症、低钾血症和低镁血症很少见，但与不良预后相关[16]。

动静脉畸形的神经外科治疗

未破裂脑动静脉畸形（AVM）的随机试验（ARUBA）引发了关于动静脉畸形（AVM）最佳治疗方案相当大的争议。Potts 等分析了 232 例符合 ARUBA 条件的 Spetzler–Martin Ⅰ级和Ⅱ级动静脉畸形患者的手术结果[17,18]。结果良好，97% 的患者报告提高或不变的改良 Rankin 评分（mRS）。94% 的病例已证实完全闭塞。其荟萃分析比较了手术、放射外科和血管内治疗，得出结论，手术是首选的治疗方式。

据报道，脑动静脉畸形患者的手术风险增加与体积增大、位置清晰以及存在深静脉引流有关。深穿支动脉供应的存在也与高等级 AVM 手术发病率的增加有关。建议需要基于对个体患者因素和 AVM 形态学的理解进行个性化治疗。

术中并发症

并非所有病例都能发现 AVM 周围的所谓胶质细胞层。因此，它不能始终用作指征。无血、相对无血管的手术平面可能意味着解剖进入正常白质。远离病灶的分支血管凝血可能损害大脑的正常灌注。应在病灶的入口点识别和保护分支血管。外侧裂和胼胝体区（分别为大脑中动脉远端支和胼胝体周围支）的通路血管应进行处理，并且仅应划分清楚供给 AVM 的侧支。如果血管主干保留下来，其将继续为正常的大脑提供能量。

控制深穿支的出血可能经常需要跟随穿支进入白质。对于深部出血应避免填塞，因为它可能再导致深出血，产生严重损害。微小 AVM 夹闭在这方面非常有用。

过度收缩也会导致暂时性损伤。Yasargil 将其命名为“暂时性阻塞综合征”，并认为其作用类似于癫痫发作后损伤。避免出血后早期手术（当出现明显水肿时）、适当的体位和宽开颅手术可将损伤降至最低。

宽基开颅术还允许外科医生在大静脉周围或之间进行手术，而不会危及大的桥接静脉。切除少量无功能的大脑通常可以减少脑回缩的需要，也可以减少主要静脉的伸展。

颞叶或枕叶 AVM 的切除可能会由于视觉辐射纤维的损伤而导致视觉缺陷。Baskaya 等建议采用经外侧裂入路治疗前内侧颞叶 AVM，颞下入路治疗深中后颞叶的小 AVM，以及颞下回入路（位于视辐射下方，避免颞叶过度回缩）治疗更多的后部和内侧动静脉畸形[19]。涉及脑室房顶部和内侧壁的动静脉畸形可通过皮质后顶叶途径接近。Yasargil 提倡后半球间 - 经楔前叶入路治疗内侧三角（胼胝体压部旁）动静脉畸形[20]。

静脉引流过早闭塞可导致术中出血，因此应保留静脉引流，直到动脉供应完全闭塞。异常薄的供血动脉可能与引流静脉相似。寻找搏动可有助于识别动脉。如果放置临时夹，静脉将向远端塌陷，而动脉将继续搏动。

术后并发症

出 血

残留的动静脉畸形或不安全的止血可能导致手术部位出血。残留动静脉畸形的遗留物仍然可在静脉引流中断时动脉化。术中血管造影或术后即刻血管造影是排除任何残留物的关键。

术中低血压可减少术中出血，但会增加术后出血的风险。Baskaya 等建议在病灶切除后将血压升高 20~30 mmHg，高于患者的原始血压[19]。并在此之后进行细致的止血。

将血压严格维持在止血水平以下可降低术后即刻出血的风险。

正常灌注压突破（NPPB）

正常灌注压突破（NPPB）最初由 Spetzler 等于 1978 年提出，以解释 AVM 消融后恢复正常组织灌注时出现的血流动力学改变[21]。他们认为，灌注不足可导致病灶周围的局部血管慢性扩张，并使血管区域易发生血管运动性麻痹。AVM 切除恢复正常灌注后，受损的自动调节能力可能无法补偿动脉流量的增加，最终导致充血、水肿或脑出血。关于 NPPB 在充血性并发症中的意义仍存在争议，其他机制如不完全病灶闭塞、闭塞性充血和毛细血管密度增加也被认为是促发因素。在过去的 40 年中，研究提出了各种技术来降低 AVM 闭塞术后水肿和出血的发生率。巨大 AVM 的分期栓塞、近端动脉分支结扎和全身性低血压都被建议用于限制高灌注损伤。一般而言，这些方案试图降低部分病灶切除后动脉供血者潜在的有害高血压。严格的血压控制有助于 AVM 完全闭塞。

静脉血栓形成

高流量 AVM 切除术后静脉系统的血流停滞可导致这种罕见的并发症。分期栓塞或分期结扎会减少静脉系统中的流量。在术中和术后期保持最佳的水合作用可以防止静脉塌陷。然而与动脉闭塞不同，静脉血栓形成引起的神经功能缺损通常是可逆的。

血管痉挛

血管痉挛是 AVM 的另一种罕见并发症，因为与 SAH 不同，AVM 破裂后不太可能出现基底池的大蛛网膜下腔血栓。然而，正如 Yasargil 所指出的，广泛的解剖可能导致这种罕见的并发症。

供血动脉逆行血栓形成

手术切除后动脉血流停滞很常见，可能导致灌注不足。老年、较大的动静脉畸形、供血动脉明显扩张和延长是潜在的危险因素。

癫痫发作

文献回顾表明，幕上动静脉畸形切除术后，6.5%~22% 的病例会发生新发癫痫；然而，Englot 等在其 440 例幕上 AVM 的病例系列研究中报道的发病率仅为 3%[22]。谨慎的做法是继续进行 6 个月的抗癫痫预防。

血管内治疗的特殊并发症

动静脉畸形的血管内治疗需要专业知识。静脉侧过度或早期渗透可致腔内压力增加，导致出血。如果发生这种情况，应立即关闭动脉侧，或尽早计划对患者进行手术。

导线导航到远端的动静脉畸形非常困难。有多种方法尝试沿着微导管在供血动脉的血管壁上施加应力。微导管破裂可导致栓塞形成。栓塞物质回流到近端分支的情况并不少见。

实质性栓塞后可发生正常灌注突破性出血。偶有逆行血栓形成。

烟雾病或复杂颅内动脉瘤的直接旁路手术

高灌注综合征（HS）引起的局部神经损伤

这一并发症近年来逐渐被认识，是烟雾病

（MMD）直接搭桥术最常见的并发症。有症状的 HS 定义为吻合部位的脑血流量（CBF）显著增加，这是造成明显神经症状的原因。Fujimura 和 Tominaga 报道，在 106 例连续 MMD 患者的 150 次大脑半球手术中，HS 的发生率为 18%（27/150）[23]。在 2012 年，Uchino 等发现 50% 的 MMD 患者术后出现放射学上的高灌注，这一比例高于此前的设想[24]。值得注意的是，成人患者术后高灌注的风险比儿童患者高得多。长期缺血使脑血管丧失调节功能，导致 MMD 患者颞浅动脉至大脑中动脉转流后出现 HS。Uno 等建议，治疗 HS 时血压应保持在正常范围内，收缩压为 120~140 mmHg[25]。然而，Ogasawara 将目标设定在较低水平（90~120 mmHg）。米诺环素可有效控制 HS，成为一种神经保护剂 [26]。

出血性并发症并不少见。Kazumata 等发现，大多数术后出血病例发生在 MMD 联合血运重建术后，要么发生在手术期间，要么发生在手术后 4 周内 [27]。

术后梗死

术后梗死可在术后第 1 天发生，但在术后第 1 周内发生率较高。MMD 直接转流术后应保持血流动力学稳定，以防止术后梗死的发生。Schubert 等于 2014 年倡导抗血小板治疗，报道称抗血小板治疗不会增加出血性并发症的风险，并可能改善预后 [28]。相反，日本也有不支持抗血小板治疗的报道 [29]。

其　他

- 旁路移植血管并发症。
- 术后旁路阻塞。
- 可逆性闭塞。
- 旁路移植痉挛。
- 吻合口动脉瘤。
- 局部灌注不足。
- 头皮愈合不良和感染。

颈动脉内膜切除术和支架置入术治疗颈动脉狭窄

在一项早期的试验中，支架保护性血管成形术与颈动脉内膜切除术（SPACE）的比较表明，与血管成形术患者相比，颈动脉内膜切除术患者大多数在 30 d 终点的预后更好。亚组分析表明，在血管成形术组中，年龄小于 68 岁的患者围手术期风险较低，而在年龄大于 68 岁的患者中，颈动脉内膜切除术围手术期风险较低 [30]。然而，最近的报道表明，老年患者可以安全地进行颈动脉支架植入术，与非老年患者相当 [31]。

另一项基于倾向性评分匹配分析的最新报道表明，颈动脉内膜切除术的 30 d 主要不良临床事件（MACE）（MACE 定义为脑卒中、短暂性脑缺血发作、心肌梗死或死亡）和中期再狭窄率低于颈动脉支架术 [32]。

结　论

神经外科医生、麻醉师、重症监护医生和介入神经外科医生 / 神经科医生努力避免神经外科和血管内手术的并发症，但考虑到手术的复杂性，在某种程度上这些是不可避免的。特定患者的并存疾病也增加了治疗难度。

严格遵守显微外科和血管内手术程序以尽量减少手术事件的发生对于减少并发症至关重要，术后的密切监测也非常重要。

参考文献

[1] Levy E, Koebbe CJ, Horowitz MB, et al. Rupture of intracranial aneurysms during endovascular coiling: management and outcomes. Neurosurgery, 2001, 49(4):807–813.

[2] Molyneux AJ, Kerr RS, Yu LM, et al. International Subarachnoid Aneurysm Trial (ISAT) of neurosurgical clipping versus endovascular coiling in 2143 patients with ruptured intracranial aneurysms: a randomised comparison of effects on survival, dependency, seizures, rebleeding, subgroups, and aneurysm occlusion. Lancet, 2005, 366(9488):809–817.

[3] Michalak SM, Rolston JD, Lawton MT. Incidence and predictors of complications and mortality in cerebrovascular surgery: National trends from 2007 to 2012. Neurosurgery, 2016, 79(2):182–192.

[4] Molyneux A, Kerr R, Stratton I, et al. International Subarachnoid Aneurysm Trial (ISAT) of neurosurgical clipping versus endovascular coiling in 2143 patients with ruptured intracranial aneurysms: a randomised trial. Lancet, 2002, 360(9342):1267–1274.

[5] Ferns SP, Sprengers MES, Van Rooij WJ, et al. Coiling of intracranial aneurysms: a systematic review on initial occlusion and reopening and retreatment rates. Stroke, 2009, 40(8):e523–e529.

[6] Li H, Pan R, Wang H, et al. Clipping versus coiling for ruptured intracranial aneurysms: a systematic review and meta-analysis. Stroke, 2013, 4:29–37.

[7] Spetzler RF, McDougall CG, Zabramski JM, et al. The Barrow Ruptured Aneurysm Trial: 6-year results. J Neurosurg, 2015, 123(3):609–617.

[8] Spetzler RF, Zabramski JM, McDougall CG, et al. Analysis of saccular aneurysms in the Barrow Ruptured Aneurysm Trial. J Neurosurg, 2018, 128(1):120–125.

[9] Johnston SC, Dowd CF, Higashida RT, et al. Predictors of rehemorrhage after treatment of ruptured intracranial aneurysms: the Cerebral Aneurysm Rerupture After Treatment (CARAT) study. Stroke, 2008, 39(1):120–125.

[10] Sluzewski M, Bosch JA, van Rooij WJ, et al. Rupture of intracranial aneurysms during treatment with Guglielmi detachable coils: incidence, outcome, and risk factors. J Neurosurg, 2001, 94(2):238–240.

[11] Barrow DL, Spetzler RF. Cotton-clipping technique to repair intraoperative aneurysm neck tear: a technical note. Neurosurgery, 2011, 68(suppl 2):294–299.

[12] Van Rooij WJ, Sluzewski M, Beute GN, et al. Procedural complications of coiling of ruptured intracranial aneurysms: incidence and risk factors in a consecutive series of 681 patients. AJNR Am J Neuroradiol, 2006, 27(7):1498–1501.

[13] Zhou G, Su M, Yin Y-L, et al. Complications associated with the use of flow-diverting devices for cerebral aneurysms: a systematic review and meta-analysis. Neurosurg Focus, 2017, 42(6):E17.

[14] Pickard JD, Murray GD, Illingworth R, et al. Effect of oral nimodipine on cerebral infarction and outcome after subarachnoid haemorrhage: British aneurysm nimodipine trial. BMJ, 1989, 298:636–642.

[15] Kirkpatrick PJ, Turner CL, Smith C, et al. Simvastatin in aneurysmal subarachnoid haemorrhage (STASH): a multicentre randomised phase 3 trial. Lancet Neurol, 2014, 13(7):666–675.

[16] Wong JM, Ziewacz JE, Ho AL, et al. Patterns in neurosurgical adverse events: open cerebrovascular neurosurgery. Neurosurg Focus, 2012, 33(5):E15.

[17] Potts MB, Lau D, Abla AA, et al. Current surgical results with low-grade brain arteriovenous malformations. J Neurosurg, 2015, 122(4):912–920.

[18] Mohr JP, Parides MK, Stapf C, et al. Medical management with or without interventional therapy for unruptured brain arteriovenous malformations (ARUBA): a multicentre, non-blinded, randomised trial. Lancet, 2014, 383(9917):614–621.

[19] Baskaya MK, Jea A, Heros RC, et al. Cerebral arteriovenous malformations. Clin Neurosurg, 2006, 53:114–144, Review.

[20] Yaşargil MG, Jain KK, Antic J, et al. Arteriovenous malformations of the splenium of the corpus callosum: microsurgical treatment. Surg Neurol, 1976, 5(1):5–14.

[21] Spetzler RF, Wilson CB, Weinstein P, et al. Normal perfusion pressure breakthrough theory. Clin Neurosurg, 1978, 25:651–672.

[22] Englot DJ, Young WL, Han SJ, et al. Seizure predictors and control after microsurgical resection of supratentorial arteriovenous malformations in 440 patients. Neurosurgery, 2012, 71(3):572–580.

[23] Fujimura M, Tominaga T. Lessons learned from Moyamoya disease: outcome of direct/indirect revascularization surgery for 150 affected hemispheres. Neurol Med Chir (Tokyo), 2012, 52(5):327–332.

[24] Uchino H, Kuroda S, Hirata K, et al. Predictors and clinical features of postoperative hyperperfusion after surgical revascularization for Moyamoya disease: a serial single photon emission CT/positron emission tomography study. Stroke, 2012, 43(10):2610–2616.

[25] Uno M, Nakajima N, Nishi K, et al. Hyperperfusion syndrome after extracranial-intracranial bypass in a patient with moyamoya disease—case report. Neurol Med Chir (Tokyo), 1998, 38(7):420–424.

[26] Ogasawara K, Komoribayashi N, Kobayashi M, et al. Neural damage caused by cerebral hyperperfusion after arterial bypass surgery in a patient with moyamoya disease: case report. Neurosurgery, 2005, 56(6):E1380.

[27] Kazumata K, Ito M, Tokairin K, et al. The frequency of postoperative stroke in Moyamoya disease following combined revascularization: a single-university series and systematic review. J Neurosurg, 2014, 121(2):432–440.

[28] Schubert GA, Biermann P, Weiss C, et al. Risk profile in extracranial/intracranial bypass surgery—the role of antiplatelet agents, disease pathology, and surgical technique in 168 direct revascularization procedures. World Neurosurg, 2014, 82(5):672–677.

[29] Yamada S, Oki K, Itoh Y, et al. Effects of surgery and antiplatelet therapy in ten-year follow-up from the Registry Study of Research Committee on Moyamoya disease in Japan. J Stroke Cerebrovasc Dis, 2016, 25(2):340–349.

[30] Eckstein HH, Ringleb P, Allenberg JR, et al. Results of the StentProtected Angioplasty versus Carotid Endarterectomy (SPACE) study to treat symptomatic stenoses at 2 years: a multinational, prospective, randomised trial. Lancet Neurol, 2008, 7(10):893–902.

[31] Nanto M, Goto Y, Yamamoto H, et al. Periprocedural outcomes of carotid artery stenting in elderly patients. J Stroke Cerebrovasc Dis, 2018, 27(1):103–107.

[32] Heo S-H, Yoon K-W, Woo S-Y, et al. Editor's Choice - Comparison of early outcomes and restenosis rate between carotid endarterectomy and carotid artery stenting using propensity score matching analysis. Eur J Vasc Endovasc Surg, 2017, 54(5):573–578.

9

动脉瘤手术中的术中破裂与载瘤动脉损伤

BRIAN M. HOWARD, DANIEL L. BARROW

重 点

· 颅内动脉瘤手术期间的术中破裂是一种紧急但可控制的事件。

· 术中破裂的成功处理要求外科医生保持冷静，采取措施清理出血部位，限制持续出血，并夹闭动脉瘤。

· 动脉瘤手术并发术中破裂后的神经系统预后与外科医生的反应有关。如果外科医生在动脉瘤被充分解剖以试图阻止大出血之前盲目地在动脉瘤上放置夹子，撕裂可能会变得更严重，或者载瘤血管可能会受到无法修复的损坏。

引 言

随着经血管内治疗的颅内动脉瘤（IA）比例的上升，经手术治疗的患者将有更复杂的动脉瘤[1]。尽管开放式显微外科治疗 IA 的方法仍然存在，但受训者和年轻的血管神经外科医生的经验将不如他们的导师。经验是外科医生在医疗中避免并发症并减轻其潜在有害影响的“终极工具”。血管神经外科医生必须制定有效策略，练习显微外科技能，以在显微外科和血管内手术相结合的时代，将 IA 外科治疗的破坏性降至最低[2]。

术中破裂（IOR）和（或）载瘤血管损伤（PVI）是 IA 治疗中最严重的神经损伤和潜在的破坏性并发症。IOR 发生在多达 1/3 的经显微手术治疗的 IA 病例中，在对破裂动脉瘤进行手术时更为常见[3–8]。动脉瘤的大小、位置，形态学和其基底与周围结构的黏附性与 IOR 有关[2,5,7,9]。IOR 后，患者的预后各不相同[3–6,8,10]。打开硬脑膜或蛛网膜剥离前的破裂是不良预后的预测因素[3,6,10]。外科医生的经验已被证明对 IOR 的发生率没有影响[5,7]，但它与预后的改善呈正相关，表明“心理预期和一段时间的技术重复转化为 IOR 管理中的效率、信心和洞察力[7]。”IOR 难免会发生，然而通过充分的准备和冷静果断的行动，外科医生不但可以限制 IOR 的发生概率，而且也可以有效处理破裂，同时减少并发症。

解剖学观点

全面了解 IA 的解剖结构对于预防和治疗 IOR/PVI 至关重要。动脉瘤在颅内循环中的位置决定了最安全和最容易接近的近端控制部位。动脉瘤的大小和几何形状影响夹闭的策略，可能会增加 IOR 或 PVI 的风险，并会显著影响外科医生安全地应用夹闭而不会损伤或阻塞载瘤动脉、附近的穿通支或通路血管的能力。在后文中，会提到具体的解剖学观点。

预 防

预防 IOR 始于患者选择。在许多患者群体中，外科治疗 IA 的风险更高，包括老年人、多种内科并存疾病的患者、蛛网膜下腔出血和神经状况差或血管痉挛的患者。颈动脉粥样硬化钙化使 IA 手术更加困难。某些动脉瘤最好血管内治疗。随着分流技术的出现，许多手术难度较大的 IA 都能以这种方式成功治疗，风险较小[11]。在根本上，患者选择是防止任何手术并发症（包括 IOR）的第一道防线。

充分的骨暴露和开颅手术（提供最直接的动脉瘤路径）限制了大脑回缩的需要，并提供了充分的近端控制和最大的自由度，以最大化钳夹的应用角度（图 9.1）。翼点开颅术是脑血管外科的主力。

若完成适当，翼点入路为大多数前循环动脉瘤以及起源于基底动脉尖（BAA）和小脑上动脉（SCA）的动脉瘤提供了直接的工作通道。如果蝶骨小翼钻得完全平坦，那么整个前外侧裂的暴露以及对大脑回缩的需要则会是有限的。当BAA高于后床突水平时，有时需要改良眶颧入路来显示BAA和远侧基底动脉。对于许多BAA和SCA动脉瘤，"半对半"方法提供了最通用的迎角组合。除了执行标准翼点开颅术外，在半对半入路中，将颞骨鳞与中窝底齐平钻孔，从而允许通过视颈动脉池或动眼神经三角、颞下入路或联合入路进入BAA。枕髁的自由钻孔提供了广泛的暴露，以显示小脑后下动脉（PICA）动脉瘤。

细致的蛛网膜剥离对预防IOR/PVI至关重要。蛛网膜的充分解剖可从脑池中释放脑脊液（CSF）。脑脊液的流出，加上渗透性利尿剂的使用，可使大脑得到充分的放松，从而减少对固定式牵引器的需要。固定式牵引器不仅会导致白质损伤，而且如果牵引过于剧烈，还可能导致附着于周围大脑的动脉瘤穹顶破裂。显微解剖应尽可能迅速完成，尤其是在解剖IA颈部时。对动脉瘤颈部、载瘤动脉和周围结构进行强力或盲目的钝性剥离会增加IOR/PVI的风险。

暂时夹闭IA入口附近的载瘤动脉可软化动脉瘤，并可使最终剥离和夹闭更安全。临时夹闭在以下情况特别有用：大型或膨胀性动脉瘤；动脉瘤颈的方向、分支血管、小穿支动脉、周围脑神经的起源很复杂，需要广泛的解剖来确定解剖结构的动脉瘤。外科医生必须注意载瘤血管暂时闭塞的持续时间，以限制不可逆缺血性损伤的可能。在临时夹闭期间，可以采用几种策略（通常是一致的）来保护大脑，包括低温和药理学爆发抑制以限制缺血大脑的代谢需求，以及诱导高血压以最大限度地增加缺血区域的软脑膜侧支循环。

现代动脉瘤夹有多种尺寸和配置可供选择，这使得动脉瘤夹闭成为一种多功能和耐用的治疗方

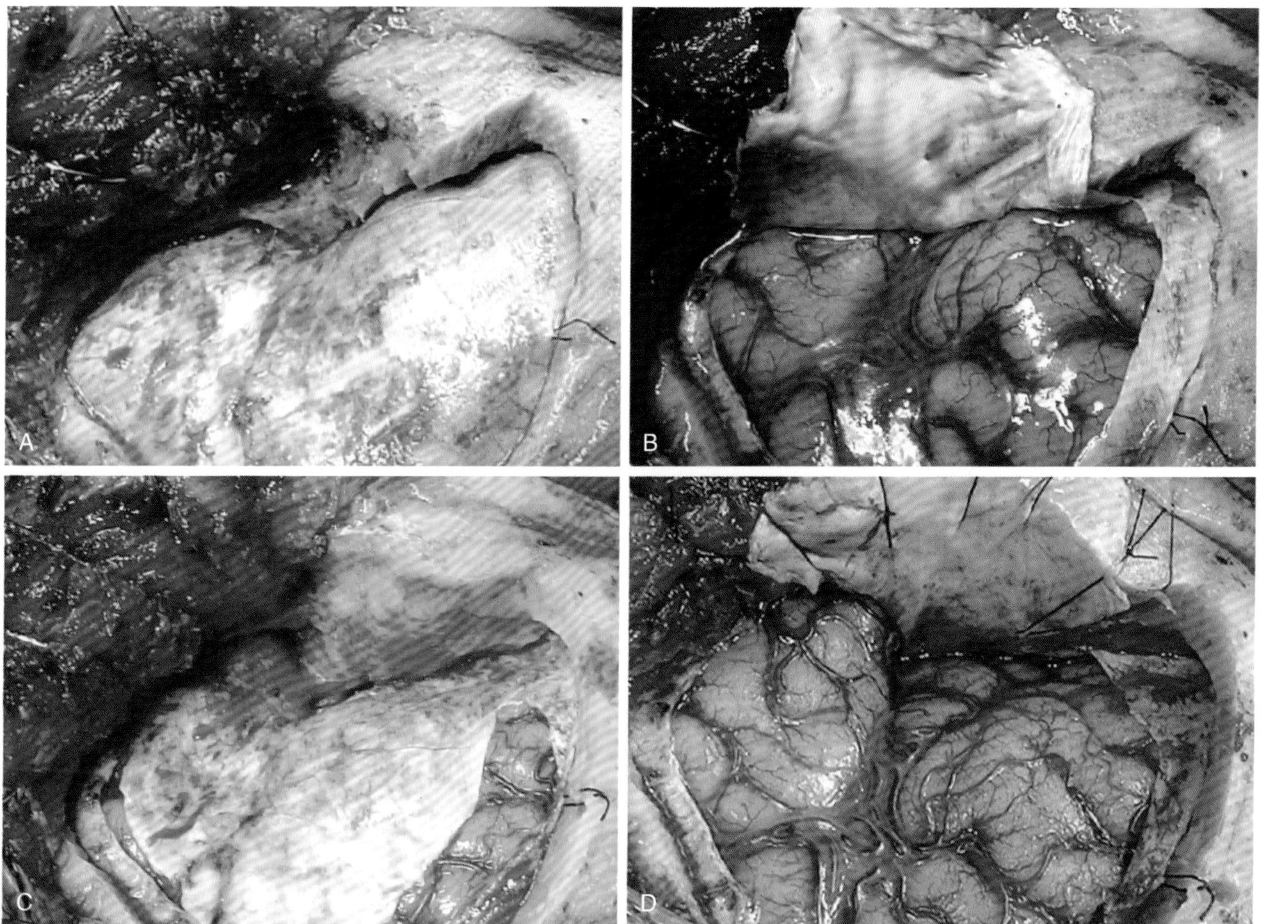

图9.1 翼点入路的蝶骨小翼钻孔不足限制了与Willis环血管相关的外侧裂和池的暴露（A和B）。蝶骨翼的广泛钻孔暴露了整个外侧裂，提供了通向视颈动脉和动眼神经池的额叶下通道，限制了大脑回缩的需要，提供了充分的近端控制，并最大限度地增加了应用钳夹的自由度（C和D）

法。永久夹的选择会对 IOR/PVI 的可能性产生深远影响。每次取出并重新应用动脉瘤夹，IOR 的风险都会增加。应使用最节省的夹子组合来完全闭塞 IA。夹子应用的长轴和载瘤血管应尽可能对齐。平行于载瘤动脉长轴的动脉瘤夹的应用限制了颈部动脉壁上的应力，并增加了整个颈部闭塞的可能性，从而限制了额外应用夹闭的需要。此外，角度夹、刺刀夹和直角夹的闭合力均低于直夹，并可能导致不完全闭塞 [12]。深思熟虑、简单、灵活执行的夹持策略可最大限度地实现完全闭塞，并可减少对动脉瘤操作以及 IOR 和 PVI。整体而言，预防 IOR 比管理 IOR 更好。虽然 IOR 是不可避免的，但遵循脑血管手术的原则将降低风险。

警 惕

患者相关

· 动脉粥样硬化血管。
· 巨大动脉瘤。
· 血泡样动脉瘤。
· 黏附性通道血管。

外科医生相关

· 接触不足。
· 未能获得近端控制。
· 垂直于载瘤血管长轴的夹持。
· 盲目夹闭。
· 钝性蛛网膜剥离。
· 过分的大脑回缩。

管 理

可以说，外科医生在成功治疗 IOR 中最重要的品质是坚定不移的冷静。当 IOR/PVI 发生时，有效的治疗依赖于实现两个目标。首先，必须清除术野的血迹。其次，动脉瘤必须得到明确的治疗。手术过程中动脉瘤破裂的时间和破裂的解剖位置也是影响治疗的重要决定因素。当 IOR 或 PVI 发生时，应诱导爆发抑制，通过降低需氧量来提供脑保护。

动脉瘤暴露前的 IOR 并不常见，但具有潜在的破坏性，并与高发病率和死亡率相关 [3,6,10]。不幸的是，动脉瘤暴露前的 IOR 管理方案有限。外科医生必须首先清除血迹。最好使用两个大口径吸管，一个在外科医生的非主导手上，另一个由助手控制。通常，可以追踪到破裂处的血液喷射。如果可能，应实现载瘤血管的近端控制，并放置临时夹以阻止急性出血。一旦找到 IOR 的位置，立刻在动脉瘤的破裂部位放置止血棉，以控制血液外渗。由于其吸收性，松散包装的棉片可作为理想的填塞物。应对棉片施加温和的压力。填塞过程中用力过大可能会加重动脉瘤或载瘤血管的撕裂，应予以避免。虽然固定式牵开器在动脉瘤手术中几乎从未使用过，但我们通常会设置一个固定式牵开器以防发生 IOR。自持式牵开器可以作为“第三只手”，将棉片固定在动脉瘤的破裂处，同时外科医生可以充分利用双手完成显微解剖并应用夹子。如果血流过快，单靠抽吸无法有效清除，可通过静脉注射腺苷来诱导暂时性心脏停搏，通常持续 30~60 s，即有足够的时间找到和控制出血源。一旦完成了相对止血和近端控制，外科医生必须有效地解剖动脉瘤并在动脉瘤颈部应用永久夹。

近端控制完成后发生的 IOR/PVI 可能由于多种原因。动脉瘤暴露完成后的 IOR/PVI 处理应针对病因。IOR/PVI 可能发生在应用夹子之前，在这一阶段最常见的激发事件包括对动脉瘤穹顶所附结构的过度收缩，或对动脉瘤颈部或通道血管的过度钝性或盲目显微解剖。如果在动脉瘤剥离期间发生 IOR/PVI，且暂时性载瘤血管闭塞尚未使用，则应在载瘤血管上放置临时夹，以协助控制出血。在建立近端控制后，应临时夹闭以降低外渗率，然后直接进行棉片填塞和抽吸，这通常可以轻松控制出血。这些操作使外科医生有足够的视野来解剖动脉瘤颈部并放置永久夹。

在夹子应用过程中可能发生 IOR/PVI。应用夹子时的动脉瘤破裂的最常见原因是颈部解剖不充分。当颈部尚未完全解剖时，术者使用夹子刀片的尖端直接解剖先前未释放的剩余颈部。此外，这通常是一种盲目的操作，因为不完全的颈部解剖通常发生在很难看到的颈部最深的部位。在这种情况下，盲目夹闭可能导致动脉瘤颈直接损伤、载瘤血管撕裂、子囊撕裂、相邻穿支撕裂或受伤。不完全动脉瘤闭塞也可能发生 IOR。如果永久夹的刀片没有完全穿过动脉瘤的整个颈部，血流动力学会发生变化，有时会产生“入流急流”，从而导致 IOR。不完全夹闭通常是盲夹或垂直于载瘤血管长通路的动脉瘤夹闭的结果，在这种情况下，关闭整个动脉瘤入口所需的刀片长度被低估。特别是在动脉瘤伴载瘤血管广泛动脉粥样硬化的情况下，动脉瘤壁的刚性阻止了夹片的完全闭合，这可能导致了血流特征的改变和IOR。

在放置夹子时，IOR/PVI的治疗重点在于病因。如果颈部未完全覆盖，则可以稍微打开夹子并向前移动，以覆盖整个颈部。或者如果先前应用于动脉瘤的夹子不能进一步推进，则可以平行于第一个夹子放置额外的夹子，以阻塞更远端的颈部。对于宽颈动脉瘤或动脉粥样硬化性动脉瘤，如果夹子未完全闭合，可在远端颈部应用有孔夹以增加闭合压力，然后可在孔内放置较短夹以闭塞近端颈部。如果夹片仍然不能完全闭合，则应使用闭合力最强的夹片，即直夹片，而不是角夹或刺刀夹。

应用永久夹后很少发生IOR/PVI。在这个阶段，IOR/PVI是过度拧紧夹子以获得相关解剖结构的视野的结果。最后一次放置夹后，必须检查动脉瘤、载瘤动脉和周围的神经血管结构，以确保动脉瘤完全闭塞无穿孔，且动脉瘤夹不会影响通路血管或相邻的脑神经。然而，对永久夹的任何操作都会将力传递到动脉瘤的颈部以及载瘤血管的界面，从而导致损伤。检查夹子放置时，必须注意限制永久夹的操作。

在IOR/PVI之后，动脉瘤状态安全时，应缓慢打开临时夹，但不要取出。临时夹打开后，外科医生应暂停片刻，以确保动脉瘤没有额外出血。如果释放临时夹时确实发生出血，应立即重新应用临时夹，并检查动脉瘤。

具体的解剖学考虑

大多数动脉瘤破裂发生在穹隆处，特别是在充分暴露动脉瘤后，使用上述方法很容易控制。有时，特别是在治疗较大的动脉瘤时，可以在破裂部位下方部分夹闭基底，以控制出血，并允许外科医生进行最后夹闭。颈部或颈部与载瘤血管交界处的破裂更难处理。通常情况下，组织非常脆弱，试图调整夹子会加重撕裂或阻塞载瘤血管。棉片夹闭是封堵动脉瘤的有效方法，但当破裂点位于颈部或与动脉瘤入口交界处的载瘤动脉受损时，应保证载瘤动脉的通畅性[13]。在破裂点放置一小块棉片，并在棉片的上缘放置一个永久性夹闭器，朝向动脉瘤一侧。棉片将夹子的闭合力分布在比夹子更大的表面积上，同时保持了载瘤血管通畅。

血泡样动脉瘤治疗起来尤其危险。动脉瘤和相关的载瘤血管壁非常薄，使得这些动脉瘤容易发生IOR，几乎不可能用标准夹封堵。Sundt-Kees夹（S-KC）可应用于载瘤血管治疗此类动脉瘤。S-KC是包裹动脉瘤和载瘤动脉的环形夹。虽然S-KC在紧急情况下很有用，但它有几个缺点。实际上，通常缺乏大小和长度完美的S-KC，在充分保护动脉瘤的同时，保持载瘤血管通畅且不重叠穿通支。治疗血泡样动脉瘤的另一种策略是Gor-Tex夹包裹[14]。切割一片确切长度可跨越目标载瘤动脉的Gor-Tex。如有必要，可在Gor-Tex中切割狭缝，以使必要的穿通支或分支血管无阻碍地穿过夹子走行。载瘤血管和血泡样动脉瘤的整个周长被Gor-Tex包围，尾部被紧紧地拉着，并使用90° 动脉瘤夹固定吊索。载瘤血管应略微变窄，以确保得到足够的保护，防止血泡样动脉瘤再次破裂。

后交通动脉（PCommA）动脉瘤，尤其是较大的动脉瘤，如果发生IOR，可能会带来一定挑战。动眼神经三角内的空间通常是有限的。IOR可能发生在颈部或周围结构的解剖过程中。通常，前脉络膜动脉（AchorA）覆盖在PCommA动脉瘤的背面，IOR可能是动脉瘤的AchorA剥离的结果。如果外科医生试图使用垂直于颈内动脉（ICA）长轴的直夹，也可能发生IOR。PCommA动脉瘤向侧面或后侧面突出，外科医生通过翼点开颅术进入动眼神经三角的角度促使他使用直夹，这可能导致颈部不完全闭塞和IOR。相反，对于腹侧出现的动脉瘤，有角夹或有孔角夹有利于实现平行夹闭。

为了在夹闭前交通动脉（AcommA）动脉瘤时有效控制IOR，需要充分了解周围解剖结构。ACommA复合体的解剖结构变化很大，来自同侧和对侧A1节段的双侧流入可能导致近端控制难以实现，尤其是对于可能遮挡对侧A1的下向动脉瘤。通常需要广泛的颈部解剖来夹闭动脉瘤，以免损伤或阻塞Heubner回返动脉、其他较小的内侧豆状动脉或下丘脑和视交叉的穿支血管。解剖的范围增加了IOR/PVI的风险。IOR可能发生在夹子放置过程中，由于同侧A2段和直回的遮挡，可能导致部分失明。如果发生IOR，两个A1节段的近端控制可以最好地减轻渗出量。切除直回中下部有助于视力恢复，临床上耐受性良好。直回的切除应通过抽吸和双极烧灼完成，并应限制在最低限度，以避免对周围结构造成热损伤。

夹闭大脑中动脉（MCA）动脉瘤时的IOR通常很容易控制。如果外侧裂被广泛打开，近端M1节段应易于进行临时夹闭。MCA动脉瘤的过早破裂通常发生在从动脉瘤颈或动脉瘤穹隆处解剖分支血管时。MCA 动脉瘤通常位于烛台状区的分支内，使得导航到动脉瘤变得困难，特别是当发生 IOR 和外侧裂充满血液时。近端控制和棉片填塞是控制 MCA 动脉瘤 IOR 的有效工具，但在该部位夹闭的关键是小心和广泛暴露外侧裂。

由于多种因素，在接近 PICA 动脉瘤时可能发生 IOR。其基底可能附着于小脑扁桃体或斜坡硬脑膜，这取决于动脉瘤指向的方向。应避免小脑过度回缩，以避免穹隆撕裂。通过远外侧开颅术暴露骨质，可以清楚地显示枕骨大孔、前髓质、下斜坡、下脑神经和 PICA 的起始。如果动脉瘤与下脑神经缠绕，则在解剖其颈部时可能发生 IOR/PVI。近端控制和棉片填塞的标准原则适用于 PICA 动脉瘤 IOR 的管理。外科医生必须记住，临时夹必须放置在 PICA 起点的近端和远端椎动脉上，以减少出血。此外，外科医生必须对最终夹子放置的方向性和精确位置敏感，因为 PICA 小且容易被夹子堵塞。

手术回顾

我最糟的病例

患者为 32 岁女性，表现为蛛网膜下腔出血。血管造影显示 BAA 动脉瘤和低位基底动脉。介入神经放射科医生认为他不能安全和完全地治疗动脉瘤。因此，患者被带到手术室进行翼点开颅术，以显微外科夹结扎动脉瘤。钻孔后床突以获得基底动脉的近端控制。使用高速钻头和金刚石切针磨除后床突。在切除剩余骨的过程中，一把刮匙从后床突滑落，意外地切断了床突上段颈内动脉（ICA）。钻取前床突，迅速打开远端硬膜环，在撕裂的 ICA 近端和远端残端放置临时动脉瘤夹。采用 9-0 缝合线直接修复 ICA。ICG 视频血管造影显示修复后 ICA 通畅。BAA 动脉瘤被顺利夹闭。患者术后表现良好。然而，手术后 48 h，患者出现右侧大脑中动脉综合征。CT 扫描显示修复后的颈内动脉闭塞导致全半球梗死。尽管采用了积极的药物治疗来控制脑水肿，并进行了大面积的去骨瓣减压术，但患者仍进展为脑死亡（图 9.2）。

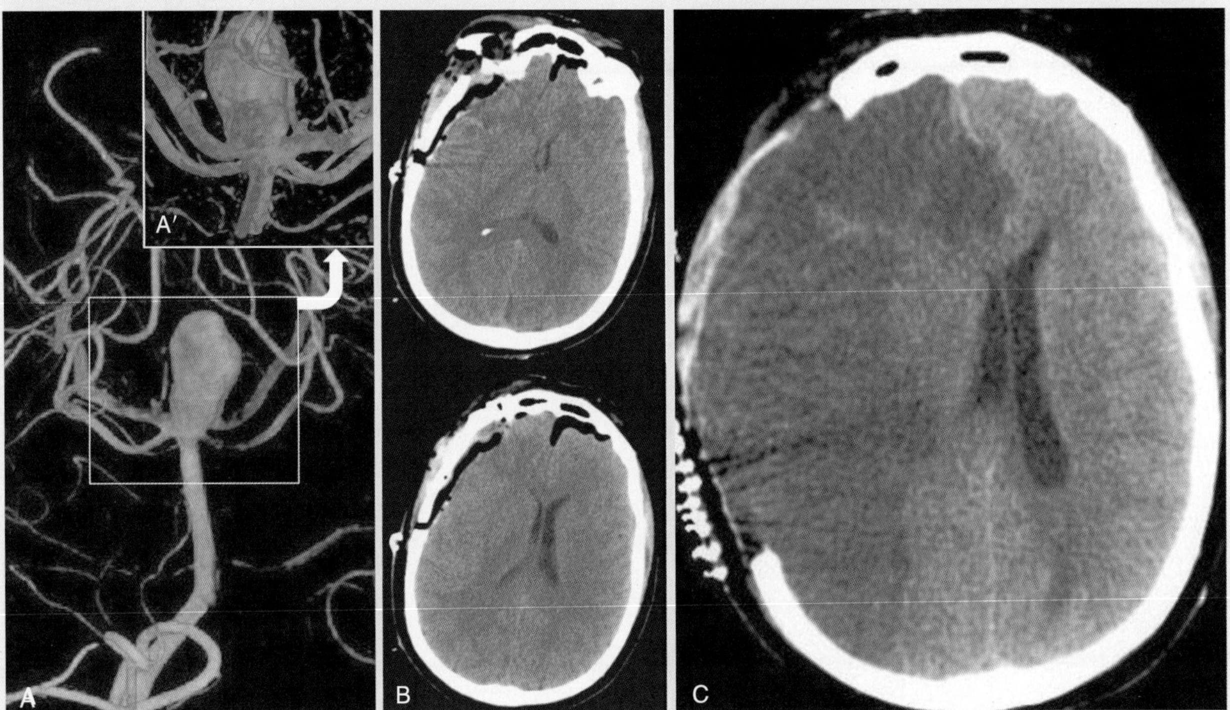

图 9.2 基底动脉顶点动脉瘤和低位基底动脉的术前三维旋转血管造影（A 和 A′）。在切除过程中，当刮匙从后床突滑落时，床突上段颈内动脉（ICA）被意外切断。ICA 修复后，ICG 视频血管造影显示通畅。基底动脉尖动脉瘤夹闭无困难。患者术后表现良好，术后 24 h 内的 CT 扫描显示预期的术后变化，无脑卒中（B）。然而，手术后 48 h，患者出现右侧大脑中动脉综合征。CT 扫描显示修复后的颈内动脉闭塞导致全半球梗死（C）

神经外科手术讨论时刻

IOR/PVI 是一个棘手但可处理的事件。发生 IOR/PVI 时避免并发症需要外科医生保持冷静，并采取措施清理出血部位、限制持续出血和夹闭动脉瘤。动脉瘤术后并发 IOR 的神经学方面的预后与破裂的关系较小，而与外科医生的反应关系较大。如果外科医生在动脉瘤被充分解剖之前试图盲目地在动脉瘤上放置夹子以阻止大出血，撕裂可能会更严重，或者载瘤血管可能会受到不可修复的损坏。

参考文献

[1] Barrow DL, Cawley CM. Surgical management of complex intracranial aneurysms. Neurol India,2004,52(2):156–162.

[2] Schuette AJ, Barrow DL, Cohen-Gadol AA. Strategies to minimize complications during intraoperative aneurysmal hemorrhage: a personal experience. World Neurosurg,2015,83(4):620–626.

[3] Batjer H, Samson D. Intraoperative aneurysmal rupture: incidence, outcome, and suggestions for surgical management. Neurosurgery,1986,18(6):701–707.

[4] Elijovich L, Higashida RT, Lawton MT, et al. Predictors and outcomes of intraprocedural rupture in patients treated for ruptured42 SECTION 2 Cranial Complications intracranial aneurysms: the CARAT study. Stroke, 2008, 39(5):1501–1506.

[5] Fridriksson S, Saveland H, Jakobsson KE, et al. Intraoperative complications in aneurysm surgery: a prospective national study. J Neurosurg, 2002,96(3):515–522.

[6] Giannotta SL, Oppenheimer JH, Levy ML, et al. Management of intraoperative rupture of aneurysm without hypotension. Neurosurgery,1991,28(4):531–535, discussion 5–6.

[7] Lawton MT, Du R. Effect of the neurosurgeon's surgical experience on outcomes from intraoperative aneurysmal rupture. Neurosurgery,2005,57(1):9–15, discussion 9.

[8] Sandalcioglu IE, Schoch B, Regel JP, et al. Does intraoperative aneurysm rupture influence outcome? Analysis of 169 patients. Clin Neurol Neurosurg, 2004, 106(2):88–92.

[9] Leipzig TJ, Morgan J, Horner TG, et al. Analysis of intraoperative rupture in the surgical treatment of 1694 saccular aneurysms. Neurosurgery,2005,56(3):455–468, discussion 455–468.

[10] Schramm J, Cedzich C. Outcome and management of intraoperative aneurysm rupture. Surg Neurol, 1993; 40(1):26–30.

[11] Becske T, Brinjikji W, Potts MB, et al. Long-term clinical and angiographic outcomes following Pipeline Embolization Device treatment of complex internal carotid artery aneurysms: five-year results of the Pipeline for Uncoilable or Failed Aneurysms Trial. Neurosurgery,2017,80(1):40–48.

[12] Horiuchi T, Rahmah NN, Yanagawa T, et al. Revisit of aneurysm clip closing forces: comparison of titanium versus cobalt alloy clip. Neurosurg Rev,2013,36(1):133–137, discussion 7–8.

[13] Barrow DL, Spetzler RF. Cotton-clipping technique to repair intraoperative aneurysm neck tear: a technical note. Neurosurgery,2011,68(Operative suppl 2):294–299, discussion 9.

[14] Barrow DL, Pradilla G, McCracken DJ. Intracranial blister aneurysms: clip reconstruction techniques. Neurosurg Focus,2015,39(Video suppl 1):V20

10

脑血管痉挛：并发症与避免方法

VERNARD S. FENNELL, ELAD I. LEVY

重 点

- 脑血管痉挛的多模式管理包括内科和神经血管内治疗。
- 动脉内钙通道拮抗剂的正确应用是最初应用的神经血管内治疗。
- 血管成形术中颅内动脉球囊的适当尺寸至关重要。必须避免球囊尺寸过大，以防止潜在的毁灭性后果。

引 言

动脉瘤破裂导致蛛网膜下腔出血（aSAH）是一种世界性的现象。在美国，aSAH 每年的发病率为 9/100 000（＞30 000 例），在日本高达 23.5/100 000，在芬兰高达 21.3/100 000[1]。女性的发病率往往略高于男性[1]。aSAH 导致的脑血管痉挛是发病和死亡的主要来源，aSAH 后 70% 的患者会发生脑血管痉挛[2-4]。自 Symonds 于 1923 年描述蛛网膜下腔出血以来，对脑动脉瘤这一种具有毁灭性和令人畏惧的颅内疾病过程以及蛛网膜下腔出血（SAH）的关键因素的研究一直在不断进展[5]。最初的治疗集中在外科手术上，从 1931 年由 Dott 进行包裹，到 1938 年由 Dandy 进行夹子结扎，再到 20 世纪 60 年代手术显微镜的广泛使用[6-9]。随着 Guglielmi 等在 1990 年引入弹簧圈栓塞，神经血管内治疗的出现永远改变了脑动脉瘤的治疗模式，随后又改变了 aSAH 的治疗[5]。

脑血管痉挛仍然是 aSAH 患者死亡和发病的主要但可治疗的原因。血管痉挛也并非总是与动脉瘤有关，也与颅底肿瘤切除术、脑膜炎、杏仁核－海马切除术、性交、甚至大量食用黑甘草有关[10-14]。然而，aSAH 在脑血管系统中引发最强烈的血管痉挛反应，这是我们将在本章中重点介绍的。

作为 aSAH 后遗症的脑血管痉挛最初由 Ecker 和 Riemenschneider 于 1951 年在文献中描述[6]。Allcock 和 Drake 于 1965 年进一步描述了血管痉挛[15]。在 20 世纪 60 年代，血管痉挛围手术期管理的主要方法是诱发高血压、高血容量和血液稀释（“HHH”或“3H”疗法）[5]。正在进行关于缓解 aSAH 血管痉挛作用的研究。关于 aSAH 导致的脑血管痉挛，文献中已经研究和报道了大量数据。然而，目前还没有明确的治疗模式。

病理生理学

aSAH 后的血管痉挛通常在动脉瘤破裂后第 3~14 天出现[2,16]。脑血管痉挛的生化和病理基础已被广泛研究。一些假说试图解释血管痉挛的发病机制和病理生理学原因。Pasqualin 和 Findlay 等研究指出，蛋白激酶 C（PKC）的产生增加，同时血管收缩前列腺素的产生增加，并抑制前列环素（一种血管舒张剂）的产生，这是潜在的病理生理学的部分原因[17,18]。

Takenaka 等将啮齿类动物的血管平滑肌细胞作为模型，与 aSAH 患者的脑脊液（CSF）结合使用[19]。他们推测 PKC 的增加会导致游离钙的过度动员和细胞内活化。他们进一步提出，PKC 增加导致细胞外和细胞内钙流入血管平滑肌，导致收缩蛋白的磷酸化和随后的血管收缩。

有试验证据支持一氧化氮（NO）的局部消耗是血管痉挛的主要原因，其是颅内动脉的主要扩张剂，因为它激活环磷酸鸟苷（cGMP）。氧合血红蛋白或超氧自由基使 NO 失活可能在血管痉挛过程中起到启动或促进作用[20,21]。Pluta 利用灵长类动物模型研究了氧合血红蛋白在迟发性脑血管痉挛发生中的作用[22]。作者指出，氧合血红蛋白及其氧化胆红素代谢片段通过损伤血管壁内产生 NO 的神经元而诱发氧化应激。因此，血管壁中的可用 NO 较少时，血管壁将无法适当扩张，收缩变得无对抗[22]。这可能导致钙通道和血管活性蛋白（如花生四烯酸）的激活，以产生血管活性脂质，或者胆红素氧化产物，从而促进血管壁收缩[23]。动物模型有助于概述与平滑肌收缩性相关的变化[24]。aSAH 可促进内皮素 1（ET–1）的有效性、相对效力以及敏感性的增加，ET–1 是一种有效的血管收缩剂[24]。ET–1 的水平随着对剪切应力、缺氧、儿茶酚胺、胰岛素和血管紧张素 Ⅱ 的反应而升高。ET–1 的水平随后通过内皮素 3、前列腺素 E_2 和前列环素的介导作用被 NO 抵消[25]。

时间进程

一些数据表明，多达 10% 的患者在 aSAH 后 3 d 内会发生脑血管痉挛。然而，人们普遍认为 aSAH 后 3 d 内几乎不会发生脑血管痉挛[26]。血管痉挛发作高峰出现在 aSAH 后第 6~10 天，典型的危险时间范围为 aSAH 后第 3~14 天[18]。aSAH 后第 21 天时可能出现脑血管痉挛，然而这并不常见[18]。脑血管痉挛的临床表现通常在第 12~14 天消失。然而，放射学上可检出的血管痉挛，无论是否具有临床意义，其缓解速度要慢得多（在 3~4 周内）。在 aSAH 后的第 7 天，20%~100% 的血管造影中发现了放射学可检出的血管痉挛。然而，具有临床意义的血管痉挛通常仅见于同一队列患者中的约 30%[27]。血管痉挛与 aSAH 的程度、临床分级以及初始 CT 扫描时的血量和位置有关[28]。CT 结果是目前应用更广泛、更可靠的预测未来血管痉挛的指标之一[28,29]。临床检查加上经颅多普勒（TCD）成像的定期监测，是 aSAH 术后出血后监测和脑血管痉挛诊断最常见和最有用的手段[30]。

血管痉挛的治疗

药物治疗

最常用的治疗脑血管痉挛的方法是 3–H 或 HHH 疗法[2,31–33]。三联疗法的生理学目标是增加血管内容量同时降低黏度，从而增加血流量[2,34]。根据文献报道，提高血压通常是最初采用的治疗方式，我们的研究也是如此。这是通过增加血管升压素来实现的，一般是通过低剂量的去氧肾上腺素或多巴胺给药，并滴定至血压（BP）参数来达到预期的临床或影像学效果。3–H 疗法中血液稀释的成分仍然是治疗中变化最大的一项。增强血管容量状态可以加速心排血量和增加外周血管的阻力，从而导致脑灌注增加。然而，它也可能导致容量过载和相关的后遗症[2,35]。通常认为 30%~35% 的血细胞比容目标是理想的平衡状态，这以最大限度提高了携氧能力，同时也限制了黏度增加的负面影响[2,34,36]。考虑到一定的治疗风险，应谨慎考虑实施三联疗法。心肺功能衰竭、脑水肿恶化、肾衰竭、低钠血症和败血症都是已知的与三联疗法相关的并发症[2,37,38]。

尽管前瞻性的临床试验数量有限，但 3–H 疗法在不同程度上得到了广泛应用。在我们的医疗机构中，更多地采用提高血压作为最初的治疗方式。如前所述，高血容量治疗可能会有负面的后遗症，而低血容量具有已知的延迟缺血风险[34,37]。与 3–H 疗法中的高血容量相比，等血容量对血管痉挛的治疗也具有类似的积极作用，且风险较低[2,36,39]。在对 3–H 组分的系统评价中，分析表明在脑灌注和血流量方面，作为单一疗法的诱导性高血压可能比单纯的血液稀释或提高血容量更有效[40]。美国心脏协会（AHA）推荐的 3–H 疗法目前建议维持正常血容量以防止血管痉挛，并建议对活动性血管痉挛的患者进行诱导性高血压[41]。然而，AHA 建议在没有血管痉挛影像学证据的情况下不要诱导高血容量[41]。

钙通道拮抗剂在药物治疗 aSAH 相关血管痉挛中的作用已得到充分的研究[5]。然而，大多数随机对照试验都集中于使用尼卡地平和尼莫地平治疗[2,42]。对包括 3300 余例患者在内的 16 项研究进行荟萃分析得出结论，钙通道拮抗剂可降低不良预后的风险。这一结果主要归功于尼莫地平的使用，尼莫地平已成为治疗 aSAH 的普遍方法[2,42]。值得注意的是，尽管尼莫地平广泛应用于 aSAH 治疗并降低了不良预后的风险，但它不能逆转血管造影血管痉挛[2,42]。尼莫地平的作用被认为与较小动脉床的血管阻力降低以及软脑膜侧支循环的增加有关[2,43]。还有报道称，由于使用后钙介导的兴奋毒性降低，因此还具有神经保护作用[2,43]。其他钙通道拮抗剂也已被深入研究，如尼卡地平和法舒地尔。虽然它们对血管痉挛可产生治疗作用，但对总体临床预后的影响较小[44-47]。

钙通道拮抗剂的成功引发了镁在 aSAH 中预防脑血管痉挛的研究[48]。镁和钙一样，也是一种二价阳离子，具有电压门控性钙通道的趋向性。镁除了抑制谷氨酸外，还可能具有一些额外的神经保护作用[2,47]。关于镁研究的大部分初始数据（尽管基于小样本量）显示出格拉斯哥预后量表（GOS）评分和 TCD 速度改善的趋势[49]。进一步研究显示，结果改善的趋势在统计学上不显著，并且表现出了明显的副作用，包括低钙血症和低血压[50]。较大样本的镁试验没有提供明确的有效性证据，且副作用的情况保持不变[51,52]。在对包含 2000 多例患者的 7 项试验进行调查的荟萃分析中，未发现不良结果的减少，研究者建议不要使用静脉镁注射治疗或预防脑血管痉挛[53]。为了寻找治疗脑血管痉挛的理想药物，已经进行了许多试验[2]。有关他汀类药物、内皮素受体拮抗剂、NO、自由基清除剂、血栓素抑制剂、抗感染治疗、溶栓药物和寻找其他神经保护剂的多项研究尚未得出任何明确的治疗效果[54-62]。

介入治疗

显微外科

显微外科用于适当的急性呼吸暂停的紧急治疗。目前，还没有成熟的开放式显微外科治疗血管痉挛。有一定的研究数据显示显微外科治疗急性破裂动脉瘤可以产生良好的结果，术中措施可以帮助减少血管痉挛的发生率[63]。据报道，在前交通动脉瘤的显微外科治疗中，终板开窗术可将分流需求从约 14% 降至 4.2%，并将血管痉挛频率从 54.7% 降至 29.6%，最终改善 34%~70% 患者的预后[63-65]。进一步减少血管痉挛发生的其他手术操作包括清除血栓、脑室内注射溶栓剂和局部应用血管扩张剂。

神经血管内治疗

目前，脑血管痉挛的血管内治疗尚无标准的治疗模式。调查研究得出了各种各样识别和治疗脑血管痉挛的数据[66]。Hollingworth 等分析了来自 32 个国家的 344 名医生（177 名美国医生，167 名非美国医生）的调查数据。约半数的医生有 10 年以上的经验，并且混合了低容量和高容量临床实践样本的数据。TCD 超声是美国（70%）和非美国（53%）医生最常用的筛查方式[66]。维拉帕米是美国最常见的动脉内（IA）一线用药，而尼莫地平是非美国医生最常用的药物。91% 的美国医生和 83% 的非美国医生广泛采用球囊血管成形术[66]。

血管痉挛的强化血管内治疗可能会带来良好的结果[67]。Mortimer 等前瞻性分析了 SAH 72 h 内出现的 aSAH 等级（世界神经外科学会联合会 1~2 级）类似的患者[67]。他们确定了无血管痉挛和严重血管痉挛的患者（脑血管造影显示管腔狭窄＞50%），并指出无血管痉挛的低级别患者与接受诱导性高血压、维拉帕米和腔内球囊血管成形术治疗的严重血管痉挛的低级别患者的预后没有统计学差异。他们得出结论，对严重血管痉挛进行最大限度的药物和血管内治疗可以产生与无血管痉挛的 aSAH 患者相似的良好结果（90 d 改良的 mRS 评分为 0~2，88.2%；GOS 评分为 4~5，94%）。

使用 IA 维拉帕米作为进行性和症状性药物控制的血管痉挛的辅助治疗或作为腔内球囊血管成形术的补充，在我们单位是不变的做法。维拉帕米是血管内治疗血管痉挛的一种安全、有效的方法[68]。Feng 等回顾了 34 例球囊血管成形术辅以输注维拉帕米的手术，提出了输注维拉帕米的相对安全性和有效性[69]。他们在 3 种情况下使用维拉帕米：①球囊血管成形术前预防导管引发的血管痉挛。②治疗不需要球囊血管成形术的轻度血管痉挛。③治疗球囊血管成形术不能安全治疗的中度至重度血管痉挛。维拉帕米给药 10 min 后，未观察到有临床意义的全身变化（如血压、心率）。然而，有些研究人员确实注意到 IA 维拉帕米输注后的系统性变化。来自 Flexman 等的前瞻性体内数据表明，每 5 mg 维拉帕米与系统平均动脉压降低 3.5 mmHg 和最小心脏变时效应相关[70]。Stuart 等指出，接受高剂量 IA 维拉帕米（总剂量≥ 15 mg）的患者的颅内压（ICP）和脑葡萄糖在术后短暂升高，脑灌注压降低可持续至用药后的 12 h[71]。应谨慎监测输注速度，因为快速应用维拉帕米可诱发癫痫发作[72]。通常我们每支血管使用 10~30 mg，每 10 mg 缓慢输注 3~4 min，以使副作用最小。

尼卡地平，一种二氢吡啶钙通道拮抗剂，也被研究作为治疗血管痉挛的 IA 药物[68]。它在相对组织选择性方面具有与维拉帕米相似的优势，具有较小的心脏效应[68,73]。大量评估钙通道拮抗剂作为潜在解痉药物的研究是从冠状动脉旁路移植的心胸研究产生的[68,74]。He 和 Yang 研究人类桡动脉的初步结果表明，二氢吡啶钙通道拮抗剂（尼卡地平、硝苯地平）在治疗血管痉挛方面可能比维拉帕米或地尔硫卓更为有利[74]。其他理由来源于在接受显微手术治疗的 aSAH 患者中术中蛛网膜下腔或脑室内使用钙通道拮抗剂以及在兔子的实验性 SAH 模型中[75,76]。在 1983 年对 125 例患者进行的前瞻性双盲试验中，Allen 等表明尼莫地平改善了 aSAH 患者的预后[35]。Lavine 等指出，在 ET-1 诱导的兔血管痉挛中，IA 尼卡地平比维拉帕米的反应更强烈[77]。Badjatia 等报道了他们在 18 例患者的 44 条治疗血管中使用 IA 尼卡地平的结果[78]。他们通过血管造影证实尼卡地平可立即改善血管口径，无持续的心血管后遗症[78]。然而这些研究者注意到术后 ICP 有短暂和一些延长升高的情况，以及 TCD 速度的持续改善，时间长达 4 d[78]。目前，不存在 1 级证据来确定哪种 IA 抗痉挛剂更有效。

在我们的医疗机构中，我们支持 IA 维拉帕米（每支血管 10~30 mg，每 10 mg 输注超过 3~4 min）加或不加球囊血管成形术治疗药物难治的 aSAH 诱导的血管痉挛患者（见药物治疗部分）。一些医疗中心只支持球囊血管成形术，而不是 IA 抗痉挛药[79]。

动脉内球囊血管成形术仍然是治疗药物难治性脑血管痉挛的最有效方法[2,79]。Zubkov 等对 100 多条血管进行了初步研究，这有助于确定球囊血管成形术的疗效[80]。球囊血管成形术的初始成功率在 30%~90%[81-84]。之后 Hoh 和 Ogilvy 在一系列病例回顾中指出球囊血管成形术的成功率为 62%[85]。与球囊血管成形术相关的最佳预后结果多见于近段，尤其是远端大脑内动脉（ICA）、大脑中动脉（MCA）M1 段和大脑前动脉（ACA）A1 段。在动脉壁较薄的远端节段，应避免球囊血管成形术[81,86,87]。

尽管球囊血管成形术非常有效，但在治疗脑血管痉挛时可能需要注意某些手术上的注意事项和局限性。考虑到再破裂的风险，应避免对破裂但未固定的动脉瘤进行球囊血管成形术[68]。文献中已充分注意到球囊血管成形术的潜在并发症。血管破裂、血管穿孔、血栓栓塞事件、颅内出血、动脉夹层、再灌注损伤和未固定动脉瘤出血已有报道[68]。我们在球囊血管成形术前常规输注维拉帕米，以协助导航并降低手术并发症的风险。我们在实践中使用了顺应性、半顺应性、超顺应性和非顺应性颅内球囊。然而，它们的大小往往不同。如果尺寸合适，即使是非顺应性的球囊也可以安全、有效地进行血管成形术[88]。在一项多中心研究中，Patel 等报道了 165 例使用非顺应性球囊的血管成形术治疗 SAH 诱导的血管痉挛，97% 的患者无任何手术相关并发症[88]。我们还使用顺应性球囊进行血管成形术。支架回收器也被用于治疗 M1、M2、A1 和 A2 节段的血管痉挛，并获得持续（＞24 h）的影像学成功，且无并发症[89]。在使用非顺应性的球囊时，球囊的尺寸必须适当。使用尺寸过大的非顺应性球囊会大幅增加血管破裂的风险。在我们医院，除了极少数例外（见典型案例），我们的做法是避免选择一个大于天然血管大小 2/3 的球囊。但在使用非顺应性的球囊时，我们很少在 MCA 中使用直径超过 2.25 mm 的球囊。

我们对反射性血管痉挛的患者使用支架回收器，早期的影像学结果取得了成功，这些病例已经得到了最大限度的药物和 IA 钙通道拮抗剂治疗，以及球囊血管成形术的最大限度治疗。这种形式的辅助性机械血管成形术并没有广泛应用，但对于那些特别难治的病例可能有良好的适应证。有必要进行额外的研究，以适当地阐明长期的临床和影像学结果。

结 论

与 aSAH 相关的血管痉挛的治疗可能是复杂的，如之前的案例所示，从开始到结束都充满潜在的并发症。长期的病程需要我们持续的努力，以避免潜在的并发症。目前，文献中没有明确、一致的血管痉挛治疗方法。因此，有关这方面的研究非常活跃且在不断进步。

典型案例

1 例有先天性青光眼病史并伴有双侧视力丧失的 25 岁男子因头痛突然恶化而就诊。患者否认有任何近期或远期外伤史。除了基线视力缺乏外，该患者在初始临床检查中没有表现出任何局部神经功能缺陷。没有恶心、呕吐或颈项强直。患者的生命体征在正常范围内。

头部 CT 和 CT 血管造影显示弥漫性蛛网膜下腔出血伴脑积水，无动静脉畸形、动静脉瘘或动脉瘤迹象。腰椎穿刺显示开放压力为 10 mmHg，伴有相关和预期的黄褐变。然而，颅内血管的直径明显减小，提示血管痉挛（图 10.1A~E）。大脑和颈椎的 MRI 在使用和不使用对比剂的情况下无显著差异。初始数字减影血管造影（DSA）未显示任何动静脉畸形、动静脉瘘、动脉瘤或血管炎的证据（图 10.2A~F）。患者随后被送入神经科重症监护病房。

每天对颅内血管进行 TCD 成像以评估血管痉挛情况。患者开始口服尼莫地平（每 4 h 60 mg），收缩压保持在 140 mmHg 以下。每日 TCD 表明平均流速稳步增加。在住院第 5 天，右侧的 MCA/ICA Lindegaard 指数为 4.17，提示充血，左侧的指数为 5.29，提示中度痉挛。临床检查显示其对局灶性神经症状无明显影响。然后，在血管直径改善的情况下，对其输注维拉帕米（右颈内动脉 10 mg，左颈内动脉 20 mg，左椎动脉 10 mg）并进行 DSA 检查。使用 IA 维拉帕米（右颈内动脉 20 mg，左颈内动脉

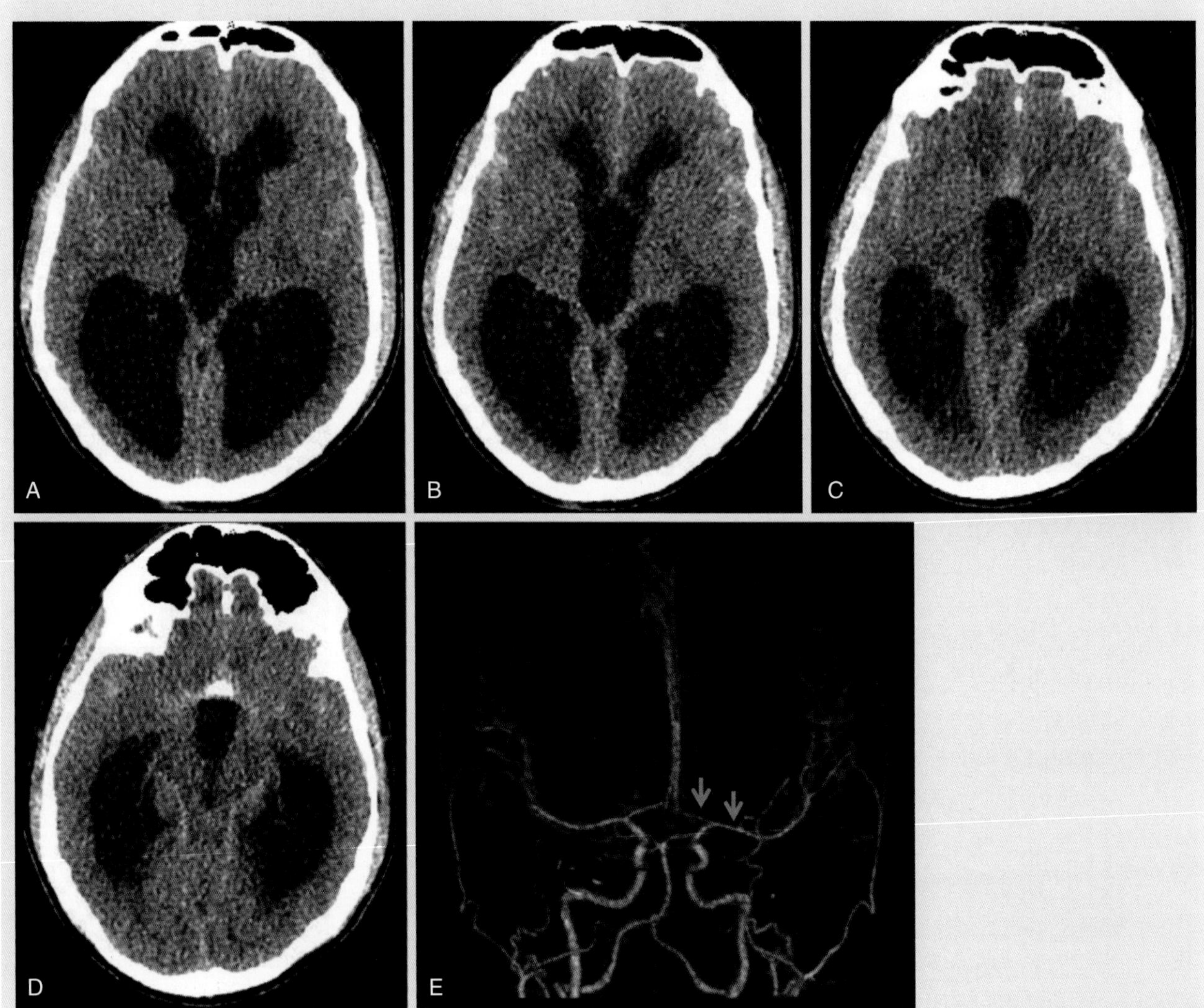

图 10.1 头部 CT 图像显示双侧额角、第三脑室和脑室前庭对称扩张，伴有弥漫性蛛网膜下腔出血（A~D）。头部 CT 血管造影三维重建，无明显动静脉畸形、动静脉瘘或动脉瘤证据。左侧 A1 和 M1 段（箭头）（E）的口径似乎有所减小

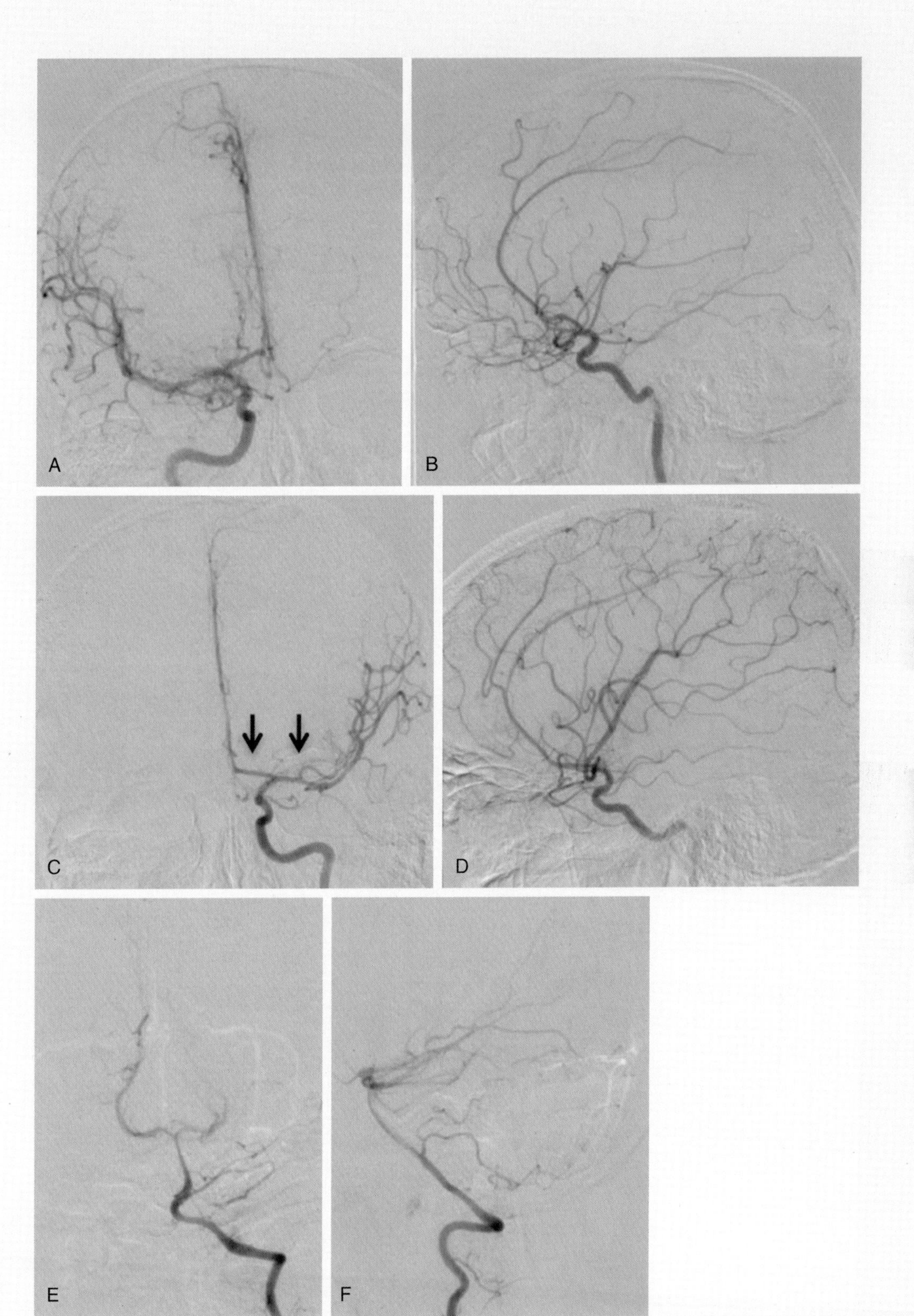

图 10.2 诊断性脑血管造影：右侧大脑内动脉（ICA）注射，AP（A）和外侧（B）投射；左颈内动脉注射，AP（C）和外侧（D）投射；左侧椎动脉注射，AP（E）和外侧（F）投射。在最初的脑血管造影中未发现动脉瘤或血管病变。箭头表示左侧 A1 和 M1 段口径减小的区域

30 mg，左椎动脉 10 mg）后重复 DSA，TCD 平均速度持续升高超过 200 cm/s。患者在住院第 6 天和第 8 天用 IA 维拉帕米重复 DSA。在住院第 8 天，在颈内动脉交通段的背内侧壁发现 1.8 mm×1.5 mm 泡状动脉瘤（图 10.3A~D）。考虑到可能的脑脊液分流，进行腰椎引流。与入院时腰椎穿刺相比，开口压力基本保持不变。在住院第 9 天，患者接受阿司匹林（650 mg）和氯吡格雷（600 mg）的预处理，将管道栓塞装置（PED；3.75 mm×20 mm；Medtronic，Minneapolis，MN）放置在左侧颈内动脉（图 10.4A）。TCD 值在住院第 10 天保持在 200 cm/s 以上，临床检查稳定。患者应用维拉帕米（右颈内动脉 20 mg，左颈内动脉 30 mg），第 11 天再次应用。在第 11 天完成的 DSA 中，先前放置的 PED 有明显的迁移。随后，放置第 2 个 PED（图 10.4B~D）。患者的痉挛仍然难以治愈，他接受了反复 DSA 和 IA 维拉帕米治疗（持续相同的输注剂量）。在住院第 16 天，TCD 值升高。计划行 DSA 加球囊血管成形术，然而 DSA 显示，除了血管痉挛外，还存在管腔内血栓（图 10.5A 和 B）。由于血栓，未完成球囊血管成形术，患者开始静脉输注肝素，目标部分凝血活酶时间为 60~80 s。局部症状缓解，患者继续接受多次维拉帕米 IA 输注。患者在整个临床过程中总共接受了 22 次诊断和（或）治疗性血管造影。他还进行了双侧股总动脉通路解剖并伴有假性动脉瘤，这些假性动脉瘤与动脉通路有关。为了最大限度地提高治疗效果，他接受了 26 d 的去氧肾上腺素输注和 29 d 的去甲肾上腺素输注，以治疗血管痉挛，导致在住院第 28 d 出现胃肠道梗阻。患者接

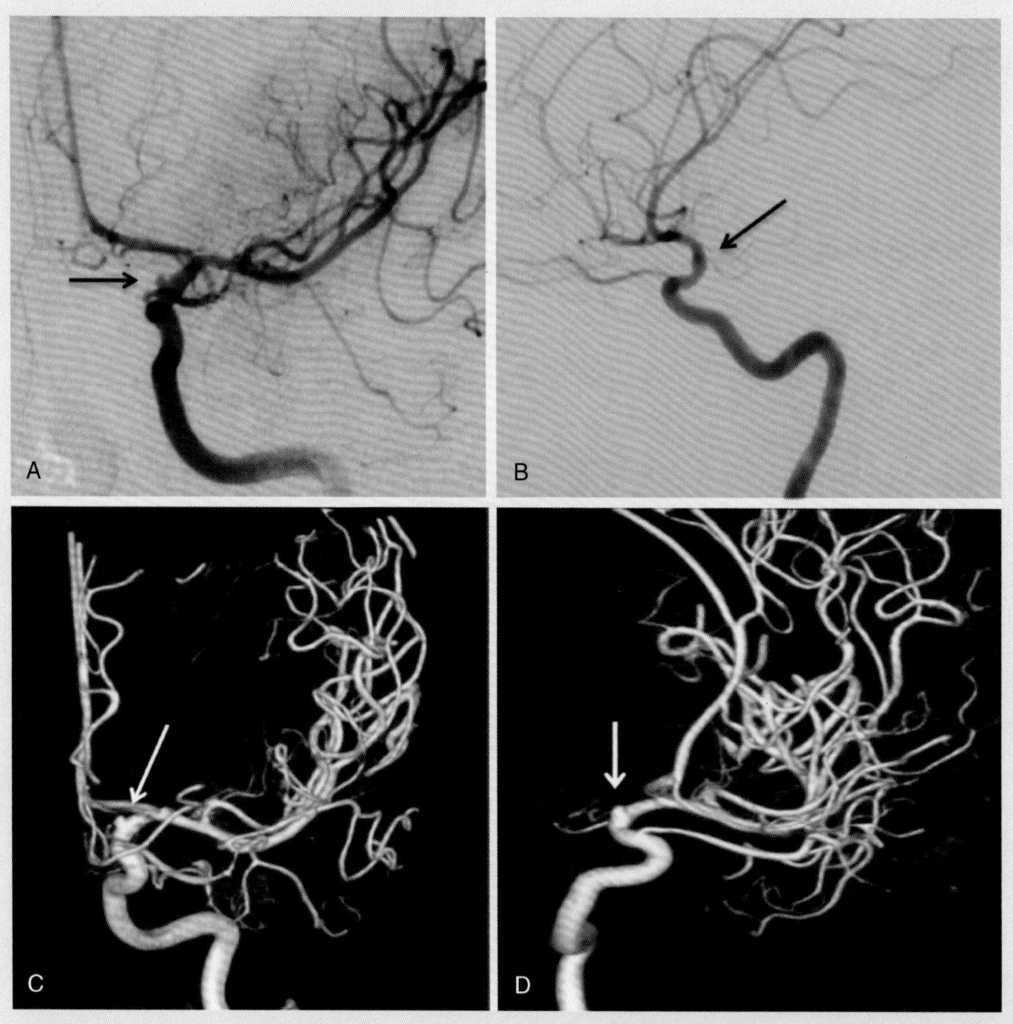

图 10.3 住院第 8 天：数字减影血管造影术（DSA），AP（A）和外侧（B）投影，确定颈内动脉（ICA）交通段左背内侧壁的泡状动脉瘤（箭头），尺寸为 1.8 mm×1.5 mm。颈内动脉瘤的 3D DSA 显示（箭头）（C 和 D）

受诊断性消化道内镜检查以明确肠梗阻。内镜检查后出现进行性腹痛。腹部 X 线片显示有游离空气（图 10.5C），随后发生肠穿孔。患者接受了剖腹探查手术和部分肠切除术，随后出现短肠综合征。在住院第 30 天，TCD 值升高，平均流速>200 cm/s，成功地使用 2.25 mm×9 mm 半顺应性球囊（图 10.6A~C）对其进行球囊血管成形术治疗，DSA（图 10.6D）略有改善，临床检查和平均 TCD 流速有所改善。在住院第 32 天，患者出现最明显的临床症状，平均 TCD 速度>250 cm/s。患者接受重复球囊血管成形术，术前 DSA 显示明显痉挛（图 10.6E），因此决定使用非顺应性的球囊（3 mm×12 mm，NC Euphora，Medtronic）（图 10.6F）。术中有 M1 血管破裂（图 10.6G 和 H），并没有随着球囊重复充气而减轻。随后，通过弹簧圈和液体栓塞闭塞破坏血管后，破裂减轻（图 10.6I）。同侧 ACA 和软脑膜侧支有中度侧支化（图 10.6J）。患者在术中插管，术后继续插管，之后需要气管造口以及经皮内镜下胃管放置。术中锥形束 CT 显示弥漫性蛛网膜下腔出血、脑室内出血和脑实质内出血，这一发现通过术后即刻头部非增强 CT 扫描得到证实（图 10.6K 和 L）。临床上，患者出现严重的右上肢和下肢偏瘫，伴有表现性失语。最终能够断断续续地执行简单的单步指令。在负压的伤口真空装置辅助下闭合其腹部手术切口后，患者出院被送往中级护理机构。

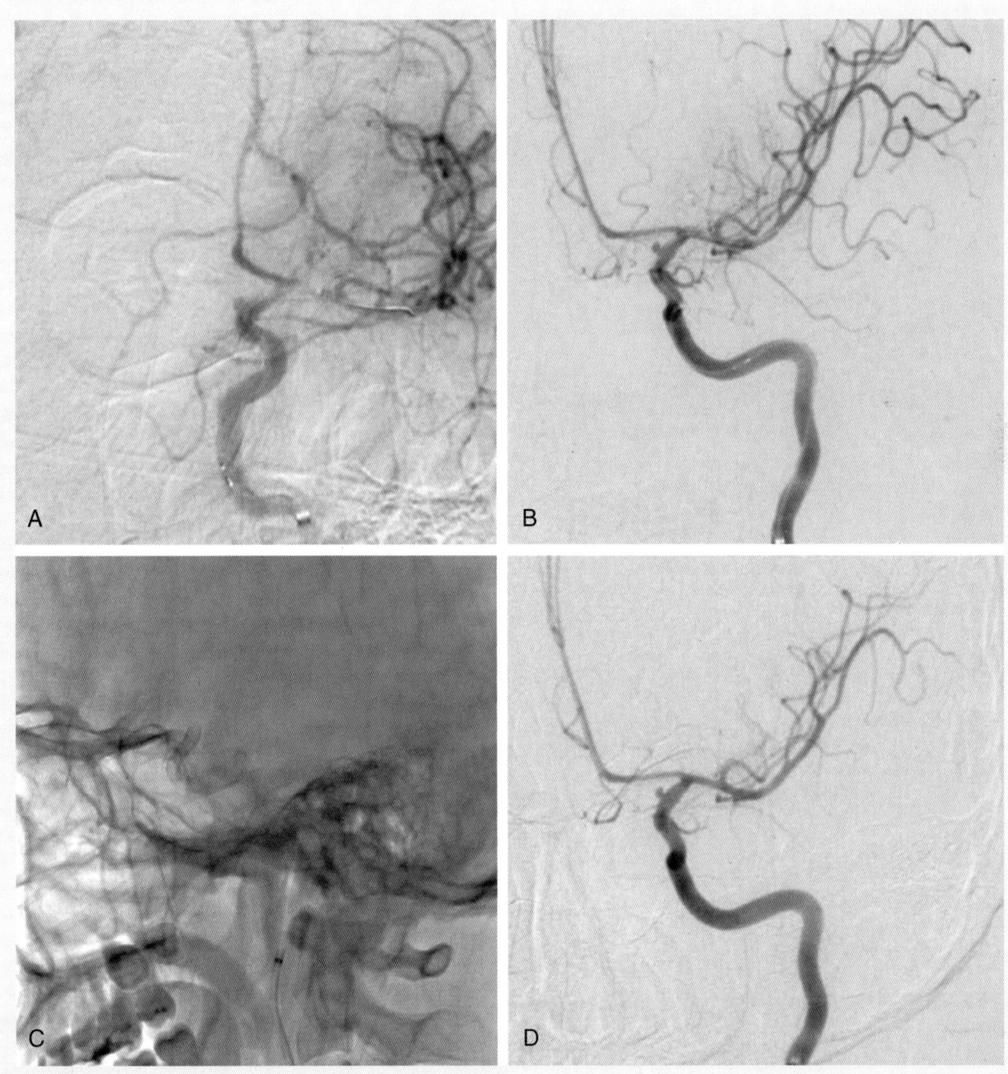

图 10.4 住院第 9 天：数字减影血管造影（DSA）显示管道栓塞装置（PED）（美敦力，明尼阿波利斯市，明尼苏达州）放置在左侧颈内动脉（A）。住院第 11 天：在第 1 个 PED 迁移后放置第 2 个 PED（B）。PED 位置（C）的单透视静态图像。PED 放置后 DSA 随访（D）

本病例在多方面都具有挑战性。在临床症状不明显的情况下，治疗颅内压升高的临床效果也可能是有限的。它还强调了最大限度的药物治疗对内脏末端器官缺血的影响以及相关的手术风险。最重要的是，本病例强调了在使用不兼容的气囊时需要选择适当的大小。在一个直径为1.5~2.0 mm的痉挛血管中，一个大小不合适的顺应性气囊具有毁灭性与潜在致死性。同时强调，在血管破裂时以牺牲血管为代价使用线圈。球囊填塞可用于术中动脉瘤破裂，治疗效果较好。然而，血管破裂，通常发生于较大的线上或弯曲部，在这种情况下不太可能用球囊扩张有效处理。

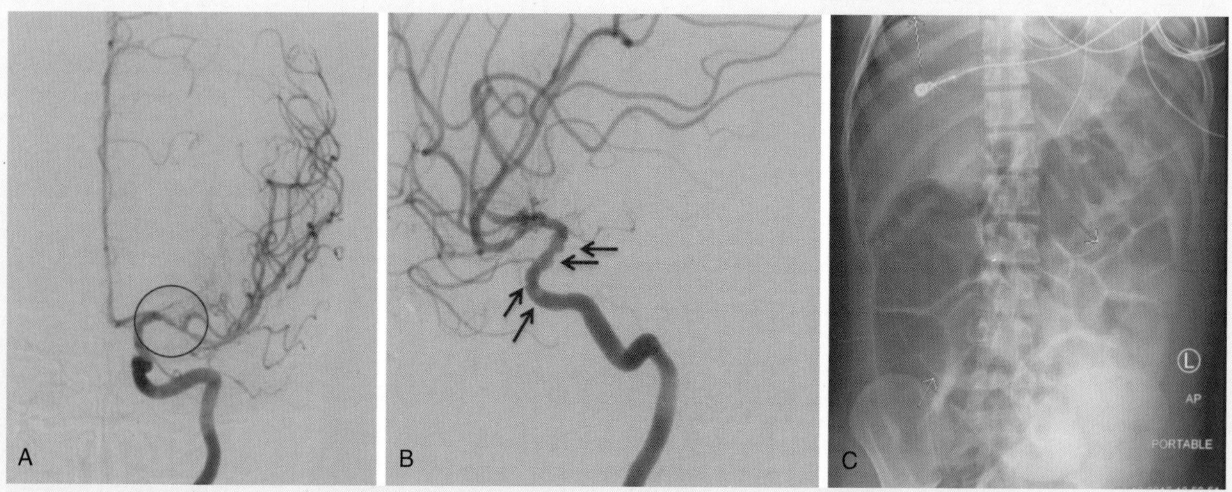

图 10.5 住院第16天：数字减影血管造影显示血管痉挛（圆圈）和腔内血栓（箭头）（A和B）。腹部X线片显示游离空气（箭头）（C）

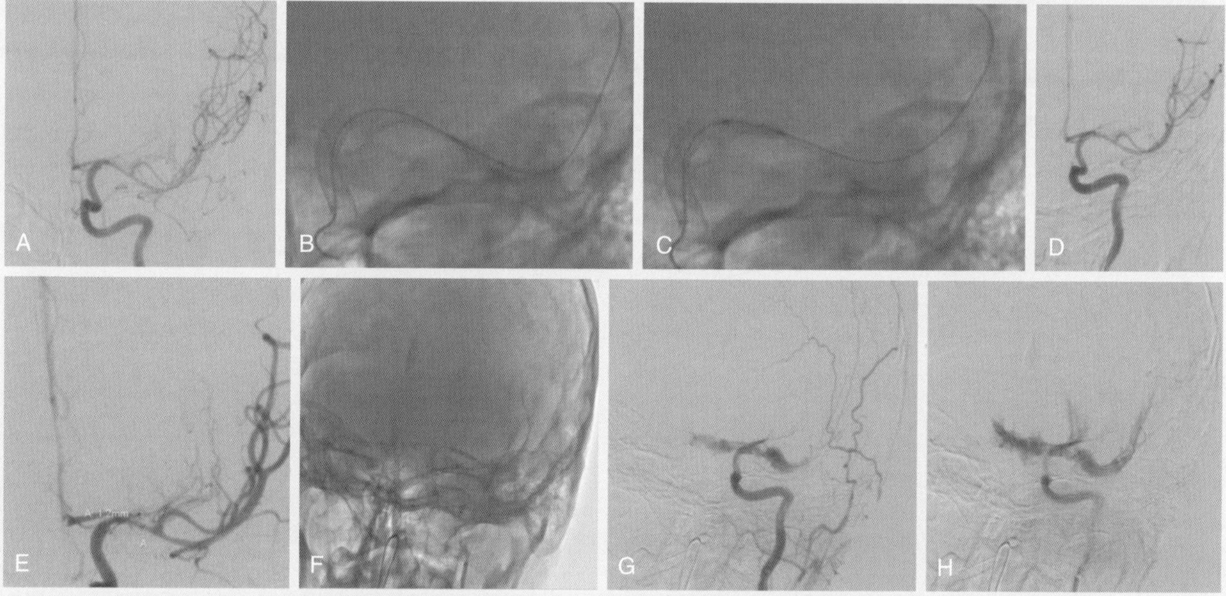

图 10.6 住院第30天：数字减影血管造影（DSA）显示左侧M1和A1段血管痉挛（A）。单AP透视静态图像显示球囊（2.25 mm×9 mm通道半顺应性球囊，Boston Scientific，Marlborough，MA）位置（B和C）。球囊血管成形术后有轻度改善（D）。住院第32天：预处理A1和M1狭窄，血管直径为1.2 mm（E）。单AP透视静态图像显示球囊（F）的位置。破裂的M1血管（G和H）造影剂外渗。弹簧圈和液体栓塞闭塞破坏后的左侧颈内动脉（ICA）DSA（I）。右颈内动脉DSA，右至左交叉充盈，并记录侧支循环（J）。术中血管造影锥形束CT图像显示弥漫性出血（K）。头部弥漫性蛛网膜下腔出血和脑实质内出血（L）的术后即刻CT扫描

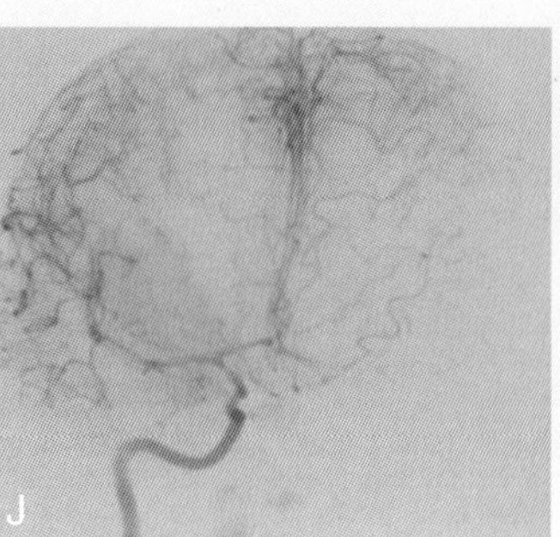

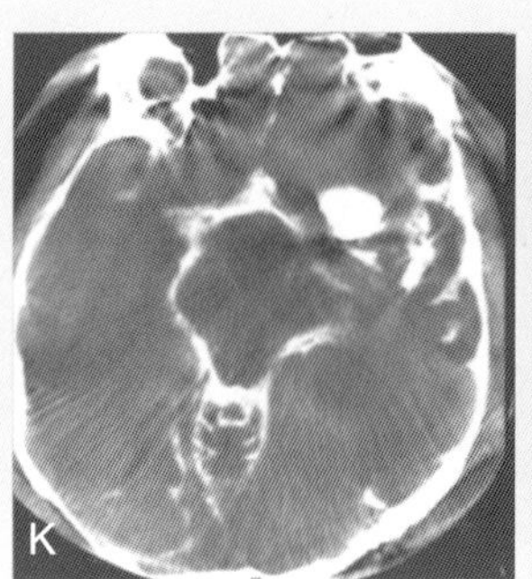

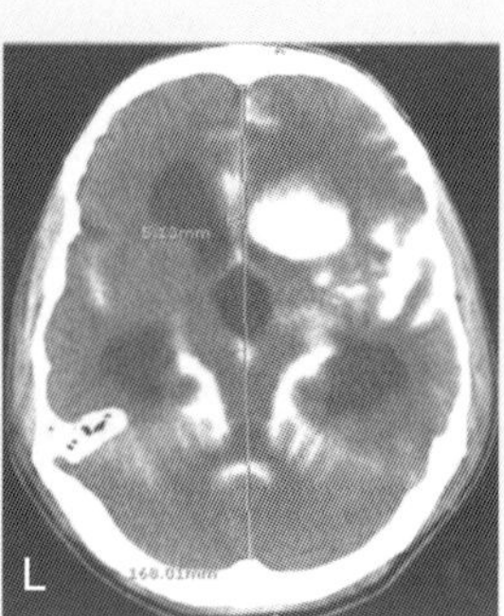

图 10.6（续）

参考文献

[1] de Rooij NK, Linn FHH, van der Plas JA, et al. Incidence of subarachnoid haemorrhage: a systematic review with emphasis on region, age, gender and time trends. J Neurol Neurosurg Psychiatry, 2007, 78:1365–1372.

[2] Adamczyk P, He S, Amar AP, et al. Medical management of cerebral vasospasm following aneurysmal subarachnoid hemorrhage: a review of current and emerging therapeutic interventions. Neurol Res Int, 2013, 2013:462491.

[3] Gross BA, Rosalind Lai PM, Frerichs KU, et al. Treatment modality and vasospasm after aneurysmal subarachnoid hemorrhage. World Neurosurg, 2014, 82:e725–e730.

[4] Li H, Pan R, Wang H, et al. Clipping versus coiling for ruptured intracranial aneurysms: a systematic review and meta-analysis. Stroke, 2013, 44:29–37.

[5] Zhou J, Agarwal N, Hamilton DK, et al. The 100 most influential publications pertaining to intracranial aneurysms and aneurysmal subarachnoid hemorrhage. J Clin Neurosci, 2017, 42:28–42.

[6] Ecker A, Riemenschneider PA. Arteriographic demonstration of spasm of the intracranial arteries, with special reference to saccular arterial aneurysms. J Neurosurg, 1951, 8:660–667.

[7] Fletcher TM, Taveras JM, Pool JL. Cerebral vasospasm in angiography for intracranial aneurysms. Incidence and significance in one hundred consecutive angiograms. Arch Neurol, 1959, 1:38–47.

[8] Sundt TM Jr. Management of ischemic complications after subarachnoid hemorrhage. J Neurosurg, 1975, 43:418–425.

[9] Sundt TM Jr, Szurszewski J, Sharbrough FW. Physiological considerations important for the management of vasospasm. Surg Neurol, 1977, 7:259–267.

[10] Bejjani GK, Sekhar LN, Yost AM, et al. Vasospasm after cranial base tumor resection: pathogenesis, diagnosis, and therapy. Surg Neurol, 1999, 52:577–583, discussion 83–84.

[11] Chatterjee N, Domoto-Reilly K, Fecci PE, et al. Licorice-associated reversible cerebral vasoconstriction with PRES. Neurology, 2010, 75:1939–1941.

[12] Mandonnet E, Chassoux F, Naggara O, et al. Transient symptomatic vasospasm following antero-mesial temporal lobectomy for refractory epilepsy. Acta Neurochir (Wien), 2009, 151:1723–1726.

[13] Popugaev KA, Savin IA, Lubnin AU, et al. Unusual cause of cerebral vasospasm after pituitary surgery. Neurol Sci, 2011, 32:673–680.

[14] Valenca MM, Valenca LP, Bordini CA, et al. Cerebral vasospasm and headache during sexual intercourse and masturbatory orgasms. Headache, 2004, 44:244–248.

[15] Allcock JM, Drake CG. Ruptured intracranial aneurysms—The role of arterial spasm. J Neurosurg, 1965, 22:21–29.

[16] Adams HP Jr. Calcium antagonists in the management of patients with aneurysmal subarachnoid hemorrhage: a review. Angiology, 1990, 41:1010–1016.

[17] Findlay JM, Macdonald RL, Weir BK. Current concepts of pathophysiology and management of cerebral vasospasm following aneurysmal subarachnoid hemorrhage. Cerebrovasc Brain Metab Rev, 1991, 3:336–361.

[18] Pasqualin A. Epidemiology and pathophysiology of cerebral vasospasm following subarachnoid hemorrhage. J Neurosurg Sci, 1998, 42:15–21.

[19] Takenaka K, Yamada H, Sakai N, et al. Induction of cytosolic free calcium elevation in rat vascular smooth-muscle cells by cerebrospinal fluid from patients after subarachnoid hemorrhage. J Neurosurg, 1991, 75:452–457.

[20] Fathi AR, Bakhtian KD, Pluta RM. The role of nitric oxide donors in treating cerebral vasospasm after subarachnoid hemorrhage. Acta Neurochir Suppl, 2011, 110:93–97.

[21] Wolf EW, Banerjee A, Soble-Smith J, et al. Reversal of cerebral vasospasm using an intrathecally administered nitric oxide donor. J Neurosurg, 1998, 89:279–288.

[22] Pluta RM. Delayed cerebral vasospasm and nitric oxide: review, new hypothesis, and proposed treatment. Pharmacol Ther, 2005, 105:23–56.

[23] Pluta RM, Hansen-Schwartz J, Dreier J, et al. Cerebral vasospasm following subarachnoid hemorrhage: time for a new world of thought. Neurol Res, 2009, 31:151–158.
[24] Kikkawa Y, Matsuo S, Kameda K, et al. Mechanisms underlying potentiation of endothelin-1-induced myofilament Ca(2+) sensitization after subarachnoid hemorrhage. J Cereb Blood Flow Metab, 2012, 32:341–352.
[25] Levin ER. Endothelins. N Engl J Med, 1995, 333:356–363.
[26] Weir B, Grace M, Hansen J, et al. Time course of vasospasm in man. J Neurosurg, 1978, 48:173–178.
[27] Kassell NF, Sasaki T, Colohan AR, et al. Cerebral vasospasm following aneurysmal subarachnoid hemorrhage. Stroke, 1985, 16:562–572.
[28] Fisher CM, Kistler JP, Davis JM. Relation of cerebral vasospasm to subarachnoid hemorrhage visualized by computerized tomographic scanning. Neurosurgery, 1980, 6:1–9.
[29] Kistler JP, Crowell RM, Davis KR, et al. The relation of cerebral vasospasm to the extent and location of subarachnoid blood visualized by CT scan: a prospective study. Neurology, 1983, 33:424–436.
[30] Aaslid R, Markwalder TM, Nornes H. Noninvasive transcranial Doppler ultrasound recording of flow velocity in basal cerebral arteries. J Neurosurg, 1982, 57:769–774.
[31] Stachura K, Danilewicz B. Cerebral vasospasm after subarachnoid hemorrhage. Current possibilities of prevention and treatment. Przegl Lek, 2002, 59:46–48.
[32] Zhao B, Cao Y, Tan X, et al. Complications and outcomes after early surgical treatment for poor-grade ruptured intracranial aneurysms: a multicenter retrospective cohort. Int J Surg, 2015, 23:57–61.
[33] Zubkov AY, Rabinstein AA. Medical management of cerebral vasospasm: present and future. Neurol Res, 2009, 31:626–631.
[34] Sen J, Belli A, Albon H, et al. Triple-H therapy in the management of aneurysmal subarachnoid haemorrhage. Lancet Neurol, 2003, 2:614–621.
[35] Allen GS, Ahn HS, Preziosi TJ, et al. Cerebral arterial spasm–a controlled trial of nimodipine in patients with subarachnoid hemorrhage. N Engl J Med, 1983, 308:619–624.
[36] Egge A, Waterloo K, Sjoholm H, et al. Prophylactic hyperdynamic postoperative fluid therapy after aneurysmal subarachnoid hemorrhage: a clinical, prospective, randomized, controlled study. Neurosurgery, 2001, 49:593–605, discussion –6.
[37] Solenski NJ, Haley EC Jr, Kassell NF, et al. Medical complications of aneurysmal subarachnoid hemorrhage: a report of the multicenter, cooperative aneurysm study. Participants of the Multicenter Cooperative Aneurysm Study. Crit Care Med, 1995, 23:1007–1017.
[38] Wartenberg KE, Schmidt JM, Claassen J, et al. Impact of medical complications on outcome after subarachnoid hemorrhage. Crit Care Med, 2006, 34:617–623, quiz 24.
[39] Loch Macdonald R. Vasospasm: my first 25 years-what worked? What didn't? What next? Acta Neurochir Suppl, 2015, 120:1–10.
[40] Dankbaar JW, Slooter AJ, Rinkel GJ, et al. Effect of different components of triple-H therapy on cerebral perfusion in patients with aneurysmal subarachnoid haemorrhage: a systematic review. Crit Care, 2010, 14:R23.
[41] Connolly ES Jr, Rabinstein AA, Carhuapoma JR, et al. Guidelines for the management of aneurysmal subarachnoid hemorrhage: a guideline for healthcare professionals from the American Heart Association/American Stroke Association. Stroke, 2012, 43:1711–1737.
[42] Dorhout Mees SM, Rinkel GJ, Feigin VL, et al. Calcium antagonists for aneurysmal subarachnoid haemorrhage. Cochrane Database Syst Rev, 2007(3):CD000277.
[43] Feigin VL, Rinkel GJ, Algra A, et al. Calcium antagonists in patients with aneurysmal subarachnoid hemorrhage: a systematic review. Neurology, 1998, 50:876–883.
[44] Barth M, Capelle HH, Weidauer S, et al. Effect of nicardipine prolonged-release implants on cerebral vasospasm and clinical outcome after severe aneurysmal subarachnoid hemorrhage: a prospective, randomized, double-blind phase IIa study. Stroke, 2007, 38:330–336.
[45] Flamm ES, Adams HP Jr, Beck DW, et al. Dose-escalation study of intravenous nicardipine in patients with aneurysmal subarachnoid hemorrhage. J Neurosurg, 1988, 68:393–400.
[46] Haley EC Jr, Kassell NF, Torner JC. A randomized controlled trial of high-dose intravenous nicardipine in aneurysmal subarachnoid hemorrhage. A report of the Cooperative Aneurysm Study. J Neurosurg, 1993, 78:537–547.
[47] Lu N, Jackson D, Luke S, et al. Intraventricular nicardipine for aneurysmal subarachnoid hemorrhage related vasospasm: assessment of 90 days outcome. Neurocrit Care, 2012, 16:368–375.
[48] Stippler M, Crago E, Levy EI, et al. Magnesium infusion for vasospasm prophylaxis after subarachnoid hemorrhage. J Neurosurg, 2006, 105:723–729.
[49] Veyna RS, Seyfried D, Burke DG, et al. Magnesium sulfate therapy after aneurysmal subarachnoid hemorrhage. J Neurosurg, 2002, 96: 510–514.
[50] Muroi C, Terzic A, Fortunati M, et al. Magnesium sulfate in the management of patients with aneurysmal subarachnoid hemorrhage: a randomized, placebo-controlled, dose-adapted trial. Surg Neurol, 2008, 69:33–39, discussion 9.
[51] van den Bergh WM, Algra A, van Kooten F, et

al. Magnesium sulfate in aneurysmal subarachnoid hemorrhage: a randomized controlled trial. Stroke, 2005, 36:1011–1015.

[52] Wong GK, Chan MT, Boet R, et al. Intravenous magnesium sulfate after aneurysmal subarachnoid hemorrhage: a prospective randomized pilot study. J Neurosurg Anesthesiol, 2006, 18:142–148.

[53] Dorhout Mees SM, Algra A, Vandertop WP, et al. Magnesium for aneurysmal subarachnoid haemorrhage (MASH-2): a randomised placebo-controlled trial. Lancet, 2012, 380:44–49.

[54] Asano T, Takakura K, Sano K, et al. Effects of a hydroxyl radical scavenger on delayed ischemic neurological deficits following aneurysmal subarachnoid hemorrhage: results of a multicenter, placebocontrolled double-blind trial. J Neurosurg, 1996, 84:792–803.

[55] Kramer AH, Fletcher JJ. Statins in the management of patients with aneurysmal subarachnoid hemorrhage: a systematic review and meta-analysis. Neurocrit Care, 2010, 12:285–296.

[56] Lanzino G, Kassell NF, Dorsch NW, et al. Double-blind, randomized, vehicle-controlled study of high-dose tirilazad mesylate in women with aneurysmal subarachnoid hemorrhage. Part I. A cooperative study in Europe, Australia, New Zealand, and South Africa. J Neurosurg, 1999, 90:1011–1017.

[57] Lynch JR, Wang H, McGirt MJ, et al. Simvastatin reduces vasospasm after aneurysmal subarachnoid hemorrhage: results of a pilot randomized clinical trial. Stroke, 2005, 36:2024–2026.

[58] Macdonald RL, Kassell NF, Mayer S, et al. Clazosentan to overcome neurological ischemia and infarction occurring after subarachnoid hemorrhage (CONSCIOUS-1): randomized, double-blind, placebo-controlled phase 2 dose-finding trial. Stroke, 2008, 39:3015–3021.

[59] Pluta RM, Oldfield EH, Bakhtian KD, et al. Safety and feasibility of long-term intravenous sodium nitrite infusion in healthy volunteers. PLoS ONE, 2011, 6:e14504.

[60] Suarez JI, Martin RH, Calvillo E, et al. The Albumin in Subarachnoid Hemorrhage (ALISAH) multicenter pilot clinical trial: safety and neurologic outcomes. Stroke, 2012, 43:683–690.

[61] Suzuki S, Sano K, Handa H, et al. Clinical study of OKY-046, a thromboxane synthetase inhibitor, in prevention of cerebral vasospasms and delayed cerebral ischaemic symptoms after subarachnoid haemorrhage due to aneurysmal rupture: a randomized double-blind study. Neurol Res, 1989, 11:79–88.

[62] Yanamoto H, Kikuchi H, Sato M, et al. Therapeutic trial of cerebral vasospasm with the serine protease inhibitor, FUT-175, administered in the acute stage after subarachnoid hemorrhage. Neurosurgery, 1992, 30:358–363.

[63] Alaraj A, Charbel FT, Amin-Hanjani S. Peri-operative measures for treatment and prevention of cerebral vasospasm following subarachnoid hemorrhage. Neurol Res, 2009, 31:651–659.

[64] Andaluz N, Zuccarello M. Fenestration of the lamina terminalis as a valuable adjunct in aneurysm surgery. Neurosurgery, 2004, 55:1050–1059.

[65] Komotar RJ, Hahn DK, Kim GH, et al. The impact of microsurgical fenestration of the lamina terminalis on shunt-dependent hydrocephalus and vasospasm after aneurysmal subarachnoid hemorrhage.Neurosurgery, 2008, 62:123–132, discussion 32–34.

[66] Hollingworth M, Chen PR, Goddard AJ, et al. Results of an international survey on the investigation and endovascular management of cerebral vasospasm and delayed cerebral ischemia. World Neurosurg, 2015, 83:1120–1126.e1.

[67] Mortimer AM, Steinfort B, Faulder K, et al. The detrimental clinical impact of severe angiographic vasospasm may be diminished by maximal medical therapy and intensive endovascular treatment. J Neurointerv Surg, 2015, 7:881–887.

[68] Mindea SA, Yang BP, Bendok BR, et al. Endovascular treatment strategies for cerebral vasospasm. Neurosurg ocus, 2006, 21:E13.

[69] Feng L, Fitzsimmons BF, Young WL, et al. Intraarterially administered verapamil as adjunct therapy for cerebral vasospasm: safety and 2-year experience. AJNR Am J Neuroradiol, 2002, 23:1284–1290.

[70] Flexman AM, Ryerson CJ, Talke PO. Hemodynamic stability after intraarterial injection of verapamil for cerebral vasospasm. Anesth Analg, 2012, 114:1292–1296.

[71] Stuart RM, Helbok R, Kurtz P, et al. High-dose intra-arterial verapamil for the treatment of cerebral vasospasm after subarachnoid hemorrhage: prolonged effects on hemodynamic parameters and brain metabolism. Neurosurgery, 2011, 68:337–345, discussion 45.

[72] Rahme R, Abruzzo TA, Zuccarello M, et al. Intra-arterial veramil- induced seizures: drug toxicity or rapid reperfusion? Can J Neurol Sci, 2012, 39:550–552.

[73] Bakris GL, Sarafidis PA, Weir MR, et al. Renal outcomes with different fixed-dose combination therapies in patients with hypertension at high risk for cardiovascular events (ACCOMPLISH): a prespecified secondary analysis of a randomised controlled trial. Lancet, 2010, 375:1173–1181.

[74] He GW, Yang CQ. Comparative study on calcium channel antagonists in the human radial artery: clinical implications. J Thorac Cardiovasc Surg, 2000, 119:94–100.

[75] Kasuya H, Onda H, Sasahara A, et al. Application of nicardipine prolonged-release implants: analysis of 97 consecutive patients with acute subarachnoid hemorrhage. Neurosurgery, 2005, 56:895–902, discussion 895–902.

[76] Vollmer DG, Takayasu M, Dacey RG Jr. An in vitro comparative study of conducting vessels and penetrating arterioles after experimental subarachnoid hemorrhage in the rabbit. J Neurosurg, 1992, 77:113–119.
[77] Lavine SD, Wang M, Etu JJ, et al. Augmentation of cerebral blood flow and reversal of endothelin-1-induced vasospasm: a comparison of intracarotid nicardipine and verapamil. Neurosurgery, 2007, 60:742–748, discussion 8–9.
[78] Badjatia N, Topcuoglu MA, Pryor JC, et al. Preliminary experience with intra-arterial nicardipine as a treatment for cerebral vasospasm. AJNR Am J Neuroradiol, 2004, 25:819–826.
[79] Brisman JL, Eskridge JM, Newell DW. Neurointerventional treatment of vasospasm. Neurol Res, 2006, 28:769–776.
[80] Zubkov YN, Nikiforov BM, Shustin VA. Balloon catheter technique for dilatation of constricted cerebral arteries after aneurysmal SAH. Acta Neurochir (Wien), 1984, 70:65–79.
[81] Bejjani GK, Bank WO, Olan WJ, et al. The efficacy and safety of angioplasty for cerebral vasospasm after subarachnoid hemorrhage. Neurosurgery, 1998, 42:979–986, discussion 86–87.
[82] Coyne TJ, Montanera WJ, Macdonald RL, et al. Percutaneous transluminal angioplasty for cerebral vasospasm after subarachnoid hemorrhage. Can J Surg, 1994, 37:391–396.
[83] Eskridge JM, Newell DW, Pendleton GA. Transluminal angioplasty for treatment of vasospasm. Neurosurg Clin N Am, 1990, 1:387–399.
[84] Weir B, MacDonald L. Cerebral vasospasm. Clin Neurosurg, 1993, 40:40–55.
[85] Hoh BL, Ogilvy CS. Endovascular treatment of cerebral vasospasm: transluminal balloon angioplasty, intra-arterial papaverine, and intraarterial nicardipine. Neurosurg Clin N Am, 2005, 16:501–516, vi.
[86] Dion JE, Duckwiler GR, Vinuela F, et al. Pre-operative microangioplasty of refractory vasospasm secondary to subarachnoid hemorrhage. Neuroradiology, 1990, 32:232–236.
[87] Higashida RT, Halbach VV, Dowd CF, et al. Intravascular balloon dilatation therapy for intracranial arterial vasospasm: patient selection, technique, and clinical results. Neurosurg Rev, 1992, 15:89–95.
[88] Patel AS, Griessenauer CJ, Gupta R, et al. Safety and efficacy of noncompliant balloon angioplasty for the treatment of subarachnoid hemorrhage-induced vasospasm: a multicenter study. World Neurosurg, 2017, 98:189–197.
[89] Bhogal P, Loh Y, Brouwer P, et al. Treatment of cerebral vasospasm with self-expandable retrievable stents: proof of concept. J Neurointerv Surg, 2017, 9:52–59.

11

动静脉畸形的显微外科并发症，残余动静脉畸形的盗血现象及处理

JAN-KARL BURKHARDT, ETHAN A. WINKLER, MICHAEL T. LAWTON

重　点

- 仔细的患者筛选、精湛的显微外科技术、详尽的手术方案以及大量的手术经验，是预防显微外科动静脉畸形切除术中并发症的关键。
- 术中并发症需要直接解决。当术后血管造影发现残余动静脉畸形时，建议在 48 h 内再次手术。
- 由周围健康皮质血流减少引起的动静脉畸形很少出现盗血现象，可引起癫痫、脑卒中或其他局灶性神经功能缺损，在动静脉畸形切除后消退。

引　言

动静脉畸形（AVM）的显微手术切除是一项技术上具有挑战性的工作。尽管目前公布了 ARUBA 试验，但与其他治疗方法（包括血管内治疗或放射外科手术）相比，手术切除仍然是治愈率最高、并发症发生率较低的治疗方式 [1–5]。仔细筛选患者和 AVM 亚型、精湛的显微外科技术、详尽的手术方案以及大量的手术经验有利于预防并发症 [6–8]。根据 Spetzler–Martin（SM）分级和补充 SM 分级系统，将患者分为不同亚型并进行风险分层，以有效选择合适的手术患者 [7,8]。在一项多中心的验证研究中，补充的 SM 分级系统比 SM 分级系统对手术患者的选择更精确，在 6 分或更低的时候具有可控的手术风险 [9]。《七种动静脉畸形》（*Seven AVMs*）一书进一步描述了如何根据位置对 AVM 进行分组，并提供了细致的方法来指导显微手术切除，在防止并发症的同时实现 AVM 的完整切除 [10]。尽管有足够的准备和经验，但 AVM 手术期间可能会发生意想不到的事情，需要快速识别并决定行动。AVM 手术的并发症包括术中 AVM 破裂，有 / 无出血的不完全手术切除，非滋养动脉损伤或闭塞导致的有 / 无临床缺陷的脑卒中，以及由于脆弱的深动脉供血导致的延迟出血 [11,12]。这些并发症可能立即发生，也可能以延迟的方式出现。周围健康皮质中的血流减少导致罕见的 AVM 盗血现象可促使癫痫发作、脑卒中或其他局灶性神经缺陷。这也可能发生在 AVM 切除后，原因是血液的重新分布。

解剖学观点

SM 分级或补充分级、AVM 的位置（功能区或非功能区）、静脉引流的类型（深部或浅部）、AVM 的大小（小或大）、病灶类型（紧凑与弥散）、患者年龄、既往 AVM 相关出血的存在，是影响 AVM 手术期间或之后并发症发生率的因素。重要位置（包括脑干、丘脑、初级运动或语言皮质）的 AVM 比其他位置的 AVM 更容易发生并发症。这在某种程度上是由于大脑回缩以及用穿孔器不慎破坏了滋养动脉，可能因此导致急性梗死（图 11.1）。

警　惕

- 如果引流静脉过早闭塞，最有可能发生并发症。引流静脉应一直保留到手术结束，且仅应根据动脉供血中断的比例进行破坏。
- AVM 边界剥离太靠近病灶可能导致 AVM 病灶残留和（或）术中 / 术后出血。在一般的 AVM 中应确保边界与病灶间有足够的距离。
- 保持麻醉状态：始终检查血压并估计失血量，保持对持续失血的良好控制，始终领先病理学的变化一步。

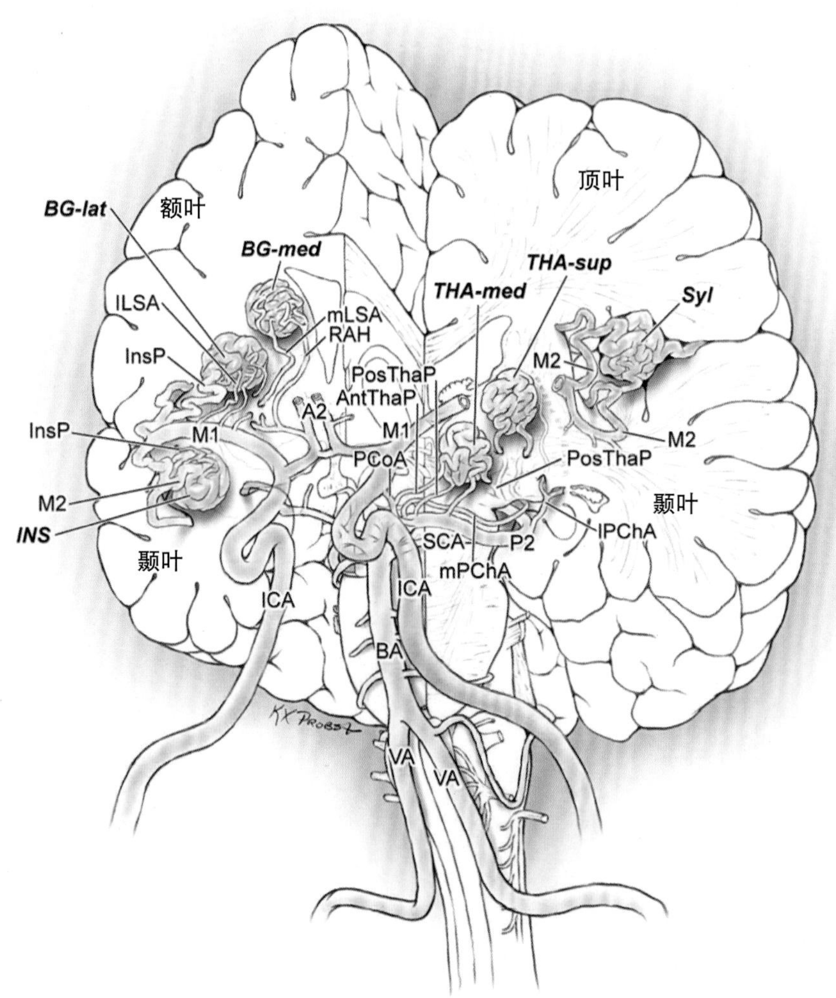

图 11.1 深部动静脉畸形亚型概述，包括纯侧裂型（SYl）、岛状型（INS）、基底节型［外侧（BG-lat）和内侧（BG-med）］和丘脑型［上（THA-sup）和内侧（THA-med）］，如前斜冠状横截面图所示（引自 Lawton. Seven AVMs. Thieme, 2014: 186，Fig 15.4）

危险因素

AVM手术并发症的危险因素可分为患者因素、AVM 特征因素和 AVM 位置因素，这些因素在前面的小节中进行了描述。患者因素包括影响患者一般手术风险的年龄、心血管疾病情况以及其他合并症。抗血小板药物、抗凝血剂或导致凝血功能受损的病症会增加围手术期出血的风险。高风险 AVM 的特征是供血动脉、病灶或静脉引流中存在动脉瘤。大静脉曲张可掩盖病灶或供血动脉，需要仔细解剖这些扩张以防止破裂的发生。引流静脉的狭窄是另一高风险特征，这可能会增加 AVM 病灶的压力。到达脑室的 AVM 通常具有小的、脆弱的皮质下供血动脉，其难以凝固并且需要用小的 AVM/ 动脉瘤夹夹住 [12]。

并发症的预防

术前预防

必须仔细评估术前导管血管造影，MRI/MR 血管造影和（或）CT 血管造影，以规划手术方法，最大限度地增加 AVM 暴露并尽量减少对正常大脑的影响。必须仔细研究 AVM 的复杂三维血管结构，包括供血动脉、病灶和引流静脉，并确定其高风险特征。需要进行大型的开颅手术，以便所有的这些特征可以在术中得到观察和确认。除 AVM 特异性术前计划外，所有患者均应接受全面的医学评估，以确保进行全身麻醉的安全性，避免心血管压力和凝血异常。

围手术期预防

患者的体位取决于 AVM 的位置，方法是按需使用标准的非颅底或颅底入路。包括 MR 导航、吲哚菁绿（ICG）血管造影和电生理监测在内的手术辅助手段在 AVM 手术中很有用。MR 导航可以帮助规划最小化大脑侵入的方法，并在切除过程中提供指导。术中电生理学包括运动诱发电位（MEP）和体感诱发电位（SEP），提供了有价值的信息，以防止手术中在血管明确闭塞之前发生的脑卒中。手术切除应遵循系统和逐步的方法，做到标准化切除而不遗漏重要方面[10]。手术部位充分暴露后，必须首先通过仔细的蛛网膜下腔解剖确定供血动脉和引流静脉，以了解病变的三维结构并确定手术平面。广泛的软膜剥离应围绕 AVM 以圆周方式进行。在解剖过程中，遇到供血动脉时应良好分离，并保留引流静脉。AVM 大量暴露后，通过蛛网膜下腔解剖确定供血动脉和引流静脉，这有助于外科医生观察 AVM 病灶和手术平面。在分离供血动脉时，沿实质周围仔细地解剖找到 AVM 边界。底部的边界始终是解剖工作的最后一部分，因为可能会遇到难以控制的深部小动脉。因此，重要的是在 AVM 周围留有足够的空间来处理这些滋养动脉，避免术中动脉 AVM 破裂。最后，将引流静脉烧灼，并切除 AVM。ICG 血管造影可能有助于显示 AVM 病灶残留或作为 AVM 残留间接征象的早期充盈静脉。术后 24 h 血压应低于正常范围，以防止术后出血进入切除腔。

处 理

一般而言，AVM 手术并发症（术后出血和残留病灶）的处理越早越好。术中 AVM 破裂会导致手术方案的改变，因为需要尽快完成 AVM 切除以避免失血。再次手术对患者和外科医生而言都是痛苦的，但它是治疗残留 AVM 的首选。术后血管造影是排除残余 AVM 病灶的金标准，应在术后 24 h 内进行。如果根据临床检查怀疑术后出血，应进行非增强 CT 扫描。在 CT 或导管血管造影上，未显示原因的手术后新发神经功能缺损，需要进行 MRI 弥散加权成像和（或）脑电图分别排除术后脑卒中或癫痫发作。在大多数情况下，术后的直接神经功能缺损是暂时的，因为在手术过程中存在盗血或刺激现象。如果确定有术后脑卒中，应开始标准药物治疗（允许性高血压），以促进局部脑灌注的恢复。

残留 AVM 病灶的显微外科治疗

如果 AVM 残留明确，应在初次手术后 48 h 内再次手术。最初的开颅可在没有瘢痕组织的情况下快速进行，这是有利的，并且比往后的时间点更容易达到残余的 AVM 病灶。有时可能术后导管血管造影没有显示真正的残留病灶，而是可疑的没有明显引流静脉的小血管。这种情况下，在 4~6 周后重复血管造影是合理的，可以使术后变化得到解决。如果在随访血管造影中有 AVM 残留的证据，应考虑再次手术。

术中 AVM 破裂的显微手术策略

术中 AVM 破裂是一种罕见的并发症，发生率为 5%，可能由动脉出血、病灶穿孔引起的破裂或静脉过早闭塞引起[12]。根据出血的程度，在某些情况下可以通过凝血或夹闭控制少量出血，例如小的病灶穿孔。在出血较多的情况下必须改变手术方案，如 AVM 破裂伴有早期静脉闭塞，必须尽快切除 AVM 以阻止持续失血。无论术中 AVM 破裂有多严重，都需要立即解决，否则术中 AVM 破裂可能是致死性的[12]。当面临即将发生或症状明显的 AVM 破裂时，所谓的 Commando 切除是最后的选择。它不适用于简单的动静脉出血或轻微的病灶出血。AVM 破裂需要有决定性的行动，Commando 切除是不可逆的。应实施前面小节中提到的措施，避免 AVM 术中破裂。

手术回顾

术中 AVM 破裂（图 11.2）

1 例 25 岁男性患有左内侧顶枕复杂（Spetzler-Martin 5 级）AVM，10 年前出现全身性癫痫发作。在此期间推荐分阶段放射外科手术，放射外科手术将 AVM 降至 2 级。现在建议手术治愈患者。导管血管造影和 MRI 显示这种降级的内侧顶枕 AVM 主要通过大脑后动脉滋养和上矢状窦浅表引流（图 11.2A 和 B）。将患者置于侧卧位（左侧向下）以通过同侧半球间入路切除该

AVM。在切除 AVM 侧缘时（图 11.2C），病灶意外穿孔（图 11.2D），使用吸引和双极凝固控制出血（图 11.2E）。在这种情况下，这些措施足以阻止术中 AVM 出血（图 11.2F）。AVM 被切除，无并发症（图 11.2G），并且有一个干燥的切除腔（图 11.2H）。术后血管造影显示 AVM 完全切除，患者术后神经功能完整（图 11.2I）。

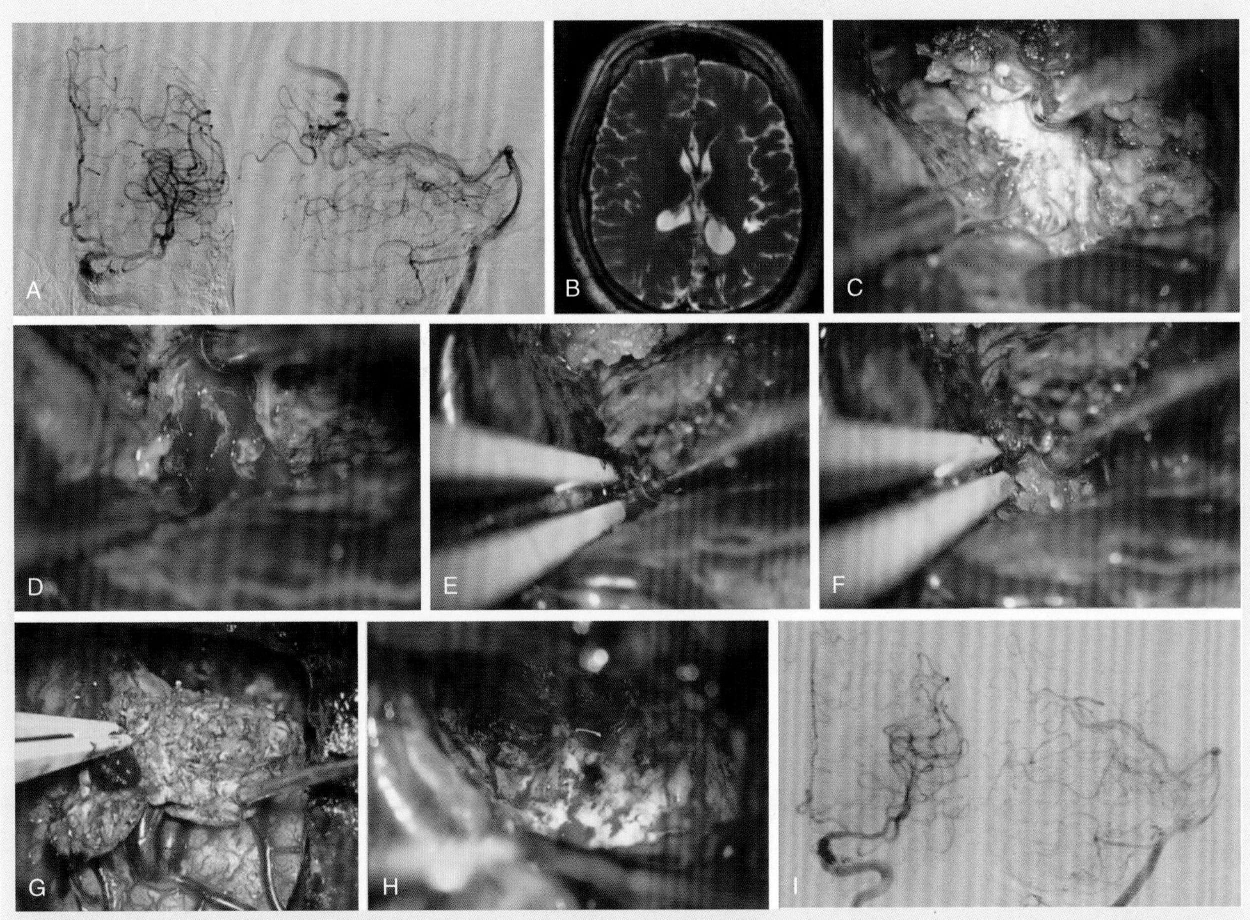

图 11.2 1 例 25 岁男性患者的左顶枕 AVM（Spetzler–Martin 2 级）。导管血管造影和 MRI 显示顶枕内侧 AVM 主要通过大脑后动脉供血，浅表引流至上矢状窦（A 和 B）。患者采用侧卧位（左侧朝下）经同侧半球间入路切除 AVM。在切除 AVM 侧缘时（C），病灶意外穿孔（D），使用吸引和双极电凝控制出血（E）。在这种情况下，这些措施足以阻止术中 AVM 出血（F）。AVM 被切除，无并发症（G），并且有一个干燥的切除腔（H）。术后血管造影显示 AVM 完全切除，患者术后神经功能完整（I）

神经外科手术讨论时刻

AVM 手术是血管神经外科中要求最高的，只有经验丰富的血管神经外科医生才能胜任。关于解剖学、疾病亚型、手术步骤、不同手术方法的详细知识对于避免并发症至关重要。AVM 并发症的治疗方法应根据并发症的部位和类型进行调整，以确保患者的安全。术中 AVM 破裂需要直接处理，病灶残余或术后症状性出血需要立即再次手术，并且在重症监护病房中通过最佳的医疗管理来治疗盗血现象或脑卒中。

参考文献

[1] Bervini D, Morgan MK, Ritson EA, et al. Surgery for unruptured arteriovenous malformations of the brain is better than conservative management for selected cases: a prospective cohort study. J Neurosurg，2014，121:878–890.

[2] Lawton MT, Rutledge WC, Kim H, et al. Brain arteriovenous malformations. Nat Rev Dis Primers，2015，1:15008.

[3] Mohr JP, Parides MK, Stapf C, et al. Medical management with or without interventional therapy for unruptured brain

arteriovenous malformations (ARUBA): a multicentre, non-blinded, randomised trial. Lancet,2014,383:614–621.

[4] Potts MB, Lau D, Abla AA, et al. Current surgical results with low-grade brain arteriovenous malformations. J Neurosurg, 2015, 122:912–920.

[5] van Beijnum J, van der Worp HB, Buis DR, et al. Treatment of brain arteriovenous malformations: a systematic review and meta-analysis. JAMA, 2011，306:2011–2019.

[6] Davies JM, Kim H, Young WL, et al. Classification schemes for arteriovenous malformations. Neurosurg Clin N Am, 2012, 23:43–53.

[7] Lawton MT, Kim H, McCulloch CE, et al. A supplementary grading scale for selecting patients with brain arteriovenous malformations for surgery. Neurosurgery, 2010,66:702–713, discussion 713.

[8] Spetzler RF, Martin NA. A proposed grading system for arteriovenous malformations. J Neurosurg, 1986,65:476–483.

[9] Kim H, Abla AA, Nelson J, et al. Validation of the supplemented Spetzler-Martin grading system for brain arteriovenous malformations in a multicenter cohort of 1009 surgical patients. Neurosurgery, 2015,76:25–31, discussion 31-22; quiz 32-23.

[10] Lawton MT. Seven AVMs. San Francisco, CA: Thieme, 2014.

[11] Reitz M, Schmidt NO, Vukovic Z, et al. How to deal with incompletely treated AVMs: experience of 67 cases and review of the literature. Acta Neurochir Suppl, 2011, 112:123–129.

[12] Torne R, Rodriguez-Hernandez A, Lawton MT. Intraoperative arteriovenous malformation rupture: causes, management techniques, outcomes, and the effect of neurosurgeon experience. Neurosurg Focus, 2014,37:E12.

12 颅脑血管搭桥术并发症

SOPHIA F. SHAKUR, SEPIDEH AMIN-HANJANI, FADY T. CHARBEL

重　点

- 颅脑血管搭桥手术是一项技术要求很高的手术，可能会出现多种并发症，包括供体血管损伤、术中旁路阻塞、术后旁路阻塞和出血。
- 可以实施一些处理方案来解决这些复杂问题。
- 在手术中坚持按部就班的操作方法可以始终确保技术成功。
- 在血管搭桥手术期间，将血流测量纳入决策是一种提高手术成功率的方法。

引　言

颅外－颅内（EC–IC）血管搭桥手术用于复杂脑动脉瘤或肿瘤（需要破坏血管）治疗中的血流量置换，也可用于脑缺血治疗中增加血流量[1]。然而，EC–IC 搭桥术是一项对技术要求很高的手术，可能会出现多种并发症，包括供体血管损伤、术中旁路阻塞、术后旁路阻塞和出血。我们之前发布的系列研究中报道总体发病率为 4%，死亡率为 0，与其他报道的 0.6%~4.3% 的死亡率和 2.0%~4.0% 的发病率相当[2–6]。我们开展的手术中前循环和后循环搭桥的总搭桥通畅率分别为 90% 和 83%，与大型临床系列研究记录的通畅率相似[3–5,7–10]。在本章，我们讨论脑血管搭桥手术可能发生的并发症以及相关的预防措施和处理方法。

解剖学观点

颞浅动脉

颞浅动脉（STA）至大脑中动脉（MCA）搭桥被认为是脑血运重建的主力。事实上 STA 是一种原位天然供体血管，具有良好的流量承载能力，通常情况下足以进行流量置换和流量增加[2,11]。因此，获取 STA 是脑血管神经外科医生应该掌握的技术。

STA 穿过颧骨根部，然后在颧骨上方分为前（额）支和后（顶骨）支（图 12.1）。STA 平行于颞浅静脉，位于皮下脂肪和颞肌筋膜之间。在颧骨水平，STA 的直径约为 3 mm[12]，前支和后支通常大小相似，直径为 1.5~2 mm，其中一支可能占优势。

在患者头部被钉入钢钉后，多普勒超声通常用于绘制 STA 的两个分支，因为钢钉会拉扯皮肤并扭曲先前的标记[13]。此外，在外科医生和助手就位的情况下，使用放大镜或显微镜

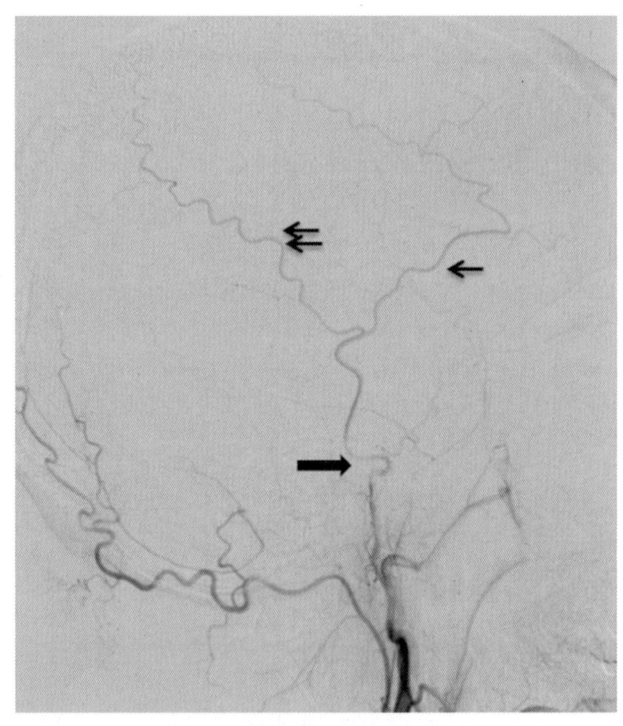

图 12.1　诊断性脑血管造影，右侧颈外动脉注射，侧位投影，显示颧骨根部周围的颞浅动脉（大箭头）及其分为前支（小单箭头）和后支（小双箭头）

对 STA 进行解剖。皮肤切口采用科罗拉多微针尖单极烧灼术（MI）在[8]的低设置下进行，允许皮肤边缘止血，同时防止皮肤边缘坏死。一旦遇到皮下组织，使用钝头弯曲止血器向下解剖至 STA。观察血管后，使用止血器在血管上方疏松的网状平面近端进行解剖，然后使用科罗拉多微针将皮肤打开至止血器尖端，同时沿 STA 近端和远端按顺序进行解剖。

桡动脉

桡动脉作为自体置移植血管用于脑血运重建，传统上它被归类为“中间流”搭桥。然而，我们之前已经证明，可以使用基于术中流量测量的算法优化供体的选择[14]。换言之，当基于流量的算法用于供体选择时，可以发现本体供体血管（STA）是否携带足够的流量以满足区域需求，从而避免了与较低的通畅率和较高的发病率相关的单独切口和需要额外吻合的插入式移植物[14]。Sekhar 等详细描述了桡动脉的采集技术[15]。术前，进行 Allen 试验以确认掌弓的通畅性，并确保尺动脉对手的充分侧支化供血。

大隐静脉

大隐静脉在脑血运重建中用作中间移植物。对于没有可用或合适的静脉移植物的患者，这种移植物可以是来自自体或尸体的[16]。静脉移植物总体上具有良好的通畅率，但需要更高的流速（至少 40~50 mL/ min）才能持续保持通畅[17,18]。与自体静脉移植物相比，尸体移植物的优势在于其易于操作、快速可用、可定制直径和长度、避免了额外的切口，以及易于采集。缺点包括长期通畅率可能较低，有感染传染性疾病的理论风险，可能发生慢性移植物排斥反应，以及成本问题。

术前超声标记测量以确定静脉的大小适合性后在小腿或大腿采集大隐静脉[14]。然后使用 Shiley 球囊扩张试剂盒，用肝素化盐水扩张静脉。移植血管通过胸腔引流管（28-F）到达颈部。在使用适当大小的主动脉穿孔装置进行动脉切开术后，通常以端侧吻合方式在颈总动脉或颈外动脉上形成近端吻合。如果供体血管合适，近端吻合偶尔以端到端的方式与 STA 残端吻合。远端与受体分支端侧吻合。

警 惕

- 动脉粥样硬化。
- 介入移植物（桡动脉和大隐静脉）。
- “切割流量指数”（CFI）< 0.5。
- 搭桥和远端闭塞后靶动脉瘤的快速血栓形成。

预 防

避免并发症是成功实施脑血管搭桥手术的关键。从供体血管解剖到皮肤闭合，脑血管搭桥手术在很大程度上依赖于手术各个阶段对技术的高度关注。在这项手术中坚持一种既定的步步推进的方法，在术中流量测量的指导下做出关于供体选择和保持搭桥血管通畅性的决策（已在前面描述过）[12]，可以取得技术上的成功。

STA 损伤的处理

STA 可能在获取血管期间或解剖 STA 后的开颅手术期间受伤。使用显微镜或放大镜、保持细致的止血、使用圆钻代替穿孔钻头，可以避免 STA 损伤[13]。

应当及时识别和处理颞浅静脉而非动脉损伤，因为在试图控制静脉出血时，STA 可能会意外凝固。一旦静脉凝固，重要的是切割可能覆盖在 STA 上的所有凝固部分，并随后限制通过供体血管的血流量。

如果长度合适，可以使用未受伤的 STA 前支或后支或者选择不同的供体血管，可以改善 STA 本身的损伤。

术中搭桥血管阻塞的处理

术中搭桥血管阻塞的最佳处理是预防为先和“先发制人”的策略。可以采取多种术前和术中步骤来确保大脑搭桥血管的通畅[2,13]。首先，要求患者在手术前一天服用阿司匹林（325 mg），术后继续服用阿司匹林。此外，在开颅手术中，使用被罂粟碱浸泡过的棉状物包裹 STA，防止或治疗因操作引起的供体血管痉挛。在进行吻合术之前，通过其切口用肝素化盐水冲洗 STA。在植入血管前，应使移植血管膨胀，以降低后期血管痉挛的风险，这在以桡动脉作为移植物的手术中尤为普遍[14,15]。在移植物穿入时必须小心，以避免扭曲和缠结。这些移植血管必须切割到一定长度，避免吻合口张力。同时必须考虑到移植物因血流而膨胀时发生的伸长会导致过长的移植血管扭结。注意静脉移植血管的瓣膜方向放置正确也是十分必要的。

在进行搭桥手术之前，严格评估供体或受体血管的适用性也很重要[2]。更具体地说，在解剖过程中对供体的医源性损伤或 STA 内的动脉粥样硬化改变应得到重视。同时，选择的受体血管应具有足够大的直径，以允许足够的血量流入移植物。前面介绍了定量微血管超声流量探头（Charbel Micro-Flowprobe; Transonics Systems, Inc., Ithaca, NY）的使用，并描述了使用 CFI 检测供体或受体血管的潜在问题[2]。简言之，该技术需要测量 STA 的"切割流量"，即解剖和切割血管后的最大流量承载能力。吻合完成后，重新测量供体 STA 中的流量，并将该旁路流量与切断流量进行比较，以提供 CFI。当流量增加时，接近 1.0 的指数表明旁路非常成功，因为它表明供体移植物正在承载其全部容量。低指数可能表明供体、受体或需要注意的吻合存在问题。对于流量替代旁路，切断流量测量表明 STA 的承载能力及其作为供体的适用性，可替代待损伤血管中的流量测量。移植物放置后，无论是 STA 移植物还是中间移植物，旁路流量的测量表明移植血管是否成功地承载了通往血运重建区域的必要血流量。

最重要的是术中必须能识别旁路阻塞。虽然应该对吻合口进行目视检查，但动脉搏动的存在实际上可能会产生误导[2]。因此术中血流量测量可以提供一种简单而准确的方法来定量评估旁路的通畅性。如果术中发现旁路阻塞，可进行血栓切除术，并可重复吻合或选择新的吻合部位。

术后旁路阻塞的处理

术后旁路阻塞是一种罕见的情况，因为可以采取一些术前和术中措施来确保旁路通畅。首先，应选择合适的移植血管。例如与其他供体相比，静脉移植物需要更高的流速来维持通畅[16]。此外，在脑动脉瘤 EC-IC 旁路手术中，基于流量的供体血管选择算法可在术后即刻、中期和长期内为区域血流需求提供充足的血量[11]。此外，术中对搭桥术的定量评估不仅可用于识别搭桥术中的问题，以便采取纠正措施，还可用于预测搭桥术的成功与否：CFI < 0.5 表示搭桥术阻塞或功能不良的风险较高。最后，手术的闭合应小心，以防止供体血管扭结或受压[13]。通常情况下硬脑膜不闭合，应扩大骨窗以容纳供体，松弛地重新固定颞肌，小心闭合皮肤以避免损伤供体。术后必须避免对耳前移植物部位的压力。

术后还应监测旁路的状态。在我们医院，患者在术后使用无创最佳血管分析软件（VasSol, Inc., Chicago, IL）进行诊断性脑血管造影和定量 MR 血管造影扫描随时检查旁路通畅性[11,13]。

术后早期的旁路阻塞的常见原因是手术技术、移植物选择或功能差以及血管痉挛[19]。另外，术后晚期的旁路阻塞或狭窄被认为是由内膜增生引起的[19-21]。更具体地说，供体和受体血管连接处的血流动力学模式会导致湍流和高壁剪切应力，从而导致内皮损伤和内膜增生[21]。因为静脉移植物的血流速度明显高于动脉移植物，因此静脉移植物更容易发生内膜增生和狭窄。

如果术后遇到旁路阻塞，可以实施手术和血管内抢救技术[19,20]。手术和血管内搭桥抢救都具有高风险。因此，对于进行性狭窄、狭窄$> 50\%$或症状性狭窄的患者，通常需要进行搭桥抢救。对于因血管痉挛引起的早期移植物狭窄，血管内治疗加血管成形术是首选治疗方法。移植物的早期血栓形成通常需要外科修复，可以尝试血栓切除术，但通常需要完全替换移植血管[22]。在亚急性或延迟情况下，搭桥手术修复尤其具有挑战性，因此血管内技术被认为是狭窄或狭窄搭桥的一线治疗方案[19]。血管内抢救技术包括球囊血管成形术和支架植入术。在几个包括我们发表的病例系列研究中，已经证明了血管内抢救技术治疗移植血管狭窄的安全性和有效性[15,19,20]。如果血管内策略失败，可采用手术方式修复或替换移植物[22]。

动脉瘤搭桥夹闭术后破裂的处理

巨大的脑动脉瘤很难用标准的显微手术或血管内技术治疗，因此需要更具创造性的治疗方案，如载瘤动脉闭塞伴或不伴血运重建[23-27]。完全夹闭可能是最明确的治疗方法，但近端或远端部分夹闭通常在技术上更可行或者可能需要保留动脉瘤的穿支。

然而，动脉瘤破裂可在搭桥和部分夹闭后发生（见手术回顾：我最糟的病例）[28,29]。在这些情况下，患者可出现延迟破裂。因此，这种并发症与最初短暂的腔内压力升高无关，而是源于大血栓快速形成期间动脉瘤壁的炎症降解。这一机制已被用来解释分流治疗后动脉瘤的延迟破裂[30–33]。

如果遇到延迟破裂，应将患者紧急送往手术室，必要时进行血肿清除和减压。我们认为完全夹闭仍然是最佳治疗方案，因为它完全将动脉瘤从循环中排除。此外，如果进行远端闭塞并发现动脉瘤快速血栓形成，即使破坏穿支血管，也应保证立即完全闭塞动脉瘤，以避免术后破裂。

手术回顾

我最糟的病例（图 12.2）

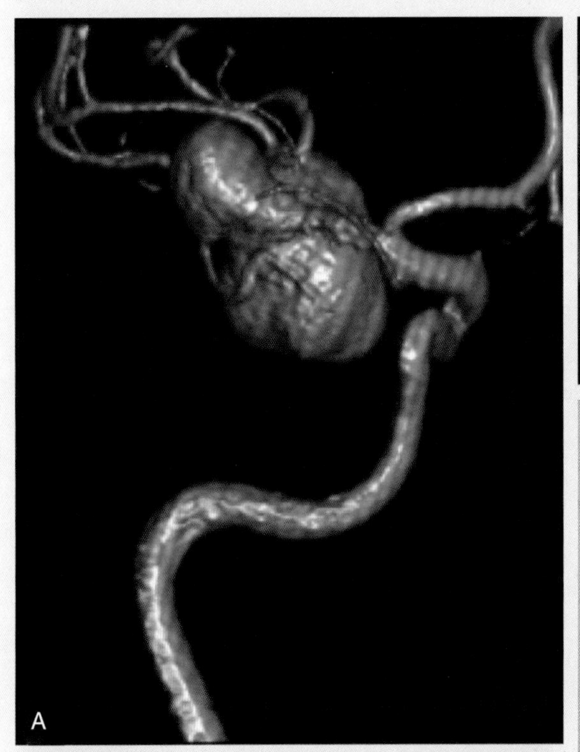

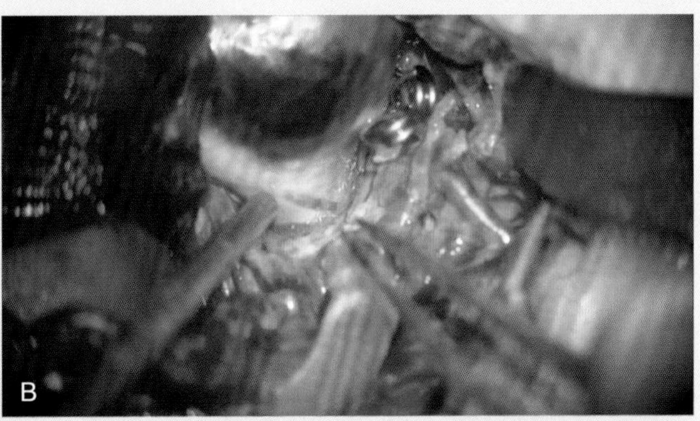

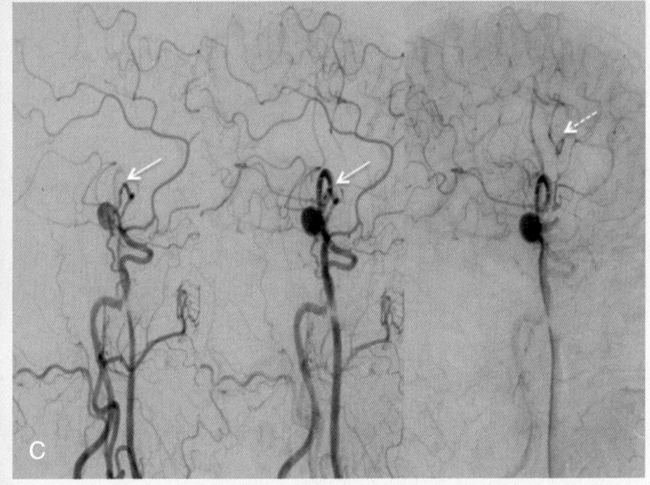

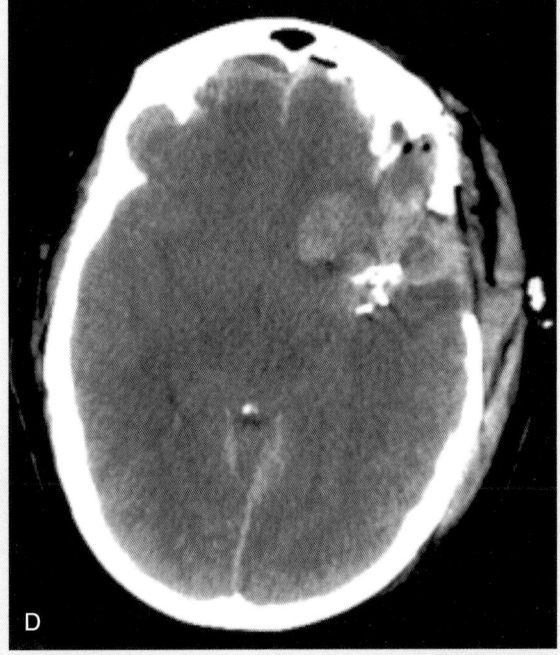

图12.2 （A）术前血管造影显示巨大的大脑中动脉（MCA）动脉瘤，动脉瘤囊有两个额支和一个颞支。（B）术中照片显示动脉瘤内大血栓与搭桥和远端闭塞后立即出现的穿支。（C）术后血管造影显示动脉瘤搭桥和远端闭塞。颞浅动脉－大脑中动脉（箭头）和大隐静脉－大脑中动脉（箭头）搭桥均未闭。大脑中动脉额支逆行充盈（虚线箭头），部分动脉瘤囊仍充盈。（D）CT 扫描显示术后第 2 天动脉瘤夹周围有大量血肿和弥漫性蛛网膜下腔出血

1 例 54 岁女性在过去 6 个月内出现右手笨拙和表达性失语。诊断性脑血管造影显示一个巨大的左 MCA 动脉瘤，其具有主要 MCA 皮质分支和一些直接来自动脉瘤本身的穿支（图 12.2A）。我们决定采用搭桥和远端血管闭塞手术治疗动脉瘤，以保留动脉瘤颈部的穿支。首先，采用端侧吻合将尸体大隐静脉移植物与大脑中动脉的一个额支吻合。然后，采用端侧吻合将 STA 的额支与 MCA 颞支吻合。最后，STA 的顶叶支与 MCA 的第二额叶支吻合，但此搭桥中形成血栓。动脉瘤远端闭塞后，立即观察到动脉瘤的快速血栓形成以及大的穿支（图 12.2B）。术后，患者左侧身体间歇性地按照指令行动，但右侧虚弱。术后第 1 天进行的血管造影显示了两个未闭搭桥，第二 MCA 额支逆行充盈和动脉瘤囊部顺行充盈（图 12.2C）。然而，在术后第 2 天，患者双侧瞳孔固定且扩张。CT 扫描显示动脉瘤夹周围有大量血肿和弥漫性蛛网膜下腔出血（图 12.2D）。立即手术，可以看到动脉瘤囊血栓部分出血。随后动脉瘤被夹闭并完全闭塞，还进行了颞叶切除术和颅骨切除术。不幸的是患者的状态仍然很差，在术后第 8 天停止了治疗。

神经外科手术讨论时刻

脑血管搭桥手术可能会受到多种并发症的影响，包括供体血管损伤、术中旁路阻塞、术后旁路阻塞和出血。尽管有许多方案可用于处理这些并发症，但避免并发症是成功实施脑血管搭桥术的关键。从供体血管解剖到皮肤闭合，脑血管搭桥手术的成功在很大程度上依赖于手术各个阶段对技术的细致要求。

参考文献

[1] Charbel FT, Guppy KH, Ausman JI. Cerebral revascularization: superficial temporal middle cerebral artery anastomosis//Sekhar LN, Fessler RG, et al. Atlas of Neurosurgical Techniques. New York: Thieme, 2006.

[2] Amin-Hanjani S, Du X, Mlinarevich N, et al. The cut flow index: an intraoperative predictor of the success of extracranial-intracranial bypass for occlusive cerebrovascular disease. Neurosurgery, 2005,56(suppl 1):75–85.

[3] Chater N. Neurosurgical extracranial-intracranial bypass for stroke: with 400 cases. Neurol Res,1983,5:1–9.

[4] EC/IC Bypass Study Group. Failure of extracranial-intracranial arterial bypass to reduce the risk of ischemic stroke: results of an international randomized trial—EC/IC Bypass Study Group. N Engl J Med,1985,313:1191–1200.

[5] Sundt TM Jr, Whisnant JP, Fode NC, et al. Results, complications, and follow-up of 415 bypass operations for occlusive disease of the carotid system. Mayo Clin Proc,1985,60:230–240.

[6] Samson DS, Boone S. Extracranial-intracranial (EC-IC) arterial bypass: past performance and current concepts. Neurosurgery,1978,3:79–86.

[7] Gratzl O, Schmiedek P, Spetzler RF, et al. Clinical experience with extra-intracranial arterial anastomosis in 65 cases. J Neurosurg, 1976,44:313–324.

[8] Onesti ST, Solomon RA, Quest DO. Cerebral revascularization: a review. Neurosurgery, 1989,25:618–629.

[9] Ausman JI, Diaz FG, Vacca DF, et al. Superficial temporal and occipital artery bypass pedicles to superior, anterior inferior, and posterior inferior cerebellar arteries for vertebrobasilar insufficiency. J Neurosurg, 1990,72:554–558.

[10] Hopkins LN, Budny JL. Complications of intracranial bypass for vertebrobasilar insufficiency. J Neurosurg, 1989, 70:207–211.

[11] Rustemi O, Amin-Hanjani S, Shakur SF, et al. Donor selection in flow replacement bypass surgery for cerebral aneurysms: quantitative analysis of long-term native donor flow sufficiency. Neurosurgery, 2016, 78:332–342.

[12] Pinar YA, Govsa F. Anatomy of the superficial temporal artery and its branches: its importance for surgery. Surg Radiol Anat, 2006, 28:248–253.

[13] Charbel FT, Meglio G, Amin-Hanjani S. Superficial temporal artery-to-middle cerebral artery bypass. Neurosurgery, 2005, 56(suppl 1):186–190.

[14] Amin-Hanjani S, Alaraj A, Charbel FT. Flow replacement bypass for aneurysms: decision-making using intraoperative blood flow measurements. Acta Neurochir (Wien), 2010, 152:1021–1032.

[15] Sekhar LN, Duff JM, Kalavakonda C, et al. Cerebral revascularization using radial artery grafts for the treatment of complex intracranial aneurysms: techniques and outcomes for 17 patients. Neurosurgery,2001,49:646–659.

[16] Mery FJ, Amin-Hanjani S, Charbel FT. Cerebral revascularization using cadaveric vein grafts. Surg Neurol, 2009, 72:362–368.

[17] Bremmer JP, Verweij BH, Klijn CJ, et al. Predictors of patency of excimer laser-assisted nonocclusive extracranial-to-intracranial bypasses. J Neurosurg, 2009, 110:887–895.

[18] Regli L, Piepgras DG, Hansen KK. Late patency of long saphenous vein bypass grafts to the anterior and posterior cerebral circulation. J Neurosurg, 1995,83:806–811.

[19] Ramanathan D, Ghodke B, Kim LJ, et al. Endovascular management of cerebral bypass graft problems: an analysis of technique and results. AJNR Am J Neuroradiol, 2011, 32:1415–1419.

[20] Qahwash O, Alaraj A, Aletich V, et al. Endovascular intervention for delayed stenosis of extracranial-intracranial bypass saphenous vein grafts. J Neurointerv Surg, 2013,5:231–236.

[21] Haruguchi H, Teraoka S. Intimal hyperplasia and hemodynamic factors in arterial bypass and arteriovenous grafts: a review. J Artif Organs,2003,6:227–235.

[22] Ramanathan D, Temkin N, Kim LJ, et al. Cerebral bypasses for complex aneurysms and tumors: long-term results and graft management strategies. Neurosurgery, 2012, 70:1442–1457.

[23] Kivipelto L, Niemela M, Meling T, et al. Bypass surgery for complex middle cerebral artery aneurysms: impact of the exact location in the MCA tree. J Neurosurg, 2014, 120:398–408.

[24] Nussbaum ES, Madison MT, Goddard JK, et al. Remote distal outflow occlusion: a novel treatment option for complex dissecting aneurysms of the posterior inferior cerebellar artery. Report of 3 cases. J Neurosurg, 2009, 111:78–83.

[25] Amin-Hanjani S, Chen PR, Chang SW, et al. Long-term follow-up of giant serpentine MCA aneurysm treated with EC-IC bypass and proximal occlusion. Acta Neurochir (Wien),2006,148:227–228.

[26] Esposito G, Fierstra J, Regli L. Distal outflow occlusion with bypass revascularization: last resort measure in managing complex MCA and PICA aneurysms. Acta Neurochir (Wien), 2016, 158:1523–1531.

[27] van Doormaal TP, van der Zwan A, Verweij BH, et al. Treatment of giant middle cerebral artery aneurysms with a flow replacement bypass using the excimer laser-assisted nonocclusive anastomosis technique. Neurosurgery, 2008, 63:12–20.

[28] Scott RM, Liu H-C, Yuan R, et al. Rupture of a previously unruptured giant middle cerebral artery aneurysm after extracranialintracranial bypass surgery. Neurosurgery, 1982, 10:600–603.

[29] Anson JA, Stone JL, Crowell RM. Rupture of a giant carotid aneurysm after extracranial-to-intracranial bypass surgery. Neurosurgery, 1991, 28:142–147.

[30] Ikeda H, Ishii A, Kikuchi T, et al. Delayed aneurysm rupture due to residual blood flow at the inflow zone of the intracranial paraclinoid internal carotid aneurysm treated with the Pipeline embolization device: histopathological investigation. Interv Neuroradiol, 2015,21: 674–683.

[31] Hampton T, Walsh D, Tolias C, et al. Mural destabilization after aneurysm treatment with a flow-diverting device: a report of two cases. J Neurointerv Surg, 2011,3:167–171.

[32] Siddiqui AH, Kan P, Abla AA, et al. Complications after treatment with pipeline embolization for giant distal intracranial aneurysms with or without coil embolization. Neurosurgery,2012,71:E509–E513.

[33] Kulcsar Z, Houdart E, Bonafe A, et al. Intra-aneurysmal thrombosis as a possible cause of delayed aneurysm rupture after flow-diversion treatment. AJNR Am J Neuroradiol, 2011,32:20–25.

13

海绵状血管瘤手术并发症

MIGUEL A. ARRAEZ, BIENVENIDO ROS, CINTA ARRAEZ

重 点

- 海绵状血管瘤手术中最常见的并发症是切除和（或）接近病变时损伤周围的中枢神经组织。
- 海绵状血管瘤是良性病变，通常病程良好。预防术后并发症的第一步是正确选择手术患者。
- 为了避免海绵状血管瘤手术的并发症，重点区域切入点的选择和细致的技术至关重要。

引 言

海绵状血管瘤是一种血管性的海绵状瘤性病变，其组织学特征是血管异常，毛细血管较大。病灶内几乎没有脑组织，其自然病程不可预测[1]。病变可能发生在中枢神经系统内外。大脑、小脑、脑干和脊髓是常见的起源部位。多样性的病变并不罕见（“海绵体瘤病”），而且在大小和位置上也存在巨大差异。“新发病变”在某些情况下与家族性病例一样可见。出血是最危险的表现，有时会很快导致死亡[2]。

海绵状病变可导致不同部位的出血。症状和体征根据出血的严重程度和发生的神经区域而定。幕上海绵状血管瘤可引起癫痫发作。出血（再出血）风险和癫痫发作是进行手术切除最常见的原因。每年出血风险估计介于0.6%~5%。在出血者中，30%会随着时间的推移再次出血。根据一些假设，一旦海绵状血管瘤出血，再出血的风险将持续终生。这被认为是手术的主要适应证，因为出血的进一步发作，症状的严重程度会随着时间的推移而增加。手术的另一个原因是某些情况下发作的癫痫。此外，应切除新生海绵状细胞瘤或生长性病变[3]。放射外科治疗也被提倡作为海绵状血管瘤的一种治疗方式[4]，但具有争议。大量荟萃分析研究得出结论，立体定向放射外科的长期治疗效果尚不清楚[5]。

脑干海绵状细胞瘤可根据发生部位产生多种症状和神经功能缺损。长束受累和脑神经功能障碍非常常见。在脊髓，除了癫痫发作外，海绵状血管瘤需考虑的情况与前面提及的相同。症状和神经功能缺损与脊髓功能障碍有关。软脑膜浅层病变可在无重大术后不良结果的情况下切除。位于前方的小病灶是最难切除的。

海绵状血管瘤可伴有静脉异常，有时非常突出。静脉异常是目前的命名，多年来经常被报道为静脉血管瘤[6]。与中枢神经系统的其他血管畸形不同，这些血管畸形在手术期间未被切除或凝固，因此必须保留这些结构以维持正常的静脉引流并避免静脉梗死[7]。一些学者认为海绵状瘤和静脉畸形并存是再出血的危险因素[8]。

海绵状血管瘤切除术候选手术方案的选择

人们普遍认为手术是治疗症状性海绵状细胞瘤的最佳选择，即使在脑干等困难部位也是如此，但这一意见没有被业界统一接受[9]。这一决定通常是有争议的，并因外科医生、机构和发表的文章而异。决策必须在个案基础上作出，以平衡手术风险和手术团队经验与疾病自然史。

出血是手术适应证之一。手术建议受未来出血的估计风险（即病变的自然史）、预计发生此类出血的神经损伤以及患者的临床情况的影响，要特别注意患者的神经状况、年龄以及病变的大小和位置。病灶内出血是非常常见的，本身并不是手术指征。急性病灶外出血被认为是病灶潜在侵袭性的明确标志。出血引起的肿块效应是清除血块并切除海绵状血管瘤的正式指征，有时必须在紧急情况下进行。在评估不同因素的组合后，必须个性化制定决策，着重关注第一次出血的时间与患者的年龄。对于晚期出血的老年患者，不应鼓励手术切除。对早期出血和年轻患者应采取更积极的态度，因为结果与再次出血的发生率有关[10]。

另一个重要指标是海绵状血管瘤的位置，重点区域的海绵状血管瘤一般不选择手术。系列报道称，术后重点区域（视路、脑干、运动和言语区域）的损伤率高达 47%[11]。这一解剖学事实必须与海绵状血管瘤的大小及其深部或浅部位置相结合。小海绵体瘤可能影响术中识别和术后的发病率，较大的浅表性病变发生神经系统疾病的概率较小。

手术的另一个重要考虑因素是癫痫。尽管进行了药物治疗，但癫痫仍无法得到控制。这种情况在颞叶病变时并不少见，癫痫也是手术的适应证之一。建议手术切除海绵状血管瘤的另一个原因是试图“治愈”癫痫，在局部癫痫手术中消除病因。这将允许患者停用抗癫痫药，在其非常年轻时至关重要。对导致顽固性癫痫的海绵状血管瘤进行显微外科切除时，需重点关注海绵状血管瘤周围组织切除的范围，才能获得抗癫痫的最佳结果。在系列研究中，高达 87% 的切除者无癫痫发作[12]。

海绵状血管瘤手术的第三个适应证是病变的进行性生长（在既往存在的病变或“新发病变”后）和（或）复发。

避免海绵状血管瘤并发症的手术的一般原则

一旦决定进行海绵状血管瘤手术，就必须考虑几个原则。关于手术入路，幕上或小脑病变通常需要以畸形为中心的标准开颅手术。脑干海绵体瘤可能需要复杂的颅底技术才能接近畸形。大脑和小脑的病变可能需要通过脑沟和（或）线性切口进入。脑干需要通过已经确认的“安全进入点”和（或）延长的穿刺点进入。作为一般规则，确定入口方向的方法是建立一条线连接病变中心与海绵状瘤软脑膜表面邻接点（“两点”）[13]。形成一个通向海绵状畸形的小窗口，入口方向由尽可能安全的解剖通道确定[14]。

避免神经系统疾病（最令人担忧的并发症）的实质是保留海绵状畸形周围的白质和灰质。海绵状瘤的结构包括或多或少可定义的分裂面[胶质增生和（或）含铁血黄素]，这是神经系统保护的关键所在。巨大的病变需要事先在病变内切除，以实现对该平面的良好保存。葡萄状和非常不规则的肿瘤会使周围组织难以保存。

作为一种辅助性术中操作，神经生理学神经监测对于切除重要区域的病变至关重要[15]。当需要在脑干穿透重要的解剖结构时，标准神经生理学技术[皮质和皮质下标测、脑神经、运动诱发电位（PEM）、体感诱发电位（SSEP）]由第四脑室定位。

与手术技术相关的并发症及如何避免

病变未被发现

这种令人沮丧的术中并发症在术中影像时代之前更为常见。深部海绵状血管瘤需要术中影像引导下切除，其中包括神经导航。这项技术可以帮助定位中枢神经系统的任何部位。在脑干，它可以帮助找到最合适的入口[16]。超声检查也可用于大脑、小脑和脊髓。即使有术中影像，较小的病变也可能被遗漏，因为在皮质下穿透过程中，白质的移位可能会影响其附近的海绵状瘤，这是一个值得注意的问题。

错误入路和（或）错误入路后出现神经功能缺损

当开颅 / 截骨术（一般意义上的手术入路）给出的入路方向不合适，并暗示皮质或皮质下大脑、脑干或脊髓过度收缩和（或）扭曲时，可能会出现这些神经并发症。标准的幕上或枕下开颅手术为大脑和小脑病变提供了一条非常直接的途径。沟导航为灰质和白质的保存提供了最佳机会。运动皮质、言语区和锥体束附近的操作以及目前在术中应用的改进和装备值得我们特别关注[16]。

脑干病灶是迄今最具挑战性的手术。脑干海绵状血管畸形与较高的出血率和较差的神经预后相关[17,18]。在对 1390 例患者进行的荟萃分析中，术后即刻损伤的概率为 35%~45%[13]，长期发病率不低于 15%[17,19]。“安全进入区”[20]的概念对脑干至关重要。

后髓区的海绵状细胞瘤可以通过正中沟、旁正中沟和外侧沟进入（类似于髓内肿瘤）。当海绵状血管瘤位于延髓前方时，必须采取远外侧入路，以获得延髓的前外侧安全入口点：橄榄后沟，尤其是在第Ⅻ对脑神经出口和第一颈根之间。这种方法允许在下脑神经前方进行操作。经颅骨内镜入路将前方暴露硬脑膜内枕骨大孔区。脑桥背侧区域允许通过正中沟进入第四脑室。另一个切入点是所谓的丘周区（面上和面下三角）。后一种途径避开了第Ⅵ和Ⅶ对脑神经的核团和通路[21]。脑桥腹侧/腹外侧脑干可通过几种手术方法接近：简单乙状窦后入路、经岩入路和乙状窦前入路[22]。有两个主要的安全进入区，其中一个是三叉神经周围区，位于第Ⅴ对脑神经出口的正前方。这个入口正好位于皮质脊髓束的外侧。另一个安全进入区是第Ⅴ和Ⅶ对脑神经之间的出口，通过乙状窦后开颅术非常容易到达。扁桃体上入路可到达小脑下脚。中脑腹侧可以通过额颞部开颅加颧骨截骨术接近。由于大脑脚以非常紧密的方式包裹皮质脊髓束（不像脑桥前部区域，在该区域皮质脊髓束非常松散），因此该部位的手术后发病率可能非常高。颞下入路也可用于某些固有的中脑前部或外侧病变。可以接近丘脑底外侧中脑，寻找被称为外侧中脑沟的安全进入区，该区以外侧中脑静脉为界。该入口需要枕下开颅术和幕上截骨术，以允许横窦上缩，并（有时）根据其形状和构造（枕旁枕下幕上入路）切开和打开幕。因此可以接近中脑外侧沟[23]。中脑外侧沟的开口通向皮质脊髓束和丘系束的交界处。中脑背侧/顶盖板可通过小脑上－幕下入路、枕下－幕下入路或两者的结合到达。丘板可以穿透丘下安全进入区[20]。尽管在处理脑干结构时假定的发病率很高，但有研究公布了一个认可度较高的术后发病率[24]。

在脊髓，对于髓内海绵状细胞瘤，必须以类似于脊髓内任何其他类型肿瘤的方式接近[17]。当肿瘤紧贴表面时，病变本身提供了通路。尽管如此，脊髓浅表海绵体瘤似乎并不比深部病变具有更好的结果[25]。对于单纯的前位海绵状细胞瘤，必须考虑一个重要因素。对于这些病例，有时需要通过椎体切除术从腹侧进入脊髓[26]。前海绵状细胞瘤存在于脊髓前动脉附近时，可出现其他问题。

术中出血

海绵状血管瘤在血管造影中被定义为隐匿性畸形。尽管如此，在手术过程中，经常可以识别出几个不同直径的滋养动脉中的一个。这可以解释为什么其中的一些倾向于再出血，偶尔会大量再出血（图 13.1）。在脑干或丘脑等脑深部区域，术中破裂和出血可能是一个大问题，导致术后发病率增加[27,28]。在如此关键的解剖区域，术中识别供体血管并不容易。术前血管造影在某些情况下会有所帮助，如果怀疑血管形成密集，可以提供有用的信息[29]。手术过程中必须保留正常的静脉解剖结构和任何可疑的静脉异常。

手术时机

海绵状血管瘤的手术时机是治疗中的重要一环。只有在神经功能恶化的情况下才能进行急诊手术，而神经功能恶化通常只发生在非常有限的病例中[30]。当然，这种超早期手术有明显的风险，也有可能在出血床上留下残片，以后可能再出血。手术时机似乎会影响治疗结果。Mathiesen 等[31]比较了最近一次出血后 1 个月内接受手术的患者与后来接受手术的患者。在 17 例后来接受治疗的患者中，有 15 例患者出现了短暂的神经功能恶化，而在 12 例早期接受治疗的患者中，只有 4 例患者出现了短暂的神经功能恶化。Bruneau 等[32]发表了一系列关于脑干首次出血后进行“早期”手术的研究，结果相当乐观（改善超过 90%），避免了“延迟”手术的术后发病率，并防止了进一步出血。在腔静脉瘤的脊髓手术中，前 3 个月内的手术也会带来更好的预后[25]。一些研究表明，晚期手术与更差的预后显著相关，但手术时机也必须根据每例病例的困难程度来考虑。一些学者主张在手术前等待第二次出血，从而避免脑干等重要的区域 30%~60% 的初始发病率和 15% 的晚期发病率[17]。

很明显，早期手术可以防止进一步出血。除此之外，延迟手术可能会增加术后发病率，因为随着时间的推移，切割平面会发生改变。最初出血后几周，海绵状血管瘤畸形可通过一个非常容易的平面进行解剖。在后期，硬胶质组织使神经组织剥离的风险更大（图 13.2）。因为在血肿组织形成后的慢性阶段，胶质增生黏附于正常组织[17]。这在脑干和重要的幕上结构中非常重要。总之，手术时机是避免术后高发病率需要考虑的因素。

海绵状血管瘤术后出血复发

初次手术后出血的复发与先前的不完全切除直接相关。直接的原因在于手术区域（即脑干）的难度和（或）手术的难度（紧急情况下进行的手术）[33]。显然，这些因素与手术技术密切相关。

尽管海绵状血管瘤手术中的再出血率被认为是非常低的（小于 1%）[19]，但当残余物留在手术区域时，再出血的可能性很高：62% 的残余病变会出血 [17]。这是一个非常重要的问题，因为手术无法实现其目标：将进一步出血的可能性降至零。当然，术后残余物的检测至关重要。关于这一点，最近的文献指出，海绵状血管瘤手术后的早期术后 MRI 常常受到成像伪影的影响，从而导致假阳性结果。然而，术后早期 T2 加权 MRI 阴性结果对于海绵状血管瘤畸形和含铁血黄素残留的可靠性相对较高 [34]。海绵状血管瘤手术的随访必须考虑这些因素。

手术回顾

我最糟的病例（图 13.1）

1 例 31 岁男性因渐进性失去平衡和四肢瘫痪入院。MRI 显示脑桥病变伴肿块效应和水肿（图 13.1A~C），提示海绵状血管瘤。患者的神经状况迅速恶化，并在紧急情况下接受了手术。通过第四脑室（正中沟开口）接近病变。病灶破裂，大量出血，没有可识别的血管，使得止血非常困难。最后止血并切除病灶。幸运的是，患者没有回复到术前状态。术后 MRI（图 13.1D~F）显示仍有一处病变，正在密切随访中。“D”显示线性血管图像，显示剩余肿瘤附近的血管。这个病例说明了海绵状血管瘤手术的潜在困难（在急性期增加）和不完全切除的不利影响。

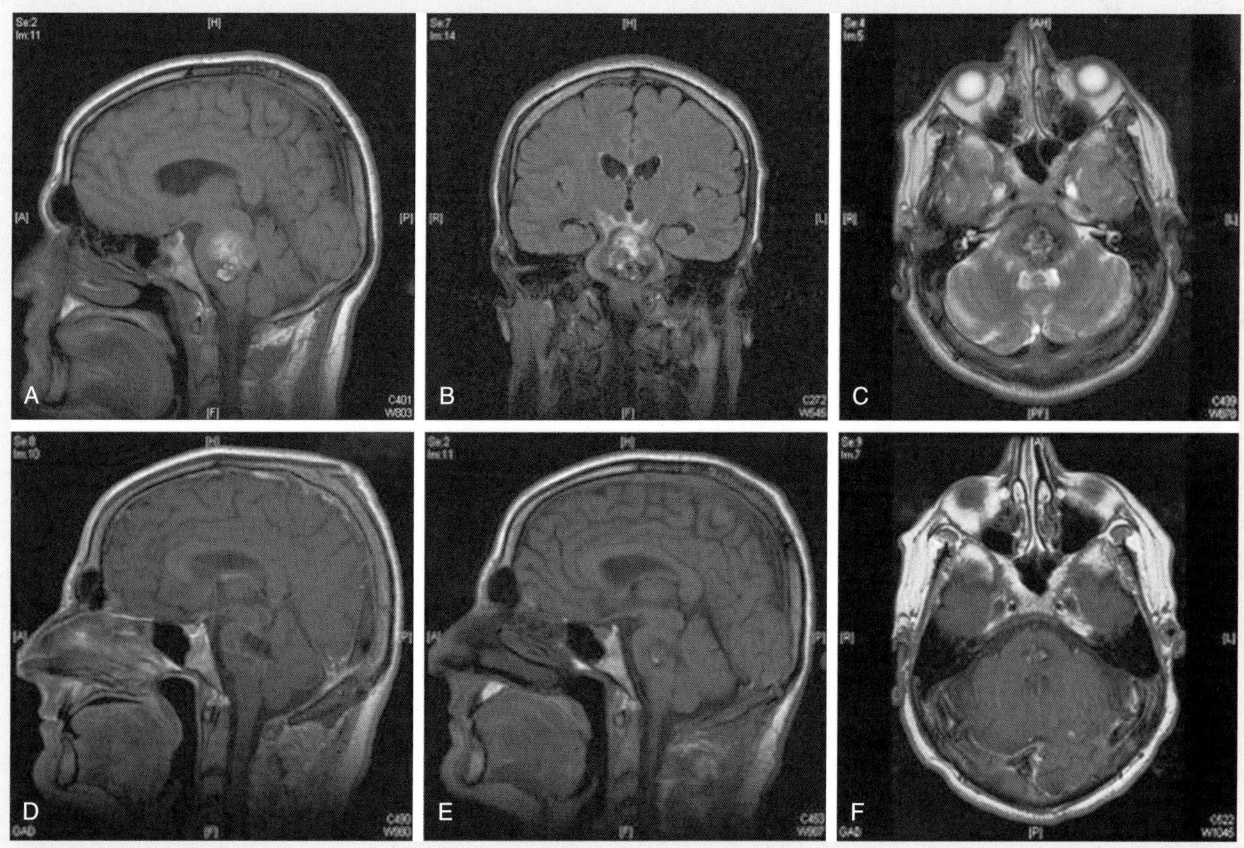

图 13.1 我最糟的病例

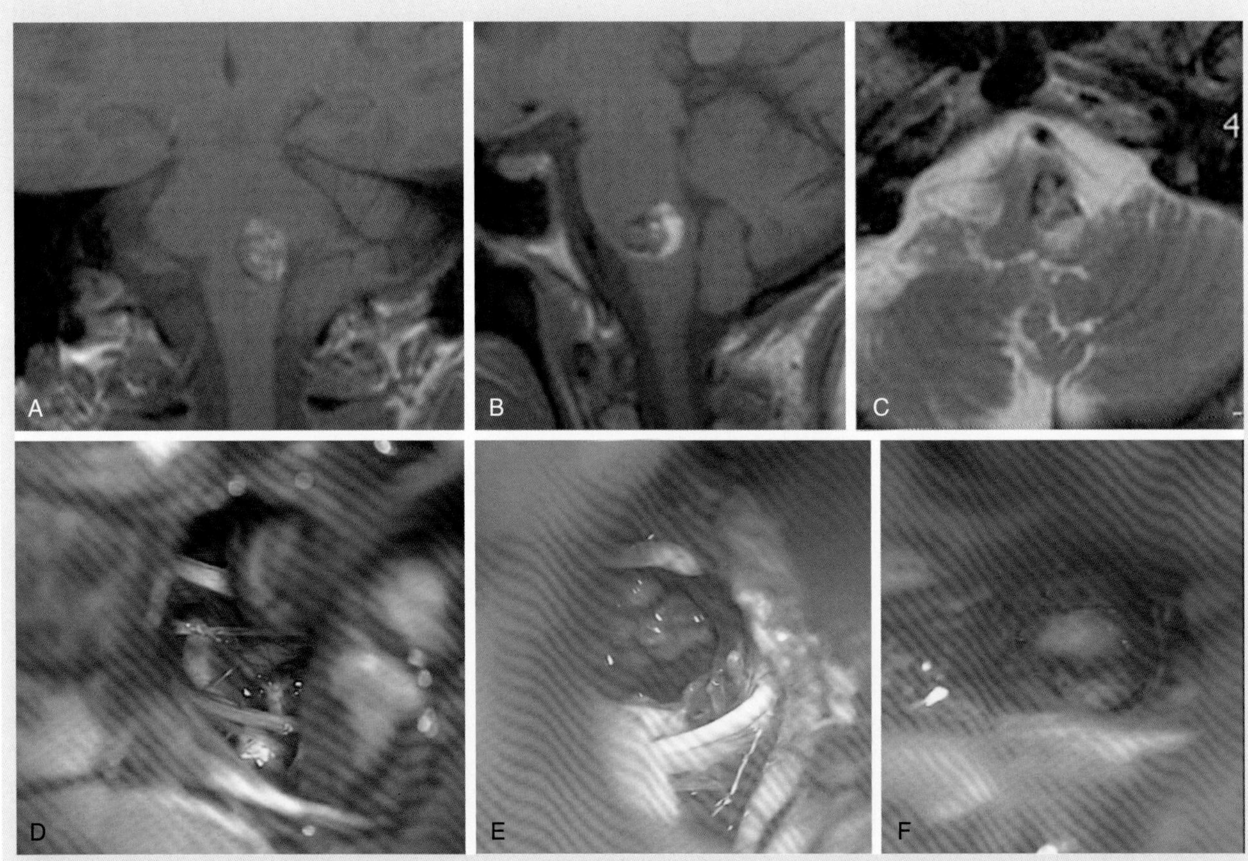

图 13.2 1例46岁女性，反复发作右半偏瘫、感觉障碍和复视。（A~C）MRI显示脑桥延髓前部有海绵状血管瘤。（D）暴露第Ⅸ和Ⅹ对脑神经之间病变的外科手术（乙状窦后入路）。（E）病变周围始终可见胶质组织，这使得术者难以识别分裂面和（或）任何残余肿瘤。（F）切除周围组织后的最终术中图像。由于手术过程中白质损伤，术后病程增加了术前神经功能缺损。该患者在“后期”出现几次轻微出血后接受了手术。本例病例说明了分裂面的重要性以及“晚期”手术在海绵状血管瘤手术中的意义

警 惕

- 尽量确定每例患者的海绵状血管瘤自然病史，根据个体病史制定计划。
- 对可能进一步出血的假设进行综合评估。
- 脑干、脊髓、深部和重要皮质区手术风险高。
- 在困难病例中，切勿忽略术中神经生理监测和神经导航。
- 重要的区域需要非常仔细的术前规划。必要时使用联合截骨术和颅底技术。
- 神经系统发病率与进入区（始终寻找安全进入区！）以及对病变周围分裂面的处理有关。
- 残余病灶使得为手术付出的巨大努力和患者的痛苦成为徒劳。
- 手术时机既不能太早也不能太迟。

参考文献

[1] Abla AA, Lekovic GP, Turner JD, et al. Advances in the treatment and outcome of brainstem cavernous malformation surgery: a single-center case series of 300 surgically treated patients. Neurosurgery, 1999, 68(2):403–414.

[2] Dey M, Turner MS, Wollmann R, et al. Fatal “hypertensive” intracerebral hemorrhage associated with a cerebral cavernous angioma: case report. Acta Neurochir (Wien), 2011, 153(2):421–423.

[3] Gangemi M, Maiuri F, Donati PA, et al. Rapid growth of a brainstem cavernous angioma. Acta Neurol (Napoli), 1993, 15(2):132–137.

[4] Lu XY, Sun H, Xu JG, et al. Stereotactic radiosurgery of brainstem cavernous malformations: a systematic review and meta-analysis. J Neurosurg, 2014, 120(4):982–987.

[5] Poorthuis MH, Klijn CJ, Algra A, et al. Treatment of cerebral cavernous malformations: a systematic review and meta-regression analysis. J Neurol Neurosurg Psychiatry,

2014, 85(12):1319–1323.

[6] Scamoni C, Dario A, Basile L. The association of cavernous and venous angioma. Case report and review of the literature. Br J Neurosurg, 1997, 11(4):346–349.

[7] Detwiler PW, Porter R, Lawton MT, et al. Detection of delayed cerebral vasospasm, after rupture of intracranial aneurysms by magnetic resonance angiography. Neurosurgery, 1997, 41:997–998.

[8] Abdulrauf SI, Kaynar MY, Awad IA. A comparison of the clinical profile of cavernous malformations with and without associated venous malformations. Neurosurgery, 1999, 44:41–47.

[9] Tarnaris A, Fernandes RP, Kitchen ND. Does conservative management for brain stem cavernomas have better long-term outcome? Br J Neurosur, 2008, 22(6):748–757.

[10] Menon G, Gopalakrishnan CV, Rao BR, et al. A single institution series of cavernomas of the brainstem. J Clin Neurosci, 2011, 18(9):1210–1214.

[11] Wostrack M, Shiban E, Harmening K, et al. Surgical treatment of symptomatic cerebral cavernous malformations in eloquent brain regions. Acta Neurochir (Wien), 2012, 154(8):1419–1430.

[12] Van Gompel JJ, Marsh WR, Meyer FB, et al. Patient-assessed satisfaction and outcome after microsurgical resection of cavernomas causing epilepsy. Neurosurg Focus, 2010, 29(3):E16.

[13] Brown AP, Thompson BG, Spetzler RF. The twopoint method: evaluating brainstem lesions. BNI Q, 1996, 12:20–24.

[14] Mai JC, Ramanathan D, Kim LJ, et al. Surgical resection of cavernous malformations of the brainstem: evolution of a minimally invasive technique. World Neurosurg, 2013, 79(5–6):691–703.

[15] Matsuda R, Coello AF, De Benedictis A, et al. Awake mapping for resection of cavernous angioma and surrounding gliosis in the left dominant hemisphere: surgical technique and functional results: clinical article. J Neurosurg, 2012, 117(6):1076–1078.

[16] Slotty PJ, Ewelt C, Sarikaya-Seiwert S, et al. Localization techniques in resection of deep seated cavernous angiomas-review and reevaluation of frame based stereotactic approaches. Br J Neurosurg, 2013, 27(2):175–180.

[17] Gross BA, Batjer HH, Awad IA, et al. Brainstem cavernous malformations: 1390 surgical cases from the literature. World Neurosurg, 2013, 80(1–2):89–93.

[18] Washington CW, McCoy KE, Zipfel GJ. Update on the natural history of cavernous malformations and factors predicting aggressive clinical presentation. Neurosurg Focus, 2010, 29:E7.

[19] Qiao N, Ma Z, Song J, et al. A systematic review and meta-analysis of surgeries performed for treating deep-seated cerebral cavernous malformations. Br J Neurosurg, 2015, 29(4):493–499.

[20] Giliberto G1, Lanzino DJ, Diehn FE, et al. Brainstem cavernous malformations: anatomical, clinical, and surgical considerations. Neurosurg Focus, 2010, 29(3):E9.

[21] Strauss C, Romstöck J, Fahlbusch R. Pericollicular approaches to the rhomboid fossa. Part II. Neurophysiological basis. J Neurosurg, 1999, 91(5):768–775.

[22] Hauck EF, Barnett SL, White JA, et al. The presigmoid approach to anterolateral pontine cavernomas. Clinical article. J Neurosurg, 2010, 113(4):701–708.

[23] Recalde RJ, Figueiredo EG, de Oliveira E. Microsurgical anatomy of the safe entry zones on the anterolateral brainstem related to surgical approaches to cavernous malformations. Neurosurgery, 2008, 62(3 suppl 1):9–15.

[24] Dukatz T, Sarnthein J, Sitter H, et al. Quality of life after brainstem cavernoma surgery in 71 patients. Neurosurgery, 2011, 69(3):689–695.

[25] Badhiwala JH, Farrokhyar F, Alhazzani W, et al. Surgical outcomes and natural history of intramedullary spinal cord cavernous malformations: a single-center series and meta-analysis of individual patient data: Clinic article. J Neurosurg Spine, 2014, 21(4):662–676.

[26] Santoro A, Innocenzi G, Bellotti C, et al. Total removal of an intramedullary cavernous angioma by transthoracic approach. Ital J Neurol Sci, 1998, 19(3):176–179.

[27] Kon T, Mori H, Hasegawa K, et al. Neonatal cavernous angioma located in the basal ganglia with profuse intraoperative bleeding. Childs Nerv Syst, 2007, 23(4): 449–453.

[28] Lekovic GP, Gonzalez LF, Khurana VG, et al. Intraoperative rupture of brainstem cavernous malformation. Case report. Neurosurg Focus, 2006, 21(1): e14.

[29] Mori H, Koike T, Endo S, et al. Tentorial cavernous angioma with profuse bleeding. Case report. J Neurosurg Pediatr, 2009, 3(1):37–40.

[30] Avci E, Oztürk A, Baba F, et al. Huge cavernoma with massive intracerebral hemorrhage in a child. Turk Neurosurg, 2007, 17(1):23–26.

[31] Mathiesen T, Edner G, Kihlström L. Deep and brainstem cavernomas: a consecutive 8-year series. J Neurosurg, 2003, 99(1):31–37.

[32] Bruneau M, Bijlenga P, Reverdin A, et al. Early surgery for brainstem cavernomas. Acta Neurochir (Wien), 2006, 148(4):405–414.

[33] Kikuta K, Nozaki K, Takahashi JA, et al. Postoperative evaluation of microsurgical resection for cavernous malformations of the brainstem. J Neurosurg, 2004, 101(4):607–612.

[34] Chen B, Göricke S, Wrede K, et al. Reliable? The value of early postoperative magnetic resonance imaging after CCM surgery. World Neurosurg, 2017, 5:1878–1887.

14

颈动脉内膜切除术并发症

STACEY QUINTERO WOLFE, JAMES L. WEST, KYLE M. FARGEN, JOHN A. WILSON

重 点

- 颈动脉内膜切除术是一种安全、有效、持久的手术，在最近的研究中，并发症发生率为 2%~4%。
- 患者选择是避免并发症的最重要的一个因素。
- 颈动脉内膜切除术的并发症虽然不常见，但如果不及时发现和纠正，可能会造成严重后果。

引 言

纵观其历史，颈动脉内膜切除术（CEA）一直是一种安全、有效的预防颈动脉疾病所致脑卒中的方法。1969 年的一项随机、多中心试验首次表明，该方法可降低症状性颈动脉狭窄患者的脑卒中发生率。北美症状性颈动脉内膜剥脱术试验（NASCET）是一项非盲、多中心、随机对照试验，在对 659 例高度狭窄（＞70%）患者进行中期分析后，于 1991 年停止。与药物治疗相比，接受 CEA 的患者 18 个月时患同侧脑卒中的绝对风险降低了 17%[1]。与 NASCET 相对应的欧洲颈动脉手术试验（ECST）也同样证明，有症状、高度狭窄（≥ 80%）的患者术后 3 年脑卒中绝对风险降低 11.6%[2]。有研究也表明 CEA 在无症状的颈动脉狭窄患者中的效果优于药物治疗。最值得注意的是，无症状颈动脉粥样硬化研究（ACAS）是一项前瞻性、随机、多中心试验，纳入了 1662 例患者，与药物治疗相比，接受 CEA 治疗的患者中，狭窄程度大于 60% 的患者脑卒中或死亡的 5 年风险降低了 6%[3]。

CEA 由于其有效性、持久性和低并发症率，一直是颈动脉狭窄的主要治疗方法。有研究报道围手术期并发症发生率为 2.3%~4.3%[4,5]。即使在最新的对比现代微创血管内技术、颈动脉血管成形术和支架植入术（CAS）与 CEA 的试验中，CEA 的安全性与 CAS 相当，并且可能与较低的脑卒中风险相关[5]。本章将回顾 CEA 的围手术期和术后并发症，重点关注减轻或避免并发症的技术。

解剖学观点

CEA 的标准暴露包括在胸锁乳突肌内侧进行解剖，在无血管平面上进行解剖以找到颈动脉鞘。然后将其打开，侧移颈静脉以识别颈动脉，同时识别迷走神经。暴露颈动脉时，必须注意许多脑神经或其分支的邻近性，包括迷走神经、喉返神经、舌下神经以及面神经的下颌边缘支（图 14.1）。根据最近的多中心试验，包括 CREST 和 NASCET，脑神经病变的报道率为 5%~8%[1,5–7]。一般而言，这些是神经毒性牵引损伤的结果，随着时间的推移，这些损伤会改善或消失。

最常见的脑神经麻痹是舌下神经损伤，根据最近的一项研究，该损伤占 CEA 后所有脑神经病变的 50% 以上[6]。舌下神经通常在手术中识别，因为它通常在分叉上方几厘米处穿过颈内动脉（ICA）和颈外动脉。这有助于识别颈袢的上根，并从舌下神经沿颈袢上至其分支点。有时，舌下神经可能隐藏或固定在面静脉后面，当试图分离面静脉时，可能会发生损伤。沿神经全长进行解剖以允许内侧活动有助于防止牵拉损伤，如果神经栓系，则切开颈袢也有助于防止牵拉损伤。

面神经下颌缘支在 CEA 期间也有损伤风险。下颌边缘支通常沿着下颌的下侧走行，有可能因牵开器压迫而导致神经损伤。为避免这种情况，应将卷收器放置在表面，并应注意保持卷收器叶

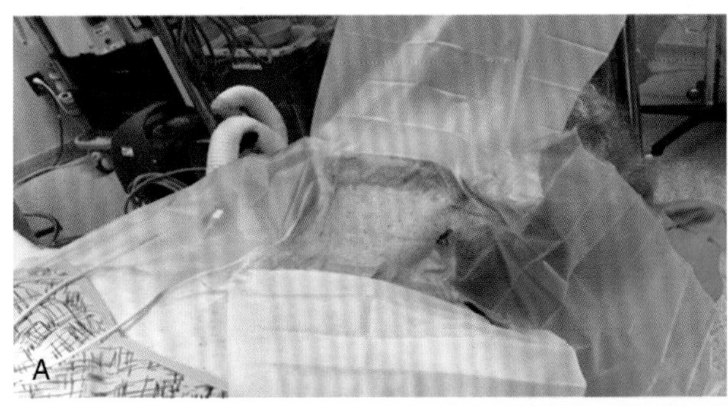

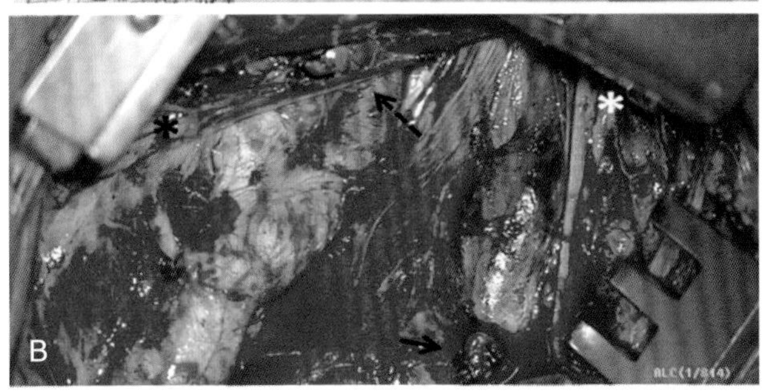

图 14.1 解剖学注意事项。解剖学方面的考虑。（A）展示典型的定位。重要的注意事项包括：将患者的同侧置于手术台边缘，头部位于手术台顶部，然后在肩胛骨之间放置一个肩垫，以帮助颈部伸展。（B）术中，应注意识别并保护重要的神经血管结构，如颈袢（黑星号）、舌下神经的典型位置（虚线箭头）、胸锁乳突肌的脊髓副神经分支（白星号），下颌边缘的典型区域［拉钩叶片上方下方，以及颈静脉和结扎的面静脉（实线箭头）］

片在钳口角度处无过度直接压缩。如果遇到损伤，患者可以放心，这种麻痹通常会在数周到数月内消失。临床上，下颌骨边缘麻痹与术后缺血事件症状相似，但始终与 CEA 同侧。当将面部下垂归因于下颌边缘麻痹时，彻底的神经系统检查，明确排除任何其他导致脑卒中的神经系统缺陷，是至关重要的。

迷走神经位于颈动脉鞘中颈动脉的后外侧，当暴露并试图分离颈动脉和颈内静脉或夹闭颈动脉时，可能会意外受伤。受伤会导致声音嘶哑，根据受伤的机制，声音嘶哑通常会在数月内恢复。一旦进入颈动脉鞘，作为暴露的常规部分，应仔细识别迷走神经，将迷走神经损伤的风险降至最低。喉返神经位于气管食管沟内，如果牵开器的内侧刀片放置得太深，也容易发生牵拉损伤。

减少或避免脑神经并发症的关键在于对颈动脉暴露过程中遇到的解剖结构有全面的了解。有了这些知识，外科医生可以避免几乎所有严重的脑神经损伤。

警 惕

- 降低术前风险：患者选择
  - 应仔细评估存在解剖危险信号的患者，如既往颈部放疗、既往颈部手术、高位颈动脉分叉或对侧颈动脉闭塞。
- 降低围手术期风险：术中技术和早期识别
  - 术中监测技术，如局部麻醉和清醒神经检查、EEG、体感诱发电位（SSEP）、经颅多普勒。
  - 交叉钳夹期间精神状态或局部神经功能缺损的变化可通过适当增加血压或分流来克服。
  - 识别术中颈动脉闭塞。
  - 仔细清除和检查斑块，确保没有皮瓣剥离的可能。
- 降低术后风险：早期识别和治疗
  - 扩张性颈部血肿需要及时识别和治疗，并尽早介入麻醉。
  - 预防术后脑实质内再灌注出血需要精确的血压管理。
  - 脑卒中可能是一种灾难性的手术并发症，及时识别至关重要，因为如果及早发现，其通常是可逆的。

并发症预防：患者选择

避免并发症的第一步是适当的术前患者选择。NASCET 和 ACAS 试验在 20 世纪 90 年代初确立了 CEA 是有症状和无症状的颈动脉粥样硬化疾病的最佳医疗管理方案。然而，随着他汀类药物和抗血小板药物的发展，医疗管理方案已经有所改善。CREST-2 目前正在招募患者，试图解答现代无症状颈动脉狭窄的最佳治疗方案问题。某些患者具有较高的手术风险，例如既往有颈部放射史、颈动脉疾病史或严重心脏、肺部疾病史，以及颈动脉分叉或 C2 以上斑块扩展和（或）对侧颈动脉闭塞的患者，CAS 并不劣于 CEA。2016 年 8 月的数据显示，经验丰富的血管内外科医生对患者使用栓塞保护装置后，对于年龄＜ 80 岁且无症状的狭窄（≥ 70%）患者，CAS 不劣于 CEA[9]。鉴于 CAS 脑卒中风险稍高及其对生活质量的影响，在无高手术危险因素的症状性患者中，CEA 可能优于 CAS。

围手术期并发症的预防和管理

解剖皮瓣

必须确保斑块完全去除，并平稳过渡到正常内膜。内膜瓣可导致内皮层和肌层之间的血液分离，导致动脉闭塞或狭窄。最好通过对 ICA 进行足够长的动脉切开，以充分显示和解剖斑块的远端来防止这种情况。斑块通常可以通过使用诸如 Rhoton 圆刀之类的仪器进行仔细的圆周解剖来平整。如果斑块破碎，应使用环形镊子并确保在放大的观察下完全去除。有时斑块的边缘可能不平整，并且不是向正常内膜完全平滑过渡。在这种情况下，应使用 7-0 或 8-0 Prolene 缝合线将皮瓣钉在其最近端边缘。缝合结必须在血管腔外，这可以通过使用双臂缝合来实现。需防止动脉扭结或狭窄。有时应该使用几根小缝线。如果斑块继续向远端移动，且二腹肌腹部活动后，颅骨暴露达到最大值，则可能需要使用蚊式钳或环形钳固定剩余斑块，并急剧拉动以释放斑块。虽然这可能会引起外科医生的焦虑感，但我们已证明其在许多病例中没有并发症。如果需要这种操作，建议在动脉内膜切除术后使用二联抗血小板药物 6 周。

术中缺血

在 CEA 中使用分流是一个有争议的话题。一些外科医生在所有情况下都使用分流器，而另一些外科医生在神经功能衰退的情况下选择性地使用这种技术。两者在文献中都得到很好的支持依据，选择何者取决于外科医生的培训和偏好。

两种方法都有益处以及潜在的并发症。如手术回顾“我最糟的病例”所示，使用分流器会带来远端碎屑或空气栓塞以及远端剥离的风险。确保在斑块远端打开动脉并且适当地后退分流器将有助于防止这些并发症。在 754 例接受 CEA 选择性分流的患者中，32.6% 的患者在弥散加权 MRI 上出现新的病变，而非分流患者中这一比例为 4.2%，尽管其中 80% 没有症状[10]。

在具有选择性分流的 CEA 的情况下，仅当患者在颈动脉交叉钳夹期间发生局部缺血并且神经功能受损时才使用分流器。现有许多用于检测脑缺血的监测技术。我们更倾向于对清醒和局部麻醉的患者进行神经系统检查，因为其对缺血性损伤具有高度的敏感性和特异性。这可能表现为意识水平的改变、躁动、偏瘫或失语。其他技术如脑电图，SSEP 或经颅多普勒也已成功用于监测全身麻醉下的患者。在暂时性颈动脉闭塞期间，将全身血压维持在收缩压 160~200 mmHg，或比基线高 20%，有助于通过缺血脑血管的最大扩张维持灌注。确保颈动脉体周围的仔细解剖有助于预防心动过缓和低血压，向颈动脉体注射局部麻醉剂可以增强这种情况。术前识别前交通动脉或后交通动脉的通畅性有助于预测是否需要分流。然而根据学者们使用局部麻醉剂的经验（JAW），4.9% 的患者需要分流（n=325，未公开发表数据）。事实上，在该系列研究中，只有 23.3% 的对侧闭塞患者需要分流。在切割颈动脉之前，应在颈内动脉钳夹 30~60 s 后进行神经系统检查。颈动脉分流术应随时可用，外科医生和外科团队应熟悉其使用。

术中颈动脉闭塞

术中颈动脉闭塞是一种潜在的灾难性并发症，必须及时发现并立即采取纠正措施。术中封堵的评估方法是通过在缝合线最终闭合前对颈内动脉进行后出血，这也允许了残留的空气和（或）微碎片排出。如果没有回流，则在激活凝血时间（ACT）的情况下给予额外的肝素，以确认患者进行了适当的抗凝治疗。我们的目的是达到 ACT 225~250 的目标。应立即重新打开远端缝合线，并检查内腔是否有凝块、碎屑。当血流重新恢复时，在最后一次缝合之前，ICA 夹被更换，ICA 缝合并再次回缩。如果没有血流，应在 ICA 夹断开的情况下进行 Valsalva 和抽吸，以清除潜在的血栓。如果这不能导致快速回流，可以从远端通过一根 3-French Fogarty 导管，轻轻充气，然后向后拉以清除血块，然后进行回流。

如果血栓形成的原因不是机械性的，则应考虑添加第二种抗血小板药物，如氯吡格雷，因为某些患者对阿司匹林相对不敏感，在脑血管缺血症状患者的 PGY100 检测中，正常胶原 / 肾上腺素触发的闭合时间的发生率为 34%[11]。

术后并发症的预防和管理

缺血事件

CEA 后的术后脑卒中是一个危重的事件。及时的识别缺血症状和病因检查再怎么强调也不为过，因为缺血的紧急治疗可能是可逆的并且可以防止永久性的组织损伤。医生必须考虑并排除可能的病因，要有一种争分夺秒就是为了大脑功能恢复的信念，需要最快的诊断和治疗。CEA 后缺血的病因包括由于技术错误或阿司匹林不敏感导致的手术部位颈动脉血栓形成、远端血栓栓塞或相对灌注不足。此外，脑过度灌注是 CEA 后神经系统症状的罕见但证据充分的原因。

紧急成像通常是评估颈动脉闭塞或狭窄，或者内膜瓣和夹层的最合适的第一步。如果无法迅速完成下述成像，应考虑立即返回手术室探查手术部位。如果无法通过超声检查以令人满意的方式检查手术床，或者未发现明显异常，我们建议通过灌注进行紧急 CT 血管造影，以评估颅内出血、颈动脉血栓形成、串联颅内血栓栓塞以及缺血性半影。如果确认远端大血管闭塞，我们建议采用血管成形术 / 支架植入术进行颈部和颅内栓子去除。如果存在颈动脉腔内血栓、夹层或闭塞，建议立即返回手术室调整 CEA，并按照先前部分所述逐步探查（图 14.2）。如果没有狭窄或闭塞的证据，但影像学检查提示灌注不足，我们建议将收缩压增加至基线以上 20% 或者 160~180 mmHg，并排除显著的贫血或血容量不足。如果灌注成像提示脑过度灌注，建议严格控制血压。

颅内出血

CEA 后脑出血或脑过度灌注发生率不到 CEA 人群的 1%。围手术期高血压是颅内出血的潜在重要危险因素，可能与正常脑保护性颈动脉窦反射受损有关。Sundt 等证实 CEA 后脑血流量增加，可能与长期相对脑缺血后血脑屏障的脑自动调节受损有关，而与高血压无关[12]。这种自身调节受损的大脑区域脑血流量的增加可能导致抗凝和抗血小板治疗联合使用时出血的风险。

预防是管理过度灌注的关键，因为其后果可能是永久性和非常严重的。术后患者出现头痛是不正常的，应高度怀疑颅内出血。严格关注围手术期血流动力学和血压控制至关重要。具体而言，在脑自动调节的正常范围内维持收缩压可改善自动调节受

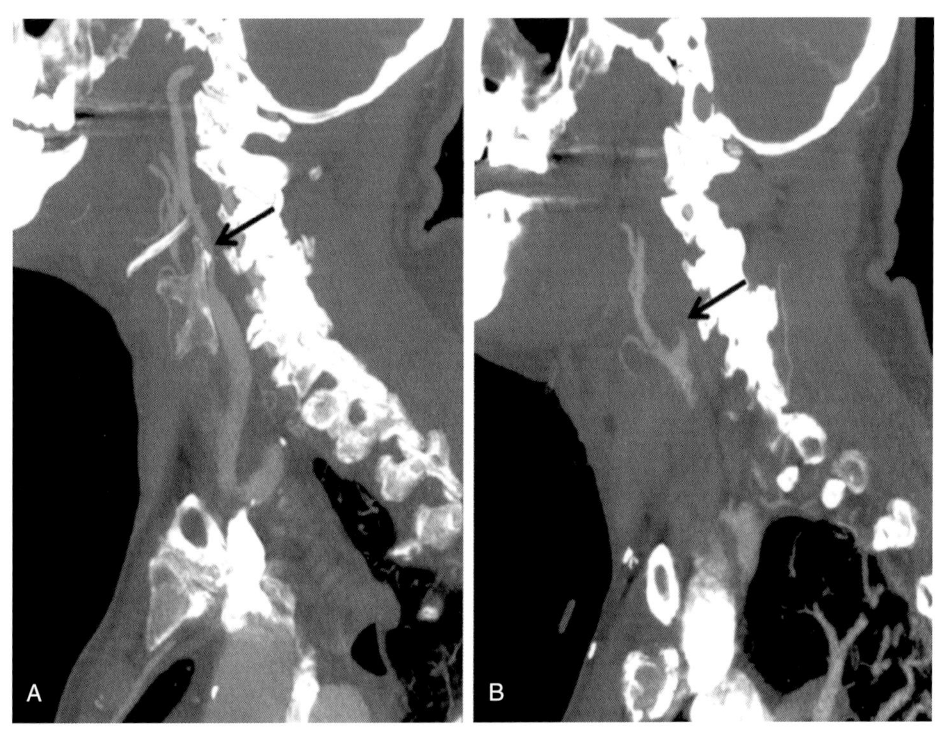

图 14.2 术后血栓形成。阿司匹林无反应者术后颈动脉血栓形成。70 岁男性，因右颈内动脉 90% 高度狭窄接受了右颈动脉内膜切除术，两天前患者曾多次发生栓塞性脑卒中。（A）患者在手术成功后被带到康复室，手术后大约 1.5 h，患者开始出现相对低血压，收缩压为 90 mmHg，然后突然停止左侧活动。患者紧急接受了头颈部 CTA 检查，结果显示缝合线处右侧颈内动脉完全闭塞，但没有颅内串连闭塞。（B）随后患者被紧急带回手术室进行探查，用 ACT 250 进行了肝素化，缝合线也被重新打开。患者接受了 Valsalva 治疗，对远端颈动脉进行抽吸，排出大量血栓。一旦证实背流情况良好，我们重新闭合缝合线。患者从全身麻醉中苏醒，神经系统完好无损。患者服用波立维 450 mg，并持续服用波立维 3 个月

损带来的负面影响。患者 CEA 后在 ICU 过夜并静脉用药将收缩压维持在 110~160 mmHg。第 2 天早上，患者恢复正常的家庭用药方案，以保持出院后的血压正常。

颈部血肿

颈部血肿扩大是与 CEA 相关的罕见但危险的术后并发症。报道的症状性颈部血肿发生率为 1%~8%。颈部血肿与围手术期高血压和氯吡格雷的使用有关[13]。在最近的一项大型系列研究中，症状性进展性颈部血肿患者从手术完成到返回手术室的平均时间为 6 h[14]。

立即识别并在床边建立安全的气道是主要的护理措施。无法固定的气道可能需要对伤口进行准备，并在床边重新打开以释放血肿，同时麻醉团队做好准备进行插管。早期介入麻醉对气道管理非常重要。根据麻醉文献报道，绝大多数（70% 以上）血肿患者可通过简单直接喉镜安全插管，而对于最初有气道困难的其余患者，血肿的清除有助于直接喉镜插管[14]。这种并发症虽然很紧急，有可能迅速失代偿，但可以通过早期警惕和积极护理安全处置。

心肌梗死

围手术期心肌梗死仍然是 CEA 人群围手术期并发症的重要来源，报道发病率为 2%~3%[5]。这是颈动脉疾病患者在多个血管区域发生动脉粥样硬化性疾病的固有风险。此外，麻醉引起的围手术期血流动力学变化包括围手术期体液超负荷引起的血管内容量的潜在扩张、心肌需氧量增加引起的儿茶酚胺产生增加、颈动脉操作引起的血流动力学变化和自身调节的改变，这些都是潜在的心脏压力源。

必须密切关注胸痛和呼吸短促等术前症状以及心脏病术前评估。此外，在围手术期，应密切关注患者的症状，及时进行基础胸痛检查（包括心电图和肌钙蛋白），可确保及时诊断心脏事件。

局部麻醉与全身麻醉

颈动脉狭窄和脑血管疾病本已使身体处于失调的风险之中，并可能会被全身麻醉进一步破坏。围手术期的血压控制、心率和脑灌注受全身麻醉诱导的显著影响，局部麻醉可通过浅表颈丛神经阻滞减轻血流动力学波动（JAW，未发表的数据[15]）。最近纳入 4558 例接受 CEA 治疗的患者的一项综述显示，全身麻醉比局部麻醉患者的发病率（8.7% *vs* 4.2%）高 2 倍，且住院时间更长，再入院率增加，但两组在脑卒中或心肌梗死方面没有显著差异[15]。

延迟并发症的预防和管理

颈动脉再狭窄

无论使用何种技术，都可能发生 CEA 后延迟狭窄。虽然发病率低，但再狭窄可能使患者面临未来脑卒中的风险，并可能需要重复手术或血管内治疗。虽然病因可能根据最初的病理和手术条件而有所不同，但通常早期再狭窄病变继发于内膜的增生，而大多数晚期病变似乎主要是动脉粥样硬化物质的重新累积。最近纳入 1782 例 CEA 的综述显示，同侧再狭窄的发生率≥ 70%，2 年、5 年和 10 年分别为 3.4%、6.5%、10.2%，血管补片成形术与初次闭合无显著差异。然而，初次闭合减少了钳夹时间，这可能会降低整体围手术期风险，并且发现再狭窄率非常低，甚至接近 0[17]。除了极小血管口径的罕见病例，初次闭合一直是我们医疗机构的偏好，再狭窄率同样很低。文献中没有明确地确定延迟再狭窄的重要危险因素。但吸烟似乎与再狭窄风险增加有关。

确定再狭窄时的干预评估是由多种因素决定的。显然，需要考虑到治疗再狭窄的复杂性增加，并与不干预的后果进行权衡。最近文献中使用的标准是有症状的狭窄且口径缩小≥ 50%，或无症状的再狭窄且口径缩小≥ 70%~80%[18]。

在手术方面，重复 CEA 对先前的瘢痕组织更具挑战性，接受再次手术的原因包括原发性动脉内膜切除术、血管补片成形术或用静脉移植物置换严重病变的节段。如果可以清楚地建立平面并且动脉无异常，可以考虑重复动脉内膜切除术。如果无法建立清晰的平面或担心整体血管口径太小，许多学者建议进行血管补片成形术。如果动脉腔明显受损，另一种潜在的挽救选择是使用隐静脉进行介入移植。重复 CEA 的脑神经风险可能更大。

血管内介入治疗再狭窄的血管成形术和支架植入术被证明是非劣效性的，通常具有更好的风险特性[8]。最近一项荟萃分析进行了 CEA 翻修术与颈动脉支架植入术后再狭窄的对比，发现 CEA 翻修术后心脏并发症的风险更高，而支架植入术后再狭窄的发生率更高[18]。但对于这两种选择仍然没有 1 级证据进行支持，一般而言，我们在大多数患者群体中选择颈动脉支架术治疗颈动脉再狭窄。

手术回顾

我最糟的病例

颈动脉夹层和再狭窄

1 例 75 岁女性患者，CT 血管造影显示有 75% 的进展性无症状左颈动脉狭窄。钳夹左侧颈内动脉后，患者出现失语症和偏瘫，并放置了 Pruitt-Inahara 分流。由于担心夹层，远端球囊意外充气过度。术后紧急血管造影显示夹层和假性动脉瘤，遂用支架治疗（图 14.3A）。在 2 年后的常规随访中，患者左颈内动脉狭窄速度逐渐增加，再狭窄率为 75%（图 14.3B）。患者接受了成功的血管成形术和支架植入术，并确认之前的夹层和假性动脉瘤完全消失（图 14.3C）。

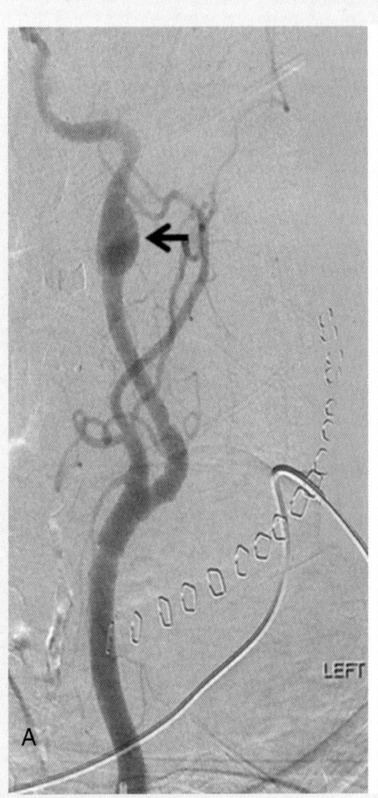

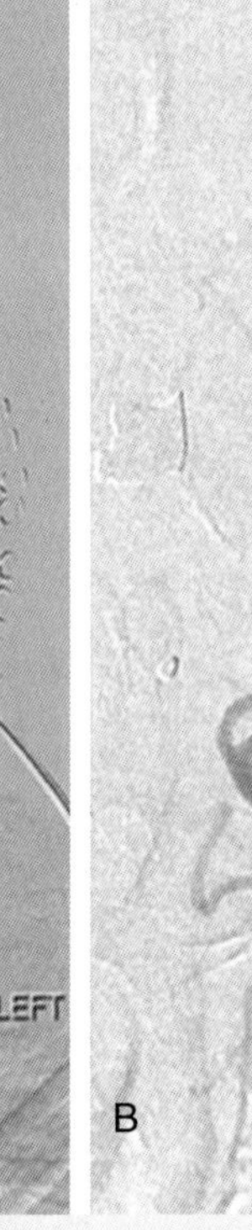

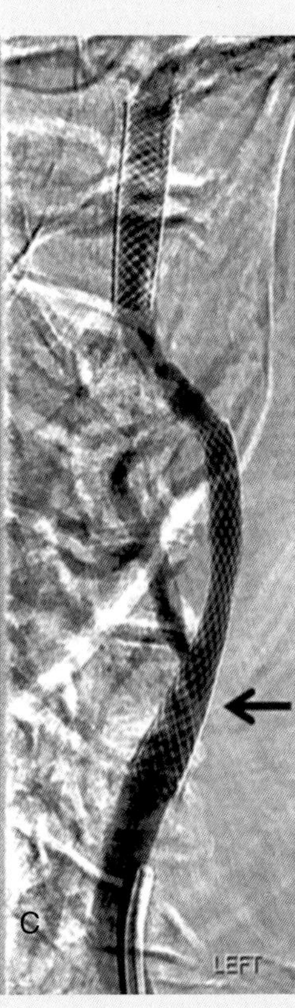

图 14.3 我最糟的病例

神经外科手术讨论时刻

- 如果遇到急性术后血栓形成或闭塞，请立即将患者带回手术室。打开颈动脉缝合线，在麻醉时使用吸引进行 Valsalva 清除凝块。
- 如果进行性平整导致斑块末端靠近颅侧而无法触及，请用止血钳固定斑块末端并轻快拉动以去除剩余的斑块。
- 如果术后颈部血肿扩大，麻醉后尝试插管。如果无法插管，请立即在床边打开切口以切除血肿。
- 如果患者在术后即刻出现与脑卒中有关的围手术窗口期缺陷，应进行头部和颈部 CT 血管造影，以排除颈动脉闭塞和串联闭塞。

参考文献

[1] Committee NS. NASCET: North American Symptomatic Carotid Endarterectomy Trial. Stroke, 1991, 22(6):711–720.

[2] Farrell B, Fraser A, Sandercock P, et al. Randomised trial of endarterectomy for recently symptomatic carotid stenosis: final results of the MRC European Carotid Surgery Trial (ECST). Lancet, 1998, 351(9113):1379–1387.

[3] Executive Committee for the Asymptomatic Carotid Atherosclerosis Study. ACAS. Endarterectomy for asymptomatic carotid artery stenosis, JAMA, 1995, 273(18):1421–1428.

[4] Bonati LH, Dobson J, Featherstone RL, et al. Long-term outcomes after stenting versus endarterectomy for treatment

of symptomatic carotid stenosis: the International Carotid Stenting Study (ICSS) randomised trial. Lancet, 2015, 385(9967):529–538.

[5] Brott TG, Hobson RW, Howard G, et al.for CREST Investigators. Stenting versus endarterectomy for treatment of carotid-artery stenosis. N Engl J Med, 2010, 363(1):11–23.

[6] Cunningham EJ, Bond R, Mayberg MR, et al. Risk of persistent cranial nerve injury after carotid endarterectomy. J Neurosurg, 2004, 101(3):445–448.

[7] Fokkema M, de Borst GJ, Nolan BW, et al. Clinical relevance of cranial nerve injury following carotid endarterectomy. Eur J Vasc Endovasc Surg, 2014, 47(1):2–7.

[8] Yadav JS, Wholey MH, Kuntz RE, et al. Protected carotid-artery stenting versus endarterectomy in high-risk patients. N Engl J Med, 2004, 351(15):1493–1501.

[9] Rosenfield K, Matsumura JS, Chaturvedi S, et al.for ACT I Investigators. Randomized trial of stent versus surgery for asymptomatic carotid stenosis. N Engl J Med, 2016, 374(11):1011–1020.

[10] Orlicky M, Vachata P, Bartos R, et al. A selective carotid artery shunting for carotid endarterectomy: prospective MR DWI monitoring of embolization in a group of 754 patients. J Neurol Surg A Cent Eur Neurosurg, 2015, 76(2):89–92.

[11] Grundmann K, Jaschonek K, Kleine B, et al. Aspirin non-responder status in patients with recurrent cerebral ischemic attacks. J Neurol, 2003, 250(1):63–66.

[12] Sundt TM, Sharbrough FW, Piepgras DG, et al. Correlation of cerebral blood flow and electroencephalographic changes during carotid endarterectomy: with results of surgery and hemodynamics of cerebral ischemia. Mayo Clin Proc, 1981, 56(9):533–543.

[13] Baracchini C, Gruppo M, Mazzalai F, et al. Predictors of neck bleeding after eversion carotid endarterectomy. J Vasc Surg, 2011, 54(3):699–705.

[14] Shakespeare WA, Lanier WL, Perkins WJ, et al. Airway management in patients who develop neck hematomas after carotid endarterectomy. Anesth Analg, 2010, 110(2):588–593.

[15] Hussain AS, Mullard A, Oppat WF, et al. Increased resource utilization and overall morbidity are associated with general versus regional anesthesia for carotid endarterectomy in data collected by the Michigan Surgical Quality Collaborative. J Vasc Surg, 2017, 66(3):802–809.

[16] Avgerinos ED, Go C, Ling J, et al. Carotid artery disease progression and related neurologic events after carotid endarterectomy. J Vasc Surg, 2016, 64(2):354–360.

[17] Zenonos G, Lin N, Kim A, et al. Carotid endarterectomy with primary closure: analysis of outcomes and review of the literature. Neurosurg, 2012, 70:646–654.

[18] Tu J, Wang S, Huo Z, et al. Repeated carotid endarterectomy versus carotid artery stenting for patients with carotid restenosis after carotid endarterectomy: systematic review and meta-analysis. Surgery, 2015, 157(6):1166–1173.

15 颅底手术并发症概述

VINAYAK NARAYAN, ANIL NANDA

"说了这么多，做了这么多，最终的结果才是最重要的。我从小就相信，当患者在手术台上时，对技术细节的关注会缩短康复期，所以我从不害怕长时间的手术。"

——Harvey Cushing

重 点

- 无论是在显微镜下还是内镜下，所有颅底入路的主要目标都是通过最佳的骨切除来最大限度地减少大脑回缩。
- 颅底手术的常见并发症是血管损伤、脑脊液漏、脑神经麻痹、伤口感染、脑膜炎、脑积水、视力改变和美观问题。
- 了解相关的手术解剖、在手术的每个步骤中的耐心和细致的操作、对并发症的预判以及处理能力，这些都是优化手术结果的关键因素。

引 言

为了应对复杂肿瘤和血管病变的治疗需求，同时避免对正常神经结构的牵拉损伤，颅底手术已经发展了很长一段时间。颅底内出现许多病变，或通过直接生长延伸至颅底。所有颅底入路，无论是显微镜下还是内镜下，其主要目标都是通过最佳的骨切除将大脑回缩降至最低。当前，除了先进的显微外科颅底技术外，内镜外科技术的广泛应用也推动了颅底神经外科的前沿发展。

并发症的预防和处理是颅底手术的重要基石。颅底部位的并发症可能非常危险，通常原因在于未选择正确的方法或选择患者时出现错误，甚至是由于技术失误造成的。颅底手术可能会遇到无数的并发症。常见的并发症有血管损伤、脑脊液（CSF）漏、脑神经麻痹、伤口感染、脑膜炎、脑积水、视力改变和美观问题。放射学成像技术的突破、神经麻醉技术的进步，以及外科技术和术中监测的概念性进展，导致了这一神经外科子专业的融合发展。本章概述了显微外科、内镜颅底外科和放射外科中遇到的主要并发症。

血管并发症

血管并发症是颅底手术最可怕的并发症。原因有肿瘤向邻近血管的浸润、手术技术的错误、先前的放疗、术前成像或脑血管造影或栓塞等干预措施的不足，以及神经导航或微多普勒的非最佳使用[1]。多种主要血管病变可导致颅底狭窄。海绵状脑膜瘤和岩斜脑膜瘤是典型的例子，分别可环绕颈内动脉（ICA）和基底动脉。垂体腺瘤、脊索瘤和软骨肉瘤也可侵犯主要血管结构，如颈内动脉和基底动脉。

术前血管造影可以更好地评估巨大内侧蝶骨翼脑膜瘤等肿瘤。它提供了ICA与肿瘤和相关肿瘤供体血管的信息，并提供了进行术前肿瘤栓塞和侧支循环评估的可能。根据对术中颈动脉内膜切除术的研究，大多数患者能够耐受颈内动脉损伤[2]。根据动脉/静脉可能出现的预期并发症，患者应做好可能的搭桥手术或窦重建手术的准备。了解关键神经血管结构的相关解剖结构和安全处理技术对于避免此类并发症至关重要。

脑脊液漏

脑脊液漏是颅底手术后非常常见的并发症，因为脑池与大多数颅底入路密切相关。经鼻内镜颅底手术中脑脊液漏的发生率为2%~64%，前庭神经鞘瘤手术中脑脊液漏的发生率为3%~26.7%[3-5]。在任何颅后窝手术中，其范围为4%~17%[6]。脑脊液漏引起的主要并发症是脑膜炎、脑室炎和脑脓肿，这可能会增加住院时间、再入院率和死亡风险。与其他肿瘤病理相比，颅咽管瘤术中脑脊液漏的发生率通常较高[7]。颅后窝手术后假性脑膜膨出的发生率为15%~28%[8]。与这种渗漏相关的最常见因素是硬脑膜和伤口闭合或愈合不足、伤口感染、颅内压升高。防止脑脊液泄漏的基本策略是硬脑膜水密缝合以及用骨蜡严密封闭开放的乳突气房。在内镜下颅底手术中，脂肪或肌补片的多层闭合、鼻中隔皮瓣和带腰椎引流管的骨重建有助于避免术后脑脊液漏。Hadad-Bassagasteguy 皮瓣（HBF）是基于鼻中隔动脉的鼻中隔黏膜骨膜和黏膜软骨膜的神经血管蒂皮瓣，有利于鼻内镜颅底手术后颅底的重建[9]。通过用纤维蛋白胶密封的小块脂肪堵塞渗漏部位，可以进一步降低 CSF 渗漏率[10]。早期发现脑脊液漏并避免颅内压升高（ICP）是避免这种严重并发症的重要预防措施。

脑神经麻痹

颅底手术后常见脑神经缺损。在50例岩斜脑膜瘤手术治疗的患者中，我们报道了44%的脑神经病变[6]。术后最常见的脑神经缺损是动眼神经功能障碍，其次是面部无力。41%的患者出现短暂的脑神经功能障碍。在经耳蜗入路进行神经移位时，可能会损伤面神经。据报道，腹侧桥小脑角脑膜瘤的术后面神经功能劣于后路的肿瘤[11]。在我们的海绵状脑膜瘤手术患者系列研究中，我们注意到54%的患者术后出现脑神经缺损，其中动眼神经麻痹最常见（24.6%）[12]。在最后一次随访中，62.5%的患者完全康复。2例患者因视神经手术操作而出现短暂的视力恶化，在第一次临床随访中完全恢复。2例（0.06%）患者术后出现吞咽功能障碍。仔细处理肿瘤、避免在靠近脑神经的地方进行烧灼、早期识别神经并将其轻轻地移动，这些都是有助于预防术后脑神经缺损的措施。

其他并发症

颅底手术后的其他并发症包括手术部位血肿、美容畸形、脉动性眼球内陷（眶颧截骨术后）、伤口感染以及颞下颌和腭部并发症。除了显微/内镜下颅底手术外，颅底病变的放射外科手术也存在术后并发症的风险，包括脑积水、垂体功能减退、视力恶化、脑卒中、放射性坏死和颈动脉狭窄[13,14]。立体定向放射外科手术中边缘和最大辐射剂量的优化可能有助于避免大多数上述并发症。

结　论

当前颅底手术中涉及显微镜和内镜的细微差别正在迅速发展，并为整个颅底提供了广泛的周向入路。然而，并发症的发生率仍然令人担忧。了解相关的外科解剖结构、在手术的每一步进行细致的操作、预测并发症并熟练地处理并发症是优化手术结果的关键因素。

参考文献

[1] Gardner PA, Snyderman CH, Fernandez-Miranda JC, et al. Management of major vascular injury during endoscopic endonasal skull base surgery. Otolaryngol Clin North Am,2016,49(3):819–828.

[2] Modica PA, Tempelhoff R, Rich KM,et al. Computerized electroencephalographic monitoring and selective shunting: influence on intraoperative administration of phenylephrine and myocardial infarction after general anesthesia for carotid endarterectomy. Neurosurgery,1992,30(6):842–846.

[3] Patel PN, Stafford AM, Patrinely JR, et al. Risk factors for intraoperative and postoperative cerebrospinal fluid leaks in endoscopic transsphenoidal sellar surgery. Otolaryngol Neck Surg, 2018,158(5):952–960.

[4] Hoffman RA. Cerebrospinal fluid leak following acoustic neuroma removal. Laryngoscope,1994,104(1):40–58.

[5] Rodgers GK, Luxford WM. Factors affecting the development of cerebrospinal fluid leak and meningitis after translabyrinthine acoustic tumor surgery. Laryngoscope,1993,103(9):959–962.

[6] Nanda A, Javalkar V, Banerjee AD. Petroclival meningiomas: study on outcomes, complications and recurrence rates. J Neurosurg , 2011, 114(5):1268–1277.

[7] Karnezis TT, Baker AB, Soler ZM, et al. Factors impacting cerebrospinal fluid leak rates in endoscopic sellar surgery. Int Forum Allergy Rhinol,2016,6(11):1117–1125.

[8] Manley GT, Dillon W. Acute posterior fossa syndrome following lumbar drainage for treatment of suboccipital

pseudomeningocele. J Neurosurg,2000,92(3):469–474.
[9] Kassam AB, Thomas A, Carrau RL, et al. Endoscopic reconstruction of the cranial base using a pedicled nasoseptal flap. Neurosurgery,2008,63(1 suppl 1):ONS44–ONS52.
[10] Ludemann WO, Stieglitz LH, Gerganov V, et al. Fat implant is superior to muscle implant in vestibular schwannoma surgery for the prevention of cerebrospinal fluid fistulae. Neurosurgery,2008,63(1 suppl 1):ONS38–ONS42.
[11] Schaller B, Merlo A, Gratzl O, et al. Premeatal and retromeatal cerebellopontine angle meningioma. Two distinct clinical entities. Acta Neurochir (Wien), 1999, 141(5):465–471.
[12] Nanda A, Thakur JD, Sonig A, et al. Microsurgical resectability, outcomes, and tumor control in meningiomas occupying the cavernous sinus. J Neurosurg, 2016, 125(2):378–392.
[13] Sheehan JP, Starke RM, Mathieu D, et al. Gamma Knife radiosurgery for the management of nonfunctioning pituitary adenomas: a multicenter study. J Neurosurg, 2013, 119(2):446–456.
[14] Pollock BE, Nippoldt TB, Stafford SL, et al. Results of stereotactic radiosurgery in patients with hormone-producing pituitary adenomas: factors associated with endocrine normalization. J Neurosurg, 2002,97(3):525–530.

16

颅前窝手术并发症

FRANCESCO TOMASELLO, ALFREDO CONTI, FILIPPO F. ANGILERI, SALVATORE M. CARDALI, DOMENICO LA TORRE, ANTONINO F. GERMANÒ

引　言

各种神经外科疾病影响前颅底时，需要颅前窝入路。作为神经外科医生，我们经常进行良性肿瘤的治疗，特别是脑膜瘤。我们也经常进行其他常见的神经外科病变的治疗，包括创伤性损伤、颅面畸形（眶距增宽、颅缝早闭）、脑脊液（CSF）漏和血管病变（动静脉瘘）。虽然颅前窝良性病变的手术是一种相对常见的手术，但脑膜瘤等肿瘤可以达到巨大的尺寸并包裹重要的神经血管结构，这使得该区域的手术常常具有挑战性。

此外，前颅底病变也涉及恶性肿瘤。除了一些疾病（白血病、淋巴瘤、骨髓瘤、转移瘤）以外，恶性肿瘤需通过手术治疗，同时辅助放疗或化疗。恶性病变通常是具有挑战性的病变，需要采用多学科方法尽可能在广泛的暴露后实现整块切除，达到边缘为未受累组织的标准[1]。恶性肿瘤手术治疗的适应证受病变程度以及临床状况（包括年龄和症状）的影响。如果适用手术，必须与预期的病变、自然病程和非手术治疗结果进行权衡。

本章我们将简要描述经颅入路至颅前窝，并讨论颅前窝手术中常见的并发症及其避免措施。

如何做颅前窝手术?

Cushing 最初描述了单侧额叶开颅手术[2]。在 Dandy 的描述中，这种方法演变为双额开颅手术和经基底的方法[3]。然而在这两种情况下，都需要切除额叶。后来，Tonnis 报道了他在保留脑组织的同时经双额入路的成功经验。20 世纪 70 年代手术显微镜的引入与手术器械的改进，提高了神经外科医生在颅底精细操作的能力[3]。单侧和双侧开颅手术已被进一步改进，颅面方法也被用于治疗侵入鼻腔和（或）鼻窦的肿瘤。内镜已经长期用于治疗其他神经外科疾病，在最近被引入治疗特定的颅前窝肿瘤[4]。

选择最合适的方法取决于多种因素，包括外科医生的偏好和经验、肿瘤大小和位置、硬脑膜的附着情况以及与周围神经血管结构的关系。前外侧入路可提供足够的基部和相关的神经血管结构的暴露，并在早期中断肿瘤血供，来控制肿瘤。此外，使用单侧亚额叶或翼状入路的方法可以减少大脑回缩和对关键神经血管结构的操作。对于需要更广泛地进入颅底并且由于肿瘤延伸至鼻窦而需要骨切除和随后的颅底重建的情况，应采取经基底的方法。我们简要描述了一些可以安全地用于处理涉及颅前窝及其他部位的所有病变的方法（图 16.1）。

翼点入路

通常采用右侧翼点入路以尽量减少对主要

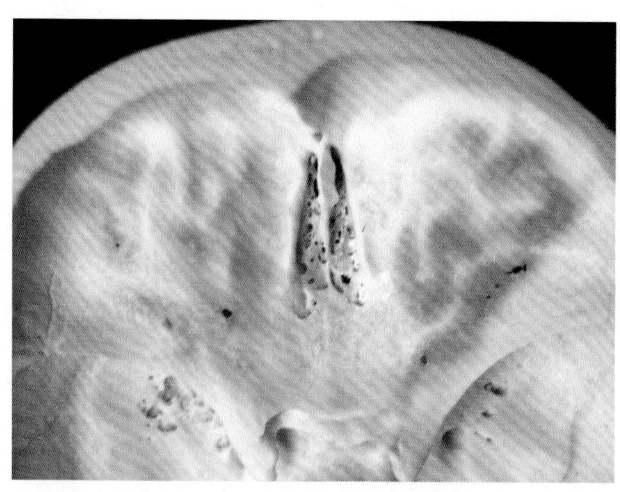

图 16.1　从颅内视角观察的前颅底骨标志物

额叶的操作。患者被置于仰卧位，其头部固定在Mayfield三针头固定器中。然后将头部向左侧旋转30°~60°并延伸以帮助额叶从颅底自发缩回。在额颞皮肤切口后，皮瓣和下面的颞筋膜/肌肉被抬高并作为单独的层向前突出。根据Yasargil等的描述[5]，可以进行颞肌的筋膜间解剖以保留面神经的额叶分支[6]。也可以进行颞肌与皮瓣的前移，有效地保留面神经的额支。

对于前颅底，标准的翼点开颅术通常会稍加改良。开颅手术的部位在额叶的2/3与颞叶的1/3(图16.2)。该方法的一个重要步骤是在较小的蝶骨翼高速钻孔，更重要的是，使眶顶上的任何脊变平以获得中线上的必要视野。

硬脑膜开放后，通过显微外科技术将外侧裂准确切开并打开，并将视颈动脉脑池开窗，从而进一步释放脑脊液并使大脑松弛。通过最小的额叶回缩，可以暴露和切除肿瘤（图16.3和图16.4）。

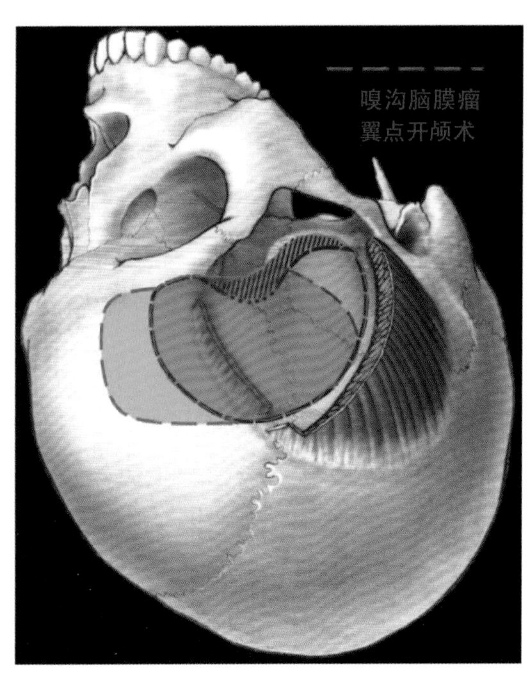

图16.2　巨大嗅沟脑膜瘤翼点开颅术的示意图。红线显示了开颅手术区域，允许采用同一入路的经外侧裂和额下入路

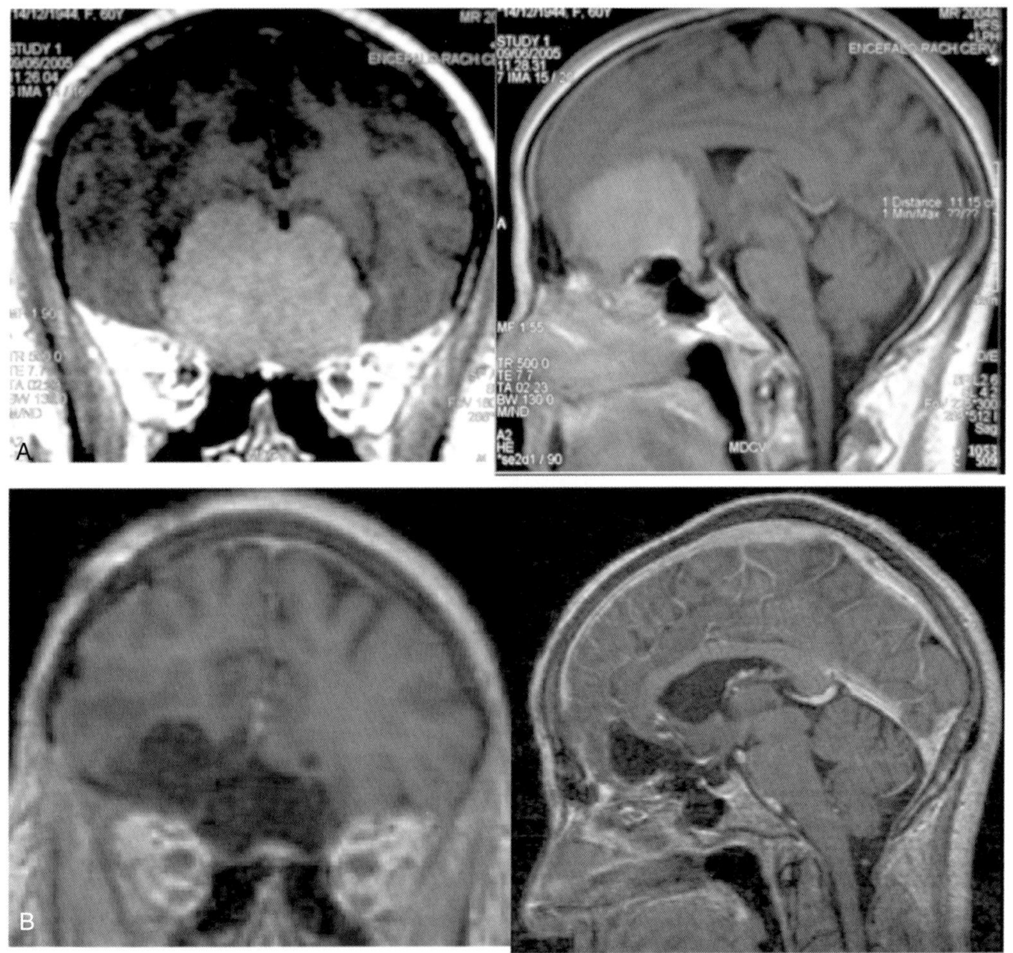

图16.3　（A）巨大嗅沟脑膜瘤术前冠状面和矢状面对比增强MRI。（B）术后冠状面和矢状面对比增强MRI显示，右翼点开颅术可大致完全切除肿瘤，相对保留额叶

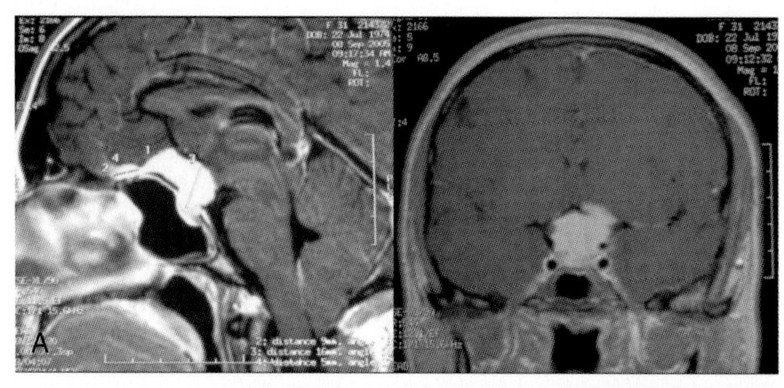

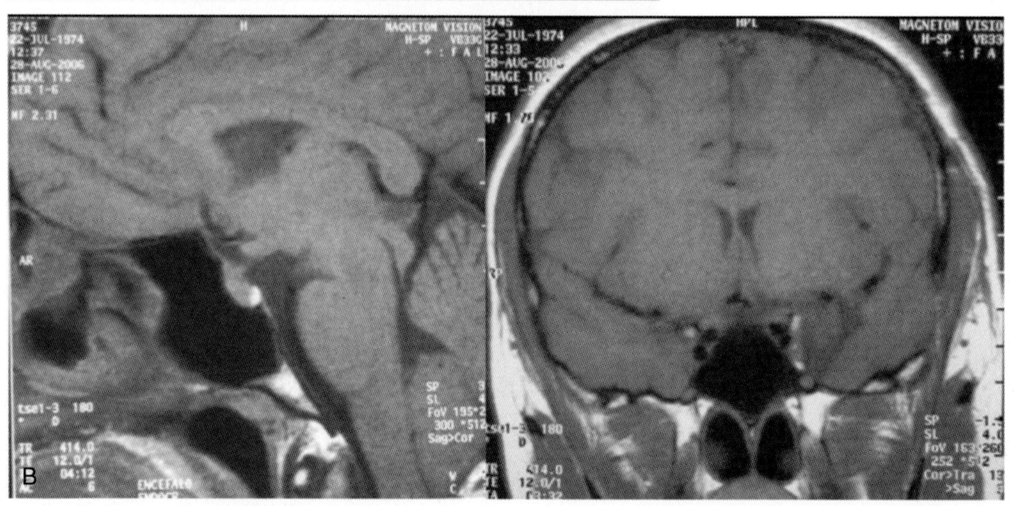

图 16.4 （A）左侧 A1 包裹的鞍结节脑膜瘤术前冠状面和矢状面对比增强 MRI。（B）术后冠状面和矢状面对比增强 MRI 显示右翼点开颅大致完全切除肿瘤

肿瘤切除

对于该区域像嗅沟脑膜瘤这样的典型病变，最小病灶初始减瘤术通过经肿瘤途径提供了更好的基底硬脑膜暴露 [7–9]。确定硬脑膜供血动脉，并对其进行凝固和分开，然后进行肿瘤减瘤。颈内动脉分叉在肿瘤的后外侧确定，随后确定大脑前动脉复合体、同侧颈动脉、视交叉和视神经。对所有这些神经血管结构，必须仔细解剖和减压。最终暴露并切除肿瘤的背侧。适当时，可以倾斜手术台来改变患者头部旋转，以更好地暴露对侧远端大脑前动脉和周围的脑肿瘤 [7–9]。在视神经管受累的情况下，需要在硬膜内取出肿瘤。

切除肿瘤后，将额 – 基底硬脑膜烧灼。并在可能的情况下，通过使用筋膜移植物或纤维蛋白胶密封的硬脑膜替代物进行重建。

额下经基底入路

这种方法的开展通常需要颌面外科和神经外科的联合操作，手术技术的细节已在别处描述过 [10,11]。简言之，在头部延伸并固定在三钉式头部固定器中的情况下，进行改良的“之”字形双冠状皮肤切口。游离解剖眶上神经，将两个眶顶下的眶周组织分离，并进行双额开颅术。眶上和额鼻眶截骨术是在包括额窦在内的双额开颅术的基础上进行的，最终进行两段式截骨术。在所有情况下，额窦都必须颅骨化。在显微镜的帮助下，前颅底的硬脑膜被从下面的骨中分离出来，硬脑膜基底血管被凝固和分离，这一步骤允许了肿瘤的早期断流。因此，硬脑膜被打开，肿瘤被标准的显微外科技术切除。切除基底硬脑膜，在环切截骨术后，整体移除筛板。任何骨质增生或受累骨都要钻掉。然后剥离窦黏膜，直到彻底清除窦。在获得良好的止血效果后，用硬脑膜替代物移植硬脑膜。最后，用一条缝线将帽状周围颅骨皮瓣固定在基底硬脑膜上，或在合适的情况下，固定在位于颅前窝的基底骨上，以覆盖其底板。不需要额外的结构支持，如骨移植 [11,12]。手术前立即放置腰椎引流管，并可保持在原位 5 d，允许脑脊液引流（约每 8 h 50 mL）。预防性抗生素静脉滴注，直到腰椎引流拔除。术后放置适度加压敷料 48 h，以避免皮下出血和渗液。

眶上入路

由 Reisch、Perneczky[13] 和 Van Lindert 等 [14] 引入，并经过数次改进后，眶上入路取得了越来越显著的成功 [13-18]。该入路可用于大多数使用经典翼点入路的情况。这种方法几乎没有与开颅手术相关的并发症。然而它不适用于某些需要更多颞骨暴露的病变。

皮肤切口沿眉毛进行，无需剃眉，因为之前的研究表明感染风险没有因为未剃眉增加且更美观 [13-18]。皮肤切口的内侧界限是眶上神经的切迹，必须保留该切迹以避免前额麻木的发生。切口穿过皮肤和真皮，在眼轮匝肌、颅骨周围和颞筋膜的表面。该层对于闭合切口以及最佳外观效果是非常重要的。在眶上嵴上方 1.5~2 cm 处继续解剖。从眶上神经外侧开始向内侧切开颅骨膜，颅周剥离继续以 C 形方式延伸至眶上嵴上方 1.5~2 cm，并横向延伸至上颞线。颅周皮瓣向下翻转，并用缝线收回。为了美观效果，开颅手术是在解剖颞上线的一小部分颞肌和筋膜后，在颞肌下方暴露的侧面钻孔后进行的。注意不要损伤颞肌筋膜内的面神经额支。

随后进行开颅手术，第一个切口从沿眶缘的钻孔开始，一直到眶上切迹的侧面。第二个切口再次从外侧钻孔开始，形成上拱以与第一个切口的内侧边缘相交。重要的是确保额部开颅术宽度至少为 1.5~2 cm，以避免操作微型器械时的困难。识别额窦破裂也很重要，如果处理不当，这可能成为脑脊液漏的原因。若使用这种方法，则不允许使用带血管的颅骨周围皮瓣修复瘘管或重建颅底。

接着从眶顶解剖硬脑膜。在该点，在开颅下缘的内表面与眶顶的脊一起钻孔。这不仅扩大了手术视野，还使得器械在手术过程中应用更方便。外表面完好无损，可以达到美观效果。硬脑膜被打开并向下翻转。在显微镜下，用棉片轻轻回缩额叶，打开视交叉池以允许脑脊液流出，进而促进大脑放松。在手术结束时，硬脑膜小叶被重新包裹，并采用连续缝合。小心谨慎地重新定位开颅骨瓣，以恢复眶上脊，然后闭合颅盖骨和肌瓣。采用可吸收缝线间断缝合真皮层，并且在没有任何线结的情况下用 5-0 脯氨酸缝合线缝合皮肤，术后 7~10 d 拆线。

并发症和处理

颅前窝手术后并发症可分为脑相关性并发症和非脑相关性并发症。颅底手术最严重的并发症与大脑有关 [19]，其预防和管理需要神经外科专业知识。

直接脑损伤、挫伤或水肿。大脑操作特别是过度或长时间的脑回缩，可导致脑水肿或挫伤，并导致功能障碍，通常涉及额叶。这最终会导致严重的脑软化，并导致言语、记忆、认知和智力的缺陷 [8]。此类损伤也可能导致癫痫的发生。这些并发症可以而且必须避免或尽量减少。最好通过不同技术的组合来预防额叶损伤。一个主要问题是长时间使用自持式牵开器。特别是在右侧使用单侧入路可能会减少对左额叶的操作，同时仍然达到了早期控制双侧神经血管结构的要求 [8,9]。一般而言，应考虑到最佳的显微外科技术可使大脑稳步放松，而无需自持式牵开器即可进入大脑。经基底入路可以减少对脑部的操作，但会增加其他并发症的风险。最重要的是采取腰椎引流实现术中的“大脑放松”来获得空间，早期而广泛地打开脑池，并使用特定的麻醉技术，包括完全静脉麻醉、神经保护剂和过度通气 [20,21]。术前高剂量类固醇给药会减少脑部操作的影响。

*气颅*可能在术后早期突然发生的，也可能是逐渐发生的。急性气颅有时可能发生在用力后，例如患者试图擤鼻后。因此，如果鼻窦被无意中打开，则需通过硬脑膜闭合处吹入空气，从而与颅内连通。快速发作的气颅可引起颅内肿块效应（张力性气颅），伴有意识混乱和进行性神经功能恶化。另一方面，气颅也可能发展缓慢。由于脑脊液在腰椎引流后的过度分泌，并产生虹吸作用，将空气从鼻腔向上吸入。因此，预防措施包括保持患者插管或气管切开，直到患者足够自主地遵守指示，或者使用慢速、短时的腰椎引流。在颅底手术后的大多数患者中，腰椎导管允许每 8 h 引流 25~50 mL，并在 24~72 h 后取出。当怀疑有气颅时，需要立即进行 CT 评估。少量的空气聚集可以简单地观察，而较大的空气聚集可能需要通过重新探查和重建的方式减压。在急性发作性气颅的病例中，给予 100% 氧气是增强颅内空气再吸收的有效辅助措施。这时应停止腰椎蛛网膜下腔的脑脊液引流。

*脑脊液漏*是颅前窝手术的另一种常见并发症。感染是脑脊液长期渗漏不可避免的后果。脑脊液渗漏通常表现为明显的鼻漏，但也可能是患者主诉喉咙有咸味。如果对鼻涕的性质有疑问，可使用葡萄糖和 β-2 转铁蛋白测定来确认或排除脑脊液的存在。对于更常见的少量渗漏，观察和持续腰椎引流（或连续腰椎穿刺）通常足以阻止流出。对于大量鼻漏（非常明显的鼻漏）或持续性鼻漏，需要细致的鼻内镜和 CT 脑池造影来定位瘘管部位（额叶、筛窦、蝶骨），之后经常需要手术修复。在某些情况下，只需修补原始部位。在其他情况下，可能需要额外的血管化组织来修补瘘管部位。此类组织包括颞肌、帽状腱膜瓣或游离微血管皮瓣。在某些情况下，可通过使用游离自体脂肪移植物或纤维蛋白胶来增强闭合。如果使用带血管的局部组织进行修复，则重建失败的风险大幅降低。我们强烈主张预防性准备一个大的帽状腱膜瓣[11]。如果额窦受到侵犯，必须剥离黏膜并钻取窦的后壁以使其骨化。然后将颅骨周围皮瓣翻转至颅底，并尽可能向后缝合到额基底硬脑膜上。用纤维蛋白密封剂填充空隙。这种修复保证了从鼻腔成功隔离颅内腔室的较大概率。

中枢神经系统感染（脑膜炎和脑脓肿）也可能发生。这些并发症可导致极端的神经疾病或死亡。预防措施包括围手术期使用抗生素、严格遵守无菌技术、尽量减少硬膜暴露于空气中以及如前所述的对重建给予细致关注。治疗包括注射抗菌药物（静脉用药，有时鞘内注射）和必要时的手术探查，以引流脓肿或消除持续细菌污染源。

*脑血管并发症*是围手术期的主要问题，这些事件可能有几个原因。过度的外膜剥离可能导致颈动脉假性动脉瘤破裂，这种并发症通常是突然和致死性的，并且确实发生在术中。也可能在术后发生。有时可能会在前哨出血之前发生。如果发现前哨出血，则有时间进行及时治疗[再次探查和搭桥或永久性颈内动脉（ICA）闭塞]。

*血栓性颈内动脉闭塞或栓塞远端血管*可导致脑卒中和死亡。在 ICA 附近进行仔细的手术操作以及在高危患者术后的谨慎抗凝可能会减少栓塞现象。虽然在前颅底手术中脑卒中的发生率很低，但一旦发生脑卒中，就会造成严重并发症。我们提倡使用前外侧入路早期识别关键血管结构，这对于非常大的肿瘤或扩张到鞍旁区域的肿瘤非常重要。

通过即刻、有力的干预和康复方法可以降低发病率。脑卒中发生后的干预应包括控制影响脑血流的血流动力学因素，以防止梗死扩大。如果肿块效应明显且危及生命，外科治疗为去骨瓣减压术。基本医疗措施包括维持气道和氧合、体液和电解质平衡以及营养支持。

脑神经缺损。嗅神经损伤是颅前窝手术的常见并发症。它通常被认为是一种轻微残疾，嗅觉缺失肯定会影响生活质量（即患者不再喜欢吃东西），甚至可能是一种危及生命的状况，因为嗅觉缺失患者无法闻到潜在的危险气味，如煤气泄漏或烟味。在开展翼点入路或额下入路时，标准技术可能不足以保证额叶提升后嗅觉神经的解剖保存。早期识别和蛛网膜分离神经可降低术后嗅觉损伤的发生率。蛛网膜下腔的开放应在后前方向进行，以便早期观察嗅球及其解剖结构。蛛网膜剥离术应使用锐利的器械进行，同时避免对嗅束后部进行牵引。这样就可获得 25~35 mm 的神经整体动度，从而使额叶回缩达到 15 mm，并同时保持了嗅觉神经的完整性。还应避免牵开器施加的任何压力，以保留位于神经背面的微血管[23]。

脑神经Ⅱ、Ⅲ、Ⅳ和Ⅵ的缺陷会导致不同程度的视力残疾，这取决于手术创伤的程度和疾病过程本身对神经的影响。眼外肌的麻痹很少能完全恢复，因此，预测有此类缺陷的患者应在手术前做好双眼视力丧失的准备。视力丧失是前颅底手术的潜在并发症，但除非术前视神经已受损，否则视力丧失是不常见的。在这些患者中视神经功能的恢复很难预测。

手术回顾

我最糟的病例

1 例 38 岁男子因治疗一延伸至鼻窦的巨大复发性前颅底脑膜瘤而入院（图 16.5）。患者通过双额叶开颅术和经基底入路进行手术。复发的肿瘤和新诊断的右侧前床突脑膜瘤在同一手术中切除。前颅底缺损采用带血管蒂的帽状腱膜瓣修复，术后早期情况良好。约 1 个月后，患者在门诊随访评估中返回病房，主诉先前有透明液体从右侧鼻孔滴下，几天后自发消退。术后鼻内镜探查显示黏膜再生良好，无明显的脑脊液渗漏迹象。18 个月后，患者出现细菌性脑膜炎，需要入重症监护病房治疗。患者因轻度神经系统后遗症，无法全职重返工作岗位。在该次发作后，我们怀疑他有亚临床的前颅底脑脊液漏。通过数字化内镜模拟手术，并假设脑脊液漏点（图 16.6），在鞘内注射荧光素的帮助下，通过使用自体和异种材料进行多层重建来确定和修复脑脊液漏点。Foley 导管保持在原位 5 d，以维持重建并协助密封过程。在手术后 1 年的随访中，患者没有出现任何脑脊液漏或其他感染事件，但仍有中度残疾。最后一次 MRI 扫描未发现任何复发或残留肿瘤（图 16.7）。

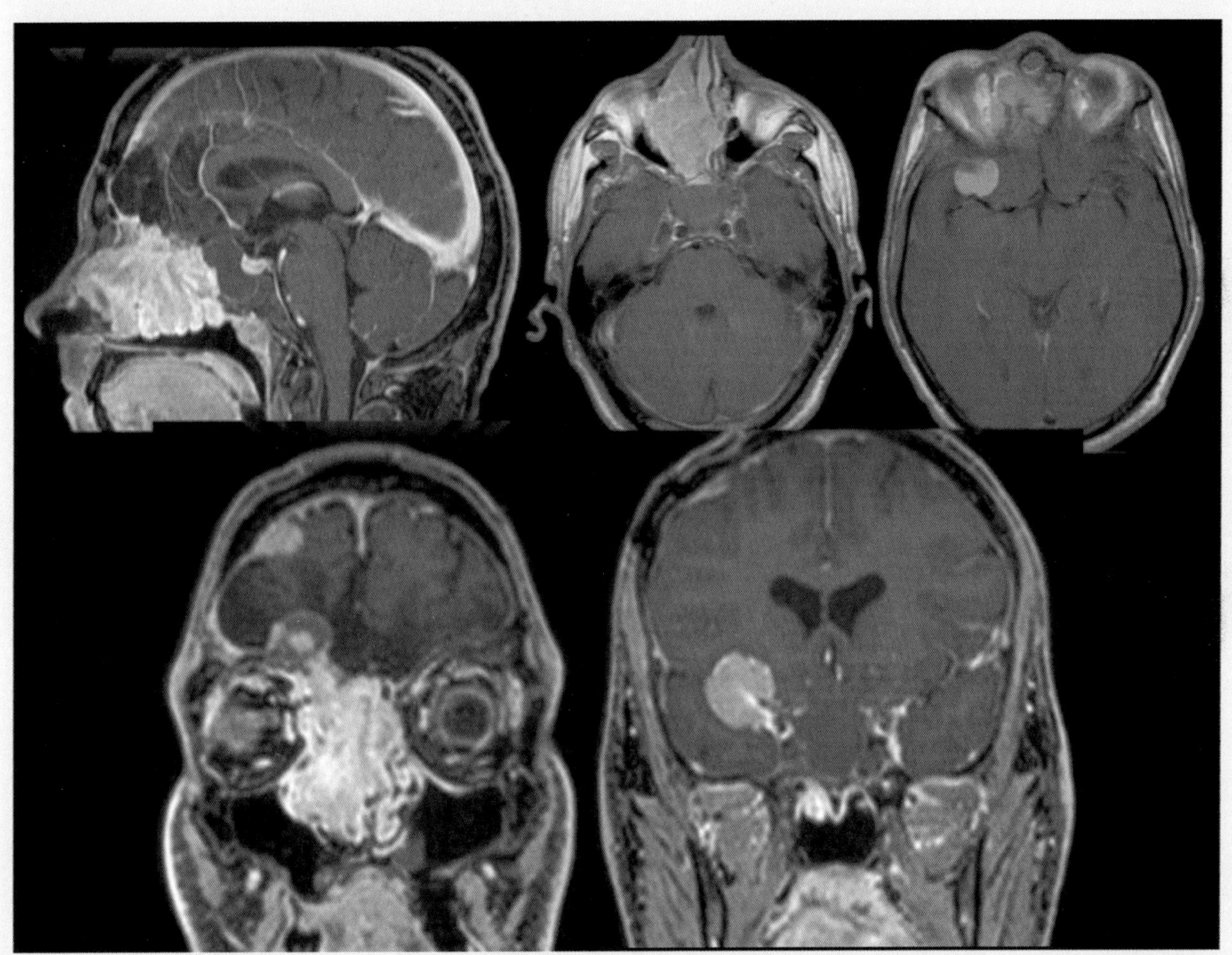

图 16.5　术前对比增强 MRI 扫描显示巨大的复发性前颅底脑膜瘤延伸至鼻窦和右侧脑膜瘤

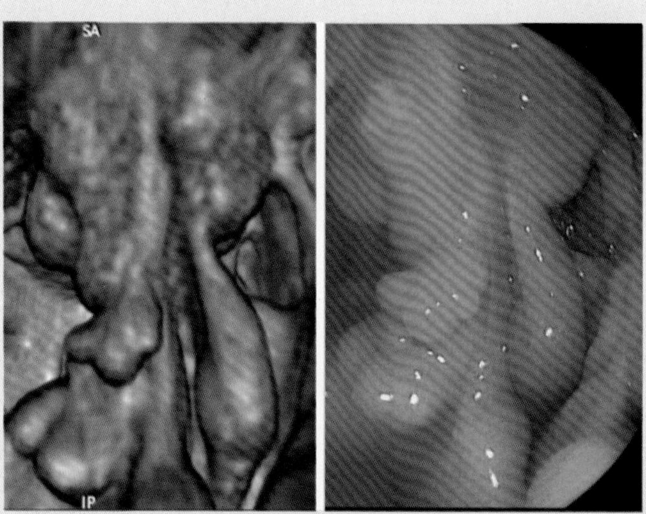

图 16.6 数字化内镜图像（左）和术中（右）图片，显示前颅底的基本解剖结构，由下向上观察

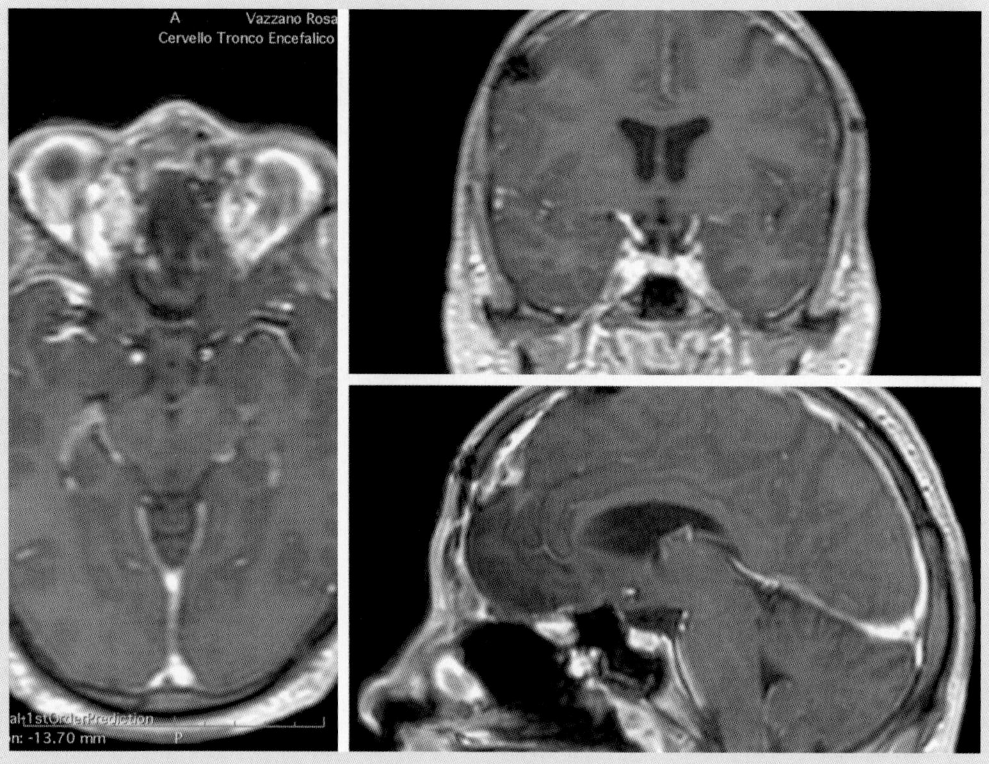

图 16.7 术后 MRI 扫描显示肿瘤完全切除和前颅底重建

参考文献

[1] Ganly I, Patel SG, Singh B, et al. Complications of craniofacial resection for malignant tumors of the skull base: report of an international collaborative study. Head Neck, 2005, 27(6):445–451.

[2] Cushing H. Meningiomas, Their Classification, Regional Behaviour,Life History and Surgical End Results. Springfield, IL: Charles C. Thomas,1938.

[3] Morales-Valero SF, Van Gompel JJ, Loumiotis I,et al. Craniotomy for anterior cranial fossa meningiomas: historical overview. Neurosurg Focus, 2014, 36(4):E14.

[4] de Divitiis E, Esposito F, Cappabianca P,et al. Tuberçulum sellae meningiomas: high route or low route? a series of 51 consecutive cases. Neurosurgery, 2008, 62(3):556–563, discussion 556–563.

[5] Yasargil MG, Antic J, Laciga R, et al. Microsurgical pterional approach to aneurysms of the basilar bifurcation.

Surg Neurol, 1976, 6(2):83–91.

[6] Yasargil MG, Reichman MV, Kubik S. Preservation of the frontotemporal branch of the facial nerve using the interfascial temporalis flap for pterional craniotomy. Technical article. J Neurosurg,1987,67(3):463–466.

[7] d'Avella D, Salpietro FM, Alafaci C, et al. Giant olfactory meningiomas: the pterional approach and its relevance for minimizing surgical morbidity. Skull Base Surg, 1999, 9(1):23–31.

[8] Tomasello F, Angileri FF, Grasso G, et al. Giant olfactory groove meningiomas: extent of frontal lobes damage and long-term outcome after the pterional approach. World Neurosurg,2011,76(3–4):311–317, discussion 255–258.

[9] Tomasello F, de Divitiis O, Angileri FF, et al. Large sphenocavernous meningiomas: is there still a role for the intradural approach via the pterional-transsylvian route? Acta Neurochir (Wien),2003,145(4):273–282, discussion 82.

[10] Feiz-Erfan I, Spetzler RF, Horn EM, et al. Proposed classification for the transbasal approach and its modifications. Skull Base, 2008,18(1):29–47.

[11] Siniscalchi EN, Angileri FF, Mastellone P, et al. Anterior skull base reconstruction with a galeal-pericranial flap. J Craniofac Surg,2007,18(3):622–625.

[12] Romano F, Catalfamo L, Siniscalchi EN, et al. Complex craniofacial trauma resulting from fireworks blast. J Craniofac Surg,2008,19(2):322–327.

[13] Reisch R, Perneczky A. Ten-year experience with the supraorbital subfrontal approach through an eyebrow skin incision. Neurosurgery, 2005,57(suppl 4):242–255, discussion 242–255.

[14] van Lindert E, Perneczky A, Fries G, et al. The supraorbital keyhole approach to supratentorial aneurysms: concept and technique. Surg Neurol,1998,49(5):481–489, discussion 9–90.

[15] Cheng CM, Noguchi A, Dogan A, et al. Quantitative verification of the keyhole concept: a comparison of area of exposure in the parasellar region via supraorbital keyhole, frontotemporal pterional, and supraorbital approaches. J Neurosurg,2013,118(2):264–269.

[16] Dare AO, Landi MK, Lopes DK, et al. Eyebrow incision for combined orbital osteotomy and supraorbital minicraniotomy: application to aneurysms of the anterior circulation. Technical note. J Neurosurg, 2001, 95(4):714–718.

[17] Reisch R, Perneczky A, Filippi R. Surgical technique of the supraorbital key-hole craniotomy. Surg Neurol, 2003,59(3):223–227.

[18] Telera S, Carapella CM, Caroli F, et al. Supraorbital keyhole approach for removal of midline anterior cranial fossa meningiomas: a series of 20 consecutive cases. Neurosurg Rev,2012,35(1):67–83, discussion 83.

[19] Janecka IP, Sen CN, Sekhar LN, et al. Facial translocation for cranial base surgery. Keio J Med,1991,40(4):215–220.

[20] Conti A, Iacopino DG, Fodale V, et al. Cerebral haemodynamic changes during propofol-remifentanil or sevoflurane anaesthesia: transcranial Doppler study under bispectral index monitoring. Br J Anaesth, 2006, 97(3):333–339.

[21] Iacopino DG, Conti A, Battaglia C, et al. Transcranial Doppler ultrasound study of the effects of nitrous oxide on cerebral autoregulation during neurosurgical anesthesia: a randomized controlled trial. J Neurosurg, 2003, 99(1):58–64.

[22] Cascio A, Conti A, Sinardi L, et al. Post-neurosurgical multidrugresistant Acinetobacter baumannii meningitis successfully treated with intrathecal colistin. A new case and a systematic review of the literature. Int J Infect Dis, 2010, 14(7):e572–e579.

[23] Cardali S, Romano A, Angileri FF, et al. Microsurgical anatomic features of the olfactory nerve: relevance to olfaction preservation in the pterional approach. Neurosurgery, 2005,57(suppl 1):17–21, discussion 17–21.

17

颅中窝手术并发症

AQUEEL PABANEY, VINAYAK NARAYAN, ANIL NANDA

重 点

- 颅中窝入路是一种多功能颅底入路，用于治疗小的管内前庭神经鞘瘤、岩斜脑膜瘤、基底中动脉 / 小脑前下动脉瘤和颞骨内侧病变。
- 颅中窝入路的常见并发症包括面瘫、癫痫发作、脑脊液漏、耳蜗或迷路损伤引起的听力损失以及颈内动脉损伤。
- 通过使用腰椎引流管、术中监测、神经导航和仔细检查患者影像，可以避免并发症。

引 言

颅中窝（MCF）入路的主要适应证包括切除小的管内前庭神经鞘瘤（VS）、暴露面神经的迷路段和上鼓室段进行减压、前庭神经切断以及修复前半规管裂开[1]。从历史上看，MCF 入路提供了一些保存听力的方法，但它也加重了面神经损伤的风险，导致术后面部无力的风险增加[1,2]。在某些情况下，这种结构导致需要盲分离。这条路线还需要颞叶部分回缩，从而有术后癫痫发作和言语障碍的潜在风险，且只提供桥小脑（CP）角的有限视野。老年人对 MCF 方法的耐受性较差，因为在这一特定人群中，硬膜外剥离粘连的硬脑膜可能很困难[1]。该方法适用于具有较小肿瘤的年轻患者，这些肿瘤主要生长在内耳道（IAC）内。具体而言，累及 IAC 底部的肿瘤是 MCF 路径的良好选择，在乙状窦后径路中，该部位的进入和可视化受到限制。整体而言，MCF 入路为颅后窝提供了一个有限的工作窗口。由于在外科医生的视野内存在面神经，限制了外科医生切除大型肿瘤的能力。另一方面，乙状窦后选择提供了 CP 角池中肿瘤及其与周围神经血管结构关系的全景视图[4]。

解剖学观点

在使用 MCF 方法时，必须确定几个结构。这些结构包括弓状隆起、鼓室盖、岩浅大神经（GSPN）、颈内动脉（ICA）、离开棘孔的脑膜中动脉（MMA）、离开卵圆孔的三叉神经下颌支（V3）、岩尖（Kawase 的四边形间隙）、真性岩嵴伴岩上窦（SPS）。

这种方法是在颞部开颅术完成后进行的[2,5]。开颅手术位于 IAC 前方 2/3 和后方 1/3 处。维持硬膜外入路，颞叶硬脑膜从中窝底向后抬高。重要的是避免从外侧到内侧在前方（即颧骨根部内侧）进行操作，以避免无意中损伤 GSPN 或对 GSPN 施加牵引力。神经主要位于岩沟内，由一薄层骨膜覆盖。在这一区域从外侧到内侧横穿底部可能会将神经从凹槽中提出来，从而导致对神经和膝状神经节的牵引。这是这些方法中面神经损伤的潜在机制。无论硬脑膜抬高技术如何，了解 GSPN 在颅中窝底部的位置并将神经留在其凹槽中以防止意外牵引至关重要。安全的骨切除主要是正确识别深入到耳道平面和岩嵴的 IAC 的方向。对于这项基本任务，文献已经描述了许多方法。我们更喜欢沿着 GSPN 和弓状隆起显示轴线。这些轴形成一个角度，然后将其平分。此角度的二等分线是 IAC 在骨骼中位置的近似值。

警 惕

- 解剖变异（如岩骨气腔形成）。
- 覆盖 ICA 的骨开裂。
- 以前的手术或放射治疗。
- 颞叶占优势，大脑松弛不足。

预　防

可以进行一些操作，以避免 MCF 方法中的主要并发症。首先，应对患者的颞骨 CT 和 MRI 扫描进行彻底研究，并进行形态计量分析。其次，术中应使用腰椎引流管以实现最佳的大脑松弛。神经导航和神经监测应广泛用于确定上述各种神经血管结构的位置。钻孔时应进行大量冲洗，以避免面部和前庭蜗神经受到与热有关的损伤。

面神经功能保存

面神经功能保留是 VS 切除术后评估生活质量的最佳指标。MCF 入路对于延伸至 CP 角不超过 1 cm 的小的管内肿瘤是理想的方法 [1]。在这种手术中，通过盲法切除肿瘤，可能会损伤面神经。在较大肿瘤的 MCF 入路中，面神经面临更大的损伤风险。使用神经监测技术和术者极大的耐心和谨慎可以取得较好的手术结果。在将硬脑膜抬离 MCF 底部时，由于 GSPN 上的意外牵引，面神经也可能受损。外科医生可以将硬脑膜从后向前提起，从而将此类损伤的风险降至最低。如上所述，在钻孔时进行大量冲洗可以防止面神经热损伤。

听力保护

MCF 入路对于较小肿瘤患者（延伸至 CP 角小于 1.5 cm）的听力保护更为可取 [1]。MCF 入路提供了进入颅后窝的有限窗口，由于面神经在外科医生视野中的存在，需要进行盲性解剖，这可能会限制对较大肿瘤的切除，并会在切除过程中损伤脑神经的耳蜗部分及其血管。

脑脊液漏

脑脊液漏是用于切除 VS（乙状窦后、MCF 或经迷路）的任何手术方法的一种相对常见的并发症。MCF 入路后脑脊液漏可能同时侵犯鼓室盖和硬脑膜，肿瘤切除后无法用脂肪组织适当填充 IAC，会侵犯乳突或前庭器。脑脊液泄漏可以通过使用骨蜡严密封闭开放的乳突气房以及密封所有可能作为脑脊液流出的瘘管连接的潜在部位来预防 [1,6]。

术后头痛

乙状窦后入路与 MCF 入路相比，头痛通常更常见 [7]。患者通常因颞肌剥离而抱怨 MCF 入路后咀嚼疼痛。避免使用电刀进行肌肉解剖，而是使用器械将肌肉提离颞骨，同时保留其骨膜和血液供应，可以减少术后咀嚼疼痛。一些医疗机构提倡术后给患者嚼口香糖以减轻颞肌水肿和萎缩。

手术回顾

我最糟的病例

1 例 53 岁男性在出现头痛症状后被诊断为左侧岩尖囊肿，没有任何局灶性缺陷。鉴于症状持续，患者计划接受手术治疗。患者接受了经左颧弓开颅手术和囊肿减压，手术顺利。术后患者出现左上睑下垂伴 LMN 面部轻瘫（House-Brackmann Ⅳ级），左脸颊感觉减退。术后影像学检查显示囊肿消退，止血良好。出院后继续使用类固醇、人工泪液和镇痛药物进行面部理疗（术前和术后图像如图 17.1 所示）。

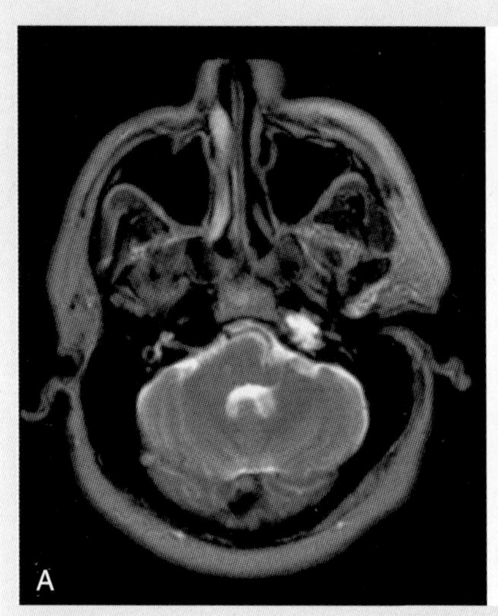

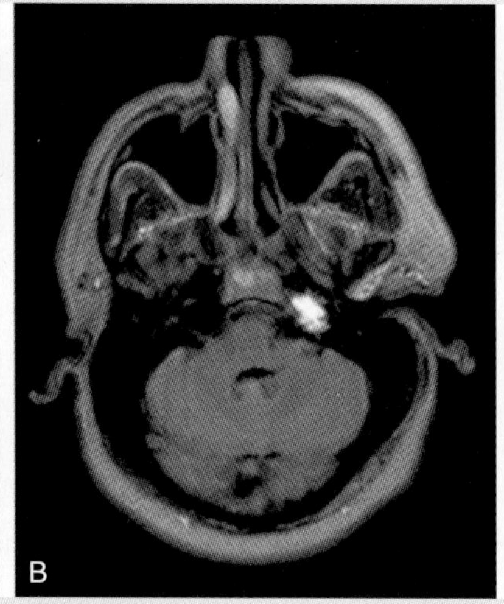

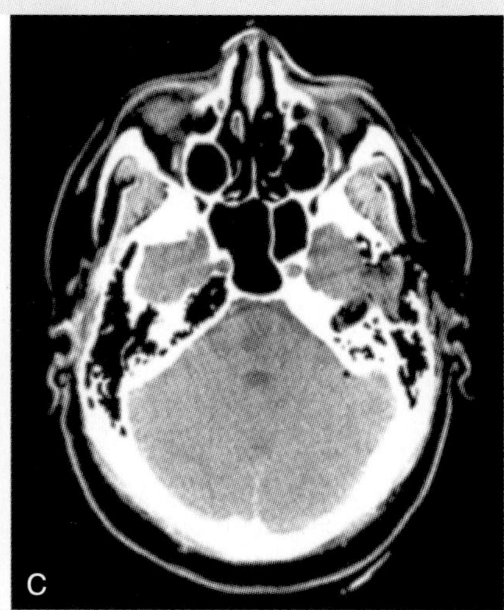

图 17.1 （A）术前 T2 加权 MRI。（B）术前 FLAIR MRI。（C）术后 CT 成像

神经外科手术讨论时刻

MCF 入路期间的并发症并不少见，但如果牢记上述预防措施，并发症是可以避免的。最常见的并发症继发于手术操作不当或对解剖结构不熟悉。面神经损伤是与此方法相关的最具破坏性的并发症，可通过仔细选择患者、提高技术技巧、了解解剖结构和大量使用神经监测等方式来预防。

参考文献

[1] Ansari SF, Terry C, Cohen-Gadol AA. Surgery for vestibular schwannomas: a systematic review of complications by approach. Neurosurg Focus, 2012, 33(3):E14.

[2] Angeli S. Middle fossa approach: indications, technique, and results. Otolaryngol Clin North Am, 2012, 45(2):417–438.

[3] Lambert PR. House: "surgical exposure of the internal auditory canal and its contents through the middle cranial fossa." Laryngoscope, 1996, 106(10):1195–1198.

[4] Samii M, Matthies C. Management of 1000 vestibular schwannomas (acoustic neuromas): surgical management and results with an emphasis on complications and how to avoid them. Neurosurgery, 1997, 40(1):11–21.

[5] Diaz Day J. The middle fossa approach and extended middle fossa approach. Oper Neurosurg, 2012, 70(2 Suppl Operative):192–201.

[6] Kulwin CG, Cohen-Gadol AA. Technical nuances of resection of giant (□ 5 cm) vestibular schwannomas: pearls for success. Neurosurg Focus, 2012, 33(3):E15.

[7] Schessel DA, Nedzelski JM, Rowed D, et al. Pain after surgery for acoustic neuroma. Otolaryngol Head Neck Surg, 1992, 107(3):424–429.

18

颅后窝手术并发症

ROBERT S. HELLER, CARL B. HEILMAN

重　点

- 颅后窝脑膜瘤可完全包裹或紧密附着于基底动脉及其分支的穿通动脉。从脑膜瘤内解剖小血管是非常危险的，很容易导致灾难性的后果。
- 之前接受过岩斜脑膜瘤放射治疗的患者可能在脑膜瘤和脑干之间有明显的粘连。试图从脑干上解剖这样的脑膜瘤是十分危险的。
- 尽可能利用良好的解剖平面，但不要试图从岩斜脑膜瘤中分离出完全包裹或黏附的穿孔血管。

引　言

颅后窝内的手术需要对相关血管和神经结构进行详细的解剖学了解，以最大限度地降低意外伤害的风险。重要神经结构附近的解剖必须小心进行，因为过度牵张可能导致脑干牵拉损伤。椎基底动脉血管系统中单个穿通动脉的意外丢失可导致脑干梗死。几项研究表明，术后脑干梗死的发生率较低，但不一致，从0.5%到0.75%不等[1-3]。血管并发症仍然是颅后窝手术和永久性术后发病率的最大来源[4]。尽管这些是罕见的并发症，但它们造成的神经功能缺损可能是毁灭性的。

解剖学观点

神　经

颅后窝包含几个重要的神经结构，对过度操作和创伤相对不耐受。处理小脑时应轻拿轻放，以避免小脑半球挫伤导致的无法控制的肿胀。如下文所述，适当的患者摆位可减少小脑和脑干的静脉充血，从而有助于收缩。

了解脑神经通过颅后窝的走向对于预测其在手术中的位置很重要。颅后窝内的肿瘤切除通常需要在脑神经之间进行手术时逐块切除靶病变。三叉神经从前外侧表面的脑桥穿出，并向Meckel腔隙的吻侧移动。外展神经在脑桥延髓沟处从脑干穿出，经吻侧到达颞骨外展神经管。面神经、中间神经和前庭蜗神经从彼此相邻的脑干腹外侧穿出，距离舌咽神经根2~3mm，并从侧面进入内耳道。舌咽神经、迷走神经和脊髓副神经从下橄榄外侧的髓质穿出，向前走向颈静脉孔[5]。有必要在这些神经之间进行解剖和肿瘤切除，以防止意外的脑神经麻痹。

获得适当的大脑放松是降低颅后窝手术并发症发病率的关键。历史上，许多外科医生主张术前放置腰椎蛛网膜下腔引流管，以实现充分的脑脊液引流。这种做法已被证明在不降低其他手术风险的情况下略微增加了引流相关并发症的风险[6]。

吸入和静脉麻醉、甘露醇和高渗盐水的高渗治疗以及适当的过度通气方面的进步都改善了对大脑放松的控制。术中在硬膜打开后，刺穿覆盖小脑枕下表面枕骨大孔的蛛网膜，有助于脑脊液流出，可带来良好的大脑放松[7-9]。

动　脉

椎动脉在脑干前方的颅后窝连接形成基底动脉，这种连接发生在脑桥延髓沟水平的尾部[10]。椎动脉的最后一个主要分支是小脑后下动脉（PICA），在高达20%的病例中，该动脉起源于硬膜外。Rhoton发现，与起源于硬膜内的PICA不同，硬膜外PICA保留在髓质的外侧和后部，而不向前脑干提供穿支[11]。

基底动脉沿脑干腹侧表面在基底沟内走行，然后在中脑吻侧水平分叉至大脑后动脉。基底动脉的主要动脉分支是小脑前下动脉（AICA）和小脑上动脉（SCA）[12]。任何一条动脉都可能有重复的起源，SCA 可能接受大脑后动脉的贡献[13]。

对尸体标本的解剖学研究发现，来自基底动脉、AICA 和 SCA 的小穿通动脉的数量和口径存在很大差异（图 18.1）。基底动脉外的穿支数量为 5~20 个。这些动脉分为供应内侧脑干的短旁正中动脉和供应外侧脑干的长周动脉。重要的是，所有这些动脉都起源于基底动脉的背表面[10,14–15]。脑干穿支及其发出血管之间的变异性与穿支动脉倾向于沿前外侧表面相对恒定的位置穿透脑干的发现相匹配[16]。

在颅后窝肿瘤延伸至中线的病例中，偶尔可以看到基底动脉从基底沟向前脑池的腹侧或腹外侧移位。在这种情况下，从基底动脉背侧发出的小穿支动脉被拉伸，它们可以被包裹在肿瘤内。偶尔脑膜瘤会包裹基底动脉，并伴有大量移位。蛛网膜平面的存在将穿支与脑膜瘤分开是可变异的，但它的存在确实有助于仔细解剖和保存这些小动脉。

静　脉

颅后窝静脉引流包括多条吻合通道，牺牲小脑小引流静脉以辅助回缩或可视化通常被认为是一种安全的操作。岩上静脉，也称为 Dandy 静脉，位于桥小脑角的吻侧，其走向与岩上窦的交界处。岩上窦和岩下窦分别位于沿岩嵴和颞骨的硬脑膜内，因此通常不会对颅后窝内的手术造成风险。

确保患者摆位期间有足够的静脉引流对于降低手术期间的静脉压至关重要。使用反向头低脚高位将头部抬高至心脏水平以上有助于促进脑流出并维持足够的静脉引流至心脏。防止头部和颈部过度弯曲或旋转，可确保两条颈静脉的通畅，并可以减少静脉充血[9]。

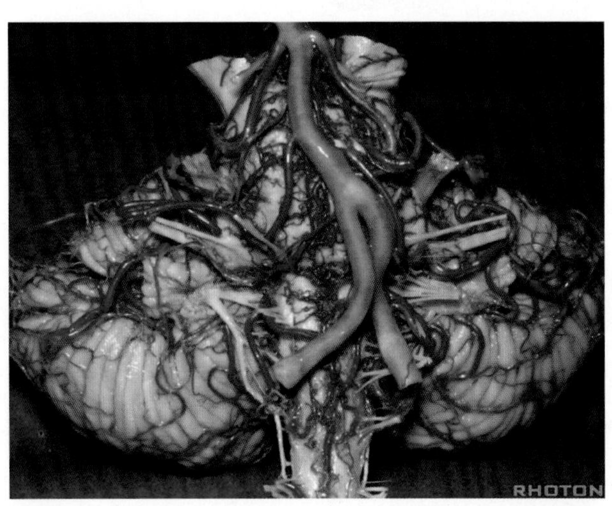

图 18.1　解剖后切除所有骨性解剖结构后颅后窝的腹侧视图。基底动脉位于脑干前方，可见多个小的饲养血管朝向脑干本身。从延髓开始，可观察到脑神经Ⅲ到Ⅻ离开脑干

警　惕

- 既往手术史。
- 既往放射治疗史。
- 基底动脉移出基底沟。
- 瘤周水肿（邻近脑干和小脑 T2/FLAIR 高信号）。
- 脑干附近肿瘤的囊性成分。
- 后循环动脉及其分支的环向包裹。

预　防

仔细的术前计划对于预防颅后窝并发症至关重要。认真研究术前神经影像可以识别危险因素，如基底动脉完全包裹、AICA 包裹、SCA 包裹或脑干水肿提示肿瘤粘连。

处　理

穿支动脉损伤

基底动脉背侧发出的穿支动脉口径小，在损伤情况下无法选择直接缝合修复。被切断的动脉应该凝固以防止出血。解剖学上完整但小动脉切开术出血的穿支动脉不会凝固。更确切地说，出血应该通过使用止血剂和棉片在受伤点上直接加压来控制。如有必要，浸泡在凝血酶中的止血剂如 Surgicel（Ethicon，Somerville，NJ）或 Gelfoam（Pfizer，New York，NY）是有效的佐剂。一旦出血得到控制，外科医生应让动脉休息，并可在其他部位继续手术。如果靶病变附着于一条或多条穿通动脉，我们建议在切除所有肉眼可见病变之前停止切除，以防止严重损伤和缺血。

后循环动脉及其分支的环向包裹是一个额外的外科挑战。有时这些动脉包含在肿瘤囊包围的裂缝中，有助于解剖。在这些情况下，对动脉发出的小分支的识别更容易，因此能够更好地保存它们。肿瘤对动脉的 360° 完全包裹使我们难以确定小分支是肿瘤供体动脉还是脑干穿支，损伤这些动脉会带来风险。

如果穿支动脉受到直接损伤并出现血管痉挛，外科医生可以直接将罂粟碱涂抹在动脉上，以促进血液持续流动并降低缺血的风险。血管痉挛的危险因素包括肿瘤较大、手术时间延长和失血过多[17]。

脑干牵引伤

桥小脑角和颅后窝的大型肿瘤常导致邻近的小脑和脑干变形。由于肿瘤与脑干之间缺乏安全的解剖平面，这些肿瘤的切除通常令人担忧。尽管肿瘤周围水肿已在理论上被认为与肿瘤和脑干之间缺乏安全的解剖平面有关，但一份小型报道证实，其仅与肿瘤床血管增多相关，从而增加了术后出血的风险[18]。

激进的肿瘤手术操作可能导致脑干牵拉损伤，甚至导致脑干本身的解剖损伤。囊性前庭神经鞘瘤可能在囊壁与脑干和神经之间有明显的粘连，增加了损伤邻近结构的风险[19,20]。对于脑干紧密粘连的病例，应使用牵引和反牵引进行解剖。在使用微型刺刀钳或类似的器械切除肿瘤时，应使脑干保持在正常解剖位置。这个方法可以防止对脑干的过度操作和拉扯。

先前接受放射治疗的患者肿瘤包膜与脑干/脑神经之间的粘连数量和严重程度增加，高达69%[21]。残余或复发肿瘤接受手术时，也有较高的脑干或神经粘连损伤的风险。这可通过选择不同于初始手术的手术方法得到部分改善[22]。严重粘连的病例应考虑进行次全切除，以避免意外的神经损伤。

手术回顾

我最糟的病例

病例 1（图 18.2）

该患者为 27 岁男性，在他 18 个月大时行左额叶“神经节胶质瘤伴胶质母细胞瘤改变”切除。他接受了术后全脑放射治疗。这种治疗使他发育迟缓，出现严重的右半瘫痪，但在之后，他能够跛行行走。他在 24 岁时再次出现了病变，且被认为是放射性诱发的斜坡脑膜瘤。临床上他头痛加重，双侧第Ⅵ对脑神经轻度麻痹。神经影像学

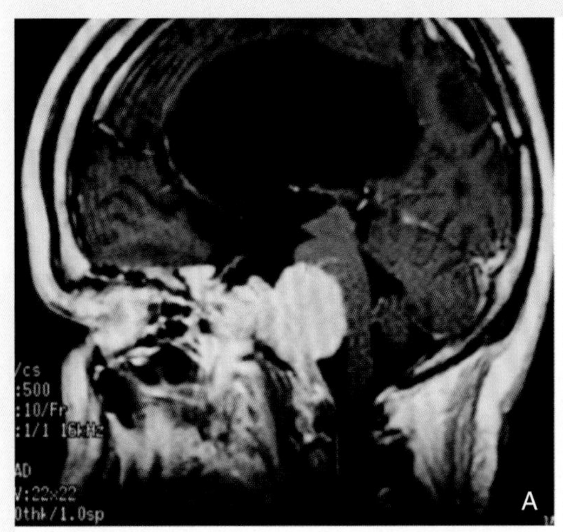

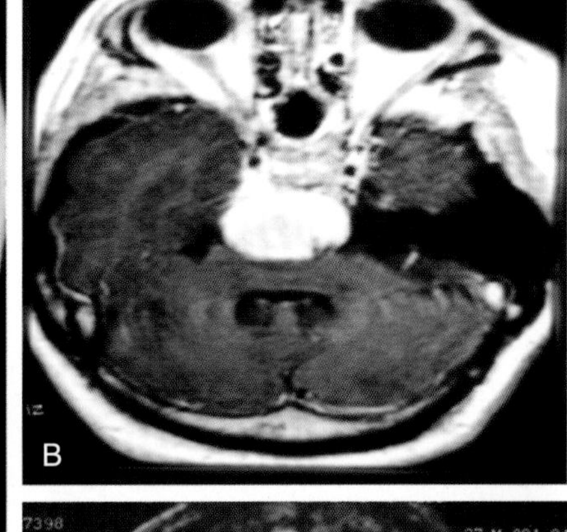

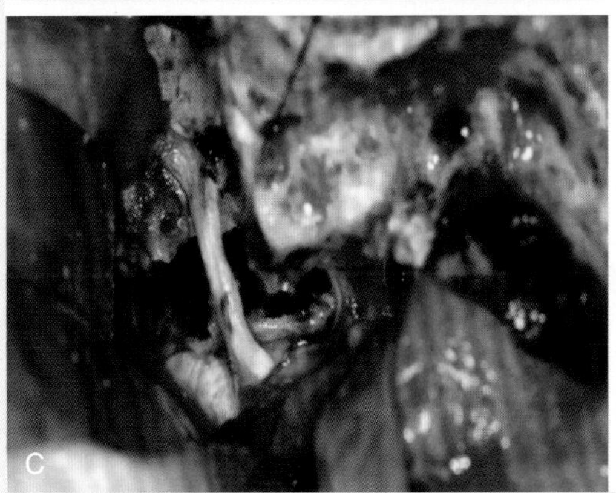

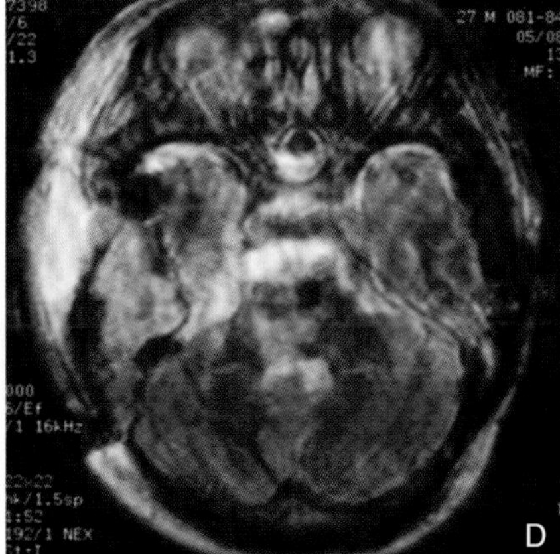

图 18.2 矢状位（A）和轴位（B）T1 加权像钆喷酸葡胺磁共振（MR）图像显示脑干后部移位的大型岩斜区脑膜瘤。在切除完成时获得的术中照片（C，左侧吻侧）显示了三叉神经和面部前庭蜗神经复合体在小脑脑桥角内的位置。在三叉神经和Ⅶ－Ⅷ复合体之间，可以看到肿瘤囊的边缘密集地黏附在脑桥表面。术后 T2 加权轴位 MR（D，图像质量因患者运动而降低）显示脑桥内的高信号与水肿一致

检查证实岩斜脑膜瘤偏右，最大直径3 cm。左中脑脚严重萎缩。对他进行跟踪随访，发现他的肿瘤扩大了，而且他的行走越来越困难。手术建议采用后路经岩骨入路。

手术中，斜坡脑膜瘤的中央部分被切除。可能由于脑膜瘤和先前的放射治疗，前脑池有明显的蛛网膜增厚和粘连。肿瘤囊紧密附着于脑桥腹部和基底动脉。我反复尝试从脑桥上解剖肿瘤囊，以实现完全切除。最后由于脑膜瘤黏附在脑桥上，我决定不从腹侧脑干上切除肿瘤，但为时已晚。

术后患者未能恢复正常意识。他的右瞳孔不活跃、右眼肌完全麻痹，呈现右去脑姿势。神经影像学检查未显示肿块性病变，但显示右侧脑桥水肿，与手术中的牵引伤或穿支损伤一致。最终他需要进行气管造口术和空肠造口术，并于术后第30天出院至康复中心。在术后6个月的随访中，他恢复清醒意识，并主动进行左手和腿部的功能性运动。几年后他死于肺炎并发症。他再也没有恢复行走的能力。

病例2（图18.3）

1例55岁女性患者，表现为头痛、左面部感觉异常和轻度左面部无力。神经影像学检查证实左侧岩斜脑膜瘤从Meckel腔延伸至颈静脉孔上方，脑干明显受压。左中脑和脑桥水肿。经过仔细讨论后，患者被带到手术室进行左后经岩骨入路手术。大脑后动脉部分被肿瘤包裹，SCA完全被肿瘤包裹。在手术过程中，这些血管都被仔细地从肿瘤中分离出来，这样肿瘤囊的上部就可以从脑干中分离出来，以提高切除的程度。被脑膜瘤包裹的小血管被凝固并分离。术后，患者麻醉后苏醒缓慢，最初出现左侧面神经麻痹和右侧偏瘫。当她继续醒来时，她表现出左侧的辨距不良和构音障碍。神经影像显示，由于左小脑上动脉的穿支缺失，中脑背外侧（包括小脑上脚）出现梗死。虽然她可以住在家里并且在帮助下行走，但她在行走时仍然不稳定，且出现上肢辨距不良和严重的构音障碍。

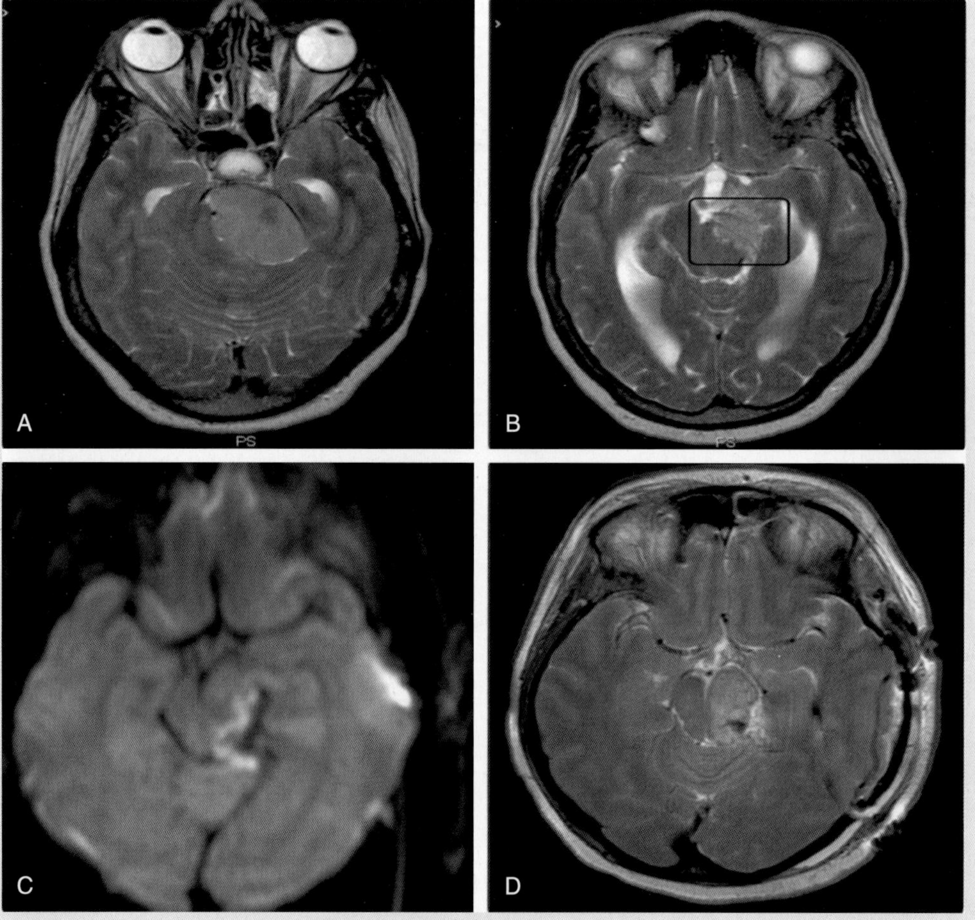

图18.3 类似于病例2中描述的患者的岩斜肿瘤病例的轴向T2加权MRI图像（A和B）。病例2的术前原始图像无法进行数字化。有较大的左侧岩斜脑膜瘤，脑干有后部移位和内部钙化（A中的低信号）。可以看到大脑后动脉和小脑上动脉穿过肿瘤中部（B，黑色框）。病例2（C）患者的术后弥散加权MRI图像显示中脑和蚓部急性梗死和边缘缺血。轴向T2 MRI图像（D）突出显示整个中脑左半部分明显水肿

神经外科手术讨论时刻

岩斜脑膜瘤的手术切除非常困难。在整个手术过程中，需要不断地进行讨论研究，以确定是继续切除还是次全切除更明智。无论怎样强调这一决策都不为过。一方面，岩斜脑膜瘤的小部分切除没有益处，通常被称为“Peek and shriek”。如果进行手术切除，脑干应减压。另一方面，单个脑干穿支的缺失是无法弥补的。

如果脑膜瘤边缘的裂缝内存在小动脉，则应尝试将这些血管从肿瘤包膜上剥离，以便完成更完整的肿瘤切除。然而，如果小动脉完全包裹在颅后窝脑膜瘤内，或者血管平面不佳，则最好进行次全切除。如果脑膜瘤融合到脑桥腹部，可能是由于先前的放射治疗的原因，外科医生应该对次全切除感到满意。应侧重于患者的本身情况而不是术后的 MRI 图像。

参考文献

[1] Kunert P, Dziedzic T, Nowak A, et al. Surgery for sporadic vestibular schwannoma. Part I: General outcome and risk of tumor recurrence. Neurol Neurochir Pol，2016，50:83–89.

[2] Darrouzet V, Martel J, Enee V, et al. Vestibular schwannoma surgery outcomes: our multidisciplinary experience in 400 cases over 17 years. Laryngoscope,2004,114:681–688.

[3] Sade B, Mohr G, Dufour JJ. Vascular complications of vestibular schwannoma surgery: a comparison of the suboccipital retrosigmoid and translabyrinthine approaches. J Neurosurg,2006,105:200–204.

[4] Roche PH, Ribeiro T, Fournier HD, et al. Vestibular schwannomas: complications of microsurgery. Prog Neurol Surg,2008,21:214–221.

[5] Rhoton AL Jr. The cerebellopontine angle and posterior fossa cranial nerves by the retrosigmoid approach. Neurosurgery, 2000,47:S93–S129.

[6] Crowson MG, Cunningham CD 3rd, Moses H, et al. Preoperative lumbar drain use during acoustic neuroma surgery and effect on CSF leak incidence. Ann Otol Rhinol Laryngol,2016,125:63–68.

[7] Prabhakar H, Singh GP, Anand V, et al. Mannitol versus hypertonic saline for brain relaxation in patients undergoing craniotomy. Cochrane Database Syst Rev,2014(7):CD010026.

[8] Fang J, Yang Y, Wang W, et al. Comparison of equiosmolar hypertonic saline and mannitol for brain relaxation during craniotomies:a meta-analysis of randomized controlled trials. Neurosurg Rev,2017.DOI: 10.1007/s10143-017-0838-8.

[9] Elhammady MS, Telischi FF, Morcos JJ. Retrosigmoid approach:indications, techniques, and results. Otolaryngol Clin North Am,2012,45:375–397, ix.

[10] Pai BS, Varma RG, Kulkarni RN, et al. Microsurgical anatomy of the posterior circulation. Neurol India, 2007, 55:31–41.

[11] Fine AD, Cardoso A, Rhoton AL Jr. Microsurgical anatomy of the extracranial-extradural origin of the posterior inferior cerebellar artery.J Neurosurg,1999,91:645–652.

[12] Martin RG, Grant JL, Peace D, et al. Microsurgical relationships of the anterior inferior cerebellar artery and the facial-vestibulocochlear nerve complex. Neurosurgery, 1980, 6:483–507.

[13] Hardy DG, Peace DA, Rhoton AL Jr. Microsurgical anatomy of the superior cerebellar artery. Neurosurgery, 1980, 6:10–28.

[14] Mercado R, Santos-Franco J, Ortiz-Velazquez I, et al.Vascular anatomy of the foramen of vicq d'azyr: a microsurgical perspective. Minim Invasive Neurosurg, 2004, 47:102–106.

[15] Marinkovic SV, Gibo H. The surgical anatomy of the perforating branches of the basilar artery. Neurosurgery, 1993, 33:80–87.

[16] Grand W, Budny JL, Gibbons KJ, et al.Microvascular surgical anatomy of the vertebrobasilar junction. Neurosurgery,1997,40:1219–1223, discussion 1223–1215.

[17] Rahimpour S, Friedman AH, Fukushima T, et al. Microsurgical resection of vestibular schwannomas: complication avoidance. J Neurooncol,2016,130:367–375.

[18] Samii M, Giordano M, Metwali H, et al. Prognostic significance of peritumoral edema in patients with vestibular schwannomas. Neurosurgery,2015,77:81–85, discussion 85–86.

[19] Thakur JD, Khan IS, Shorter CD, et al. Do cystic vestibular schwannomas have worse surgical outcomes? systematic analysis of the literature. Neurosurg Focus, 2012,33:E12.

[20] Nair S, Baldawa SS, Gopalakrishnan CV, et al. Surgical outcome in cystic vestibular schwannomas. Asian J Neurosurg, 2016,11:219–225.

[21] Nonaka Y, Fukushima T, Watanabe K, et al. Surgical management of vestibular schwannomas after failed radiation treatment. Neurosurg Rev,2016,39:303–312,discussion 312.

[22] Freeman SR, Ramsden RT, Saeed SR, et al. Revision surgery for residual or recurrent vestibular schwannoma. Otol Neurotol, 2007, 28:1076–1082.

19

小脑扁桃体下疝畸形手术并发症

ANIL NANDA, BHAVANI KURA

重 点

- 为了防止脑脊液渗漏和假性脑膜膨出，防水硬膜闭合和多层仔细闭合伤口是必不可少的。
- 避免血管或脑干损伤，在蛛网膜下腔进行细致的中线剥离，小心地剥离粘连。
- 及时治疗脑脊液渗漏、感染或脑积水可防止进一步的并发症。

引 言

Hans Chiari（1851—1916 年）在 1891 年描述了 3 种类型的 Chiari 畸形[1,2]，半个世纪后的 1950 年，W. James Gardner 描述了颅后窝减压（PFD）的手术治疗[3]。又过了半个世纪，这种疾病的发病机制仍不清楚。尽管对 Chiari 畸形的骨性减压是常规处理，但有关最佳手术技术仍未达成共识，最佳手术技术可能包括但不限于硬脑膜开放、可扩张硬脑膜成形术、自体或合成移植物的使用、蛛网膜开放和解剖以及小脑扁桃体缩小[4-7]。无论手术是否包括硬脑膜成形术，70.3% 的患者术后有临床改善[8]。在各种研究中报道的并发症发生率为 2.4%~20%，甚至更高，并发症可根据手术的侵袭性而有所不同[9-13]。没有直接比较颅后窝减压术伴硬脑膜成形术（PFDD）和不伴硬脑膜成形术（PFD），但多项研究和荟萃分析表明，与 PFDD 患者相比，PFD 患者的再次手术率较高，但脑脊液（CSF）相关并发症的发生率较低[8,13-15]。进行硬脑膜成形术时，脑脊液漏或假性脑膜膨出通常是最常见的并发症，其他并发症包括伤口感染、脑膜炎、脑积水、需要再次手术、颅颈不稳和小脑下垂。

解剖学观点

在硬脑膜和蛛网膜内，双侧可见小脑扁桃体，上方可见蚓垂。脉络膜和髓质下膜构成第四脑室顶部的下部，扁桃体侧向收缩时可见。小脑后下动脉（PICA）的病程复杂多变。它通常起源于椎动脉，但也可以起源于基底动脉。它也可能在一侧缺失或重复；起源位置也可能不同，从枕骨大孔下方的硬膜外椎动脉到椎基底动脉交界处[17-18]。它背向绕髓质移动，经过或穿过舌下神经、舌咽神经、迷走神经和副神经，然后进入小脑延髓裂，在扁桃体下极形成尾侧环[19]。在 Chiari 畸形患者的血管造影中，由于扁桃体疝，PICA 尾环移位较低[20-21]。穿支动脉在 PICA 通过髓质周围时产生。PICA 或扁桃体的蚓支有时位于更中间的位置，导致 Magendie 孔阻塞[22]。

危险因素

有几个因素可预测 Chiari 畸形 PFD 后的有利或不利结局。手术时年龄较小和阵发性颅内高压的症状与良好的预后相关。更好的术前状态也意味着更好的预后[12]。既往 Chiari 减压术史、蛛网膜炎、手术时年龄较大和长束征与不良结局相关。初次手术时年龄较小、枕骨大孔解剖结构复杂、综合征性颅缝早闭与再次手术相关[24]。

有几项研究发现，使用的硬脑膜移植物类型与再次手术、脑脊液渗漏和无菌性脑膜炎之间存在关联，但不同研究的结果有所不同，并且报道了同种异体和自体移植物材料的结果更优[25,26]。未经治疗的脑积水与脑脊液漏或假性脑膜膨出的发生率增加有关。Klippel-Feil 综合征、寰枢椎同化和基底内陷可以预测颅颈不稳[10,27]。

预 防

术前应仔细分析影像学图像。外科医生可以了解所需的骨切除范围。斜窦和横窦可能是低位的，尤其是在 Chiari Ⅱ畸形中，在取骨时应避免。脑积水可能导致较高的脑脊液漏率，可在减压前通过脑脊液分流进行治疗。与 Chiari 畸形、Klippel-Feil 综合征、寰枢椎同化和基底内陷相关的异常提示可能的颅颈不稳定 [10,27]。一些外科医生常规进行术前颈椎 X 线检查。患者若需要枕颈后部稳定，可能需要先进行腹侧减压。术后还应牢记不稳定性，因为快速治疗可以防止神经损伤。

在枕骨大孔进行充分的骨切除，进行可行的硬脑膜成形术和仔细的蛛网膜探查和解剖，可以防止症状的持续或复发。如果不进行硬脑膜成形术，应切开枕骨大孔和硬脑膜外层的硬脑膜带，以防止再次手术。术中超声检查还可以帮助确定是否需要额外减压 [28]。如果硬脑膜打开，血液和碎屑应远离蛛网膜下腔，因为它们可能导致无菌性脑膜炎或粘连和瘢痕形成。蛛网膜剥离应局限于中线且操作力求精细，以避免损伤穿支和脑神经。出于同样的原因，扁桃体缩小术应限于凝固或膜下清除，而不是切除。扁桃体和脑干之间的紧密粘连可能需要保留在原位，而不是通过延髓操作而造成脑干损伤 [9]。

硬脑膜移植物应小心地以防水的方式缝合，闭合后的 Valsalva 动作有助于识别闭合中的间隙。精心闭合筋膜和软组织也有助于防止脑脊液渗漏。如果术后出现脑脊液漏，切口最初可进行二期缝合术并保守处理，但如果问题仍然存在，则应进行影像学检查以评估是否存在脑积水。及时处理脑脊液漏有助于预防术后感染。术前抗生素、术中无菌技术，以及糖尿病等危险因素的管理应成为感染预防的标准，并在发现感染时及时治疗。术后感染可能由于炎症和随后的瘢痕而导致术前症状复发 [29]。

处 理

在开颅手术中，横窦可能撕裂。为了更好地观察损伤情况，可能需要额外的骨切除，可以用一小块肌肉缝合来修复损伤。可以通过夹住硬脑膜静脉窦来止血 [28]。手术部位出血大到需要再次手术清除血肿的情况很少发生，但应考虑到术后神经系统检查不佳 [30]。

术后患者可能出现发热、头痛、恶心、呕吐和不适。应该做腰椎穿刺，将脑脊液送去培养，并开始使用抗生素。无菌性脑膜炎可由血液和碎屑刺激引起，在排除细菌性脑膜炎后，通常采用对症治疗和类固醇治疗。若诊断为细菌性脑膜炎或伤口感染，除使用抗生素外，需要更换硬脑膜移植物 [28]。用于硬脑膜成形术的移植物类型与再次手术、脑脊液漏和无菌性脑膜炎的发生有关，但不同的硬脑膜移植物在这些并发症方面的结果不同 [25-26]。

脑脊液漏和假性脑膜膨出是最常见的并发症。即使术中没有故意打开蛛网膜，在打开硬脑膜的过程中蛛网膜也可能被撕裂，脑脊液渗漏仍然可能发生 [9]。最初可以通过包扎和附加缝合保守地处理渗漏，但如果渗漏持续存在，则应获得影像学结果并检查是否有积水。如果出现脑积水，必须进行脑脊液分流治疗，否则渗漏将持续。在没有脑积水的情况下，可以通过腰椎引流和（或）通过修改硬脑膜成形术和改进软组织闭合再次手术来治疗渗漏 [31]。对于假性脑膜膨出，同样可以在没有脑积水证据的情况下首先采用保守措施治疗，小的假性脑膜膨出可以在没有任何干预的情况下自愈。对于持续性假性脑膜膨出，应修复或更换硬脑膜成形术。PFD 术后也可出现脑积水，且无脑脊液漏，术后可延迟数月 [9]。可以观察症状的发展，但对于有症状的患者或影像学表现恶化的患者，应进行分流术。

当术前症状持续或复发时，应进行影像学检查。最初可能会出现轻微的复发症状。如果在 MRI 上仍然可见压迫，则可能需要再次手术。根据影像学和术中的发现以及初次手术的范围，第二次手术可能包括额外的骨切除、更具扩张性的硬脑膜成形术、广泛的粘连松解和扁桃体凝固 [30]。由于粘连和瘢痕形成，再次手术在技术上具有挑战性，蛛网膜内剥离必须仔细进行。

过度积极的减压可能导致罕见的小脑凹陷并发症，当颅骨切除术后向一旁延伸太远时，小脑疝入减压区 [28,30,32]。患者术后数周至数月出现小脑或脑干受压症状或空洞复发。对于有颅内压升高迹象的患者，手术治疗包括脑室－神经分流术。另一种干预措施是头颅成形术，部分重建颅后窝。有时，两者都是必需的。

Chiari 减压术后出现疼痛和进行性神经功能缺损的患者可能在 MRI 和颈部 X 线片上表现出明显的颅颈不稳。手术治疗包括枕颈融合稳定。

手术回顾

我最糟的病例

1 例 45 岁女性患者因 Chiari Ⅰ型畸形导致头痛而就诊（图 19.1A）。患者接受了枕下颅骨切除术和 C1 椎板切除术。患者出现了脑脊液漏，在手术室进行了修补，并进行了腰椎引流治疗。由于持续漏液，患者进行了脑室腹腔分流术以治疗脑积水。患者术前头痛已经缓解，但出现了神经根疼痛和感觉异常，然后出现了虚弱和行走困难。其影像学表现为颈胸空洞，随着枕骨大孔的拥挤，其大小和粘连增加（图 19.1B 和 C）。她接受了重新减压和 C1、C2 椎板切除术，由于瘢痕形成，在技术上操作非常困难。术后头部 CT（图 19.1D）显示脑室内出血（IVH）。患者出现呼吸困难，最终需要插管，但最初神经功能稳定。在精神状态不佳后，进行头部 CT 检查，并放置脑室外引流管（EVD）治疗脑积水。患者的精神状态有所改善，EVD 随后被移除，但患者无法脱离呼吸机，需要气管造口。患者后来因反应性下降再次返回医院，并因头部 CT 显示的复发性脑积水而放置了另一个 EVD。患者在 EVD 安置后出现 IVH。尽管继续治疗，患者的神经状况仍然很差，最终家属选择了放弃治疗。

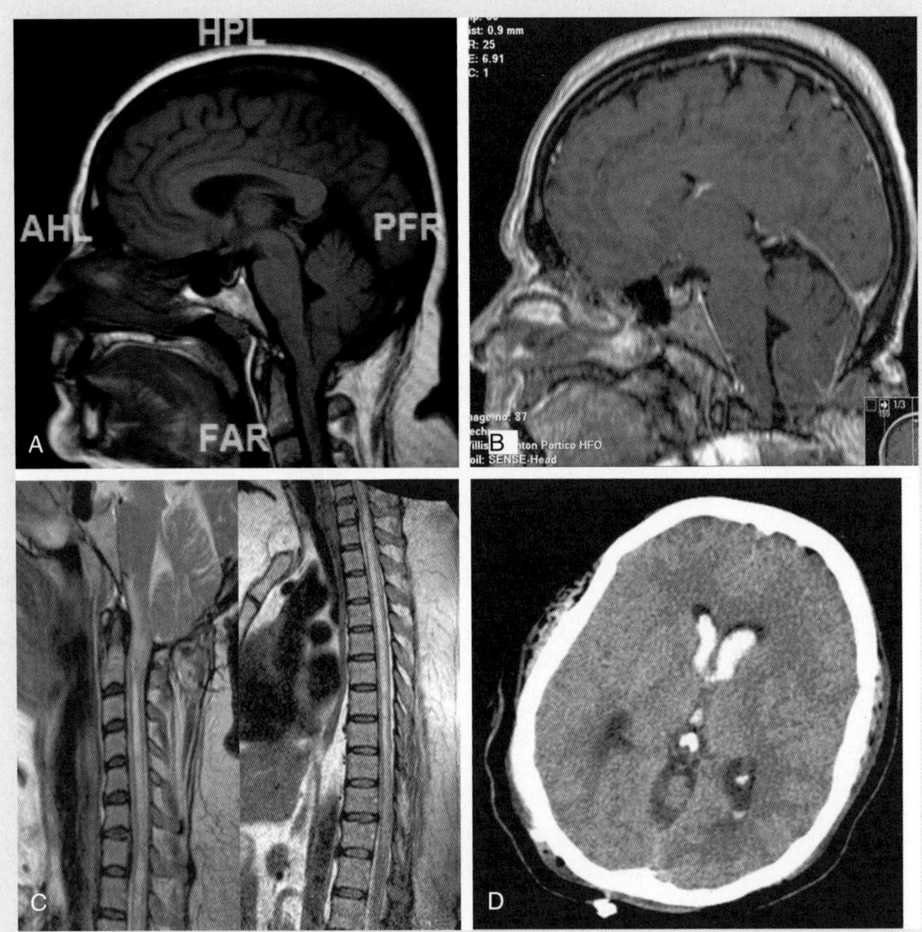

图 19.1 术前脑 MRI（A）显示 Chiari Ⅰ型畸形。脑 MRI（B）和颈椎胸椎 MRI（C）显示在重新减压前出现大量空洞。术后头部（D）显示第二次减压手术后脑室内出血

神经外科手术讨论时刻

接受Chiari畸形减压手术的患者可能有多种并发症。通过术前计划和仔细的术中技术，通常可以避免不良预后，但并发症仍然可能发生。快速诊断和治疗有利于预防病情恶化。

参考文献

[1] Massimi L, Peppucci E, Peraio S, et al. History of Chiari type I malformation. Neurol Sci,2011,32(suppl 3):S263–S265.

[2] Loukas M, Noordeh N, Shoja MM, et al.Hans Chiari (1851-1916). Childs Nerv Syst, 2008,24:407–409.

[3] Gardner WJ, Goodall RJ. The surgical treatment of Arnold-Chiari malformation in adults: an explanation of its mechanism and importance of encephalography in diagnosis. J Neurosurg,1950,7(3):199–206.

[4] Haroun RI, Guarnieri M, Meadow JJ, et al. Current opinions for the treatment of syringomyelia and Chiari malformations: survey of the Pediatric Section of the American Association of Neurological Surgeons. Pediatr Neurosurg,2000,33(6):311–317.

[5] Schijman E, Steinbok P. International survey on the management of Chiari I malformation and syringomyelia. Childs Nerv Syst,2004,20(5):342–348.

[6] Javalkar V, Nanda A. Congenital Chiari malformations//Nanda A. Principles of Posterior Fossa Surgery. New York, NY: Thieme,2012:57–67.

[7] Alden TD, Ojemann JG, Park TS. Surgical treatment of Chiari I malformation: indications and approaches. Neurosurg Focus,2001,11(1):1–5.

[8] Durham SR, Fjeld-Olenec K. Comparison of posterior fossa decompression with and without duraplasty for the surgical treatment of Chiari malformation type I in pediatric patients: a meta-analysis.J Neurosurg Ped,2008,2:42–49.

[9] Klekamp J. Surgical Treatment of Chiari I malformation-analysis of intraoperative findings, complications, and outcome for 371 foramen magnum decompressions. Neurosurg,2012,71(2):365–380.

[10] Tubbs RS, Beckman J, Naftel RP, et al. Institutional experience with 500 cases of surgically treated pediatric Chiari malformation type I.J Neurosurg Pediatr, 2011,7(3):248–256.

[11] McGirt MJ, Garces-Ambrossi GL, Parker S, et al. Primary and revision suboccipital decompression for adult Chiari I malformation: analysis of long-term outcomes in 393 patients: 924. Neurosurg,2009,65(2):408–409.

[12] Aghakhani N, Parker F, David P, et al. Long-term follow-up of Chiari-related syringomyelia in adults: analysis of 157 surgically treated cases. Neurosurgey, 2009,64(2):308–315, discussion 315.

[13] Hankinson TC, Tubbs RS, Oakes WJ. Surgical decision-making and treatment options for Chiari malformations in children//Quinones-Hinojosa A. Schmidek & Sweet Operative Neurosurgical Techniques:Indications, Methods, and Results. 6th ed. Philadelphia, PA: Elsevier/Saunders, 2012,695–700.

[14] Lu VM, Phan K, Crowley SP, et al. The addition of duraplasty to posterior fossa decompression in the surgical treatment of pediatric Chiari malformation type I: a systematic review and meta-analysis of surgical and performance outcomes. J Neurosurg Ped,2017,20(5):439–449.

[15] Forander P, Sjavik K, Solheim O, et al. The case for duraplasty in adults undergoing posterior fossa decompression for Chiari I malformation: a systematic review and meta-analysis of observational studies. Clin Neurol and Neurosurg,2014,125:58–64.

[16] Cavalcanti DD, Preul MC, Kalani YS, et al. Microsurgical anatomy of safe entry zones to the brainstem. J Neurosurg,2016,124:1359–1376.

[17] Rhoton AL. The cerebellar arteries. Neurosurgery, 2000, 47(suppl 3):S29–S68.

[18] Rhoton AL. The foramen magnum Neurosurgery, 2000, 47(suppl 3):S155–S193.

[19] Matsushima K, Yagmurlu K, Kohno M, et al. Anatomy and approaches along the cerebellar-brainstem fissures. J Neurosurg,2016,124:248–263.

[20] Mascitelli JR, Ben-Haim S, Paramasivam S, et al. Association of a distal intradural-extracranial posterior inferior cerebellar artery aneurysm with Chiari type I malformation: case report. Neurosurg,2015,77:660–665.

[21] Rhoton AL. Microsurgery of Arnold-Chiari malformation in adults with and without hydromyelia. J Neurosurg, 1976, 45(5):473–483.

[22] Dlouhy BJ, Dawson JD, Menezes AH. Intradural pathology and pathophysiology associated with Chiari I malformation in children and adults with and without syringomyelia. J Neurosurg Pediatr,2017,20(6):526–541.

[23] Chotai S, Medhkour A. Surgical outcomes after posterior fossa decompression with and without duraplasty in Chiari malformation-I. Clin Neur and Neurosurg, 2014, 125:182–188.

[24] Sacco D, Scott RM. Reoperation for Chiari malformations. Pediatr Neurosurg, 2003, 39:171–178.

[25] Parker SR, Harris P, Cummings TJ, et al.Complications following decompression of Chiari malformation type I in children: dural graft or sealant? J Neurosurg Ped, 2011, 8:177–183.

[26] Attenello FJ, McGirt MJ, Garces-Ambrossi GL, et al. Suboccipital decompression for Chiari I malformation: outcome comparison of duraplasty with expanded polytetrafluoroethylene dural substitute versus pericranial

graft. Childs Nerv Syst, 2009, 25:183–190.

[27] Smith JS, Shaffrey CI, Abel MF, et al. Basilar invagination. Neurosurg,2010,66(suppl 3):A39–A47.

[28] Menezes AH. Chiari I malformations and hydromyelia – complications. Pediatr Neurosurg, 1991-92, 17:146–154.

[29] Heiss J, Oldfied EH. Management of Chiari malformations and syringomyelia//Quinones-Hinojosa A. Schmidek & Sweet Operative Neurosurgical Techniques: Indications, Methods, and Results.6th ed. Philadelphia, PA: Elsevier/Saunders,2012:2072–2080.

[30] Mazzola CA, Fried AH. Revision surgery for Chiari malformation decompression. Neurosurg Focus, 2003, 15(3):1–8.

[31] Dubey A, Sung WS, Shaya M, et al. Complications of posterior cranial fossa surgery – an institutional experience of 500 patients. Surg Neurol,2009,72(4):369–375.

[32] Tubbs RS, Oakes WJ. Syringomyelia, Chiari malformations and Hydromyelia//Youmans JR, Winn HR et al. Youmans and Winn Neurological Surgery. Philadelphia, PA: Elsevier/Saunders,2011:1531–1540.

20

原发性脑损伤切除并发症：概述与上矢状窦脑膜瘤切除术后恶性脑肿胀

VINAYAK NARAYAN, VIJAY AGARWAL, MICHAEL J. LINK, ANIL NANDA

重　点

- 世界范围内原发性脑肿瘤切除术相关并发症的总发生率为 20%~35%。
- 这些并发症可大致分为神经、局部和全身并发症。
- 上矢状窦脑膜瘤手术并发症风险高。
- 由于现代神经影像学、神经麻醉和外科手术辅助精度的进步，原发性脑肿瘤的全切除可以无明显并发症。
- 谨慎选择患者、合理的手术方案、细致的手术技巧、对并发症的预测以及避免并发症的措施是获得良好手术效果的关键。

引　言

在 20 世纪，脑肿瘤的外科治疗发生了范式转变，从库欣时期的细胞减少手术到现在的晚期肿瘤手术的黄金时期。皮质定位术、无框架立体定位术和术中 MRI 等神经外科辅助手段在原发性脑肿瘤的安全切除中发挥着巨大作用，且无并发症或并发症极少。脑瘤切除术的目的是建立准确的组织病理学诊断、神经功能恢复和延长患者生存期。世界范围内原发性脑肿瘤切除术相关并发症的总发生率为 20%~35%[1-4]。本章阐述了与原发性脑损伤切除相关的各种并发症、分类、诊断方法和处理策略。

原发性脑肿瘤手术并发症的定义大多是主观的。大多数医生将外科手术的不良事件定义为并发症，而没有适当考虑它们是否会发生[1-3,5]。除了外科医生的知识和技能外，还有各种因素直接或间接影响并发症的发生，包括患者的年龄、身体 / 神经状况、既往治疗、肿瘤大小和位置、切除范围、监测 / 手术导航设备的可用性以及组织病理学特征[3]。神经外科医生应该对所有与肿瘤相关的并发症都有很好的判断力，因为这有助于在手术前后更好地与患者和家属进行沟通，取得知情同意。

神经外科并发症的分类

神经外科并发症不是一个单一的实体。它包括一系列外科并发症以及围手术期可能发生的医疗并发症（表 20.1）[3]。Sawaya 等为脑肿瘤手术相关并发症的分类提供了一个合理的框架[3]。在这种分类模式中，神经外科相关的并发症可以广泛地分为神经、局部和全身并发症[3]。神经系统并发症是直接损害运动、感觉、语言或视觉功能的不良事件（如血肿、血管损伤、水肿），而局部并发症则与伤口（如感染、假性脑膜膨出）或大脑（如癫痫、脑积水）有关。全身并发症包括更广泛的疾病（如血栓

表 20.1　原发性脑肿瘤手术并发症总结

神经的	局部的	系统的
运动缺陷	脑积水	肺栓塞
感觉缺陷	癫痫发作	深静脉血栓形成
失语 / 语言障碍	颅腔积气	肺炎
视野缺陷	伤口感染	尿路感染
	脑膜炎	脓毒症
	脑脓肿	心肌梗死
		胃肠道出血
		电解质紊乱

引自 Winn HR. Youmans Neurological Surgery, 6th edition. Surgical Complications of Brain Tumors and Their Avoidance. Philadelphia: Elsevier Saunders, 2011

栓塞、肺炎）。神经系统并发症是术后死亡的最常见原因。根据缺损的严重程度、持续时间和再探查手术的需要，这三种并发症可进一步细分为主要和次要并发症。

并发症及其避免策略

神经并发症

在许多外科手术中，内生型肿瘤开颅术后新的神经功能缺损（轻微或严重）的发生率在10%~25%[1,3–4]。在以前的手术系列中已经描述了几种不良神经预后的预测因素：年龄大于60岁，Karnofsky表现评分量表（KPS）评分小于60，肿瘤位置深，肿瘤靠近大脑功能区[1–3,5]。手术策略必须根据这些因素进行理想的规划。

神经系统并发症的主要原因是直接脑实质损伤、脑水肿、血管损伤和血肿。肿瘤与邻近功能区的关系的错误判定是造成意外脑损伤的主要原因。脑水肿也是神经系统并发症的一个重要原因。术后脑水肿的易感因素包括过度脑回缩和肿瘤（通常为高级别胶质瘤）的次全切除。原发性脑肿瘤手术引起血管损伤的发生率为1%~2%[1]。主要静脉阻塞可导致出血性脑卒中，神经系统表现可延迟，而动脉阻塞或损伤可产生直接的灾难性影响。这两个问题之间可能的区别是，前者可以在一段时间内逐渐恢复，而后者可能永久性地影响患者的生活质量。术后血肿，包括硬膜下和硬膜外血肿，可导致1%~5%的患者出现神经功能缺损；它们通常在术后早期患者出现感觉改变、癫痫发作或局灶性神经功能缺损时被发现[1–3]。

关于肿瘤与正常大脑和精确明辨区域的关系的认知，以及使用各种辅助手段（如皮质定位、无框架立体定向导航、术中MRI或清醒刺激）对肿瘤的识别/确认，在很大程度上有助于避免直接脑损伤[4,6–8]。同样，通过正确的体位、过度通气、大剂量皮质类固醇、利尿剂和间歇放置牵开器，可以最大限度地减少过度脑收缩。无框架立体定向也有助于确定最佳手术轨迹，减少长时间收缩和随之而来的脑水肿[7]。与部分切除相比，恶性胶质瘤的大体全切除可降低术后水肿/血肿（损伤胶质瘤综合征）以及由此产生的并发症发病率[1,3,9]。通过对血管结构位置的高度解剖理解、动脉和静脉的早期识别、引流静脉的合理牺牲、小心和间歇性的收缩、沿单纯平面手术以及小心使用超声吸引器，可以降低手术中血管损伤的风险。通过精心的术前准备、细致的手术技术和谨慎的术后护理，大部分手术部位的血肿是可以避免的。

局部并发症

局部并发症是指与手术部位（如感染、假性脑膜膨出）或大脑（如癫痫发作、脑积水、脑气肿）相关的事件，而无任何神经功能缺陷[3]。1%~5%的患者在接受颅内肿瘤切除术时发生并发症[1,2–4]。重做手术和放疗是可能导致伤口感染的两个因素[4–5]。靠近运动皮质的肿瘤和术前癫痫病史是癫痫发作的最强预测因子[10]。局部因素如皮质损伤程度、术中牵拉时间延长、术后水肿/血肿等，以及全身因素如低钠血症、酸中毒等影响术后癫痫发作的发生率[2,10]。尽管对于预防性抗癫痫药物的使用存在争议，但大多数手术系列显示，在手术前或手术中服用苯妥英的患者癫痫发作频率较低[11–13]。术后癫痫发作必须通过静脉注射劳拉西泮、苯妥英以及静脉输液进行积极控制，并且必须进行CT成像以排除结构性原因。

术后感染的风险为1%~2%，可由浅表向深部扩散，累及骨、脑膜和脑实质[3,14]。最常见的微生物是金黄色葡萄球菌和表皮葡萄球菌，医院感染也有可能是革兰阴性菌造成的[14]。伤口感染的易感因素是靠近鼻窦、存在异物、长期手术、应用皮质类固醇、脑脊液漏、既往手术和细胞毒性治疗[3,5,14]。预防性使用抗生素和精心缝合伤口有助于降低术后伤口感染的发生率[14]。

全身并发症

在开颅并切除原发脑肿瘤的患者中，医疗并发症的发生率从5%到10%不等[3]。医疗并发症包括深静脉血栓形成、肺栓塞、心肌梗死、感染、胃肠道出血和电解质紊乱，其中最常见的是深静脉血栓形成[3,15]。易感因素为老年人、KPS评分差、既往病史、手术时间延长和卧床休息。

一些围手术期的机械和药物预防措施可以降低血栓栓塞事件的风险，比如开颅术后使用弹性长袜和加压靴以及小剂量肝素（每天两次皮下注射5000 U）或低分子肝素[16–20]。神经外科医生在术后期间应保持警惕，以避免或尽量减少上述并发症。

下面是一个原发性脑瘤的例子，本文讨论了上矢状窦（SSS）脑膜瘤及其切除后的并发症。

上矢状窦脑膜瘤切除术后的神经外科并发症

侵入颅内静脉系统的脑膜瘤的治疗对神经外科医生而言仍然是一个重要而有争议的挑战[21]。具体而言，对硬脑膜静脉窦、脑深部静脉和Labbé静脉等的损伤可导致癫痫、出血、窦阻塞、皮质静脉血栓形成和局部或弥漫性脑肿胀等主要并发症[22-23]。这些并发症可导致发病率和死亡率升高。矢状窦旁区脑膜瘤占所有颅内脑膜瘤的21%~31%[21,22]。肿瘤对SSS的侵犯在这些病变中很常见，并增加了次全切除的风险，从而导致复发。沿SSS分布的脑膜瘤，在窦前1/3处的占14.8%~33.9%，在中间1/3处的占44.8%~70.4%，在窦后1/3处的占9.2%~29.6%[21]。涉及SSS后2/3的病变风险显著增加，而既往文献支持牺牲前1/3，这样造成的不良后果最小。

目前还没有大量关于侵犯SSS的矢状旁脑膜瘤的报道。因此，有关这些病变或其并发症的治疗目前仍无公认的指南，各机构的治疗模式也存在显著差异。

解剖学观点

静脉解剖

颅内静脉系统可分为浅静脉系统和深静脉系统（图20.1）。浅静脉系统由矢状窦和皮质静脉组成。深静脉系统通过大脑内静脉、Rosenthal基底静脉、Galen静脉和直窦引流深部灰质结构。SSS、侧窦（包括横窦和乙状窦）和海绵窦是最易形成血栓的硬脑膜窦，其次是直窦和Galen静脉[24]。研究表明，脑静脉血栓形成的永久发病率范围为6%~20%，其预后被认为优于动脉卒中[25-26]。静脉窦的详细评估和通畅性信息最好通过静脉MR血管造影、CT造影或晚期静脉期数字减影血管造影获得。

硬脑膜窦

两侧大脑半球的浅静脉通过SSS引流，SSS从

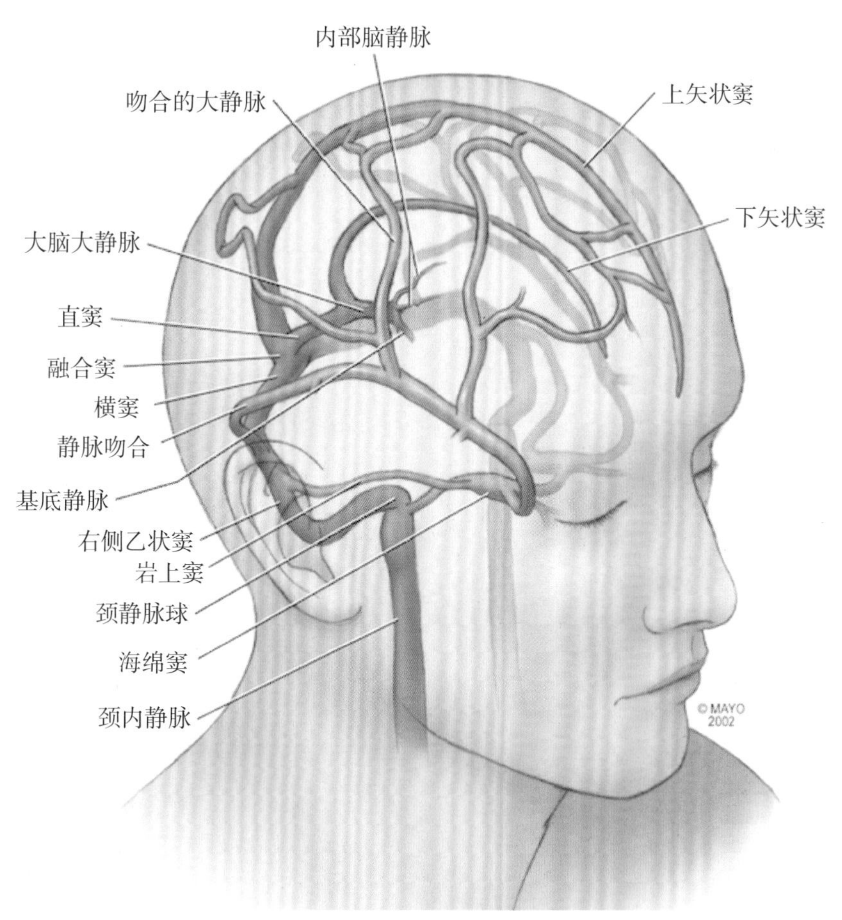

图20.1　静脉解剖（Copyright © Mayo 2002）

盲孔开始，向后延伸至枕内隆起处，在此点连接直窦和侧窦，形成 Herophili 窦汇。SSS 的大小从前到后逐渐增大，宽度范围从 4.3 mm 至 9.9 mm[27]。如前所述，牺牲 SSS 前部 1/3 患者通常是可以耐受的，但并发症可能包括运动性缄默症、短期记忆缺陷或前额叶传入神经引流受损引起的个性改变。有时，这部分前部狭窄或缺失，取而代之的是两条大脑上静脉[21]。SSS 的中间 1/3 引流中枢皮质静脉群，因此，牺牲该部有可能导致双侧偏瘫或运动障碍。冠状缝是划分 SSS 前部和中部 1/3 的良好标志。SSS 后部 1/3 或 Herophili 窦汇闭塞具有潜在致死性弥漫性脑水肿的显著风险。除了皮质浅静脉流出的湍流外，窦下角的纤维间隔，被认为是 SSS 血栓形成的更大风险。SSS 与其他硬脊膜静脉窦一起，接收来自脑干、脑膜和导静脉的血液。因此，脑静脉血栓形成是感染性疾病的常见并发症，如面部感染的海绵窦血栓形成，慢性中耳炎的侧窦血栓形成，头皮感染的矢状窦感染。由于硬脑膜窦含有帕基奥尼体或蛛网膜颗粒，血栓形成可导致颅内高压和乳头水肿。

大脑的浅静脉

浅静脉可以分为 3 类：①通往 SSS 的中线输入静脉；②通往横窦的大脑下输入静脉；③通往海绵窦的侧裂浅输入静脉。主要在使用半球间入路时遇到中线输入静脉。在冠状缝后方 2 cm 内牺牲中线中央静脉群具有显著风险。选择其他小口径中线静脉的风险最低。上吻合静脉（Trolard 静脉）是连接中线的主要传入静脉，通常进入中央后区的 SSS。大脑下静脉是皮质桥静脉，主要通向基底窦或深静脉系统。如果该系统中的小口径静脉对 Labbé 系统没有显著贡献，则通常可以牺牲，这种情况预后最佳。下吻合静脉（Labbé 静脉）连接着侧裂浅静脉和横窦。Labbé 静脉的损伤，特别是优势半球的静脉损伤，可导致后半球出现严重的、永久性的神经功能缺损的梗死。侧裂浅静脉由颞侧裂静脉连接而成，进入海绵窦。

重要的浅静脉包括：

· 大脑上静脉：引流上表面；排空至 SSS 中。

· 大脑中浅静脉：引流每个半球的侧面；流入海绵窦或蝶腭窦。

· 大脑下静脉：引流每个大脑半球的下侧面；排空至海绵窦和横窦。

· 上吻合静脉（Trolard 静脉）：连接大脑中浅静脉和 SSS。

· 下吻合静脉（Labbé 静脉）：连接大脑中浅静脉和横窦。

大脑的深静脉

大脑的深静脉流入 Galen 复合体的汇合处，而 Galen 复合体又流入直窦。除了成对的大脑内静脉外，Galen 系统还接收成对的 Rosenthal 基底静脉（通过大脑前静脉、大脑中静脉和纹状体静脉的结合从前部穿孔物质开始），胼胝体、小脑和枕皮质的静脉，蚓部中央前静脉。在侧脑室、第三脑室和松果体区域进行手术时，经常会遇到深静脉。Galen 的大脑大静脉长 1~2 cm，经过胼胝体压块后方，位于四叠体池内。Galen 静脉的损伤或阻塞可能会造成灾难性后果。有病例报道称，Galen 静脉结扎没有明显的临床后遗症，但这可能是由于侧支循环的发展以及 Galen 静脉及其支流的显著解剖变异所致[28,29]。

SSS 脑膜瘤的手术切除

侵袭 SSS 的脑膜瘤对神经外科医生而言仍然是一个具有挑战性的病变。它们很难完全切除，并且并发症发生风险较高，包括术中和术后出血、窦阻塞和皮质结节血栓形成[22]。虽然次全切除术与高复发率相关，但在手术的所有步骤中医生必须绝对小心地保存侧支血管[30-32]。

脑膜瘤侵犯静脉的范围从侵犯静脉壁的外表面到完全侵犯和阻塞静脉窦。第一个详细的分类方案由 Merrem 和 Krause 等提出，随后由 Bonnal 和 Brotchi 等修改[33]。Sindou 和 Hallacq 于 1998 年提出了简化版本[23]。该分类包括后面描述的分类。

随着显微外科技术的发展，颅内硬膜静脉窦重建成为可能。1971 年，Kapp 等使用自体大隐静脉和分流装置重建 SSS[32]。随后是 1986 年的 Marks 等和 1987 年的 Sakaki 等[30,34]。重建材料包括自体大隐静脉、颈部浅静脉、涤纶和硅胶管[35-37]。Sindou 和 Hallacq 报道了 47 例脑膜瘤：41 例矢状窦脑膜瘤，4 例横窦脑膜瘤，2 例环状脑膜瘤[23]。所有病例均行全切除。39 例患者预后良好，恢复了先前的活动，而 5 例患者由于中央静脉梗死（均位于矢状窦的中间 1/3 处）而出现永久性神经功能缺损。3 例死于脑肿胀；3 例均涉及完全闭塞静脉窦的脑膜瘤，均在不重建静脉窦的情况下完成了切除。采用了 9 个补片、6 个 Gore-TEX 旁路和 9 个自体静脉旁路。作者建议：T1 型切除窦壁外层并凝固硬脑膜附着，T2 型切除腔内碎片并用补片修补硬脑膜缺损，T3 型切除窦壁并用补片移植修复，T4 型采用大隐静脉或颈外静脉移植补片或搭桥修复，T5 型和 T6 型采用静脉搭桥切除受累的窦部并修复。

Mathiesen 等支持侵袭性脑膜瘤切除后的矢状窦修复或重建，并尝试进行宏观根治性切除[38]。他们建议只切除侵犯的边缘时直接进行一期修复；切除 1~2 个受侵壁时，用硬脑膜、镰刀状组织或颅周组织补片缝合；在切除 3 个窦壁时使用静脉移植物。在这项纳入 100 例患者的前瞻性研究中，作者对 94 例患者进行了效果良好到极好的治疗，但发现显微镜下根治性切除很难实现。伽玛刀放射外科被用作低增殖指数肿瘤患者的辅助治疗，作者认为，当伽玛刀放射外科被用作主要治疗时，比仅在肿瘤进展后使用时，肿瘤控制更好。

然而，随着时间的推移，脑膜瘤切除后 SSS 的广泛重建作用逐渐减弱。2014 年，Mantovani 等报道了侵犯主要硬膜静脉窦的脑膜瘤的治疗[39]。作者报道了 38 例接受脑膜瘤切除手术的患者：26 例 SSS 病变，5 例 Herophili 窦汇病变，5 例横窦病变，2 例乙状窦病变。有 27 例患者患有世界卫生组织（WHO）Ⅰ级脑膜瘤，11 例患者患有 WHO Ⅱ级脑膜瘤。在 50%（13 例）患者中，窦完全闭塞。86.9% 的患者被完全切除。窦重建 21 例，直接缝合 13 例，补片修补 8 例。术后，52.4% 的患者窦通畅，33.3% 的患者窦狭窄。与之相应，遮挡率为 14.3%。无死亡病例报道，发生了 1 例严重术后并发症。DiMeco 等报道了 108 例侵犯 SSS 的脑膜瘤的手术经验，进一步削弱了窦重建的作用[22]。30 例完全闭塞 SSS 的脑膜瘤患者完全切除了受累的窦部，100 例患者实现了 Simpson Ⅰ级或Ⅱ级切除。2 例围手术期死亡。严重并发症包括脑肿胀 9 例（8.3%），术后血肿 2 例（1.85%）。平均随访 79 例。5 个月后，肿瘤复发 15 例（13.9%）。作者的结论是，如果非常小心地保存皮质静脉，在不重建窦的情况下可以取得良好的效果。

SSS 脑膜瘤的外科治疗仍有争议。对于有症状或病变表现为生长的患者，应进行切除。谨慎分析术前影像学检查图像中 SSS 侵犯范围对于指导外科医生的护理目标至关重要。在脑膜瘤手术中暴露或损伤矢状窦后，患者存在术中失血过多或空气栓塞的风险。在大多数情况下，通过使用外科手术、吸收性明胶海绵和显微外科填充可以控制损伤。应注意注射血栓剂，以避免意外闭塞。如果计划在手术期间切除一部分 SSS，术前的血管造影可能有助于评估侧支静脉解剖结构，以避免意外中断关键路径。

静脉损伤的并发症

开颅术后癫痫发作是公认的风险[40]。根据时间间隔一般分为 3 类：①术后即刻发作，24 h 内发生；②早期发作，1 周内；③迟发性癫痫，开颅术后 1 周或更长时间[41]。约 4.3% 的开颅患者术后立即发生癫痫发作[42]。幕上脑膜瘤或幕上低级别胶质瘤的患者比颅内其他部位病变的患者癫痫发作的风险高得多[40,43-52]。全身强直阵挛发作是神经重症监护病房最常见的术后发作，但必须保持高度警惕，因为一些患者会出现神经功能恶化和意识水平下降，而不是抽搐。

关于脑瘤患者预防性服用抗癫痫药的益处的文献并不一致[43,53,54]。此外，抗癫痫药物的确切选择仍然存在争议。苯妥英、苯巴比妥、卡马西平、丙戊酸钠、唑尼沙胺和左乙拉西坦均用于预防术后早期癫痫发作，但效果不同[40]。然而，药物剂量不足比较常见，护理人员必须警惕维持适当的剂量[42,55]。如果癫痫发作源于可逆性的发作源，如脑水肿、颅内出血、脑膜炎或感染，应积极逆转发作源。

手术回顾

我最糟的病例

这是 1 例 52 岁女性患者，因岩斜和 SSS 脑膜瘤侵袭并在冠状缝水平阻断 SSS 而被转诊治疗（图 20.2）。直到大约 1 年前，她才发现右脸开始刺痛，头痛开始集中在右眼眶。她没有注意到面部疼痛、虚弱或麻木。她还提到了一段遥远的右侧听力丧失史。约 4 个月前，她发展为复视伴右侧凝视麻痹。随后，她接受伽玛刀放射外科治疗她的右侧海绵窦 Meckel 腔脑膜瘤（边际剂量为

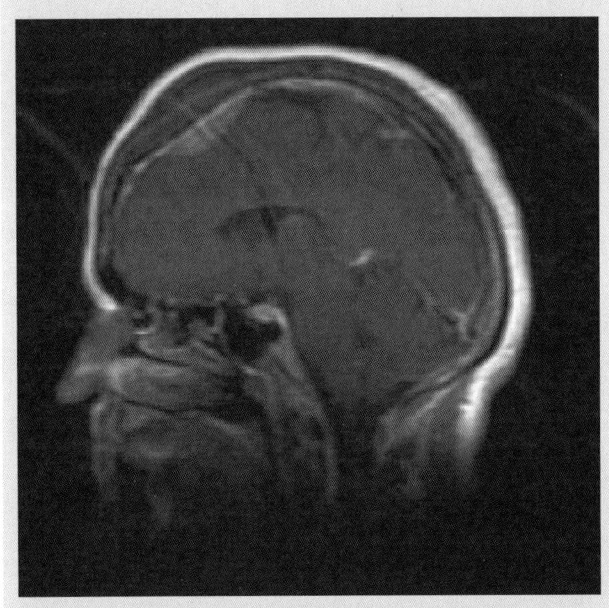

图 20.2 脑矢状位磁共振图像，对比显示脑膜瘤侵犯并阻塞冠状缝水平的上矢状窦

14 Gy，最大剂量为 28 Gy，体积为 9.1 cm^3）（图 20.3）。伽玛刀治疗后，她的复视消失，没有新的症状。脑血管造影证实 SSS 在肿瘤部位完全闭塞，肿瘤周围有侧支静脉循环。

伽玛刀治疗约 3 个月后，她接受了双额叶开颅手术，以完全切除累及 SSS 前 1/3 和覆盖骨的脑膜瘤。开颅手术时，发现肿瘤后缘的侧支静脉和 SSS 出现广泛的静脉出血。医生用浸泡在凝血酶中的明胶泡沫、双极凝血和 5-0 单丝缝线控制。在肿瘤切除期间无其他不良事件发生，且不需要输血。她刚从麻醉中醒来，就发现说话有困难。CT 检查显示肿瘤切除后左侧额叶内侧有一个小血肿。患者被送至神经外科重症监护病房进行术后监护。她继续听从命令，但却患上了完全的运动性失语症。她很难用舌头和嘴巴来执行命令。

术后第 2 天，患者全身性癫痫发作。再次对其行 CT 检查，发现之前的血肿周围有一些新的周围出血，血肿周围的水肿增加，并有轻微的左向右移位（图 20.4）。随后，患者有所好转，可以有目的地移动她的四肢中的三肢，没有运动障碍。她的左下肢很虚弱。医生让她重新服用苯妥英，但她没有听从，因为她认为口服摄入不安全。

癫痫发作 4 h 后，她呼吸停止，有可能继发于另一次癫痫发作。她因缺氧而窒息，然后接受了插管。在此期间，她也因低血压而需要复苏。血流动力学指标稳定后，再次进行 CT 检查，扫描结果显示血肿增大和弥漫性脑水肿。在左额叶区域放置颅内压监测器，读数为 110~120 mmHg。手术室行左额叶切除术和去骨瓣减压术。肉眼可见疝出。送回重症监护病房，随后进展为临床脑死亡。

在本例中，尽管 SSS 的前 1/3 完全被肿瘤阻塞，但两个额叶通过皮质侧支循环引流，然后在肿瘤后缘进入 SSS。这些静脉在开颅手术中受伤，随后被牺牲以控制出血。回想起来，在这一区域进行带有钻石毛刺的小颅骨切除术要比提升大骨瓣（使这些静脉处于危险中）安全得多。即时的额叶功能障碍也应该表明存在血管问题，患者将面临颅内压升高的风险。最后，在患者首次全身性发作后，应该积极进行抗惊厥治疗。很可能，在首次发作后，患者通气不足，这增加了患者的二氧化碳分压和脑血流量，并加重了因额叶静脉引流不足而已经升高的 ICP。

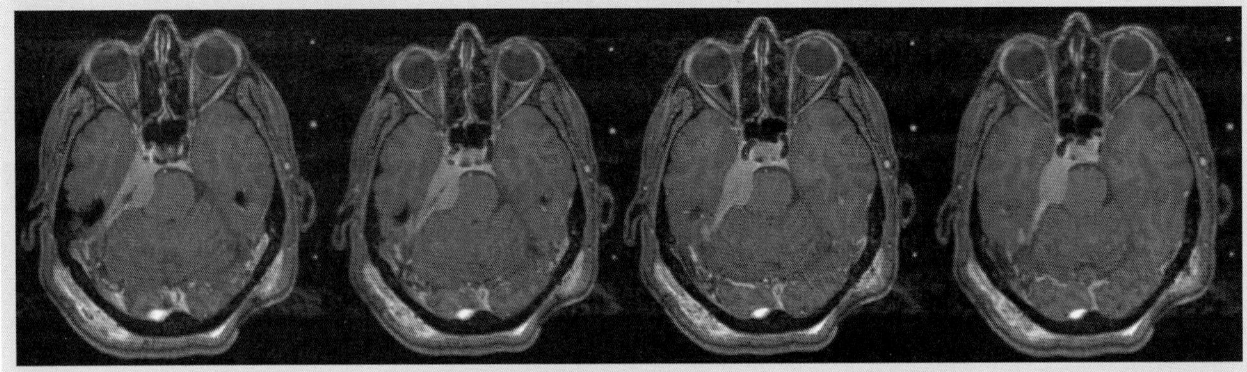

图 20.3 大脑的轴向 MRI 图像，对比显示经伽玛刀治疗的右侧海绵窦 Meckel 腔脑膜瘤

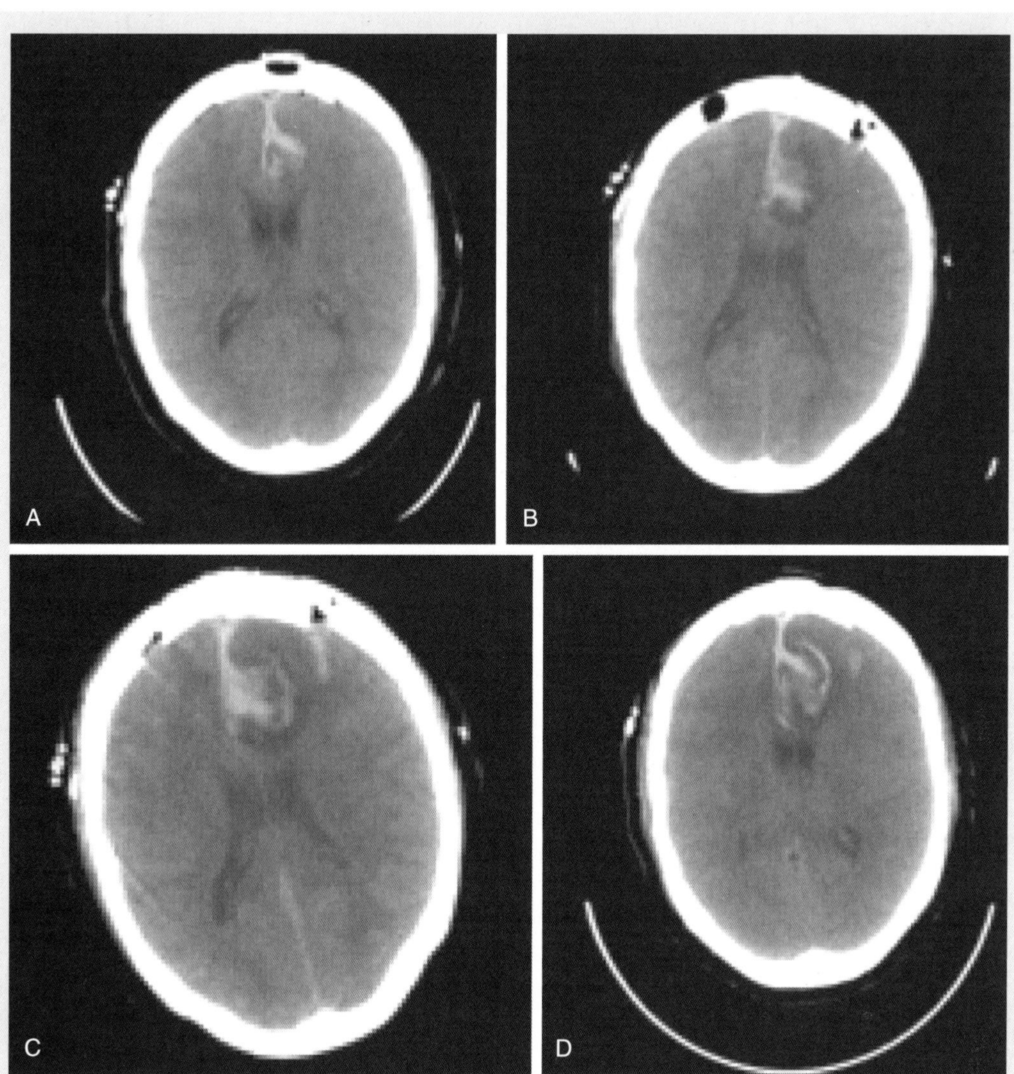

图 20.4 （A）直接从手术室对大脑进行 CT 扫描，无对比，显示手术切除床内出血。（B）重复脑部 CT 扫描，无对比剂显示血肿增大和水肿。（C）癫痫发作后无对比剂的脑部 CT 扫描显示出血和水肿持续增加。（D）窒息停止后的脑部 CT 扫描显示弥漫性脑水肿和灰白质边界变灰

神经外科手术讨论时刻

由于现代神经影像学、神经麻醉和外科手术辅助精度的进步，原发性脑肿瘤的大体全切除可以在无明显并发症的情况下进行。谨慎选择患者、合理的手术计划、细致的手术技巧、对并发症的预测以及避免并发症的措施是取得更好结果的关键。

SSS 脑膜瘤切除术中的静脉损伤可造成严重后果。术前必须仔细检查矢状窦的通畅性和侧支循环的方向。由于复发率高，积极的手术切除是必要的，但对侧支循环必须保持警惕。如果进行 SSS 切除，则认为前 1/3 的 SSS 对新的神经系统疾病风险最小。损伤或部分 SSS 切除后，必须密切观察癫痫发作或脑水肿。如果硬脑膜静脉损伤引起并发症，早期干预至关重要。

参考文献

[1] Fadul C, Wood J, Thaler H, et al.Morbidity and mortality of craniotomy for excision of supratentorial gliomas. Neurology, 1988, 38(9):1374–1379.

[2] Cabantog AM, Bernstein M. Complications of first craniotomy for intra-axial brain tumour. Can J Neurol Sci,1994,21(3):213–218.

[3] Sawaya R, Hammoud M, Schoppa D, et al. Neurosurgical outcomes in a modern series of 400 craniotomies for treatment of parenchymal tumors. Neurosurgery, 1998, 42(5):1044–1055, discussion 1055–1056.

[4] Taylor MD, Bernstein M. Awake craniotomy with brain mapping as the routine surgical approach to treating patients with supratentorial intraaxial tumors: a prospective trial of 200 cases. J Neurosurg,1999,90(1):35–41.

[5] Vorster SJ, Barnett GH. A proposed preoperative grading scheme to assess risk for surgical resection of primary and secondary intraaxial supratentorial brain tumors. Neurosurg Focus,1998,4(6):e2.

[6] Berger MS, Ojemann GA, Lettich E. Neurophysiological monitoring during astrocytoma surgery. Neurosurg Clin N Am, 1990, 1(1):65–80.

[7] Bohinski RJ, Kokkino AK, Warnick RE, et al. Glioma resection in a shared-resource magnetic resonance operating room after optimal image-guided frameless stereotactic resection. Neurosurgery, 2001, 48(4):731–42.

[8] Black PM, Alexander E, Martin C, et al. Craniotomy for tumor treatment in an intraoperative magnetic resonance imaging unit. Neurosurgery,1999,45(3):423–431, discussion 431–433.

[9] Ciric I, Ammirati M, Vick N, et al. Supratentorial gliomas: surgical considerations and immediate postoperative results. Gross total resection versus partial resection. Neurosurgery, 1987, 21(1):21–26.

[10] Kvam DA, Loftus CM, Copeland B, et al. Seizures during the immediate postoperative period. Neurosurgery, 1983, 12(1):14–17.

[11] Boarini DJ, Beck DW, VanGilder JC. Postoperative prophylactic anticonvulsant therapy in cerebral gliomas. Neurosurgery, 1985, 16(3):290–292.

[12] Lee ST, Lui TN, Chang CN, et al. Prophylactic anticonvulsants for prevention of immediate and early postcraniotomy seizures. Surg Neurol, 1989, 31(5):361–364.

[13] North JB, Penhall RK, Hanieh A, et al. Phenytoin and postoperative epilepsy. A double-blind study. J Neurosurg, 1983, 58(5):672–677.

[14] Narotam PK, van Dellen JR, du Trevou MD, et al. Operative sepsis in neurosurgery: a method of classifying surgical cases. Neu-Rosurgery,1994,34(3):409–415, discussion 415–416.

[15] Brandes AA, Scelzi E, Salmistraro G, et al. Incidence of risk of thromboembolism during treatment of high-grade gliomas: a prospec-tive study. Eur J Cancer, 1997, 33(10):1592–1596.

[16] Bucci MN, Papadopoulos SM, Chen JC, et al.Mechanical prophylaxis of venous thrombosis in patients undergoing craniotomy: a randomized trial. Surg Neurol, 1989, 32(4):285–288.

[17] Cerrato D, Ariano C. Fiacchino F. Deep vein thrombosis and low-dose heparin prophylaxis in neurosurgical patients. J Neurosurg, 1978, 49(3):378–381.

[18] Agnelli G, Piovella F, Buoncristiani P, et al. Enoxaparin plus compression stockings compared with compression stockings alone in the prevention of venous thromboembolism after elective neurosurgery.N Engl J Med, 1998, 339(2):80–85.

[19] Nurmohamed MT, van Riel AM, Henkens CM, et al. Low molecular weight heparin and compression stockings in the prevention of venous thromboembolism in neurosurgery. Thromb Haemost,1996,75(2):233–238.

[20] Macdonald RL, Amidei C, Lin G, et al. Safety of perioperative subcutaneous heparin for prophylaxis of venous thromboembolism in patients undergoing craniotomy. Neurosurgery, 1999, 45(2):245–51.

[21] Selcuk Peker MNP. Meningiomas: a comprehensive text// Fahlbusch R. Management of Superior Sagittal Sinus Invasion in Parasagittal Meningiomas. Philadelphia, PA: Saunders Elsevier, 2010.

[22] DiMeco F, Li KW, Casali C, et al. Meningiomas invading the superior sagittal sinus: surgical experience in 108 cases. Neurosurgery, 2008,62:1124–1135.

[23] Sindou M, Hallacq P. Venous reconstruction in surgery of meningiomas invading the sagittal and transverse sinuses. Skull Base Surg, 1998,8:57–64.

[24] Sasidharan PK. Cerebral vein thrombosis misdiagnosed and mismanaged. Thrombosis,2012,2012:210676.

[25] Canhao P, Ferro JM, Lindgren AG, et al. Causes and predictors of death in cerebral venous thrombosis. Stroke,2005,36:1720–1725.

[26] Ferro JM, Canhao P, Stam J, et al.Prognosis of cerebral vein and dural sinus thrombosis: results of the International Study on Cerebral Vein and Dural Sinus Thrombosis(ISCVT). Stroke,2004,35:664–670.

[27] Andrews BT, Dujovny M, Mirchandani HG, et al. Microsurgical anatomy of the venous drainage into the superior sagittal sinus. Neurosurgery,1989,24:514–520.

[28] Youssef AS, Downes AE, Agazzi S,et al. Life without the vein of Galen: clinical and radiographic sequelae. Clin Anat,2011,24:776–785.

[29] Chaynes P. Microsurgical anatomy of the great cerebral vein of Galen and its tributaries. J Neurosurg, 2003, 99:1028–1038.

[30] Marks SM, Whitwell HL, Lye RH. Recurrence of meningiomas after operation. Surg Neurol, 1986, 25:436–440.

[31] Ricci A, Di Vitantonio H, De Paulis D, et al. Parasagittal meningiomas: our surgical experience and the reconstruction technique of the superior sagittal sinus. Surg Neurol Int, 2017,8:1.

[32] Kapp JP, Gielchinsky I, Petty C,et al. An internal shunt for use in the reconstruction of dural venous sinuses. Technical note. J Neurosurg,1971,35:351–354.

[33] Bonnal J, Brotchi J. Surgery of the superior sagittal sinus in parasagittal meningiomas. J Neurosurg, 1978,48:935–945.

[34] Sakaki T, Morimoto T, Takemura K, et al. Reconstruction of cerebral cortical veins using silicone tubing.Technical note. J Neurosurg,1987,66:471–473.

[35] Oka K, Go Y, Kimura H, et al. Obstruction of the superior sagittal sinus caused by parasagittal meningiomas: the role

of collateral venous pathways. J Neurosurg, 1994,81:520–524.

[36] Parker JW, Gaines RW Jr. Long-term intravenous therapy with use of peripherally inserted silicone-elastomer catheters in orthopaedic patients. J Bone Joint Surg Am, 1995, 77:572–577.

[37] Wei XLZ, Lin S. Reconstruction of sagittal sinus after total resection of parasagittal meningioma. Chn J Neurosurg, 1994, 313–315.

[38] Mathiesen T, Pettersson-Segerlind J, Kihlstrom L,et al. Meningiomas engaging major venous sinuses. World Neurosurg,2014,81:116–124.

[39] Mantovani A, Di Maio S, Ferreira MJ,et al. Management of meningiomas invading the major dural venous sinuses: operative technique, results, and potential benefit for higher grade tumors. World Neurosurg,2014,82:455–467.

[40] Manaka S, Ishijima B, Mayanagi Y. Postoperative seizures: epidemiology, pathology, and prophylaxis. Neurol Med Chir (Tokyo), 2003,43:589–600.

[41] Jennett WB. Early traumatic epilepsy. Definition and identity. Lancet,1969,1:1023–1025.

[42] Kvam DA, Loftus CM, Copeland B, et al. Seizures during the immediate postoperative period. Neurosurgery, 1983, 12:14–17.

[43] Gokhale S, Khan SA, Agrawal A, et al.Levetiracetam seizure prophylaxis in craniotomy patients at high risk for postoperative seizures. Asian J Neurosurg,2013,8:169–173.

[44] Hwang SL, Lin CL, Lee KS, et al. Factors influencing seizures in adult patients with supratentorial astrocytic tumors. Acta Neurochir (Wien),2004,146:589–594.

[45] Pace A, Bove L, Innocenti P, et al. Epilepsy and gliomas: incidence and treatment in 119 patients. J Exp Clin Cancer Res, 1998, 17:479–482.

[46] Kahlenberg CA, Fadul CE, Roberts DW, et al. Seizure prognosis of patients with low-grade tumors. Seizure, 2012,21:540–545.

[47] Chaichana KL, Pendleton C, Zaidi H, et al. Seizure control for patients undergoing meningioma surgery. World Neurosurg, 2013, 79:515–524.

[48] Das RR, Artsy E, Hurwitz S, et al. Outcomes after discontinuation of antiepileptic drugs after surgery in patients with low grade brain tumors and meningiomas. J Neurooncol,2012,107:565–570.

[49] Suri A, Mahapatra AK, Bithal P. Seizures following posterior fossa surgery. Br J Neurosurg, 1998,12:41–44.

[50] Chadduck W, Adametz J. Incidence of seizures in patients with myelomeningocele: a multifactorial analysis. Surg Neurol, 1988,30:281–285.

[51] Copeland GP, Foy PM, Shaw MD. The incidence of epilepsy after ventricular shunting operations. Surg Neurol, 1982, 17:279–281.

[52] Dan NG, Wade MJ. The incidence of epilepsy after ventricular shunting procedures. J Neurosurg, 1986,65:19–21.

[53] Temkin NR. Antiepileptogenesis and seizure prevention trials with antiepileptic drugs: meta-analysis of controlled trials. Epilepsia, 2001, 42:515–524.

[54] Pulman J, Greenhalgh J, Marson AG. Antiepileptic drugs as pro-phylaxis for post-craniotomy seizures. Cochrane Database Syst Rev,2013,(2):CD007286.

[55] Yeh JS, Dhir JS, Green AL, et al. Changes in plasma phenytoin level following craniotomy. Br J Neurosurg, 2006, 20:403–406.

21

胶质瘤术后并发症

ALEXA N. BRAMALL, ALLAN FRIEDMAN, JOHN H. SAMPSON

重　点

- 胶质瘤术后的并发症可分为局部（或直接）、区域和全身。
- 脑白质结构经常被忽视，但在规划胶质瘤手术时，白质结构是重要的参考因素，并且可以使用弥散张量成像（DTI）等方法来绘制。
- 当肿瘤靠近颞叶皮质时，清醒开颅术优于睡眠开颅术，并可能显著减少术后缺陷。

引　言

残余肿瘤体积和切除范围（EOR）是胶质母细胞瘤患者长期生存的重要预测指标[1,2]，而且越来越多的证据也支持完全切除术在低级别胶质瘤（LGG）患者生存中的作用[3–5]。尽管如此，必须权衡手术并发症的风险与获得大体全切除的益处，特别是对于靠近脑功能区的肿瘤。最近一项对全国住院患者样本数据库中报道的 16 530 例接受恶性胶质瘤手术的患者的回顾发现，3.4% 的患者至少有一种手术并发症，而 4.5% 的患者存在手术部位感染等医院相关并发症的风险[6]。并发症发生率受多种因素影响，包括但不限于肿瘤特征、外科医生的经验、患者的合并症、年龄和手术资源[7]。因此，确定降低手术风险的方法至关重要。并发症可分为原发性 / 直接性（由于组织切除）或继发性 / 间接性，并可按严重程度、时间（急性、亚急性、迟发）或躯体位置（局部、区域、全身）进一步分类[8]。并发症可能是轻微的或潜在的使人衰弱，并对患者的生活质量有巨大的影响[9]。下一章中使用的分类方案将并发症描述为局部性、区域性和全身性。局部并发症源于切除脑功能区或附近的皮质或束，包括初级运动皮质损伤导致的运动无力，以及血管切除和术后血肿导致的脑卒中。局部并发症包括癫痫发作、脑脊液（CSF）渗漏、颅脑气肿、脑膜炎、谵妄和水瘤。全身并发症包括但不限于深静脉血栓（DVT）、肺栓塞（PE）、急性肾损伤（AKI）、败血症和肺炎（表 21.1）。

表 21.1　局部性、区域性、全身性胶质瘤手术并发症

并发症的分类		
局部性	区域性	全身性
· 脑卒中 · 术后血肿 · 术中直接损伤导致言语、运动、感觉、认知功能缺损 · 脑水肿	· 癫痫发作 · 脑脊液漏 · 肺炎 · 脑膜炎 · 脑积水 · 谵妄 · 硬膜下水瘤 · 伤口感染	· 深静脉血栓形成 · 肺栓塞 · 急性肾损伤 · 败血症 · 肺炎 · 尿路感染 · 心肌梗死

解剖学观点

白质和灰质

脑解剖学知识在神经外科中至关重要。术后神经功能缺损的风险受肿瘤位置和邻近解剖结构（包括白质、灰质和血管结构）的影响。神经胶质瘤具有异位多样性，可以发生在大脑的任何部位，尽管有额叶的偏好[10]。LGG 在位置上也是多样的，但可能更常见于“次级功能区”，或直接与脑功能区相邻，尤其是在运动辅助区（SMA）和岛叶附近[11]。部分肿瘤是紧凑的，似乎取代了功能性大脑。其他肿瘤的弥漫性更强，可能包含具有极其重要的功能脑组织。与弥散张量 MRI 纤维束成像研究一致，高级别胶质瘤的高侵袭性使得这些肿瘤容易破坏周围组织[12]。

语言是复杂的，可表现为表达、理解、韵律、音高、音量和语调[13]。脑胶质瘤侵入语言中枢或在手术过程中对这些区域造成损害，可导致优势叶外侧裂区的语言缺陷，或非优势叶的情感或语音节奏成分受损。与语言相关的白质束，主要包括上纵向束、弓状束和额枕下束（图 21.1）。胼胝体下束和斜束分别将 SMA 与尾状核和额下回连接起来。这些通路的中断可能导致言语启动困难。在外侧裂周围白质中，上纵束的前肢损伤导致构音障碍，而内侧弓状束损伤导致语音性语言障碍。额叶下枕束是颞叶下矢状纹状体的一部分，穿过颞干，终止于额中回、额下回和眶额叶皮质。这个神经束的损伤导致视觉命名困难和语义性错语。此外，下纵束连接枕叶和基底颞叶。语言优势侧的神经束受损可能导致阅读困难。就灰质结构而言，额下回、颞上回、边缘上回、角回以及这些区域之间的任何连接受损都可能导致语言障碍。

视辐射从外侧膝状核发出，将视觉信息从视网膜传送到视觉皮层。前束介导来自下视网膜的信息，构成上视野的一部分，从外侧穿过颞角，向后折叠，连接中央束和后束。这三束在下矢状纹状体通过侧脑室的外侧面，任何一条纤维的损伤都可能导致视野缺损。上纵束的第一支在顶上小叶与背侧运动前皮质相连。这条通路的中断会导致视性共济失调，这是一种视觉引导运动受损的情况。

SMA 是内侧半球表面初级运动皮层的一个区域，语言优势半球的该区域受损的特征是对侧肢体在保持肌力和缄默的情况下出现整体运动障碍[15,16]。与大脑其他部位的损伤不同，SMA 缺陷通常是暂时的，在几周到几个月内就会消失。在一组 27 例患有 SMA 胶质瘤的患者中，SMA 相关缺陷的发生率为 26%，6 个月后随访症状好转[17]。主要的运动束或皮质脊髓束从运动皮层传递到内囊后肢深部再到感觉面区，当损伤发生在锥体上方时，这些区域的损伤可引起对侧运动障碍。背外侧额叶、前额皮质和眶额叶皮质的损伤分别会导致计划和执行功能、语言记忆或空间记忆、冲动控制和社会行为的损伤。在颅后窝内，绒球小结叶、蚓部或小脑半球的损伤可导致眼球运动和大体平衡、步态和运动、协调和精确运动控制的改变[13]。

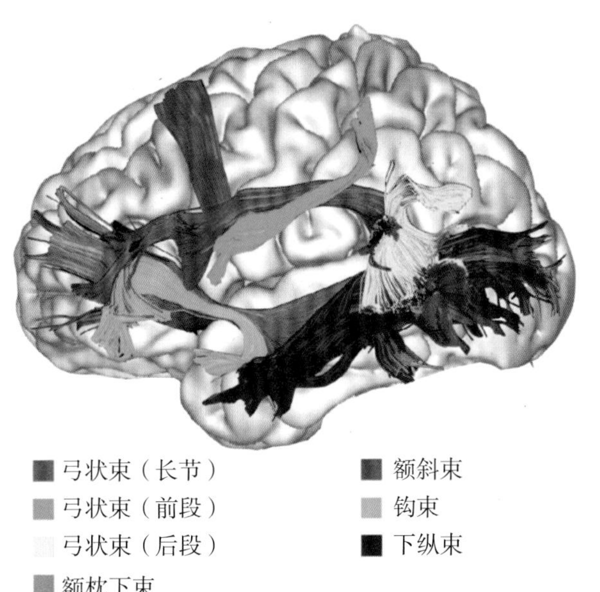

图 21.1 涉及听觉加工和语言的主要联系通路的纤维束造影重建[14]

从认知角度来看，神经心理学研究表明许多胶质瘤患者在手术前有轻微的缺陷[18]。术后即刻神经认知的恶化是很常见的（特别是在语言和执行功能领域），并且在术后几个月，恢复到术前的认知水平是可变的。正如预期的，认知缺陷与肿瘤的位置高度相关[18,19]。

血　管

动脉和静脉的损伤也可能导致与血管供应一致的区域不可修复的缺陷。直接血管损伤的发生率估计在 1%~2%[20]。动脉损伤通常在术后立即出现，而静脉损伤通常在几天后出现，导致充血性水肿、出血和癫痫发作。在最近一份使用 2002—2011 年全国住院患者样本的报道中[6]，医源性脑卒中的发病率接近 10%，但据报道，在审查术后 MRI 扫描时，其发病率高达 31%[21]。术后 MRI 显示，位于岛叶、岛盖和颞叶上叶的肿瘤出现新的限制性扩散区的风险更高。

手术期间，多个血管结构可能受损。胶质瘤可环绕主要血管，如大脑前、中、后动脉和较小的皮质血管。灌注放射冠和内囊运动纤维的穿通血管、丘脑纹状体血管、脉络膜前动脉分支和大脑中动脉后支可能被肿瘤吞没。丘脑纹状体血管从外侧裂经钩束到达基底节时，常被岛叶肿瘤吞没。脉络膜前动脉分支通过后穿通物质可能附着在颞叶的钩回上。大脑中动脉的小分支穿过中央沟或围绕岛叶的上环沟的后部，为放射冠中的皮质脊髓束提供血液供应，这些血管的破裂可能导致运动障碍以及其他神经系统损伤。

警 惕

· 高度血管化的肿瘤和靠近主要窦的肿瘤。
· 位于非常重要结构附近或内部的病变。
· 有大量合并症的患者。
· 有抗血小板或抗凝剂使用史的患者。

预 防

肿瘤切除引起的并发症

神经功能缺陷与整体预后差和寿命缩短有关。然而，有许多成像方法和技术可以有助于术前或术中计划改善 EOR，特别是对于具有挑战性部位的复杂胶质瘤。例如弥散张量成像，它可以用来描绘白质束，并为术前建立可视化三维图像 [23]。基于任务的功能磁共振成像（fMRI）也可以用来识别功能区对应的皮层和皮层下的激活区域（图 21.2）。

术中 MRI（iMRI）、5- 氨基乙酰丙酸（5-ALA）荧光和术中超声等检查方法也可能有助于确定肿瘤边缘。与传统的神经导航相比，iMRI 虽然昂贵且可能耗时，但已被证明具有更高的 EOR 和无进展生存率（PFS）[2,24]。虽然传统的神经导航有助于肿瘤的初始定位和手术入路的优化，但准确性受断层成像的切片厚度、跟踪方式、图像到患者的配准，尤其是手术过程中的脑移位的影响 [25]。更新的神经导航平台将能够将包括 fMRI 和 DTI 在内的多模式成像与 MRI 数据相结合，以进一步改善术前计划。

5-ALA 和荧光素等染料也被证明能提高 EOR[27,28]。在一项随机对照试验中证实了 ALA 的效用，该试验对 243 例接受手术的高级别胶质瘤患者进行了研究。接受 ALA 治疗的患者总切除率（65% *vs*

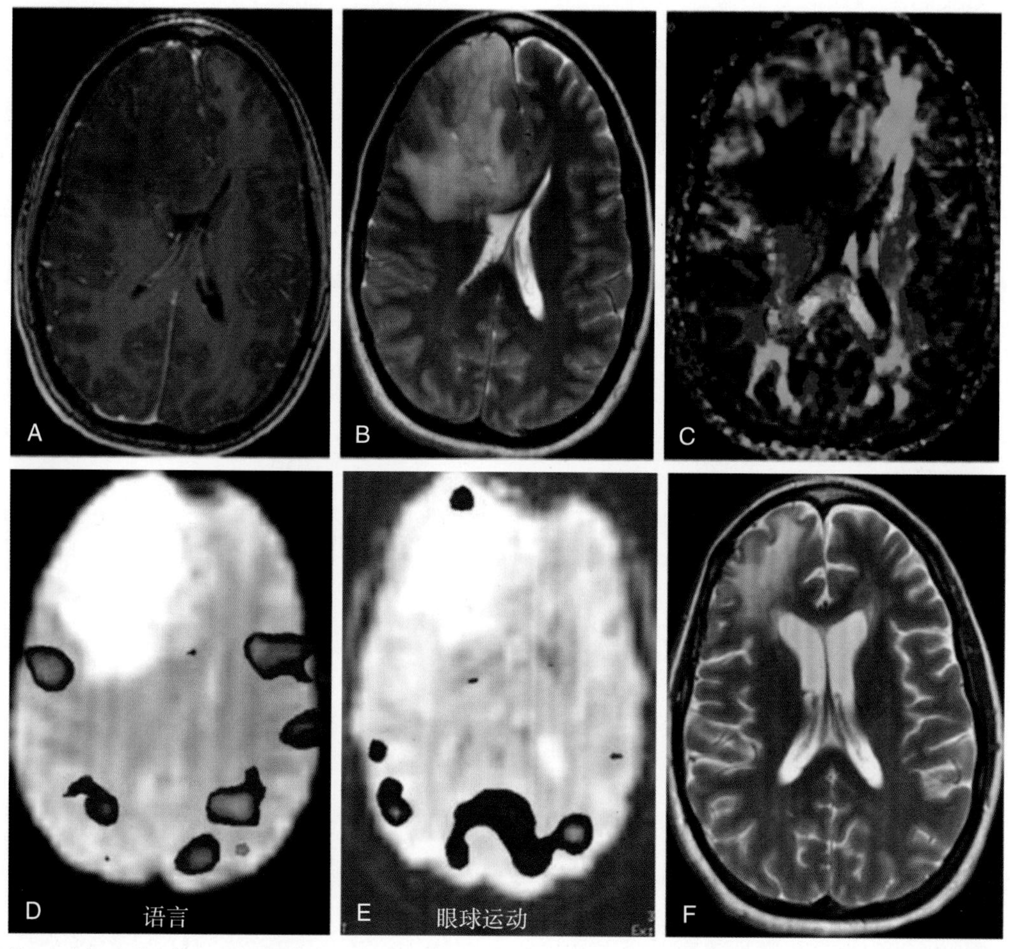

图 21.2 功能磁共振成像（MRI）在手术计划中的应用。（A）轴位 T1 加权 MRI 对比显示右额叶非强化的等强度占位性病变，伴有占位效应和中线移位。（B）T2 加权序列上有相同的高信号病变。（C）功能性 MRI 显示不同白质束移位。（D 和 E）功能性 MRI 显示与肿瘤相关的语言和眼球运动区域。注意与右眼运动区域（E）的密切关系。（F）1 年的随访 MRI 显示完全切除且无复发 [26]

36%）和6个月无进展生存率（41.7% *vs* 21%）明显较高[29]。术中超声[30]可以很容易地与任何其他描述的技术相结合，并已被证明可增加获得大体全切除的可能性，尤其是对于孤立性和皮质下病变[30]。

尽管严格的患者选择是成功的关键，但清醒开颅术加术中标测已被证明可显著减少术后神经功能缺损[31]。在手术过程中，在患者清醒或睡着的情况下对大脑进行电刺激已成为外科医生装备的常规部分，并用于划定安全肿瘤切除的边界。许多外科医生已经报道了术中标测在保留神经功能方面的价值。1990—2010年发表的90份报道的文献回顾表明，术中刺激可显著减少术后神经功能缺损，显著增加总切除率[32]。患者对清醒开颅术的耐受性较好，但它也不是绝对可靠的，因为尽管影像学呈阴性，但仍可能出现持续的神经功能缺损。这些缺陷是否是缺血、局限于脑沟深处的皮层功能、受损的白质束还是其他机制的结果尚不清楚。

除了最大限度地减少对脑功能区的损害外，防止对提供脑功能区的血管结构的损伤也很重要。恶性胶质瘤是高度血管化的肿瘤，存在于高度促血管生成的环境中[33]。为了防止因脑血管结构损伤而引起的并发症，术前采用CT血管造影或MR血管造影来确定肿瘤组织中嵌入血管的位置可能有助于术前规划。对于包裹关键静脉或动脉的肿瘤，可能不得不留下肿瘤组织。为了将血管痉挛引起脑卒中的风险降至最低，如果动脉在肿瘤切除后出现痉挛，可以将罂粟碱浸泡的吸收性明胶海绵放置在动脉上。

肿瘤周围血管供应中断可能导致医源性脑卒中，这已被证明会使医院死亡率增加9倍[6]。应注意的是，术后MRI扫描中出现小面积的限制性扩散并不少见。这是由于血流中断还是挫伤导致的，目前还不清楚。然而，大动脉如大脑中动脉M4分支的破裂会导致肿瘤以外的区域缺血。这些分支倾向于位于脑沟内。与动静脉畸形一样，外科医生明智的做法是打开脑沟，凝固供应肿瘤的分支，并保留供应正常大脑的主干。当对致密的恶性肿瘤进行手术时，在肿瘤周围的脑沟中发现大血管并不少见。当对大脑外侧裂周围的低级别肿瘤进行手术时，外科医生应该通过脑回顶部的开口来切除肿瘤，保留穿过肿瘤的软脑膜血管。来自岛叶的低级别肿瘤可穿过软脑膜，吞噬外侧裂内的M2和M3支。使用脑膜下剥离术，可以保留脑沟内的大分支。

局部并发症

癫痫发作、术后水肿、血肿、感染和脑脊液漏是更常见的区域并发症，发生率为1%~10%。过度的脑回缩和残余肿瘤可导致术后严重水肿，直到术后几天才达到高峰。局部水肿可表现为局灶性神经功能缺损，但严重水肿可导致危及生命的经小脑幕疝。术后水肿可以通过限制手术期间的脑回缩来最小化。残余肿瘤，尤其是残余高级别肿瘤，是术后肿胀和出血的病灶，因此应尽可能多地切除肿瘤，而不造成新的术后缺损。术后应用类固醇似乎可以减轻术后水肿，但似乎与感染风险增加有关[34]。术后水肿严重时，可能需要抬高头部和使用渗透剂。

术后血肿导致缺损的发生率为1%~5%，可能受到凝血状态、止血、年龄、合并症治疗情况以及肿瘤残留的影响[6]。因此，仔细的术前评估，包括凝血状态分析和病史回顾，结合手术结束时的细致止血，可能有助于降低术后血肿的风险。

为防止癫痫发作，可在术前和术后服用抗癫痫药物。然而，癫痫预防的有效性存在争议[35]。在临床中，我们通常会为幕上肿瘤增加癫痫预防。为了减少围手术期感染，坚持无菌技术也很重要，包括使用剪刀代替剃须刀进行脱毛[36]，术前血糖控制[37]，术中抗生素，小心缝合伤口，常温[38]，以及及时更换敷料。细胞外葡萄糖浓度较高已被证明能抑制中性粒细胞功能。一般而言，为了预防感染，建议围手术期使用胰岛素维持血糖< 180 mg/dL[37]。脑脊液漏在颅后窝肿瘤中较为常见，仔细封闭硬脑膜可降低脑脊液漏的发生率。术后切口疼痛也很常见，可以通过术前使用普瑞巴林缓解。最近的一项随机对照试验表明，在围手术期服用150 mg普瑞巴林可降低术前焦虑，改善睡眠质量，降低围手术期疼痛评分[39]，我们目前正在对绝大多数开颅术前患者使用普瑞巴林。

系统并发症

通过良好的临床操作，可以降低DVT、PE、心肌梗死和肺炎等全身性并发症的风险。手术并发症与一般内科并发症的风险显著升高相关。最终出现手术并发症的患者在手术前有明显更高的合并症发生率。在一项对20 000例胶质瘤患者的回顾性研究中，心脏并发症的风险为0.7%，呼吸并发症的风险为0.5%，深伤口感染的风险为0.8%，深静脉血栓（DVT）的风险为0.6%，肺栓塞（PE）的风险为 3.1%，急性肾衰竭（ARF）的风险为 1.3%[40]。术后第 1 天开始预防深静脉血栓 [41]，密切监测呼吸状态和口服摄入量，推广诱发性肺活量测定等措施，明智但适当地使用静脉输液，可以帮助减轻这些风险。

可以采取一些措施来降低术后全身并发症的风险。颅内胶质瘤患者术后的静脉血栓栓塞（VTE）发生率（3.5%）高于其他类型的癌症患者。可以通过使用机械和化学预防来降低风险；间歇性气动加压装置与肝素预防相结合在预防 VTE 方面比单独使用任何一种方法更有效 [42,43]。一项回顾性研究表明，术后 24 h 或 48 h 皮下注射肝素后，出血性并发症没有显著增加，但 DVT 发生率从 16% 降至 9%[44]。控制血压可降低术后出血的风险，一般而言，术后前 24 h 的收缩压保持在 140 mmHg 以下 [45]。在临床中，我们通常将所有开颅术后患者的收缩压维持在 160 mmHg 以下，并在术后 24 h 开始化学预防。

管　理

所有胶质瘤患者术后都应经常进行神经系统检查。对于出现意外神经功能缺损的患者，应立即进行 CT 头部扫描，以排除常见病因，如术后血肿、脑卒中或脑积水。如果头颅 CT 呈阴性，且缺陷持续存在，则可能需要脑电图监测来排除癫痫发作，或者需要 MRI 来排除脑卒中。由于脑电图导联经常与 MRI 不兼容，通常在放置脑电图监测硬件之前进行 MRI 检查，以排除急性脑卒中。

CT 扫描显示卒中阶段可分为急性（＜ 24 h）、亚急性（24 h 至 5 d）和慢性（周）阶段，其特征分别是细胞毒性水肿导致正常灰质 / 白质分化丧失和皮质沟消失，血管源性水肿导致 CT 上的低衰减，和脑实质损失导致的低衰减 [46]。一般而言，CT 不够敏感，无法在最初的 6 h 内可靠地检测超急性脑卒中，MRI 可能有指示意义 [47]。MRI 弥散成像用于检测卒中发作几分钟内的急性变化，一旦 CT 排除出血性脑卒中，MRI 弥散成像可将脑卒中检测率从 50% 提高到 95% 以上 [46]。在脑卒中后的第 1 周，弥散加权成像（DWI）及其相关的表观弥散系数（ADC）图像分别呈现高信号和低信号，因此，ADC 图像有助于识别急性脑梗死区域和血管源性水肿。随着脑卒中从急性期转移到亚急性期，弥散和 ADC 异常将开始逆转 [46]。如前所述，术后切除腔周围常见高信号 DWI 病灶，病灶大小有时与术后神经功能缺损相关。尽管直接脑损伤导致的神经功能缺损可能是不可逆的，但目前的缺血性损伤指南建议，只有在血压超过 220/120 mmHg 的情况下 [48]，可以在最初 24 h 内血压降低 15%。否则，在脑卒中的情况下，应允许血压升高以促进脑灌注。

术后血肿可能需要进一步手术。然而，术后小血肿可以通过反复影像学和严密的血压监测、频繁的神经系统检查、停止抗凝或逆转现有的凝血病变观察到。最近的 ATACH-2 试验表明，与 140~179 mmHg 的标准目标相比，将脑出血患者的血压降低到 110~139 mmHg 并不能减少死亡和残疾 [49]。如果存在明显的肿块效应和脑疝风险，可考虑在临时措施（如甘露醇或高渗盐水）后进行手术干预。尽管这两种药物都能使大脑放松，但高渗盐水已被证明略优于甘露醇 [50]。有症状的脑室扩大患者需要放置脑室外引流管以立即减压或缓解脑积水。

在术后即刻，对缺血性损伤患者给予阿司匹林或对 DVT 或 PE 患者给予治疗剂量的肝素尤其有争议。尽管目前尚无良好的指导原则，但一项研究分析了 30 例患者，他们平均在术后 12 d 接受治疗性抗凝治疗 DVT 或 PE，没有出现出血并发症 [51]。其中 20 例患者在术后第 2 天至第 7 天接受了治疗剂量的抗凝治疗。

颅内积气、癫痫发作和水肿是常见的区域并发症。通常通过将患者置于 30° 的 Fowler 位，避免 Valsalva 动作，并使用氧气面罩吸入 100% 的氧气来治疗颅内积气 [52]。如果没有颅内占位效应，脑脊液漏可通过腰椎引流进行治疗，可在脑脊液漏停止后持续 3~5 d，以便充分愈合。然而，持续性的脑脊液外渗需要手术治疗。有许多抗癫痫药物可用于治疗癫痫。然而，有人支持左乙拉西坦作为一种有效且普遍安全的首选，我们在临床中经常使用它。术后水肿通常用类固醇如地塞米松治疗。

外科胶质瘤患者的全身并发症处理与其他术后患者相似。DVT/PE 采用治疗性抗凝治疗，起始时间可能因手术天数而异。当颅内出血风险较高时，应考虑使用临时腔静脉滤器。在一项比较 92 例接受下腔静脉滤器的患者和 92 例接受治疗性抗凝治疗的患者的研究中，PE 的发生率没有显著差异，分别为 3% 和 7%[53]。AKI 的治疗包括液体复苏和肾脏毒性药物的去除，肺炎和脓毒症的治疗包括抗生素和液体复苏，谵妄的治疗包括消除促胆碱能药物，减少频繁的干扰和减少环境刺激。谵妄在老年人中尤其严重，可导致住院时间延长，并增加重大并发症的发生率[54]。一项评估70岁以上神经外科患者谵妄发生率及危险因素的研究显示，到术后3 d，谵妄发生率为21.4%[55]。谵妄的危险因素包括既往痴呆史、术前血糖水平异常、既往糖尿病、较长的手术时间以及需要使用阿片类药物的剧烈疼痛[55]。因此，通过少量使用阿片类药物和严格的术前血糖控制来令人满意地控制疼痛，可能对降低谵妄的风险非常有帮助。

手术回顾

我最糟的病例

1例45岁、拥有两个孩子的父亲出现了以左手麻木开始的部分复杂癫痫发作。MRI显示右大脑半球的下运动和感觉带无强化病变，术中进行清醒开颅术以监测运动功能。

发现肿瘤在手部运动区发生了明显的移位。切除继续进行，缓慢切除肿瘤，同时刺激假定通过肿瘤内侧到其后部的运动纤维。虽然电刺激无法定位这些纤维，但患者出现了亚急性的左手和手腕无力。术后MRI显示肿瘤内侧弥散受限。很有可能，在手术过程中，一根起源于大脑中动脉M4支并供应冠状辐射的穿支被切断。

幸运的是，在接下来的3个月里，患者的手功能得到了很好的恢复，但其MRI在7年后仍然显示出脑卒中的迹象（图21.3）。

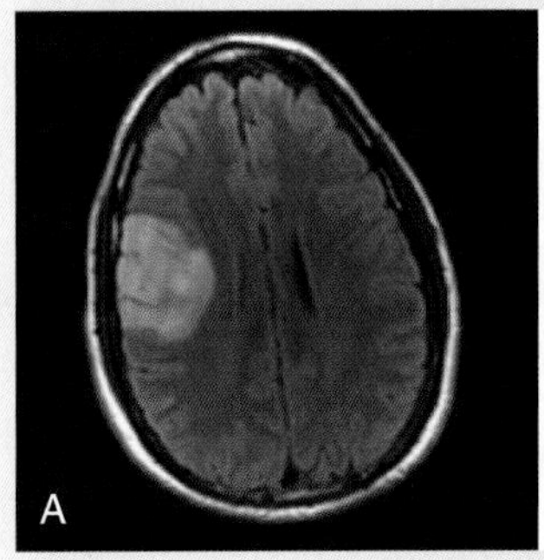

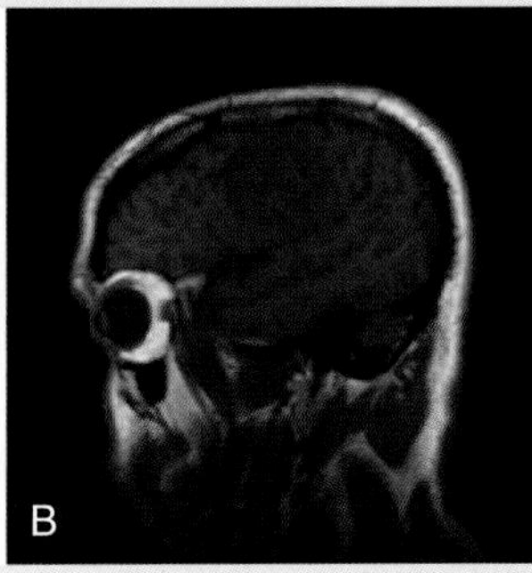

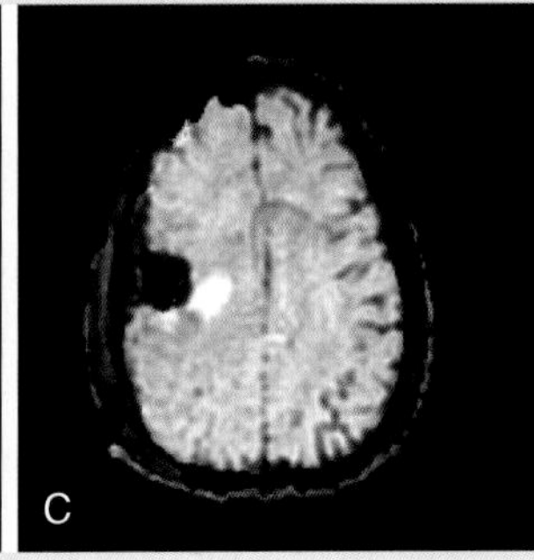

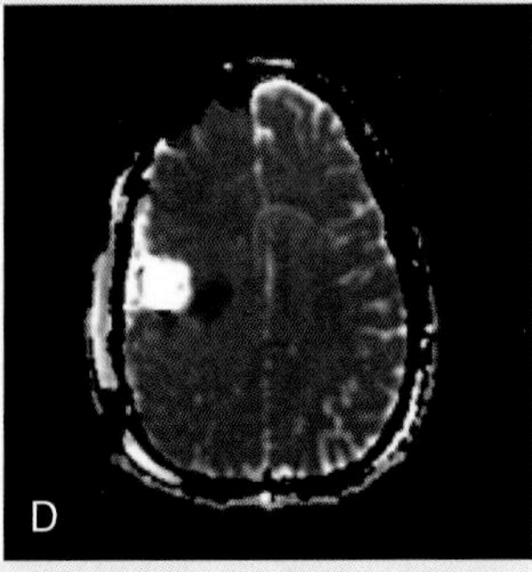

图21.3 （A）轴向MRI显示右侧肿瘤累及运动和感觉区。（B）矢状面T1加权图像显示肿瘤的上缘。（C）弥散加权图像显示切除腔内扩散受限区域并延伸至冠状辐射区。（D）切除腔内表观扩散系数（ADC）图，证实扩散受限

神经外科手术讨论时刻

脑肿瘤手术是一门精细的艺术，必须理解和欣赏大脑解剖和功能。尽管如此，神经导航和术中视觉辅助设备的发展使手术更加安全。术后，开颅患者应经常进行神经系统检查。通过对风险的认识、临床保持警惕以及对细节的注意，可以减少并发症的发生。

参考文献

[1] Grabowski MM, Recinos PF, Nowacki AS, et al. Residual tumor volume versus extent of resection: predictors of survival after surgery for glioblastoma. J Neurosurg, 2014, 121(5):1115–1123.

[2] Li P, Qian R, Niu C,et al. Impact of intraoperative MRI-guided resection on resection and survival in patient with gliomas: a meta-analysis. Curr Med Res Opin, 2017, 33(4):621–630.

[3] Ius T, Isola M, Budai R, et al. Low-grade glioma surgery in eloquent areas: volumetric analysis of extent of resection and its impact on overall survival. A single-institution experience in 190 patients: clinical article. J Neurosurg, 2012, 117(6):1039–1052.

[4] Hollon T, Hervey-Jumper SL, Sagher O, et al. Advances in the surgical management of low-grade glioma. Semin Radiat Oncol, 2015,25(3):181–188.

[5] Aghi MK, Nahed BV, Sloan AE, et al. The role of surgery in the management of patients with diffuse low grade glioma: a systematic review and evidence-based clinical practice guideline. J Neurooncol,2015,125(3):503–530.

[6] De la Garza-Ramos R, Kerezoudis P, Tamargo RJ, et al. Surgical complications following malignant brain tumor

surgery: an analysis of 2002–2011 data. Clin Neurol Neurosurg, 2016, 140:6–10.
[7] Cabantog AM, Bernstein M. Complications of first craniotomy for intra-axial brain tumour. Can J Neurol Sci, 1994, 21(3):213–218.
[8] Dindo D, Demartines N, Clavien PA. Classification of surgical complications: a new proposal with evaluation in a cohort of 6336 patients and results of a survey. Ann Surg, 2004, 240(2):205–213.
[9] Landriel Ibanez FA, Hem S, Ajler P, et al. A new classification of complications in neurosurgery. World Neurosurg,2011,75(5–6):709–715, discussion 604–611.
[10] Larjavaara S, Mantyla R, Salminen T, et al. Incidence of gliomas by anatomic location. Neuro Oncol, 2007, 9(3):319–325.
[11] Duffau H, Capelle L. Preferential brain locations of low-grade gliomas. Cancer, 2004,100(12):2622–2626.
[12] Wei CW, Guo G, Mikulis DJ. Tumor effects on cerebral white matter as characterized by diffusion tensor tractography. Can J Neurol Sci, 2007,34(1):62–68.
[13] Campbell WW. DeJong's The Neurologic Examination. Lippincott Williams & Wilkins; 2005.
[14] Maffei C, Soria G, Prats-Galino A,et al. Imaging white-matter pathways of the auditory system with diffusion imaging tractography. Handb Clin Neurol, 2015,129:277–288.
[15] Potgieser AR, de Jong BM, Wagemakers M,et al. Insights from the supplementary motor area syndrome in balancing movement initiation and inhibition. Front Hum Neurosci, 2014, 8:960.
[16] Nachev P, Kennard C, Husain M. Functional role of the supplementary and pre-supplementary motor areas. Nat Rev Neurosci,2008,9(11):856–869.
[17] Russell SM, Kelly PJ. Incidence and clinical evolution of postoperative deficits after volumetric stereotactic resection of glial neoplasms involving the supplementary motor area. Neurosurgery, 2003, 52(3):506–516,discussion 15–16.
[18] Satoer D, Visch-Brink E, Dirven C,et al. Glioma surgery in eloquent areas: Can we preserve cognition? Acta Neurochir (Wien), 2016,158(1):35–50.
[19] Noll KR, Wefel JS. Response to "From histology to neurocognition: the influence of tumor grade in glioma of the left temporal lobe on neurocognitive function". Neuro Oncol, 2015, 17(10):1421–1422.
[20] Warnick P, Mai I, Klein F, et al. Safety of pancreatic surgery in patients with simultaneous liver cirrhosis: a single center experience. Pancreatology,2011,11(1):24–29.
[21] Gempt J, Forschler A, Buchmann N, et al. Postoperative ischemic changes following resection of newly diagnosed and recurrent gliomas and their clinical relevance. J Neurosurg, 2013, 118(4):801–808.
[22] Dutzmann S, Gessler F, Bink A, et al. Risk of ischemia in glioma surgery: comparison of first and repeat procedures. J Neurooncol, 2012,107(3):599–607.
[23] Nimsky C, Ganslandt O, Fahlbusch R. Implementation of fiber tract navigation. Neurosurgery,2007,61(1 suppl):306–317, discussion 17–18.
[24] Swinney C, Li A, Bhatti I, Veeravagu A. Optimization of tumor resection with intra-operative magnetic resonance imaging. J Clin Neurosci, 2016, 34:11–14.
[25] Orringer DA, Golby A, Jolesz F. Neuronavigation in the surgical management of brain tumors: current and future trends. Expert Rev Med Devices,2012,9(5):491–500.
[26] Nader R, Gragnaniello C, Berta SB, et al. Neurosurgery Tricks of the Trade Cranial. New York,NY: Thieme Medical Publishers Inc.,2014.
[27] Mansouri A, Mansouri S, Hachem LD, et al. The role of 5-aminolevulinic acid in enhancing surgery for high-grade glioma, its current boundaries, and future perspectives: a systematic review. Cancer, 2016, 122(16):2469–2478.
[28] Neira JA, Ung TH, Sims JS, et al. Aggressive resection at the infiltrative margins of glioblastoma facilitated by intraoperative fluorescein guidance. J Neurosurg, 2017, 127(1):111–122.
[29] Stummer W, Pichlmeier U, Meinel T, et al. Fluorescence-guided surgery with 5-aminolevulinic acid for resection of malignant glioma: a randomised controlled multicentre phase III trial. Lancet Oncol,2006,7(5):392–401.
[30] Mahboob S, McPhillips R, Qiu Z, et al. Intraoperative ultrasound-guided resection of gliomas: a meta-analysis and review of the literature.World Neurosurg, 2016, 92:255–263.
[31] Brown T, Shah AH, Bregy A, et al. Awake craniotomy for brain tumor resection: the rule rather than the exception? J Neurosurg Anesthesiol, 2013,25(3):240–247.
[32] Byrne RW. Functional Mapping of the Cerebral Cortex: Safe Surgery for Eloquent Brain. Berlin: Springer,2015.
[33] Giusti I, Delle Monache S, Di Francesco M, et al. From glioblastoma to endothelial cells through extracellular vesicles: messages for angiogenesis. Tumour Biol, 2016, 37(9):12743–12753.
[34] Kostaras X, Cusano F, Kline GA,et al. Use of dexamethasone in patients with high-grade glioma: a clinical practice guideline.Curr Oncol,2014,21(3):e493–e503.
[35] Meng L, Weston SD, Chang EF,et al. Awake craniotomy in a patient with ejection fraction of 10%: considerations of cerebrovascular and cardiovascular physiology. J Clin Anesth,2015,27(3):256–261.
[36] Mangram AJ, Horan TC, Pearson ML,et al. Guideline for prevention of surgical site infection, 1999. Hospital Infection Control Practices Advisory Committee. Infect Control Hosp Epidemiol,1999,20(4):250–278, quiz 79–80.
[37] Ehlers AP, Khor S, Shonnard N, et al. Intra-wound antibiotics and infection in spine fusion surgery: a report

from Washington State's SCOAP-CERTAIN Collaborative. Surg Infect (Larchmt),2016,17(2):179–186.

[38] Scott EM, Buckland R. A systematic review of intraoperative warming to prevent postoperative complications. AORN J, 2006,83(5):1090–1104,1107–1113.

[39] Shimony N, Amit U, Minz B, et al. Perioperative pregabalin for reducing pain, analgesic consumption, and anxiety and enhancing sleep quality in elective neurosurgical patients: a prospective, randomized, double-blind, and controlled clinical study. J Neurosurg, 2016, 125(6):1513–1522.

[40] Jensen RL. Predicting outcomes after glioma surgery: model behavior.World Neurosurg,2015,84(4):894–896.

[41] Smith TR, Lall RR, Graham RB, et al. Venous thromboembolism in high grade glioma among surgical patients: results from a single center over a 10 year period. J Neurooncol, 2014, 120(2):347–352.

[42] Cote DJ, Smith TR. Venous thromboembolism in brain tumor patients. J Clin Neurosci,2016,25:13–18.

[43] Agnelli G, Piovella F, Buoncristiani P, et al. Enoxaparin plus compression stockings compared with compression stockings alone in the prevention of venous thromboembolism after elective neurosurgery.N Engl J Med, 1998, 339(2):80–85.

[44] Khaldi A, Helo N, Schneck MJ,et al. Venous thromboembolism: deep venous thrombosis and pulmonary embolism in a neurosurgical population. J Neurosurg, 2011, 114(1):40–46.

[45] Monisha K, Levine J, Schuster J, et al. Neurocritical Care Management of the Neurosurgical Patient. Philadelphia, PA: Elsevier,2017.

[46] Birenbaum D, Bancroft LW, Felsberg GJ. Imaging in acute stroke. West J Emerg Med,2011,12(1):67–76.

[47] Bryan RN, Levy LM, Whitlow WD,et al. Diagnosis of acute cerebral infarction: comparison of CT and MR imaging. AJNR Am J Neuroradiol,1991,12(4):611–620.

[48] Bowry R, Navalkele DD, Gonzales NR. Blood pressure management in stroke: five new things. Neurol Clin Pract,2014,4(5):419–426.

[49] Qureshi AI, Palesch YY, Barsan WG, et al. Intensive blood-pressure lowering in patients with acute cerebral hemorrhage. N Engl J Med,2016,375(11):1033–1043.

[50] Prabhakar H, Singh GP, Anand V, et al. Mannitol versus hypertonic saline for brain relaxation in patients undergoing craniotomy. Cochrane Database Syst Rev, 2014(7):CD010026.

[51] Scheller C, Rachinger J, Strauss C,et al.Therapeutic anticoagulation after craniotomies: Is the risk for secondary hemorrhage overestimated? J Neurol Surg A Cent Eur Neurosurg,2014,75(1):2–6.

[52] Dabdoub CB, Salas G, Silveira Edo N,et al. Review of the management of pneumocephalus. Surg Neurol Int,2015,6:155.

[53] Zektser M, Bartal C, Zeller L, et al. Effectiveness of inferior vena cava filters without anticoagulation therapy for prophylaxis of recurrent pulmonary embolism. Rambam Maimonides Med J,2016,7(3).

[54] Marcantonio ER, Goldman L, Mangione CM, et al. A clinical prediction rule for delirium after elective noncardiac surgery. JAMA,1994,271(2):134–139.

[55] Oh YS, Kim DW, Chun HJ, et al. Incidence and risk factors of acute postoperative delirium in geriatric neurosurgical patients. J Korean Neurosurg Soc, 2008,43(3):143–148.

22

垂体瘤手术并发症

JOSEPH R. KEEN, NELSON M. OYESIKU

重 点

- 根据某些先前存在的因素，经颅入路可能比经鼻入路更有利。
- 视器和垂体轴损伤很少见，但具有破坏性。
- 经颅入路更常见的是视力恶化和垂体功能障碍。
- 手术入路应根据鞍结节和肿瘤的视交叉位置进行调整。
- 必须对视力和垂体激素状态进行仔细的围手术期监测和管理。

引 言

经蝶入路是垂体手术的革命，不仅已成为治疗鞍区病理的主流，而且还在不断发展，鼻内入路也在不断发展，以进入超出原有限度的肿瘤。然而，高达 10% 的垂体瘤病例仍然存在需要经颅入路的因素 [1,2]。这些肿瘤包括：难以进入鞍上、鞍旁或鞍后 / 斜后延伸；累及或包裹 Willis 血管环或视器；“哑铃形”肿瘤伴鞍膈明显收缩；脑侵犯或脑水肿；坚韧的纤维性肿瘤；既往手术或放疗；邻近动脉瘤共存；颈动脉对吻症；主要累及海绵窦；难以触及的额下延伸 [1–4]。

手术的目的是最大限度地切除以减压神经血管结构，而不引起或恶化神经和内分泌功能障碍。与经鼻、经蝶入路相比，经颅入路的垂体前叶功能障碍、尿崩症（DI）、视力恶化和下丘脑损伤的发生率更高 [1]。一项研究的死亡率为 2.3%（259 例患者中 6 例）[1]，一项纳入 3 项研究的系统综述中，死亡率为 10.6%（66 例患者中 7 例），而显微镜下和经鼻蝶窦切除术的死亡率分别为 2.0% 和 0[5]。虽然可能存在选择偏差，将预后较差且并发症发生率高的较大肿瘤转移到经颅序列，但视力恶化、垂体功能减退和永久性 DI 的风险分别为 22.9%、9.1% 和 9.1%。相比之下，显微镜下经蝶窦手术的相应风险分别为 0.8%、9.5% 和 8.7%，内镜下经蝶窦手术的相应风险分别为 0、1.1% 和 4.7%[5]。

本章讨论视神经和垂体器官的医源性损伤，这可能导致可怕的视力和激素功能障碍。

解剖学观点

常见经颅入路

一个理想的经颅入路可以提供最短的距离和最宽的径路来接近肿瘤。额下入路是最常用于进入鞍上区和鞍旁区的入路。从内侧到外侧，开颅手术包括双侧额叶、半球间、单侧额叶、额眶部和额颞部。在这些入路中关系最紧密的神经血管结构是视器（神经、交叉、束）、垂体和垂体柄，以及 Willis 血管环 [颈内动脉（ICA）、大脑前动脉（ACA）、大脑中动脉（MCA）]，包括穿支（下丘脑穿支以及垂体下动脉和上动脉）。

相关手术解剖（图 22.1）

经额下入路行垂体开颅手术时，最先遇到的结构之一是同侧视神经，它应该作为寻找邻近结构的标志。ICA 位于下外侧，可以向后追踪，直到它分叉为 ACA 和 MCA。虽然 MCA 从手术野外侧走行，通常不会构成障碍，但 ACA 在视神经和视交叉上方向内侧弯曲，并与该入路密切相关。沿视神经后内侧走到视交叉和对侧视神经。终板位于交叉的后方，根据肿瘤的大小，终板可能会随着视器变薄和移位。垂体柄位于同侧视神经的深部和内侧，位于视交叉的下方，它通过鞍

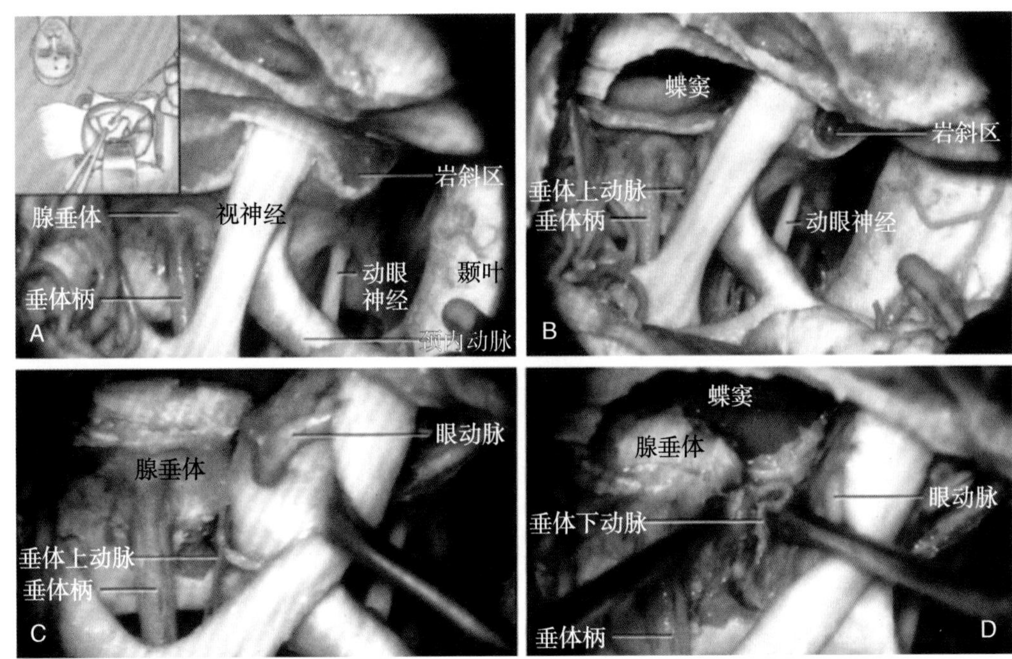

图 22.1　右侧额叶开颅术提供的鞍上区额叶下暴露。（A）额叶被缩回以暴露右侧视神经、内侧的右颈内动脉，垂体柄在下降到腺体时位于深内侧。（B）切除蝶板以暴露蝶窦。垂体上动脉位于视神经的下方和内侧，起源于锁骨上颈动脉的内侧，并通过垂体柄。（C）切除鞍前壁以显示垂体的前后表面。（D）垂体向左移位，显示垂体下动脉，其起源于海绵窦内颈动脉的脑膜垂体动脉干（经许可，图片引自 Rhoton Collection. Neurosurgery. Oxford University Press）

膈延伸到蝶鞍内的腺体。需要保留的重要穿支是垂体上动脉和垂体下动脉，分别来自脑膜垂体动脉的内侧和脑膜垂体动脉干。这些是垂体和视器的重要穿支[6]。

影响经颅垂体手术结果的一个关键因素是视交叉与鞍结节的关系，进而与垂体瘤的关系。Bergland 等描述了 3 种情况：①鞍膈上的正常位置；②前置，其中交叉覆盖鞍结节；③后置，其中交叉覆盖鞍背（图 22.2）[7]。正常或后置的视交叉提供了一条通道，肿瘤位于视交叉前方，并提供了进入鞍结节区域的通道。前置视交叉需要一种通过终板进入第三脑室下部的入路，并在视颈三角内切除肿瘤。虽然前额下入路足以满足上述情况，但如果鞍后延伸更明显，则建议采用双额半球间入路[2]。

另一个需要考虑的问题是，肿瘤，尤其是大腺瘤，经常会扭曲正常的神经血管解剖结构，破坏脑池，并拉伸和移位视器，使其紧靠骨间室和椎间孔。必须非常小心，尽量减少这些受损结构上的收缩。

损伤机制

除了切断视交叉或神经外，一种常见的损伤包括拉伸或挤压损伤，这会引发促炎级联反应，不仅损害视网膜神经节和支持细胞，还会加剧神经或视网膜内的血管损害和静脉充血[8]。不太明显的损伤包括由于凝固或破坏神经和肿瘤之间共享的血液供应而导致的意外断流。视器的任何部分受损都可能导致相应的视野缺损。

垂体同样容易受到这些类型的损伤，但也有与肿瘤组织一起被切除的额外风险，尤其是在鞍周广泛扩张的大型大腺瘤病例中，正常组织模糊且明显扭曲。垂体柄和垂体后叶损伤导致 DI，而垂体前叶损伤表现为垂体功能减退，需要完全或部分激素替代治疗。

警　惕

- 前置视交叉。
- 显著的鞍上和鞍旁延伸。
- 侵犯和脑水肿可导致下丘脑损伤的证据。
- 坚固，纤维性肿瘤。
- 与关键神经血管结构共享血液供应。
- 神经血管复合体明显扭曲 / 移位。
- 有明显瘢痕和粘连的重做手术。

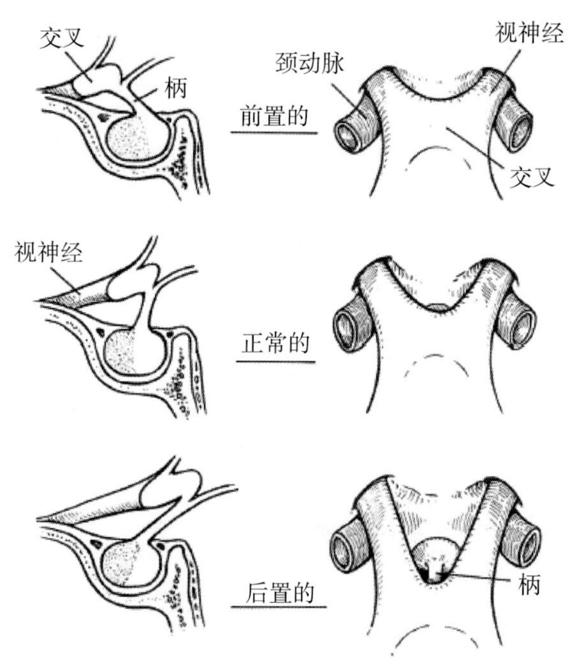

图 22.2 鞍区的矢状（左）和上轴（右）视图，显示视神经和视交叉、垂体柄和垂体以及颈动脉。上图显示了鞍结节上方的“前置”交叉。中间显示横膈膜上方的正常交叉，底部显示鞍背上方的“后置”交叉（经许可，图片引自 Rhoton Collection. Neurosurgery. Oxford University Press）

并发症的预防

医生必须仔细评估神经影像学检查的结果，以确定是否拥有预先存在的因素使经颅入路（而不是经鼻入路）成为最佳入路。MRI 有或没有增强，以及垂体方案，将最好地显示交叉相对于结节（即正常、前置和后置）和肿瘤的位置，以设计开颅手术和入路，提供距离病灶最短的路径，同时最大限度地减少相邻关键结构的干扰。头部 CT 将提供有关骨间隔的详细信息，这两种方式都可用于通过导航记录患者的颅骨。

考虑到垂体瘤相关的紧急情况很少见，理想情况下，所有垂体瘤患者，即使是紧急入院的患者，都应该在术前进行内分泌学评估，这样就可以进行全面的内分泌检查，或者回顾以前的检查，以确定需要进行哪些实验室检查和激素替代治疗。尽管所有的垂体前叶激素水平都需要评估，但以下是围手术期最关键的。催乳素水平应该是已知的，因为即使是伴有视神经压迫的巨大催乳素瘤也应该首先进行药理学试验。这是因为随着肿瘤的快速萎缩，患者通常会在几天内恢复正常视力，无需手术。游离 T4 水平非常重要，因为低游离 T4 水平是围手术期使用左甲状腺素的必要条件，并且其可能会增加发病率和死亡率，包括麻醉困难和黏液水肿昏迷。如果游离 T4 水平严重偏低，手术应尽可能推迟。担心库欣病的患者可进行促肾上腺皮质激素刺激试验（CST），并测定早晨空腹皮质醇水平。如果 CST 异常（皮质醇峰值水平＜ 18 μg/dL）或早上空腹皮质醇＜ 12 μg/dL，则应在麻醉诱导时静脉注射 100 mg 氢化可的松，在术后前 24 h，每 12 h 注射 100 mg 氢化可的松，然后在术后第 2 天每 12 h 注射 50 mg 氢化可的松。到术后第 3 天，大多数患者可以改用口服氢化可的松，这样患者可以每天早上服用 20 mg，下午服用 10 mg，持续 5 d，然后每天早上服用 15 mg，下午服用 5 mg 进行维持，直到 6 周后的复诊，此时 CST 将在不使用上午氢化可的松的情况下重复进行。在所有患者中经验性使用氢化可的松是不必要的，而且尚未证明能改善预后，它可能会损害愈合并提高血糖水平。最后，所有视神经受压或视野缺损的患者都需要在眼科进行正式的视野检查，其结果可以指导手术方案。

管　理

手术注意事项

选择方法

通过仔细规划手术入路，在考虑正常解剖结构和解剖变异变形的同时解决病理问题，可以避免大部分并发症。应选择距离鞍旁或鞍上感兴趣区域最短的，并在关键神经血管结构的范围内以最少的回缩和操作达到最大暴露的手法入路。一般而言，额颞部开颅术加额下入路在大多数情况下已经足够了。

Rhoton 描述了 4 个可用于肿瘤切除的主要通道：①视神经与视交叉下方的裂下入路是最常见的，因为大多数肿瘤会抬高交叉并扩大这个空间；②视颈入路是当肿瘤突出视神经与颈动脉间隙，交叉下廊道难以到达时，在颈动脉与视神经之间入路；③当视交叉前置时，可以通过终板入路进入肿瘤；④如果视交叉前置且大部分肿瘤在蝶窦内，当经鼻入路是禁忌时，可以采用经额 – 经蝶入路，从上方钻取蝶板进入蝶窦 [6]。

手术技巧

努力减少大脑或脑神经收缩能提供微妙的优势，可以最大限度地减少损伤。将头部对侧旋转约25°~35°，稍微伸展，可使额叶从前颅底向后倾斜，使用腰椎或脑室引流有助于额叶放松。尽可能从非优势侧接近肿瘤，但在单侧视力严重受损的情况下，可在功能更严重的一侧接近肿瘤，以尽量减少对功能侧的损伤风险。有人提出，避免微血管供应中断的最佳方法是从下方减压功能性视神经，这种方法比从对侧接近肿瘤更可行[1]。

如 Yasargil 所述，为了增强额叶活动度以及尽量减少收缩，可打开大脑外侧裂[9]。MCA M3 和 M2 节段被追踪到 ICA 分岔和相应脑池内的视神经。打开脑池，排出脑脊液，可以进一步放松大脑，从而获得广泛的暴露来了解视神经和垂体器官、血管结构和肿瘤的解剖关系。

应努力识别和保存与肿瘤有关的各种细微层面。肿瘤通常会使鞍膈升高并明显变薄。应该仔细切割，这样下方的超薄垂体边缘，或者肿瘤的假包膜，就可以被保存并进入。为了避免对肿瘤周围的神经血管结构造成意外损伤，应最大限度地从内部清除肿瘤。在切除肿瘤之前，必须克制住在包膜外操纵肿瘤的冲动，否则可能会无意中牵引脑神经或破坏关键的穿支。应遵循锐性解剖的显微外科原则，而不是钝性解剖。超声波吸引器将有助于肿瘤切除，无需进行松解操作。

术后处理

术后处理因垂体瘤的潜在功能状态而异，但所有患者都应接受神经外科、内分泌科、耳鼻喉科和眼科多学科的管理方式。

视神经损伤

这种罕见但毁灭性的损伤可导致永久性视力受损、视野缺损以及完全失明。医源性视器损伤的治疗尚无文献；然而，有关颅脑损伤背景下的创伤性视神经病变的研究已将类固醇与改善微循环、能量代谢、损伤后组织学和功能结果联系起来[8]。一项回顾性研究表明，与保守治疗的患者相比，静脉注射后口服皮质类固醇治疗的患者有更好的视觉效果，但也发现持续治疗仅对视力立即改善的患者有益[10]。此外，甲泼尼龙注射联合视神经减压术可获得更好的结果，无重大风险[11]。尽管很难从创伤性视神经病变数据推断，但类固醇试验（例如，在 2 周内从每 6 mg/6 h 地塞米松逐渐减量）可能有益，但必须与类固醇使用的已知不良反应（消化道出血、伤口愈合受损、精神障碍、肺炎、败血症）进行权衡。

垂体轴损伤

尿崩症。脑垂体柄、垂体后叶或下丘脑损伤可导致水调节紊乱，并可表现为抗利尿激素（ADH）释放减少（导致 DI）或 ADH 释放过度［导致 ADH 分泌失调综合征（SIADH）］[12–14]。术后，患者应在 ICU 中密切监测 DI 和激素替代的需要。在每 4 h 测量一次尿液比重以及任何时候尿液输出量大于 250 mL/h 时，应每小时检测一次液体平衡。应至少每 8 h 获取一次连续的血清和尿钠以及渗透压，以帮助区分正常利尿、DI 或 SIADH。应该让患者自由喝水，并鼓励他们根据自己的口渴反应喝水。DI 的标准包括 1~2 h 内尿量大于 250 mL/h，比重小于 1.005。如果出现 DI，且患者无法通过静脉注射和口服补液来维持体液流失，则可给予血管升压素（必要时每小时静脉注射 / 肌内注射 / 皮下注射 5 U），或去氨加压素［每天分两次注射 0.5~1 mL（2~4 μg），皮下注射 / 静脉注射］控制尿量。一旦取下鼻腔填塞物，患者可以改用鼻内去氨加压素 [100 μg/mL，范围 0.1~0.4 mL（10~40 μg），必要时每日两次鼻内吸入]。内分泌科应该从一开始就参与进来。

垂体前叶激素功能障碍。如果发生垂体柄或垂体前叶损伤，患者可能会出现部分或全部垂体功能减退。然而，最需要监测和替换的激素是皮质醇、促肾上腺皮质激素（ACTH）和甲状腺相关激素（游离 T4，促甲状腺激素）。最令人担忧且可能危及生命的情况之一是因盐皮质激素和糖皮质激素分泌减少而导致的中枢肾上腺功能不全。临床表现为严重嗜睡、意识水平改变、严重电解质异常和严重容量不足导致的低血压和心动过速。及时诊断并用外源性类固醇替代是必要的。其他性腺激素和生长激素轴激素在手术后几周进行评估，通常不会在术后立即替代。

手术回顾

我最糟的病例（图 22.3）

1 例 26 岁的男性患者接受了右额颞部开颅手术，对鞍上残留的 Rathke 裂囊肿进行了大体全切除，该囊肿导致了前置视交叉移位。鞍上部分位于漏斗后，轻度强化，最初是双叶状囊实性肿物的一部分，该肿物在几年前在首次经鼻蝶入路手术中部分切除。当时，鞍内囊肿被排出，但由于囊壁的吻侧与垂体紧密黏附，阻碍了进入鞍上间隙，因此与鞍上部分断开。在经颅入路过程中，发现鞍上的坚固部分位于裂孔下；它抬高了视交叉，使终板显著变薄。切开终板，切除肿块，无明显并发症。术后，患者神经功能完好，但出现 DI，需要滴注垂体后叶加压素。术后第 3 天，患者出现急性反应迟钝，停止执行指令，双侧瞳孔扩大且无反应。静态头部 CT 扫描显示弥漫性脑水肿导致脑沟和脑池消失（图 22.4）。放置脑室外引流管，在钠骤降至 125 mmol/L 后，发现患者出现低钠血症，这可能是由于 DI 矫正过度所致。停止滴注垂体后叶加压素，给予高渗盐水，钠最终恢复正常，患者的神经系统检查也恢复正常。虽然不需要脑室－腹腔分流术，但他出现了垂体相关的肾上腺皮质功能不全、甲状腺功能减退和性腺功能减退，需要氢化可的松、左甲状腺素和睾酮替代。

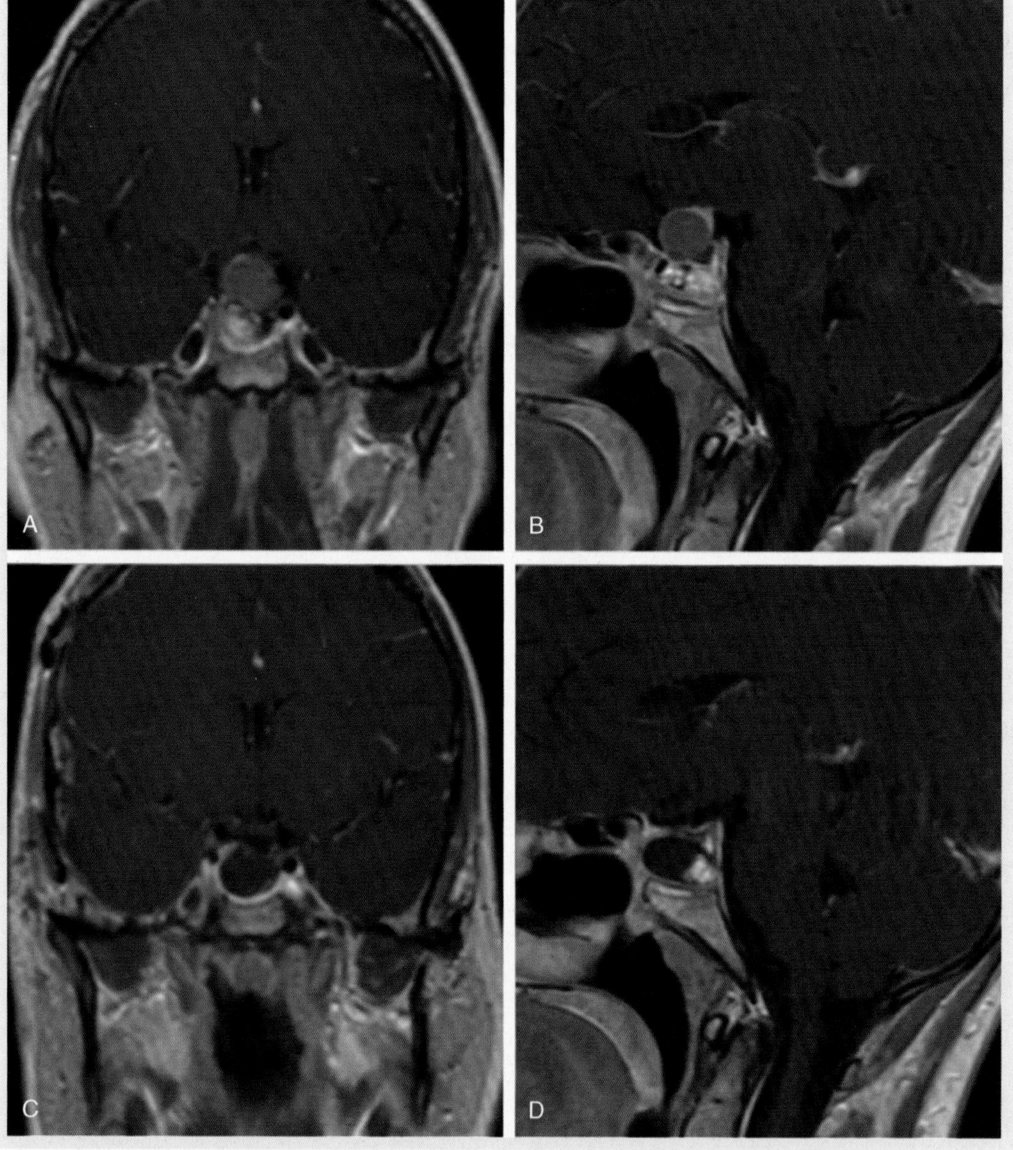

图 22.3 造影后磁共振图像显示，先前切除的双叶囊性实体 Rathke 裂囊肿的残余鞍上部分轻度增强。(A) 术前冠状位图像显示鞍上肿块使上方的视交叉轻度移位。(B) 术前矢状位图像显示肿块位于鞍上，与鞍分离。(C 和 D) 术后 3 个月的冠状位和矢状位图像显示，大体完全切除，保留了视交叉和垂体柄

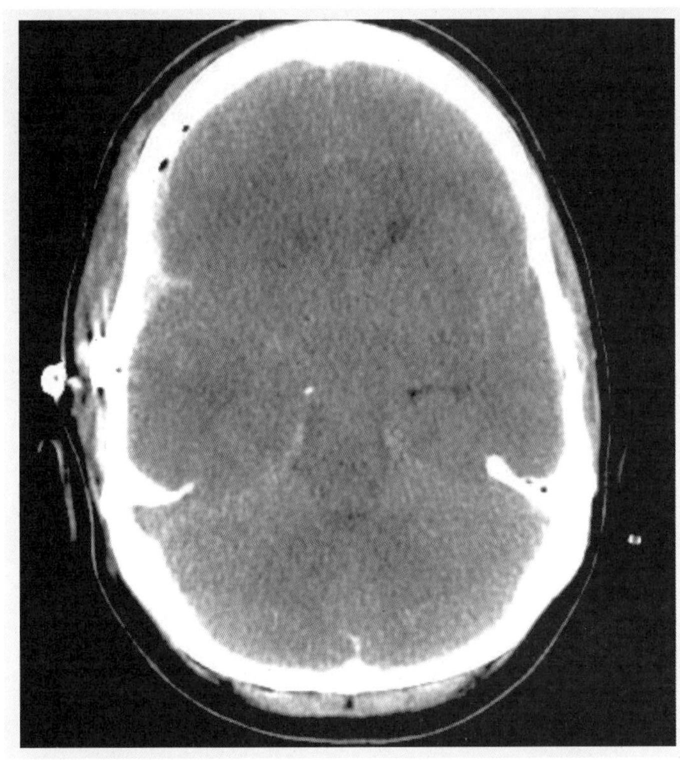

图 22.4 非增强头部 CT 显示弥漫性脑水肿和基底池消失。左颞角也轻度增大

神经外科手术讨论时刻

尽管经鼻入路具有优势，但仍有一小部分垂体瘤需要经颅入路，这取决于几个先前存在的因素。仔细的术前影像学评估将有助于指导正确的手术入路，详细了解正常和扭曲的解剖结构对于避免并发症至关重要。由于视神经和垂体器官损伤具有破坏性，应对患者进行细致的术前和术后监测及管理，以避免或尽量减少视力丧失和垂体激素功能障碍的影响。保护垂体瘤手术涉及的细微层面，结合细致的显微解剖，将最大限度地减少直接和间接损伤。

参考文献

[1] Buchfelder M, Kreutzer J. Transcranial surgery for pituitary adenomas. Pituitary,2008,11(4):375–384.

[2] Pratheesh R, Rajaratnam S, Prabhu K, et al. The current role of transcranial surgery in the management of pituitary adenomas. Pituitary,2013,16(4):419–434.

[3] Zada G, Du R, Laws ER. Defining the "edge of the envelope": patient selection in treating complex sellar-based neoplasms via transsphenoidal versus open craniotomy. J Neurosurg, 2011, 114(2):286–300.

[4] Youssef AS, Agazzi S, van Loveren HR. Transcranial surgery for pituitary adenomas. Neurosurgery,2005,57(suppl 1):168–175, discussion 168–175.

[5] Komotar RJ, Starke RM, Raper DMS, et al. Endoscopic endonasal compared with microscopic transsphenoidal and open transcranial resection of giant pituitary adenomas. Pituitary,2012,15(2):150–159.

[6] Rhoton AL. The sellar region. Neurosurgery,2002,51(suppl 4):S335–S374.

[7] Bergland RM, Ray BS, Torack RM. Anatomical variations in the pituitary gland and adjacent structures in 225 human autopsy cases. J Neurosurg,1968,28(2):93–99.

[8] Kumaran AM, Sundar G, Chye LT. Traumatic optic neuropathy: a review. Craniomaxillofac Trauma Reconstr, 2015, 8(1):31–41.

[9] Yasargil MG. Microneurosurgery. Stuttgart: Georg Thieme,1984.

[10] Lee KF, Muhd Nor NI, Yaakub A, et al. Traumatic optic neuropathy: a review of 24 patients. Int J Ophthalmol, 2010, 3(2):175–178.

[11] Rajiniganth MG, Gupta AK, Gupta A, et al. Traumatic optic neuropathy: visual outcome following combined therapy protocol. Arch Otolaryngol Head Neck Surg, 2003, 129(11):1203–1206.

[12] Prete A, Corsello SM, Salvatori R. Current best practice in the management of patients after pituitary surgery. Ther Adv Endocrinol Metab, 2017, 8(3):33–48.

[13] Nemergut EC, Dumont AS, Barry UT, et al. Perioperative management of patients undergoing transsphenoidal pituitary surgery. Anesth Analg,2005,101(4):1170–1181.

[14] Kristof RA, Rother M, Neuloh G, et al. Incidence, clinical manifestations, and course of water and electrolyte metabolism disturbances following transsphenoidal pituitary adenoma surgery: a prospective observational

23

丘脑和岛叶肿瘤：损伤最小化

SHAWN L. HERVEY-JUMPER, MITCHEL S. BERGER

重　点

- 丘脑和岛叶肿瘤由于接近皮质和皮质下的功能通路及神经血管结构而存在围手术期风险。
- 保留 M2 岛状动脉和豆纹动脉对防止术后脑卒中至关重要。
- 皮层和皮层下定位以确定语言和运动部位，特别是内囊的后肢，可降低术后障碍的风险。

引　言

手术在治疗内源性脑肿瘤中的作用是明确正确的组织学和分子诊断，缓解占位效应，并提供最大限度的安全切除，以提高整体生存率和无进展生存率。近 50% 的肿瘤位于难以进入的区域，可能具有功能意义，或与血管结构密切相关。因此，手术决策必须在减少肿瘤体积和避开重要的神经血管结构之间进行权衡。胶质瘤是最常见的原发性内源性脑肿瘤。大多数胶质瘤位于大脑半球，但有 6.4% 位于大脑深部结构，主要包括岛叶和丘脑[1,2]。鉴于岛叶和丘脑内的肿瘤接近重要的功能区，并与血管结构有密切关系，因此其治疗仍是一个挑战。手术技术，如皮质和皮质下定位的清醒开颅术，允许最大限度地切除肿瘤，同时最大限度地减少术后发病率[3,4]。术中对皮质和皮质下功能通路的侵犯可能导致立即出现神经系统后遗症，对生活质量和生存产生负面影响。此外，对大脑中动脉或豆纹动脉的损伤也有较多报道，往往会产生灾难性的后果，包括脑卒中、脑出血、血管痉挛以及血栓形成。本章讨论位于丘脑和岛叶内的内源性脑肿瘤的手术方法。

手术适应证

胶质瘤和脑转移瘤是最常见的深部内源性脑肿瘤，有最有力的文献支持最大限度地安全切除。世界卫生组织（WHO）认可的胶质瘤有 4 个组织学分级。WHO Ⅰ级肿瘤具有最小的增殖潜力和局限性生长。WHO Ⅱ级胶质瘤包括弥漫性星形胶质细胞瘤、多形性黄色星形胶质细胞瘤和少突胶质瘤。这些肿瘤的有丝分裂活动很低。但是，鉴于其浸润性，它们有复发的倾向，最常见的复发部位是在最初发病的部位附近。WHO Ⅲ级胶质瘤，如间变性星形细胞瘤，表现为核间变性和细胞增多。胶质母细胞瘤是 WHO Ⅳ级胶质瘤，是成人最常见的原发性脑肿瘤。许多研究探讨了低级别和高级别胶质瘤患者的切除范围和肿瘤残余体积、总生存期、无进展生存期和恶性转化时间之间的关系[2,5–26]。虽然没有Ⅰ类数据，但大多数已发表的报道表明，更大的切除范围可以提高总生存率和无进展生存率，并延迟恶性转化的时间。

解剖学观点与手术入路

由于围手术期并发症的高风险，岛叶或丘脑内的内源性脑肿瘤以前被认为是不能手术的。然而，改良的显微外科技术、神经麻醉以及先进的结构和功能成像技术相结合，使得许多岛叶和丘脑肿瘤的手术机会增多。本章讨论岛叶和丘脑内肿瘤的手术方法、技术及注意事项。

岛叶入路

大脑表面的操作标志可能有利于定位岛叶内的结构。岛叶是一个外侧裂内的三角形结构，位于额叶、顶叶和颞叶的深处。治疗岛叶病变的最佳方法可能需要切开外侧裂或切除覆盖的皮质。因此，了解外侧裂的解剖和皮质盖的标志至关重要。外侧裂由一个中央茎组成，此外还有水平支、前升支和后支。外侧裂最长的部分是后支，它向后上方延伸，终止于顶下小叶。前水平支和前上升支较短，将额下回分为颞部、眶部和三角部。岛叶表面面向侧面，被前界沟和后界沟（也称为圆形）包围。界沟有前部、上部和下部[27]。

岛叶皮质由前边缘岛叶、中央沟、三个前短回和两个后长回组成。岛叶的中央沟是大脑半球中央沟的延续。两条前沟将三个短回分开，一条沟将两个后长回分开。岛极位于岛叶的前缘，短回在此汇聚形成一个位于边缘外侧的圆形区域。岛状顶点是岛状凸起上最高和最突出的横向突起区域。位于鳃盖部皮质表面下方的是岛叶前部和中短回的上部。在后方，边缘上回覆盖着边缘上沟和后长回的上半部分。岛叶边缘回覆盖着钩束[27,28]。此外，前穿孔物质位于边缘回的内侧。大脑中动脉在岛叶边缘分叉，形成 M2 分支，覆盖在岛叶表面。

岛叶肿瘤是最具挑战性的神经外科疾病之一。肿瘤位置和语言优势半球决定了是否应考虑经皮质或经外侧裂入路[28]。患者采取半侧卧位，头部与地面平行[29]。对于主要位于外侧裂上方或下方的肿瘤，头部顶点要向地面倾斜 15°。开颅手术可根据肿瘤的位置和上覆的额叶或颞叶的受累情况而定。岛叶肿瘤可根据其在 4 个区域内的位置来进行处理。大脑侧裂后支将岛叶皮质分为背侧和腹侧两部分。室间孔将岛叶分为吻侧和尾侧两部分，形成 4 个区域[4]。经皮质暴露提供了最大的岛叶暴露，具有最宽的手术窗和手术自由度[28]。岛叶表面暴露，随着外侧裂的血管被骨骼化，手术切除继续进行，从而形成“手术窗口”。沿着钩束在外侧裂下继续切除。可以利用皮质和皮质下感觉运动和语言映射，特别是对于后 2 区和 3 区肿瘤。必须识别和保存外侧裂上豆纹动脉，皮质脊髓束的皮质下运动映射标志着切除的内侧边界。

丘脑入路

丘脑肿瘤切除手术入路的选择要平衡肿瘤位置、血管和内囊后肢的位置。丘脑肿瘤相对罕见，占所有脑肿瘤的 2%[30]。尽管该部位的病变历来仅通过立体定向活检进行手术治疗，但先进的结构成像和显微外科技术使得手术切除的围手术期发病率可以接受。选择的手术通道在避开内囊和正常丘脑的同时以最短路线到达肿瘤。这些决定是基于对术前轴位和冠状位 MRI 的仔细研究以及弥散张量成像（DTI）纤维束成像做出的。手术入路包括颞中回入路、枕部经幕入路、额中回入路、经胼胝体入路及联合入路[30]。

手术切除仅用于术前影像学检查边缘清晰的造影剂增强肿瘤。对于边界不清晰的非增强型肿瘤，鉴于其病变内有功能性组织的可能，应仅通过活检治疗。手术入路基于肿瘤的位置（丘脑内的前部或后部）和接近内囊后肢的情况而决定。颞中回入路主要用于侧脑室颞角附近的后外侧肿瘤。枕部经小脑幕入路可最大限度地显露靠近第三脑室的后内侧丘脑肿瘤。额中回入路用于向上延伸至额叶的丘脑前外侧肿瘤。经胼胝体入路很少使用，但可用于前内侧的丘脑肿瘤。大多数深层固有肿瘤导致内囊后肢前外侧移位，使颞中回通道成为常见的入路。颞叶皮质切除术后，通过侧脑室沿着肿瘤后外侧缘接近肿瘤。到达侧脑室颞角后，通过脉络膜裂接近肿瘤。这种入路可确保进入通道位于岛叶下方和内囊后方。

并发症

岛叶和丘脑内部脑肿瘤的手术有发生术后内科和外科并发症的风险。神经系统并发症可能导致视野、运动、感觉、认知或语言障碍[31]。它们是由功能性皮质和皮质下通路的破坏、脑水肿、血肿或血管损伤引起的。在大多数病例系列研究中，丘脑或岛叶肿瘤切除术后出现新的神经功能缺损的风险在 10%~25%。这些风险随着年龄的增长、肿瘤位置的深入、肿瘤与功能区的接近程度以及发病时 Karnofsky 表现评分的降低而增加。通过基于解剖和功能成像、皮质标测技术、最大限度地减少大脑回缩、精细止血和早期识别主要血管结构的手术入路，可以最大限度地减少神经并发症。

其他并发症与手术创伤和周围脑实质有关。这些事件包括手术伤口感染、颅腔积气、脑脊液（CSF）漏、脑积水、癫痫发作、脑脓肿 / 脑炎、脑膜炎和假性脑膜膨出。在接受开颅手术切除内源性脑肿瘤的患者中这些并发症发生率为 1%~5%，65 岁以上的患者和再次手术的患者更容易发生。颅后窝位置和再次手术与假性脑膜膨出、脑脊液漏和脑积水的发生率较高有关。幕上开颅术后切口感染发生率为 1%~2%，最常见的感染源是葡萄球菌或葡萄球菌属。幕上开颅术后癫痫发作的风险为 0.5%~5%。

避免并发症

岛叶肿瘤和丘脑肿瘤引起的神经功能障碍是非常多变的，取决于肿瘤的位置和疾病的程度。术前临床评估包括优势半球肿瘤的基线运动和语言评估。白质束 DTI 和基于任务的功能性脑 MRI 是有助于降低围手术期发病率的辅助手段（图 23.1）[32,33]。术前成像提供了关于肿瘤位置、血管、肿块效应、瘤周水肿和接近潜在功能重要区域的信息。此外，MRI 可以被重建以创建三维神经导航模型，以便在手术中使用。功能性 MRI 使用血氧水平依赖性信号来识别大脑皮质的激活区域，对语言的敏感度为 85%，对运动区域的敏感度为 92%[34,35]。同样，DTI 定义了肿瘤周围白质束的结构，通常用于外科和放射治疗的规划[36–38]。

警　惕

- 大型浸润性肿瘤。
- 显著的占位效应。
- 浸润基底节和深部核团的病变。
- 既往放射治疗史。
- 出现神经功能缺损的患者。

避免功能性皮质和皮质下通路

脑内肿瘤的治疗从手术开始，旨在确定病理诊断和最大限度地安全切除。通常在术前使用皮质类固醇，以减少术中肿块效应和瘤周血管源性水肿的症状。虽然皮质类固醇的使用时间和剂量因外科医生的偏好而异，但成人常用的方案是在手术前 48 h 内，每 6 h 静脉注射或口服 4~6 mg 地塞米松。

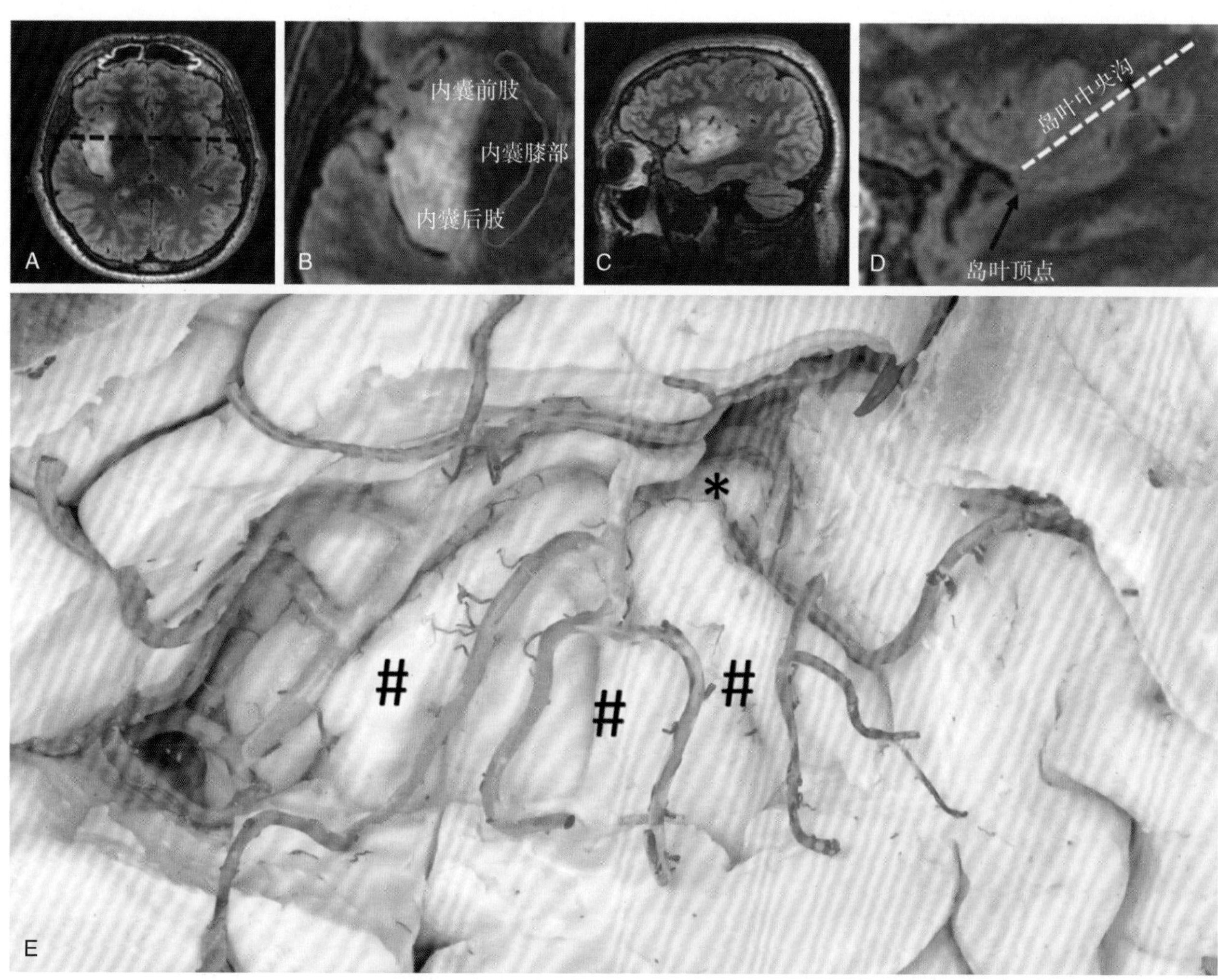

图 23.1 （A）根据 Berger–Sanai 分类系统，轴向液体衰减反转恢复（FLAIR）MRI 显示 2 区岛状胶质瘤，大部分肿块位于 Monro 孔后方。（B）放大图显示岛状肿块接近内囊后肢（红色轮廓）。（C）矢状面 FLAIR MRI 显示岛叶前短回和后长回，进一步放大后（D）显示岛叶中央沟。（E）手术视图中倒置的尸体解剖显示岛叶顶点（*），以及 M2 血管之间的“手术窗口”，通过该窗口进行肿瘤切除（#）

出现癫痫发作的患者应开始服用抗惊厥药，尤其是在考虑术中标测的情况下[31,39,40]。直接皮质刺激标测可以在手术期间识别语言、运动和感觉功能[4]。直接刺激图是识别和保存功能区的金标准，这在确定无功能区时至关重要。皮质刺激使大脑的一个焦点区域去极化，该区域通过电流的扩散（使用顺向和逆向传播）刺激局部神经元。可以使用双极或单极刺激。双极刺激使用 2 mm 针尖和 5 mm 间隔，可以进行局部扩散和更精确的测绘[41]。标测从 1.5~2 mA 的刺激电流开始，必要时增加至最大 6 mA。恒流发生器以 60 Hz 的频率在 4 s 列中提供 1.25 ms 的双相方波。皮质电图用于检测放电后电位和亚临床癫痫发作，这提高了安全性和准确性。运动部位被确定为主动标测的运动减慢或被动标测的非自愿运动。皮质语言部位至少测试 3 次，阳性部位被定义为在 3 次试验中至少有 2 次在刺激过程中无法计数、命名物体或阅读文字[42]。阳性语言位点包括言语停顿、失语症和失读症。言语停顿被定义为在没有同时运动反应的情况下停止计数[42]。

保持病灶内切除

当接近岛叶和丘脑肿瘤时，考虑到周围的神经血管结构，病灶内切除至关重要。在狭窄的手术通道中工作，可能很难保持在肿瘤内并避开功能区。非荧光氨基酸前体 5-ALA 在高级别胶质瘤中产生荧光卟啉（主要是原卟啉Ⅸ）积聚[43]。外源性 5-ALA 导致高级别胶质瘤细胞内荧光原卟啉积聚，给药后 4~6 h 达到峰值，并在 12 h 内保持升高[44]。活性代谢物原卟啉Ⅸ在 380 nm ± 420 nm 光谱中具有最强的吸收带，在大脑中发出 635 nm 和 704 nm 红色荧光。安装在手术显微镜上的长通滤光片允许操作者在白光和紫光之间切换，使肿瘤可视化。彻底切除所有荧光肿瘤可提高恶性胶质瘤的 6 个月生存率和总生存率，而不会增加术后神经功能缺损[43]。这种方法对岛叶和丘脑胶质瘤特别有用。

避免血管损伤

大脑中动脉的 M2 分支供应岛叶，起源于大脑中动脉的上干、下干和中干。短的岛叶穿支动脉可能被牺牲，因为它们只供应岛叶皮质。然而，在整个切除过程中，应保留 3~5 条岛叶主动脉。经过岛叶表面后，这些血管继续供应极囊和屏状体。此外，豆纹动脉从 M1 主干分支出来，在穿透前穿质后供应无名质、壳核、苍白球、尾状核和内囊。保护这些血管对于预防脑卒中（尤其是涉及后部内囊时）至关重要。

利益冲突声明

Shawn L. Hervey-Jumper 和 Mitchel S. Berger 声明其没有利益冲突。

手术回顾

我最糟的病例

1 例 44 岁男性因新发癫痫发作而就诊，并被发现有一个位于左侧岛叶 1 区的非增强型脑部肿块，为胶质瘤。患者被安排接受清醒的语言和运动图谱开颅手术以切除肿瘤。肿瘤呈“木质”状，质地坚韧。切除开始时，通过 3 个窗口进入大脑皮质下的空间，并在切除过程中进行运动标测和监测。在后续运动标测过程中，确定患者不再能够移动右臂或右腿，并伴有面部不对称。术中使用罂粟碱，检查所有岛状动脉。沿近端 M1 血管的豆纹动脉被肿瘤包裹，在该病例治疗过程中从未被发现。术后第 2 天，患者出现完全右侧弛缓性瘫痪，深肌腱反射 3+。术后第 4 天，患者的脚趾和大腿近端开始有轻微的运动。术后 MRI 弥散加权成像显示内囊后肢内有一小部分弥散受限。2 个月后，患者返回诊所，右肱二头肌和三头肌肌力 4-/5，但右手仍有严重的功能限制。

参考文献

[1] Larjavaara S, Mantyla R, Salminen T, et al. Incidence of gliomas by anatomic location. Neuro Oncol, 2007, 9:319–325.

[2] Smith JS, Chang EF, Lamborn KR, et al. Role of extent of resection in the long-term outcome of low-grade hemispheric gliomas. J Clin Oncol, 2008, 26:1338–1345.

[3] Hervey-Jumper SL, Berger MS. Role of surgical resection in low- and high-grade gliomas. Curr Treat Options Neurol, 2014, 16:284.

[4] Hervey-Jumper SL, Li J, Lau D, et al. Awake craniotomy to maximize glioma resection: methods and technical nuances over a 27-year period. J Neurosurg, 2015, 123:325–339.

[5] Claus EB, Horlacher A, Hsu L, et al. Survival rates in patients with low-grade glioma after intraoperative magnetic resonance image guidance. Cancer, 2005,

103:1227–1233.
[6] Ito S, Chandler KL, Prados MD, et al. Proliferative potential and prognostic evaluation of low-grade astrocytomas. J Neurooncol, 1994, 19:1–9.
[7] Ius T, Isola M, Budai R, et al. Low-grade glioma surgery in eloquent areas: volumetric analysis of extent of resection and its impact on overall survival. A single-institution experience in 190 patients: clinical article. J Neurosurg, 2012, 117:1039–1052.
[8] Johannesen TB, Langmark F, Lote K. Progress in long-term survival in adult patients with supratentorial low-grade gliomas: a population-based study of 993 patients in whom tumors were diagnosed between 1970 and 1993. J Neurosurg, 2003, 99:854–862.
[9] Karim AB, Maat B, Hatlevoll R, et al. A randomized trial on dose-response in radiation therapy of low-grade cerebral glioma: European Organization for Research and Treatment of Cancer (EORTC) Study 22844. Int J Radiat Oncol Biol Phys, 1996, 36:549–556.
[10] Leighton C, Fisher B, Bauman G, et al. Supratentorial low-grade glioma in adults: an analysis of prognostic factors and timing of radiation. J Clin Oncol, 1997, 15:1294–1301.
[11] Lote K, Egeland T, Hager B, et al. Survival, prognostic factors, and therapeutic efficacy in low-grade glioma: a retrospective study in 379 patients. J Clin Oncol, 1997, 15:3129–3140.
[12] Nakamura M, Konishi N, Tsunoda S, et al. Analysis of prognostic and survival factors related to treatment of low-grade astrocytomas in adults. Oncology, 2000, 58:108–116.
[13] Nicolato A, Gerosa MA, Fina P, et al.Prognostic factors in low-grade supratentorial astrocytomas: a uni-multivariate statistical analysis in 76 surgically treated adult patients. Surg Neurol, 1995, 44:208–221, discussion 221–223.
[14] North CA, North RB, Epstein JA, et al.Low-grade cerebral astrocytomas. Survival and quality of life after radiation therapy. Cancer, 1990, 66:6–14.
[15] Peraud A, Ansari H, Bise K, et al. Clinical outcome of supratentorial astrocytoma WHO grade II. Acta Neurochir (Wien), 1998, 140:1213–1222.
[16] Philippon JH, Clemenceau SH, Fauchon FH, et al. Supratentorial low-grade astrocytomas in adults. Neurosurgery, 1993, 32:554–559.
[17] Rajan B, Pickuth D, Ashley S, et al. The management of histologically unverified presumed cerebral gliomas with radiotherapy. Int J Radiat Oncol Biol Phys, 1994, 28:405–413.
[18] Sanai N, Berger MS. Glioma extent of resection and its impact on patient outcome. Neurosurgery, 2008, 62:753–764, discussion 264–266.
[19] Scerrati M, Roselli R, Iacoangeli M, et al. Prognostic factors in low grade (WHO grade II) gliomas of the cerebral hemispheres: the role of surgery. J Neurol Neurosurg Psychiatry, 1996, 61:291–296.
[20] Shaw E, Arusell R, Scheithauer B, et al. Prospective randomized trial of low- versus high-dose radiation therapy in adults with supratentorial low-grade glioma: initial report of a North Central Cancer Treatment Group/Radiation Therapy Oncology Group/Eastern Cooperative Oncology Group study. J Clin Oncol, 2002, 20:2267–2276.
[21] Shibamoto Y, Kitakabu Y, Takahashi M, et al. Supratentorial low-grade astrocytoma. Correlation of computed tomography findings with effect of radiation therapy and prognostic variables. Cancer, 1993, 72:190–195.
[22] Snyder LA, Wolf AB, Oppenlander ME, et al. The impact of extent of resection on malignant transformation of pure oligodendrogliomas. J Neurosurg, 2014, 120:309–314.
[23] van Veelen ML, Avezaat CJ, Kros JM, et al.Supratentorial low grade astrocytoma: prognostic factors, dedifferentiation, and the issue of early versus late surgery. J Neurol Neurosurg Psychiatry, 1998, 64:581–587.
[24] Vecht CJ, Avezaat CJ, van Putten WL, et al. The influence of the extent of surgery on the neurological function and survival in malignant glioma. A retrospective analysis in 243 patients. J Neurol Neurosurg Psychiatry, 1990, 53:466–471.
[25] Whitton AC, Bloom HJ. Low grade glioma of the cerebral hemispheres in adults: a retrospective analysis of 88 cases. Int J Radiat Oncol Biol Phys, 1990, 18:783–786.
[26] Yeh SA, Ho JT, Lui CC, et al. Treatment outcomes and prognostic factors in patients with supratentorial low-grade gliomas. Br J Radiol, 2005, 78:230–235.
[27] Tanriover N, Rhoton AL Jr, Kawashima M, et al.Microsurgical anatomy of the insula and the sylvian fissure. J Neurosurg, 2004, 100:891–922.
[28] Benet A, Hervey-Jumper SL, Sanchez JJ, et al.Surgical assessment of the insula. Part 1: surgical anatomy and morphometric analysis of the transsylvian and transcortical approaches to the insula. J Neurosurg, 2016, 124:469–481.
[29] Sanai N, Polley MY, Berger MS. Insular glioma resection: assessment of patient morbidity, survival, and tumor progression. J Neurosurg, 2010, 112:1–9.
[30] Sai Kiran NA, Thakar S, Dadlani R, et al. Surgical management of thalamic gliomas: case selection, technical considerations, and review of literature. Neurosurg Rev, 2013, 36:383–393.
[31] Chang SM, Parney IF, Huang W, et al. Patterns of care for adults with newly diagnosed malignant glioma. JAMA, 2005, 293:557–564.
[32] Deng X, Zhang Y, Xu L, et al. Comparison of language cortex reorganization patterns between cerebral arteriovenous malformations and gliomas: a functional MRI study. J Neurosurg, 2015, 122:996–1003.
[33] Ille S, Sollmann N, Hauck T, et al. Combined noninvasive language mapping by navigated transcranial magnetic

stimulation and functional MRI and its comparison with direct cortical stimulation. J Neurosurg, 2015, 123:212–225.

[34] Bogomolny DL, Petrovich NM, Hou BL, et al. Functional MRI in the brain tumor patient. Top Magn Reson Imaging, 2004, 15:325–335.

[35] Nimsky C, Ganslandt O, Von Keller B, et al.Intraoperative high-field-strength MR imaging: implementation and experience in 200 patients. Radiology, 2004, 233:67–78.

[36] Alexander AL, Lee JE, Lazar M, et al. Diffusion tensor imaging of the brain. Neurother, 2007, 4:316–329.

[37] Bello L, Gambini A, Castellano A, et al. Motor and language DTI Fiber Tracking combined with intraoperative subcortical mapping for surgical removal of gliomas. Neuroimage, 2008, 39:369–382.

[38] Berman JI, Berger MS, Chung SW, et al.Accuracy of diffusion tensor magnetic resonance imaging tractography assessed using intraoperative subcortical stimulation mapping and magnetic source imaging. J Neurosurg, 2007, 107:488–494.

[39] Chang EF, Potts MB, Keles GE, et al. Seizure characteristics and control following resection in 332 patients with low-grade gliomas. J Neurosurg, 2008, 108:227–235.

[40] Lima GL, Duffau H. Is there a risk of seizures in “preventive” awake surgery for incidental diffuse low-grade gliomas? J Neurosurg, 2015, 122:1397–1405.

[41] Nathan SS, Sinha SR, Gordon B, et al. Determination of current density distributions generated by electrical stimulation of the human cerebral cortex. Electroencephalogr Clin Neurophysiol, 1993, 86:183–192.

[42] Sanai N, Mirzadeh Z, Berger MS. Functional outcome after language mapping for glioma resection. N Engl J Med, 2008, 358:18–27.

[43] Stummer W, Pichlmeier U, Meinel T, et al. Fluorescence-guided surgery with 5-aminolevulinic acid for resection of malignant glioma: a randomised controlled multicentre phase III trial. Lancet Oncol, 2006, 7:392–401.

[44] Stummer W, Reulen HJ, Novotny A, et al. Fluorescence-guided resections of malignant gliomas–an overview. Acta Neurochir Suppl, 2003, 88:9–12.

24

松果体区肿瘤的手术并发症

RANDY S. D'AMICO, JEFFREY N. BRUCE

重 点

- 全部切除可以降低术后出血的风险，在没有禁忌证的情况下，应该采用这种方法。
- 瞳孔异常、聚焦或适应困难、眼外运动受损、向上注视受限是松果体病变手术后经常遇到的问题。这些问题通常是暂时性的。
- 应始终非常小心，以避免对大脑深部静脉的损害。
- 静脉阻塞引起的急性小脑肿胀是小脑幕下入路至松果体区的一种不可预测且可能致死的并发症。
- 在术后急性小脑肿胀的情况下，快速减压和（或）清除血肿和梗死的小脑可能是有效治疗和挽救患者的唯一方法。
- 只要有可能，应尽量减少使用固定式牵开器。

引 言

松果体区域产生了一组异质性的肿瘤性和非肿瘤性病变。神经外科干预（从活检到完全切除）对于松果体区肿瘤的治疗仍然至关重要[1–4]。特别是，积极的手术切除有助于准确诊断、减少占位效应和处理相关症状，如脑积水。以积极切除为中心的管理策略，结合显微外科技术、神经麻醉、术后重症监护和化疗 / 放疗方面的进步，已为良性病变患者带来了良好的长期预后，并改善了恶性肿瘤患者的长期预后[5]。

松果体区域是一个解剖复杂且手术困难的环境。松果体位于切迹后间隙的深处和中央，与小脑、四叠体板、双侧枕叶和重要的深部脑血管结构非常接近[6]。因此，完整、安全地切除松果体病变仍是最具挑战性的神经外科手术之一。

幸运的是，松果体区域的各种适应性手术方法已经开发出来[5,7,8]。每种入路都考虑了该区域的相关解剖关系、病变的血供位置以及手术切除目标的范围。此外，每种方法都为关键相邻结构的风险提供了独特的缓解措施。多种手术方法的出现，以及显微外科技术的进步，使得松果体病变的手术治疗更加安全，但松果体区域肿瘤的手术仍然很复杂，充满了潜在的陷阱，在大型系列手术中，永久性发病率为 1.0%~20.0%，报道的死亡率在 0.7%~4.0%（表 24.1）[1–4]。

解剖学观点

出 血

松果体手术后最严重的并发症是术后出血进入未完全切除的肿瘤（图 24.1）[1–5]。术后出血风险与肿瘤性质及其恶性程度密切相关，软性、血管性恶性松果体实质肿瘤次全切除术后出血风险较高[1–5,9]。值得注意的是，术后出血的风险在术后数天内仍然存在，通过频繁的神经系统评估进行仔细监测是至关重要的。虽然没有明显占位效应的小出血通常可以保守治疗，但大出血可能需要立即排空，并与较大的死亡风险相关[4]。重要的是，任何出血都可能导致阻塞性脑积水，需要紧急行脑脊液（CSF）分流术。

脑积水

松果体病变通常诊断为进行性症状性脑积水，大多数患者需要术前脑脊液分流[1,2]。术前接受的脑脊液分流方法包括临时解决方案，如脑室外引流（EVD）插入，或永久解决方案，如脑室 – 腹腔分流（VPS）插入或内镜下第三脑室造瘘术（ETV）。无论外科医生如何选择脑脊液分流，松果体肿瘤切除术后的空气、血液或手术碎屑都可能导致先前存

表 24.1　松果体并发症

作者	年份	样本量	手术入路	严重\永久性发病	百分比	死亡率
Bruce, Stein[1]	1995	160	SCIT	EOM 功能障碍	16.0%	4.0%
			IHTC	出血	6.0%	
			OTT	精神状态改变	5.0%	
				共济失调	3.0%	
				偏盲	1.0%	
				瘫痪 / 四肢瘫痪	1.0%	
Konovalov, Pitskhelauri[3]	2003	287	OTT	EOM 功能障碍	31.0%	1.8%
			SCIT	出血	11.0%	
			脉络膜下的	脑膜脑炎	6.0%	
			第四脑室	偏盲	4.0%	
Hernesniemi 等 [2]	2008	119	SCIT	共济失调	1.7%	0
			OTT	视觉变化	1.6%	
				偏身轻瘫	0.8%	
Qi 等 [4]	2014	143	OTT	出血	3.5%	0.7%
				偏盲	3.5%	
				帕里诺综合征	2.1%	
				偏身轻瘫	2.1%	
				精神状态改变	1.4%	

SCIT：经幕下小脑上入路；IHTC：半球间经胼胝体入路；OTT：枕部经小脑幕入路；EOM：眼外运动

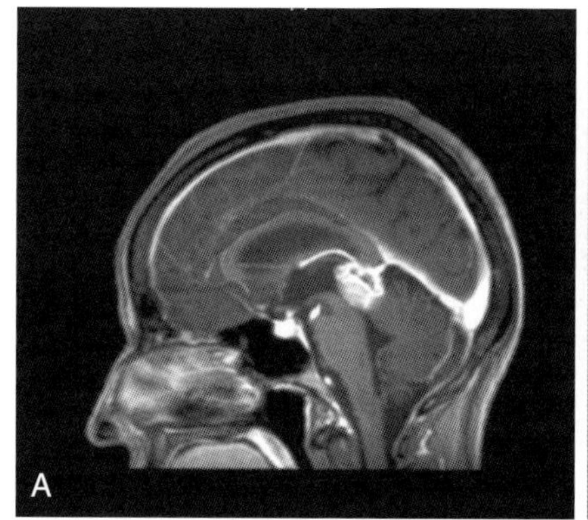

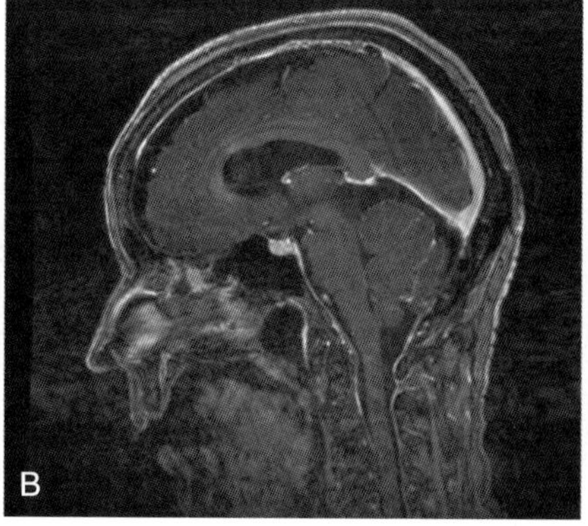

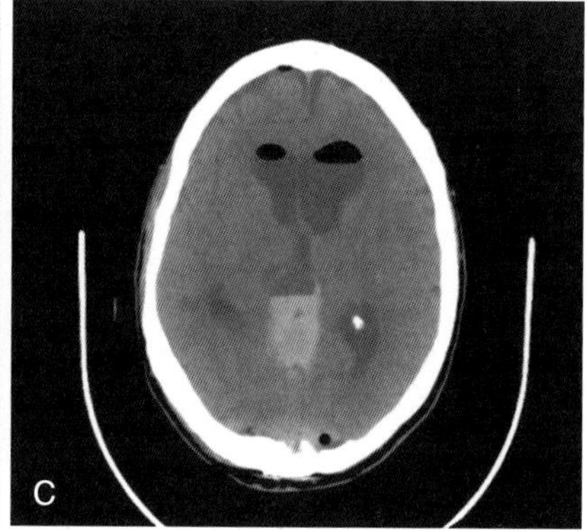

图 24.1　术后出血。本病例为 1 例 65 岁女性，因松果体病变行手术切除。术前对比增强 T1 加权 MRI 显示最终诊断为中度分化松果体实质肿瘤（A）。患者在坐位下通过小脑上幕下入路进行了简单的肿瘤切除。患者最初表现良好，术后 MRI 显示肿瘤大体全切除（B）。术后第 2 天，患者出现呼吸急促，诊断为双侧大面积肺栓塞，需要抗凝治疗。术后第 6 天，在抗凝治疗期间，患者出现头痛和恶心，并逐渐嗜睡和左面部肌无力。紧急 CT 显示急性出血，延伸至第三和第四脑室，并伴有脑积水，开颅部位有少量硬膜外血肿（C）。停止抗凝治疗，紧急行脑室外引流术（EVD），神经症状得到改善。考虑到肺栓塞的大小、心肺状态以及全身抗凝的禁忌证，成功地对患者进行了开胸取栓术。在康复期间，患者的 EVD 随后转为内镜下第三脑室造瘘术并成功拔管。此后，患者已恢复到术前的神经系统基线水平

在的 VPS 或 EVD 导管或脑室造瘘堵塞。这尤其令人担忧，因为急性脑积水可导致神经系统迅速恶化和严重的并发症。对于既往脑脊液分流患者松果体手术后出现急性脑积水的情况，应考虑紧急更换 EVD、修改 VPS 或探查既往脑室造瘘[5]。

对于无症状或非脑积水患者，手术切除松果体病变可将第三脑室与四联池连通，并可排除永久性脑脊液分流的需要。因此，通常不会在术前对这些患者的脑积水进行明确的治疗，希望切除松果体区肿瘤可以防止脑积水的进一步发展。然而，松果体区肿瘤切除术后，术中或术后出血、空气或碎屑进入脑室系统，同样会导致脑脊液自然流出受阻，进而发展为急性脑积水。术后监测再次成为关键，因为这组患者可能同样需要紧急临时或永久性脑脊液分流。

第三脑室、脑干和小脑

松果体病变可能会对前部的第三脑室后部、下部的四叠体板和后部的小脑造成占位效应。剥离四叠体板上的病变通常会导致瞳孔异常、聚焦或调节困难、眼外运动受损和向上凝视受限[1,10]。永久性损伤很少见。然而，正常功能可能需要几个月才能恢复，有时甚至长达一年，因此应相应地对患者进行咨询。残余的轻微上凝视限制是常见的，但没有什么临床意义。尽管第四脑神经起源于中脑后部，但它通常起源于肿瘤的尾端，在切除过程中很少被发现或损伤。

对第三脑室附近的大脑进行操作可能导致意识障碍。这种损伤通常是短暂的，在手术后几天内恢复到正常的精神状态。对脑干的重大操作也会导致认知障碍，或罕见的运动性缄默症[1-5,7]。

对小脑操作经常导致术后轻度共济失调，并在几天内消退。更具临床意义的是，伴有急性小脑肿胀的小脑静脉梗死是一种罕见且危险的并发症，由于相关的梗阻性脑积水或脑干占位效应，可能导致临床病情迅速恶化，发病率和死亡率高。下面将对此进行进一步讨论。

动　脉

松果体的血液供应来自大脑后动脉（PCA）的内侧和外侧脉络膜分支，并通过胼胝体周围动脉、PCA 和小脑上动脉（SCA）之间的吻合[11,12]。PCA 和 SCA 及其分支均穿过天幕裂孔后内侧空间[6]。PCA 在穿过天幕的游离边缘之前，在天幕裂孔后内侧空间内分叉至距状沟动脉和顶枕动脉。通常，PCA 的分支供应位于上丘水平之上的结构，而 SCA 的分支供应位于下丘或之下的结构[6]。在松果体病变的手术中，对 PCA 或 SCA 主干的损害是罕见的，因为它们与肿瘤的位置相距甚远。主要的动脉风险是 PCA、SCA 和脉络膜动脉的小穿孔分支，这些动脉进入四叠体脑池的边界并供应下丘、丘脑和松果体本身。一般而言，如有需要，沿着肿瘤囊的脉络膜血管可以被切开。然而，如果它们只是供应脉络丛，则不需要强制保留[5]。

静　脉

松果体位于 Galen 静脉的正前方，周围有许多大的分支，包括大脑内静脉和 Rosenthal 基底静脉。其他邻近静脉包括距状前静脉、胼周后静脉、上下丘静脉和松果体静脉[6]。严重静脉损伤的风险因方法而异。幕上入路需要外科医生仔细观察大脑深静脉的汇合处，因为损伤可能导致丘脑、下丘脑或中脑的静脉梗死。幕下入路更适合保护大脑深静脉，因为外科医生从双侧罗森塔尔基底静脉下方的空间进入松果体。

在小脑幕下入路时，仍需小心导航两个明显的静脉会聚。小脑半球上静脉和小脑半球下静脉经常汇合形成桥静脉，将小脑的大部分引流至小脑幕静脉窦。虽然中线或中线外入路可以避开外侧桥静脉，但中线静脉可能需要回缩或牺牲才能到达四叠体脑池和松果体。这些静脉的位置有很大的变异性，在规划特定的手术入路之前，应彻底审查可用的术前影像。

一旦在幕下入路中解剖四叠体池的蛛网膜，就会发现第二个阻碍进入松果体区域的重要静脉汇聚。蚓上静脉和小脑中央前静脉在中线下方接近 Galen 静脉。上蚓静脉和小脑中央前静脉可能需要收缩，或常在中线经幕下小脑上（SCIT）入路至松果体区时牺牲。重要的是，当必须牺牲小脑中央前静脉时，应在周围阻断，以避免血栓反向传播到 Galen 静脉，并阻断重要的侧支循环，因为据报道，这种损伤罕见但后果严重[13]。

一般而言，只要保留每条静脉的侧支循环，牺牲上蚓静脉、中央前小脑静脉、半球或蚓部桥静脉被认为是相对安全的[2,14-16]。不幸的是，即使牺牲有限数量的静脉，也可能由于静脉梗死和（或）出血转化导致术后急性或亚急性小脑肿胀（图 24.2）。由于脑干的占位效应或脑干的直接静脉梗

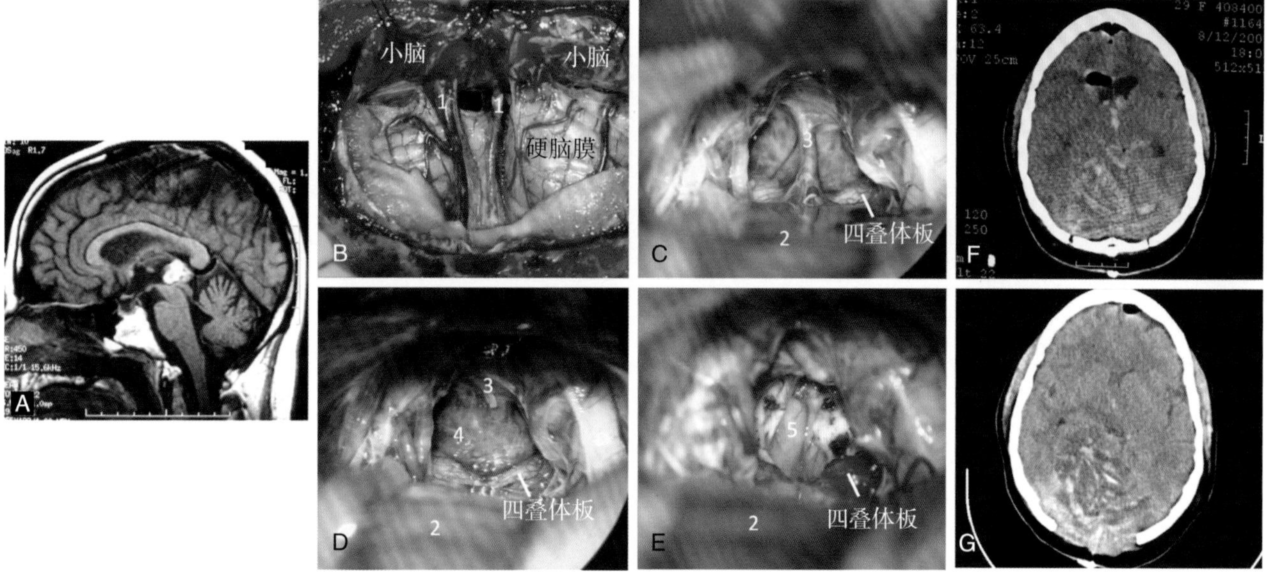

图24.2 术后小脑肿胀。1例29岁女性，有反复头痛病史，表现为急性发作的第四脑神经麻痹，导致复视和左耳耳鸣，并发现有出血性松果体肿块（在非增强T1加权矢状MRI上显示）：（A）引起导水管狭窄和轻度脑积水。患者在坐姿下接受了简单的小脑上幕下入路（B~E）。（B）显示硬膜打开后的小脑浅层。找到两条内侧浅表小脑搭桥静脉（1）并切除。接下来，对小脑和小脑幕之间的粘连进行锐性分离，扩大手术通道，并放置牵开器（2），使小脑中央前静脉（3）清晰可见，如（C）所示。随后切除中央前小脑静脉，改善四叠体池蛛网膜的可见性（4），如（D）所示。病变被完全切除，第三脑室和双侧内侧丘脑（5）清晰可见，无残留肿瘤，如（E）所示。术后，患者表现良好，清醒、警觉、熟悉。术后约4 h，患者被发现无反应且发绀，并紧急插管。即时CT显示急性右小脑出血性梗死，伴有相关的占位效应，导致严重的脑干压迫（F）。患者被紧急送回手术室进行去骨瓣减压术（G）和脑室外引流。术后，对患者持续升高的颅内压进行了积极的处理。不幸的是，患者仍然依赖呼吸器，四肢瘫痪，神经系统检查符合闭锁综合征。最终，患者的神经状况没有改善，其与家人决定终止支持性治疗。根据患者的意愿，护理被撤回，患者随后死亡。最终病理结果与出血性松果体囊肿一致

死，这种严重的并发症可能迅速发展到危及生命的状态[13,17]。这种罕见且不可预测的并发症被认为是一小部分患者静脉功能不全的结果，这些患者无法耐受小脑桥静脉的牺牲。

手术中使用自持式小脑牵开器可能会导致局部缺血、小脑挫伤并导致静脉充血，甚至表面的桥静脉破裂，从而进一步增加小脑肿胀的风险[9]。阻塞性脑积水或颅后窝狭窄的存在可能进一步影响临床表现[18]。快速减压和（或）清除血肿和小脑梗死是这种情况下有效治疗和挽救患者的唯一方法。

手术入路并发症

小脑上幕下入路

SCIT入路是松果体区最常用的幕下入路[1-3]。常在坐位下进行，SCIT利用重力的影响自然收缩小脑，并将积水降至最低。该方法为松果体区域提供了一个放松的、解剖学上中立的中线走廊。如上所述，幕下入路需要通过两组静脉汇合点导航。必须尽最大努力减少负责引流大部分小脑的外侧桥静脉的牺牲，以避免广泛侧支循环中断，并防止小脑静脉梗死和肿胀。固定式刚性牵开器最初是必要的，但随着脑脊液的释放，应尽量减少其使用。应避免使用较厚的桥静脉和侧半球桥静脉。同样，避免大脑深静脉损伤也至关重要。

与坐位相关的并发症包括空气栓塞、全身性低血压（图24.3）、气胸和硬膜下血肿，这些都是由于肿瘤切除术后严重的脑积水突然缓解引起的皮质塌陷所致[1]。术中可通过潮气末二氧化碳监测值下降或心前区多普勒预测空气栓塞。用灌流器灌注，压迫双侧颈内静脉，消除空气夹带点，通常可以解决进一步的空气进入问题，如果临床有需要，有时可以放置中心静脉导管来收回血管内空气。

术前通过ETV或VPS植入进行脑脊液分流可以降低皮质塌陷的发生率，因为这允许脑室系统在切除前几天内适应。皮质塌陷可以不同程度地发生，虽然在术后影像学上表现突出，但会逐渐好转，没有重大神经并发症。

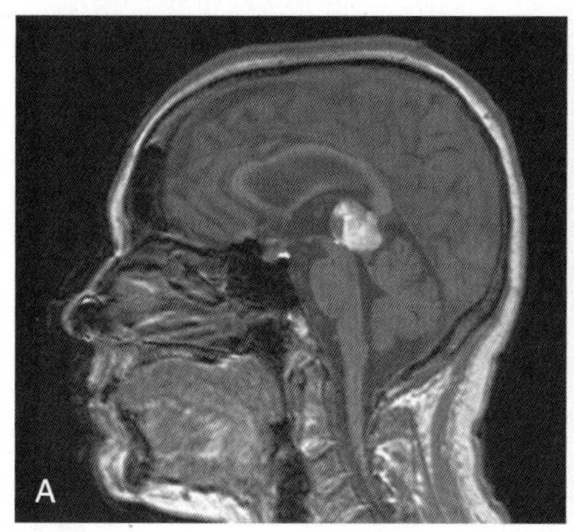

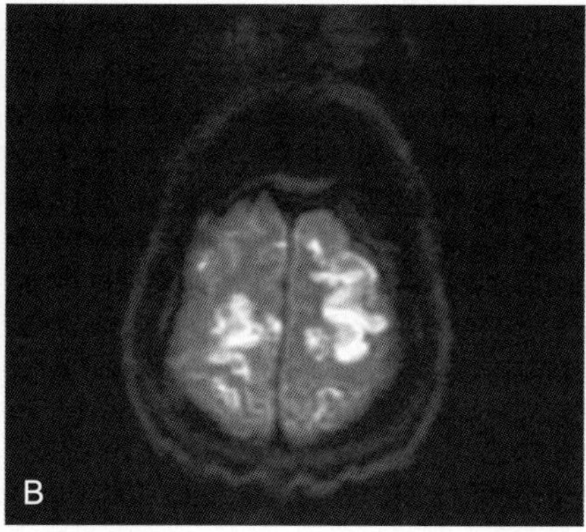

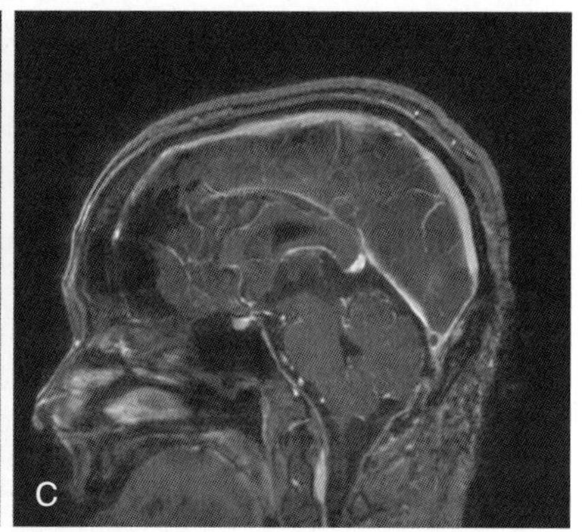

图 24.3 术中坐位低血压后的术后脑卒中。本病例为 1 例 56 岁女性，因松果体损伤引起脑积水，出现恶心、共济失调和疲劳。术前对比增强 T1 加权 MRI 显示最终诊断为松果体黑色素瘤转移（A）。患者在坐位通过小脑上幕下入路进行肿瘤切除。术中，患者经历了一段低血压期，需要多次输液和加压。术后，患者恢复到基线神经系统状态的速度很慢。术后计算机断层成像显示正常的术后变化和气颅。术后 MRI 显示由于术中低血压（B）和大体全切除（C）引起的双侧大脑中动脉分布分水岭梗死。经过长时间的疗程后，患者恢复到术前的精神状态，残存双侧下肢无力

枕部经小脑幕入路

枕部经小脑幕（OTT）入路是最常用的幕上入路，在内侧镰、幕下和内侧枕叶外侧之间有一条自然通道[4]。OTT 要求外科医生在手术过程中绕过大脑深静脉，因为在肿瘤切除过程中，手术器械在深静脉之间操作，所以深静脉在手术过程中仍然存在很大的风险。OTT 入路最显著的并发症是由于枕叶过度回缩引起的一过性，有时是永久性的术后偏盲。与幕下入路一样，尽可能避免硬性回缩，从而降低永久性发病。最初需要很大程度的固定牵开以在半球间裂中提供足够的工作空间，但在手术过程中，适当的头部位置、使用甘露醇、反 Trendelenburg 卧位和渐进式脑脊液引流允许在手术通道松弛且易于接近时移除固定牵开器。OTT 入路中很少遇到桥接静脉。虽然在可能的情况下应避免牺牲，但这些静脉牺牲后的损伤并不严重，也不是永久性的[4]。由于深静脉结构与小脑幕的关系密切，切割小脑幕可能会导致深静脉结构受损，多普勒超声通常用于帮助安全识别直窦。

半球间经胼胝体入路

半球间经胼胝体入路（IHTC）是一种可供选择的幕上入路，沿顶枕交界处、内侧大脑半球和外侧大脑镰之间以及通过胼胝后体形成手术通道。IHTC 入路的并发症主要是顶叶牵拉损伤或桥静脉损伤或分裂的结果，这可能导致对侧轻度偏瘫或因静脉充血或梗死引起的非立体认知缺陷[5,21]。虽然这些影响通常是暂时的，但如有可能，应避免牺牲一条以上的桥接静脉。与 OTT 方法不同，IHTC 方法与视野缺陷无关。据报道，解剖胼胝体时可出现罕见的断裂综合征[22]。同样，该切口可能很少引起偏失读症[21]。

警　惕

- 并发症在既往接受过放疗的患者、侵袭性肿瘤患者和术前症状逐渐加重的患者中更常见。
- 潮气末二氧化碳浓度下降是可能发生空气栓塞的指征，需要外科医生的注意。
- 影像学检查提示恶性血管肿瘤，应告知外科医生术后出血的风险较高。
- 术中小脑肿胀的证据应引起对静脉充血的关注。
- 脑肿胀和手术区的渐进性侵犯可能提示有气颅，需要在幕上放置毛刺孔以平衡颅内室压。
- 当肿瘤包裹部分或全部 Galenic 静脉汇合时需要特别小心，避免损伤这些静脉。

并发症的预防

不同种类的松果体病变呈现出很大的形态变异性和不同的邻近结构的累及。因此，外科医生必须针对他遇到的每例病例量身定制手术方案[9]。在某些情况下，确定手术干预的目标和适应证有助于避免高风险手术。例如，影像学提示为小的、非进展性的低级别胶质瘤或松果体囊肿的患者最初可以通过连续扫描观察到。此外，大多数生殖

细胞肿瘤对辐射极为敏感，因此不一定需要立即手术治疗。类似地，某些转移性肿瘤可以通过放射和伽玛刀放射外科治疗，这取决于疾病的病理类型和预后。

对现有影像学检查的全面回顾可以提供关于病变大小、范围和血管的详细信息。此外，外科医生可以识别脑积水的存在，并评估邻近神经血管结构的受累情况。术前 MRI 应清晰显示脑内静脉、Rosenthal 基底静脉、小脑中央前静脉和蚓部浅表静脉等深部血管结构[15]。寻找源自小脑的浅表桥静脉同样重要。然而，牺牲浅表桥静脉是否会导致小脑肿胀、梗死或出血仍未可知。重要的是，应始终注意小脑幕和直窦的角度，因为这可能会影响入路，在术后小脑肿胀和脑干受压的情况下，必须考虑颅后窝的体积[18]。

神经外科医生必须精通松果体区域的各种手术方法，并了解其特定的潜在风险和益处。此外，必须充分考虑患者的体位，因为独特的风险和益处与特定的患者体位相关。例如，以坐位接受切除术的患者应将膝盖稍微弯曲，以避免坐骨神经受到拉伸损伤。躯干和颈部应尽可能弯曲，以使小脑幕与地面平行，同时保持气管导管的通畅性以及通过颈静脉的静脉回流。

对于所描述的任何手术方法，在可能的情况下必须非常小心地保留桥静脉。由于手术显微镜在肿瘤切除过程中仍聚焦于松果体区域，浅静脉仍处于失焦状态，并有可能因通过器械或过度牵拉而受伤。这在幕下入路中尤其重要，因为静脉梗死可能会产生灾难性影响。当有需要时，已经叙述的小脑上外侧入路，可将桥静脉的风险和牺牲降至最低[24]。尽可能减少牵开器的使用，以避免桥接静脉的牵拉损伤或潜在大脑的压迫和挫伤[1,13,15]。除了手术释放脑脊液外，通常还可以使用重力（精心的体位）来帮助自然回缩，减少固定、刚性回缩的需要。必要时，松果体病变的手术入路必须设计成将静脉牺牲限制在最小数量的静脉内。

对附着于或包裹 Galen 静脉的肿瘤的外科操作需要特别小心。一般而言，肿瘤去瘤应从肿瘤中心或下部开始，以避免最初与大脑深静脉接触。一旦肿瘤缩小，可以小心地进行温和的显微外科解剖，以避免对 Galen 静脉的分支造成机械损伤。如果小的残留肿瘤不容易从这些静脉中分离出来，则应小心地将其烧灼并留下。

损伤管理

术后几天内应进行仔细、频繁的神经系统检查，以确定是否存在出血、小脑肿胀或进行性脑积水。然而，由于松果体区手术通常伴有短暂的术后嗜睡和轻度认知障碍，因此在术后立即进行，通常难以获得可靠的神经系统检查结果。临床医生通过 CT 检查可以很容易地识别急性出血、脑积水、气颅或完全梗死。虽然没有明显相关占位效应的小出血可以保守处理，但大出血可能需要紧急排空，具体取决于患者的临床状况。

急性脑积水可发生在术中，表现为由于脑脊液流出受阻导致手术区进行性脑肿胀。它也可能发生在术后出血后，导致正常脑脊液流出阻塞、先前放置的 VPS 或 EVD 导管阻塞或先前 ETV 部位阻塞。无论其病因如何，脑积水的存在应通过临时或永久性脑脊液分流修正，或根据指示对先前放置的永久性脑干分流进行修正。

术中对邻近动脉和静脉的损伤是罕见的。由于松果体的位置较深，两名外科医生往往无法一起工作，因此外科医生必须在观察损伤部位的同时使用大孔抽吸来分流大出血。外科医生应采用标准的止血方法。应维持正常血压参数，以确保充分的脑灌注。应尝试使用包装剂，包括 Gelfoam（Pfizer，New York，NY）、氧化纤维素填充凝血酶明胶基质和纤维蛋白胶，用棉絮状物施加温和压力。应避免过度使用包装剂。最终，结扎或烧灼对于严重的持续性动脉损伤通常是必要的，这会使患者在相关血管分布范围内易患缺血性脑卒中。同样，如果遇到对标准技术无反应的无法控制的出血，应结扎或烧灼大脑深静脉。有证据表明，可以安全地牺牲一条大脑内静脉，但两条静脉的中断可能会大幅增加发生灾难性梗死的风险[25]。应该非常小心地保存尽可能多的此类重要神经血管结构。

在小脑上入路期间出现明显的小脑肿胀时，应对浅表桥静脉进行初步检查。如果可能，应从枕大池或第三脑室引流脑脊液。可以尝试使用高渗溶液进行过度通气和治疗。作为最后手段，切除小脑组织可以促进减压。在关颅和去骨瓣前确定开颅范围足够大，以确保充分减压。急性术后小脑肿胀同样可以通过医疗管理进行急性处理，但快速减压和（或）清除血肿和梗死小脑更可能实行，因为这是治疗和挽救患者的最有效方法。

对于伴有硬膜下血肿的皮质塌陷或明显的张力性颅脑水肿，可以在幕上钻孔以平衡幕上和幕下的压力。

手术回顾

我最糟的病例

1 例 29 岁女性，有反复头痛病史，表现为急性发作的第Ⅳ对脑神经麻痹，导致复视和左耳耳鸣。MRI 显示出血性松果体肿块并伴有脑积水（图 24.2）。患者在坐位接受简单的 SCIT 入路切除病变。在手术过程中，根据我们的标准方法，仅牺牲小脑内侧浅桥静脉和小脑中央前静脉，以便于在四叠体池内显示病变。病变被完全切除，仅牺牲了少数额外的小脉络膜供血血管。术后，患者被送往神经重症监护室（NICU），在 NICU，患者起初清醒、警觉，眼动和力量无异常。术后约 4 h，患者被发现无反应和发绀，行紧急插管。即时 CT 扫描显示左侧小脑大面积出血性梗死，导致占位效应、脑干压迫和向上疝，以及脑室内出血和脑积水。患者被紧急送回手术室，在那里放置 EVD 并进行去骨瓣减压术。术后，医生对患者持续升高的颅内压进行了积极的处理。不幸的是，尽管进行了积极的治疗，但患者仍然依赖呼吸机，四肢瘫痪，由于梗死扩展到脑干，神经系统检查符合闭锁综合征。最终，患者的神经状况没有改善，患者与家人决定撤销支持性治疗。护理被撤回，患者按照自己的意愿死亡。最终病理结果与出血性松果体囊肿一致。

神经外科手术讨论时刻

松果体区域在解剖学上是复杂的，并引起一组高度多样的病变。手术干预仍然是良性和恶性松果体病变的主要有效治疗手段，多种手术方法已被设计用于不同组织学和部位的病变的治疗。显微外科技术的进步使外科医生能够安全、完整地切除松果体区域内出现的大多数病变，几乎所有良性肿瘤患者和大部分恶性肿瘤患者的长期预后良好。然而，尽管松果体病变的发病率较低，死亡率也较早期手术有显著改善，但深入了解松果体区域在所选特定入路和位置背景下的解剖关系对松果体区手术的成功至关重要。应特别注意保护重要的深部神经血管结构，术后监测是否有严重出血或小脑肿胀至关重要。

参考文献

[1] Bruce JN, Stein BM. Surgical management of pineal region tumors. Acta Neurochir (Wien), 1995, 134(3–4):130–135.

[2] Hernesniemi J, Romani R, Albayrak BS, et al. Microsurgical management of pineal region lesions: personal experience with 119 patients.Surg Neurol, 2008, 70(6):576–583.

[3] Konovalov AN, Pitskhelauri DI. Principles of treatment of the pineal region tumors. Surg Neurol, 2003, 59(4):250–268.

[4] Qi S, Fan J, Zhang XA, et al. Radical resection of nongerminomatous pineal region tumors via the occipital transtentorial approach based on arachnoidal consideration: experience on a series of 143 patients. Acta Neurochir (Wien), 2014, 156(12):2253–2262.

[5] Sonabend AM, Bowden S, Bruce JN. Microsurgical resection of pineal region tumors. J Neurooncol, 2016, 130(2):351–366.

[6] Matsuo S, Baydin S, Gungor A, et al. Midline and off-midline infratentorial supracerebellar approaches to the pineal gland. J Neurosurg, 2017, 126(6):1984–1994.

[7] Bruce JN, Ogden AT. Surgical strategies for treating patients with pineal region tumors. J Neurooncol, 2004, 69(1–3):221–236.

[8] Kennedy BC, Bruce JN. Surgical approaches to the pineal region. Neurosurg Clin N Am, 2011, 22(3):367–380, viii.

[9] Bertalanffy H. Avoidance of postoperative acute cerebellar swelling after pineal tumor surgery. Acta Neurochir (Wien), 2016, 158(1):59–62.

[10] Little KM, Friedman AH, Fukushima T. Surgical approaches to pineal region tumors. J Neurooncol, 2001, 54(3):287–299.

[11] Quest DO, Kleriga E. Microsurgical anatomy of the pineal region. Neurosurgery, 1980, 6(4):385–390.

[12] Yamamoto I, Kageyama N. Microsurgical anatomy of the pineal region. J Neurosurg, 1980, 53(2):205–221.

[13] Kanno T. Surgical pitfalls in pinealoma surgery. Minim Invasive Neurosurg, 1995, 8(4):153–157.

[14] Hart MG, Santarius T, Kirollos RW. How I do it–pineal surgery:supracerebellar infratentorial versus occipital transtentorial. Acta Neurochir (Wien), 2013, 155(3):463–467.

[15] Kodera T, Bozinov O, Surucu O, et al. Neurosurgical venous considerations for tumors of the pineal region resected using the infratentorial supracerebellar approach. J Clin Neurosci, 2011, 18(11):1481–1485.

[16] Rey-Dios R, Cohen-Gadol AA. A surgical technique to expand the operative corridor for supracerebellar infratentorial approaches: technical note. Acta Neurochir (Wien), 2013, 155(10):1895–1900.

[17] Stein BM. The infratentorial supracerebellar approach to pineal lesions. J Neurosurg, 1971, 35(2):197–202.

[18] Hasegawa M, Yamashita J, Yamashima T. Anatomical variations of the straight sinus on magnetic resonance imaging in the infratentorial supracerebellar approach to pineal region tumors. Surg Neurol, 1991, 36(5):354–359.

[19] Lapras C, Patet JD, Mottolese C, et al. Direct surgery for pineal tumors: occipital-transtentorial approach. Prog Exp Tumor Res, 1987, 30:268–280.

[20] Asgari S, Engelhorn T, Brondics A, et al.Transcortical or transcallosal approach to ventricle-associated lesions:a clinical study on the prognostic role of surgical approach. Neurosurg Rev, 2003, 26(3):192–197.

[21] Yagmurlu K, Zaidi HA, Kalani MY, et al. Anterior interhemispheric transsplenial approach to pineal region tumors: anatomical study and illustrative case. J Neurosurg, 2018, 128(1):182–192.

[22] Duffau H, Khalil I, Gatignol P, et al. Surgical removal of corpus callosum infiltrated by low-grade glioma: functional outcome and oncological considerations. J Neurosurg, 2004, 100(3):431–437.

[23] Ueyama T, Al-Mefty O, Tamaki N. Bridging veins on the tentorial surface of the cerebellum: a microsurgical anatomic study and operative considerations. Neurosurgery, 1998, 43(5):1137–1145.

[24] Kulwin C, Matsushima K, Malekpour M, et al. Lateral supracerebellar infratentorial approach for microsurgical resection of large midline pineal region tumors: techniques to expand the operative corridor. J Neurosurg, 2016, 124(1):269–276.

[25] Chaynes P. Microsurgical anatomy of the great cerebral vein of Galen and its tributaries. J Neurosurg, 2003, 99(6):1028–1038.

25

颅内感染性病变手术相关并发症：脑脓肿、结核病、棘球蚴病及神经囊尾蚴病

AMEY R. SAVARDEKAR, DHANANJAYA I. BHAT, INDIRA DEVI BHAGAVATULA

重 点

- 与处理任何颅内占位性病变相关的并发症也是颅内感染性病变所固有的。此外，还有一些问题需要特别提及。
- 与肿瘤不同，感染性占位性病变可能包含也可能不包含活跃的致病病原体，因此，内容物溢出到周围正常大脑组织会带来颅内传播的风险，应不惜一切代价避免。
- 应始终牢记，手术是治疗感染性病变的辅助手段，而主要药物始终是抗菌剂或驱虫药。根据这一格言，外科医生应将手术干预降至最低，并避免并发症。
- 由于这些患者存在潜在的癫痫发作风险，尽管感染已完全消除，但仍需进行长期随访。因为在感染性病变中发生的病灶周围瘢痕组织形成的脑瘢痕是癫痫发作的焦点。

脑脓肿

概 述

化脓性脑脓肿（PBA）是脑内的一种局部脓肿[1]。在发展中国家，PBA 的发病率为颅内肿块的 8%，而在西方，发病率为 1%~2%，男性占多数[2]。在抗生素时代，脑脓肿的总体发生率似乎没有显著变化。脑脓肿的表现特征取决于病变的大小和颅内位置、感染原的毒力、宿主的免疫状态以及颅内肿块扩大引起的脑水肿。通常的治疗包括抗菌治疗、连续影像学检查和手术引流。手术治疗可采用抽吸脑脓肿内容物或手术切除脓肿囊的方法[3]。

并发症

PBA 手术的双重目的是获得致病生物体的微生物学确认，并对占位病变减压以缓解周围正常大脑的压力。关于“开颅切除术”与“立体定向抽吸术”的争论仍然存在争议[2,4]。脓肿的明显深部位置、大小、多样性和影像学特征对指导治疗具有重要意义。治疗引起的并发症也很重要。脑脓肿抽吸术具有较低的手术相关发病率和死亡率。然而，这样做的代价是抽吸术复发率高（高达 32%），这样的复发率需要重复抽吸[2]。CT 引导立体定向抽吸是一种精确到几毫米以内的方法，诊断率为 95%，仅 5% 的患者出现短暂并发症，并且在确定脓肿引流方面非常有效。癫痫是脑脓肿治疗后常见的后遗症，发生率为 30%~50%。据报道，癫痫发作频率在确诊后的第 4 年和第 5 年最高。Nielsen 等报道额叶脓肿癫痫发作有较高的发病率[5]。一些研究表明，与切除相比，抽吸治疗有降低癫痫发作和其他后遗症发生率的趋势[2]。

脑室内脑脓肿破裂（IVROBA）是 PBA 的一种潜在且致死的并发症，可在切除或操作脑脓肿深壁时发生医源性感染[6]。影像学研究显示，脓肿脑室侧的包膜形成和环形强化通常较薄且不完整，这可能导致假性夹层，导致脓肿意外但灾难性地破裂进入脑室。内侧脓肿壁的形成不良可能是由于深部白质的血管密度相对较差以及成纤维细胞向该区域迁移减少所致。据报道，IVROBA 后的死亡率在 39%~80%[6]。根据脑脊液（CSF）报告和 CT 扫描结果对医源性 IVROBA 患者进行个体化的鞘内和静脉抗生素治疗、CSF 分流（如果在高压下）和密切监测临床状态是获得满意治疗结果的关键。

预 防

在处理 PBA 时，应遵守颅内占位性病变手术时避免并发症的标准预防措施。应特别注意避免内容物溢出到脑室，以防止 IVROBA，其发病率和死亡率高得令人无法接受。对于立体定向抽吸，必须规划适当的轨迹以避开脑室。对于开颅手术和切除，外科医生应特别注意脓肿的内侧 / 深壁。在术前应在影像学上仔细研究其厚度和完整性以及与脑室壁的关系。如果内侧壁离脑室壁太近（＜1 cm），或者形状不好，应谨慎进行脓肿壁次全切除术，以防止无意中造成脑室壁裂口。

由于癫痫发作发病率高，所有幕上脑脓肿患者应在围手术期接受预防性抗惊厥药物治疗，并在术后至少持续 1 年 [2]。如果脑电图显示没有致痫活性，抗惊厥药物应逐渐减少。颞叶切除或癫痫灶切除对患有难治性癫痫发作的患者可能有效。

结核感染

概 述

结核分枝杆菌对中枢神经系统（CNS）的感染总是继发于身体其他部位的主要病灶，是结核病最具破坏性的临床表现之一 [7]。中枢神经系统结核表现为脑膜炎、脑炎、结核性脓肿或结核瘤，约占所有结核病例的 1%[8]。目前，中枢神经系统结核很少用手术治疗。借助特异的 MRI 序列，可以在影像学基础上对颅内结核瘤进行合理准确的诊断 [9]。因此，手术 / 活检本身的适应证减少了。最常通过手术治疗的两种中枢神经系统结核感染是结核瘤和伴有脑积水的结核性脑膜炎 [10]。

目前，结核瘤疑似病例的手术指征为：诊断不明确，结核药物治疗期间病灶大小反常增加，结核瘤具有导致颅内压升高的占位效应 [11]。

并发症及预防

随着现代技术的使用，结核病手术的死亡率和发病率可以忽略不计 [9]。在尝试手术之前，应始终考虑抗结核治疗试验，尤其是在颅内压没有升高的情况下。当需要手术时，手术方法需要适当保守，而不能冒着神经功能缺陷的风险。如果患者尚未开始抗结核化疗，最好在手术前几天开始。术前也可以给予皮质类固醇。不应尝试整体切除大型结核瘤。如果患者服用了抗结核药物，则局部切除或初始清除不会增加患脑膜炎的风险。为了防止神经功能缺损，可对位于或接近功能区的病变进行次全或部分切除。不应试图切除附着在脑干或主要硬脑膜静脉窦等重要结构上的结核瘤。内镜检查在相关脑积水的治疗中起着重要作用，可用于第三脑室造瘘术、透明隔切除术、打破小腔和减少多次分流的需要。

棘球蚴病

概 述

脑棘球蚴囊肿约占全身棘球蚴囊肿的 2%，约占人类颅内占位性病变的 2%[12]。脑囊肿大多是单发的（90%），主要位于幕上，60%~70% 位于大脑中动脉区域内或周围。由于其生长缓慢，周围的正常组织适应慢性压迫，只有经过较长的潜伏期后才会出现症状。这种疾病的慢性也可能是由于周围大脑缺乏脑水肿。脑棘球蚴囊肿的平均大小在 6~10 cm，但 5% 的囊肿直径达到 20 cm。完整囊肿 / 囊肿摘除术仍是脑棘球蚴囊肿的首选治疗方法。手术的目的是在不溢出棘球蚴液并尽可能保留周围的脑实质的情况下完整切除囊肿。手术治疗可辅以围手术期阿苯达唑治疗。

并发症

脑棘球蚴病的手术并发症可能有两种情况：非常大的囊肿 [切除时引起突然的颅内减压，导致硬膜下血肿（SDH）、挫伤、癫痫发作] 和意外的囊肿破裂（棘球蚴液溢出到周围正常大脑，导致播散）[13]。

Tuzun 等回顾了 25 例因脑棘球蚴囊肿接受手术治疗的儿童患者，回顾了与脑棘球蚴病手术相关的并发症。3 例（12%）患者术中囊肿破裂，3 例（12%）患者出现气颅，5 例（20%）患者发生硬膜下积液，2 例患者出现硬膜下积液加脑穿通畸形囊肿，2 例出血，1 例硬膜外血肿，4 例脑穿通畸形囊肿。术中意外破裂后，用 20% 盐水冲洗囊肿床 [14]。未发生过敏反应。未观察到癫痫发作。仅 1 例（4%）术中囊肿破裂的患者观察到脑棘球蚴囊肿复发并再次手术摘除囊肿。然而，复发的位置与第一个囊肿的位置相反。

术中囊肿破裂是最常见、最严重的并发症，可导致广泛传播，随后出现严重的炎症或过敏反应。文献中报道的术后并发症包括癫痫发作、硬膜下积

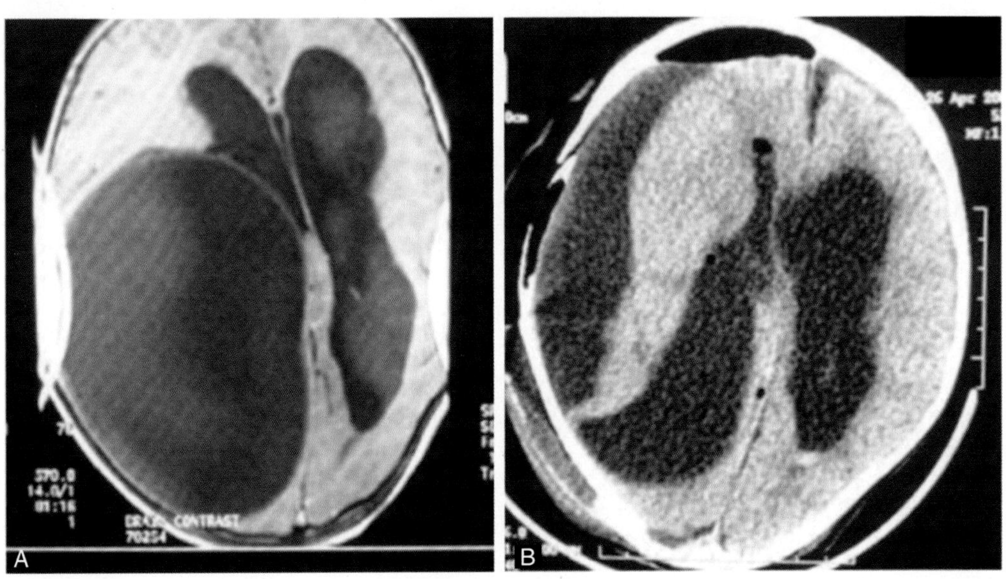

图 25.1 （A）轴位增强 T1 加权磁共振成像扫描显示右侧侧脑室有一个较大的包虫囊肿。（B）术后轴向计算机断层扫描显示囊肿完全切除，但右侧出现硬膜下积液

液、脑穿通畸形囊肿、出血、气颅、脑积水、脑卒中、嗜酸性粒细胞性脑膜炎和一过性神经功能缺损。Ciurea 等报道了 1995 年 27 例儿童脑包虫囊肿病例 [15]。癫痫、轻瘫、硬膜下积液、脑室扩张和复发是术后并发症，手术死亡率非常低，只有 1 例死亡。硬膜下积液或血肿是颅脑手术的常见并发症，也是脑棘球蚴囊肿手术后的常见并发症。当脑实质中存在棘球蚴囊肿时，颅内压较高。囊肿摘除后，颅内压迅速下降。这种低压力导致大脑从颅骨凹陷，打开硬膜下间隙（图 25.1）。穿过硬膜下间隙的血管被拉伸，导致液体从血管内渗出到硬膜下间隙。这可能是此类病例中硬膜下积液的发病机制。

预　防

如 Dowling 所述，开颅手术应较大，应通过一系列放射状皮质切口暴露囊肿壁 [16]。建议用浸泡在生理盐水中的棉绒覆盖周围暴露的大脑，以防止囊肿意外破裂对周围大脑造成污染。囊肿壁薄、室周位置以及与周围脑组织的微粘连是主要的手术问题，导致约 12% 的病例囊肿破裂，导致随访时发现继发性囊肿远端沉积于其他部位。如果囊肿意外破裂，建议使用高渗盐水（3%）灌洗，希望通过渗透干燥破坏术野的头节。

大囊肿排空引起的快速减压可能会导致自动调节机制的紊乱，这需要在术后观察。偶尔，当先前有溢出物或感染严重时，囊肿会黏附在周围的大脑上，很难在不破裂的情况下取出。定期监测对于发现原发性囊肿破裂患者的延迟复发（26.6%）至关重要。

脑囊虫病

概　述

杀囊虫药物治疗，即阿苯达唑和吡喹酮治疗，是治疗所有形式的神经囊虫病的主要方式 [17]。手术本身仅适用于少数情况，例如：诊断不明确，囊肿导致难以治疗的肿瘤样效应 [水肿和（或）占位效应]，脑积水和脑室内囊虫病 [17–19]。对于单个巨大的皮质囊肿或表现出肿瘤样行为的大团块，如果病变在手术可及的区域，正产生进行性缺损，或对囊性治疗无反应，建议行立体定向切除活检 / 开颅手术以及囊肿切除 [17]。这种方法也可用于诊断不确定的情况下，例如，具有非典型特征的单个小强化病变，以及病变恶化或对杀囊虫药物无反应时，或存在多个病变时。在假性肿瘤型水肿难以治疗时可行幕上减压术，尤其是在印度常见的弥散性水肿时 [17]。对于脑室和蛛网膜下腔形式的神经囊尾蚴囊肿（NCC），外科手术可能包括脑积水分流、囊肿切除或经颅后窝切除第四脑室 / 蛛网膜下腔内囊肿，以及幕上开颅或立体定向开颅术治疗蛛网膜下第三脑室或侧脑室囊肿 [18,20,21]。

并发症及预防

外科新技术的出现降低了与脑囊虫病外科手

术相关的发病率和死亡率[17]。微创技术已被证明是有效的主要策略，在许多情况下需辅以囊杀疗法[22,23]。一些作者指出，如果风险效益评估是有利的，脑室或蛛网膜下腔囊尾蚴或脑实质总状体囊尾蚴的患者应首先采用内镜或高选择性微创显微手术治疗[19,23]。Bergsneider 等报道了一系列 10 例脑室内囊尾蚴病并伴有脑积水的患者。内镜下囊肿切除联合第三脑室造瘘术和（或）透明隔切开术产生了良好的效果。他们主张内镜下切除囊肿作为脑室内囊虫病的主要治疗方法，因为这使他们能够避免在这种情况下分流。

囊尾蚴的碎屑能够引起室管膜的炎症反应。因此，分流术相关的阻塞和感染等并发症的发病率较高。前 4 个月内分流阻塞率为 50%。Khade 等在对文献的回顾中得出结论，在手术切除单个脑室内病变的患者中，接受术后驱虫治疗的患者发生迟发性脑积水的风险显著降低（18.8%，而未接受药物治疗的患者为 59.1%）[24]。这样可以避免药物治疗和囊肿破裂后严重的炎症反应。脑室－腹腔分流术后间歇性长期泼尼松龙治疗可减少分流器功能障碍，并可改善患者的功能状态[17]。

手术回顾

我最糟的病例

1 例 5 岁男孩因多次右局灶性运动性癫痫发作，进行性右上肢和下肢无力，发热 2 周，感觉改变持续 1 d 而被送往急诊室。检查发现患儿嗜睡，定位为右侧偏瘫［英国医学研究委员会（MRC）评分：3/5］。头部 CT 和脑部 MRI 扫描显示双侧大脑半球多发小环形强化病灶，左侧额叶大范围外周强化病灶，病灶周围水肿及占位效应（图 25.2）。由于该病具有地方性，最初的印象是结核感染。考虑的其他可能性包括伴有转移的神经母细胞瘤。胸部 X 线检查未显示阳性结果。人类免疫缺陷病毒（HIV）酶免疫试验阴性。

患者接受经验性抗结核方案、抗惊厥药和类固醇治疗。由于患者的神经状况在治疗后没有改善，他接受了左额叶开颅术和病灶减压。术后 CT 显示病灶减压良好，无手术部位出血迹象。组织病理学检查提示结核瘤（图 25.3）。术后患者感觉好转，意识清醒，出院时遵医嘱。

出院时，建议患者继续接受抗结核、类固醇

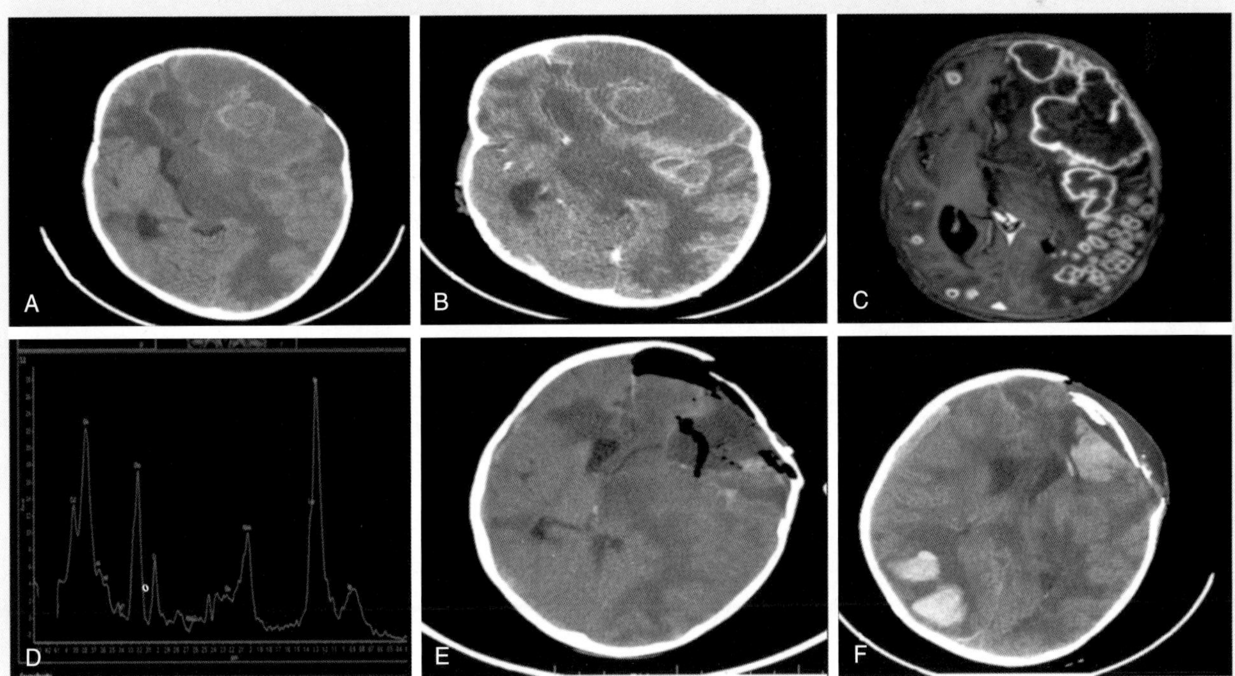

图 25.2 （A 和 B）CT 脑平片和对比显示多发性大脑皮质结核瘤伴病灶周围水肿。（C）对比 MRI 显示巨大结核瘤伴多发粟粒性结核瘤。（D）MR 波谱显示脂质和乳酸峰升高。（E）术后 CT 显示左额结核瘤减压良好。（F）脑部 CT 显示皮质出血区域

和抗惊厥药物治疗。出院后 10 d，患者多次癫痫发作，随后感觉改变，到急诊室就诊。经评估，脑部 CT 显示左额叶和右顶枕区出血。生化检查显示凝血功能正常，肝酶轻度紊乱。考虑到药物引起肝毒性的可能性，停止服用异烟肼、利福平和吡嗪酰胺，并开始服用氧氟沙星和链霉素。在肝酶逐渐正常后，重新开始服用异烟肼和利福平。患者在治疗后有所改善，意识清醒，出院服从医嘱。医生建议他继续使用抗结核药物、抗惊厥药物和类固醇。

文献中很少有结核性脑膜炎患者合并脑室、脑内和蛛网膜下腔出血的病例报道。它被归因于真菌性动脉瘤形成后的动脉瘤破裂，或由于肉芽肿性炎症导致血管壁弱化而导致的非动脉瘤破裂。与结核瘤密切相关的病灶周围出血、小静脉坏死、纤维蛋白沉积和中性粒细胞浸润可能是急性出血性白质脑炎的表现[25]。该病发展迅速，发病率和死亡率都很高。有人认为，这可能是对受损血管基底膜的免疫反应介导，或在开始化疗后从死亡杆菌中释放分枝杆菌蛋白引起的[26]。我们认为抗结核治疗引起的肝毒性也可能是出血的原因，但凝血情况正常，患者没有任何出血倾向。

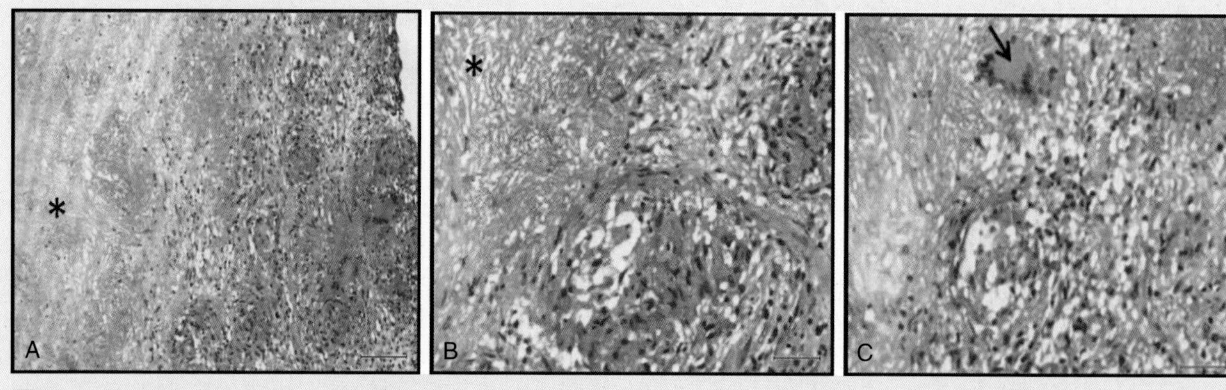

图25.3 显微照片显示（A）苏木精－伊红（H&E）染色 ×100，显示上皮样细胞肉芽肿和朗格汉斯型巨细胞（星号）。（B）H&E 染色 ×200：上皮细胞肉芽肿伴干酪样坏死（星号）。（C）H&E 染色 ×200：朗格汉斯型巨细胞（箭头）

神经外科手术讨论时刻

关于手术干预颅内感染的神经外科文献告诉我们，在强制手术之前应避免手术，在强制外科干预的情况下也要尽可能保守，因为抗菌或抗蠕虫治疗是治疗的主要手段。遵循这一理念有助于将颅内感染手术引起的并发症降至最低。此外，给予抗菌化疗和围手术期类固醇，避免病灶内容物溢出，以及使用微创技术有助于减少并发症。

参考文献

[1] Nielsen H, Gyldensted C, Harmsen A. Cerebral abscess. Aetiology and pathogenesis, symptoms, diagnosis and treatment. A review of 200 cases from 1935—1976. Acta Neurol Scand, 1982, 65(6):609–622.

[2] Dharkar SR, Sardana VR, Purohit D. Brain abscess//Ramamurthy and Tandon's Textbook of Neurosurgery. 3rd ed. New Delhi: Jaypee Brothers Medical Publishers (P) Ltd, 2012, 695–707.

[3] Aras Y, Sabanci PA, Izgi N, et al. Surgery for pyogenic brain abscess over 30 years: evaluation of the roles of aspiration and craniotomy. Turk Neurosurg, 2016, 26(1):39–47.

[4] Boviatsis EJ, Kouyialis AT, Stranjalis G, et al.CT-guided stereotactic aspiration of brain abscesses. Neurosurg Rev, 2003, 26(3):206–209.

[5] Nielsen H, Harmsen A, Gyldensted C. Cerebral abscess. A long-term follow-up. Acta Neurol Scand, 1983, 67(6):330–337.

[6] Savardekar AR, Krishna R, Arivazhagan A. Spontaneous intraventricular rupture of pyogenic brain abscess: a short series of three cases and review of literature. Surg Neurol Int, 2016, 7(suppl 39):S947–S951.

[7] Tandon PN, Pande A. Tuberculosis of the central nervous system//Ramamurthy and Tandon's Textbook of Neurosurgery. 3rd ed. New Delhi: Jaypee Brothers Medical Publishers (P) Ltd, 2012, 725–741.

[8] Mohindra S, Savardekar A, Gupta R, et al. Tuberculous brain abscesses in immunocompetent patients: a decade long experience with nine patients. Neurol India, 2016, 64(1):66–74.

[9] Patir R, Bhatia R, Tandon PN. Surgical management of tuberculous infections of the nervous system//Sweet S. Operative Neurosurgical Techniques: Indications, Methods and Results. 5th ed. Philadelphia, PA: Elsevier, 2006.

[10] Bhagwati SN, Parulekar GD. Management of intracranial tuberculoma in children. Childs Nerv Syst, 1986, 2(1):32–34.

[11] Indira B, Panigrahi MK, Vajramani G, et al. Tuberculoma of the hypothalamic region as a rare case of hypopituitarism: a case report. Surg Neurol, 1996, 45(4):347–350.

[12] Mohindra S, Savardekar A, Gupta R, et al. Varied types of intracranial hydatid cysts: radiological features and management techniques. Acta Neurochir (Wien), 2012, 154(1):165–172.

[13] Izci Y, Tuzun Y, Secer HI, et al. Cerebral hydatid cysts: technique and pitfalls of surgical management. Neurosurg Focus, 2008, 24(6):E15.

[14] Tuzun Y, Solmaz I, Sengul G, et al. The complications of cerebral hydatid cyst surgery in children. Childs Nerv Syst, 2010, 26(1): 47–51.

[15] Ciurea AV, Vasilescu G, Nuteanu L, et al. Cerebral hydatid cyst in children. Experience of 27 cases. Childs Nerv Syst, 1995, 11(12):679–685.

[16] Carrea R, Dowling E Jr, Guevara JA. Surgical treatment of hydatid cysts of the central nervous system in the pediatric age (Dowling's technique). Childs Brain, 1975, 1(1):4–21.

[17] Sharma BS, Sarat Chandra P. Cysticercosis//Ramamurthy and Tandon's Textbook of Neurosurgery. 3rd ed. New Delhi: Jaypee Brothers Medical Publishers (P) Ltd, 2012:777–793.

[18] Colli BO, Martelli N, Assirati JA Jr, et al Results of surgical treatment of neurocysticercosis in 69 cases. J Neurosurg, 1986, 65(3):309–315.

[19] Colli BO, Carlotti CG Jr, Assirati JA Jr, et al. Surgical treatment of cerebral cysticercosis: long-term results and prognostic factors. Neurosurg Focus, 2002, 12(6):e3.

[20] Zee CS, Segall HD, Destian S, et al. MRI of intraventricular cysticercosis: surgical implications. J Comput Assist Tomogr, 1993, 17(6):932–939.

[21] Apuzzo ML, Dobkin WR, Zee CS, et al. Surgical considerations in treatment of intraventricular cysticercosis. An analysis of 45 cases. J Neurosurg, 1984, 60(2):400–407.

[22] Bergsneider M, Holly LT, Lee JH, et al. Endoscopic management of cysticercal cysts within the lateral and third ventricles.J Neurosurg, 2000, 92(1):14–23.

[23] Psarros TG, Krumerman J, Coimbra C. Endoscopic management of supratentorial ventricular neurocysticercosis: case series and review of the literature. Minim Invasive Neurosurg, 2003, 46(6): 331–334.

[24] Khade P, Lemos RS, Toussaint LG. What is the utility of postoperative antihelminthic therapy after resection for intraventricular neurocysticercosis? World Neurosurg, 2013, 79(3–4):558–567.

[25] Dastur DK, Udani PM. The pathology and pathogenesis of tuberculous encephalopathy. Acta Neuropathol, 1966, 6(4):311–326.

[26] Dastur DK, Dave UP. Ultrastructural basis of the vasculopathy in and around brain tuberculomas. Possible significance of altered basement membrane. Am J Pathol, 1977, 89(1):35–50.

26

前庭神经鞘瘤面神经损伤的处理

JOSHUA D. HUGHES, MICHAEL J. LINK

重 点

- 在目前的前庭神经鞘瘤手术时代，全切除的限制因素，是面神经的走行和完整性，尤其是在肿瘤 ≥ 3.0 cm 时。
- 即使结合细致的显微外科技术和术中肌电图，仍然可能发生面神经损伤。
- 在神经解剖完整的情况下，应推迟使用吻合技术进行复苏，以便于术后观察功能恢复情况。

引 言

前庭神经鞘瘤（VS）手术从一开始就致力于在肿瘤完全切除与满意的患者结局之间取得平衡。在 20 世纪初，死亡率是根治术的主要障碍，但随着时代和外科技术的进步，死亡率急剧下降，改善的重点成为减少功能丧失，特别是面神经功能丧失 [1–4]。在当前的 VS 手术时代，全切除的限速因素，是面神经的走行和完整性，尤其是在肿瘤 ≥ 3.0 cm 时 [5]。即使结合细致的显微外科技术和术中肌电图（EMG），仍然可能发生面神经损伤。我们提出了 1 例面神经损伤的病例，并讨论了导致这种损伤的解剖因素，以及发生时应采取的处理策略。

讨 论

早期的 VS 手术致力于平衡患者手术存活率和切除范围。1913 年，一些最早的 VS 切除病例报道手术死亡率在 67%~84%[1,2,4]。因为这种不可接受的高死亡率，Cushing 支持在不移除包膜的情况下对 VS 进行内部去瘤，这种手术方式报道的死亡率为 10%~15%，在肿瘤复发后 5 年死亡率增加到 54%[1,4]。Dandy 在 1941 年进一步改进了 VS 手术，瘤内减压后进行囊外分离，手术死亡率为 10.9%。不久之后，Horrax 和 Poppen 使用类似的技术，报道 5 年死亡率为 12.7%[1]。

虽然死亡率有所下降，但由于脑神经损伤，特别是面神经损伤的发病率仍然很高。尽管在 1931 年 Cairns 报道了第一次成功保留面神经的 VS 全切术 [1]，但它不能在常规的基础上完成；直到 House、Hitselberger、Kurze 和 Yasargil 在 1960 年领导的显微外科革命 [1,4] 和 1979 年引入术中肌电图监测 [6]，才可行常规的面神经保护。目前，死亡率低于 1%[7]，面神经功能障碍率在 3%~43%，具体取决于肿瘤大小 [8]。

即使有了这些进步，有时外科医生和患者也必须在肿瘤完全切除和永久性面神经功能障碍风险之间做出选择。影响这一点的因素有肿瘤大小、神经纤维被肿瘤扩散的程度以及面神经相对于肿瘤的位置 [6,9,10]。在超过 75% 的患者中，面神经最常见的位置是在肿瘤前方 [11]，这意味着肿瘤块位于面神经后方，直到大部分肿瘤切除后，才能碰到神经。此外，神经的前向走行意味着当从肿瘤和小脑的内侧界面解剖肿瘤时，它不需要受到保护。当面神经的走行位于肿瘤的后表面，并在手术中较早遇到它时，在切除大部分肿瘤时必须加以保护。

在本例中，面神经经过肿瘤的上内侧部分，与两条大静脉密切相关：桥小脑裂静脉和小脑中蒂静脉 [12]。这样的解剖关系不太常见，约在 1% 的肿瘤中存在 [11]。切除肿瘤后，由于肿瘤包膜与小脑和脑干分离时，上述两条静脉中的一条出现严重出血。经验告诉我们，当这些静脉和邻近的脑干被肿瘤压迫时，这些静脉甚至会充满中等大小的 VS，肿瘤可能会侵入这些静脉，增加它们的流量和压力。

尽管面神经的走行是已知的，但由于双极性的面神经发生意外损伤，导致近端传导阻滞。其余的肿瘤被安全地切除，然而，虽然肿瘤被完全切除且神经解剖完整，但神经却没有功能。

在手术期间完全切断面神经的情况下，毫无疑问外科医生应在手术期间或术后不久尝试采用端端吻合或插入移植物对面神经进行重建[13]。然而，对于解剖上完整但电性减弱或无反应的神经的处理，外科医生之间存在一些争论，一些人赞成切除受损部分并立即重建[14]，其他人则认为将神经重建推迟至少 1 年，以确定神经是否恢复[15,16]。在我们的 11 例解剖结构完整但神经无反应的患者中，我们发现 64% 的患者在手术后不到 1 年的时间内至少改善到 House-Brackmann Ⅲ级[17]。由于这些结果与神经重建的结果相当甚至更好，因此，如果神经在解剖上相邻，我们在手术后 1 年内不会进行任何类型的面神经重建。

手术回顾

我最糟的病例

1 例 40 岁女性，右侧听力丧失、失衡和耳鸣，所有这些症状在上一年度逐渐加重。听力图显示右侧出现感音神经性听力损失，纯音平均为 55 分贝，单词识别得分为 25%。MRI 显示右侧桥小脑角有一约 3.1 cm 的肿瘤，与 VS 一致。鉴于患者的体型和年龄，建议通过乙状窦后开颅进行显微手术切除。诊断后 2 个月，她接受了手术。

患者经气管插管全身麻醉。术中监测第Ⅴ、Ⅶ、Ⅷ、Ⅹ和Ⅺ脑神经。取左侧卧位后，在二腹肌切迹内侧约三指宽处划出半月形切口。切开头皮并向侧面移动，同时向下移动颈部肌肉组织。在横窦和乙状窦的交界处钻一个孔，然后翻开骨瓣。以半月形的方式打开硬脑膜。第Ⅸ、第Ⅹ和第Ⅺ脑神经位于肿瘤的下方和下极，肿瘤上方的蛛网膜从下方向上方松解。以 3.0 mA 刺激肿瘤后极，面神经无反应。然后对肿瘤进行内部去瘤并向上滚动。第Ⅷ脑神经纤维在肿瘤的后部被发现并切除，这样可以看到脑干的第Ⅶ脑神经。进一步对肿瘤进行内部去瘤，当肿瘤包膜从小脑和脑干的侧面移动时，大量静脉分支出现静脉出血。这一过程被认为是远离面神经的，并由双极烧灼术控制。不久后，面神经出现传导阻滞。切除桥小脑角的剩余肿瘤。面神经在进入耳道之前经过肿瘤的上极。在传导阻滞的远端，以 0.2 mA 进行刺激神经。钻去耳道后部，切除肿瘤的其余部分，进行大体全切除。仔细检查表明，面神经完好无损，但在双极损伤区附近无法传导。在该区域放置一根 3 mm 的神经支持补充管，并涂上硬脑膜密封剂。首先闭合硬脑膜，替换骨瓣，并在解剖层闭合伤口。

术后，患者出现 House-Brackmann Ⅵ级右侧面部无力和轻度右侧Ⅴ3麻木。她在术后第 4 天出院回家。术后 3 个月，患者继续出现 House-Brackmann Ⅵ级右面部无力，MRI 显示肿瘤完全切除。术后 1 年，患者已改善至 House-Brackmann Ⅳ级右面部无力。大约 7 个月后，她从右嘴角开始改善，9 个月后她的右眼开始好转。她还注意到味觉变化，以及嗅觉刺激而落泪。手术两年半后，她继续患有 House-Brackmann Ⅳ级右面部无力症，MRI 显示没有肿瘤复发的证据。

神经外科手术讨论时刻

在过去的一个世纪里，随着外科技术的进步，VS 手术取得了显著的进步。尽管手术后永久性面神经功能障碍并不常见，但是损伤仍可能发生。在神经解剖上完好无损的情况下，应推迟使用吻合技术进行恢复，以便于观察术后功能恢复情况。

参考文献

[1] Akard W, Tubbs RS, Seymour ZA, et al. Evolution of techniques for the resection of vestibular schwannomas: from saving life to saving function. J Neurosurg, 2009, 110(4):642–647.

[2] Koerbel A, Gharabaghi A, Safavi-Abbasi S, et al.Evolution of vestibular schwannoma surgery: the long journey to current success. Neurosurg Focus, 2005, 18(4):e10.

[3] Machinis TG, Fountas KN, Dimopoulos V, et al. History

of acoustic neurinoma surgery. Neurosurg Focus, 2005, 18(4):e9.

[4] Ramsden RT. The bloody angle: 100 years of acoustic neuroma surgery. J R Soc Med, 1995, 88(8):464P–468P.

[5] Gurgel LG, Dourado MR, Moreira TD, et al. Correlation between vestibular test results and self-reported psychological complaints of patients with vestibular symptoms. Braz J Otorhinolaryngol, 2012, 78(1):62–67.

[6] Delgado TE, Bucheit WA, Rosenholtz HR, et al. Intraoperative monitoring of facila muscle evoked responses obtained by intracranial stimulation of the facila nerve: a more accurate technique for facila nerve dissection. Neurosurgery, 1979, 4(5):418–421.

[7] McClelland S 3rd, Kim E, Murphy JD, et al. Operative mortality rates of acoustic neuroma surgery: a national cancer database analysis. Otol Neurotol, 2017, 38(5):751–753.

[8] Ansari SF, Terry C, Cohen-Gadol AA. Surgery for vestibular schwan-nomas: a systematic review of complications by approach. Neurosurg Focus, 2012, 33(3):E14.

[9] Deguine O, Maillard A, Bonafe A, et al. Pre-operative and per-operative factors conditioning long-term facial nerve function in vestibular schwannoma surgery through translabyrinthine approach. J Laryngol Otol, 1998, 112(5):441–445.

[10] Rivas A, Boahene KD, Bravo HC, et al.A model for early prediction of facial nerve recovery after vestibular schwannoma surgery. Otol Neurotol, 2011, 32(5):826–833.

[11] Sampath P, Rini D, Long DM. Microanatomical variations in the cerebellopontine angle associated with vestibular schwannomas (acoustic neuromas): a retrospective study of 1006 consecutive cases. J Neurosurg, 2000, 92(1):70–78.

[12] Rhoton AL Jr. Microsurgical anatomy of the brainstem surface facing an acoustic neuroma. Surg Neurol, 1986, 25(4):326–339.

[13] Samii M, Matthies C. Management of 1000 vestibular schwannomas (acoustic neuromas): the facial nerve – preservation and restitution of function. Neurosurgery, 1997, 40(4):684–694.

[14] Samii M, Turel KE, Penkert G. Management of seventh and eighth nerve involvement by cerebellopontine angle tumors. Clin Neurosurg, 1985, 32:242–272.

[15] Arriaga MA, Luxford WM, Atkins JS Jr, et al. Predicting long-term facial nerve outcome after acoustic neuroma surgery. Otolaryngol Head Neck Surg, 1993, 108(3):220–224.

[16] Fenton JE, Chin RY, Fagan PA, et al. Predictive factors of long-term facial nerve function after vestibular schwannoma surgery. Otol Neurotol, 2002, 23(3):388–392.

[17] Carlson ML, Van Abel KM, Schmitt WR, et al. The anatomically intact but electrically unresponsive facial nerve in vestibular schwannoma surgery. Neurosurgery, 2012, 71(6):1125–1130, discussion 1130.

27

前庭神经鞘瘤治疗并发症

AJA Y NIRANJAN, EDWARD MONACO III, L. DADE LUNSFORD

重　点

- 无论肿瘤体积大小，大多数患者的听神经功能可在手术中得到保留。在已发表的研究中，正常听力保留率在 49%~79%。
- 利用目前的伽玛刀放射外科技术，几乎能保留所有（99%）患者的面神经功能。
- 可通过前庭神经鞘瘤放射外科治疗提高患者的生活质量。

引　言

在过去 30 年中，立体定向放射外科（SRS）已成为治疗中小型前庭神经鞘瘤（VS）患者的首选手术策略。多项国际研究的长期结果表明，与需要开颅手术并尝试切除肿瘤的旧技术相比，Leksell 伽玛刀®（GK）方法是一种更有效、更安全的治疗 VS 的方法。因为此类肿瘤经常更早被发现，这种方法现在变得尤为重要。偶发性共济失调、听力不对称、眩晕或耳鸣的患者现在应该选择是否使用造影剂以获取内耳道分辨率足够的 MRI，从而排除 VS 的可能性。但是，由于 SRS 的引入，早期发现的患者在肿瘤体积显著增加之前通常被建议等待并观察肿瘤进展。不幸的是，无论采用何种介入策略，这种治疗延迟往往会导致结局恶化。

VS 放射治疗的目标是控制肿瘤生长，保护脑神经功能，并迅速恢复患者的工作。以目前的技术，大多数患者的听力可以得到保护，几乎所有患者的面神经可以得到保护[1]。听觉和面神经功能的保护与各种因素有关，包括手术时的剂量规划和剂量传递技术、切缘剂量、肿瘤体积和手术时的脑神经功能。了解已公布的数据结果是驳斥经常提供给那些评估是否选择 SRS 的 VS 患者虚假信息的重要手段：①它会损害患者的听力和面部；② 它会失败，患者的肿瘤会继续生长；③当它失败时，患者的肿瘤会发生粘连，而需要切除时患者的神经会被切断；④即使它能在短时间内发挥作用，但因脑部辐射而导致癌症的风险过高。本章将描述患者在 VS 伽玛刀立体定向放射外科术（GKRS）后的现状。

解剖学观点

放射外科的剂量计划应高度一致，尤其是在 VS 的前边缘，因为通常认为面神经和耳蜗神经复合体分别沿着肿瘤的前上侧和前下侧伸展（图 27.1A 和 B）。尽管目前医生对耳蜗的敏感性没有明确的共识，但将耳蜗上的辐射衰减量降至最低是很重要的。

预　防

预防脑神经并发症的适形伽玛刀放射外科技术

在剂量计划中，优先考虑对肿瘤的完全三维覆盖，同时保留面神经和耳蜗神经以及耳蜗。这是通过使用多个小体积等中心线、波束加权和波束塞模式来实现的，以保护耳蜗和脑干。使用一系列 4 mm 等中心线创建锥形等剂量计划，以符合肿瘤的管内部分。当前的 GK 模型（LGK Icon® 和 LGK Perfexion®）允许选择性束通道扇区（24 束）阻断，可用于增强剂量衰减（选择性），并使耳蜗中沉积的能量急剧衰减。计划通常由神经外科医生与放射肿瘤学家和医学物理学家协商后进行。肿瘤学家经常进行肿瘤轮廓测量，物理学家可以计算出适形性

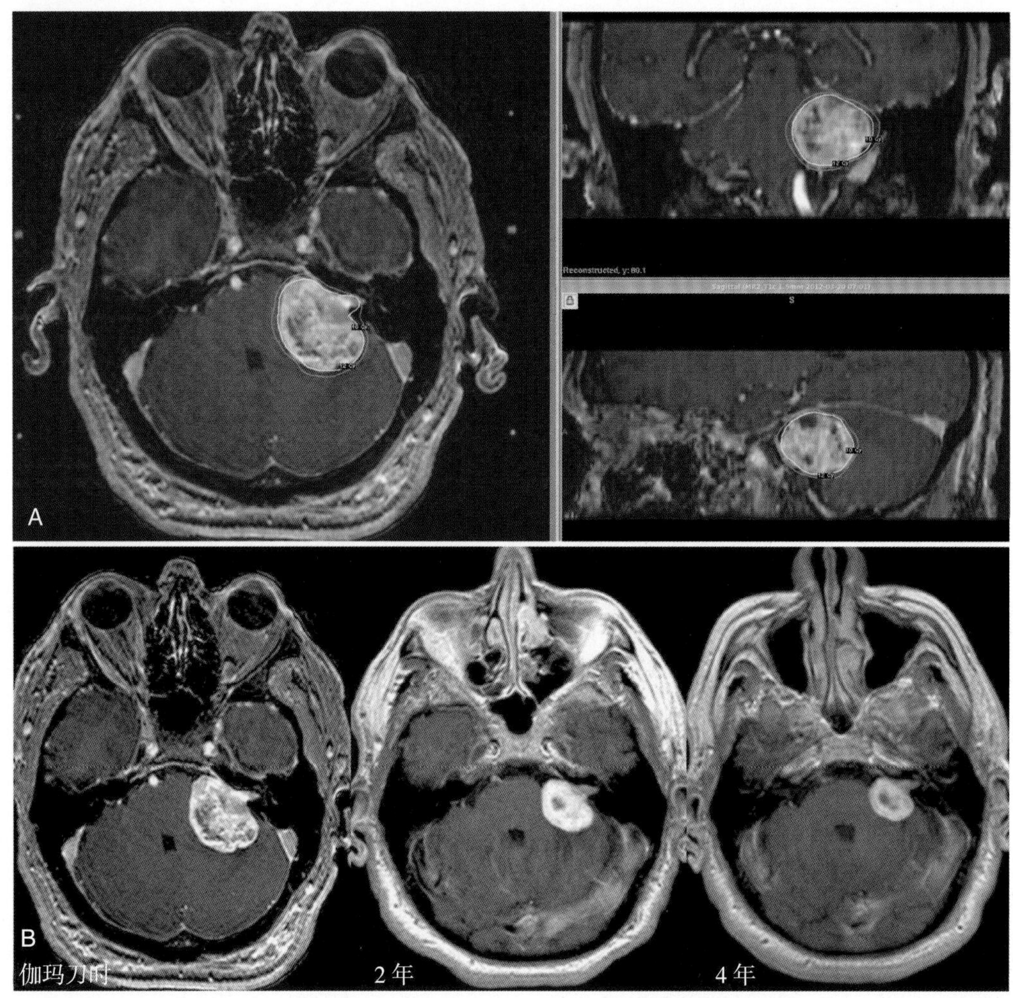

图 27.1 （A）在冠状面和矢状面重建的对比增强轴向磁共振成像（MRI）上投影的共形伽玛刀剂量计划。（B）对比增强轴向 MRI 显示，在放射外科术后 2 年和 4 年随访时，前庭神经鞘瘤明显消退。图 27.1（A）冠状面和矢状面重建的对比增强轴向 MRI 上投影的共形伽玛刀剂量计划。（B）对比增强轴向 MRI 显示前庭神经鞘瘤在放射手术后 2 年和 4 年随访时明显消退

（在处方等剂量下，3D 平面图与肿瘤边缘的符合程度）以及选择性（剂量在肿瘤外的下降速度）。因此，正是顺应性和选择性使 GK 计划有别于其他放射工具，并使手术过程能够在一次治疗中完成。对这种肿瘤进行分次放射治疗的技术，是因为顺应性和选择性差，需要将剂量输送分为多个疗程以维持安全。

在伽玛刀®放射外科（GKS）中，通常在符合肿瘤边缘的等剂量线上规定 12~12.5 Gy 的剂量。这种边际剂量与低并发症率和高肿瘤控制率有关。在规定边际剂量后，要检查耳蜗和脑干的剂量衰减，使其保持在耐受水平以下。评估肿瘤、耳蜗和脑干的剂量 – 体积直方图，以记录最小肿瘤剂量并检查耳蜗与脑干的体积。在我们的中心，我们试图将保留听力的患者的耳蜗剂量保持在 4.2 Gy 以下。

警　惕

- 大型肿瘤：对脑干有症状性肿块效应的大肿瘤，不适合用放射外科手术作为主要治疗手段。部分肿瘤切除后，再进行有计划的放射外科手术，为此类患者提供了保留面部和耳蜗功能的最佳机会。
- 囊性肿瘤：一些医生存在一种误解，认为囊性肿瘤对放射手术没有反应，因此不应进行放射手术。相反，事实是囊性 VS 的反应通常是肿瘤明显消退。
- 更高的边际剂量：VS 放射手术不需要高于 13 Gy 的边际剂量。较高的剂量与较高的面神经和听觉神经并发症风险相关。
- 肿瘤扩张：随访 MRI 显示，约 5% 的患者在

放射手术后出现肿瘤扩张。这些患者应使用连续 MRI 进行随访，不应急于进行手术。

临床结果

听力保护

已发表的 VS 放射外科研究表明，有效听力保存率在 49%~79%（表 27.1）。在 Flickinger 等的一项研究中，对于接受 13 Gy 肿瘤边际剂量治疗的患者（n=89），5 年听力水平保存率和语言保存率分别为 75.2% 和 89.2%[2]。Kano 等评估了 77 例 VS 患者听力保存的相关因素[3]。在 SRS 后随访时间的中位数为 20 个月时，71% 的人保留了正常听力。在放射手术前有 Gardner Robertson（GR）Ⅰ级听力的患者中，89% 的患者保留了正常听力。可维持听力的重要预后因素是 GR Ⅰ级听力、患者年龄小于 60 岁、管内肿瘤和较小的肿瘤体积。中央耳蜗的耳蜗剂量小于 4.2 Gy 与同一 GR 级别的听力保护效果显著相关。

Boari 等回顾了 152 例使用 13 Gy 的中位边际剂量（范围为 11~15 Gy）进行了 GKRS 的 VS 患者术后 10 年听力随访[4]。在 GR Ⅰ级听力患者中，听力保存率为 71%，在 55 岁以下的 GR Ⅰ级听力患者中听力保存率达到 93%。这项研究表明，即使在 10 年的随访中，年轻的 GR Ⅰ级患者仍有明显更高的概率保持功能性听力。

Baschnagel 等研究了耳蜗剂量对有效听力保护的影响[5]。使用 GKS 治疗 40 例听力正常的 VS 患者，其中位边际剂量为 12.5 Gy（范围 12.5~13 Gy）至 50% 等剂量体积。耳蜗最大和平均剂量的中位数分别为 6.9 Gy 和 2.7 Gy。维持正常听力的 1 年、2 年和 3 年精算率分别为 93%、77% 和 74%。接受平均耳蜗剂量小于 3 Gy 的患者的 2 年听力保存率为 91%，而接受平均耳蜗剂量大于等于 3 Gy 者的听力保存率则为 59%。在这项研究中，平均耳蜗剂量小于 3 Gy 与更高的听力保存率相关。

Lipski 等分析了 126 例接受 GKRS 治疗的 VS 患者，其平均边际剂量为 11.5 Gy（范围 11~12 Gy）[6]。与治疗前相比，放射手术后 1 年、2 年和 3 年的患者的听力受损率分别为 12%、13% 和 16%。总体而言，77% 的 GK 前听力正常的患者在 GKRS 后 3 年仍能保持正常听力。Klijn 等使用 11 Gy 的中位

表 27.1 已发表的可维护听力保护的报告

第一作者	年份	边际剂量（Gy）	随访月数，中位数 / 平均值（范围）	听力保护率
Flickinger[29]	2004	13（12~13）	24（12~115）	78.6%
Pollock[30]	2006	12.2	42（12~62）	63%
Chopra[31]	2007	13（12~13）	68（12~143）	57%
Regis[32]	2007	12	≥ 24	60%
Niranjan[33]	2008	13（10~18）	28（12~144）	64.5%
Kano[34]	2009	12.5（12~13）	20（6~40）	71%
Myrseth[35]	2009	12	24	68%
Tamura[36]	2009	12（9~13）	48（36~132）	78%
Kim[37]	2010	12（11~15）	36（9~81）	68%
Delbrouck[38]	2011	12	≥ 12	66%
Kim[39]	2011	12（12~13）	25（6~48）	61%
Massager[40]	2011	12	43（24~96）	79%
Boari[4]	2014	13（11~15）	60（36~1530）	49%
Lipski[6]	2015	11.5（11~12）	48（24~84）	77%
Mousavi[10]	2015	12.5（12~13）	65（12~183）	67%
Horiba[9]	2016	11.9（11~12）	56（24~99）	57%
Akpinar[12]	2016	12.5（11.5~13）	59（10~168）	79%

边际剂量治疗 GKRS 患者[7]。在 71 例基线听力正常的患者的亚组中评估了听力正常的保存情况。3 年和 5 年听力保存率分别为 65% 和 42%。在最近的一项研究中，Schumacher 等在 30 例 VS 患者中使用了低剂量（11.0 Gy）GKRS[8]。在 42 个月的中位随访时间里，50% 的患者保留了正常听力。耳蜗的平均剂量和最大剂量越高，听力正常的患者比例越低。Horiba 等评估了低剂量 GKS 治疗 VS 的效果[9]。患者接受了平均边际剂量为 11.9 Gy（范围 11~12 Gy）的治疗。耳蜗的剂量保持在 4 Gy 以下。在 GKS 前 49 例听力正常的患者中，28 例（57%）在最后一次随访时证明听力正常。

Mousavi 等研究了 GK 前听力状态对 GKRS 后听力保存率的影响。这些作者分析了 68 例患有 GR Ⅰ级听力的 VS 患者[10]。25 例患者在 GKRS 前无主观听力损失（A 组），43 例患者在 GKRS 前报告主观听力损失（B 组）。GKRS 术后 3 年，A 组患者的听力（GR Ⅰ级或Ⅱ级）保存率为 100%，而 B 组患者的听力保存率在 GKRS 后 1 年为 81%，2 年为 60%，3 年为 57%。没有主观听力损失的患者具有较高的Ⅰ级或Ⅱ级听力保存率。为了确定听力保存率高的因素，Mousavi 等回顾性分析了 166 例 GK 前听力图显示 GR Ⅰ级听力的患者[11]。这些患者分为Ⅰ-A 级（无主观听力损失 53 例患者）和Ⅰ-B 级（主观听力损失 113 例患者）。Ⅰ-B 级进一步分为两组：如果患耳纯音平均值（PTA）的差异≤ 10 分贝则为Ⅰ-B1 级（56 例患者），如果 PTA 差异大于 10 dB，则为Ⅰ-B2 级（57 例患者）。Ⅰ-A 级的 5 年和 10 年听力保存率分别为 100% 和 92%。Ⅰ-B1 级的 5 年和 10 年听力保存率分别为 71% 和 57%。Ⅰ-B 2 级的 5 年和 10 年听力保存率分别为 26% 和 26%。这项研究表明，如果在报告主观听力损失之前进行 SRS，则 GK 前听力正常（GR Ⅰ级）的小 VS 患者的听力保存明显更好。在报告主观听力损失的患者中，患耳和未患耳的 PTA 差异是长期听力保存的重要因素。

在最近的一项研究中，Akpinar 等研究了观察期对听力正常的小 VS 患者的影响[12]。早期治疗患者的 5 年和 10 年有效听力保存率分别为 89% 和 86%。后期治疗的患者的 5 年和 10 年有效听力保存率分别为 66% 和 66%。这项研究表明，使用 GKS 的早期干预可以提高听力保存率。

Yang 等审查了已发表的关于 VS 患者 GKS 的文献[13]。这些作者评估了代表 4234 例患者的 45 篇文章。在中位随访 35 个月时，无论辐射剂量、患者年龄或肿瘤体积如何，总体听力保存率为 51%。较低的边际剂量（≤ 13 Gy）与更好的听力保存率（60.5%）相关。肿瘤较小（平均肿瘤体积 ≤ 1.5 cm^3）的患者听力保存率（62%）高于肿瘤较大的患者。

Yomo 等将 SRS 后听力恶化与肿瘤本身导致的听力恶化的自然过程进行了比较[14]。一组 154 例单侧 VS 患者被保守监测超过 6 个月，然后接受 GKS 治疗。肿瘤边缘的平均剂量为 12.1 Gy。测量放射手术前后每年的听力下降率。GKS 前后的年平均听力下降率分别为 5.39 分贝 / 年和 3.77 分贝 / 年（$P > 0.05$）。发现最大耳蜗剂量小于 4 Gy 是听力保存的唯一预后因素。这项研究表明，与自然病史相比，放射手术后的年听力下降率没有增加。

长期研究表明，大多数患有中小型肿瘤且听力良好或正常的患者都能保持听力。

面神经保护

使用目前的技术，几乎所有患者的面神经功能都能得到保留（表 27.2）。在一项使用当前技术（基于 MR 的剂量规划，肿瘤边际剂量为 13 Gy 或更低）的 VS 放射外科分析中，Flickinger 等报道了面部无力麻木风险（5 年精算率）为 0。更高的边际剂量（> 14 Gy）与新发面部无力的 5 年精算风险为 2.5% 相关[2]。接受过管内肿瘤放射手术的患者均未出现新的面部或三叉神经病变。

Chung 等回顾性研究了 195 例患有 GKRS 的 VS 患者，采用多中心剂量规划，处方剂量为 11~18.2 Gy，50%~94% 等剂量位于肿瘤边缘[15]。2 例（1%）患者出现暂时性面瘫。Hasegawa 等评估了 VS 放射手术后的长期结果[16]。中位随访期为 12.5 年。在 287 例接受边际剂量为 13 Gy 或更低剂量治疗的患者中，3 例（1%）患者出现了面部麻痹（2 例患者在第二次 GKRS 手术后出现短暂性麻痹，1 例患者出现持续性麻痹）。高边际剂量组（> 13 Gy）的 10 年面神经精算保存率为 97%，低边际剂量组为 100%（≤ 13 Gy）。

在一项前瞻性研究中，van Eck 和 Horstmann 研究了在维持 13 Gy 边际剂量的同时较低的中心剂量（最大 20 Gy）的作用。95 例患者中有 1 例出现短暂性面神经损伤[17]。Lipski 等在一项针对 126 例 VS 患者的研究中报道了 3% 的面神经功能短

表 27.2 已发表的面部神经缺损报告

第一作者	年份	边际剂量（Gy）	面部缺陷患者数量	面部缺陷率
Flickinger[29]	2004	13（12~13）	0	0
Niranjan[33]	2008	13（10~18）	0	0
Chung[15]	2013	11~18.2	2（暂时性的）	1%
Hasegawa[16]	2013	12.5	3（2 暂时性的）	1%
Van Eck[17]	2013	13	1	1%
Lipski[6]	2015	11.5	4（暂时性的）	3%
Klijn[7]	2016	11	4	1%
Horiba[9]	2016	11.9	1（暂时性的）	1%

暂性损害患者，这些患者接受了平均边际剂量为 11.5 Gy（范围为 11~12 Gy）的 GKRS 治疗[6]。在 Klijn 等的一项研究中，420 例患者接受了 GKRS 治疗 VS，平均边际剂量为 11 Gy[7]。4 例（1.0%）患者报告出现新的或增加的永久性面部无力。Tveiten 等研究了 VS 治疗后患者报告的结果[18]。本研究中 247 例接受 GKS 治疗，144 例接受显微外科治疗。接受显微外科治疗的患者中几乎有 20% 的面神经功能客观下降，而 GKS 组中只有 2% 的患者面神经功能下降。

与手术切除相比，GKRS 术后面部神经功能的保存率非常高。根据目前的技术，预计不到 1% 的患者会出现短暂的面神经功能障碍。

年轻患者的听神经和面神经保护

放射外科已被证明是年轻 VS 患者非常有效的治疗策略。Lobato Polo 等报道，在一项针对 55 例使用 GKRS 治疗的年轻患者的研究中，在 3、5 和 10 岁时，分别有 100%、93% 和 93% 的患者保持了正常听力[19]。边际剂量 13 Gy 或更小与听力保存显著相关（P=0.017）。剂量低于 13 Gy 的患者均未出现面神经病变。

较大肿瘤患者的听神经和面神经保护

SRS 是中小型 VS 患者的既定管理选择。然而，已经对一些肿瘤较大的患者进行了放射手术，这些患者要么拒绝手术，要么因合并症而被发现有较高的切除风险。Yang 等研究了 65 例接受放射手术的 VS 较大（直径 3~4cm，肿瘤体积中位数 9 cm^3）的患者[20]。82% 的患者保留了正常听力。van de Langenberg 等评估了 33 例 GK 患者的大 VS 的结果[21]。分别有 58% 和 91% 的患者保持了正常的听力和面神经功能，任何面神经病变都是短暂的。大型 VS 的初级 GKS 导致可接受的听力保存率。Milligan 等分析了 22 例接受过 GKS 治疗的患者，他们的颅后窝直径大于 2.5 cm[22]。平均治疗肿瘤体积为 9.4 cm^3（范围为 5.3~19.1 cm^3）。中位最大后窝直径为 2.8 cm（范围 2.5~3.8 cm）。肿瘤边际剂量中位数为 12 Gy（范围 12~14 Gy）。3 年无新发面神经病变和功能性听力保留的精算率分别为 92% 和 47%。GKS 后 5 年，这些比率分别降至 85% 和 28%。这些研究表明，对于大多数较大的 VS 患者而言，单次放射外科手术是一种成功的治疗方法。GKS 的脑神经发病率显著低于通常通过切除较大 VS 的发病率。放射手术对特定的大肿瘤患者的价值前景广阔。然而，所有的选择都应该与患者讨论，并在考虑患者的愿望和目标以及外科医生的经验后做出个性化的决定。

囊性前庭神经鞘瘤

囊性 VS 患者经常被告知这些肿瘤对 SRS 反应不佳。Bowden 等最近回顾了囊性 VS 的放射手术结果[23]。尽管有囊性 VS 对 SRS 没有反应的说法，但这项研究证明，大囊性 VS 在 SRS 后肿瘤消退的可能性最大。整体而言，本研究的肿瘤控制率在 2 年时为 99.4%，在 5 年时为 96.4%。大囊性肿瘤和小细胞性肿瘤的体积回归中位数分别为 79% 和 43%，而均质增强肿瘤的回归中位数为 35%。该组 2 年和 5 年听力保存率分别为 82.2% 和 61.5%。两组之间的听力结果没有显著差异。使用 House-Brackman 量表评估 SRS 术后的面部神经功能。与 SRS 前相比，又有 2 例患者出现面部无力（1 例Ⅱ级和 1 例Ⅲ级）。

肿瘤发生

许多寻求 VS 治疗方案信息的患者被告知，即使 GKRS 有效，他们也很有可能因暴露于辐射而患上癌症。Cahan 的辐射相关肿瘤标准规定，患者必须在辐射范围内发生肿瘤，肿瘤必须具有不同的组织学，并且在出现继发肿瘤与 GKRS 之间必须间隔一段时间[24]。Patel 和 Chiang 最近回顾了关于这一主题的文献，并指出在 40 年的时间里，全球超过 10 万例接受 GKRS 治疗的患者中，有 36 例患者符合标准[25]。Pollock 等对 1142 例患者进行了回顾，并报道了 15 年内辐射诱发肿瘤的风险为 0。358 例 VS 中有 1 例（0.3%）报告恶性转化，中位时间为 4.9 年[26]。在优秀的显微外科中心对此进行分析，VS 开颅术后的死亡风险估计为 1/1000~1/500。应告知患者放射外科病例中肿瘤发生的估计风险在 1/100 000~1/1000。

GKRS 后切除

许多 VS 患者犹豫不决的最后一个原因是他们收到的报告称，在放射手术失败后，肿瘤将黏附在脑干和脑神经上，由于切除困难，会造成严重的脑或神经损伤风险。这种误解似乎起源于耳科文献，该文献最初未能将各种放射治疗技术与 GKRS 区分开来。宽场分割放射治疗可能导致这种瘢痕。在具有 GK 放射外科和显微外科经验的中心，没有发现先前的放射外科手术与随后的切除困难之间存在明确的相关性[27]。重要的是，患者和转诊医生要记住，接受 GKRS 的患者中只有不到 2% 因手术后的持续增长需要显微手术干预。

生活质量

GKRS 是一种门诊治疗，允许患者在手术完成后 12 h 内恢复其先前的生活。对于失衡或不平衡的患者，这些症状可能会持续存在，但通常是轻微的。它们反映了一个复杂系统中单侧前庭输入的丧失，该系统需要视觉、两个功能性耳朵和完整的背柱功能。手术和放射手术都不能使功能失调的前庭神经发挥作用。大多数患者会调整生活方式，以便改善失调、罕见的眩晕事件，甚至耳鸣（如果出现）。挪威近期一项研究进一步确定了 GKRS 患者与接受显微手术患者相比生活质量有所改善[28]。

手术回顾

我最糟的病例（图 27.2）

1 例 64 岁男子出现耳鸣和右耳听力减退。他的脑部 MRI 显示右侧管内 VS。他接受了 12.5 Gy 边际剂量的 GKS。他的 6 个月和 1.5 年随访 MRI 显示肿瘤稳定。然而，3 年的影像学随访显示肿

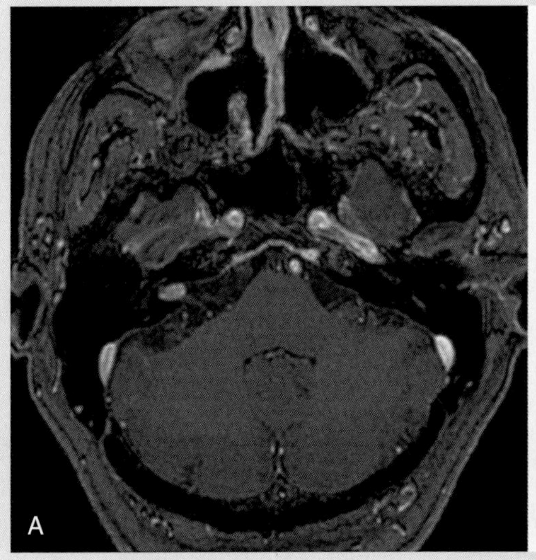

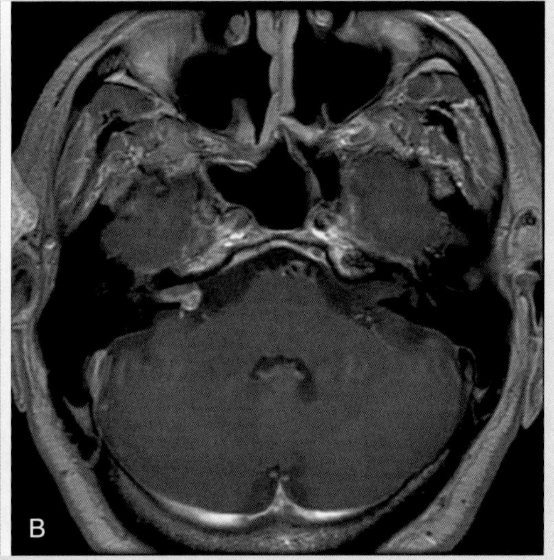

图 27.2 （A）造影增强轴向磁共振成像显示放射手术时的管内前庭神经鞘瘤。（B）肿瘤稳定 2 年；然而，在 3 年的随访中发现肿瘤进展

瘤进展（图 27.2）。

管理：这例患者接受了第二次放射手术，没有出现任何肿瘤进展的并发症。在接受 GKS 治疗的 VS 中，预计约 2% 的 VS 会出现需要干预的持续肿瘤生长。这些病例中约有半数符合重复放射手术的条件，其他病例可以通过显微手术治疗。

如果出现意外的听力损失或面部功能障碍，我们建议短期口服皮质类固醇并进行 MRI 检查以评估肿瘤反应。大多数情况下，这种突然的脑神经功能障碍可以恢复。

神经外科手术讨论时刻

可以从多个机构获得使用 12~13 Gy 边际剂量的单次放疗的长期数据。对大多数患者而言，放疗目前被认为是一线治疗，尤其是对那些希望保留面听神经并且小到中等大小的有听力的前庭神经鞘瘤的患者。较大肿瘤患者，并且有症状性占位效应（头痛、共济失调和平衡失调）的患者则需要手术。这种手术的目的应该是去除肿块并保留现有的脑神经功能。SRS 可用于实现长期肿瘤控制，有面部和听觉功能的高保存率。GKRS 仍然是治疗中小型前庭神经鞘瘤的最佳方法，甚至对较大肿瘤而没有症状性占位效应（头痛、共济失调和平衡失调）的患者也是如此。

参考文献

[1] Lunsford LD, Niranjan A, Flickinger JC, et al. Radiosurgery of vestibular schwannomas: summary of experience in 829 cases. J Neurosurg, 2005, 102(suppl):195–199.

[2] Flickinger JC, Kondziolka D, Niranjan A, et al. Acoustic neuroma radiosurgery with marginal tumor doses of 12 to 13 Gy. Int J Radiat Oncol Biol Phys, 2004, 60:225–230.

[3] Kano H, Kondziolka D, Khan A, et al. Predictors of hearing preservation after stereotactic radiosurgery for acoustic neuroma. Clinical article. J Neurosurg, 2009, 111:863–873.

[4] Boari N, Bailo M, Gagliardi F, et al. Gamma Knife radiosurgery for vestibular schwannoma: clinical results at long-term follow-up in a series of 379 patients. J Neurosurg, 2014, 121(suppl):123–142.

[5] Baschnagel AM, Chen PY, Bojrab D, et al. Hearing preservation in patients with vestibular schwannoma treated with Gamma Knife surgery. J Neurosurg, 2013, 118:571–578.

[6] Lipski SM, Hayashi M, Chernov M, et al. Modern Gamma Knife radiosurgery of vestibular schwannomas: treatment concept, volumetric tumor response, and functional results. Neurosurg Rev, 2015, 38:309–318, discussion 318.

[7] Klijn S, Verheul JB, Beute GN, et al. Gamma Knife radiosurgery for vestibular schwannomas: evaluation of tumor control and its predictors in a large patient cohort in The Netherlands. J Neurosurg, 2016, 124:1619–1626.

[8] Schumacher AJ, Lall RR, Lall RR, et al. Low-dose Gamma Knife radiosurgery for vestibular schwannomas: tumor control and cranial nerve function preservation after 11 Gy. J Neurol Surg B Skull Base, 2017, 78:2–10.

[9] Horiba A, Hayashi M, Chernov M, et al. Hearing preservation after low-dose Gamma Knife radiosurgery of vestibular schwannomas. Neurol Med Chir (Tokyo), 2016, 56:186–192.

[10] Mousavi SH, Kano H, Faraji AH, et al. Hearing preservation up to 3 years after Gamma Knife radiosurgery for Gardner-Robertson class I patients with vestibular schwannomas. Neurosurgery, 2015, 76:584–590, discussion 590–581.

[11] Mousavi SH, Niranjan A, Akpinar B, et al. Hearing subclassification may predict long-term auditory outcomes after radiosurgery for vestibular schwannoma patients with good hearing. J Neurosurg, 2016, 125:845–852.

[12] Akpinar B, Mousavi SH, McDowell MM, et al. Early radiosurgery improves hearing preservation in vestibular schwannoma patients with normal hearing at the time of diagnosis. Int J Radiat Oncol Biol Phys, 2016, 95:729–734.

[13] Yang I, Sughrue ME, Han SJ, et al. A comprehensive analysis of hearing preservation after radiosurgery for vestibular schwannoma: clinical article. J Neurosurg, 2013, 119(suppl):851–859.

[14] Yomo S, Carron R, Thomassin JM, et al. Longitudinal analysis of hearing before and after radiosurgery for vestibular schwannoma. J Neurosurg, 2012, 117:877–885.

[15] Chung WY, Liu KD, Shiau CY, et al. Gamma Knife surgery for vestibular schwannoma: 10-year experience of 195 cases. J Neurosurg, 2013, 119(suppl):87–97.

[16] Hasegawa T, Kida Y, Kato T, et al.Long-term safety and efficacy of stereotactic radiosurgery for vestibular schwannomas: evaluation of 440 patients more than 10 years after treatment with Gamma Knife surgery. J Neurosurg, 2013, 118:557–565.

[17] van Eck AT, Horstmann GA. Increased preservation of functional hearing after Gamma Knife surgery for vestibular schwannoma. J Neurosurg, 2013, 119(suppl):204–206.

[18] Tveiten OV, Carlson ML, Goplen F, et al. Patient-versus physician-reported facial disability in vestibular schwannoma: an international cross-sectional study. J Neurosurg, 2017, 127(5):1015–1024.

[19] Lobato-Polo J, Kondziolka D, Zorro O, et al. Gamma Knife radiosurgery in younger patients with vestibular

schwannomas. Neurosurgery, 2009, 65:294–300, discussion 300–291.

[20] Yang HC, Kano H, Awan NR, et al. Gamma Knife radiosurgery for larger-volume vestibular schwannomas. Clinical article. J Neurosurg, 2011, 114:801–807.

[21] van de Langenberg R, Hanssens PE, Verheul JB, et al. Management of large vestibular schwannoma. Part II. Primary Gamma Knife surgery: radiological and clinical aspects. J Neurosurg, 2011, 115:885–893.

[22] Milligan BD, Pollock BE, Foote RL, et al. Long-term tumor control and cranial nerve outcomes following Gamma Knife surgery for larger-volume vestibular schwannomas. J Neurosurg, 2012, 116: 598–604.

[23] Bowden G, Cavaleri J, Monaco E III, et al. Cystic vestibular schwannomas respond best to radiosurgery. Neurosurgery, 2017, 81(3):490–497.

[24] Cahan WG, Woodard HQ, Higinbotham NL, et al. Sarcoma arising in irradiated bone: report of eleven cases. 1948.Cancer, 1998, 82:8–34.

[25] Patel TR, Chiang VL. Secondary neoplasms after stereotactic radiosurgery. World Neurosurg, 2014, 81:594–599.

[26] Pollock BE, Link MJ, Stafford SL, et al.The risk of radiation-induced tumors or malignant transformation after single-fraction intracranial radiosurgery: results based on a 25-year experience. Int J Radiat Oncol Biol Phys, 2017, 97:919–923.

[27] Regis J, Pellet W, Delsanti C, et al. Functional outcome after Gamma Knife surgery or microsurgery for vestibular schwannomas. J Neurosurg, 2002, 97:1091–1100.

[28] Varughese JK, Wentzel-Larsen T, Pedersen PH, et al. Gamma Knife treatment of growing vestibular schwannoma in Norway: a prospective study. Int J Radiat Oncol Biol Phys, 2012, 84:e161–e166.

[29] Flickinger JC, Kondziolka D, Niranjan A, et al. Acoustic neuroma radiosurgery with marginal tumor doses of 12 to 13 Gy. Int J Radiat Oncol Biol Phys, 2004, 60:225–230.

[30] Pollock BE, Driscoll CL, Foote RL, et al. Patient outcomes after vestibular schwannoma management: a prospective comparison of microsurgical resection and stereotactic radiosurgery. Neurosurgery, 2006, 59:77–85, discussion 77–85.

[31] Chopra R, Kondziolka D, Niranjan A, et al. Long-term follow-up of acoustic schwannoma radiosurgery with marginal tumor doses of 12 to 13 Gy. Int J Radiat Oncol Biol Phys, 2007, 68:845–851.

[32] Regis J, Roche PH, Delsanti C, et al. Modern management of vestibular schwannomas. Prog Neurol Surg, 2007, 20:129–141.

[33] Niranjan A, Mathieu D, Flickinger JC, et al. Hearing preservation after intracanalicular vestibular schwannoma radiosurgery. Neurosurgery, 2008, 63:1054–1062, discussion 1062–1053.

[34] Kano H, Kondziolka D, Khan A, et al. Predictors of hearing preservation after stereotactic radiosurgery for acoustic neuroma. J Neurosurg, 2009, 111:863–873.

[35] Myrseth E, Moller P, Pedersen PH, et al. Vestibular schwannoma: surgery or Gamma Knife radiosurgery? A prospective, nonrandomized study. Neurosurgery, 2009, 64:654–661, discussion 661–653.

[36] Tamura M, Carron R, Yomo S, et al. Hearing preservation after Gamma Knife radiosurgery for vestibular schwannomas presenting with high-level hearing. Neurosurgery, 2009, 64:289–296, discussion 296.

[37] Kim CH, Chung KW, Kong DS, et al. Prognostic factors of hearing preservation after Gamma Knife radiosurgery for vestibular schwannoma. J Clin Neurosci, 2010, 17:214–218.

[38] Delbrouck C, Hassid S, Choufani G, et al. Hearing outcome after Gamma Knife radiosurgery for vestibular schwannoma: a prospective Belgian clinical study. B-ENT, 2011, 7(suppl 17):77–84.

[39] Kim JW, Kim DG, Paek SH, et al. Efficacy of corticosteroids in hearing preservation after radiosurgery for vestibular schwannoma:a prospective study. Stereotact Funct Neurosurg, 2011, 89:25–33.

[40] Massager N, Lonneville S, Delbrouck C, et al. Dosimetric and clinical analysis of spatial distribution of the radiation dose in Gamma Knife radiosurgery for vestibular schwannoma. Int J Radiat Oncol Biol Phys, 2011, 81:e511–e518.

28 颅后窝肿瘤并发症：室管膜瘤 / 髓母细胞瘤 / 毛细胞型星形细胞瘤

FREDERICK A. BOOP, JIMMY MING-JUNG CHUANG

重 点

- 这些肿瘤切除的注意事项取决于肿瘤的位置。
- 髓母细胞瘤大多起源于第四脑室顶部，向下推入脑室。35% 的髓母细胞瘤侵袭第四脑室底和脑干。这种肿瘤切除可能导致“第四脑室底综合征”，包括同侧第Ⅵ对和第Ⅶ对脑神经核麻痹和对侧偏瘫。
- 未成熟的毛细胞星形细胞瘤发生于小脑半球，通常被室管膜与脑室隔开。小脑星形细胞瘤的一种变异型实际上起源于脑干，并向脑室背侧外生性生长。这种肿瘤从脑干中生长出来，向背侧生长时将功能性组织拉高。没有经验的外科医生在切除肿瘤的过程中可能会无意间损伤脑干。
- 室管膜瘤起源于脑室室管膜。那些起源于第四脑室底的血管从起源于脑干的多个小穿孔血管中获得血液供应。这些血管必须小心地电凝和切断，因为撕裂它们可能会导致它们缩回并在脑干中出血。室管膜瘤的一种变异形式起源于 Luschka 孔外侧缘的室管膜返折处，并从孔生长到桥小脑角区。这些肿瘤常包绕后组脑神经以及椎 – 基底动脉复合体，也可侵袭脑桥侧方。

引 言

儿童脑瘤的发病率为（2.6~4）/10 万[1]。在儿童中被发现的脑瘤约 1/2 发生在颅后窝，其中髓母细胞瘤、幼年型毛细胞型星形细胞瘤（JPA）和室管膜瘤是三大脑瘤[2]。第四脑室肿瘤对神经外科医生而言是一个巨大的挑战，因为它们位于大脑深处，与许多重要结构非常接近。与幕上区域手术相比，颅后窝手术的发病率和死亡率更高，并发症种类也更广泛。此外，多项研究表明，手术切除的程度是影响儿童颅后窝肿瘤生存的最重要的决定因素。小儿神经外科医生必须做到最大限度地安全切除。

因此，小儿颅后窝肿瘤的手术治疗不仅关系到患儿的生存，而且关系到患儿的生存质量。到目前为止，还没有研究报道儿童颅后窝手术的真正并发症率。Sawaya 等将开颅相关的并发症分为三大类：神经性、区域性和系统性并发症[3]。在本文中，我们主要关注和儿童颅后窝室管膜瘤、髓母细胞瘤和毛细胞星形细胞瘤手术的神经性和局部并发症。我们还回顾了延迟诊断的原因以及在术前和术中采取的预防措施，以减少并发症的发生（图 28.1）。

颅后窝肿瘤的延迟诊断或误诊

先前的研究表明，儿童脑瘤的诊断延迟可能比儿童其他肿瘤的诊断延迟要长得多[4,5]。Dobrovoljac 等发现诊断前症状间期中位数（PSI）为 60 d，父母推迟了 14 d，医生推迟了 30 d。只有 33% 的脑瘤在出现体征和症状后的第 1 个月内得到诊断[6]。在 2 岁以上的儿童中，最常见的初始症状是头痛、恶心或呕吐、癫痫、斜视或复视、共济失调和行为改变。2 岁以下儿童最常见的初始症状为癫痫发作、呕吐、头部倾斜和行为改变。这些体征和症状是非特异性的，使病程早期往往很难诊断。

患有髓母细胞瘤或室管膜瘤的儿童出现症状的平均年龄为 5 岁或更小，而患有 JPA 的儿童出现症状的平均年龄为 9 岁。JPA 通常表现为长期的共济失调和颅内压升高（ICP），这都来源于渐进性梗阻性脑积水。颈部疼痛可能是慢性扁桃体下疝

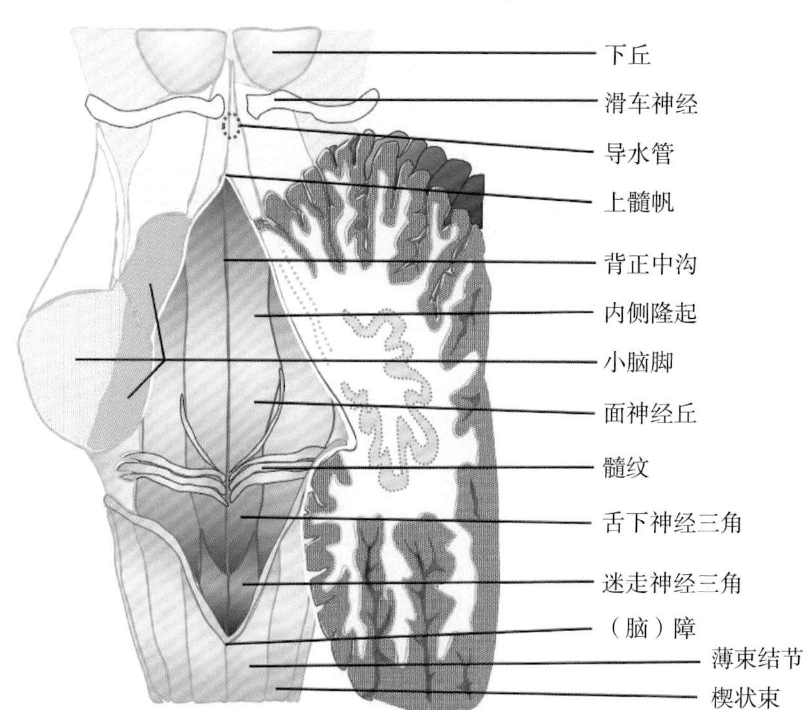

图 28.1 第四脑室位于脑桥和髓质的背侧，小脑的腹侧。它从大脑导水管延伸到脑闩部。第四脑室的前壁呈典型的菱形，称为菱形窝，后壁呈帐篷状。整个壁被背正中沟分为左右两半。在壁最宽的部分，由发亮的白色纤维横贯而过，即髓纹。内侧隆起在足部的脑桥部分在上中央窝，面丘的水平处呈椭圆形肿胀。内侧隆起在位于上中央窝，面丘水平的脑桥底部的椭圆形肿大的部位。从下中央窝开始，四脑室底的髓质部分分成两个三角：上面是舌下三角，下面是迷走神经三角

的主要症状。髓母细胞瘤可能产生与毛细胞星形细胞瘤相似的症状和体征，但由于它们是恶性肿瘤，生长速度较快，其进展过程通常是数周而不是数月。室管膜瘤通常起源于第四脑室底部。由于闩附近的“呕吐中枢”受到刺激而引起的恶心和呕吐通常是最初的症状。进行性头痛通常是儿童脑瘤的征兆；然而，5%~30% 的小学生可能会经历头痛。大多数以头痛作为脑瘤最初症状的儿童会在相对较短的时间内表现出额外的症状和体征。在儿童脑瘤联盟 3276 例患者的研究中，只有不足 3% 的脑瘤引起的头痛患儿在神经系统检查中没有其他异常 [7]。

随着计算机断层扫描和磁共振成像（MRI）的普及，小儿颅后窝脑瘤的早期诊断才出现。只有高度的怀疑，详细的临床病史，有针对性的神经系统检查，才能更准确和及时地诊断。

术前预防措施

尽管大多数儿童表现为脑室梗阻和颅内压升高的症状，但绝大多数可在重症监护环境中观察到，不需要紧急分流、第三脑室造瘘或脑室外引流（EVD）。在开始静脉注射类固醇的 12 h 内，大多数孩子会发现恶心、呕吐或头痛有所改善，允许在选择性的基础上进行手术。罕见情况下，一个孩子的神经功能下降，不得不紧急手术，但这种情况不常见。

大多数患有颅后窝肿瘤的儿童不需要永久性分流。根据开颅后硬脑膜的肿胀情况来决定脑室外引流手术时机。同样，即使脑室在术前影像上可能已经很大，但大多数儿童不需要脑室外引流。

术中预防措施

一些年龄相关的因素会影响体位、麻醉和术后护理的决策。在下文中有详细论述。

输 血

儿童肿瘤手术的主要挑战是失血。幼儿的循环血量估计为每公斤体重 70 mL。损失超过 1.5 倍血容量会有凝血障碍的风险。当明显需要输血时，麻醉师应尽早开始替代治疗。洗涤红细胞不太可能

引起高钾血症问题，尤其在术中需要大量血液的儿童身上。照射过的红细胞可以用来减少给受损宿主病毒传播的可能性，特别是如果孩子在手术后可能需要化疗。

体位和固定

有 3 种可能的体位：俯卧位、侧卧位或坐位。只要患者超过 2 岁，每一种体位都需要固定头部。婴儿使用三钉可导致颅骨穿透，产生凹陷性颅骨骨折、气颅、硬脑膜撕裂伤、血肿或术后脓肿。如果儿童俯卧位脸朝下枕在马蹄形软垫头枕上，2 岁以下儿童的颅后窝手术可能也是更安全的。重要的是要调整马蹄软垫的宽度，以确保对眼睛没有压力。这种姿势下额骨颧突有压疮的风险。将泡沫贴在脸上，黏合的一面贴在皮肤上，可能有助于避免压力损伤。对于 3 岁以上的儿童，使用儿童三钉，但收紧到每英寸只有 40 磅的压力，直到三钉穿透颅骨的外板。重要的是三钉的放置要避免颞骨鳞部和分流管。

俯卧位或飞机体位（俯卧，颈部弯曲）提供了许多人体工程学的优点，如更好的可视性，更好的暴露，更大的外科医生舒适度，以及最小的空气栓塞风险。俯卧位最显著的缺点是静脉充血，会导致更明显的失血和面部软组织肿胀。这种充血可以通过将头部抬高到心脏水平以上来改善。在俯卧位时，必须注意保护压迫点，如肘部的尺神经、横过腓骨头的腓总神经和髂嵴处的股外侧皮神经，以避免皮肤破裂和压迫性神经病变。在患者身下放置两个纵向垫子，膝盖和脚踝也要被垫起来。

在侧卧位时，患者需要侧躺。这使得外侧隐窝或桥小脑角的可视性更好。侧位的缺点是解剖不是居中的，因此外科医生必须随着旋转的所有解剖结构想象。患者侧卧，在相关手臂的腋窝中放置软垫，防止臂丛损伤或血管压迫，相关腿需要垫起来，特别注意小腿腓骨头，避免腓神经麻痹。

让患者坐直的坐姿，可提供清晰的手术视野，因为血液和脑脊液（CSF）会从手术部位流出。一些研究还表明，在坐姿下，后组脑神经保存得更好 [8]。然而，坐姿有很多风险。最重要的风险是心血管不稳定、低血压、静脉空气栓塞（VAE）和硬膜下血肿。在整个监测 VAE 中，应监测心前多普勒超声血流和潮气末 CO_2。在成人研究中，经潮气末 CO_2 检测的 VAE 发生率高达 15.2%，而俯卧位的 VAE 发生率仅为 1.4%[8]。如果患儿有分流，术前应以坐姿封堵，以减少硬脑膜下血肿的风险。出于同样的原因，在坐姿时使用甘露醇应谨慎，因为它与硬脑膜下血肿的形成有关。坐姿的其他风险包括张力性气颅、脊髓型颈椎病、热损失（尤其是儿童）、外科医生不适和脑脊液从脑室系统快速排出。当使用头部支架时，针的位置必须用凡士林纱布覆盖，以减少空气的进入。如果发生空气栓塞，应用盐水浸泡过的海绵填塞伤口，立即低头，麻醉下吸出心房导管，试图将栓子从左心房取出。如果栓子严重，应将患者置于左侧卧位。

手术入路选择

正中线枕下入路。在儿童中，硬脑膜不能牢固地附着在颅骨上，因此在靠近或甚至在大静脉窦上方钻孔是安全的。开颅术的上、外侧界限是横窦和乙状窦。在下方，当小脑向下收缩或术后出现血肿或肿胀时，开颅术应始终包括枕骨大孔的后缘，以防止闭合的骨缘发生脑裂伤。为了暴露 C1 后弓，在解剖 C1 上方软组织（特别是上外侧表面）时应谨慎使用单极烧灼，以防止椎动脉损伤。在婴儿或幼儿中，C1 通常是软骨状的，背弓直到 3 岁才会融合。C1 椎板切除术有助于处理通过枕骨大孔疝出的病变。重要的是要记住，年幼儿童 C2 以下椎板切除术会增加天鹅颈畸形的风险 [9]。

所有的硬脑膜切口技术都需要穿过枕窦和环状静脉窦，这在 2 岁以下的婴儿中可能非常大。如果枕骨中静脉窦出血严重，应采用斜置止血钳或缝合结扎加以控制。在枕大池上方打开蛛网膜以引流脑脊液。轻轻分离小脑扁桃体，通过打开的髓帆暴露小脑延髓裂，使第四脑室底下方一览无余。小脑后下动脉（PICA）蚓支的位置应仔细解剖出来，因为它们常与扁桃体和小脑延髓裂的壁相连。如果在接近第四脑室顶端部分时暴露受限，切开小脑下蚓部并牵拉蚓部的两半可以在该区域提供更大的手术视角，并能更好地看到上髓膜和顶的中下部分。如果肿瘤通过其中一个 Luschka 孔延伸到桥小脑池，可以将同侧扁桃体和小脑半球向背侧牵拉来暴露它。有时需要做二次乳突后入路以完全切除肿瘤。

硬膜内暴露和切除肿瘤的技术取决于肿瘤的位置和大小。髓母细胞瘤可在小脑半球内发现，但多数起源于第四脑室顶，向下推入脑室；35% 侵入脑干，通常侵入脑室的闩部或第四脑室的底部。肿瘤的脑室被切除，以避免“第四脑室底综合征”，这包括同侧第Ⅵ和第Ⅶ脑神经核麻痹和对侧偏瘫。对闩部的刺激可引起术后持续呕吐，并存在误吸风险。

JPA 发生于小脑半球，通常由室管膜与脑室隔开。然而，在某些情况下，它们也会侵入第四脑室的底部。小脑星形细胞瘤的一种变异体实际上起源于脑干并向脑室背侧生长或向外侧侵入桥小脑角。这种肿瘤从脑干转移出去，在背侧生长时将功能组织一起拉起，很像火山的侧面。缺乏经验的外科医生可能倾向于切除与脑室底部或脑干侧面齐平的肿瘤，在这个过程中无意损伤了脑干。

顾名思义，室管膜瘤起源于脑室室管膜。当囊被从神经组织中剥离时，它们必须小心地去除。那些从第四脑室底产生的血液供应来自脑干起源的多个小穿孔血管。这些血管必须小心地凝固和切断，因为撕脱可能导致它们缩回以及脑干出血。轻柔、有规律的吸引，轻柔的冲洗，持续较长时间，这些会促使血管渗出停止而不损伤脑干。另一种类型的室管膜瘤起源于 Luschka 孔外侧缘的室管膜返折处，并从孔生长到桥小脑角。这些肿瘤常包绕后组脑神经和椎基底神经复合体，也可侵犯脑桥一侧。对外科医生而言，该肿瘤是最可怕的颅后窝肿瘤之一。皮肤切口起于中线，但在受累侧耳后方向上弯曲。这样可以切除中线的骨质，直到窦汇，并绕到受累侧的乙状窦。轻轻抬高受累侧小脑半球，打开髓帆间隙（小脑延髓裂），即可切除整个肿瘤，完成大体全切除。1/3 的患儿可能需要暂时的气管造口术和胃造口术，但大多数患儿可在术后 6 个月拔管。

术中监测

如果有侵犯脑干或脑神经的风险，颅后窝手术术中监测可能是有益的。此外，儿童在各种神经外科手术过程中神经功能恶化的风险与成人一样，术中监测对儿童也有同样的益处 [10]。神经生理学监测包括两大类技术：监测技术和定位技术。监测是确定手术引起的神经生理变化的来源，在永久性神经损伤发生之前及时纠正病因。定位包括那些允许功能识别和保存解剖学上重要的神经组织的技术 [11]。

监测是指对神经通路功能完整性的持续评估。直接监测脑干功能的常用方法是脑干听觉诱发电位（BAEP）。这种技术产生五种波，分别对应于耳蜗神经近端、耳蜗神经远端、耳蜗核、上橄榄复合体和外侧丘 / 下丘对听觉刺激的反应。脑波信号通过脑桥中脑传导的证据表明脑干并没有受到损伤。另一种监测技术，体感诱发电位（SSEP），通过内侧丘系跟踪感觉信号，向外侧追踪通路。由于它的距离是从第四脑室底，因此 SSEP 的敏感度低于 BAEP。直接刺激面神经或面神经核的映射定位可用于识别脑神经纤维的完整性或进入脑干的安全进入区。

最后，需要指出的是，术中监测往往会导致外科医生留下更多的肿瘤。认识到目前小儿颅后窝肿瘤最重要的生存预测指标是全部或接近全部切除，神经外科医生依靠术中监测仍然必须实现这一目标，否则肿瘤可能会进展，儿童可能会死亡。

术后并发症

可切除的残余肿瘤

虽然可切除的残留肿瘤不是真正的手术并发症，但我们必须记住，对于大多数儿童髓母细胞瘤 / 室管膜瘤 / 毛细胞型星形细胞瘤病例而言，最重要的预后决定因素是手术切除的范围。小儿神经外科医生必须实现最大限度的安全切除。

多项关于儿童颅后窝肿瘤结局的综述显示，无论组织学类型如何，切除的范围都是最重要的预后预测因素。在室管膜瘤和髓母细胞瘤的试验中，与较少的切除相比，广泛的全切除或近全切除已被证明可以使儿童的 5 年生存率提高 1 倍 [12-15]。然而，针对某些分子亚型的髓母细胞瘤，这一概念目前正受到质疑，并且随着新的靶向分子疗法的应用，它可能不再像之前那样重要 [16]。

我们的惯例是术前告知家长，孩子将在术后 48 h 内接受一次 MRI 检查，如果这次检查显示有可切除的残留肿瘤，孩子将会被再次送回手术室以切除该残余部分。除非外科医生因过度血管化或关键结构的侵入而停止了最初的切除。

脑积水

80% 的颅后窝肿瘤儿童在就诊时因第四脑室阻塞而患有脑积水。因此，脑积水的处理通常是首要干预措施。过去，许多患有肿瘤和脑积水的患者在就诊时接受了临时的术前分流手术，以治疗脑积水并使肿瘤切除变得可选择性进行。Sainte-Rose 等曾提倡在就诊时进行内镜下第三脑室造瘘术，而不

是分流术 [17]。然而，最近有观察发现，术前使用地塞米松可以显著缓解症状，并在 24~48 h 内减少呕吐。因此，一个合适的替代永久分流的方法是围手术期的外部脑室引流，特别是在患者表现出嗜睡或意识不清的情况下。当在有大型颅后窝肿块的情况下放置 EVD 时，必须考虑到向上疝的可能性，并且必须仔细监控脑脊液的引流速度和数量。大多数情况下，无论是临时的还是永久性的脑脊液分流都是不需要的，一旦肿瘤被切除，脑积水通常会自行消退。术后期间可以逐渐增加 EVD 的高度，在大多数情况下，EVD 可以在术后的 1 周到 10 d 内成功移除。

如今只有 10%~20% 的小脑及颅后窝肿瘤患者需要永久性分流。分流依赖的危险因素包括较小的年龄、更大的术前脑室大小、更广泛的肿瘤以及存在转移性疾病 [18,19]。脑脊液分流在超过 10 岁的儿童中很少需要。当存在持续性脑积水时，可以考虑选择脑室 – 腹膜分流术或内镜下第三脑室造瘘术 [20]。如果恶性肿瘤需要分流，可能会增加通过分流管发生神经外转移的风险（特别是转移到腹膜）[21]。

气 颅

脑室和硬膜下腔的气颅在第四脑室手术后并不罕见，特别是当患者在坐位下进行手术时。这通常是由于手术过程中通过外部脑室引流管（EVD）过度引流脑脊液所导致的。如果在手术中发现张力性气颅，应该将患者置于 Trendelenburg 体位，并用灌洗液冲洗手术台，以用液体替代空气。术后有症状的张力性气颅可以通过在额部开小孔来缓解，由此释放被困空气造成的压力。脑室内的空气可能会导致脑室 – 腹膜分流管的功能障碍，因为气体会在阀门内形成气锁。

血管受损

第四脑室手术中主要血管损伤的发生率较低。最可能受损的动脉是后下小脑动脉（PICA）。大多数 PICA 损伤的患者在术后表现为小脑半球功能障碍，症状包括恶心、呕吐、眼震、眩晕，以及无法站立或行走而伴有附肢运动失调（图 28.2）。

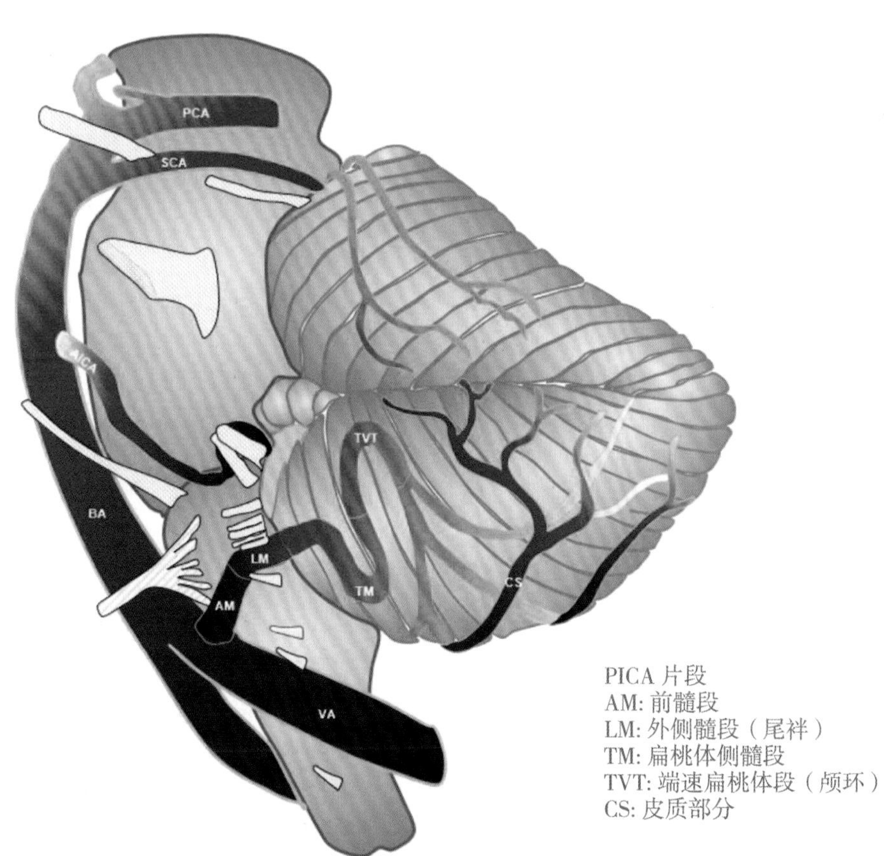

图 28.2 小脑后下动脉起源于椎动脉，从脑干的前面绕过延髓至后面，随后，其穿过扁桃体与第四脑室顶之间的小脑延髓裂隙，抵达小脑半球和蚓部的表面，最终供应枕下区域表面

即使在这种区域由于静脉系统的广泛吻合而牺牲静脉，静脉梗死仍然很少见。在扁桃体、虫部和下方顶盖附近的 1~2 条静脉可以安全地被牺牲。为了暴露侧囊和小脑 – 脑桥池，通常需要内侧牵拉小脑半球，这可能会拉伸到乙状窦的桥静脉，但通常不需要牺牲这些静脉。大多数颅后窝的静脉梗死发生在牺牲了岩静脉或小脑 – 中脑裂静脉（包括前中央小脑静脉）之后。

术后假性脑脊髓膜突出

颅后窝肿瘤术后假性脑脊膜膨出影响 15%~28% 的儿童 [22,23]。这些小的液体积聚通常是自限性的，并可能对多次腰椎穿刺反应良好。有时，它们可能会增大，导致切口张力增大，并最终产生脑脊液漏，这会增加患脑膜炎的风险。假性脑脊膜膨出可能是脑积水的表现，在某些情况下，可能需要永久性脑脊液分流来解决。

切口性脑脊液漏

脑脊液漏是与颅后窝手术相关的常见并发症。漏液通常发生在术后早期阶段。儿童颅后窝手术中脑脊液鼻漏和耳漏非常罕见。如果发生切口处的脑脊液漏，通常是由于硬脑膜缝合未能达到水密性而导致。一些成人研究发现肿瘤的大小似乎与脑脊液漏的发生率呈正相关 [24]。组织胶、硬脑膜移植和外部脑室引流被认为有助于减少漏液的发生，但尚未有确凿证据表明它们能降低脑脊液漏的发生率 [25]。如果脑脊液漏是脑积水的表现，可能需要永久性脑脊液分流。

无菌性脑膜炎

无菌性脑膜炎综合征，也称为颅后窝发热综合征，特点是颅后窝手术后出现高热和脑膜刺激征。特别是在手术过程中表皮样囊肿或皮样囊肿破裂，胆固醇囊液泄漏进入脑室时，这种情况尤其常见。在星形细胞瘤或髓母细胞瘤切除术后也很少发生。患者通常在术后 1 周左右出现发热、头痛、脑膜刺激征和易怒的症状。脑脊液分析通常显示白细胞增多、脑脊液糖低、蛋白质升高，且脑脊液培养呈阴性。在某些情况下，无菌性脑膜炎与真正的细菌性脑膜炎之间的鉴别可能会很困难，因此在诊断无菌性脑膜炎之前，必须仔细排除细菌性脑膜炎。这种病症可以通过使用类固醇或抗炎药物，以及多次腰椎穿刺移除血性脑脊液来缓解。

脑神经麻痹

第Ⅵ和第Ⅶ脑神经瘫（“第四脑室底综合征”）

术后第四脑室手术后，有时会出现暂时性或永久性的脑神经麻痹。这些缺陷通常在恢复室内立即显现。最常见的缺陷是由于神经纤维在第四脑室底部沿面神经丘行进时被破坏所导致的第Ⅵ和第Ⅶ脑神经麻痹，其中面神经在第Ⅵ脑神经核周围形成环状走行。第Ⅵ脑神经核位于第四脑室底部正下方的背内侧脑桥中。面神经核的纤维朝向第四脑室底部运行，并在第Ⅵ脑神经核周围急剧弯曲。如果这一区域被肿瘤侵犯，在进行肿瘤去除时必须小心，以避免“第四脑室底综合征”，该综合征包括同侧第Ⅵ和第Ⅶ脑神经麻痹以及对侧偏瘫。即使是低电流双极电刀的温和操作也可能导致部分麻痹，但通常可以完全或几乎完全恢复。同样，应该避免通过中线进入第四脑室，因为内侧纵向束紧挨着脑室上皮层，破坏这些纤维会导致永久性甚至双侧的核内眼肌麻痹。通过保持至少 4 mm 的中线距离，可以避免这一并发症。

在大多数情况下，出现暂时性面部无力的患者应使用人工泪液以防止角膜干燥。暂时性的睑缘缝合术或上眼睑植入金属块可能是更永久的解决方案。对于永久性的面部无力，可采用面神经 – 舌下神经吻合术进行治疗，这可以部分恢复上眼睑的功能。对于第Ⅵ脑神经麻痹，最好使用眼罩防止复视（如果患者年龄在 5 岁以下，还可预防弱视）；如果这种情况持续超过 6 个月，可能需要进行眼肌手术（图 28.3）。

后组脑神经麻痹

第Ⅻ脑神经麻痹可能由于舌下神经三角受损而发生。在背侧外生性脑干肿瘤或小脑脑桥角室管膜瘤等肿瘤侵犯第四脑室下部底部或累及下部脑神经的情况下，儿童在术后急性期有发生吸入性肺炎的风险。虽然这种情况比面神经麻痹少见，但它是一种非常严重的并发症。患者表现为构音障碍、吞咽失用、中央性干啰音和持续流口水。在这些情况下，我们的惯例是在术后让儿童保持插管并过夜镇静。手术后的第 2 天，如果孩子完全清醒，耳鼻喉科团队会在重症监护室内进行气管拔管时，通过光纤内镜检查声带和咽喉的运动情况。如果检查结果异常，患者会保持鼻饲，并在进行正式的吞咽功能

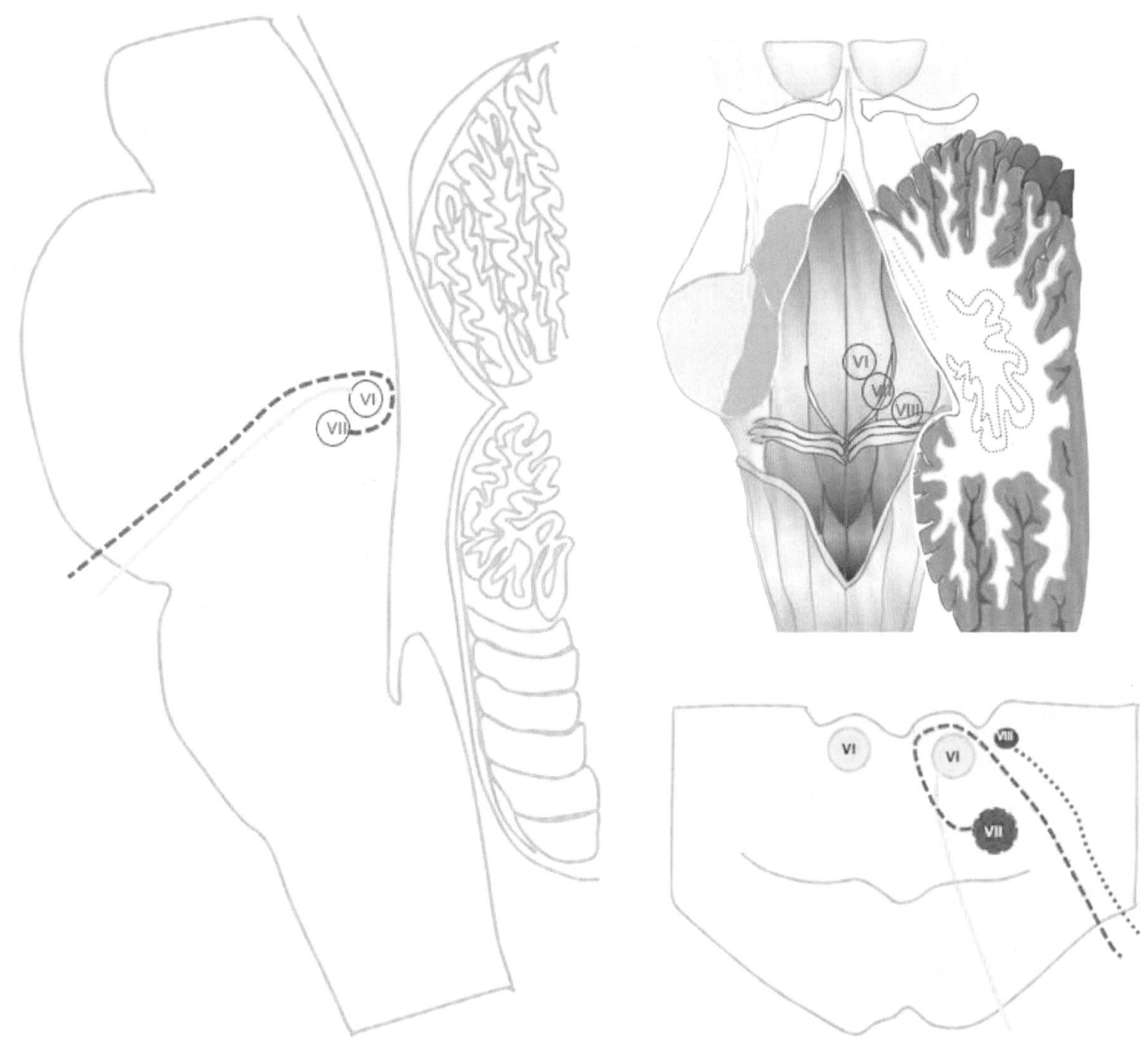

图 28.3 第Ⅵ对脑神经（外展神经）的神经核位于第四脑室底下的背内侧脑桥中。第Ⅶ对脑神经（面神经）的神经纤维从面神经核向背内侧延伸，靠近第四脑室底部，绕过外展神经核形成一个急弯。如果肿瘤侵入该区域，在进行肿瘤减瘤术时必须谨慎操作，以避免"第四脑室底综合征"的发生，这种综合征包括同侧第Ⅵ和第Ⅶ脑神经麻痹以及对侧偏瘫

检查前禁止经口进食。当异常检查结果与第Ⅶ或第Ⅸ / 第Ⅹ脑神经功能缺损同时存在时，即使采取气管切开术和饲管喂养等积极治疗，仍可能无法防止由于吸入引起的严重并发症。对于声带麻痹或咽部失感的患者，我们会迅速建议进行气管切开术和胃造口术。这一常规措施已使除 1 例外的所有受影响儿童避免了死亡（图 28.4）。

斜视性眼偏斜

斜视性眼偏斜是一种罕见的情况，有时在第四脑室手术后出现，尤其是在操作导水管开口时。这通常发生在 大脑导水管区域受损的情况下。这被认为是由于眼球运动的垂直交叉涉及中脑被盖中导水管周围灰质的通路。这种情况通常在手术后几周内消退，并且在导水管周围操作时可以通过轻柔的动作来避免（图 28.5）。

颅后窝受压综合征

最常见的术后并发症是颅后窝综合征，也称为小脑失语症或伪延髓麻痹。关于颅后窝综合征的早期报道之一是由 Wisoff 和 Epstein 提出的[27]。该综合征的特点是突发性失语、情绪不稳定和发生在颅后窝肿瘤切除术后 12~72 h 的上神经核损伤。在一项前瞻性的儿童癌症小组基于问卷的研

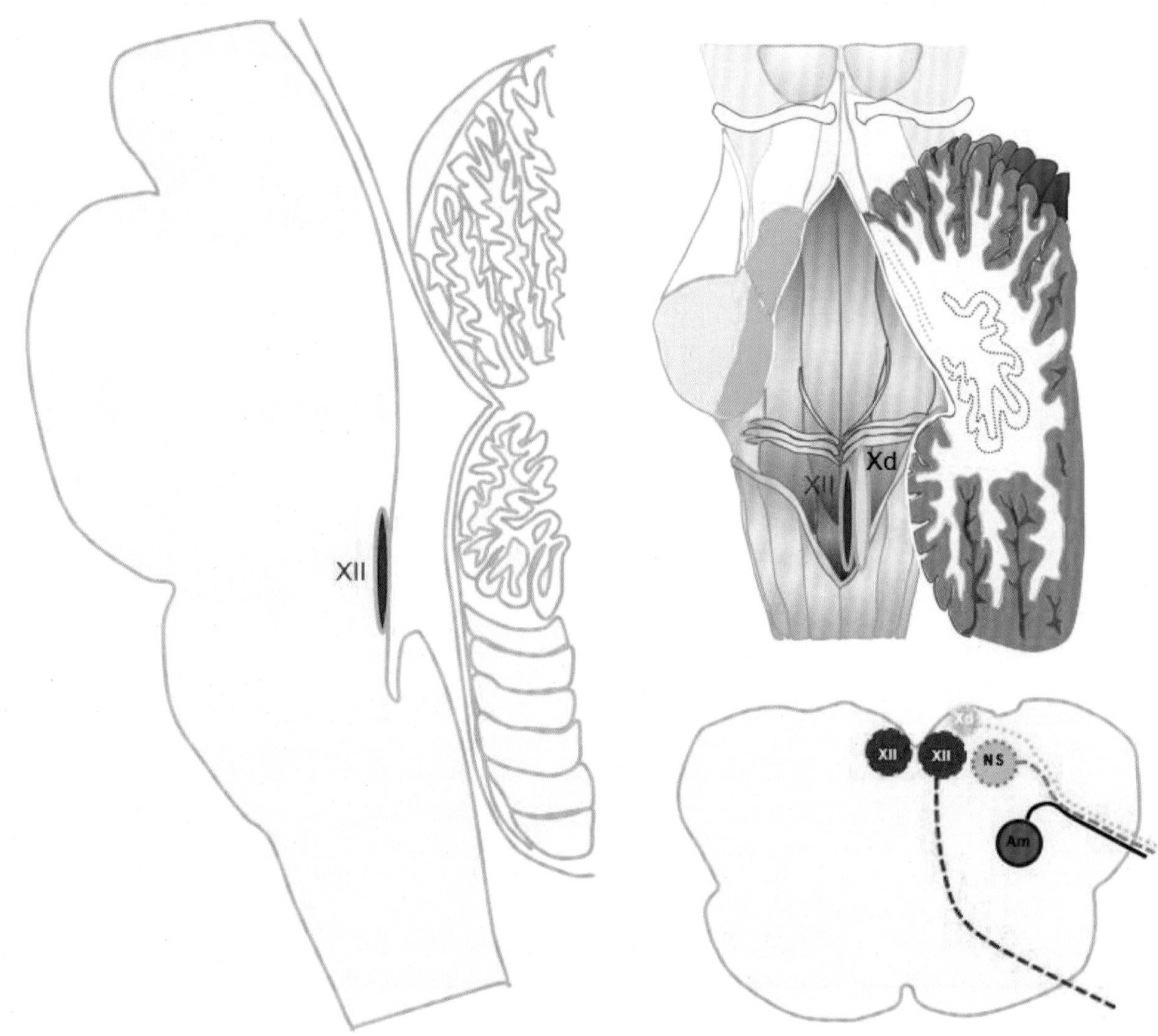

图 28.4 舌下神经核位于延髓背侧灰质中线附近，是一个显著的结构，长度约为 2 cm。其头端位于第四脑室底部的舌下三角下方。迷走神经核（又称为迷走神经背侧运动核）位于舌下神经核的背外侧，而孤束核位于迷走神经核的腹外侧

究中，约 22% 的患者术后发展为颅后窝综合征；然而，这些病例的严重程度被评为中度至重度，表明轻度病例的发生率可能要高得多[28]。该综合征已经在脑室内途径处理靠近脑干的病变时观察到，但也在小脑上幕下途径处理松果体区域以及在乳突后侧面或前侧的脑干进行小脑侧方途径手术后被描述过。

颅后窝综合征的特征是三联症：①言语生成减少或失语；②小脑功能障碍，包括共济失调和中轴性低张力；③神经行为和情感症状，如情绪不稳定、易怒和冷漠[29]。患者在术后初醒时表现为言语和活动良好，但随后可能出现全面性意识混乱、定向障碍、好斗、偏执或视觉幻觉。患者通常意识清醒并会遵循简单指令，但有时会拒绝说话或表现出断续言语。口面失用症、流涎、吞咽困难、咽部功能障碍和情感平淡是常见症状，但并没有实际的无力症状，因此被称为伪延髓麻痹。约 60% 的患者还观察到大便和尿失禁的现象[30]。

该综合征的原因尚不完全清楚。由于其发病有延迟，人们曾推测手术操作引起的水肿可能是一个因素。然而，有证据表明，由于中线肿瘤和（或）手术切除导致的近端齿状体 – 丘脑 – 皮质通路的扰动是病因[31]。

一些研究试图将肿瘤大小与颅后窝综合征的发生联系起来；然而，这些研究的结果尚无定论。避免劈开小脑蚓部的手术方法似乎并不能预防颅后窝综合征的发生[30]。最近也有证据表明，术前语言障碍是颅后窝综合征发展的一个主要危险因素；

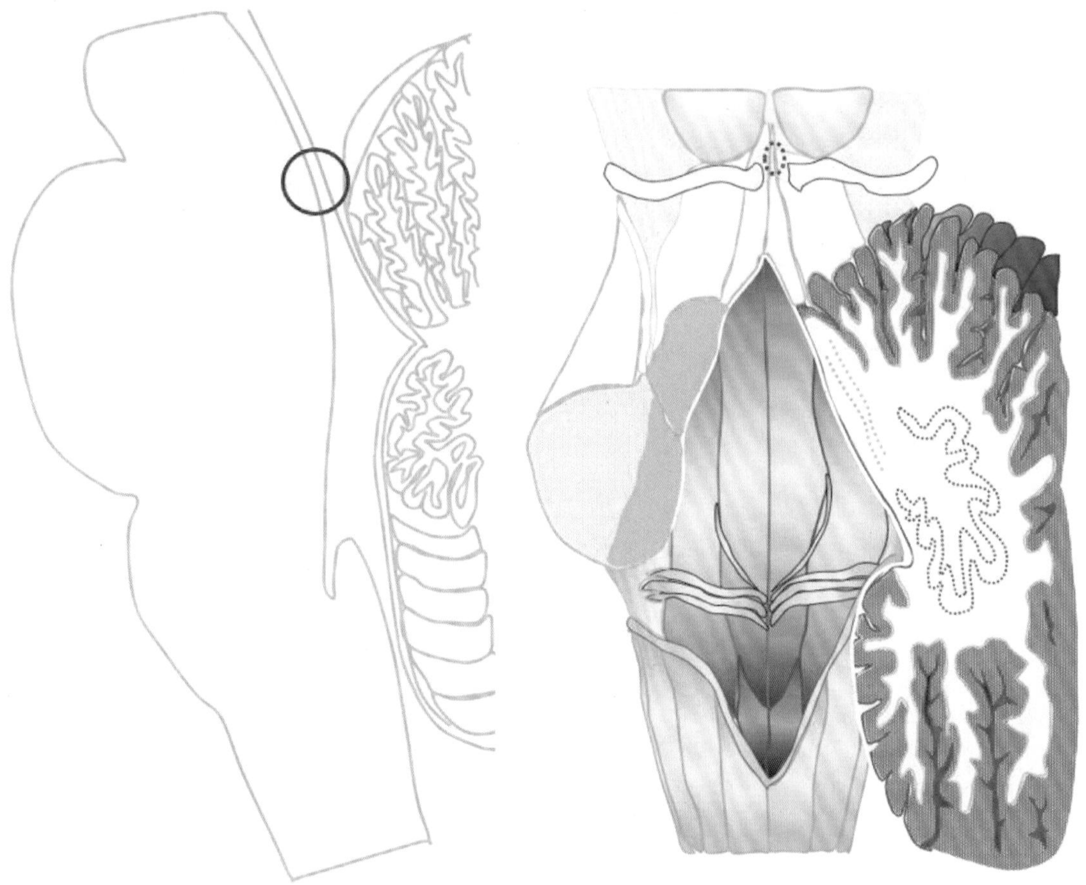

图 28.5 大脑导水管。该管道穿过中脑被盖的导水管周围灰质。注意，大脑导水管位于中脑顶盖四叠体的腹侧，周围环绕着中央灰质。大脑导水管腹侧的中脑区域为被盖，包含红核和网状结构等重要结构

没有术前语言障碍的儿童没有出现失语，这表明手术的技术因素不太可能是病因 [31,32]。

颅后窝综合征的结果因人而异。通常情况下，儿童在平均 8.3 周后会从失语中恢复；然而，常见的残余症状是共济失调性构音障碍。事实上，1 年后，95% 的中度或重度失语患者仍存在语言障碍 [33]。早期的研究人员认为该综合征总是在术后 6 个月或 1 年内解决。然而，近期的研究表明，这些儿童都有长期的认知障碍和情感问题 [34]。颅后窝综合征患者的神经精神缺陷，如接受性语言障碍、记忆障碍、认知功能障碍和执行功能障碍，表明这些患者需要多学科的康复治疗。目前没有有效的治疗或预防颅后窝综合征的方法。需要一个包括神经科医生、康复科医生、肿瘤科医生以及言语治疗师、职业治疗师和物理治疗师在内的综合性康复团队制定方案，以管理这些患者所表现出的全面神经功能障碍。

癫 痫

全身性和局灶性癫痫在 5.9% 的儿童颅后窝手术患者中有报道。癫痫的发生率在生长较快的肿瘤中更高，并且在存在脑室引流或分流以及静脉空气栓塞的情况下更常见。晚发性癫痫可能与远端出血、脑膜炎或脑积水有关 [35]。3 岁以下的儿童似乎风险增加，癫痫通常是术后低钠血症的继发性结果。

运动障碍

同侧肢体共济失调、测距障碍、轮替运动障碍和肌张力低下通常是由小脑半球的损伤引起的，特别是齿状核的损伤。齿状核位于第四脑室顶的上外侧边缘，靠近扁桃体的上极。大多数齿状核的损伤发生在半 球肿瘤的切除过程中。上蚓部的切除过程中，牵拉可能损伤上小脑脚，从而产生类似的症状。大多数患者在几个月内恢复良好，只有轻微的意向性震颤残留，不会影响日常生活活动（图 28.6）。

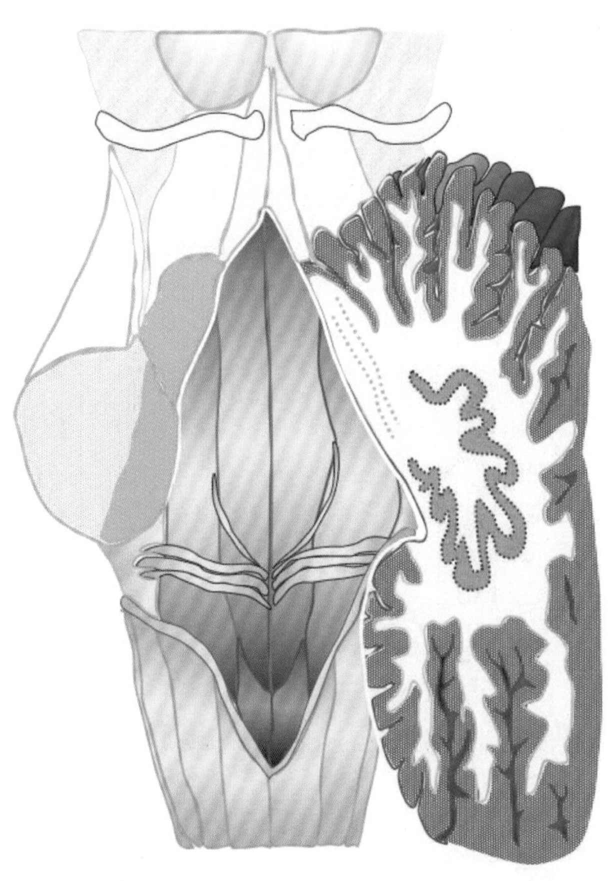

图 28.6 齿状核是位于每个小脑半球深部白质中的一簇神经元。齿状核的背部区域参与运动功能

辅助治疗的并发症

放 疗

脑脊髓放射治疗（CSI）是治疗髓母细胞瘤的重要辅助治疗方法，因为这种肿瘤有可能发生蛛网膜下腔扩散。标准的术后 CSI 方案是对整个神经轴进行 36 Gy 的照射，同时对颅后窝进行加强照射，总剂量为 54 Gy[36]。然而，CSI 可能会引发长期的中枢神经系统毒性。急性放射治疗后的影响包括嗜睡、恶心和头痛。晚期变化包括认知障碍、生长异常、垂体功能减退、严重的感音神经性听力丧失、脑血管病（如烟雾综合征）以及继发性肿瘤（如胶质瘤、脑膜瘤）[37]。由于过去 20 年中全剂量放射治疗所带来的不良后果，已经采用了适应相对风险的治疗方案。高风险患者通常接受标准剂量的 CSI 加辅助化疗，而中等风险患者则接受减少剂量的 CSI（23.4 Gy）并结合辅助化疗[38]。

另一种正在研究的最大化靶向放射剂量并减少邻近正常脑组织毒性的方法是仅限于肿瘤床的适形加强放射治疗[39]。另一种较新的选择是质子放射治疗（PRT）。为了减少治疗相关的后遗症，质子治疗越来越多地用于髓母细胞瘤患者，旨在提供等效的肿瘤控制的同时减少放射治疗的晚期效应[40]。最适合室管膜瘤的治疗方法是手术切除后对肿瘤床进行局部放射治疗，但目前尚无随机前瞻性研究。CSI 仅用于初诊时有转移性疾病的患者。目前局部放射照射的体积是主要的临床问题之一，受新的局部放射技术和质子放疗选择的影响而有所调整。

化 疗

不同的化疗方案已被开发用于高风险髓母细胞瘤患者以及中等风险患者。当前的研究旨在确定辅助治疗的最佳时机和剂量，以最大化疗效并最小化毒性。这些治疗方法也会根据髓母细胞瘤的分子亚型进行调整。化疗与多种不良事件相关，如疲劳、恶心、呕吐、食欲丧失、口腔炎、骨髓抑制和感染。一些研究发现，当化疗与放射治疗联合使用时，与仅使用放射治疗相比，可能会出现更大的血液学毒性[42]。较少见的副作用包括肾毒性、肝毒性、心肌病、尿膀胱毒性、感音神经性听力损失、急性骨髓性白血病或肺纤维化，这取决于使用的药物。

高剂量髓抑制性化疗后进行造血干细胞拯救的方案已被尝试用于复发性疾病、高风险患者、有播散性疾病的患者，或年龄小于 36 个月的儿童，以尽量避免放射治疗[43]。然而，多项研究报道了由于高剂量化疗的毒性导致的更高的移植相关毒性以及 5%~10% 的死亡率。更好的患者选择（如在移植前达到完全缓解、肿瘤全切除等）可以减少移植相关的死亡率。

手术回顾

我最糟的病例

病例 1

1 例 11 岁女孩以呕吐为主诉，每周 1~2 次，连续 2 个月就诊。神经学检查显示明显的测距不准和笨拙的串联步态。脑磁共振成像（MRI）显示在第四脑室一个直径为 4.3 cm×4.4 cm×3.8 cm 的球状肿块，伴阻塞性脑积水。采用枕下开颅术近全切除肿瘤。在手术中，肿瘤被发现侵犯了第四脑室的底部，就在闩部上方。尽管在第四脑室底部留下了一层肿瘤，但起源于第四脑室底部肿瘤血管继续出血，为了止血，在第四脑室底部用双极电凝血管。手术后病理报告证实为髓母细胞瘤。然而，手术后每天会出现 10 次呕吐。术后吞咽障碍也频发。这些引起吸入性肺炎发作。最后针对这些严重并发症行气管造口术和胃造口术。

病例 2

既往健康的 3 岁女童，表现为经常跌倒和偶尔头痛。神经学检查显示轻度躯干性共济失调，无局灶性神经功能缺损。脑 MRI 显示一个以第四脑室为中心的非常大的颅后窝肿瘤，而没有脊髓转移的证据。采用枕下开颅术近全切除肿瘤。手术暴露时，下 2/3 的蚓部在中线切开。病理证实为典型髓母细胞瘤 M0。术后，患者被唤醒并服从命令。接下来的几天，患者易怒、沉默寡言，不能说话或坐起来。术后 MRI 未见肿瘤残留。1 个月后，患者的缄默症症状明显改善，继续进行语言治疗和专业性治疗。在 2 个月的随访中，患者表现出持续的轻度构音障碍、共济失调和左侧测距不准。在肿瘤切除后 45 个月的最后一次随访中，患者仍然有轻度构音障碍、测距不准、张力低下和宽基步态，学习成绩不佳。

结 论

手术是治疗儿童后窝肿瘤的主要方法。对于那些毛囊性星形细胞瘤患者，仅靠手术就能保证治愈并有机会过上正常的生活。对于后窝室管膜瘤，完全切除是延长儿童生存期的最佳机会。即使是那些患有成神经管细胞瘤的患者，在过去的十年中，治疗也取得了重大进展，5 年无进展生存率从 35% 提高到 80%。神经外科医生在儿童后窝肿瘤的治疗中起着重要的作用。

然而，颅后窝肿瘤手术的发病率和死亡率比幕上隔室手术高，并发症种类也更多。这些并发症可以通过仔细的围手术期计划和充分了解患者的病史、神经学发现和影像学研究来避免；细致的显微外科解剖和完整的神经解剖学知识也是必要的。因此，每家医院都应该了解自己的并发症发生率；这样，每个机构都可以提供具体的策略来减少这种情况的发生。

参考文献

[1] Legler JM, Ries LA, Smith MA, et al. Cancer surveillance series: brain and other central nervous system cancers: recent trends in incidence and mortality. J Natl Cancer Inst, 1999, 91:1382–1390.

[2] Schoenberg BS, Schoenberg DG, Christine BW, et al. The epidemiology of primary intracranial neoplasms of childhood. A population study. Mayo Clin Proc, 1976, 51:51–56.

[3] Sawaya R, Hammoud M, Schoppa D. Neurosurgical outcomes in a modern series of 400 craniotomies for treatment of parenchymal tumors. Neurosurgery, 1998, 42(5):1044–1055.

[4] Edgeworth J, Bullock P, Bailey A, et al. Why are brain tumours still being missed? Arch Dis Child, 1996, 74:148–151.

[5] Saha V, Love S, Eden T, et al. Determinants of symptom interval in childhood cancer. Arch Dis Child, 1993, 68(6):771–774.

[6] Dobrovoljac M, Hengartner H, Boltshauser E, et al.Delay in the diagnosis of paediatric brain tumours. Eur J Pediatr, 2002, 161(12):663–667.

[7] The Childhood Brain Tumor Consortium. The epidemiology of headache among children with brain tumor. J Neurooncol, 1991, 10:31–46.

[8] Rath GP, Bithal PK, Chaturvedi A, et al. Complications related to positioning in posterior fossa craniectomy. J Clin Neurosci, 2007, 14(6):520–525.

[9] Steinbok P, Boyd M, Cochrane D. Cervical spine deformity following craniotomy and upper cervical laminectomy for posterior fossa tumors in children. Childs Nerv Syst, 1989, 5:25–28.

[10] Harper CM, Nelson KR. Intraoperative electrophysiological monitoring in children. J Clin Neurophysiol, 1992, 9:342–356.

[11] Sala F, Krzan MJ, Deletis V. Intraoperative neurophysiological monitoring in pediatric neurosurgery: why, when, how? Childs Nerv Syst, 2002, 18:264–287.

[12] Albright AL, Wisoff JH, Zeltzer PM, et al.Effects of medulloblastoma resections on outcome in children: a report from the Children's Cancer Group. Neurosurgery, 1996, 38:265–271.

[13] Zeltzer PM, Boyett JM, Finlay JL, et al. Metastasis stage, adjuvant treatment, and residual tumor are prognostic factors for medulloblastoma in children: conclusions from the Children's Cancer Group 921 randomized phase III study. J Clin Oncol, 1999, 17:832–845.

[14] Merchant TE, Mulhern RK, Krasin MJ, et al. Preliminary

results from a phase II trial of conformal radiation therapy and evaluation of radiation-related CNS effects for pediatric patients with localized ependymoma. J Clin Oncol, 2004, 22:3156–3162.

[15] Desai KI, Nadkarni TD, Muzumdar DP, et al. Prognostic factors for cerebellar astrocytomas in children: a study of 102 cases. Pediatr Neurosurg, 2001, 35:311–317.

[16] Thompson EM, Hielscher T, Bouffet E, et al. Prognostic value of medulloblastoma extent of resection after accounting for molecular subgroup: a retrospective integrated clinical and molecular analysis. Lancet Oncol, 2016, 17(4):484–495.

[17] Sainte-Rose C, Cinalli G, Roux FE, et al. Management of hydrocephalus in pediatric patients with posterior fossa tumors: the role of endoscopic third ventriculostomy. J Neurosurg, 2001, 95:791–797.

[18] Riva-Cambrin J1, Detsky AS, Lamberti-Pasculli M. Predicting postresection hydrocephalus in pediatric patients with posterior fossa tumors. J Neurosurg Pediatr, 2009, 3(5):378–385.

[19] Lee M, Wisoff JH, Abbott R, et al. Management of hydrocephalus in children with medulloblastoma: prognostic factors for shunting. Pediatr Neurosurg, 1994, 20:240–247.

[20] Morelli D, Pirotte B, Lubansu A, et al. Persistent hydrocephalus after early surgical management of posterior fossa tumors in children: is routine preoperative endoscopic third ventriculostomy justified? J Neurosurg, 2005, 103(suppl):247–252.

[21] Berger MS, Baumeister B, Geyer JR, et al. The risks of metastases from shunting in children with primary central nervous system tumors. J Neurosurg, 1991, 74:872–877.

[22] Steinbok P, Singhal A, Mills J, et al. Cerebrospinal fluid (CSF) leak and pseudomeningocele formation after posterior fossa tumor resection in children: a retrospective analysis. Childs Nerv Syst, 2007, 23(2):171–174, discussion 175.

[23] Parizek J, Sercl M, Michl A, et al. Posterior fossa duraplasty in children: remarks on surgery and clinical and CT follow-up. Childs Nerv Syst, 1994, 10:444–449.

[24] Fishman AJ, Marrinan MS, Golfinos JG, et al. Prevention and management of cerebrospinal fluid leak following vestibular schwannoma surgery. Laryngoscope, 2004, 114:501–505.

[25] Steinbok P, Singhal A, Mills J, et al. Cerebrospinal fluid (CSF) leak and pseudomeningocele formation after posterior fossa tumor resection in children: a retrospective analysis. Childs Nerv Syst, 2007, 23(2):171–174, discussion 175.

[26] Carmel PW1, Greif LK. The aseptic meningitis syndrome: a complication of posterior fossa surgery. Pediatr Neurosurg, 1993, 19(5):276–280.

[27] Wisoff JH, Epstein FJ. Pseudobulbar palsy after posterior fossa operation in children. Neurosurgery, 1984, 15:707–709.

[28] Robertson PL, Muraszko KM, Holmes EJ, et al. Children's Oncology Group. Incidence and severity of postoperative cerebellar mutism syndrome in children with medulloblastoma: a prospective study by the Children's Oncology Group. J Neurosurg, 2006, 105(suppl):444–451.

[29] Siffert J, Poussaint TY, Goumnerova LC, et al. Neurological dysfunction associated with postoperative cerebellar mutism. J Neurooncol, 2000, 48:75–81.

[30] Pollack IF, Polinko P, Albright AL, et al. Mutism and pseudobulbar symptoms after resection of posterior fossa tumors in children: incidence and pathophysiology. Neurosurgery, 1995, 37:885–893.

[31] Morris EB, Phillips NS, Laningham FH, et al. Proximal dentatothalamocortical tract involvement in posterior fossa syndrome. Brain, 2009, 132:3087–3095.

[32] Di Rocco C, Chieffo D, Frassanito P, et al. Heralding cerebellar mutism: evidence for pre-surgical language impairment as primary risk factor in posterior fossa surgery. Cerebellum, 2011, 10:551–562.

[33] Robertson PL, Muraszko KM, Holmes EJ, et al. Children's OncologyGroup. Incidence and severity of postoperative cerebellar mutism syndrome in children with medulloblastoma: a prospective study by the Children's Oncology Group. J Neurosurg, 2006, 105(suppl):444–451.

[34] Steinbok P, Cochrane DD, Perrin R, et al. Mutism after posterior fossa tumour resection in children: incomplete recovery on long-term follow-up. Pediatr Neurosurg, 200, 39:179–183.

[35] Suri A, Mahapatra AK, Bithal P. Seizures following posterior fossa surgery. Br J Neurosurg, 1998, 12(1):41–44.

[36] Bloom HJ, Wallace EN, Henk JM. The treatment and prognosis of medulloblastoma in children. A study of 82 verified cases. Am J Roentgenol Radium Ther Nucl Med, 1969, 105:43–62.

[37] Jenkin D. The radiation treatment of medulloblastoma. J Neurooncol, 1996, 29:45–54.

[38] Packer RJ, Goldwein J, Nicholson HS, et al. Treatment of children with medulloblastomas with reduced-dose craniospinal radiation therapy and adjuvant chemotherapy: a Children's Cancer Group Study. J Clin Oncol, 1999, 17:2127–2136.

[39] Douglas JG, Barker JL, Ellenbogen RG, et al. Concurrent chemo-therapy and reduced-dose cranial spinal irradiation followed by conformal posterior fossa tumor bed boost for average-risk medulloblastoma: efficacy and patterns of failure. Int J Radiat Oncol Biol Phys, 2004, 58:1161–1164.

[40] Eaton BR, Esiashvili N, Kim S. Clinical outcomes among children with standard-risk medulloblastoma treated with proton and photon radiation therapy: a comparison of disease control and overall survival. Int J Radiat Oncol

Biol Phys, 2016, 94(1):133–138.

[41] Merchant TE, Fouladi M. Ependymoma: new therapeutic approaches including radiation and chemotherapy. J Neurooncol, 2005, 75:287–299.

[42] Kortmann RD, Kuhl J, Timmermann B, et al. Postoperative neoadjuvant chemotherapy before radiotherapy as compared to immediate radiotherapy followed by maintenance chemotherapy in the treatment of medulloblastoma in childhood: results of the German prospective randomized trial HIT '91. Int J Radiat Oncol Biol Phys, 2000, 46:269–279.

[43] Gajjar A, Chintagumpala M, Ashley D, et al. Risk-adapted craniospinal radiotherapy followed by high-dose chemotherapy and stem-cell rescue in children with newly diagnosed medulloblastoma (St Jude Medulloblastoma-96): long-term results from a prospective, multicentre trial. Lancet Oncol, 2006, 7:813–820.

[44] Graham ML, Herndon JE II, Casey JR, et al. High-dose chemotherapywith autologous stem-cell rescue in patients with recurrent and high risk pediatric brain tumors. J Clin Oncol, 1997, 15:1814–1823.

[45] Pérez-Martínez A, Lassaletta A, González-Vicent M. High-dose chemotherapy with autologous stem cell rescue for children with high risk and recurrent medulloblastoma and supratentorial primitive neuroectodermal tumors. J Neurooncol, 2005, 71(1):33–38.

29

颅咽管瘤显微外科手术后并发症

WILLIAM B. LO, JAMES T. RUTKA

重　点

- 内分泌异常、视力障碍、脑神经麻痹、肥胖、神经心理障碍是经颅颅咽管瘤显微手术最常见的手术并发症。
- 仔细研究术前影像学对于决定最合适的显微手术入路、评估下丘脑受损情况以及预测肿瘤与周围神经血管结构之间的关系至关重要。
- 肿瘤囊和 Liliequist 膜为解剖提供了安全的组织平面。
- 完全全切除与辅助放疗次全切除的中期结果相似，意味着患者的功能预后不应因实现完全切除而受到影响。

引　言

颅咽管瘤不常见，起源于鞍上区颅咽管（Rathke 囊）的胚胎鳞状细胞。它是良性的，但具有局部侵袭性。该肿瘤的管理具有挑战性，需要多学科方法。手术切除仍是治疗的主要手段。然而，由于中线位置较深，且靠近重要的神经血管结构，因此存在重大风险[1,2]。在过去的 20 年中，扩大内镜鼻内镜入路的使用有所增加[3–6]。然而，经颅显微外科手术仍然是治疗具有侧向延伸、血管包裹和明显周围钙化的大型肿瘤的重要方法，也用于 3 岁以下，其蝶窦为鼻甲、未完全气化、颅底较小的儿童。经颅入路大致分为中线前入路（半球间入路、单侧额下入路 / 双额入路）和前外侧入路（翼点额颞入路和改良眶颧入路）、外侧入路（岩侧入路和颞下入路联合入路），以及经异侧入路或经脑室入路[1,2,7–9]。已经描述了交叉后肿瘤的后路入路，囊性肿瘤通常采用立体定向抽吸和 Ommaya 储液池减压手术，但这些将不再详细讨论。所有经颅入路都存在大脑收缩、血管损伤、垂体柄紊乱、肿瘤暴露的视神经（ON）操作以及难以接近肿瘤的交叉下部分、上极和颅后窝延伸的风险[5]。在病例回访中，至少出现一种并发症的患者比例在 53%~79.4%[5–7]。主要的术中和术后并发症包括：内分泌、电解质、眼部、神经、血管、代谢、感染、脑积水、长期认知障碍和非神经外科并发症。历史上，提倡完全切除，因为它提供了最好的结果[2,10]。然而，大体全切除术与次全切除术后辅助放疗的 10 年结果并无显著差异[9]。因此，显微外科手术是一种安全、有效的治疗方法，其目的是清除和保留重要的解剖结构，从而降低发病率。

解剖学观点

动　脉

鞍上动脉关系复杂，因为该区域包含 Willis 环的所有部分（图 29.1A）[11]。颅咽管瘤的前部通常由前交通动脉（AComA）和近端大脑前动脉（ACA）的穿支、后交通动脉（PComA）的外侧部分和海绵窦内脑膜叶动脉提供。它通常不由大脑后动脉（PCA）和基底动脉（BA）提供[12]。

颈内动脉：颈内动脉在 ON 和交叉部下方，然后在其外侧，向 ON、交叉部、束和第三脑室底部发出穿支。这些分支可能是通过 ICA、ACA 和 ON 形成的三角形进行手术的障碍。ICA 也会产生垂体上动脉，该动脉向内侧朝着灰结节行进，形成一个环，围绕着与之相对的下颌漏斗（图 29.1A）。

后交通动脉：PComA 分支穿过视交叉和大脑脚之间，供应丘脑、下丘脑、丘脑底和内囊。

大脑前动脉：ACA 的起源和病程高度可变[13]。正常情况下，它起源于位于前穿孔物质（APS）下方

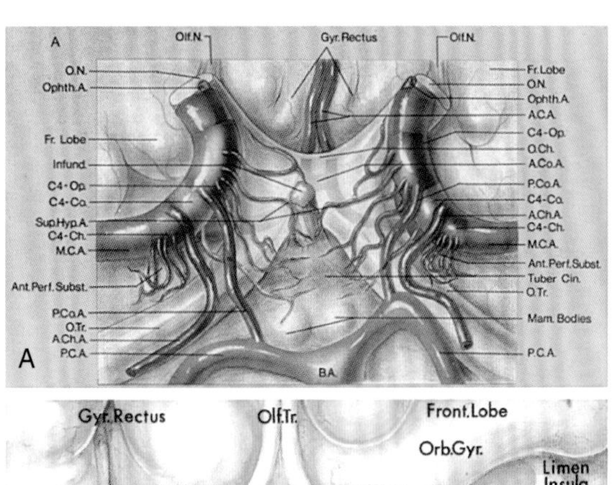

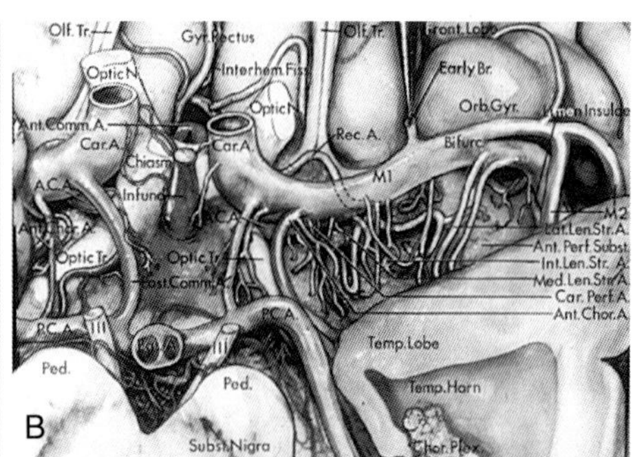

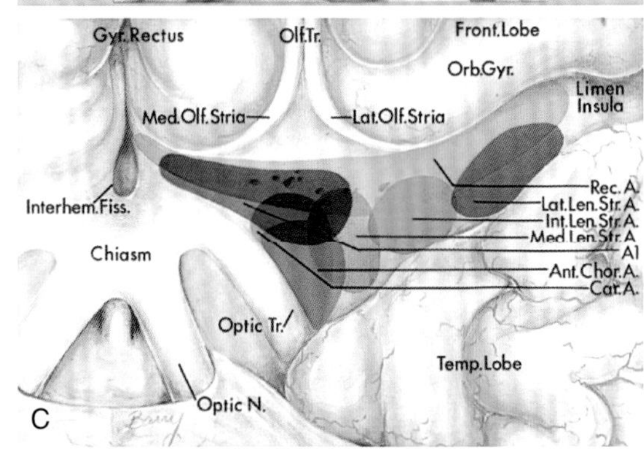

图 29.1 （A）The circle of Willis and perforating branches of the internal carotid artery (ICA), inferior view. The circle of Willis is formed by the bilateral C4 segments of the internal carotid arteries and the anterior cerebral arteries (A.C.A.), joined by the anterior communicating artery (A.Co.A.) and the posterior communicating arteries (P.Co.A.), which connect to the posterior cerebral arteries (P.C.A.), themselves branches of the basilar artery (B.A.). The ICA perforating branches relevant to craniopharyngioma surgery include the superior hypophyseal arteries (Sup.Hyp.A.), which arise from the ophthalmic segment and extend to the infundibulum of the pituitary gland. The perforating branches of the communicating segment of ICAs reach the optic tracts, floor of the third ventricle, and the area around the mammillary bodies (Mam.Bodies). The perforating branches arising from the choroidal segment pass superiorly and enter the anterior perforated substance (Ant.Perf.Subst.).（B）动脉进入左前穿孔物质（APS），下视图。前穿孔物质向前延伸至内侧和外侧嗅觉条纹，向后延伸至视神经束和颞叶，向外侧延伸至 limen 岛，向内侧延伸至半球间裂，位于视交叉上方。颈内动脉（Car.A.），前脉络膜动脉（ant. chora.），大脑前动脉和中动脉（M1 和 M2）形成了 APS 的分支。ICA 和 AChA 分支进入中央部分的后半部分；MCA 分支，也称为荚状纹状动脉，进入外侧半部的中部和后部；A1 支进入与光学器官相关的内侧半；再循环动脉（reca.）在前 2/3 处穿过中外侧。（C）ICA、AChA、ACA 和 MCA 的分支进入左侧 APS 的位置，按颜色划分。解剖区域如 b 中所描述的蓝色：ACA 的 A1 段产生的分支区域；紫色：ICA （Car.A.）；红色： AChA （Ant. Chor.A.）；棕色、橙色、绿色：起源于 MCA 的内侧（Med.）、中间（Int.）和外侧（Lat.）、纹状动脉（Len.Str.A.）；黄色：复发动脉（reca.）。如图 B 和 C 所示，这两组动脉之间的吻合和重叠非常少，因此在手术中保存它们非常重要[A 引自 Gibo H, Lenkey C, Rhoton AL. Microsurgical anatomy of the supraclinoid portion of the internal carotid artery. J Neurosurg. 1981. 55(4):560 - 574[11]。B 和 C 引自 Rhoton AL. The supratentorial arteries. Neurosurgery. 2002;51(suppl 4):53 - 120[14]]

的 ICA，并在前内侧位于 ON 上方，并向半球间裂方向交叉，通过 AComA 与对面的 ACA 连接。AComA 通常与交叉有关。在肿瘤直接压迫导致视力受损之前，交叉点对前 ACA 的移位可能会导致视力受损。ACA 和 AComA 的穿支供应第三脑室前壁、下丘脑、穹隆、透明隔和纹状体。循环分支进入 APS。

大脑中动脉：MCA 起源于视交叉外侧的侧裂内侧端[14]。它位于蝶骨嵴后 1 cm 处，平行于蝶骨嵴，将豆状横纹动脉输送至 APS。

前穿动脉：在所有有风险的动脉系统中，前穿动脉可能是颅咽管瘤手术中最担心的动脉。这些动脉是通过 APS 进入大脑的一组动脉（图 29.1A~C），起源于 ICA、脉络膜前动脉、ACA 和 MCA[14]。这些动脉组之间有最小的吻合和重叠，因此在手术过程中对它们的保护很重要。

基底动脉：BA 分叉形成两个 PCA。近端，它们发出丘脑穿孔动脉，供应第三脑室底后部和侧壁。

静　脉

鞍上区静脉主要流向双侧基底静脉。它们通常很小，通常不会成为手术进入鞍上区和第三脑室下部的障碍。大脑内静脉起源于 Monro 孔，并在形成第三脑室顶的中间膜中延伸。

由于个体之间的解剖结构差异很大，而且膨胀性颅咽管瘤会使其变形，因此应通过横断面成像仔细研究血管关系。

第三脑室和下丘脑

第三脑室的下侧壁和底部由下丘脑形成。因此，操纵壁可导致下丘脑功能障碍，包括意识改变、代谢紊乱、温度控制和垂体分泌。墙壁中穹隆柱的损伤会导致记忆障碍[15]。顶壁由四层组成：一层由穹隆形成的神经层，两层脉络膜膜层，其中包含大脑内静脉所在的中间层膜。

视交叉与蝶鞍的位置

“正常”视交叉覆盖鞍膈和垂体（70%），前缀交叉覆盖鞍结节（10%）；固定后交叉覆盖鞍背（10%）[13]（图 29.2）。几种解剖结构限制了经颅入路中鞍上区域的暴露：前缀交叉，结节和交叉之间有一个小窗口的正常交叉，鞍结节上突起。有几种手术方案可以克服这些障碍。经额经蝶窦暴露是通过蝶结节和蝶平面开口实现的。如果交叉是前置的，并且肿瘤是通过变薄的第三脑室前壁识别的，则可以通过打开终板进入。肿瘤的侧向或鞍旁延伸导致ICA和ON之间的空间扩大，也可提供手术通道。

充分了解 ON、ICA 和前床突（AC）之间的关系对于鞍区 / 鞍旁区颅咽管瘤手术至关重要[15]。ON 和 ICA 都位于 ACP 的中间。ICA 从海绵窦流出并向后外侧行进，而 ON 从后内侧向交叉行进[15]。

肿瘤位置的分类

颅咽管瘤通常位于鞍区和鞍上区的漏斗垂体轴，可向任何方向生长。已经描述了几个系统来对其位置和解剖结构进行分类。这些有助于外科医生选择最佳手术方法。有些对手术结果也有预测价值[16]。

分类主要基于：肿瘤的垂直延伸；肿瘤与正常解剖结构的关系，包括蝶鞍、视交叉、漏斗和脑室。表 29.1 列出了主要分类，图 29.2 是 Yaşargil 等分类的示意图[2]。交叉前肿瘤从鞍区延伸到额下间隙。交叉后肿瘤使垂体柄向前移位，交叉前上移位。交叉下肿瘤使交叉上移位，垂体柄向后移位[12]。然而，由于肿瘤生长模式通常是复杂的，并不是每个肿瘤都能整齐地组合成一组，该方案所建议的手术方法并不能取代对术前图像的仔细研究。

表 29.1 颅咽管瘤的解剖与其他分类总结

作者和年份	分类的基础	分类
Ciric 和 Cozzens 1980[39]	发育与显微外科的关系	· 脑室软膜内
		· 部分软膜内的
		· 蛛网膜内软膜外
		· 部分蛛网膜外（哑铃型）软膜外
		· 鞍内蛛网膜
Konovalov 1983[40]	与手术治疗有关	· 蝶鞍上
		· 蝶鞍上脑室外
		· 脑室内
Yaşargil 等 1990[2]	与膈鞍、脑室的关系	a：鞍膈下
		b：鞍内和鞍上，膈下和膈上
		c：横膈膜上，视交叉旁，脑室外
		d：脑室内和脑室外
		e：相对于第三脑室的室旁
		f：脑室内
Hoffman 1994[17]	与蝶鞍和交叉的关系	· 蝶鞍的
		· 交叉前沟

续表

作者和年份	分类的基础	分类
		·交叉回沟 ·巨大的
Samii 和 Tatagiba 1997[12]	解剖，放射	·蝶鞍内的 ·结节性漏斗 ·脑室内的 ·哑铃形的
Samii 和 Samii 2000[41]	肿瘤垂直延伸	Ⅰ：鞍内或膈下 Ⅱ：有/没有鞍内组件的水池 Ⅲ：第三脑室的下半部分 Ⅳ：第三脑室的上半部分 Ⅴ：到达透明隔或侧脑室
Matsuo 等 2014[42]	与解剖结构的关系	与隔膜的关系： ·完整膈膜下的 ·不完整膈膜下的 ·隔膜上的 与垂体柄的关系： ·漏斗前的 ·经漏斗 ·漏斗后的 ·脑室内的 ·未定义的 与视神经的关系： ·视交叉前型 ·后交叉型 ·其他（纯鞍内） 肿瘤外周浸润： ·第三脑室 ·脚间池 ·桥前池 ·前颅底 ·海绵窦 蝶窦： ·鞍型 ·前鞍型 ·外耳类型

续表

作者和年份	分类的基础	分类
Pascual 等 2004[43]	与第三脑室底的关系，仅适用于涉及第三脑室区域的肿瘤	・假脑室：鞍上肿瘤将完整的第三脑室底向上推
		・继发性脑室内颅咽管瘤：鞍上肿块穿过第三脑室底，侵入第三脑室腔
		・非严格意义上的脑室内颅咽管瘤：位于第三脑室腔和底部的脑室内肿块，后者被肿瘤所取代
		・严格意义上的脑室内颅咽管瘤：脑室内肿块完全位于第三脑室腔内，其下表面以下是完整的基底
Wang 等 2005[44]	鞍膈的起源水平和能力	・横膈膜下，膈鞍区正常
		・膈下伴膈鞍区功能不全
		・膈上的
Kassam 等 2008[45]	与漏斗的关系，与扩大的鼻内入路有关	Ⅰ：漏斗前的
		Ⅱ：经漏斗
		Ⅲ：漏斗后（Ⅲa：延伸至第三脑室，Ⅲb：延伸至足间池）
		Ⅳ：孤立于第三脑室和（或）视窝
Fatemi 等 2009[46]	肿瘤的解剖延伸，比较鼻内和眶上入路	・后交叉
		・鞍和鞍上
		・海绵窦侵犯
		・远侧向延伸
Pan 等 2011[47]	脑室肿瘤的术中组织学分型及第三脑室底解剖术前 MRI 无相关性	A：纯脑室内，带蒂附着于第三脑室底
		B：第三脑室内肿瘤有广泛的附着，但有可解剖的边界
		C：第三脑室底肿瘤，有不能解剖的宽而紧密的附着
Qi 等 2011[48]	垂体柄周围的组织学发现和术中肿瘤－膜的关系，导致提出了四种基本生长模式的理论。目的是补充现有的分类	・膈下的
		・蛛网膜外的
		・蛛网膜内（细分为蛛网膜套纤维或小梁部分的生长）
		・蛛网膜下的
Šteňo 等 2014[49]	与鞍区和第三脑室的关系	・鞍内 / 鞍内和鞍上
		・鞍上室外
		・脑室内外
Pan 等 2016[16]	肿瘤起源和发展的部位。这简化了 Qi 等 2011[48] 早期的分类，更加实用	Ⅰ：鞍下 / 膈下
		Ⅱ：鞍上蛛网膜下腔室外
		Ⅲ：鞍上膜下脑室
Jeswani 等 2016[7]	基于 Kassam 等 2008[45]	Ⅰ：漏斗前的
		Ⅱ：经漏斗的
		Ⅲ：漏斗后

经许可，引自 Lubuulwa J, Lei T. Pathological and topographical classification of craniopharyngiomas: a literature review. J Neurol Surg Reports,2016,77:e121–e127

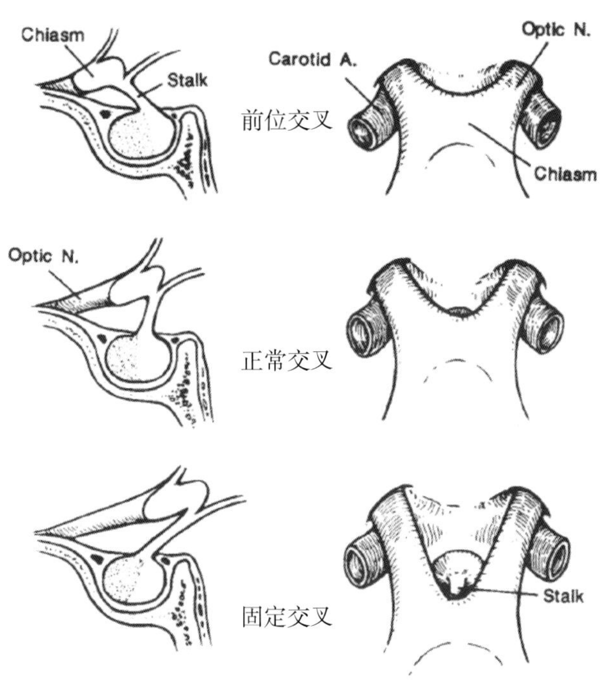

图 29.2 交叉位置与骨解剖关系的分类，由鞍区矢状面和上视图显示视神经（optic N.）、交叉和颈动脉（Carotid A.）。前位交叉位于结节上方；横膈上方的正常交叉；背上方的固定交叉（经许可，引自 Rhoton AL. Anatomy of the pituitary gland and sellar region//Thapar K, Kovacs K, Scheithauer B, et al. Diagnosis and Management of Pituitary Tumors. 1st ed. Humana Press New York, 2001: 13–40[15]）

警 惕

- 前位交叉。
- 巨大肿瘤伴侧方延伸。
- 肿瘤包裹 ICA。
- 肿瘤黏附在垂体柄上。
- 下丘脑浸润。
- 复发肿瘤。
- 既往放疗。

预防并发症

术前 预防

肿瘤小的早期手术切除可降低并发症发生率[2]。必须仔细研究 MRI 图像，以了解颅咽管瘤与周围神经血管结构之间的关系。特别是，对通过下丘脑的冠状 MRI 序列的关注通常会揭示优势侧。解剖分类有助于选择最合适的手术入路。应进行彻底的内分泌评估。

术中预防

无论采用哪种方法，神经导航都特别有助于规划切口、开颅手术和肿瘤解剖路线，并确保达到并切除侧延部。通常，肿瘤包膜应保持其连续性，以确定切除平面，并允许牵引剩余的肿瘤，最大限度地提高全切除的机会。Liliequist 膜在初次手术时始终保持完整，并作为 BA 和脑干的有益屏障[17]。如果肿瘤黏附于或与重要的神经血管结构和下丘脑密切相关，或者如果肿瘤包膜与血管密切相关，例如在漏斗处，则应将其留在原位。ICA 的梭状扩张是公认的血管后遗症。这可由手术操作血管（无术中血管损伤）引起。预防肿瘤囊性内容物的扩散可降低无菌性脑膜炎、脑积水以及理论上异位复发的风险。具体操作风险因方法而异[18]：

中线前路入路：额下经基底（单侧或双侧）或额基底半球间入路

这适用于第三脑室前伸的中线交叉前和鞍上肿瘤（图 29.3A 和 B）[12,17,19–20]。在仰卧位，头部伸展，额叶从前窝底脱落。这减少了所需的额叶收缩。如果肿瘤是交叉后的，骨瓣可以延伸到翼点，通常是右侧。硬脑膜在眶上嵴的正上方打开。通过仔细解剖和轻轻抬高额叶来保护嗅觉神经。另一种方法是半球间方法，它提供了更高的嗅觉神经保存率。ON 和交叉上方的交叉池和视颈动脉池被急剧地分开，以允许脑脊液（CSF）排出、额叶收缩和交叉池完全进入。这种方法可以清晰地观察和控制 ON 和 ICA、ACA、A1 分支以及第三脑室和棘间池的两个壁[8]。对于交叉前肿瘤，可以在两个 ON 之间看到。抽吸囊性肿瘤有助于将交叉点从结核处移开，从而打开手术窗口。如果肿瘤有较大的钙化区域或延伸到蝶鞍或蝶窦，钻取鞍结节可以为钙化部分提供更多的空间。分别使用超声手术吸引器和轻柔吸引固体和囊性成分来去除肿瘤。肿瘤从 ICA 及其分支（包括供应间脑的分支）和 ON 中分离出来。肿瘤一旦脱离，可以被其囊轻轻拉动并从第三脑室底部取出。如果可以识别，胶质层可以用作肿瘤和下丘脑之间的解剖平面。有时，由于肿瘤浸润乳头状周边，区分肿瘤、胶质组织和正常脑组织可能具有挑战性。如果只有单侧下丘脑受累，肿瘤全切除可减少长期并发症。如果有双方受累，风险会更高，因此应该采取不那么激进的做法。牙科镜可用于检查蝶鞍和光学装置的下表面[1]。

交叉后肿瘤可以通过终板和（或）视颈三角之间进入，尽管这种方法不太适合具有真正前缀交叉的患者（图 29.3E）[21–24]。一旦终板被打开，肿瘤从上下方向被拆散。之后，从下丘脑壁仔细解剖肿瘤包膜。颅咽管瘤几乎总是在下丘脑的一侧有明显的附着。对术前图像的仔细研究为神经外科医生处理这种连接做好了准备。一旦确定了第三脑室的室管膜，就使用微粒来维持肿瘤包膜－心室壁平面。胶囊最初应保存并小心截断，以防止其从视野中缩回。轻轻牵引胶囊也可以输送大部分交叉后肿瘤。如果垂体柄受累，神经外科医生决定将其切除，则最好将其远端切除，这比近端切除或将垂体柄与肿瘤一起切除更有可能保持抗利尿激素的产生 [12]。对于附着在灰结节上的残余肿瘤，打开终板，将肉饼插入并向下推到第三脑室底部，以便在 ON 之间接近肿瘤。

仔细止血后，解剖层重建后的严密闭合对防止脑脊液泄漏和血肿形成至关重要 [1]。

额侧入路：翼－额颞和眶颧

翼点入路是最常见的入路，无论是单独入路还是与不同的入路相结合（图 29.3A 和 C）[2]。它

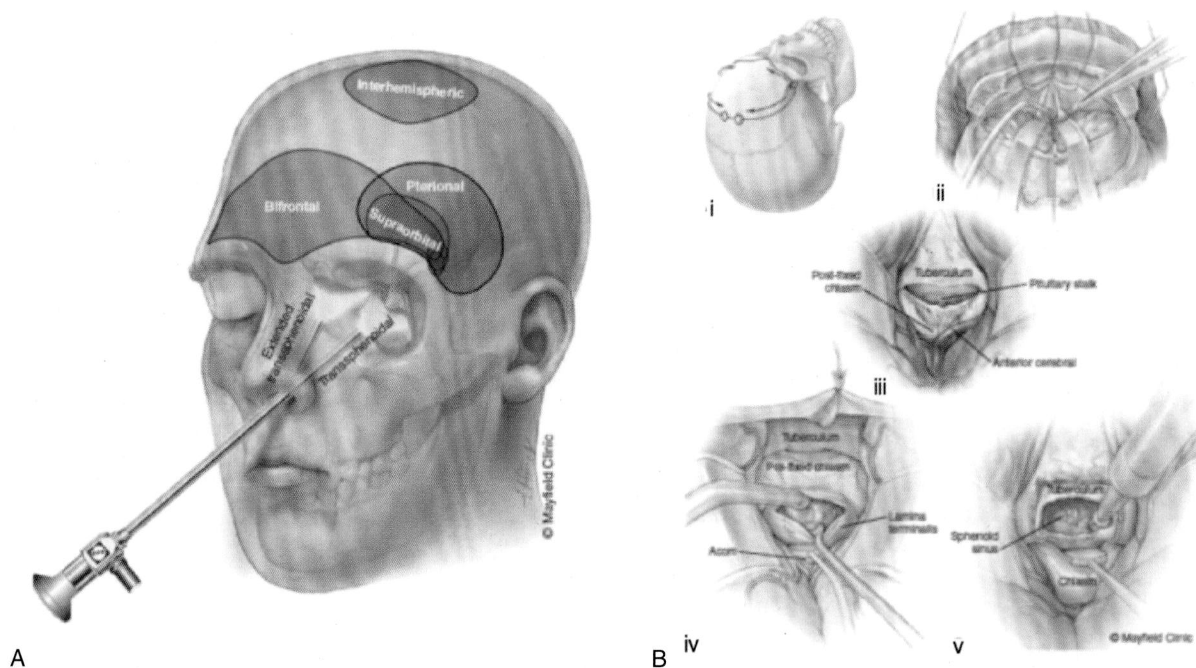

图 29.3 颅咽管瘤的头颅入路。（A）各种方法的示意图：双额半球间、翼点、半球间经胼胝体和内镜经蝶窦（经许可，引自 Theodosopoulos P, Sughrue M, McDermott M. Craniopharyngioma//Quiñones-Hinojosa A, ed. Schmidek and Sweet: Operative neurosurgical techniques. 6th ed. Philadelphia, PA: Saunders/Elsevier, 2012. pp 292–30220）。（B）双额入路适用于鞍上交叉前颅咽管瘤。i：双侧翼突和前上矢状窦两侧均有毛刺孔。用开颅刀将这些钻孔连接起来，抬高一个骨瓣。ii：双侧打开硬脑膜，结扎并分开上矢状窦。深入到师的镰被切割和释放。解剖嗅觉束周围的粘连，使额叶在重力的帮助下向后落下或被轻轻地收回。iii：发现大脑前动脉和视交叉。iv：对于交叉后肿瘤，打开终板以允许进入。v：对于鞍部延伸的肿瘤，可以钻除结核，以最大限度地扩大手术走廊。（C）翼点入路是最常见的入路。i：皮瓣由弯曲的切口凸起。在颞上线的前方做一个单孔，并形成骨瓣。ii：演示了眶上和经眶入路。去除眶缘可改善下丘脑、鞍上和第三心室区域的上下"向上"角度。iii：通过经视神经入路，识别出视神经和交叉池。小血管凝固并打开终板。iv：在保留垂体柄的情况下，肿瘤的视上和第三脑室成分可通过终板切除。（D）经胼胝体入路。i：通常在右冠状线前 2/3 和后 1/3 处做骨瓣。ii：在距镰 1.5 cm 处用脑牵引器固定额叶。发现胼胝体周围动脉和胼胝体。行 2.5 cm 胼胝体切开术。iii：通过正常解剖丘脑纹静脉和脉络膜丛证实 Monro 孔。虽然可以通过脉络膜下剥离术来提高暴露程度，但最好通过扩张孔入路。这是在凝固脉络膜丛和丘脑纹静脉并打开脉络膜裂（iv）后实现的。（E）通过右翼点入路的各种手术通道示意图。i：（1）视神经，（2）视神经交叉，（3）右侧颈内动脉，（4）右侧大脑前动脉（A1），（5）颞叶缩回，（6）额叶缩回，（7）鞍结节。ii：手术通道：（A）视神经和交叉肌内侧与颈内动脉外侧之间，（B）交叉肌前，（C）交叉肌后，（D）颈内动脉外侧，（E）钻穿鞍结节。iii：术中图像显示视器与颈内动脉之间交叉前通道和肿瘤切除（经许可，引自 Maartens N, Kaye A. Craniopharyngiomas//Kaye AH, Laws ER, Jr. Brain tumors: an encyclopedic approach. Philadelphia, PA: Saunders/Elsevier, 2011:807–830[21]）

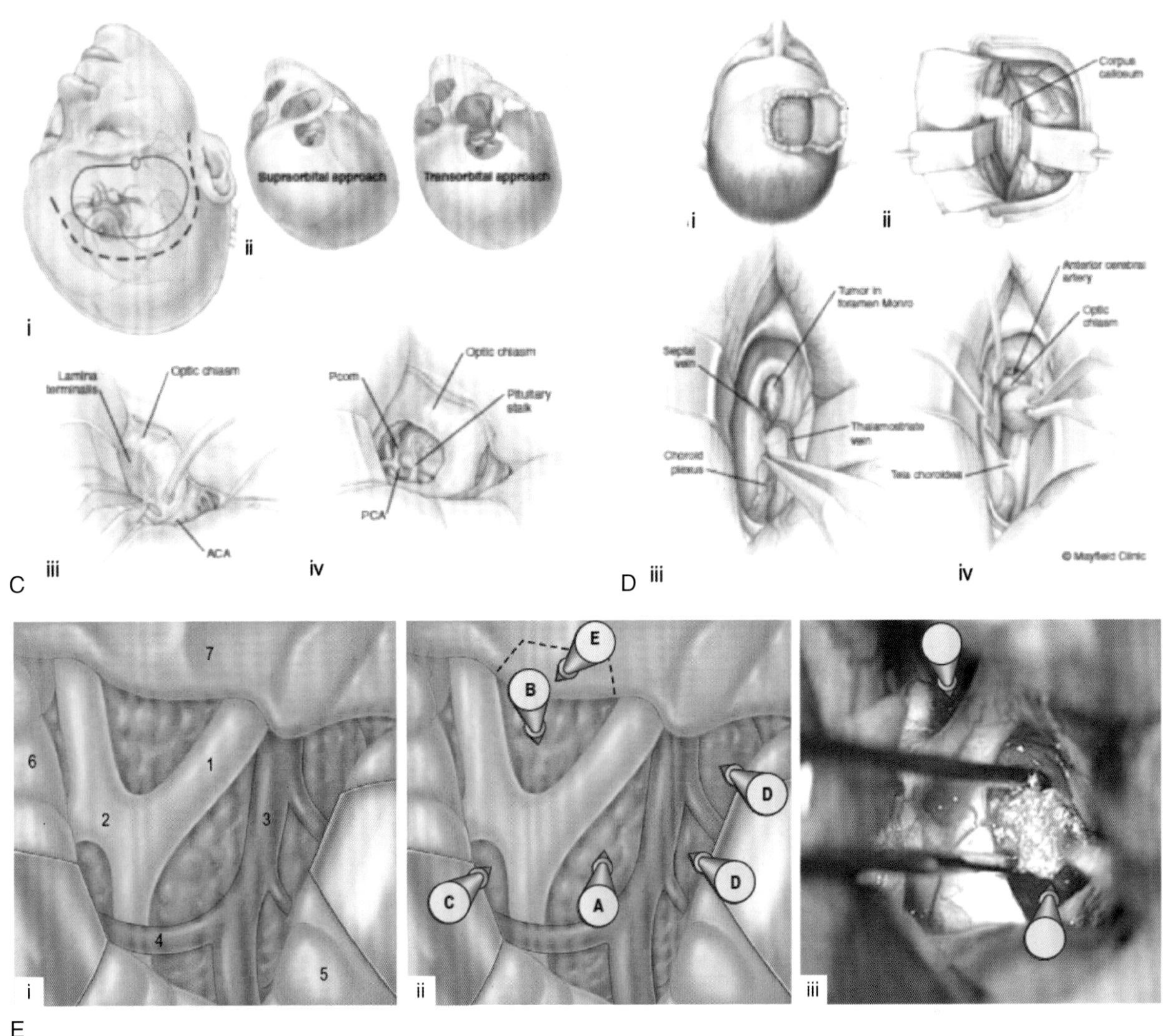

图 29.3（续）

提供了到肿瘤的最短距离，适用于鞍内、鞍上、交叉前，特别是交叉后肿瘤，以及具有前缀交叉的患者[17]。它允许通过解剖交叉前、视颈动脉、颈动脉动眼肌、颈动脉上三角和终板进入甚至大肿瘤的所有部位。钾盐裂隙广泛张开，脑脊液排出。避免额叶和颞叶过度收缩以防止缺血。颅咽管瘤通常是蛛网膜下腔肿瘤，因此应尽一切努力使其脱离周围结构，例如神经、血管和漏斗，漏斗也有自己的蛛网膜层。肿瘤由 ICA 的分支建立血供，但大部分肿瘤几乎没有血液供应。该技术与额下入路类似。肿瘤切除应通过逐步内减压和蛛网膜囊平面解剖进行。漏斗可以移位和压缩，通常在肿瘤后面，因此很难识别和保存[2]。与电灼相比，最好在漏斗周围进行清晰的解剖。

眶颧入路为后床突、基底尖和鞍上区提供了更广泛的暴露。移除眶缘为下丘脑和鞍上区以及通过终板到达第三脑室部分提供了更好的下向上(“仰视”）角度[25]。

半球间经胼胝体和经皮质经心室入路

半球间经胼胝体入路适用于突出或出现在第三脑室内并突出到侧脑室的颅咽管瘤（图 29.3A 和 D）。皮质血管和桥接静脉，以及额叶和胼胝体内侧的血管应予以保护，以避免缺血性并发症[2,26]。使用距中线 15 mm 的固定延展性脑牵开器进行脑牵拉就足够了。区分扣带回和胼胝体可能需要追踪胼胝体边缘动脉至胼胝体前方的起源。由于脑积水，胼胝体通常变薄至 3~5 mm。胼胝体切口在膝盖尖端后 1~2 cm 处小于 2.5 cm 可降低断开综合征的风险。只有在观察到未穿透扣带的情况下，才可以牺牲穿过胼胝体周围动脉的血管。进入侧脑室。最好通过扩张的 Monro 孔接近肿瘤。最初的内部减压可以通过抽吸肿瘤的囊性或实体部分，或逐段切除钙化部分来实现。这使得能够从第三脑室壁上剥离肿瘤。进一步暴露可通过后经口下入路或经穹隆间入路，并辅以丘脑三静脉的凝固和切片[27]。还应识别并保存 Monro 孔前穹隆柱、前连合、脉络丛、脉络膜动脉、隔静脉和大脑内静脉。隔膜造口术允许侧脑室的连通和对侧 Monro 孔处肿瘤可能粘连的松解。Sylvius 导水管应该通过放置特殊材料来防止血液阻塞。保护心室壁、室底和漏斗对于预防严重的发病率至关重要，因此可能会留下附着在第三心室室底的残余肿瘤[28]。穹隆和间脑核的损伤与记忆损伤有关，应避免[29]。

当肿瘤通过 Monro 孔向上突出并出现脑室扩大时，经皮质经脑室入路更为合适[1]。它可以避免皮质收缩，但癫痫发作的风险更高。右额叶皮质切开术后，可将外心室引流管插入 Monro 孔，以引导随后的侧脑室解剖。

综合方法

额下入路比翼点入路提供的侧视视野更少。翼点入路提供了对侧视颈动脉三角和颈动脉后间隙的有限视野，即使终板被打开，也不能提供肿瘤向第三脑室上方延伸的可视化。同样，经胼胝体入路不允许清楚地进入视交叉下方的肿瘤前上部分。因此，对于涉及多个解剖空间的大肿瘤，应考虑联合或分期入路。

治　疗

除了上面讨论的手术技术的细微差别外，需要特别注意三种术中及术后并发症的处理。

颈内动脉梭状扩张（FDCA）

这种不常见的血管并发症可以在手术过程中通过操作 ICA 而无裂伤发生，其发病率为 2.4%。它发生在手术入路的同侧，与切除程度、下丘脑受累或放射无关[30]。手术和诊断之间的中位时间间隔为 0.79 年。推测其原因为“增生机制”，外科手术对外膜的微小损伤会触发外膜和血管的愈合过程。在 583 例患者的登记系列中，14 例 FDCA 患者在平均随访 9.7 年后，无一例生存率或功能下降。因此，FDCA 可以被认为是颅咽管瘤手术的后遗症，其后续影响很小。治疗，包括钳夹、卷曲和旁路手术，应用于有症状的病例以及在系列影像学上快速进展的病变[31]。

下丘脑功能障碍与病态肥胖

由于解剖相邻，35% 的颅血管瘤患者在诊断时有一些下丘脑功能障碍，包括肥胖、昼夜节律紊乱、行为改变以及口渴、体温、心率和血压调节失调。在这些患者中，12%~19% 是肥胖患者。治疗后，65%~80% 的患者为病态肥胖，其生存率和生活质量较差[32]。肥胖的原因包括由于肿瘤累及或治疗相关的下丘脑内侧损伤导致的能量代谢受损，并伴有白天嗜睡、神经和视觉缺陷、体力活动减少和心理障碍。迄今，饮食、运动和药物治疗仍然难以令人满意。减肥手术因其法律和道德影响而备受争议。术前下丘脑后部受累仍是严重肥胖的唯一独立危险因素。在这些情况下，手术的目的应该是最大限度地切除肿瘤并保留下丘脑[33-35]。

异位复发

颅咽管瘤异位复发是一种罕见但公认的后遗症，占所有病例的 0~4.7%，占所有复发病例的 7%~27%[36,37]。已报道 60 例病例，其中 33 例通过手术道“播种”，27 例沿着 CSF 路径传播到远处。目前还没有发现手术危险因素，放疗也不能防止这种情况的发生[38]。然而，下列几种手术技术可降低理论上的风险：

- 切除前用特殊材料保护手术区域。
- 尽早抽吸囊肿液，以减少肿瘤液对手术区域的污染。
- 在切除过程中减少使用超声吸引器和冲洗。
- 保持肿瘤包膜完整，以避免肿瘤细胞扩散。
- 切除后广泛冲洗手术区域。

首次手术与异位复发之间的平均间隔时间为 6.8 年。因此，密切随访对复发很小时即诊断至关重要，这样，手术切除难度较小。

手术回顾

我最糟的病例

病例 1（图 29.4A~F）

1 例 10 岁女孩有 1 个月的头痛、恶心、呕吐和视力模糊的恶化史。CT 和 MRI 显示，交叉后囊性颅咽管瘤延伸至 Monro 孔，导致右侧脑室梗阻性脑积水（图 29.4A~C）。有钙化。术前视力和内分泌状况正常。患者接受了双额开颅手术、右眶上截骨术，并通过半球间、经终板入路进行了肿瘤的大体全切除。肿瘤包膜清晰，从第三脑室壁周向切开，左侧比右侧更容易脱落。肿瘤的软骨下部分被切除。确认漏斗，以便将其向前移位并保存。

术后，患者没有出现新的神经或眼科缺陷。患者患上了包括尿崩症在内的全垂体功能减退症，需要激素替代和 DDAVP。术后 MRI 证实完全切除，无下丘脑损伤，无复发（图 29.4D~F）。在术后第 2 个月，她出现了暴食症，随后变得肥胖。从 12 岁到 17 岁，她一直在服用生长激素。14 岁时，她开始接受雌激素治疗。她的峰值体重指数为 41.5 kg/m^2 [28]。通过饮食控制，18 岁时体重指数稳定在 35.4 kg/m^2。

尽管在手术中保留了下丘脑和漏斗，随访影像也证实如此，但仍可能出现下丘脑功能障碍和垂体功能减退。

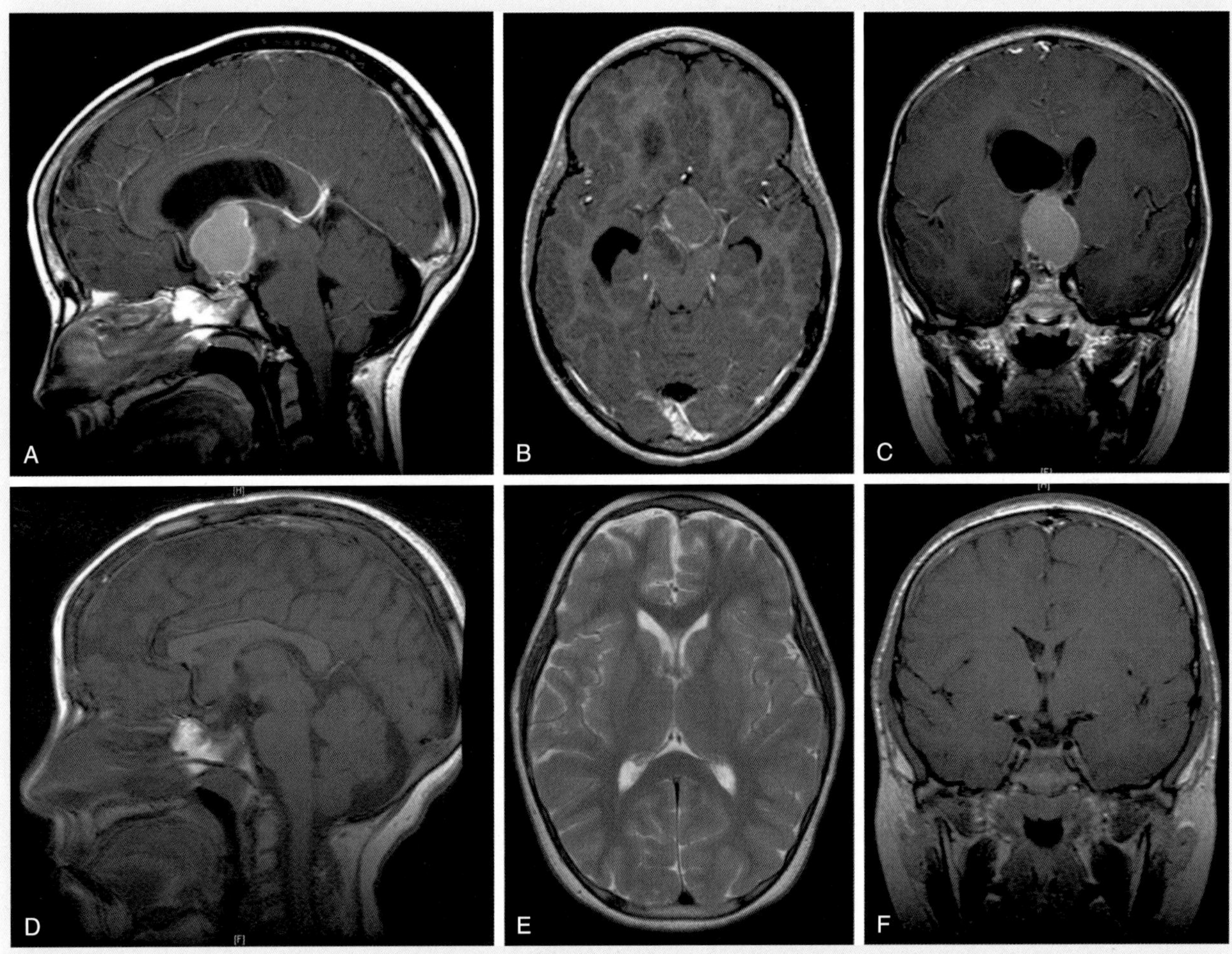

图 29.4 病例 1：（A~C）10 岁女童的术前磁共振成像（MRI），显示交叉后囊性肿瘤延伸至 Monro 孔，导致右侧侧脑室梗阻性脑积水。（D~F）术后两个月 MRI 显示无肿瘤残留，下丘脑无损伤。病例 2：（G 和 H）矢状中和左侧矢状旁 MRI 显示一个复杂的鞍上肿瘤延伸到第三脑室，脑前和中脑池，以及左侧桥小脑角。（I 和 J）术后 8、12、13 个月的连续 MRI/ CT 扫描显示左侧桥小脑角（CPA）肿瘤从最大尺寸 10 mm、20 mm 到 25 mm（箭头）进行性生长。（K）12 个月时 MRI 显示左侧基底节区梗死，右侧 ICA 动脉瘤扩张。（L）CT 血管造影显示 ICA 动脉瘤扩张 6 mm（箭头）。（M）第二次手术后完全切除 CPA 肿瘤。（N 和 O）第二次手术后 18 个月前嵴囊肿进行性生长。（P）首次发病后 8 年肿瘤稳定。ACAs：大脑前动脉；R MCA：右脑中动脉；BA：基底动脉

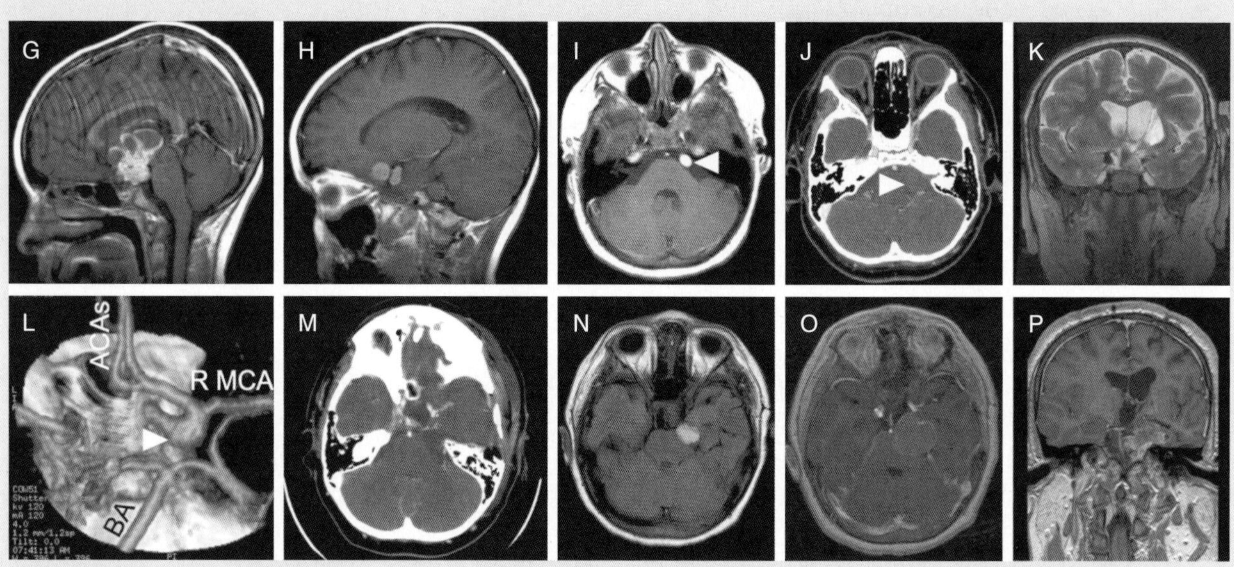

图 29.4（续）

病例 2（图 29.4G~P）

1 例 9 岁男孩出现左眼进行性视力减退，被发现患有视神经萎缩和视盘水肿。MRI 显示鞍上钙化病变延伸至第三脑室和左侧桥小脑角（CPA）（图 29.4G 和 H）。患者接受了左侧扩展额开颅手术，并通过额下入路进行肿瘤切除。肿瘤包裹在左大脑中动脉周围；很容易从 MCA 和其他血管上剥离。左侧肿瘤下丘脑组织平面不清晰，这一侧的切除术伤害较小。尽管有密集的钙化病灶，但仍使用最高功率的超声吸引器实现了接近完全切除。2 周后患者从下丘脑操作引起的困倦中恢复过来。患者出现了左侧脑神经Ⅲ麻痹、右侧偏瘫和全垂体功能减退症，需要完全激素替代。1 年后，MRI 显示 CPA 残留肿瘤、左侧基底节梗死和右侧 ICA 动脉瘤扩张（图 29.4I~L）。患者接受了左侧颞部开颅手术，并通过颞下入路切除了肿瘤，同时切除了幕。在原位保留少量钙碎片的情况下实现了大体的全切除（图 29.4M）。ICA 扩张保守进行，并在随后的影像学检查中保持稳定。1 年后，在监测扫描中，盆前池囊性肿瘤复发，向下延伸至斜坡（图 29.4N 和 O）。患者接受了颞部开颅术的再次探查，并将 Ommaya 储库插入粘连囊肿。在接下来的 18 个月里，患者经历了 10 次穿刺。13 岁时，患者出现左迷走神经麻痹和舌下麻痹。肿瘤实体成分最初进展，但最终稳定，因此放疗被推迟。17 岁半时，患者出现轻度右侧轻偏瘫，左眼和右眼颞叶失明，左眼内收麻痹和面部麻木，轻度肥胖，接受睾酮替代治疗（图 29.4P）。

神经外科手术讨论时刻

颅咽管瘤的显微外科手术具有重大风险。仔细研究术前图像对于规划手术入路、最大限度提高可视性和切除率、最大限度减少风险和预测病理解剖至关重要。应注意不要损伤小血管。不应以损伤下丘脑为代价进行全切除。

参考文献

[1] Alli S, Isik S, Rutka JT. Microsurgical removal of craniopharyngioma: endoscopic and transcranial techniques for complication avoidance. J Neurooncol, 2016, 130(2):1–9.

[2] Yaşargil MG, Curcic M, Kis M, et al.Total removal of craniopharyngiomas. Approaches and long-term results in 144 patients. J Neurosurg, 1990, 73(1):3–11.

[3] Cavallo LM, Solari D, Esposito F, et al. The role of the endoscopic endonasal route in the management of craniopharyngiomas. World Neurosurg, 2014, 82(6):S32–S40.

[4] Elliott RE, Jane JA, Wisoff JH. Surgical management of craniopharyngiomas in children: meta-analysis and comparison of transcranial and transsphenoidal approaches. Neurosurgery, 2011, 69(3):630–643.

[5] Wannemuehler TJ, Rubel KE, Hendricks BK, et al. Outcomes in transcranial microsurgery versus extended endoscopic endonasal approach for primary resection

of adult craniopharyngiomas. Neurosurg Focus, 2016, 41(6):E6.

[6] Zaidi HA, Chapple K, Little AS. National treatment trends, complications, and predictors of in-hospital charges for the surgical management of craniopharyngiomas in adults from 2007 to 2011. Neurosurg Focus, 2014, 37(5):E6.

[7] Jeswani S, Nuño M, Wu A, et al. Comparative analysis of outcomes following craniotomy and expanded endoscopic endonasal transsphenoidal resection of craniopharyngioma and related tumors: a single-institution study. J Neurosurg, 2016, 124(3):627–638.

[8] Liu JK, Sevak IA, Carmel PW, et al. Microscopic versus endoscopic approaches for craniopharyngiomas: choosing the optimal surgical corridor for maximizing extent of resection and complication avoidance using a personalized, tailored approach. Neurosurgery, 2016, 41(6):E5.

[9] Yang I, Sughrue ME, Rutkowski MJ, et al. Craniopharyngioma: a comparison of tumor control with various treatment strategies. Neurosurg Focus, 2010, 28(4):E5.

[10] Hoffman HJ, De Silva M, Humphreys RP, et al. Aggressive surgical management of craniopharyngiomas in children. J Neurosurg, 1992, 76(1):47–52.

[11] Gibo H, Lenkey C, Rhoton AL. Microsurgical anatomy of the supraclinoid portion of the internal carotid artery. J Neurosurg, 1981, 55(4):560–574.

[12] Samii M, Tatagiba M. Surgical management of craniopharyngiomas: a review. Neurol Med Chir (Tokyo), 1997, 37(2):141–149.

[13] Renn WH, Rhoton AL. Microsurgical anatomy of the sellar region. J Neurosurg, 1975, 43:288–298.

[14] Rhoton AL. The supratentorial arteries. Neurosurgery, 2002, 51(4 suppl):53–120.

[15] Rhoton AL. Anatomy of the pituitary gland and sellar region//Thapar K, Kovacs K, Scheithauer B, et al. Diagnosis and Management of Pituitary Tumors. Humana Press, 2001:13–40.

[16] Pan J, Qi S, Liu Y, et al. Growth patterns of craniopharyngiomas: clinical analysis of 226 patients. J Neurosurg Pediatr, 2016, 17:1–16.

[17] Hoffman HJ. Surgical management of craniopharyngioma. PediatrNeurosurg, 1994, 21(suppl 1):44–49.

[18] Hofmann BM, Höllig A, Strauss C. Results after treatment of craniopharyngiomas: further experiences with 73 patients since 1997. J Neurosurg, 2012, 116(2):373–384.

[19] Cook DJ, Rutka JT. Craniopharyngioma: neurosurgical management//Hanna EY, DeMonte F, et al. Comprehensive Management of Skull Base Tumors. New York, NY: CRC Press, 2008.

[20] Maartens N, Kaye A. Craniopharyngiomas//Kaye AH, Laws ER Jr, et al. Brain Tumors: An Encyclopedic Approach. Philadelphia, PA: Saunders/Elsevier, 2011.

[21] Theodosopoulos P, Sughrue M, McDermott M. Craniopharyngioma// Quiñones-Hinojosa A. Schmidek and Sweet: Operative Neurosurgical Techniques. 6th ed. Philadelphia, PA: Saunders/Elsevier, 2012.

[22] Carmel PW. Tumours of the third ventricle. Acta Neurochir (Wien), 1985, 75(1–4):136–146.

[23] Liu JK, Christiano LD, Gupta G, et al. Surgical nuances for removal of retrochiasmatic craniopharyngiomas via the transbasal subfrontal translamina terminalis approach. Neurosurg Focus, 2010, 28(4):E6.

[24] Silva PS, Cerejo A, Polónia P, et al. Trans-lamina terminalis approach for third ventricle and suprasellar tumours. Clin Neurol Neurosurg, 2013, 115(9):1745–1752.

[25] Golshani KJ, Lalwani K, Delashaw JB, et al. Modified orbitozygomatic craniotomy for craniopharyngioma resection in children.J Neurosurg Pediatr, 2009, 4(4):345–352.

[26] Sugita K, Kobayashi S. Preservation of large bridging veins during brain retraction. Technical note. J Neurosurg, 1982, 57(6):856–858.

[27] Hirsch J, Zouaoui A, Renier D, et al. A new surgical approach to the third ventricle with interruption of the striothalamic vein. Acta Neurochir (Wien), 1979, 47:135–147.

[28] Behari S, Banerji D, Mishra A, et al. Intrinsic third ventricular craniopharyngiomas: report on six cases and a review of the literature. Surg Neurol, 2003, 60(3):245–252.

[29] Catani M, Dell'Acqua F, Thiebaut de Schotten M. A revised limbic system model for memory, emotion and behaviour. Neurosci Biobehav Rev, 2013, 37(8):1724–1737.

[30] Hoffmann A, Warmuth-Metz M, Lohle K, et al. Fusiform dilatation of the internal carotid artery in childhood-onset craniopharyngioma: multicenter study on incidence and long-term outcome. Pituitary, 2016, 19(4):422–428.

[31] Wang L, Shi X, Liu F, et al. Bypass surgery to treat symptomatic fusiform dilation of the internal carotid artery following craniopharyngioma resection: report of 2 cases. Neurosurg Focus, 2016, 41(6):E17.

[32] Müller HL. Craniopharyngioma and hypothalamic injury: latest insights into consequent eating disorders and obesity. Curr Opin Endocrinol Diabetes Obes, 2016, 23(1):81–89.

[33] Elowe-Gruau E, Beltrand J, Brauner R, et al. Childhood craniopharyngioma: hypothalamus-sparing surgery decreases the risk of obesity.J Clin Endocrinol Metab, 2013, 98(6):2376–2382.

[34] Müller HL, Gebhardt U, Teske C, et al. Post-operative hypothalamic lesions and obesity in childhood craniopharyngioma: results of the multinational prospective trial KRANIOPHARYNGEOM 2000 after 3-year follow-up. Eur J Endocrinol, 2011, 165(1):17–24.

[35] Puget S, Garnett M, Wray A, et al. Pediatric craniopharyng iomas:classification and treatment according to the degree of hypothalamicinvolvement. J Neurosurg, 2007, 106(1

suppl):3–12.

[36] Du C, Feng CY, Yuan J, et al. Ectopic recurrence of pediatric craniopharyngiomas after gross total resection: a report of two cases and a review of the literature. Child's Nerv Syst, 2016, 32(8):1523–1529.

[37] Elliott RE, Moshel YA, Wisoff JH. Surgical treatment of ectopic recurrence of craniopharyngioma. Report of 4 cases. J Neurosurg Pediatr, 2009, 4(2):105–112.

[38] Elfving M, Lundgren J, Englund E, et al.Ectopic recurrence of a craniopharyngioma in a 15-year-old girl 9 years after surgery and conventional radiotherapy: Case report. Child's Nerv Syst, 2011, 27(5):845–851.

[39] Ciric I, Cozzens J. Craniopharyngiomas: transsphenoidal method of approach for the virtuoso only? Clin Neurosurg, 1980, 27:169–187.

[40] Konovalov AN. Microsurgery of tumours of diencephalic region. Neurosurg Rev, 1983, 6(2):37–41.

[41] Samii M, Samii A. Surgical management of craniopharyngiomas//Schmidek H. Schmidek Sweet Oper. Neurol. Tech. Indic. Methods, Results. 4th ed. Philadelphia: WB Saunders, 2000:489–502.

[42] Matsuo T, Kamada K, Izumo T. Indication and limitations of endoscopic extended transsphenoidal surgery for craniopharyngioma. Neurol Med Chir (Tokyo), 2014, 54:974–982.

[43] Pascual JM, González-Llanos F, Barrios L, et al. Intraventricular craniopharyngiomas: topographical classification and surgical approach selection based on an extensive overview. Acta Neurochir (Wien), 2004, 146(8):785–802.

[44] Wang KC, Hong SH, Kim SK, et al. Origin of craniopharyngiomas: implication on the growth pattern. Child's Nerv Syst, 2005;21(8–9):628–634.

[45] Kassam AB, Gardner PA, Snyderman CH, et al. Expanded endonasal approach, a fully endoscopic transnasal approach for the resection of midline suprasellar craniopharyngiomas: a new classification based on the infundibulum.J Neurosurg, 2008, 108(4):715–728.

[46] Fatemi N, Dusick JR, De Paiva Neto MA, et al. Endonasal versus supraorbital keyhole removal of craniopharyngiomas and tuberculum sellae meningiomas. Neurosurgery, 2009, 64(suppl 5):41–45.

[47] Pan J, Qi S, Lu Y, et al. Intraventricular craniopharyngioma: morphological analysis and outcome evaluation of 17 cases. Acta Neurochir(Wien), 2011, 153(4):773–784.

[48] Qi S, Lu Y, Pan J, et al. Anatomic relations of the arachnoidea around the pituitary stalk: relevance for surgical removal of craniopharyngiomas. Acta Neurochir (Wien), 2011, 153(4):785–796.

[49] Šteňo J, Bízik I, Šteňo A, et al. Recurrent craniopharyngiomas in children and adults: long-term recurrence rate and management. Acta Neurochir (Wien), 2014, 156(1):113–122.

30

脑脊液分流相关并发症

JAMES A. STADLER III, HAMIDREZA ALIABADI, GERALD A. GRANT

重 点

- 内镜下第三脑室造口术的并发症包括出血、神经功能缺损和脑室造口术失败。
- 脑室分流术并发症可大致分为感染、分流术机械故障和长期并发症。
- 仔细的术前计划和细致的手术技术可能有助于预防脑脊液分流相关的并发症。
- 应仔细检查潜在并发症，以便根据需要进行适当治疗。

引 言

脑脊液（CSF）分流在治疗几种常见疾病（脑积水、颅内高压和 CSF 漏或瘘管）时非常重要，而且往往是挽救生命的方法。在可能的情况下，脑积水的治疗应从纠正潜在的病因开始。对于这些患者而言，应首先考虑通过移除解剖阻塞或创建替代液体通道来重建生理性脑脊液循环和吸收。当这些选择无法实现时，CSF 也可以通过植入分流术分流。许多手术选择允许根据患者特定的解剖和病理因素进行个性化治疗，每种技术都有已知的潜在并发症。在制定治疗计划时，必须与患者及其家属讨论这些手术选择的相对风险。

解剖学观点

内镜下第三脑室切开术

对于梗阻性脑积水且脑室解剖良好的患者，应考虑使用内镜下第三脑室造口术（ETV）。手术前通过仔细的影像学检查确定侧脑室前角的进入点和轨迹。从第三脑室底部到 Monro 孔的直线可以延长，以便在表面进行矢状面和冠状面测量，优化皮肤切口（图 30.1）。神经导航可用于更具挑战性的病例。随着 ETV 的进行，应有足够的脑桥前间隙以避开基底动脉，有足够大的侧脑室和第三脑室可通过 Monro 孔插入神经内镜而不损伤穹隆，影像学

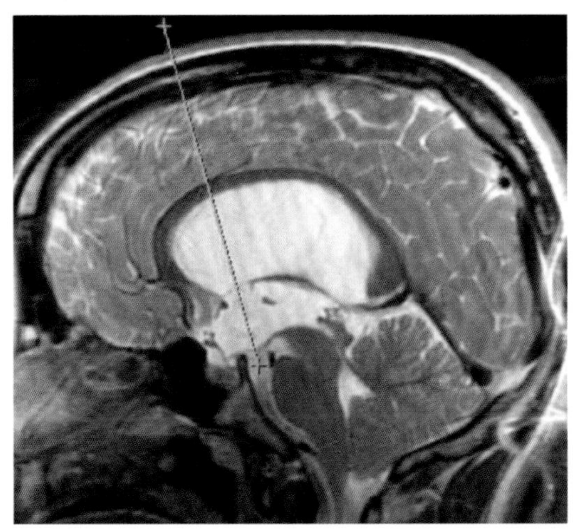

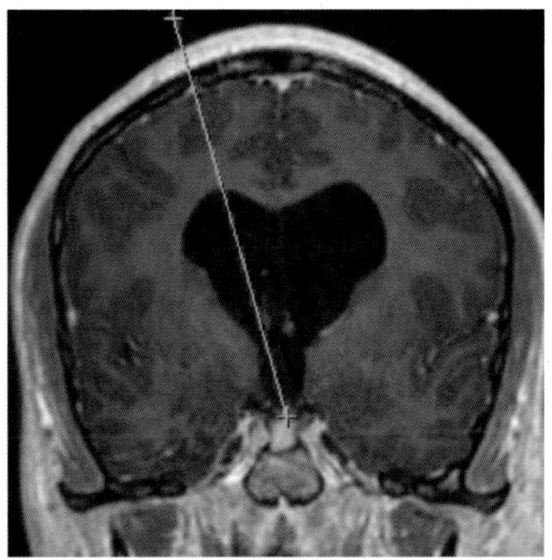

图 30.1 通过从第三脑室底部延伸一条直线穿过 Monro 孔，可以确定内镜下第三脑室造口术的合适轨迹和进入点。神经导航可能对具有挑战性的脑室解剖有帮助

上无明显的脑室内或蛛网膜下腔粘连。

了解脑室内解剖结构对于外科医生进行 ETV 至关重要。在侧脑室内，Monro 孔与脉络丛、前间隔静脉和丘脑纹状体静脉相关（图 30.2A）。然后将内镜推进第三脑室，确认第三脑室内底位于中线、乳头体前方和漏斗窝后方（图 30.2B）。随后以标准方式在第三脑室的底部开窗，通常通过内镜进行球囊扩张。

脑室分流放置

考虑到脑积水患者可能出现异常的解剖变异，在进行任何脑室分流术放置或修整之前，应彻底检查术前影像。仔细记录脑室的大小和形态、患者病史（包括之前的切口）和异常解剖，如静脉窦位置扭曲。

脑室分流术最常使用额叶和枕叶作为入口，典型的终点位于额角。入口位置选择对分流效果不佳风险的影响在文献中仍存在争议，没有系统性回顾提供明确的证据来支持任何一个位置[1]。将导管放置在规定的脑脊液空间内，远离脑室壁和脉络丛，可以降低分流效果不佳的风险[2]。请务必在分流系统中纳入一个储液囊，以便在紧急情况下分接分流器或评估感染情况。

腹膜间隙是脑室分流术最常见的远端终点。在有腹膜间隙禁忌证的情况下，可选择胸膜腔和右心房。由于胸膜腔吸收不良，2 岁以下儿童通常不能耐受胸膜分流。由于生长发育的原因，幼儿可能需要调整心房分流术，因为导管会移出右心房，进入锁骨下静脉产生血栓。对于既往有腹部手术史或非常规远端分流部位的患者，需选择接受过相关培训的专家来提供手术帮助。

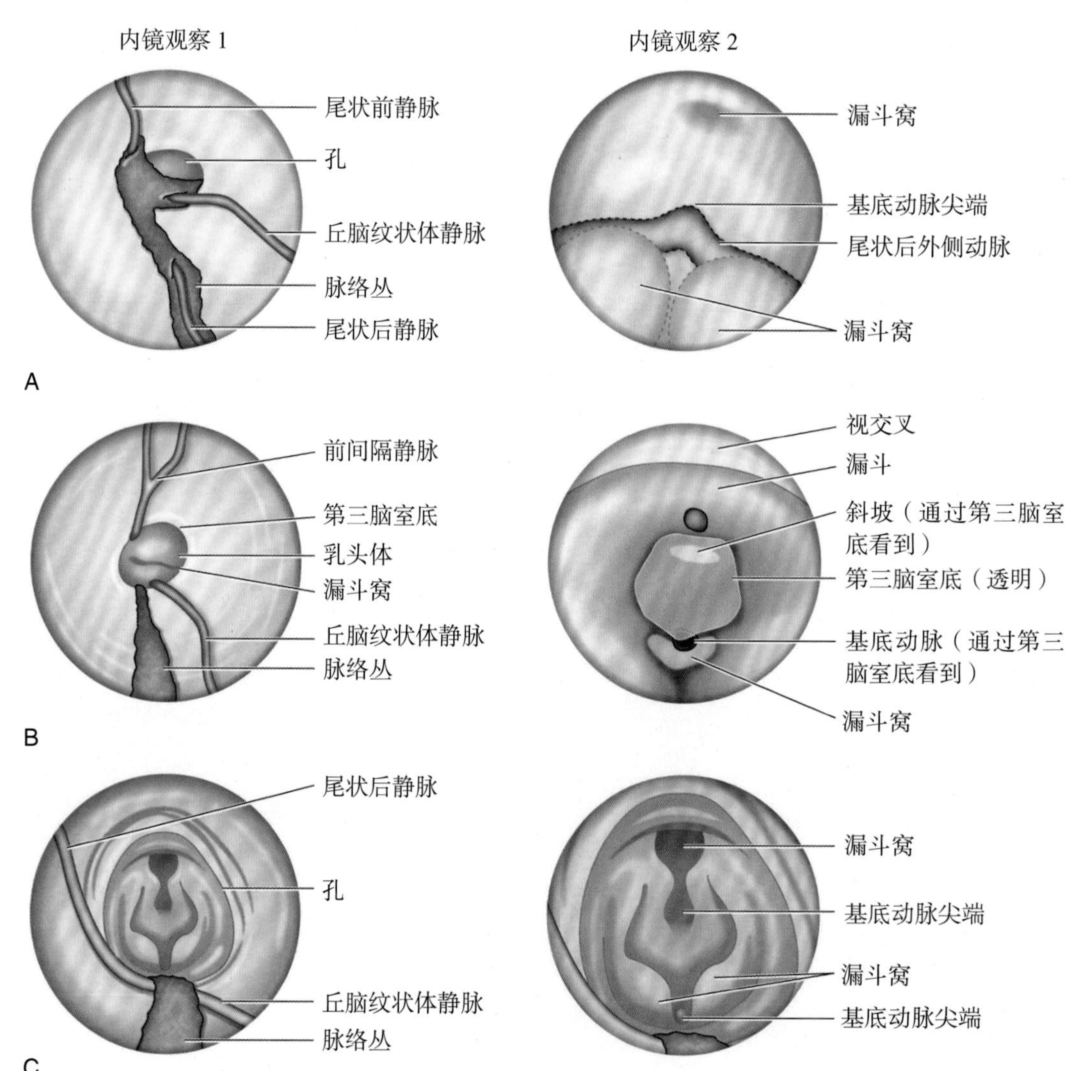

图 30.2 进行内镜下第三脑室造口术时观察到的内镜解剖结构：在 Monro 孔（A），在第三脑室内（B）

警　惕

- ETV 成功率较低的患者可以在术前使用 ETV 成功分数进行识别 [3]。
- 直接脑室外引流后发生分流感染的风险最高，尤其在存在近期感染的情况下 [4]。
- 在大型多中心研究分析中，年龄小于 6 个月、有心脏合并症以及使用内镜放置心室导管是与分流功能障碍高风险相关的统计学因素 [5]。

预　防

要取得良好的手术效果首先要选择适当的患者和操作步骤。确定哪些患者将从 ETV 或分流中获益最大，不仅需要熟悉相应的步骤，还需要熟悉指导临床决策的最佳数据。

内镜下第三脑室切开术并发症

术前，应与患者及其家属讨论 ETV 成功治疗脑积水的概率。ETV 成功评分是一个经过验证的衡量潜在风险的标准 [3]。患者年龄是该评分的最大决定因素，其次是脑积水的病因和既往分流史（表 30.1）。

任何脑室内手术都存在出血的风险。小心地避开血管性脉络丛可降低出血风险，但在增加脉络丛烧灼以减少脑脊液生成的情况下除外。为了尽可能减少非轴内镜移动来降低室管膜出血的风险，我们应仔细地规划术前切口、在更具挑战性的病例中应用神经导航，在大脑中使用可剥离的鞘层。最近，机器人协助被用于确保精确导航和内镜稳定定位 [6,7]。然而 ETV 最严重的并发症是紧邻第三脑室底的重要基底和脑桥血管受损。通过术前成像确定足够的脑桥前间隙、充分了解第三脑室底的解剖结构、利用触觉反馈识别通过脑室底的蝶鞍斜坡以及在内镜下解剖结构显示不够清晰无法安全进行的情况下放弃手术而选择其他治疗方案，可以避免对这些血管的损伤。如果手术中基底动脉或大脑后动脉损伤，不要拉回内镜，而是使用内镜对动脉施压并冲洗几分钟以止血。如果需要，可考虑进行神经介入手术，以缠绕血管。如果习惯性地将内镜向后拉，血液将迅速充满脑室，视野将消失。

表 30.1　ETV 成功评分，三类评分之和近似于单独使用 ETV 成功治疗脑积水的概率

评分	患者年龄	脑积水病因	既往脑脊液分流史
0	＜1 月	感染后	是
10	1~6 月		否
20		脊髓脑膜膨出、脑室内出血、非顶盖脑瘤	
30	6~12 月	导水管狭窄、顶盖肿瘤、其他	
40	1~10 年		
50	＞10 年		

ETV：内镜下第三脑室造口术

ETV 的其他并发症包括脑脊液漏或假性脑膜炎、伤口感染、脑膜炎、新的神经功能缺损、内分泌疾病和围手术期癫痫 [8]。在手术闭合前封闭硬膜外腔并进行细致的伤口处理可以减轻这些风险。出现穹隆损伤的风险最高，高达 16.6% 的病例出现此损伤，可能导致永久性短期记忆丧失 [8]。与出血一样，通过最小化非轴内镜的运动和施加在 Monro 孔水平的扭矩，可以降低这种风险，也可以避免其他并发症，如第三脑神经损伤或下丘脑功能障碍。

分流并发症

分流感染

外源性手术器械直接进入中枢神经系统，分流感染就成为一个隐患。文献报道的术后感染病例占 4%~30%，根据患者病史、是否有外引流以及近期感染史而有所不同 [4,9–11]。手术和感染出现之间的潜伏期从 15 d 到 12 个月不等，倾向于在双峰分布中早期出现。11 种革兰阳性菌可引起大多数分流感染，其中凝固酶阴性葡萄球菌占 17%~78%，金黄色葡萄球菌占 4%~30%。分流术感染的危险因素很多，包括早产和低出生体重、相对免疫抑制、重复分流术改道或抽吸、手术室和围手术期不遵守既定的感染控制协议。

已出台的相关手术方案在降低分流感染率方面取得了成功，目前大多数机构已制定了关于抗生素、皮肤消毒、分流部件处理和手术室人员流动的围手术期管理计划 [4,13,15–17]。抗生素润洗导管这一措施可能有一些益处，但结论性数据有限 [18]。与任何手术一样，通过细致的手术技术、大量的冲洗

以及坚持切口和闭合伤口的相关愈合原则，感染风险可能会得到改善。

机械分流失败

分流失败可以有多种患者特有的临床表现。令外科医生无奈的是，没有绝对的方法可以防止分流术失败。分流器植入或修正术后的早期是失败风险最高的时候，在实践中也存在术后晚期分流失败的例子[5,19]。有一项关于分流失败危险因素的大型前瞻性队列研究确定了与分流存活率降低相关的3个危险因素：年龄小于6个月、心脏合并症和使用内镜放置脑室导管。在这三者中，内镜的使用是唯一可改变的危险因素，因此通常不建议在常规脑室导管放置中使用内镜[5,20,21]。

分流阻塞可能发生在近端导管、控制阀或远端系统。之前提及额叶或枕叶入路位置的选择似乎不会影响分流存活率，尽管需要在导管周围保持开放的脑脊液空间，只要远离脑室壁和脉络丛，则可以降低分流失败的发生率[1,2]。控制阀设计的选择不会改变分流故障发生的风险[5,22–24]。腹腔镜放置可降低脑室腹腔分流术中远端导管阻塞的风险[25,26]。

分流器可能断开、断裂或移位。通过使用不可溶解的缝合线将分流系统牢牢固定，并尽可能限制连接数量，可以降低断开的风险。也有学者鼓励在头骨上方放置控制阀和连接，这样这些连接就不会因放置在颈部而受到重复运动的影响。分流器断裂通常见于陈旧的钙化导管，并不需要有严重的创伤史。将脑室导管和控制阀尽可能固定在颅骨周围或颅骨上，并避免不必要的帽下剥离，以及安全关闭远端导管周围的腹壁层，可以避免早期分流器移位。分流导管的晚期移位，包括脑室导管进入脑实质和远端导管离开腹部或其他末端，可能是儿童相对生长的结果。如果在考虑到孩子的预期生长情况下引入分流，则可以使这种移位最小化。

过度引流

脑脊液分流的多种长期风险与脑脊液过度引流有关。硬膜下血肿或水囊瘤、脑室狭缝综合征、分流诱导的颅缝骨化、低压性头痛和脑室塌陷伴阵挛都是过度引流的并发症。尽管预测脑脊液流体力学的方法尚不完善且研究不完整，正确的控制阀选择（包括可编程控制阀的设置）可以有助于避免一些此类复杂情况的发生。我们需要定期对患者进行临床和影像学随访，在必要时进行干预，尽可能避免这些问题及其后遗症的发生。

长期分流并发症

许多与脑脊液分流术相关的并发症需要患者的护理团队及时发现，特别是当这些患者的健康受到共病或漏诊的威胁时。为了防止重大并发症的出现，应定期检查，让有经验的医生参与治疗。

分流后，患者可能出现内分泌紊乱。生长激素异常被视为颅内高压的结果，或与肿瘤治疗有关。相关问题还有青春期提前和不孕[28,29]。尿崩症是ETV后罕见的并发症。肥胖是分流后人群中的一个重要问题，此类患者发生相关神经功能缺损和下丘脑功能障碍的潜在风险较高[30]。

除了与潜在病理学相关的发现外，分流后患者还可能出现长期神经并发症。与分流功能无关的头痛很常见，据报道，多达44%的分流后患者出现头痛[31]。在30%的非肿瘤性脑积水患者中发现癫痫[32]。慢性分流的神经心理和认知后遗症研究不足，治疗不足。

患者在分流术后数年是否仍依赖分流，始终是个问题。如果分流术是在幼年时期进行的，患者仍然会依赖于分流。如果患者出现分流中断且无症状，那么CSF仍可能通过先前建立的通道引流。为了确认是否依赖于分流，可以在医院密切监护患者的情况下，通过手术结扎分流，或者通过钳夹脑室外引流管（EVD）将分流外化，以监测3~5 d的颅内压。有脊髓膜膨出病史的患者通常终生依赖分流术。

处　置

术中并发症的处置

术中并发症必须根据外科医生的最佳临床判断进行识别和处置。通过神经导航或术中超声检查，无论是对ETV还是分流术，都可以缓解进入脑室的困难。对于有重大腹部手术史或医生对其分流远端位置不太熟悉的患者，其他外科专家的协助可能会有所帮助。

内镜下脑室内出血是一个手术上的难题。开放手术中使用的传统止血方法，如吸收性明胶海绵或直接隔离和血管凝固，这时对于外科医生而言是不可用的。由于血液中混有脑脊液，使内镜视野变得模糊，这使得止血操作更加困难复杂。出血最好的治疗方法是温和而持续的脑室冲洗，这需要大量的冲洗液和术者的耐心[33]。如果确定了局部出血源，也可以使用双极电凝术。关键血管损伤比较罕见，需要进行血管造影检查和治疗。

脑室外引流是遇到手术意外时的重要考虑因素，应在术前与患者和家属讨论这种可能性。对于术中有明显出血、分流术时出现远端并发症、可疑感染或污染、患者不稳定或存在其他术中问题的患者，外部引流可在完成进一步评估的同时监测颅内压和稳定患者。在安全的情况下，患者可以通过可控的手术方式进行最终治疗。

潜在分流感染的调查与处理

任何有明显伤口感染、脑膜炎 / 脑室炎或腹膜炎的分流患者都应怀疑有分流感染。患者可能有发热、白细胞增多或分流功能障碍的症状和体征。血培养阳性或胸膜脓胸的发现分别见于感染性脑室分流术或脑室神经分流术的患者。

脑脊液取样通常有助于评估潜在的分流感染风险。当脑脊液特征与感染有关或当这种液体的培养物显示出感染时，最常见的治疗方法是移除任何合理推测为感染的植入物，并在重新植入前对感染进行后续治疗[11,13,34]。分流感染的保守治疗不太常见，但对于革兰阳性菌感染，在某些病例中，长期使用全身抗生素长达 6 周是成功的[13]。一些患者在分流周围出现红斑或肿胀。这些患者可能需要外化分流。如果感染位于分流术外，分流术接口可能会污染脑脊液，称为外部分流术感染。

虽然腹腔假性囊肿常继发于远端分流系统的机械性流出道梗阻,但认识感染的可能性非常重要。多达半数的与分流术相关的腹腔假性囊肿患者表现出培养物阳性，这一发现在较年幼的儿童中更为常见[35,36]。假性囊肿的形成应被怀疑，尤其是在有腹痛史或腹部手术史的患者中。诊断可通过超声或横断面成像进行确认。对于假性囊肿患者，移除部分引流或外引流、引流和培养腹腔液，以及对假定感染进行经验性治疗，可能有助于加快假性囊肿的消退。然后再将引流植入腹膜腔或其他远端。

潜在分流功能障碍的调查与处理

分流功能障碍的识别始于对患者和家属分流功能障碍相关症状和体征的告知教育。症状可能很轻微，只能由患者最亲密的家人或护理人员识别。随着年龄的增长，不同的发现增加了人们对以下情况的怀疑：婴儿可能会表现出易怒和囟门鼓胀，而较大的儿童或成人可能会出现头痛、恶心、呕吐或嗜睡。然而，临床表现总体上与颅内压逐渐升高一致。根据具体的临床情况，潜在分流功能障碍的标准检查包括临床病史和体格检查、横断面颅骨成像、分流系统的平片或基于这些发现的腹部成像。对于附加评估，如分流抽吸、放射性核素分流造影或对比增强分流序列，在适当的临床环境下可能有额外的益处[37–39]。然而归根结底，分流术功能障碍的确定是基于大量患者特定的临床和影像学联系，没有完全敏感或特定的检测[40]。重要的是，要记住一些患者的脑室有裂缝，或者由于分流术功能障碍而没有扩张脑室。鉴于成像上没有标准变化，这些患者的管理可能非常困难。这些患者也很容易误从急诊室被送回家，导致死亡。

当怀疑有分流功能障碍时，建议立即进行分流器检查和修正。首先常规检查近端脑室系统，用测压法评估颅内压力并确认分流阀和远端系统功能。根据需要对所有分流器部件进行测试，以确认其适当的功能，并妥善处理那些丧失功能的元件。在一些具有挑战性的病例中或不确定的情况下，脑室外引流可用于稳定患者，同时完成进一步评估并制定可控手术计划。因此，不要让近端分流术功能障碍患者的生命之光熄灭，这迫切需要解决分流术中出现的问题，以避免患者的神经系统情况突然恶化。

手术回顾

我最糟的病例

1 例 15 岁的年轻男子因脑震荡后进行性头痛入院。他有长期头痛的病史，但脑震荡后头痛的严重程度和频率都有所上升。MRI 扫描显示梗阻性脑积水，眼科检查证实有视盘水肿。我们建议使用 ETV。患者仰卧，我们进行了右额 ETV。当打开第三脑室底部时，清晰地观察到基底动脉和穿通动脉。这时患者咳嗽起来，显示器屏幕变成鲜红色。我们将内镜拉回到侧脑室，冲洗了 30 多分钟。我们无法再看到任何明显的脑室解剖，只能留下了脑室外引流。最终我们将 EVD 转换为分流术（因为受到感染，需要另一个 EVD，并需要最终在另一侧进行分流术更换）。他患上了脑干脑卒中，因为两个穹隆都严重受伤，导致了严重的短期记忆障碍。本例提醒我们一定要确保患者在 ETV 期间彻底麻醉！

神经外科手术讨论时刻

脑脊液转流，无论是通过 ETV 还是脑室分流术完成，对于许多情况而言都是一种重要的方法，对患者的生活质量和存活时间有直接影响。与这些手术相关的并发症有多种形式，包括出血、脑室造口术失败、感染、分流术机械功能障碍以及与脑脊液分流术相关的长期问题。仔细的术前评估和围手术期管理有助于避免许多并发症。当怀疑出现脑脊液转流的并发症时，需要进行全面评估，并根据需要进行治疗，以改善患者预后。由于在将来可能需要修正分流，因此第一次分流的规划是最关键的。如果分流术在闭合之前看起来不"完美"，并且在远端插入之前没有自发"滴水"，那么它会再次困扰外科医生。

参考文献

[1] Kemp J, Flannery AM, Tamber MS, et al. Pediatric hydrocephalus: systematic literature review and evidence-based guidelines. Part 9: effect of ventricular catheter entry point and position. J Neurosurg Pediatr, 2014, 14(suppl 1):72–76.

[2] Tuli S, O'Hayon B, Drake J, et al. Change in ventricularsize and effect of ventricular catheter placement in pediatric patients with shunted hydrocephalus. Neurosurgery, 1999, 45(6):1329–1333, discussion 33-5.

[3] Kulkarni AV, Drake JM, Kestle JR, et al. Predicting who will benefit from endoscopic third ventriculostomy compared with shunt insertion in childhood hydrocephalus using the ETV Success Score. J Neurosurg Pediatr, 2010, 6(4):310–315.

[4] Kestle JR, Holubkov R, Douglas Cochrane D, et al. A new Hydrocephalus Clinical Research Network protocol to reduce cerebrospinal fluid shunt infection. J Neurosurg Pediatr, 2016, 17(4):391–396.

[5] Riva-Cambrin J, Kestle JR, Holubkov R, et al. Risk factors for shunt malfunction in pediatric hydrocephalus: a multicenter prospective cohort study. J Neurosurg Pediatr, 2016, 17(4):382–390.

[6] Hoshide R, Calayag M, Meltzer H, et al. Robot-assisted endoscopic third ventriculostomy: institutional experience in 9 patients. J Neurosurg Pediatr, 2017, 20: 125–133.

[7] De Benedictis A, Trezza A, Carai A, et al. Robot-assisted procedures in pediatric neurosurgery. Neurosurg Focus, 2017, 42(5):E7.

[8] Kulkarni AV, Riva-Cambrin J, Holubkov R, et al. Endoscopic third ventriculostomy in children: prospective, multicenter results from the Hydrocephalus Clinical Research Network. J Neurosurg Pediatr, 2016, 18(4):423–429.

[9] Guzelbag E, Ersahin Y, Mutluer S. Cerebrospinal fluid shunt complications. Turk J Pediatr, 1997, 39(3):363–371.

[10] Shapiro S, Boaz J, Kleiman M, et al. Origin of organisms infecting ventricular shunts. Neurosurgery, 1988, 22(5):868–872.

[11] Prusseit J, Simon M, von der Brelie C, et al. Epidemiology, prevention and management of ventriculoperitoneal shunt infections in children. Pediatr Neurosurg, 2009, 45(5):325–336.

[12] Lee JK, Seok JY, Lee JH, et al. Incidence and risk factors of ventriculoperitoneal shunt infections in children: a study of 333 consecutive shunts in 6 years. J Korean Med Sci, 2012, 27(12):1563–1568.

[13] Tamber MS, Klimo P Jr, Mazzola CA, et al.Pediatric hydrocephalus: systematic literature review and evidence-based guidelines. Part 8: management of cerebrospinal fluid shunt infection.J Neurosurg Pediatr, 2014, 14(suppl 1):60–71.

[14] Kulkarni AV, Rabin D, Lamberti-Pasculli M, et al. Repeat cerebrospinal fluid shunt infection in children. Pediatr Neurosurg, 2001, 35(2):66–71.

[15] Kulkarni AV, Riva-Cambrin J, Butler J, et al. Outcomes of CSF shunting in children: comparison of Hydrocephalus Clinical Research Network cohort with historical controls: clinical article. J Neurosurg Pediatr, 2013, 12(4):334–338.

[16] Klimo P Jr, Van Poppel M, Thompson CJ, et al. Pediatric hydrocephalus: systematic literature review and evidence-based guidelines.Part 6: preoperative antibiotics for shunt surgery in children with hydrocephalus: a systematic review and meta-analysis. J Neurosurg Pediatr, 2014, 14(suppl 1):44–52.

[17] Hommelstad J, Madso A, Eide PK. Significant reduction of shunt infection rate in children below 1 year of age after implementation of a perioperative protocol. Acta Neurochir (Wien), 2013, 155(3):523–531.

[18] Klimo P Jr, Thompson CJ, Baird LC, et al.Pediatric hydrocephalus: systematic literature review and evidence-based guidelines. Part 7: antibiotic-impregnated shunt systems versus conventional shunts in children: a systematic review and meta-analysis.J Neurosurg Pediatr, 2014, 14(suppl 1):53–59.

[19] Drake JM, Sainte-Rose C. The Shunt Book. Cambridge, MA: Blackwell Science, 1995:xii, 228.

[20] Flannery AM, Duhaime AC, Tamber MS, et al. Pediatric hydrocephalus: systematic literature review and evidence-based guidelines. Part 3: endoscopic computer-assisted electromagnetic navigation and ultrasonography as

technical adjuvants for shunt placement. J Neurosurg Pediatr, 2014, 14(suppl 1):24–29.

[21] Kestle JR, Drake JM, Cochrane DD, et al. Lack of benefit of endoscopic ventriculoperitoneal shunt insertion: a multicenter randomized trial. J Neurosurg, 2003, 98(2):284–290.

[22] Baird LC, Mazzola CA, Auguste KI, et al. Pediatric hydrocephalus:systematic literature review and evidence-based guidelines. Part 5: effect of valve type on cerebrospinal fluid shunt efficacy. J Neurosurg Pediatr, 2014, 14(suppl 1):35–43.

[23] Drake JM, Kestle JR, Milner R, et al. Randomized trial of cerebrospinal fluid shunt valve design in pediatric hydrocephalus. Neurosurgery, 1998, 43(2):294–303, discussion 303–305.

[24] Warf BC. Comparison of 1-year outcomes for the Chhabra and Codman-Hakim Micro Precision shunt systems in Uganda: a prospective study in 195 children. J Neurosurg, 2005, 102(4 suppl): 358–362.

[25] He M, Ouyang L, Wang S, et al. Laparoscopy versus mini-laparotomy peritoneal catheter insertion of ventriculoperitoneal shunts: a systematic review and meta-analysis. Neurosurg Focus, 2016, 41(3):E7.

[26] Schucht P, Banz V, Trochsler M, et al. Laparoscopically assisted ventriculoperitoneal shunt placement: a prospective randomized controlled trial. J Neurosurg, 2015, 122(5):1058–1067.

[27] Cholley F, Trivin C, Sainte-Rose C, et al. Disorders of growth and puberty in children with non-tumoral hydrocephalus. J Pediatr Endocrinol Metab, 2001, 14(3):319–327.

[28] Proos LA, Tuvemo T, Ahlsten G, et al. Increased perinatal intracranial pressure and brainstem dysfunction predict early puberty in boys with myelomeningocele. Acta Paediatr, 2011, 100(10):1368–1372.

[29] Proos LA, Dahl M, Ahlsten G, et al. Increased perinatal intracranial pressure and prediction of early puberty in girls with myelomeningocele. Arch Dis Child, 1996, 75(1):42–45.

[30] Vinchon M, Dhellemmes P. The transition from child to adult in neurosurgery. Adv Tech Stand Neurosurg, 2007, 32:3–24.

[31] Rekate HL, Kranz D. Headaches in patients with shunts. Semin Pediatr Neurol, 2009, 16(1):27–30.

[32] Bourgeois M, Sainte-Rose C, Cinalli G, et al. Epilepsy in children with shunted hydrocephalus. J Neurosurg, 1999, 90(2):274–281.

[33] Amelot A. Letter: Washing and irrigation: faithful allies of the neurosurgeon for endoscopy hemostasis. Neurosurgery, 2017, 81(4): E48–E49.

[34] Simon TD, Kronman MP, Whitlock KB, et al. Variability in management of first cerebrospinal fluid shunt infection: a prospective multi-institutional observational cohort study. J Pediatr, 2016, 179:185–191.e2.

[35] Dabdoub CB, Dabdoub CF, Chavez M, et al. Abdominal cerebrospinal fluid pseudocyst: a comparative analysis between children and adults. Childs Nerv Syst, 2014, 30(4):579–589.

[36] Baird C, O'Connor D, Pittman T. Late shunt infections. Pediatr Neurosurg, 1999, 31(5):269–273.

[37] Tsai SY, Wang SY, Shiau YC, et al. Clinical value of radionuclide shuntography by qualitative methods in hydrocephalic adult patients with suspected ventriculoperitoneal shunt malfunction. Medicine (Baltimore), 2017, 96(17):e6767.

[38] Rocque BG, Lapsiwala S, Iskandar BJ. Ventricular shunt tap as a predictor of proximal shunt malfunction in children: a prospective study. J Neurosurg Pediatr, 2008, 1(6):439–443.

[39] von Eckardstein KL, Kallenberg K, Psychogios MN, et al. Contrast-enhanced shunt series ("shuntography") compare favorably to other shunt imaging modalities in detecting shunt occlusion. Acta Neurochir(Wien), 2017, 159(1):63–70.

[40] Nikas DC, Post AF, Choudhri AF, et al. Pediatric hydrocephalus:systematic literature review and evidence-based guidelines. Part 10:change in ventricle size as a measurement of effective treatment of hydrocephalus. J Neurosurg Pediatr, 2014, 14(suppl 1):77–81.

31

脊髓脊膜膨出修补术后并发症：脑脊液漏与脊髓栓系

IRENE KIM, W. JERRY OAKES

重 点

- 脑脊液漏和脊髓栓系是脊髓脊膜膨出修补术后较常见的两种并发症。
- 水密性硬脑膜闭合和适当的脑脊液分流对于预防和管理脑脊液泄漏非常重要。
- 神经板的预制不仅有助于防止脊髓栓系，而且可能使以后的松解（如有指示）更容易进行。
- 脊髓栓系通常是由神经板瘢痕或背侧硬脑膜的叠瓦缝合线引起的。
- 脊髓栓系的其他原因有包涵体皮样瘤或未被识别的伴发病变，如脊髓分裂畸形（半髓鞘）。

"要求太高反难成功。"

——伏尔泰

引 言

在叶酸普及后的时代，估计每年有1500例美国儿童出生时患有脊柱裂[1]。绝大多数脊髓脊膜膨出患者在出生后48 h内接受手术治疗[2,3]。手术后不久发生的并发症包括神经功能恶化、脑脊液（CSF）漏、伤口裂开、脑膜炎和伤口感染[4]。其中的一些并发症可能同时发生。延迟发生的并发症包括症状性Chiari Ⅱ畸形，可在出生后数周至数月内发生，且通常在数年至数十年后复发[4]。

解剖学观点

了解解剖结构对成功修复脊髓脊膜膨出至关重要（图31.1）。神经板是脊髓尾端扁平、开放的胚胎学结构。背表面对应于未闭合神经管的内部。上方正常闭合脊髓的中央管与沿板中线的原始神经沟直接相连。腹侧表面对应于本应形成闭合神经管的整个软脑膜外衬的表面。因此，腹神经根和背神经根都起源于基板的腹面，背感觉根位于腹侧运动根的外侧[3,4]。

围绕基板边缘的是蛛网膜，它横向延伸，与正常皮肤边缘融合。板腹侧是一个完整的蛛网膜下腔。虽然腹侧硬脑膜发育正常，不在背中线融合，但硬脑膜与周围软组织的自由边缘融合[包括椎旁肌组织、腰骶筋膜和（或）不完整神经弓的骨膜][4]。因此，背侧硬脑膜位于皮肤表面的正下方。

由于后神经弓形成不完全，脊髓旁背肌组织和腰骶筋膜腹外侧移位，可能会减弱其作用。下面的椎体通常是扁平和加宽的。椎弓根通常外翻，再加上椎体较宽，导致椎弓根间距增加。椎板残留物通常发育不全，也可能外翻。棘突缺失。

为了确定所有重要的结构，脊髓脊膜膨出的闭合首先要在蛛网膜与上皮前缘交界处的脊髓脊膜周围做一个圆周切口。然后，将注意力转向神经板的解剖。神经根与蛛网膜分离。然后，蛛网膜和剩余的上皮细胞与神经板完全分离，使其能够在脑脊液中自由移动[3–5]。板的高极点和低极点在技术上最难分离。尽管对此存在一些争议，但神经板可能含有残余的功能性神经元件，其反射弧对直肠括约肌张力尤其重要，因此应小心处理，以尽量减少损伤[2,3,6]。同样重要的是，要确保神经板内没有上皮残留，因为它会导致包涵体皮样病变，不仅会随着时间的推移而扩大，还会导致蛛网膜炎并增强脊髓

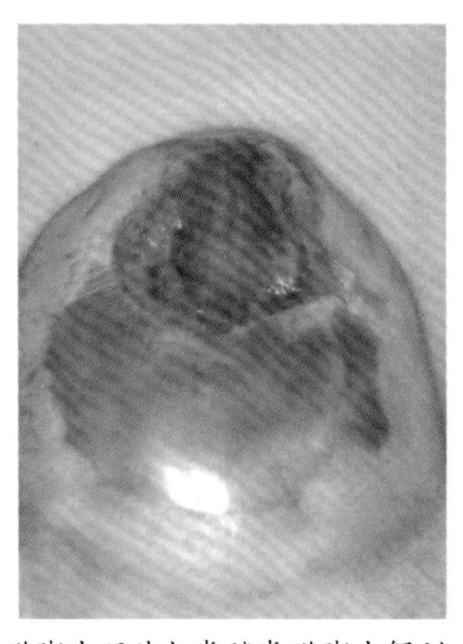
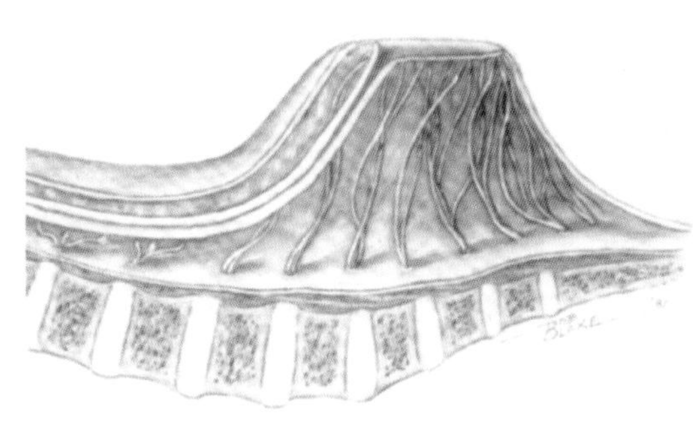

图 31.1 脊髓脊膜膨出照片与脊髓脊膜膨出解剖示意图

栓系过程[5,6]。

当面对个体患者的显著差异时，这种理想化的描述可能看起来毫无意义。其目标是维持神经系统的完整性，并在闭合神经板时排除所有皮肤成分，但实际上，这在技术上具有挑战性[7]。

警 惕

脑脊液漏

- 皮肤闭合的大面积上皮缺损。
- 脑积水。
- 后凸畸形。
- 骶骨皮肤缺损。

脊髓栓系

- 首次脊髓脊膜膨出闭合时无板叠层。
- 浅椎管。
- 包涵性皮样囊肿。
- 终丝增粗。
- 脊髓分裂畸形（半髓鞘）。

预 防

脑脊液漏

严密的硬脑膜水密闭合对预防脑脊液漏至关重要[3,4]。我们更喜欢使用 6-0 聚二氧六环酮（PDS）缝合线和小锥形针头。如果注意确定硬脑膜的极端侧面，则总是会有足够的材料用于无张力的一期闭合。硬脑膜闭合完成后，应进行 Valsalva 动作，以评估闭合的完整性[2-4]。

在一期硬脑膜闭合术后，最好进行一次强有力的多层伤口闭合。使用椎旁肌和筋膜覆盖中线上方的软组织，可以帮助填塞和遏制小的脑脊液假性脑膜膨出，并有助于防止脑脊液经皮肤渗漏[3,4,6]。由于大面积缺皮，这些组织可能无法帮助闭合，只留下皮肤。如果病变特别大，则应慎重考虑向整形外科同事寻求皮肤闭合方面的帮助。

尽管硬脑膜闭合是外科医生预防脑脊液漏的主要手段，但这必须与神经的紧密软组织压迫相权衡，尤其是当它们位于皮肤表面时，这可能会损害神经板的血液供应[3]。

术后，保持患者俯卧和平卧也有助于防止脑脊液漏。这降低了腰椎鞘囊内的压力，有利于硬脑膜内的任何小裂口或小孔愈合。在我们的医疗机构中，伤口闭合越不稳定，我们就越倾向于让患者保持平直。

最后应该强调的是，如果颅内压（ICP）升高，脑积水未得到适当治疗，就无法避免脑脊液漏[4]。对于有较大皮肤缺损和软组织覆盖不足的病变，需要复杂的皮肤封闭，可考虑使用脑室外引流（EVD）进行临时脑脊液转移，以实现更好的伤口愈合。即使在出生时不存在，进展性脑积水也可能随着时间的推移而发展，尤其是在闭合发生脑脊液漏的脊髓脑膜膨出后。脑室腹腔分流术（VP）或内镜下第三脑室静脉吻合术（ETV）对预防脑脊液漏和脑膜炎至关重要[4]。

脊髓栓系

预防脊髓栓系仍是神经外科的一个重大挑战。不幸的是，没有绝对可靠的方法可以避免再治疗，但在最初的脊髓脊膜膨出修复过程中，应将这一问题降至最低。

基板的覆盖，即将板的软脑膜边缘重新接近管状结构，可能会有所帮助，因为这会减少可用于再固化的暴露原始表面的面积。这也使得以后解开脊髓栓系更容易，因为解剖结构更容易识别[3–6]。我们更倾向于以倒置的方式使用间断的 7-0 尼龙缝合线覆盖基板，以尽量减少暴露的缝合线，这是脊髓脊膜膨出修复后最常见的栓系部位。

在基板覆盖后，重要的是检查是否存在其他伴随的脊髓栓系病变。偶尔可见终丝增粗，如果有的话应该切除[3]。在我们单位，我们在最初的脊髓脊膜膨出修复过程中切除最后一块完整的椎板，用以检查是否存在脊髓分裂畸形，这种畸形在 6% 的患者中存在[8]。半髓鞘是终末分裂脊髓畸形，脊髓脊膜膨出仅累及一条半脊髓（图 31.2）。这些患者通常在下肢神经检查中表现为不对称，伴有脊髓脊膜膨出的同侧至半侧脊髓远端功能障碍较明显。虽然这些损伤本身在技术上不会导致脊髓栓系，但如果在初始修复过程中未被识别和治疗，随着时间的推移，它们会导致神经功能的逐渐丧失。

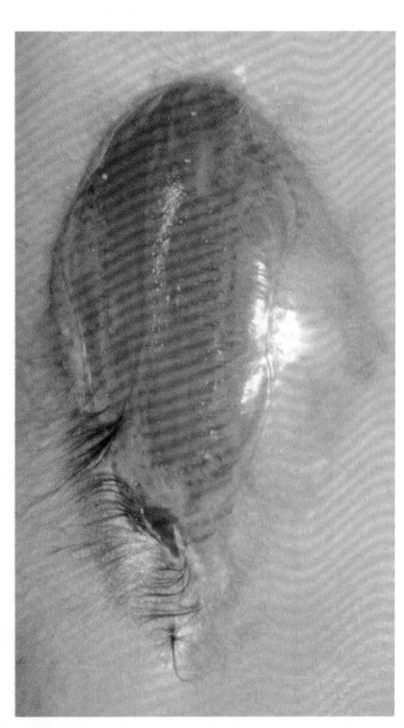

图 31.2 脊髓膨出伴局灶性多毛症，原因在于脊髓裂畸形伴半脊髓（仅一条半脊髓出现脊髓膨出）

处　置

脑脊液漏

如果患者出现脑脊液漏，也有患脑膜炎、伤口裂开和（或）伤口感染的风险。患者应开始使用治疗脑膜炎的广谱经验性抗生素，并应尽量减少 ICP，增加强化皮肤缝合，避免伤口大便污染。

脑脊液引流对脑脊液漏的处置至关重要[4]。如果引流尚未到位，可放置 EVD 将 CSF 从伤口引出，以使其愈合。然后可以相应调整 EVD 的高度，直到 CSF 不再从伤口流出。在伤口充分愈合后，可以提高 EVD 以尝试断开。值得注意的是，对于单独脑脊液漏，一些外科医生可能更喜欢进行 VP 分流，而不是临时 EVD。

如果脑脊液漏在脑脊液分流充分的情况下仍然存在，或者如果在 EVD 升高后复发，则伤口探查可能有所帮助[4]。手术时，通常应首先确定硬脑膜缺损状况并修复。术后应将 EVD 保持在原位，以进行额外的脑脊液引流，使新鲜伤口愈合，然后再尝试断开 EVD。

脊髓栓系

脊髓脊膜膨出修复后，几乎所有患者都有脊髓栓系的影像学证据[9]。交感栓系会延迟数年至数十年发生，在前五年内很少发生。如果症状早期出现，则由于神经功能障碍的其他原因更为常见，例如神经管缺陷的第二次表现（即分裂索畸形、第二次皮肤覆盖病变等）。大脑和整个脊柱都应该进行影像学检查。

症状性脊髓栓系的诊断基于临床症状[9]。最常见的症状包括进行性运动功能障碍、泌尿功能障碍恶化、步态恶化、脊柱侧凸、痉挛（很少）和（或）疼痛[9–11]。根据我们的经验，到 10 岁时，约半数的门诊患者会有神经功能衰退的临床证据。关于这种恶化是否超过解除栓系的风险与收益阈值的决定取决于这些症状的严重程度。在进行脊髓栓系松解之前，重要的是要确保脑积水得到充分治疗，并不会出现脊髓空洞症恶化的继发症状。

使用患者现有的切口进行栓系释放。虽然不是严格要求，但由于广泛的栓系，通常需要重新打开整个切口。切口应向头部延伸，露出最下方完整的椎板，以确定正常的解剖标志[11]。

可能需要对最下方完整的椎板进行椎板切除，

以确定打开硬脑膜并进入栓系点上方的蛛网膜下间隙的安全位置。硬脑膜开口向下延伸至栓系部位，最常见于沿叠瓦式缝合线的中线[11]。当神经的背表面与上覆硬脑膜紧密粘连时，最安全的方法是在固定点的正侧面打开。

在打开硬脑膜并确定蛛网膜下腔后，理想的做法是保持蛛网膜的完整性，并尽可能长时间地在硬膜下、蛛网膜外空间工作。我们更喜欢使用钝性神经钩从外侧到内侧向栓系点扫过硬脑膜下方，即硬脑膜与瘢痕和神经的连接处。然后在神经钩的正侧面完全切开硬脑膜。这样可以最大限度地降低离开基板但黏附在硬脑膜下表面的功能性感觉根受损的风险。我们使用这项技术在背侧固定点周围横向打开硬脑膜，从头部到尾部，直到硬脑膜在瘢痕周围周向打开，使脊髓从腹侧回到其在椎管内的正常位置。

然后可以将注意力转向位于脊髓背表面的瘢痕。只有在所有神经根都被识别并被自由解剖后，才可以进行这个动作。这是导致下方神经轴索受伤的最大风险。这一背部非神经性肿块应立即分离并切除。一旦神经板完全游离和解开，应仔细检查伤口是否有任何其他异常，然后再将注意力转向闭合。与初始修复一样，水密硬脑膜闭合很重要。有时需要硬脑膜移植来实现一期硬脑膜闭合。

手术回顾

我最糟的病例

脑脊液漏

1 例足月男婴出生时患有较宽的上腰椎脊髓脊膜膨出，相对于周围皮肤的水平显著凸起（图 31.3）。术前检查（包括脊柱侧凸 X 线检查）证实有明显的后凸畸形（图 31.4）。患者被送往手术室进行脊髓脊膜膨出修复。基板呈覆瓦状，硬脑膜活动自如，基本闭合。然而由于后凸畸形，相对于皮肤水平，神经和硬脑膜囊仍然非常凸起。使用 Kerrison 冲头和咬骨钳双侧切除剩余的发育不全的八字形椎板和椎弓根，使椎管变浅。由于缺损较宽，椎旁肌组织变弱，如果不明显压缩神经就无法活动。

尽管硬脑膜闭合良好，但术后第 3 天仍发现因皮肤闭合减弱而导致的脑脊液漏。放置 EVD 以使软组织闭合减弱的伤口愈合。患者不需要返回手术室进行伤口修补，但在伤口适当愈合后，他的确接受了 VP 分流。

脊髓栓系

1 例 12 岁的男性儿童在出生后不久在别处接受了脊髓脊膜膨出修补术，随后他来我们的脊柱裂诊所就诊，表现为进行性下肢无力和步态恶化。神经检查发现，下肢功能不对称，脚趾右侧屈曲和伸展完整，左侧仅髂腰肌和股四头肌具有功能。体检发现中线切口愈合良好，伴有多毛（图 31.5）。脊髓 CT 显示，左侧脊髓出现复杂的脊髓裂，右侧脊髓折叠，但具有可识别的神经解剖结构（图 31.6）。

患者被送往手术室进行探查和栓系松解。术中发现证实了偏瘫的影像学表现。骨性中隔旋转，使其切除困难。两条半索之间的硬脑膜套被移除至腹侧硬脑膜底水平。在左侧半索上发现并切除了一条增厚的终丝。

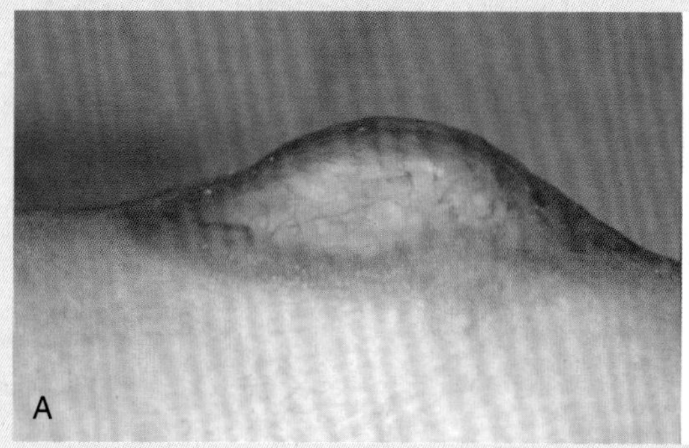

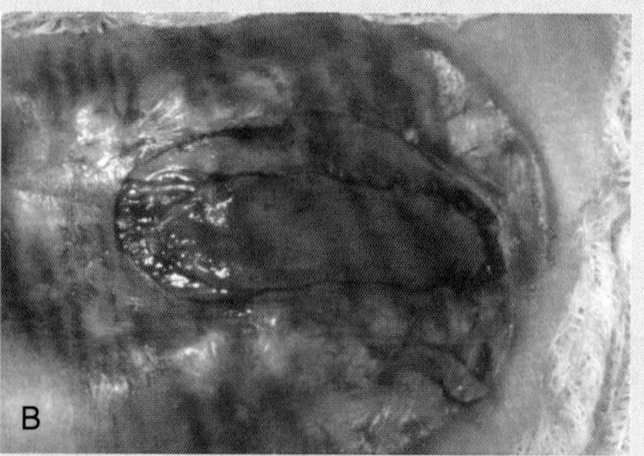

图 31.3 脊髓脊膜膨出伴明显后凸畸形的侧视图（A）和俯视图（B）

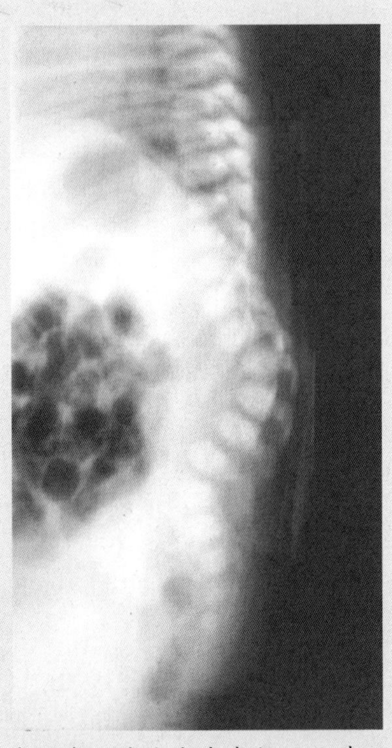

图 31.4 脊髓脊膜膨出患者脊柱后凸畸形的侧位 X 线表现

图 31.5 12 岁男性，出生时在别处接受了脊髓脊膜膨出修复术，出现神经系统疾病。局灶性多毛症提示存在脊髓分裂畸形（半髓鞘）

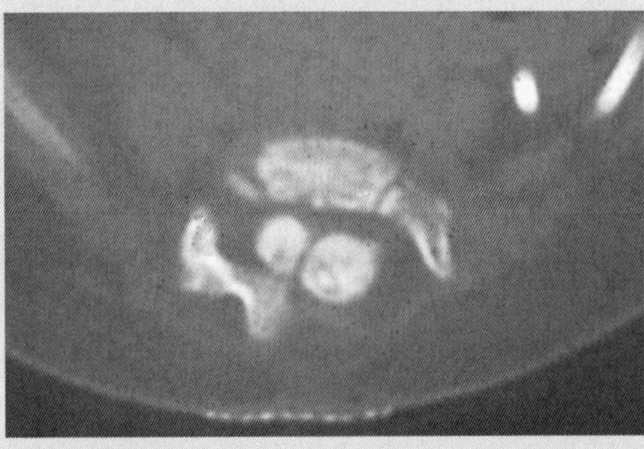

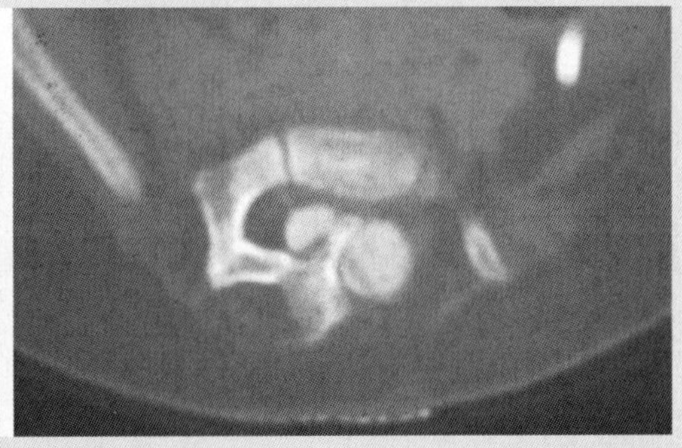

图 31.6 脊髓分裂畸形的 CT 图像，左侧有两条半脊髓和半髓鞘。骨中隔向左偏斜，导致右半脊髓在椎管内比左半脊髓稍微偏腹侧。这种轻微的旋转会使手术中很难识别脊髓裂畸形

神经外科手术讨论时刻

脑脊液漏和脊髓栓系是脊髓脊膜膨出修补术后较常见的并发症。初始修复期间的护理有助于减少并发症，并降低未来手术的难度。脑脊液引流是脑脊液漏处理的关键。如果临床症状明显，且益处大于栓系松解的风险，则需要进行二次治疗。

参考文献

[1] Parker SE, Mai CT, Canfield MA, et al. Updated national birth prevalence estimates for selected birth defects in the United States, 2004–2006. Birth Defects Res A Clin Mol Teratol, 2010, 88(12):1008–1016.

[2] Mattogno PP, Massimi L, Tamburrini G, et al. Myelomeningocele repair: surgical management based on a 30-year experience. Acta Neurochir Suppl, 2017, 124:143–148.

[3] Caldarelli M, Rocco CD. Myelomeningocele primary repair surgical Technique // Özek MM, Cinalli G, Maixner WJ, et al. The Spina Bifida: Management and Outcome. Milano: Springer Milan, 2008, 143–155.

[4] Pang D. Surgical complications of open spinal dysraphism. Neurosurg Clin N Am, 1995;6(2):243–257.

[5] Akalan N. Myelomeningocele (open spina bifida) - surgical management. Adv Tech Stand Neurosurg, 2011, 37:113–141.

[6] McLone DG, Dias MS. Complications of myelomeningocele

closure. Pediatr Neurosurg, 1991, 17(5):267–273.
[7] Danzer E, Adzick NS, Rintoul NE, et al. Intradural inclusion cysts following in utero closure of myelomeningocele: clinical implications and follow-up findings. J Neurosurg Pediatr, 2008, 2(6):406–413.
[8] Iskandar BJ, McLaughlin C, Oakes WJ. Split cord malformations in myelomeningocele patients. Br J Neurosurg, 2000, 14(3):200–203.
[9] Mehta VA, Bettegowda C, Ahmadi SA, et al. Spinal cord tethering following myelomeningocele repair. J Neurosurg Pediatr, 2010, 6(5): 498–505.
[10] Herman JM, McLone DG, Storrs BB, et al. Analysis of 153 patients with myelomeningocele or spinal lipoma reoperated upon for a tethered cord. Presentation, management and outcome. Pediatr Neurosurg, 1993, 19(5):243–249.
[11] Caldarelli M, Boscarelli A, Massimi L. Recurrent tethered cord: radiological investigation and management. Childs Nerv Syst, 2013, 29(9):1601–1609.

第二部分 **颅脑并发症**
功能性放射外科，三叉神经痛手术；并发症

32 三叉神经痛各种治疗方案的并发症

ANIL NANDA, DEVI PRASAD PATRA

重 点

- 三叉神经痛治疗后的并发症比较罕见，但发生时是非常麻烦的。
- 面部麻木和咬肌无力是所有治疗方式后常见的并发症。
- 立体定向放射手术创伤最小，并发症较少，但复发率较高。
- 微血管减压术是有创伤的，但并发症少，成功率高。

引 言

三叉神经痛（TN）是一种沿着三叉神经根分布的以阵发性刺痛为特点的慢性消耗性疾病。三叉神经的根入口区（REZ）处的压迫是最常见的发病机制，但是在大量的患者中确切的机制可能还没有被发现。历史上，颅外的神经切除是最常用的缓解疼痛的方法，但它可导致神经功能的完全丧失。多年来，多种治疗方法不断发展，包括各种经皮消融术 [半月神经节后根的切断术（RGR）、球囊压迫神经根切断术（BCR）、射频神经根切断术（RFR）]、立体定向放射手术（SRS）和微血管减压术（MVD）。所有的治疗方法都经过了相互比较，并有各自的优缺点。消融方法的创伤较小，但总体疗效取决于消融过程中产生的病变的大小；因此，充分的疼痛缓解与更大程度的面部麻木和角膜炎相关。SRS 的创伤最小，但需要较长的时间来缓解疼痛，并与较高的复发率相关。MVD 可以缓解 REZ 处的压迫，因此可以立即缓解疼痛；因此，它被认为是最有效的疗法和金标准。然而，它会产生与开颅手术和全身麻醉相关的风险和并发症。近年来，创伤较小的方法已经产生，包括内镜辅助 MVD（整个过程只需要钻一个小孔），但它仍然与显微手术本身相关的并发症有关。

三叉神经痛治疗后的并发症

每种手术的并发症特点是不同的，并与入路和技术细节有关。然而，很少将这些并发症很好地聚集起来对比讨论。

每种治疗方法中常见的并发症

三叉神经是一种同时携带感觉神经纤维和运动神经纤维的混合神经。感觉神经纤维包括携带疼痛、触摸和本体感觉的通路。除 MVD 外，所有治疗方式的疼痛缓解机制都涉及用不同的方法通过产生病变操纵神经传导来消融疼痛通路。因此，所有这些方法都可能产生一定程度的神经功能障碍，不仅涉及疼痛通路，还涉及其他感觉和运动功能。MVD 通过将侵犯三叉神经的动脉或静脉分离来缓解 REZ 的压迫。许多外科医生喜欢某种程度的神经按摩以最佳的缓解疼痛，但直接的神经操作通常是要避免的。因此，MVD 患者神经功能障碍的发生率明显较低。

感觉功能障碍

三种经皮消融方法术后感觉障碍的发生率大多具有可比性。BCR 后感觉异常发生率为 1.5%~19%，与压迫时间有关 [1–5]。RFR 后也有类似的发生率（1%~15.2%）[1,6–11]。面部麻木被认为是 RGR 后疼痛缓解的预测因素，一定程度的感觉丧失有望得到充分的疼痛缓解。大多数文献报道的感觉异常在 1%~11.7%[1,12]；然而，一些系列报道的发生率（49%~53%）要高得多[13,14]。角膜感觉减退是 RFR 后常见的并发症，因为 V1 段在消融过程中最容易成为目标。在 RFR 术后，1%~20% 的患者可发生角膜并发症[1,6-8]。虽然在 RGR 后观察到类似的发生率（0~16%），但这种并发症在 BCR 术后尤其罕见（近 0）[10]。这是由于观察到球囊压迫选择性地保留了携带角膜反射的小纤维。麻木区域的疼痛，也称为痛性感觉缺失，在 RFR 后相当常见。在 Kanpolat 等使用 RFR 治疗的 1600 例 TN 患者中，这是最常见的并发症，发生在多达 12% 的病例中[8]。然而，RGR（0~5%）和 BCR（0~0.6%）后痛性感觉缺失是罕见的。

感觉功能障碍是 SRS 术后最常见的并发症，与辐射剂量和等中心的位置有关。在大多数系列研究中，感觉功能障碍的发生率从 6% 到 42% 不等[15-23]。较高的辐射剂量被认为与较高的感觉功能障碍发生率有关。在 Pollock 等的一项研究中，超过半数接受 90 Gy 的患者出现感觉功能障碍，而接受 70 Gy 的患者中这一比例下降至 15%[19]。同样，当目标靠近脑干时，面部麻木更常见。在 Xu 等的一项研究中，近端靶点患者的面部麻木率显著高于远端靶点患者（25%）[24]。SRS 后术后痛性感觉缺失比较罕见，仅在不到 1% 的病例中报道[18,23,25]。MVD 中报告的面部麻木发生率最低[20,26]。在 Barker 等纳入 1204 例患者的大型研究中，只有 11 例（0.01%）患者在第一次手术后出现严重的面部麻木[27]；然而，在再次手术的患者中，发生率上升到 0.08%（132 例患者中的 11 例）。在最近的一项研究中，Theodros 等报道了多达 1% 的手术治疗患者的面部麻木[28]。

运动功能障碍

TN 治疗后最常见的运动功能障碍是复视和咬肌无力。BCR 后 0~3% 的患者发生复视，略高于 RFR（0~0.8%）。同样，BCR 和 RFR 后咬肌无力的发生率更高，分别为 3%~29% 和 6.2%~33%。在一项纳入 105 例患者的前瞻性研究中，BCR 术后下颌骨无力的发生率高达 50%[29]。RGR 被认为与较少的运动神经功能障碍相关，复视和咬肌神经功能障碍的发生率分别为 0~0.2% 和 0~4%。SRS 或 MVD 后的运动无力极其罕见，报道的病例不足 1%[27,28,32]。

每种治疗方法所特有的并发症

经皮消融术

经皮手术与其技术固有的并发症有关。在所有三种经皮手术中，通常的手术入路是卵圆孔，其周围是重要的神经血管结构。所有入路都是基于标志物，并且相对盲目；因此，它们可能带来灾难性的并发症。在颈部或颅底穿刺颈内动脉可导致颈部血肿或颈内动脉剥离。同样，无意中穿刺位于卵圆孔后外侧的颈静脉孔，可导致静脉出血和脑神经麻痹。其他可能的并发症包括唇疱疹复发、硬膜下血肿（静脉损伤）、海绵窦闭塞、动眼神经麻痹（眶上裂插管或神经节神经损伤）、视神经损伤导致失明[33]，以及脑干损伤[34]。在涉及卵圆孔时可能发生心搏骤停，已有 2 例报道[3]。脑膜炎是经皮穿刺后的另一个严重并发症，在某些系列研究中已经报道了高达 6% 的发生率[35]。手术过程中的死亡很罕见，仅报道了 2 例 BCR[36,37]。1 例动静脉瘘后发生出血，另 1 例发生脑干血肿。

立体定向放射手术

SRS 是 TN 最安全的治疗方案之一。除框架相关并发症外，急性并发症罕见，主要源自辐射对脑干的直接影响。高剂量辐射脑干可能产生水肿，在某些情况下可以通过使用类固醇来预防。延迟性脑实质改变可发生于任何放射手术，包括术后恶性肿瘤和血管闭塞，也是潜在的并发症。

微血管减压术

尽管是有创的手术之一，MVD 是微神经外科中最安全的。近年来，MVD 后的并发症显著减少，在大型中心报道的发生率最低[38]。具体的并发症可能包括在桥小脑角操纵神经时出现的脑神经功能障碍。MVD 后出现一定程度的听力损失并不少见；在大多数情况下，这是由于液体通过乳突进入中耳腔引起的传导损伤[26]。该听力问题是短暂的，可以在 2~3 周内得到改善。感觉神经性听力损失的处理比较麻烦，需要更多的关注。这可能是耳蜗神经牵拉损伤的结果，也可能是继发于血管分离时小脑前下动脉（AICA）的血管痉挛。面神经麻痹、耳鸣和眩晕是其他少数报道的脑神经并发症[27]。手术中另一个重要并发症是电凝三叉神经岩静脉或静脉环时的静脉出血。虽然不常见，但出血有时会很麻烦，并可导致术后小脑或脑干水肿。开颅术中横窦或乙状窦损伤和牵拉小脑挫伤是一些重要的可避免的术中并发症。术后并发症包括脑脊液（CSF）漏、伤口感染和脑脊液鼻漏。

警　惕

- 经皮治疗：影像学标志不清楚，颅底异常，颈内动脉颅外段弯曲异常。
- SRS：无特异性危险因素；三叉神经短池段在适当固定目标微血管手术时可能存在问题。
- 微血管手术：既往放射手术、既往 MVD、桥小脑角血管畸形。
- 既往药物治疗（特别是长效多巴胺激动剂治疗）
- 侵犯海绵窦的损伤。

预　防

TN 治疗中的大多数并发症最容易预防。

经皮消融术

正确的识别标志物是安全的经皮入路的关键。高质量的多平面透视有助于识别正确的手术通道。在 BCR 中，影响并发症的最重要的因素是压力和时间。Brown 等在研究中定义了理想的压力为 750~1250 mmHg，持续 1.15 min[35]。通常建议压迫时间少于 1 min，以减少并发症，并充分减轻疼痛。同样，RFR 的并发症取决于目标的区域；因此，准确的定位应降低并发症发生率。Karol 和 Karol 开发了一种四极电极，可以提高生长细胞定位的准确性，从而将病变大小缩小至 1.5 mm × 3 mm[39]。这种电极带来了患者预后的改善以及并发症的显著减少。在 RGR 中，疼痛缓解和术后麻木都取决于甘油的注射量，因此准确的量计算有助于在特定的三叉神经分裂区缓解疼痛。

立体定向放射手术

正如已经讨论过的，一个针对 REZ 的精确的治疗计划对于 SRS 后疼痛的充分缓解是必要的。在脑干使用快速剂量衰减的最佳剂量是防止不必要并发症的另一个先决条件。大多数中心使用 4 mm 准直仪以及 70~85 Gy。更大的目标体积或增加的辐射时间似乎对疼痛缓解没有益处，但可能有明确的副作用。

微血管减压术

MVD 是一种较为简单的手术，如果谨慎地使用标准的预防措施，不应引起并发症。开颅术后充分的脑脊液释放可以使小脑得到充分的放松，所以只需要一个非常温和的牵拉来观察桥小脑的角度。锐性的蛛网膜剥离通常会使病变血管更容易分离。应注意避免不必要的动脉操作和小脑静脉的电凝。静脉出血通常可以通过棉片用最小的压力来控制。在存在明显压迫的情况下，不应不必要地操纵三叉神经，只在分离血管和放置聚四氟乙烯球时需要。在明确压迫的情况下，可以尝试某种程度的神经按摩。最后，用骨蜡适当地清除乳突气房以及细致的伤口闭合是防止术后伤口并发症和脑脊液鼻漏的必要条件。

手术回顾

我最糟的病例

病例 1（图 32.1）

70 岁女性患者，既往有 MVD 和 SRS 病史，表现为复发性疼痛。计划重复 MVD，入路与前一次开颅手术相同。术中，由于之前的手术和放疗，蛛网膜存在纤维化，剥离困难。岩静脉黏附在三叉神经上，试图释放静脉，导致静脉从基部撕脱，发生出血。然而，我们可以用棉片在碎纤维素和特氟隆上施加压力来控制出血。术后，患者恢复良好，未出现与该事件相关的并发症。

病例 2（图 32.2）

68 岁男性，既往有 SRS 病史，因复发性疼痛行 MVD 治疗。术后，患者的伤口有脑脊液漏，并在进行腰椎引流后消失。然而，在门诊随访就诊时，患者的切口部位有波动性肿胀，提示假性脊膜膨出。随后放置腰大池腹腔分流，肿胀减轻，症状缓解。

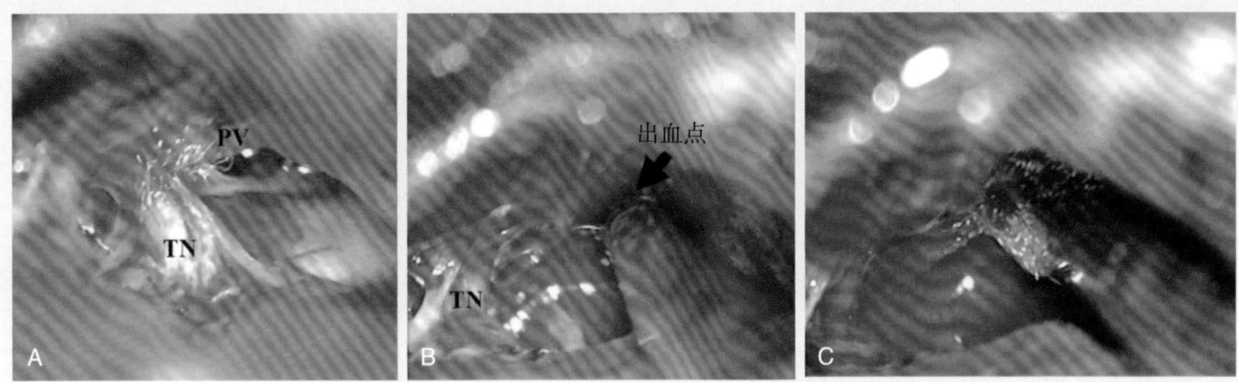

图 32.1 （A）术中图显示三叉神经及岩静脉相关的关系。注意蛛网膜增厚和粘连。（B）岩静脉附着于岩骨处出血。（C）出血通过棉片和氧化纤维素球的压力控制。TN：三叉神经；PV：岩静脉

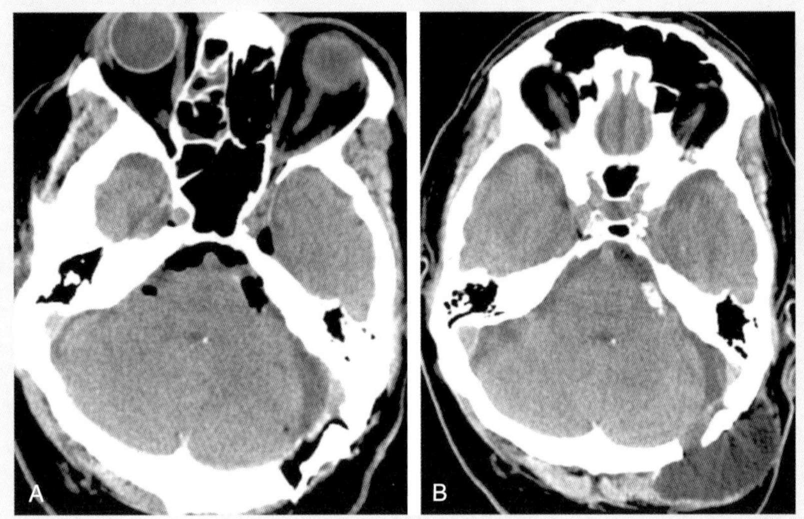

图 32.2 计算机断层扫描。（A）术后立即扫描显示开颅手术缺损和原位骨瓣。（B）随访扫描显示皮瓣下积液，提示假性脊膜膨出

神经外科讨论时间

TN 治疗后的并发症并不罕见，在治疗计划中应与患者仔细讨论。一些并发症，如面部麻木和面瘫是常见的，但可以显著减少。每项手术所特有的许多严重并发症都是可以避免的。MVD 和 SRS 是最常见的手术，由于并发症不同，应仔细选择。

参考文献

[1] Fraioli B, Esposito V, Guidetti B, et al. Treatment of trigeminal neuralgia by thermocoagulation, glycerolization, and percutaneous compression of the gasserian ganglion and/or retrogasserian rootlets: long-term results and therapeutic protocol. Neurosurgery, 1989, 24(2):239–245.

[2] Lobato RD, Rivas JJ, Sarabia R, et al. Percutaneous microcompres-sion of the gasserian ganglion for trigeminal neuralgia. J Neurosurg, 1990, 72(4):546–553.

[3] Skirving DJ, Dan NG. A 20-year review of percutaneous balloon compression of the trigeminal ganglion. J Neurosurg, 2001, 94(6):913–917.

[4] Chen JF, Tu PH, Lee ST. Long-term follow-up of patients treated with percutaneous balloon compression for trigeminal neuralgia in Taiwan. World Neurosurg, 2011, 76(6):586–591.

[5] Abdennebi B, Guenane L. Technical considerations and outcome assessment in retrogasserian balloon compression for treatment of trigeminal neuralgia. Series of 901 patients. Surg Neurol Int, 2014, 5:118.

[6] Frank F, Fabrizi AP. Percutaneous surgical treatment of trigeminal neuralgia. Acta Neurochir (Wien), 1989, 97(3–4):128–130.

[7] Broggi G, Franzini A, Lasio G, et al. Long-term results of percutaneous retrogasserian thermorhizotomy for “essential” trigeminal neuralgia: considerations in 1000 consecutive patients. Neurosurgery, 1990, 26(5):783–786, discussion 786-787.

[8] Kanpolat Y, Savas A, Bekar A, et al. Percutaneous

controlled radiofrequency trigeminal rhizotomy for the treatment of idiopathic trigeminal neuralgia: 25-year experience with 1, 600 patients. Neu-Rosurgery, 2001, 48(3):524–532, discussion 532-524.

[9] Cheng JS, Lim DA, Chang EF, et al. A review of percutaneous treatments for trigeminal neuralgia. Neurosurgery, 2014, 10(suppl 1):25–33, discussion 33.

[10] Wang JY, Bender MT, Bettegowda C. Percutaneous procedures for the treatment of trigeminal neuralgia. Neurosurg Clin N Am, 2016, 27(3):277–295.

[11] Ko AL, Burchiel KJ. Percutaneous procedures for trigeminal neuralgia. In: Winn HR, ed. Youmans and Winn Neurological Surgery. Vol. 2.7th ed. Philadelphia, PA: Elsevier, Inc., 2017:5463–5476.

[12] Saini SS. Reterogasserian anhydrous glycerol injection therapy in trigeminal neuralgia: observations in 552 patients. J Neurol Neurosurg Psychiatry, 1987, 50(11):1536–1538.

[13] Pollock BE. Percutaneous retrogasserian glycerol rhizotomy for patients with idiopathic trigeminal neuralgia: a prospective analysis of factors related to pain relief. J Neurosurg, 2005, 102(2):223–228.

[14] Blomstedt PC, Bergenheim AT. Technical difficulties and perioperative complications of retrogasserian glycerol rhizotomy for trigeminal neuralgia. Stereotact Funct Neurosurg, 2002, 79(3–4):168–181.

[15] Regis J, Tuleasca C, Resseguier N, et al. Long-term safety and efficacy of Gamma Knife surgery in classical trigeminal neuralgia: a 497-patient historical cohort study. J Neurosurg, 2016, 124(4):1079–1087.

[16] Lucas JT Jr, Nida AM, Isom S, et al. Predictive nomogram for the durability of pain relief from Gamma Knife radiation surgery in the treatment of trigeminal neuralgia. Int J Radiat Oncol Biol Phys, 2014, 89(1):120–126.

[17] Marshall K, Chan MD, McCoy TP, et al. Predictive variables for the successful treatment of trigeminal neuralgia with Gamma Knife radiosurgery. Neurosurgery, 2012, 70(3):566–572, discussion 572-563.

[18] Verheul JB, Hanssens PE, Lie ST, et al.Gamma Knife surgery for trigeminal neuralgia: a review of 450 consecutive cases. J Neurosurg, 2010, 113(suppl):160–167.

[19] Pollock BE, Phuong LK, Foote RL, et al.High-dose trigeminal neuralgia radiosurgery associated with increased risk of trigeminal nerve dysfunction. Neurosurgery, 2001, 49(1):58–62, discussion 62-54.

[20] Nanda A, Javalkar V, Zhang S, et al. Long term efficacy and patient satisfaction of microvascular decompression and Gamma Knife radiosurgery for trigeminal neuralgia. J Clin Neurosci, 2015, 22(5):818–822.

[21] Jawahar A, Wadhwa R, Berk C, et al. Assessment of pain control, quality of life, and predictors of success after Gamma Knife surgery for the treatment of trigeminal neuralgia. Neurosurg Focus, 2005, 18(5):E8.

[22] Shaya M, Jawahar A, Caldito G, et al. Gamma Knife radiosurgery for trigeminal neuralgia: a study of predictors of success, efficacy, safety, and outcome at LSUHSC. Surg Neurol, 2004, 61(6):529–534, discussion 534–525.

[23] Xu Z, Sheehan JP. Stereotactic radiosurgery for trigeminal neuralgia//Winn HR, ed. Youmans and Winn Neurological Surgery. Vol. 2.7th ed. Philadelphia, PA: Elsevier, Inc., 2017:5486–5498.

[24] Xu Z, Schlesinger D, Moldovan K, et al. Impact of target location on the response of trigeminal neuralgia to stereotactic radiosurgery. J Neurosurg, 2014, 120(3):716–724.

[25] Kondziolka D, Zorro O, Lobato-Polo J, et al. Gamma Knife stereo-tactic radiosurgery for idiopathic trigeminal neuralgia. J Neurosurg, 2010, 112(4):758–765.

[26] Miller JP, Burchiel KJ. Microvascular decompression for trigeminal Neuralgia//Winn HR. Youmans and Winn Neurological Surgery. Vol. 2.7 th ed. Philadelphia, PA: Elsevier, Inc., 2017:5506–5518.

[27] Barker FG 2nd, Jannetta PJ, Bissonette DJ, et al.The long-term outcome of microvascular decompression for trigeminal neuralgia. N Engl J Med, 1996, 334(17):1077–1083.

[28] Theodros D, Rory Goodwin C, Bender MT, et al. Efficacy of primary microvascular decompression versus subsequent microvascular decompression for trigeminal neuralgia. J Neurosurg, 2017, 126(5):1691–1697.

[29] de Siqueira SR, da Nobrega JC, de Siqueira JT, et al. Frequency of postoperative complications after balloon compression for idiopathic trigeminal neuralgia: prospective study. Oral Surg Oral Med Oral Pathol Oral Radiol Endod, 2006, 102(5):e39–e45.

[30] Bender M, Pradilla G, Batra S, et al. Effectiveness of repeat glycerol rhizotomy in treating recurrent trigeminal neuralgia. Neurosurgery, 2012, 70(5):1125–1133, discussion, 1133–1124.

[31] Steiger HJ. Prognostic factors in the treatment of trigeminal neuralgia. Analysis of a differential therapeutic approach. Acta Neurochir (Wien), 1991, 113(1–2):11–17.

[32] Wolf A, Kondziolka D. Gamma Knife Surgery in trigeminal neuralgia. Neurosurg Clin N Am, 2016, 27(3):297–304.

[33] Agazzi S, Chang S, Drucker MD, et al. Sudden blindness as a complication of percutaneous trigeminal procedures: mechanism analysis and prevention. J Neurosurg, 2009, 110(4):638–641.

[34] Bergenheim AT, Asplund P, Linderoth B. Percutaneous retrogasserian balloon compression for trigeminal neuralgia: review of critical technical details and outcomes. World Neurosurg, 2013, 79(2):359–368.

[35] Brown JA, McDaniel MD, Weaver MT. Percutaneous trigeminal nerve compression for treatment of trigeminal neuralgia: results in 50 patients. Neurosurgery, 1993,

32(4):570–573.

[36] Abdennebi B, Mahfouf L, Nedjahi T. Long-term results of percutaneous compression of the gasserian ganglion in trigeminal neuralgia(series of 200 patients). Stereotact Funct Neurosurg, 1997, 68(1–4 Pt1):190–195.

[37] Brown JA, Pilitsis JG. Percutaneous balloon compression for the treatment of trigeminal neuralgia: results in 56 patients based on balloon compression pressure monitoring. Neurosurg Focus, 2005, 18(5):E10.

[38] Kalkanis SN, Eskandar EN, Carter BS, et al. Microvascular decompression surgery in the United States, 1996 to 2000: mortality rates, morbidity rates, and the effects of hospital and surgeon volumes. Neurosurgery, 2003, 52(6):1251–1261, discussion 1261–1252.

[39] Karol EA, Karol MN. A multiarray electrode mapping method for percutaneous thermocoagulation as treatment of trigeminal neuralgia. Technical note on a series of 178 consecutive procedures. Surg Neurol, 2009, 71(1):11–17, discussion 17–18.

33

深部脑刺激的并发症

PHILIPPE MAGOWN, KIM J. BURCHIEL

病例报道

63 岁男性，由一名专治运动障碍的神经科医生转诊，患有难治的帕金森病（PD）。患者有左旋多巴诱发的运动障碍、僵直、运动迟缓、有冻结感和双侧静止震颤。经过神经心理、言语和吞咽以及左旋多巴测试后，患者被认为适合接受双侧深部脑刺激（DBS）电极植入治疗。神经内科医生选择的目标是丘脑底核（STN）。患者在两个阶段全身麻醉下接受了图像引导手术,第一阶段是植入电极，第二阶段是植入内部脉冲发生器（IPG）。患者在这些手术后表现良好，术后 3 周开始刺激，目的是优化 DBS 系统和对其 PD 症状的药物管理。

患者对 DBS 的最初反应是令人欣喜的，运动障碍得到了解决，“按时”更为一致，Sinemet（含卡比多巴、左旋多巴）剂量显著减少。然而，在术后约 4 个月时，患者的左臂开始出现不受控制的运动。这与偏瘫有关，患者接受了高分辨率 1.5 T 增强 MRI。显示在他的右侧 STN 电极周围有一个小的环形增强病变，在左侧 STN 电极周围有一些轻微的增强。两个远端电极周围似乎也有一个更宽的 T2 高强度区域，被解释为“水肿”。此时，患者没有出现全身性感染的迹象。在他的偏侧投掷症发展 1 周后，他的整个 DBS 系统，包括发电机和延长引线，被移除。患者最初使用广谱脑脊液（CSF）穿透性抗生素，但当从右侧电极尖端培养产生痤疮丙酸杆菌时，方案简化为仅使用万古霉素。他接受了 3 周疗程的万古霉素静脉滴注治疗，然后观察停用抗生素 6 周。患者的偏瘫症状稳定，但没有改善，患者没有出现额外的神经功能缺损。在 DBS 系统移植 2 个月后，患者的整个系统被替换，这次使用双侧内苍白球（GPI）为导向。GPI DBS 减轻了左臂偏瘫、运动障碍以及帕金森病的其他主要症状。在 2 年的随访中，DBS 效果良好，患者既未出现偏瘫复发，也未出现反复感染。

对病例报道的讨论

这个病例在几个方面都可以深入讨论。首先，它强调了 DBS 植入的一种罕见但严重的并发症，即感染。大多数感染在发生部位比较明显，但最初的表现可能是在脑电极部位，并伴随着神经系统问题。MRI 扫描是这些病例的确切监测方式，因为感染的全身或实验室指征敏感度不足。如下所述，这种并发症的治疗方法是部分或完全移除植入系统，静脉注射抗生素，然后短期口服抗生素。在这种情况下，GPI DBS 被有效地用于治疗由感染引起的 STN 损伤的并发症：偏瘫。

DBS 的并发症

DBS 已成为治疗各种神经系统疾病的重要治疗方法，包括运动障碍[1-3]、癫痫[4]和潜在的精神疾病（来自 Holtzheimer 和 Mayberg 的综述[5]）。特别是对于运动障碍，DBS 已被证明在最高水平的证据下比最好的药物治疗更有效[6,7]。值得注意的是，DBS 手术的并发症在过去的 25 年中稳步减少，但 DBS 并发症的分类仍不标准化。DBS 的大多数并发症可分为三类：手术相关、植入物相关和刺激相关的并发症（不良事件）。手术并发症包括术中事件和手术后 30 d 内发生的事件：脑血管事件（脑卒中）、术后水肿、癫痫发作、电极位置不正，以及与任何手术相关的其他并发症。考虑到感染的发生率通常随着植入异物而增加，感染最好归类为植入物相关并发症。因此，与植入物相关的并发症包括感染和侵蚀、铅迁移、植入物碎裂和电故障。与刺激相关的并发症主要围绕着所谓的“脱靶”效应。

利用以下分类，本章将回顾关于这些并发症的当前证据，并讨论避免这些并发症的最佳实践操作。本章有意地忽略了患者的选择和目标的选择，尽管这两者对 DBS 治疗的成功都至关重要[1]。

1. 手术相关并发症：

a. 卒中。

ⅰ. 脑出血（ICH）。

ⅱ. 非出血性短暂性或永久性神经功能缺损。

①缺血性脑梗死。

②静脉梗死。

③术后水肿。

④癫痫发作。

b. 电极位置错误。

2. 植入物相关并发症：

a. 感染和皮肤侵蚀。

b. 导线移位、导线碎裂和电子故障。

3. 刺激相关并发症：

a.“脱靶”效应。

手术相关并发症

脑卒中

脑出血

可能是 DBS 电极植入术中最具破坏性的并发症，可导致一个或多个永久性神经功能缺损。幸运的是，有症状的脑出血的发生率很低，每根铅的发病率为 0.7%~3.9%，永久性神经系统发病率高达 1.1%[9,10]，死亡风险非常低，为 0.4% 或更低[11-13]。

有关 DBS 手术风险的综述指出，脑出血发生率为 3.2%~5%[12-14]。脑出血的风险与使用微电极记录（MER）、MER 穿透次数以及电极的沟道或经脑室过程有关[15]。大量证据表明，用微电极记录多个仪器进入大脑导致脑出血的风险，每轨迹脑出血发生率估计为 1.6%[16]。高血压进一步使脑出血风险增加 2.5 倍[17-21]。

与 DBS 相关的脑出血进一步大致分为无症状的和有症状的，发生率分别为 1.9% 和 2.1%。导致永久性缺陷或死亡的出血发生率估计为 1.1%[14]。在采用无 MER 的图像引导和图像验证的方法的研究中，出血的发生率显著低于其他手术技术中报道的出血总数、有症 状和无症状出血及导致永久性缺损的出血的发生率[14,22]。虽然 MER 引导与图像引导 DBS 植入的风险尚未进行随机对照试验，但多项研究表明，与 MER 植入存在相关风险[14,18,20,23-28]。值得强调的是，MER 引导从未被证明比图像引导在定位目标方面更有效。MER 指导是否使 DBS 电极定位和临床结果的疗效显著增加，在一定程度上可以纠正风险，仍然是一个未解的问题[29]。

最佳实践操作

保持 MER 穿透次数到临床指示的最小值，并避开脑沟回或经心室电极轨迹，可以减轻 DBS 电极植入过程中脑出血和脑室出血的风险。术中高血压（收缩期≥ 160 mmHg）与脑出血有关[18]，因此必须仔细监测血压，特别是在局部麻醉下进行的手术过程中。如果患者在植入后出现意外的神经功能缺损，必须进行 CT 或 MRI 检查。

术前必须纠正全部抗凝治疗 [国际标准化比率（INR）≤ 1.4][30]。虽然在实践中我们一直是将 INR ≤ 1.2 用于神经外科手术，但目前还缺乏证据支持这一点[31]。桥式抗凝治疗通常不需要，但可能适用于血栓栓塞性疾病的高危患者[32]。所谓的“桥接”通常在 DBS 手术前 24 h 使用低分子肝素。停用口服抗凝药物的时间必须与药物的治疗半衰期相符，通常是术前 4~5 d。然而，应仔细评估每例病例，以确定适当的停用时间[33]。重要的是，在 DBS 植入前，必须在术前至少 7~10 d 停用阿司匹林（ASA）[30,34]。然而，许多机构，包括我们自己的机构，仍然倾向于在术前 2 周停用 ASA 和其他抗血小板药物[35]。非甾体抗炎药应在 DBS 手术前 3~4 d 停用[36]。

非出血性短暂性或永久性神经功能缺损

术后神经功能缺损最常见的原因可能是脑出血。然而，一些患者确实经历了暂时性或永久性的神经系统恶化，如皮质或皮质下缺血、皮质静脉梗死或电极周围“水肿”。缺血性梗死很少被报道，发生率为 0.3%~0.9%[9,37,38]。1.3% 的病例可发生皮质静脉梗死，通常仅在术后第 1 天出现症状。几乎所有情况下都可以完全康复。大多数都可以通过术前增强 MRI 规划电极远离静脉的轨迹和皮质沟回来避免。

大多数神经功能缺损似乎是由于沿着电极轨迹或 DBS 靶部位的“水肿”引起的[38]。在一些病例中，通过 T2 或 FLAIR 的 MRI 显示的这种“水肿”

的起源尚不清楚。症状通常出现在术后 1~2 d，而水肿可能平均需要 1 个月才能缓解 [40]。沿着电极轨迹的 MRI 信号变化的发生率估计约为 6.3%，其中大多数病例为无症状 [41]。可能包括通过插入套管、DBS 电极或微电极造成的机械性组织破坏。很少情况下，这种肿胀预示着脑炎或深部感染，但这种并发症比较罕见 [42]。此外，如果患者在围手术期立即出现神经功能缺损，且没有脑出血，则该缺损不太可能与感染性病因有关。

癫痫发作可能发生在电极植入时。一项荟萃分析指出在 24~48 h 急性发作的发生率为 2.4%，慢性发作的发生率为 0.5%[43]。显示有出血、缺血或水肿的术后异常的影像学研究可使癫痫发作的风险增加 30~50 倍 [44]。

最佳实践

应避开皮质静脉，特别是在术前 MRI 计划过程中可视的情况下。由于对肿胀和梗死轨迹的有限了解，很难推荐一个最佳的实践操作。鉴于与脑出血无关的意外神经功能缺损相对较少，人们很容易认为这个问题与患者的某些内在疾病有关，如微血管疾病、胶质细胞增生、斑块形成或淀粉样血管病。可以想象，术前给予皮质类固醇可以减轻症状性水肿，但这需要一项前瞻性研究来证实。同样，尽量减少穿通的数量可能会减少这种并发症，但这仍未得到证实。显然，必须对这一现象进行进一步的研究。

电极错位

DBS 手术的基本目标是将每个电极精确地植入到所需的目标上。在实践中，STN、GPI 和腹侧中间核（VIM）的“最佳目标”存在很大程度的差异。在最终的分析中，最佳电极位置是由患者的临床结局和对脱靶效应的耐受性决定的。

电极定位不当很少被报道。即使是之前包含帕金森病大型试验的文献综述，也显示只有 1.6% 的电极错位率 [12,37,45]。许多因素可导致电极位置不正：立体定向框架错位、框架不稳定、MER 解释错误、术中气颅导致脑移位。也许铅错位的一个被低估的原因是铅的“偏转”，可能是由于沿电极计划路径的组织密度的变化，轨迹的冠状角，或插入套管与钻孔边缘或硬脑膜的表面碰撞。在临床 DBS 效果不佳后，更多的患者被转诊到专治中心的其他病区 [46]。因此，实际上，在文献中可能低估了错位率。事实上，最近对医疗保险和医疗补助服务中心（CMS）以及国家手术质量改善计划（NSQIP）数据的一项审查显示，有 15.2%~34% 的 DBS 电极放置被移除或修改 [47]。作者估计，高达 48.5% 的调整可能是由于靶向性不当，或缺乏治疗效果。很多偶然事件也展示了类似的结果 [8,46]。这些报道均指出，我们需要在更广泛的外科病房中了解这些失败发生的频率与原因。如果这些统计数据代表了电极定位不当的程度，那么这种复杂性本身就会使所有其他因素的总和相形见绌。

最佳实践

DBS 的目标选择的差异似乎是该领域固有的。没有研究令人信服地证明，一个给定的核内电极位置的微小变化可导致临床显著的差异，该研究仍在持续进行。专有目标定位似乎是一种常态。尽管针对细胞核的边缘可能利用 DBS 直接纳入轴突而不是神经元，在目标结构之外的电极明显是可疑的。脱靶效应也限制了治疗，而且这些现象的发生率在文献中的描述并不一致。

一旦目标被确定，“脱靶”可以被定义为一个大于 1~2 mm 的错误位置。相比之下，DBS 电极的直径为 1.24 mm。如果 DBS 电极放置的平均精度在这个范围内，则放置的方法可能可以被认为是“准确的”。在最近的一项关于图像引导 DBS 电极放置的研究中，我们确定放置的精准度“超过目标”为 1.66 mm ± 0.76 mm，“偏离计划”为 1.44 mm ± 0.73mm[22]，我们认为这在“可接受的”精度范围内。其他作者对精准度也得出了类似的结论 [48,49]。虽然术中成像和离开手术室或离开前准确的 DBS 电极放置验证的价值似乎越来越被认可，但图像引导或 MER 引导能否提供更高的放置精准度仍存在争议。在所有情况下，均确认应进行 DBS 电极位置的植入后成像，并与临床评分量表的改善相关 [8]。

植入物相关并发症

感　染

感染是 DBS 系统植入后所有并发症中危害最大的一种。DBS 报道的感染率为 0~15%[9,37,38,50]，这有效地掩盖了所有其他报道的术后不良结局。很难确定可以被认作是“标准护理”的平均感染率。然而，最大的可用证据来自随机效应荟萃分析，汇集了35项研究的3550例患者，每项研究平均纳入134例患者，研究多发表于1997—2009年[50]；该分析报道的平均感染率为4.7%，范围为0.9%~22%。相比之下，纳入受试者的研究报道在植入后30 d内的感染率为0.4%[11]。

一个可以作为护理标准的“真正的”感染率不太可能被确定。通过二项分布，需要超过1000余例接受相同治疗的患者才能证明“真实”感染率可能在4.7% ± 1.2%，但随着“真实”感染率的降低，所需的样本量会增加。感染率为0.4%，样本量在15 000例以上。同样，每项研究平均有134例患者，“真实”感染率的95%CI为1.7%~10.5%，代表了大多数已发表研究的报道感染率，使神经外科的“真实”感染率存在不确定性。

一个可接受的感染率可以从其他专业的植入类似设备的文献中获得。骨科手术与器材植入密切相关，髋关节或膝关节置换术后的手术部位感染（SSI）率约为2.18%[51]。植入式心脏电子设备初次植入后的感染率为0.5%~0.8%，校正后为1%~4%[52]。预计DBS感染率应该更接近这些数据。

在神经外科文献中，关于基于感染时间的“感染”有一个人为的区别。报道的“感染”表现为早期（< 6个月），伴有SSI的典型体征和症状：红斑、发热、疼痛，伴或不伴脓肿或引流。后来的手术部位并发症（> 6个月）被报道为“侵蚀”，而不管已证实的原发性感染[53]。侵蚀被认为源自皮肤破裂，通常发生在皮肤薄而脆弱的老年患者使用重要发生器或连接器时。当这些侵蚀在临床上出现时，植入物已经暴露出来，事实上，潜在的植入物被皮肤菌群占据。这些定义多少有些武断。因此，我们建议重新概括来自美国疾病预防与控制中心（CDC）[51,54]和美国外科医师学会[55]对SSI的定义，同时应结合大量的脑室腹膜（VP）分流的神经外科经验。

CDC国家医疗保健安全网络根据感染的深度和发病时间对SSI进行了分类[51,54]。深度分为浅表、深或涉及器官。感染的时间被用作评估感染生物体毒性的替代指标，可分为早期（< 3个月）、迟发（3~24个月）和晚期（> 24个月）。然而，这些时间框架并不能完全代表神经外科植入物的趋势，如VP分流。2/3的VP分流器感染发生在30 d内，几乎所有的感染都发生在12个月内[56]。事实上，最近报道的时间点是，分流失败继发于感染平台期3个月，且该平台期保持稳定至6个月[57]。考虑到这一点，我们建议早期手术部位的并发症包括1个月内发生的浅表感染和手术后3个月内发生的深部感染。迟发的手术部位并发症涉及深部皮肤组织，可发生在术后3~12个月。晚期手术部位并发症发生在12个月以上，是感染性微生物的血行传播、创伤或非感染性侵蚀的结果。值得注意的是，美国外科医师学会将植入物的SSI专门定义为植入后12个月内涉及植入物的任何感染[55]，这一概念并不能统一适用于神经外科植入物。

切口开裂一般很深并且已经感染，这些通常发生在30 d内。幸运的是，口袋状的血肿是罕见的，在早期的深层手术部位并发症下降，并大大提高感染率[58]。没有先天感染迹象的侵蚀很少见，发生率为0.48%，最常见的是在连接器部位，其次是脉冲发生器囊，偶尔也出现在颅骨锚定装置[59]。

这种分类可以为手术部位并发症的处理提供指导。在表面SSI中，感染仅发生在手术后30 d内，器材感染可以通过积极的抗生素方案来挽救[50,60]。深部SSI，无论早期或延迟，都需要移除植入物，然后采用积极的抗生素方案，以挽救原位留下的远处器材。超过12个月的晚期并发症可能并不总是具有传染性的。当然，许多植入DBS的患者年龄较大，头皮和胸壁的皮肤通常薄而脆弱，许多人的皮下脂肪减少。由于缺血、压力或磨损，这些患者可能容易出现覆盖植入物的皮肤衰竭。然而，一旦这些后期的侵蚀在临床上出现，消毒就没有实际意义了，因为伤口及其下方的器材都被皮肤菌群污染了。

大多数DBS器材感染发生在囊袋部位，1/3的病例涉及脉冲发生器或导线延伸[59,61]。形成脓肿的颅内导线感染比较罕见[42,62]。据报道，脉冲发生器更换或矫正使感染率有所增加[63]，但没有其他的并发症[64]。

最佳实践

DBS电极、延伸物和发生器的植入可以在一个或多个阶段进行。临时外化导线不会增加感染风险[65-67]。应在筛查患者耐甲氧西林金黄色葡萄球菌（MRSA）并及时完成去定植后进行手术[55]。我们建议在手术前一晚进行抗菌液淋浴或清洗，但这也可能对SSI率没有影响[68]。所有患者在每期手术切开皮肤前 1 h 内接受一剂静脉注射抗生素治疗[51,55]。为了技术和术后卫生方便，应使用剪刀剪去头发。没有统计学证据表明头发会增加感染率，但也确实没有硬件植入的此方面的研究[69,70]。手术部位应使用含酒精的氯己定或碘溶液[71]。虽然尚未得到证实，但最好避免重新打开最近的切口进行导线连接，以降低感染率。含水和酒精的手术手部消毒剂不影响感染率[72]。所有手术都应戴双层手套[73]。碘粘接剂仅用于第一阶段的手术。除此之外，没有证据表明使用黏性胶布能影响感染率[74]。

在闭合前用 10 000 U/L 的杆菌肽冲洗伤口。20 万单位多黏菌素 B 和 40 mg 生理盐水 1∶10（v/v）稀释的新霉素的混合物在深层缝合和伤口水密缝合后洒在手术部位[75]。由于缺乏支持术后延长抗生素使用时间的证据，因此术后未使用抗生素[51,55]。

对于局部抗生素应用于切口的问题，以我们的观点，风险效益比是有价值的，但支持需要治疗剂量是 50 万单位的证据水平较低[76]。闭塞敷料放置在切口，并且手术后至少 24 h 后才移除[77]，但我们更喜欢保持辅料 2 d。在这段时期之后，要遵循“清洁和干燥”的原则。我们建议患者在移植术后 2 周洗澡时，用防水敷料覆盖切口，并等待 4 周后再清洗手术部位。

如果感染或侵蚀发生在发生器部位，通常可以首先将DBS导线延伸部分分割到连接器的远端，完全关闭伤口，隔离那部分区域（通常在耳后），然后通过移除发生器和延伸导线段来挽救。同时在耳后连接器和胸部发生器部位进行培养。如果耳后伤口在培养时显示生长，则去掉 DBS 导联、颅骨锚点和连接器。如果耳后连接部位的培养没有生长，则根据从胸部伤口获得的细菌的敏感性，患者接受 4~6 周的静脉抗生素治疗。停用抗生素后 1 个月，观察并监测患者的感染复发情况。然后，患者从重新植入新植入物的当天开始，口服10 d的多西环素，每次 100 mg，每天两次。如果整个植入系统被移除，仅在治疗和观察一段时间后才替换整个DBS系统，遵循相同的方案。

导线迁移、导线断裂和电气故障

植入的设备中，有些最终会断裂或出现故障。这是意料之中的，因为植入物可能会受到重复的移动、拉伸，甚至是创伤。粗略估计，每根导线每年的断裂与故障发生率为 8%[12]，大多数数据是从旧植入物模型中检索到的，随着技术的进步，这一比例应该会大幅降低。据估计，每根导线断裂的概率约为 1.8%[9,10,59]。大多数导线断裂与乳突或下方植入连接器有关[78,79]。导线的延伸偶尔也会被束缚（0.12%），导致一种被称为“弓弦”的现象[59,80,81]。

随着可靠的颅骨锚定装置的出现，电极迁移现在非常罕见。尽管如此，无论锚定技术如何，报道的平均每根导线的迁移率约为 4.4%[10]。随着颅骨锚定装置的改进，导线的迁移率应该会直线下降。同样，术中成像对确定导线的正确位置帮助最大，直至导线固定到位。“混杂”综合征出现率与铅迁移有关，主要发生在儿童中，并提出了当脉冲发生器有可能在口袋中移动时锚定它的必要性。

电极故障，主要是短路或电流打开，是 DBS 植入固有的，范围在 0.9%~9.9%[10]。大多数情况下，编程可以围绕故障接触点进行，避免修改电极或扩充器。使用更坚固的连接器和电极设计。脉冲发生器故障目前并不常见，而且这些设备是非常可靠的。MRI 兼容的模型已经被设计成不受磁干扰。故障最多不超过 1%[59]。

最佳实践

通过在耳后和耳上方植入连接器，可以防止导线延伸器移位导致的导线碎裂。我们分两个阶段植入 DBS 系统，在第一阶段，我们将导线帽引入顶叶凸面上，在耳上帽状腱膜下的空间。这意味着 DBS 的导线帽位于颞肌的边缘。在第二阶段，导线延伸连接器被植入耳廓上 1/3 之上，将连接器定位在连接于颅骨的颈部筋膜上方。这可以防止延伸器向下迁移。

“弓弦”延伸部分需要打开耳后切口和口袋切口，并重新调整延伸部分以解除系线。通常，扩展器会被新的扩展器所取代，记住在操作连接器时使损坏 DBS 导线的风险降至最低。最后，脉冲发生器应固定在筋膜上，除非囊袋建立良好且足够紧密，以防止发生器旋转或翻转。可充电发生器应始终固定在囊袋壁上。

刺激相关并发症

脱靶效应

如上所述，脱靶效应作为 DBS 治疗运动障碍的局限性之一，其发生率尚未在文献中得到定量描述。目前综述中关于脱靶效应的治疗建议证据水平较低[83,84]。由于患者不耐受这些副作用，这些影响似乎是DBS治疗的主要局限性。DBS电极放置的准确性可以减轻这种并发症，而最新一代DBS导线中“可操纵”场的出现可能有助于减少不良影响的发生率。

刺激脱靶效应可分为刺激独立效应和刺激依赖效应。换言之，刺激依赖效应应该在关闭刺激后得到解决。这种区别在已发表的文献中并不总是被明确地说明[12]。大多数脱靶效应都是目标依赖性的，并已被广泛研究[12,38,85]。有一些副作用值得讨论。DBS治疗后的术后自杀率较高，达4.3%[86]，但应该是可以预防的。STN DBS后认知不良事件发生率高于GPI DBS。已有报道通过刺激STN会出现行为改变，包括轻度躁狂和抑郁。与GPI DBS相比，STN DBS后更常发生步态障碍[87-90]。STN DBS后不可逆言语障碍也更常见，而GPI刺激后可逆效应可能更显著[87]。步态和言语障碍被认为是VIM DBS的可逆性和不可逆性副作用[87]。

最佳实践

DBS导线的准确放置，在离开手术室前确定导线的放置，“可引导”导线，以及在主动DBS接触点处保持尽可能低的治疗电流，都有助于减少脱靶效应。同样，在这一领域中，达成共识是有利的，而标准化的检查将更有效率[83-85]。

总　结

整体而言，在目前的实践中，植入DBS电极和发生器的过程并不是没有并发症的。关于MER的发病率以及这种指导技术的获益是否比风险更大仍存在问题。电极错位似乎是DBS植入手术的主要并发症，但这个问题的严重性直到现在才被认识到。如果最近的数据可以被接受，电极错位的并发症是迄今为止与DBS手术相关的最常见的不良事件。这个问题应该通过共识并最终通过前瞻性试验来解决。现有的方案似乎可以很好地缓解其他并发症，这总是可以改进的。

如果DBS作为一种治疗运动障碍和其他状况的方法，是易操作的，并且可吸引大多数患者来手术，其伴随的并发症必须尽量减少。显然，在我们能够实现这一目标之前，还需要做更多的工作。

参考文献

[1] Larson PS. Deep brain stimulation for movement disorders. Neurother, 2014, 11(3):465–474.

[2] Flora ED, Perera CL, Cameron AL, et al. Deep brain stimulation for essential tremor: a systematic review. Mov Disord, 2010, 25(11):1550–1559.

[3] Ostrem JL, Starr PA. Treatment of dystonia with deep brain stimulation. Neurother, 2008, 5(2):320–330.

[4] Sprengers M, Vonck K, Carrette E. Deep brain and cortical stimulation for epilepsy. Cochrane Database Syst Rev, 2017, 7:CD008497.

[5] Holtzheimer PE, Mayberg HS. Deep brain stimulation for psychiatric disorders. Annu Rev Neurosci, 2011, 34(1):289–307.

[6] Weaver FM, Follett K, Stern M, et al. Bilateral deep brain stimulation vs best medical therapy for patients with advanced Parkinson disease: a randomized controlled trial. JAMA, 2009, 301(1):63–73.

[7] Weaver FM, Follett KA, Stern M, et al. Randomized trial of deepbrain stimulation for Parkinson disease: thirty-six-month outcomes. Neurology, 2012, 79(1):55–65.

[8] Okun MS, Tagliati M, Pourfar M, et al. Management of referred deep brain stimulation failures: a retrospective analysis from 2 movement disorders centers. Arch Neurol, 2005, 62(8):1250–1255.

[9] Falowski SM, Ooi YC, Bakay RAE. Long-term evaluation of changes in operative technique and hardware-related complications with deep brain stimulation. Neuromodulation, 2015, 18(8):670–677.

[10] Bakay R, Smith A. Deep brain stimulation: complications and attempts at avoiding them. Open Neurosurg J, 2011, 4:42–52.

[11] Voges J, Hilker R, Bötzel K, et al. Thirty days complication rate following surgery performed for deep-brain-stimulation. Mov Disord, 2007, 22(10):1486–1489.

[12] Videnovic A, Metman LV. Deep brain stimulation for Parkinson's disease: prevalence of adverse events and need for standardized reporting. Mov Disord, 2008, 23(3):343–349.

[13] Kleiner-Fisman G, Herzog J, Fisman DN, et al. Subthalamic nucleus deep brain stimulation: summary and meta-analysis of outcomes. Mov Disord, 2006, 21(suppl 14):S290–S304.

[14] Zrinzo L, Foltynie T, Limousin P, et al. Reducing hemorrhagic complications in functional neurosurgery: a large case series and systematic literature review. J Neurosurg, 2012, 116(1):84–94.

[15] Ben-Haim S, Asaad WF, Gale JT, et al. Risk factors for hemorrhage during microelectrode-guided deep brain stimulation and the introduction of an improved microelectrode design. Neurosurgery, 2009, 64(4):754–762, discussion 762–763.

[16] Kimmelman J, Duckworth K, Ramsay T, et al. Risk of surgical delivery to deep nuclei: a meta-analysis. Mov Disord, 2011, 26(8):1415–1421.

[17] Hu X, Jiang X, Zhou X, et al. Avoidance and management of surgical and hardware-related complications of deep brain stimulation. Stereotact Funct Neurosurg, 2010, 88(5):296–303.

[18] Gorgulho A, De Salles AAF, Frighetto L, et al. Incidence of hemorrhage associated with electrophysiological studies performed using macroelectrodes and microelectrodes in functional neurosurgery. J Neurosurg, 2005, 102(5):888–896.

[19] Elias WJ, Sansur CA, Frysinger RC. Sulcal and ventricular trajectories in stereotactic surgery. J Neurosurg, 2009, 110(2):201–207.

[20] Higuchi Y, Iacono RP. Surgical complications in patients with Par- kinson's disease after posteroventral pallidotomy. Neurosurgery, 2003, 52(3):558–571, discussion 568–571.

[21] Sansur CA, Frysinger RC, Pouratian N, et al. Incidence of symptomatic hemorrhage after stereotactic electrode placement. J Neurosurg, 2007, 107(5):998–1003.

[22] Burchiel KJ, McCartney S, Lee A, et al. Accuracy of deep brain stimulation electrode placement using intraoperative computed tomography without microelectrode recording. J Neurosurg, 2013, 119(2):301–306.

[23] Alkhani A, Lozano AM. Pallidotomy for Parkinson disease: a review of contemporary literature. J Neurosurg, 2001, 94(1):43–49.

[24] Palur RS, Berk C, Schulzer M, et al. A metaanalysis comparing the results of pallidotomy performed using microelectrode recording or macroelectrode stimulation. J Neurosurg, 2002, 96(6):1058–1062.

[25] de Bie RMA, de Haan RJ, Schuurman PR, et al. Morbidity and mortality following pallidotomy in Parkinson's disease: a systematic review. Neurology, 2002, 58(7):1008–1012.

[26] Hariz MI. Safety and risk of microelectrode recording in surgery for movement disorders. Stereotact Funct Neurosurg, 2002, 78(3–4):146–157.

[27] Deep-Brain Stimulation for Parkinson's Disease Study Group, Obeso JA, Olanow CW, et al. Deep-brain stimulation of the subthalamic nucleus or the pars interna of the globus pallidus in Parkinson's disease. NEJM, 2001, 345(13):956–963.

[28] Binder DK, Rau GM, Starr PA. Risk factors for hemorrhage during microelectrode-guided deep brain stimulator implantation for movement disorders. Neurosurgery, 2005, 56(4):722–732, discussion 722–732.

[29] Kocabicak E, Alptekin O, Ackermans L, et al. Is there still need for microelectrode recording now the subthalamic nucleus can be well visualized with high field and ultrahigh MR imaging? Front Integr Neurosci, 2015, 9(876):46.

[30] Douketis JD, Spyropoulos AC, Spencer FA, et al. Perioperative management of antithrombotic therapy: antithrombotic therapy and prevention of thrombosis, 9th ed: American College of Chest Physicians Evidence-Based Clinical Practice Guidelines. Chest, 2012, 141(2 suppl):e326S–e350S.

[31] Bauer DF, McGwin G, Melton SM, et al. The relationship between INR and development of hemorrhage with placement of ventriculostomy. J Trauma, 2011, 70(5):1112–1117.

[32] Beyer-Westendorf J, Gelbricht V, Förster K, et al. Peri-interventional management of novel oral anticoagulants in daily care: results from the prospective Dresden NOAC registry. Eur Heart J, 2014, 35(28):1888–1896.

[33] Albaladejo P, Bonhomme F, Blais N, et al. Management of direct oral anticoagulants in patients undergoing elective surgeries and invasive procedures: updated guidelines from the French Working Group on Perioperative Hemostasis (GIHP) - September 2015. Anaesth Crit Care Pain Med, 2017, 36:73–76.

[34] Oprea AD, Popescu WM. Perioperative management of antiplatelet therapy. Br J Anaesth, 2013, 111(suppl 1):i3–i17.

[35] Palmer JD, Sparrow OC, Iannotti F. Postoperative hematoma: a 5-year survey and identification of avoidable risk factors. Neurosurgery, 1994, 35(6):1061–1064, discussion 1064–1065.

[36] Schafer AI. Effects of nonsteroidal antiinflammatory drugs on platelet function and systemic hemostasis. J Clin Pharmacol, 1995, 35(3):209–219.

[37] Fenoy AJ, Simpson RK. Risks of common complications in deep brain stimulation surgery: management and avoidance. J Neurosurg, 2014, 120(1):132–139.

[38] Tong F, Ramirez-Zamora A, Gee L, et al. Unusual complications of deep brain stimulation. Neurosurg Rev, 2015, 38(2):245–252, discussion 252.

[39] Morishita T, Okun MS, Burdick A, et al. Cerebral venous infarction: a potentially avoidable complication of deep brain stimulation surgery. Neuromodulation, 2013, 16(5):407–413, discussion 413.

[40] Deogaonkar M, Nazzaro JM, Machado A, et al. Transient, symptomatic, post-operative, non-infectious hypodensity around the deep brain stimulation (DBS) electrode. J Clin Neurosci, 2011, 18(7):910–915.

[41] Englot DJ, Glastonbury CM, Larson PS. Abnormal T2-weighted MRI signal surrounding leads in a subset of deep brain stimulation patients. Stereotact Funct Neurosurg. , 2011, 89(5):311–317.

[42] Merello M, Cammarota A, Leiguarda R, et al. Delayed intracerebral electrode infection after bilateral STN implantation for Parkinson's disease. Case report. Mov Disord, 2001, 16(1):168–170.

[43] Coley E, Farhadi R, Lewis S, et al. The incidence of seizures following deep brain stimulating electrode

implantation for movement disorders, pain and psychiatric conditions. Br J Neurosurg, 2009, 23(2):179–183.

[44] Pouratian N, Reames DL, Frysinger R, et al. Comprehensive analysis of risk factors for seizures after deep brain stimulation surgery. Clinical article. J Neurosurg, 2011, 115(2):310–315.

[45] Ellis T-M, Foote KD, Fernandez HH, et al. Reoperation for suboptimal outcomes after deep brain stimulation surgery. Neurosurgery, 2008, 63(4):754–760, discussion 760–761.

[46] Kluger BM, Foote KD, Jacobson CE, et al. Lessons learned from a large single center cohort of patients referred for DBS management. Parkinsonism Relat Disord, 2011, 17(4):236–239.

[47] Rolston JD, Englot DJ, Starr PA, et al. An unexpectedly high rate of revisions and removals in deep brain stimulation surgery: Analysis of multiple databases. Parkinsonism Relat Disord, 2016, 33:72–77.

[48] Shahlaie K, Larson PS, Starr PA. Intraoperative computed tomography for deep brain stimulation surgery: technique and accuracy assessment. Neurosurgery, 2011, 68(1 Suppl Operative):114–124, discussion 124.

[49] Starr PA, Martin AJ, Ostrem JL, et al.Subthalamic nucleus deep brain stimulator placement using high-field interventional magnetic resonance imaging and a skull-mounted aiming device: technique and application accuracy. J Neurosurg, 2010, 112(3):479–490.

[50] Bhatia R, Dalton A, Richards M, et al. The incidence of deep brain stimulator hardware infection: the effect of change in antibiotic prophylaxis regimen and review of the literature. Br J Neurosurg, 2011, 5(5):625–631.

[51] Berríos-Torres SI, Umscheid CA, Bratzler DW, et al. Centers for Disease Control and Prevention guideline for the prevention of surgical site infection, 2017. JAMA Surg, 2017, 152(8):784–791.

[52] Sandoe JAT, Barlow G, Chambers JB, et al. Guidelines for the diagnosis, prevention and management of implantable cardiac electronic device infection. Report of a joint Working Party project on behalf of the British Society for Antimicrobial Chemotherapy (BSAC, host organization), British Heart Rhythm Society (BHRS), British Cardiovascular Society (BCS), British Heart Valve Society (BHVS) and British Society for Echocardiography (BSE). J Antimicrob Chemother, 2014, 70(2):325–359.

[53] Sillay KA, Larson PS, Starr PA. Deep brain stimulator hardware-related infections: incidence and management in a large series. Neurosurgery, 2008, 62(2):360–366, discussion 366–367.

[54] Mangram A, Horan T, Pearson M, et al. Guideline for Prevention of Surgical Site Infection, 1999. Centers for Disease Control and Prevention (CDC) Hospital Infection Control Practices Advisory Committee. Am J Infect Control, 1999, 27(2):97–132.

[55] Ban KA, Minei JP, Laronga C, et al. American College of Surgeons and Surgical Infection Society: surgical site infection guidelines, 2016 update. J Am Coll Surg, 2017, 224(1):59–74.

[56] Gutiérrez-González R, Boto GR, Pérez-Zamarrón A. Cerebrospinal fluid diversion devices and infection. A comprehensive review. Eur J Clin Microbiol Infect Dis, 2012, 31(6):889–897.

[57] Kulkarni AV, Drake JM, Lamberti-Pasculli M. Cerebrospinal fluid shunt infection: a prospective study of risk factors. J Neurosurg, 2001, 94(2):195–201.

[58] Polyzos KA, Konstantelias AA, Falagas ME. Risk factors for cardiac implantable electronic device infection: a systematic review and meta-analysis. Europace, 2015, 17(5):767–777.

[59] Jitkritsadakul O, Bhidayasiri R, Kalia SK, et al. Systematic review of hardware-related complications of deep brain stimulation: Do new indications pose an increased risk? Brain Stimul, 2017, 10(5):967–976.

[60] Fenoy AJ, Simpson RKJ. Management of device-related wound complications in deep brain stimulation surgery. J Neurosurg, 2012, 116(6):1324–1332.

[61] Hamani C, Lozano AM. Hardware-related complications of deepbrain stimulation: a review of the published literature. Stereotact Funct Neurosurg, 2006, 84(5–6):248–251.

[62] Blomstedt P, Bjartmarz H. Intracerebral infections as a complication of deep brain stimulation. Stereotact Funct Neurosurg, 2012, 90(2): 92–96.

[63] Pepper J, Zrinzo L, Mirza B, et al. The risk of hardware infection in deep brain stimulation surgery is greater at impulse generator replacement than at the primary procedure. Stereotact Funct Neurosurg, 2013, 91(1):56–65.

[64] Frizon LA, Hogue O, Wathen C, et al. Subsequent pulse generator replacement surgery does not increase the infection rate in patients with deep brain stimulator systems: a review of 1537 unique implants at a single center. Neuromodulation, 2017, 349:1925.

[65] Rosa M, Scelzo E, Locatelli M, et al. Risk of infection after local field potential recording from externalized deep brain stimulation leads in Parkinson's disease. World Neurosurg, 2017, 97:64–69.

[66] Sixel-Döring F, Trenkwalder C, Kappus C, et al. Skin complications in deep brain stimulation for Parkinson's disease: frequency, time course, and risk factors. Acta Neurochir (Wien), 2010, 152(2):195–200.

[67] Oh MY, Abosch A, Kim SH, et al. Long-term hardware-related complications of deep brain stimulation. Neurosurgery, 2002, 50(6):1268–1274, discussion 1274–1276.

[68] Webster J, Osborne S. Preoperative bathing or showering with skin antiseptics to prevent surgical site infection. Cochrane Database Syst Rev, 2015(2):CD004985.

[69] Tanner J, Norrie P, Melen K. Preoperative hair removal

to reduce surgical site infection. Cochrane Database Syst Rev, 2011(11):CD004122.

[70] Lefebvre A, Saliou P, Lucet JC, et al. Preoperative hair removal and surgical site infections: network meta-analysis of randomized controlled trials. J Hosp Infect, 2015, 91(2):100–108.

[71] Darouiche RO, Wall MJ, Itani KMF, et al. Chlorhexidine-alcohol versus povidone-iodine for surgical-site antisepsis. N Engl J Med, 2010, 362(1):18–26.

[72] Tanner J, Dumville JC, Norman G, et al. Surgical hand antisepsis to reduce surgical site infection. Cochrane Database Syst Rev, 2016(1):CD004288.

[73] Tanner J, Parkinson H. Double gloving to reduce surgical cross-infection. Cochrane Database Syst Rev, 2006(3):CD003087.

[74] Webster J, Alghamdi A. Use of plastic adhesive drapes during surgery for preventing surgical site infection. Cochrane Database Syst Rev, 2015(4):CD006353.

[75] Miller JP, Acar F, Burchiel KJ. Significant reduction in stereotactic and functional neurosurgical hardware infection after local neomycin/ polymyxin application. J Neurosurg, 2009, 110(2):247–250.

[76] Heal CF, Banks JL, Lepper PD, et al.Topical antibiotics for preventing surgical site infection in wounds healing by primary intention. Cochrane Database Syst Rev, 2016(11): CD011426.

[77] Dumville JC, Gray TA, Walter CJ, et al. Dressings for the prevention of surgical site infection. Cochrane Database Syst Rev, 2016(12): CD003091.

[78] Schwalb JM, Riina HA, Skolnick B, et al. Revision of deep brain stimulator for tremor. Technical note.J Neurosurg, 2001, 94(6):1010–1012.

[79] Hariz MI. Complications of deep brain stimulation surgery. Mov Disord, 2002, 17(suppl 3):S162–S166.

[80] Miller PM, Gross RE. Wire tethering or "bowstringing" as a long-term hardware-related complication of deep brain stimulation. Stereotact Funct Neurosurg, 2009, 87(6):353–359.

[81] Janson C, Maxwell R, Gupte AA, et al. Bowstringing as a complication of deep brain stimulation: case report. Neurosurgery, 2010, 66(6):E1205, discussion E1205.

[82] Geissinger G, Neal JH. Spontaneous twiddler's syndrome in a patient with a deep brain stimulator. Surg Neurol, 2007, 68(4):454–456, discussion 456.

[83] Picillo M, Lozano AM, Kou N, et al. Programmingdeep brain stimulation for tremor and dystonia: The Toronto Western Hospital Algorithms. Brain Stimul, 2016, 9(3):438–452.

[84] Picillo M, Lozano AM, Kou N, et al. Programming deep brain stimulation for Parkinson's disease: The Toronto Western Hospital Algorithms. Brain Stimul, 2016, 9(3):425–437.

[85] Deuschl G, Herzog J, Kleiner-Fisman G, et al. Deep brain stimulation: postoperative issues. Mov Disord, 2006, 21 Suppl 14:S219–S237.

[86] Burkhard PR, Vingerhoets FJG, Berney A, et al. Suicide after successful deep brain stimulation for movement disorders. Neurology, 2004, 63(11):2170–2172.

[87] Buhmann C, Huckhagel T, Engel K, et al. Adverse events in deep brain stimulation: A retrospective long-term analysis of neurological, psychiatric and other occurrences. PLoS ONE, 2017, 12(7):e0178984.

[88] Rocchi L, Carlson-Kuhta P, Chiari L, et al. Effects of deep brain stimulation in the subthalamic nucleus or globus pallidus internus on step initiation in Parkinson disease: laboratory investigation. J Neurosurg, 2012, 117(6):1141–1149.

[89] St George RJ, Carlson-Kuhta P, King LA, et al.Compensatory stepping in Parkinson's disease is still a problem after deep brain stimulation randomized to STN or GPi. J Neurophysiol, 2015, 114(3):1417–1423.

[90] St George RJ, Nutt JG, Burchiel KJ, et al. A meta-regression of the long-term effects of deep brain stimulation on balance and gait in PD. Neurology, 2010, 75(14):1292–1299.

34

癫痫手术后并发症

KEVIN MANSFIELD, PIYUSH KALAKOTI, HAI SUN, ANDY REKITO, FABIO GRASSIA, JEFF OJEMANN, KIM J. BURCHIEL

重 点

- 癫痫手术的安全性和有效性已在若干随机试验中得到证实；正确认识癫痫手术可能产生的并发症至关重要，可以确保患者得到最佳的护理。
- 颞内侧切除术是最常见的癫痫手术，可并发血管损伤，特别是脉络膜前动脉损伤，会产生有害影响（从临床梗死到偏瘫、偏盲等）。
- 由 Meyer 环直接损伤引起的视力损害是可以避免的。
- 在外科医生的解剖学知识和神经导航的辅助下，通过充分的可视化来预防损伤，是手术成功的关键。

引 言

癫痫是一种众所周知的慢性神经疾病，约占总人口的 1%[1,2]。尽管在治疗方面取得了进步，但约有 1/3 的病例仅靠药物治疗是难以治愈的。难治性癫痫（DRE）患者发展为严重疾病的趋势有所增加，包括认知障碍、抑郁和癫痫猝死[3]。在选择性 DRE 患者中，包括成人和儿童人群，癫痫手术被广泛认为是缓解癫痫发作的金标准治疗方式，可以提高生活质量。患者的选择非常重要，因为并非所有的 DRE 患者都适合手术治疗。在颞叶癫痫患者中，癫痫手术与单独药物治疗的安全性和有效性已在数项随机对照试验中得到证实[1,4,5]。由单侧发病的局灶性病变引起的颞叶癫痫最适合手术治疗。尽管手术可以治疗 DRE 患者，但这项技术尚未得到充分利用，只有 3.6% 的颞叶 DRE 患者接受手术治疗[6]。在中线区颞叶硬化或其他局灶性颞叶癫痫患者中，使用率在 67%~82%[5,7]。

随着手术技术的改进，包括术前计划、神经导航和患者的选择，已经显著降低了这种治疗的发病率和死亡率。一项比较各种癫痫手术不良事件的研究记录了 1980—1996 年和 1996—2012 年神经系统并发症的发生率出现明显下降，从 42% 下降至 5%，且永久性的神经缺陷从 10% 下降到 1%[8]。虽然这些永久性并发症发生率低，但其影响足以超过 Engel 1A 类癫痫控制所带来的益处。因此，应尽一切努力避免这些罕见但具有潜在破坏性的并发症。在本章中，我们将全面概述可用的癫痫手术方式，讨论与癫痫手术相关的解剖学观点和考虑，以及潜在的并发症。

癫痫手术：解剖学上的考虑

大多数癫痫手术后的并发症是局部血管系统，特别是脉络膜前动脉（AChA）和视觉通路分离的直接结果。对这些相关结构的解剖理解可以帮助减轻危及生命的并发症；因此，有必要对这些关键结构进行回顾。

AChA 是颈内动脉分叉进入大脑中动脉和大脑前动脉之前的终末支，在外侧间脑和内侧端脑结构之间走行。术中与 AChA 分离可引起动脉供血相关结构受损的症状，如前穿支、视神经束和视神经辐射、钩带、大脑脚、颞角、颞角脉络膜丛、外侧膝状体、内囊后肢的后 2/3 以及苍白球。尾状核头部、梨状皮质、杏仁核后内侧、黑质、丘脑下丘脑核、红核、尾状尾、下丘脑、丘脑腹侧核浅部等部位也可由 AChA 供血[3]。值得注意的是后交通动脉（PComm）和 AChA 之间的发育平衡；一个粗大的

PComm 可导致 AChA 变小，而一个小的 PComm 可导致 AChA 变大。在脉络膜后动脉和大脑后动脉供血的区域重叠时也有类似的平衡，并且 AChA 和这些后循环血管之间经常有吻合[9-12]。对这些不同成分的 AChA 供应中断，可能产生视力丧失、语言障碍、癫痫手术文献中描述的感觉和运动障碍，而且通常与 AChA 本身的损伤有关。

视觉系统对我们日常功能的重要性被其广泛和高度组织的白质束和灰质连接网络所强调。Meyer 回路是一个白质束，它将有关对侧上象限的视觉信息从外侧膝状体传递到下初级视觉皮质。当它离开外侧膝状体时，它穿过颞干并向前扫过颞角的外侧顶，最终转向枕下极和视觉皮层。它的前部平均在颞角尖端后不到 1 cm，左侧通常比右侧稍前[13,14]。纤维具有视位排列，前纤维对应于内侧视野，而后纤维承载外侧视野。患者之间存在显著差异，此外，术中无法将这些纤维与其他白质区分开来，可能是视觉通路损伤风险较高的原因。

癫痫手术：适应证和并发症

癫痫的手术治疗通常与年龄无关。持续、频繁的癫痫发作对生活质量产生不利影响的患者（包括那些尽管接受剂量调整的医疗方案，但认知和心理社会发展受损的患者）是最理想的候选者。然而，手术治疗的选择通常是基于全面的癫痫评估，包括追踪致痫灶，确定需要切除的范围，癫痫发作的症状、频率和严重程度，以及患者对手术的耐受性[1]。术前评估的组成部分通常包括临床检查、神经心理测试、头皮和视频脑电图（EEG）、高分辨率 MRI 等，还包括功能和结构完整性评估、正电子发射断层扫描 / 单光子发射计算机断层扫描（PET/SPECT），根据需要进行扫描。常规外科手术（表 34.1）情况如下。

颞叶手术

颞叶切除术是最常见的“切除性”手术或病

表 34.1　癫痫手术程序和相关并发症概述

癫痫手术	适应证	常见并发症
1. 颞叶切除术和（或）选择性杏仁海马切除术（SAH）	海马硬化 病灶局限 非局灶性	· 脑干、动眼神经损伤 · 与认知、言语异常、语言、视觉障碍（复视、视野缩小）相关的问题 · 血管损伤，尤指脉络膜前动脉损伤 · 轻偏瘫 · 感染
2. 扩大颞叶切除术，包括大脑半球切除术、功能性手术（胼胝体切除、多发性软膜下横断）	局灶性 非局灶性	· 行为变化，包括动机、注意力、情绪变化、冲动 · 术后脑积水 · 感染 · 累及前颅底的并发症，包括基底神经节、内囊及脑室纹血管梗死、大脑中动脉 / 大脑前动脉梗死
3. 立体定向手术，包括激光消融近中颞结构、放置网格（深度电极）		· 相对较新的手术，比蛛网膜下腔出血创伤小 · 与精神症状相关 · 术后血肿 · 感染 · 骨瓣突出
4. 迷走神经刺激器		· 与迷走神经刺激植入有关的技术问题（电极断裂、错位、发电装备故障）[28] · 手术相关的并发症相对较少，包括感染、声音嘶哑或由喉返神经麻痹引起的暂时声带麻痹、吞咽困难、面部感觉减退、颈部血肿[48] · 迟发性并发症，包括瘢痕以及迷走神经刺激随着时间的推移而效果不佳
5. 神经刺激术（脑深部刺激、经颅磁刺激、三叉神经刺激）	难治性癫痫	· 抑郁症 · 认知障碍 · 出血 · 种植体部位感染

灶切除手术，是一种非常成功的能够控制癫痫发作的手术。其原理是简单地切除病变的一部分，如肿瘤或畸形血管，包括切除部分脑叶。在大多数情况下，手术可以完全缓解癫痫症状，同时减低永久性脑损伤的风险。

永久性损伤包括对侧上象限盲（最常见）、偏盲、偏瘫（多见于颞外切除术）、脑卒中 / 脑血管意外和失语[15,16]。虽然从表面上看，这些不同的并发症似乎是无关的，但有一个共同的线索将它们连接起来：AChA。据报道，前颞叶切除术（ATL）象限盲的发病率差异很大，介于 18% 至 26%[15,16]。象限盲经常不被患者注意，除非它是有严重的症状[17]。损伤定位是鉴别部分或完全象限盲和偏盲的重要手段。AChA 损伤通过对视神经束的缺血性损伤导致偏盲，而上象限盲是直接对 Meyer 环造成损伤的结果。

选择性海马切除术

作为 ATL 的另一种选择，选择性杏仁核海马切除术已成为外科控制癫痫发作的可行选择。与传统的颞叶切除术相比，SAH 是一种更有针对性的中线区颞叶切除术，它保留了颞叶新皮质。传统的颞叶切除术包括整体切除 3~6 cm 的颞叶新皮质，以确保中线区颞叶结构的可达性。SAH 常用的入路包括经侧、经回和颞下通路（图 34.1A）。小的颅骨切开术可提供宽达 1~2 cm 的缝隙通往内部结构（图 34.1B）。然而，选择合适的 SAH 患者至关重要。患者有明确的颞部发作性癫痫，包括双颞部发作性癫痫，具有较高的记忆障碍风险，应予以排除[18]。同样，颞叶显性癫痫病灶的患者有术后功能下降的风险，包括语言异常。颞外局灶性癫痫或颞新皮质癫痫灶，以及原发性特发性全身性癫痫和心因性非癫痫性癫痫发作（PNES）的患者不适合用于 SAH。潜在的手术并发症包括出血、梗死（腔隙性梗死）、感染、不完全切除（包括语言障碍在内的神经认知障碍）。

无论是通过 SAH 只切除近侧结构还是进行全 ATL，手术的关键是最大限度地安全切除海马、钩状肌和副海马[15,19,20]。对 AChA 深入了解可以减少发病率。在颞叶癫痫切除术中，沿着 AChA，直接进入切除区域。经脚间池后，AChA 穿过钩回上方的脉络膜裂隙，通常在钩回后半部分周围，并进入侧脑室颞角供应脉络膜丛。颞角的脉络膜丛位于海马和海马伞上内侧。

颞叶外段切除

大脑半球切除术

大脑半球切除术被认为是一种根治性的治疗癫痫的手术方法，包括完全切除大脑的一半皮质。其原理是机械地切断两个大脑半球的功能连接。大脑半球切除术的常见指征包括皮质发育不良（36%）、大面积缺血性梗死（34%）、Rasmussen 脑炎（19%）和其他疾病（包括 Sturg-Weber 综合征、半痉挛 – 半瘫癫痫和外伤）[21]。它通常发生在出生时就有脑损伤的婴儿和患有严重癫痫的儿童中。大脑半球切除术后常见的并发症包括脑积水（9%~81%）以及与任何主要颅内并发症有关的风险，包括感染、无菌性脑膜炎、神经功能障碍、脑卒中，甚至死亡[21]。由于大脑半球切除术的发病率和可能的脑成分的显著改变，以及固有的风险，

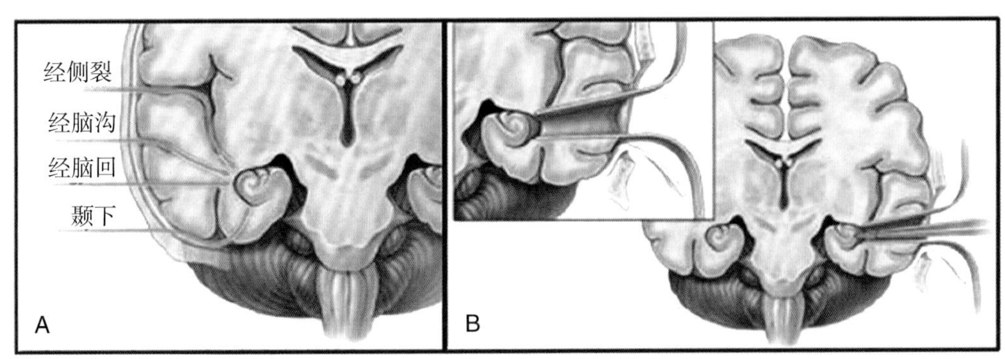

图 34.1 选择性杏仁核海马切除术（SAH）。（A）常用的蛛网膜下腔出血方法（冠状视图）。需要注意的是，在经侧位入路中必须使用非常前的入路，以避免损伤颞干。（B）小开颅术可使经皮质 SAH 的脑室和近中结构有 1~2 cm 的通道

很少采用这种手术。与解剖性（机械性）半球切除术相比，功能性半球切除术更为常见。

手术回顾

我最糟的病例

髂骨移植部位的典型并发症

1 例 40 岁女性，有长期耐药的癫痫复杂部分性发作病史。脑电图将癫痫灶定位于左颞区。MRI 显示同侧海马内侧颞叶硬化。神经心理学测试显示，完整的智商（FSIQ）为 95，有特定的语言记忆缺陷和最小的视觉感知缺陷。患者行左侧选择性显微杏仁核海马切除术，无术中并发症。在恢复室，患者出现右偏瘫和左偏盲。MRI 显示左前内囊和左视神经束区域 2 cm 不规则缺损（图 34.2）。转入住院康复治疗后，6 周内偏瘫缓慢改善，视野缺损减少至右上象限盲。手术 5 年后，患者仍然是 Engel 1 级患者，且只服用了一种抗惊厥药。右手轻度无力，右上象限盲持续存在。

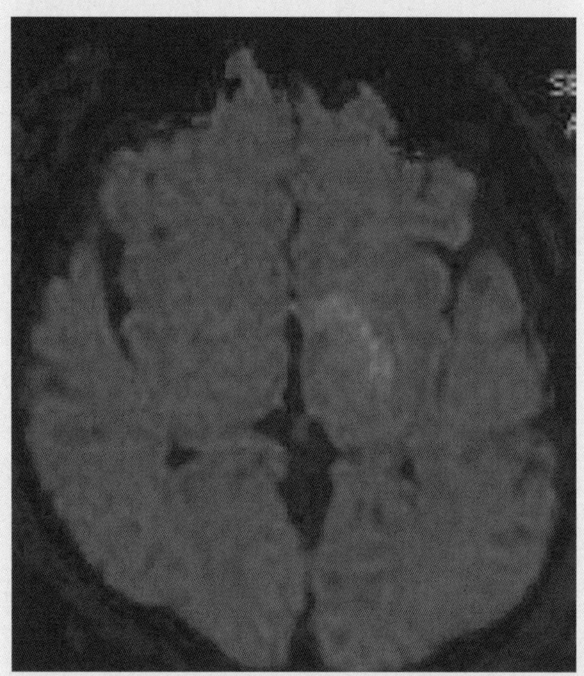

图 34.2 经皮质选择性杏仁核海马切除术后第 1 天的弥散加权 MRI。可见左内囊及苍白球区高信号

功能性癫痫手术

功能性半球切除术，俗称胼胝体切除术，在大多数中心得到广泛的发展。它的作用正在被探索，用于患有“跌倒”发作症的儿童，癫痫灶从一个半球发出，并扩散到对侧半球。手术的基本原理是切断两个半球之间的白质连接，即功能中断，手术通常是分阶段进行的。第一种手术的目的是切除前 2/3 的胼胝体，而其余部分保持完整[22]。在癫痫发作控制不充分的情况下，切除剩余的胼胝体[22]。常应用于 Lennox-Gastaut 综合征引起反复摔倒的患者。癫痫发作的严重程度和频率显著降低。

多发性软脑膜亚区横断（MST）是一种替代的功能治疗方法，对于从非常重要的区域发出的癫痫发作非常有用。该手术包括在脑实质进行一系列浅的切割，称为“横断”，目的是在不干扰正常大脑活动的情况下，扰乱异常癫痫波的扩散。虽然很少实施，但对于非同一病灶的弥漫性癫痫发作，MST 可能比切除手术更有效。

电极放置（深度电极）

立体脑电图（SEEG）初步发展为有创性定位难治性局灶性癫痫，包括植入深电极。与电极放置相比，SEEG 的侵入性更小，不需要大的开颅术，就能提供皮质和皮质下结构的精确记录。术后并发症很少见，包括出血（硬膜下、硬膜外和实质内）。术后血肿通常被视为术后 24~48 h 的直接并发症，通常需要返回手术室进行疏散，以防止占位效应引起的并发症。其他潜在的并发症包括感染或伤口相关问题，通常需要在术后 2 周内再次入院。脑脊液（CSF）漏是常见的，正如那些电极错位或暴露在头皮表面的电极一样。为了防止骨瓣移位，建议采用折骨器开颅术。这包括将完整的颞肌游离骨瓣，确保骨瓣的血供通畅，并尽量减少伤口感染的变化。

射频消融术

射频消融术治疗颞叶癫痫近年来随着靶向和成像技术的改进而激增[24]。激光消融中线颞叶结构是一种较新的外科技术。其比杏仁核海马切除术的创伤小，且其与更快的恢复和较少的术后认知语言障碍有关[25]。

迷走神经刺激

迷走神经刺激是一种经批准的神经调节辅助治疗难治性部分发作性癫痫的方法。迷走神经刺激系统通常被植入患有 DRE 的儿童，这些儿童不适合进行切除性癫痫手术。据估计，30%~40% 的患者癫痫发作率降低了 50% 以上[26,27]。迷走神经植入很少遇到有害事件，常见的并发症包括植入物故障，包括电极断裂或脱位以及发生器故障[28]。含有迷走神经系统发生器的皮内金黄色葡萄球菌感染发生在 2%~7% 的病例中，但可以通过预防性抗生素和伤口清创来控制。其他潜在并发症包括声音沙哑（37%）、咽喉痛（11%）、持续咳嗽（7%）和呼吸急促（6%）。虽然霍纳综合征很少见，但由于术中对交感神经纤维的操作，在一些植入迷走神经管的孤立病例中也有报道[29]。

神经刺激

部分 DRE 患者不适合接受切除性癫痫手术。脑深部刺激、经颅磁刺激（TMS）和三叉神经刺激等神经刺激疗法已显示出良好的效果。在一些开放标签和小型盲法试验中，对丘脑、尾状核、海马和小脑的神经调节和皮质下刺激的功效揭示了其在控制不适合切除手术的难治性癫痫患者中的潜在用途[30-35]。最近，一项 110 例 DRE 患者参与的随机临床试验（SANTE 试验）表明，与假性刺激相比，皮质下刺激丘脑前核 3 个月时癫痫发作减少近 1/3。超过半数的队列患者 2 年后癫痫缓解 50%[36]。在有癫痫症状及部分性发作的患者中观察到有益的效果。在受刺激组中可能出现的并发症是抑郁（15% *vs* 2%）以及与认知相关的问题（13% *vs* 2%）。其他并发症包括出血（5%）和植入部位感染（13%）。然而，长期随访报道的抑郁、自杀意念和癫痫猝死（SUDEP）的发生率与一般的 DRE 患者相当[37]。虽然该设备在欧洲、加拿大和澳大利亚获得批准，但美国食品药品监督管理局正在审批该设备。

使用低频经颅磁刺激降低皮质兴奋性已在某些报道和小型试验中得到证明[38-41]，但其结果和证据水平不高。同样，三叉神经低频外部刺激在 DRE 患者的癫痫发作和情绪控制方面显示出良好的结果[42]。然而，该装置目前正被研究用于美国患者。

预防和避免并发症

血管损伤

大多数技术说明都涉及首先通过侧支沟回进入以及清空海马旁回，以使海马向外侧 / 下方游离脉络膜丛和 AChA。这突出了各种手术入路的统一特点：术中获得适当的可视化和定位。当进行 ATL 时，首先切除脑室外侧的皮质，这样就可以很容易地直接目视室管膜表面和中线结构。图 34.1A 显示了蛛网膜下腔出血的各种手术入路。蛛网膜下腔出血的各种方法视野有限，因此需要对所涉及的解剖结构更加熟悉。

在我们的病例中使用的经皮质技术（图 34.1B）非常有意义，因为它允许最微创的入路。以颞叶前部颞中回（或颞上回）为中心的小开颅术提供了足够的暴露空间，可以进行 1~2 cm 的皮质切除术。这提供了通往脑室的通道，检查室管膜，识别脉络膜丛、海马、副海马和侧隆起 / 沟，然后直接观察。在 ATL 中，海马远离脉络膜的操作最终发生在一个与视野方向大致垂直的平面上。假设从一开始就使用了合适的入路轨迹，脉络膜丛和海马从 AChA 供血动脉的可视化通常是直接的。

颞下入路是为了在 SAH 期间对外侧皮质结构产生更小的影响。需要稍微大一点的暴露和开颅，但通过相邻的附近沟回进入海马旁回，直接损伤的神经结构只有那些被切除的神经结构。这是一种柔和的方法，需要在看到海马体之前切除海马旁回；海马体随后向外科医生侧翻转，揭示了后面的血管结构。解剖学上的差异可能使脉管系统难以显示；严格遵循软脑膜下剥离技术，并从外侧至内侧切除海马，可以在手术过程中更好地显示血管。

侧裂入路的目的是完全保留外侧颞叶皮质，并采用动脉瘤手术中常见的入路[44]，这提出了不同的挑战。需要一个更大的开颅术，并且必须打开侧裂。成功的入路显示视神经束、颈内动脉虹吸段、大脑中动脉、通过颞叶内侧池的 PComm 和 AChA。钩回被切开和切除，引导操作者到达前颞角。然后沿脑室内侧边缘继续进行软脑膜下剥离。AChA（以及周围的其他血管和神经）的可视化甚至在切除目标的可视化之前就已经实现了。在整个案例中，必须小心避免损伤这些结构；当钩回从池部过渡到神经丛部时，AChA 在钩回上后方的走行可能直接位于切除区域的上方。即使没有直接的血管损伤，血管痉挛也可产生明显的下游损伤，最可能发生在经侧裂入路[44-46]。

在所有病例中，对每例患者解剖结构的清晰和准确了解对于建立合适的手术轨迹以及确保手术安全至关重要。立体定向影像引导是预防并发症最有效的方法之一。暴露较大的方法可能价值较低，但它可以提供有关远处相关解剖的有价值信息。经皮质切开术中，精确定位蛛网膜下腔出血点，或颞下蛛网膜下腔出血附近沟回位置，有助于最大限度地发挥这些入路的微创潜力。中央沟、颞极、顶盖和颞动脉干的识别可以精确指导这些入路的切除范围，而无需广泛开颅。术中导航的使用已被证明可以降低并发症和次全切除的发生率[47]，并且在我们的实践中被常规使用。

分离海马和海马伞以及它们的动脉应行温和的显微解剖。应小心避免打开脉络膜裂，对于大部分剥离，神经组织可以小心地从血管剥离。当需要直接烧灼血管时，应尽可能地在靠近海马表面的地方烧灼，只牺牲海马的末端分支，避免通道内的血管。不小心牵引 / 剥离神经结构可能会撕裂 AChA 的主要供应分支，或造成末端血管出血，如果不灼烧 AChA 分支就很难止血。间接损伤甚至可引起动脉痉挛或烧灼扩散引起的热损伤。海马体和海马伞的血管界面的最佳可视化是避免出现问题的关键；这反过来是基于最优入路轨迹的。如前所述，在操作海马体之前清空海马旁回可以更容易地调动和可视化海马体，减少这类错误的发生。脉络膜丛可以小心地向上扫，并覆盖棉片，以防止在剥离过程中发生意外的创伤和出血。

视觉通路损伤

在切除过程中避免颞动脉干和 Meyer 环是防止视神经辐射损伤的最佳方法。这在 ATL 中是最具挑战性的，因为作为手术的一部分，颞叶前叶的外侧皮质和白质病变被切除。然而，在 SAH 手术过程中，除非仔细注意术中标记，否则很容易在无意中继续切除颞中叶至颞动脉干。

Meyer 环最常见的损伤位置是其前边界，位于前颞角的上方和外侧。如果仔细注意手术技术，通过侧裂入路和颞下入路可以完全避免这个区域。除非采用低于纤维束的入路，否则经皮质入路可以穿过该区域。因此颞上回的进入比颞中回的进入更有可能损伤 Meyer 环。而且，较前入的部位比后入的部位更不容易造成损伤。

如果术前对部分象限盲的后果有较大的担忧，可以通过术前成像来定位 Meyer 环的纤维。弥散张量成像（DTI）和血管造影现在在许多设施中可用；这些图像可以与用于术中神经导航的解剖扫描融合。这种先进的成像技术有助于 Meyer 环的虚拟可视化，以规划切除的轨迹和范围，最大限度地减少对纤维的损伤。

避免并发症

血管损伤

在血管损伤的情况下，应避免过度的烧灼以恢复控制出血。相反，采用标准的微血管外科技术——包括用棉片对疑似出血区域进行温和的加压，以及用温水冲洗来使视觉最佳——可能足以控制出血。需要仔细检查，以确定出血的确切来源，并尽可能控制在接近终端的部位。用这种方式，有时就可以避免损伤供血动脉。

如果在 AChA 的任何位置发生严重损伤，目前除了牺牲血管来止血外，没有其他选择。由于血管的口径非常小，使用支架或其他方法进行血管内修复是不可能的，而且大多数入路不能提供适当的通路来进行直接或间接的血管修复或搭桥。因此，在牺牲血管之前，必须努力确认实际上是 AChA 的主要分支在流血，而不是末端分支更容易控制。

如果在手术过程中牺牲了 AChA，术后有可能发生一定程度的梗死。缺血区域的大小取决于 AChA 与后脉络膜动脉、脑后动脉和 PComm 动脉的吻合程度。术后处理应平衡脑外科切除术后的典型问题（即出血进入切除腔）和急性缺血性脑卒中的处理（即维持足够的灌注压力，使分水岭区域的血流达到最佳状态）。在剩下的手术过程中进行细致的止血和关颅将使血压控制得更加合理。术后成像评估脑卒中是没有必要的，除非有临床症状，并随着时间的推移而恶化；这可能有助于指导治疗，以帮助减少进一步的缺血性后遗症。

视觉通路损伤

除非在术中神经导航中使用先进的血管造影成像技术，否则无意的视神经辐射损伤很可能不会在术中被发现。无论如何，一旦纤维受损，就没有补救办法。术前应告知患者可能存在视野缺损。术后，视野检查可检测任何缺损的程度；在有明显视野缺损的情况下，特别是在患者可以明显看到的情况下，作业疗法和其他类型的康复可以帮助患者弥补视力缺陷。

神经外科手术讨论时刻

在适当选择的患者中进行癫痫手术是安全、有效的，并可显著改善患者的生活质量。所描述的控制癫痫发作的手术通常是根据临床症状量身定制的，包括患者的表现、癫痫发作的严重程度和频率，以及对生活质量的影响。尽管在临床实践中未得到充分利用，但癫痫手术的死亡率和发病率较低。主要的术中并发症包括血管损伤，特别是对 AChA 的损伤，根据所涉及的区域可能容易导致术后后遗症。对 AChA 病程的解剖考虑对于并发症的预防至关重要。常见的并发症包括认知障碍和视野缺损。保留视野，虽然不总是可能的，但也应该是手术计划的目标。适当的手术方法应包括患者的具体需要（例如，需要切除皮质）以及外科医生的协助。侧脑室颞角的正确入路和每个关键结构的充分显露是必须的，以防止无意伤害 AChA 和 Meyer 环。利用立体定向神经导航来确定关键的位置是一个有价值的辅助程序。最后，采用细致的解剖技术和切断神经组织末端分支入口的海马血供，可以最大限度地降低对主要动脉的风险。

警 惕

- 在经皮质 SAH 中，难以进入侧脑室颞角提示错误的入路。这可能导致海马内侧的血管结构难以显示。
- 在切除过程中，脑膜蛛网膜层破裂进入内侧脑池间隙，可暴露血管系统、脑神经、间脑和中脑损伤。脑脊液突然流入手术野（除非在侧裂进入时）可能表明无意的侵入脑池，此时应极其谨慎。应尽量在切除后内侧重建脑膜蛛网膜边缘。
- 无法看到进入海马的终末动脉分支的入口，提示海马旁回切除不充分，在海马断流过程中增加了 AChA 损伤的风险。
- 考虑到接近 AChA，切除海马体、杏仁体和钩回时应注意局部解剖。
- 从上通道进入侧脑室或颞动脉干损伤可增加 Meyer 环损伤的机会，导致对侧上象限盲。
- 与岛盖区相关的手术，切断 M2–M3 和 M2–M3 连接处的穿通动脉段，特别是供应后短回上部和上界沟的动脉段，可能导致严重的神经功能缺损。

参考文献

[1] Wiebe S, Blume WT, Girvin JP, et al. A randomized, controlled trial of surgery for temporal-lobe epilepsy. N Engl J Med. 2001, 345(5):311–318.

[2] Georgiadis I, Kapsalaki EZ, Fountas KN. Temporal lobe resective surgery for medically intractable epilepsy: a review of complications and side effects. Epilepsy Res Treat, 2013, 2013:752195.

[3] Kwan P, Brodie MJ. Early identification of refractory epilepsy. N Engl J Med, 2000, 342(5):314–319.

[4] Dwivedi R, Ramanujam B, Chandra PS, et al. Surgery for drugresistant epilepsy in children. N Engl J Med, 2017, 377(17):1639–1647.

[5] Engel J Jr, McDermott MP, Wiebe S, et al. Early surgical therapy for drug-resistant temporal lobe epilepsy: a randomized trial. JAMA, 2012, 307(9):922–930.

[6] Sharma K, Kalakoti P, Henry M, et al. Revisiting racial disparities in access to surgical management of drug-resistant temporal lobe epilepsy post implementation of Affordable Care Act. Clin Neurol Neurosurg, 2017, 158:82–89.

[7] Acar G, Acar F, Miller J, et al. Seizure outcome following transcortical selective amygdalohippocampectomy in mesial temporal lobe epilepsy. Stereotact Funct Neurosurg, 2008, 86(5):314–319.

[8] Tebo CC, Evins AI, Christos PJ, et al. Evolution of cranial epilepsy surgery complication rates: a 32-year systematic review and meta-analysis. J Neurosurg, 2014, 120(6):1415–1427.

[9] Abbie AA. The blood supply of the lateral geniculate body, with a note on the morphology of the choroidal arteries. J Anat, 1933, 67(Pt 4):491–521.

[10] Rhoton AL. The anterior choroidal artery//Rhoton A. Cranial anatomy and surgical approaches. Philadelphia, PA: Lippincott Williams & Wilkins, 2003:89–96.

[11] Uflacker R. Arteries of the head and neck//Uflacker R. Atlas of vascular anatomy: an angiographic approach. Philadelphia, PA: Lippincott Williams & Wilkins, 1997:9–10.

[12] Abbie AA. The clinical significance of the anterior choroidal artery. J Nerv Ment Dis, 1934, 80(1):90.

[13] Borius PY, Roux FE, Valton L, et al. Can DTI fiber tracking of the optic radiations predict visual deficit after surgery? Clin Neurol Neurosurg, 2014, 122:87–91.

[14] James JS, Radhakrishnan A, Thomas B, et al. Diffusion tensor imaging tractography of Meyer's loop in planning resective surgery for drug-resistant temporal lobe epilepsy. Epilepsy Res, 2015, 110: 95–104.

[15] Attiah MA, Paulo DL, Danish SF, et al. Anterior temporal lobectomy compared with laser thermal hippocampectomy for mesial temporal epilepsy: a threshold analysis study. Epilepsy Res, 2015, 115:1–7.

[16] Hader WJ, Tellez-Zenteno J, Metcalfe A, et al. Complications of epilepsy surgery: a systematic review of focal surgical resections and invasive EEG monitoring. Epilepsia, 2013, 54(5):840–847.

[17] Yeni SN, Tanriover N, Uyanik O, et al. Visual field defects

in selective amygdalohippocampectomy for hippocampal sclerosis: the fate of Meyer's loop during the transsylvian approach to the temporal horn. Neurosurgery, 2008, 63(3):507–513, discussion 513–515.

[18] Abosch A, Bernasconi N, Boling W, et al. Factors predictive of suboptimal seizure control following selective amygdalohippocampectomy.J Neurosurg, 2002, 97(5):1142–1151.

[19] Tonini C, Beghi E, Berg AT, et al. Predictors of epilepsy surgery outcome: a meta-analysis. Epilepsy Res, 2004, 62(1):75–87.

[20] Wyler AR, Hermann BP, Somes G. Extent of medial temporal resection on outcome from anterior temporal lobectomy: a randomized prospective study. Neurosurgery, 1995, 37(5):982–990, discussion 990–991.

[21] Lew SM. Hemispherectomy in the treatment of seizures: a review. Transl Pediatr, 2014, 3(3):208–217.

[22] Graham D, Tisdall MM, Gill D. Corpus callosotomy outcomes in pediatric patients: a systematic review. Epilepsia, 2016, 57(7):1053–1068.

[23] Asadi-Pooya AA, Sharan A, Nei M, et al. Corpus callosotomy. Epilepsy Behav, 2008, 13(2):271–278.

[24] Blume WT, Parrent AG, Kaibara M. Stereotactic amygdalohippocampotomy and mesial temporal spikes. Epilepsia, 1997, 38(8):930–936.

[25] Kanner A, Ribot R, Serrano E, et al. Laser ablation of mesial temporal structures: a new treatment for epilepsy surgery (P6.231). Neurology, 2017, 88(16 suppl):P6–P231.

[26] The vagus nerve stimulation study group.A randomized controlled trial of chronic vagus nerve stimulation for treatment of medically intractable seizures. Neurology, 1995, 45(2):224–230.

[27] DeGiorgio CM, Schachter SC, Handforth A, et al. Prospective long-term study of vagus nerve stimulation for the treatment of refractory seizures. Epilepsia, 2000, 41(9):1195–1200.

[28] Spuck S, Tronnier V, Orosz I, et al. Operative and technical complications of vagus nerve stimulator implantation. Neurosurgery, 2010, 67(2 Suppl Operative):489–494.

[29] Kim W, Clancy RR, Liu GT. Horner syndrome associated with implantation of a vagus nerve stimulator. Am J Ophthalmol, 2001, 131(3):383–384.

[30] Cohen-Gadol AA, Britton JW, Wetjen NM, et al. Neurostimulation therapy for epilepsy: current modalities and future directions. Mayo Clin Proc, 2003, 78(2):238–248.

[31] Theodore WH, Fisher RS. Brain stimulation for epilepsy. Lancet Neurol, 2004, 3(2):111–118.

[32] Andrade DM, Zumsteg D, Hamani C, et al. Long-term follow-up of patients with thalamic deep brain stimulation for epilepsy. Neurology, 2006, 66(10):1571–1573.

[33] Cukiert A, Cukiert CM, Burattini JA, et al. Seizure outcome after hippocampal deep brain stimulation in patients with refractory temporal lobe epilepsy: a prospective, controlled, randomized, double-blind study. Epilepsia, 2017, 58(10):1728–1733.

[34] Sprengers M, Vonck K, Carrette E, et al. Deep brain and cortical stimulation for epilepsy. Cochrane Database Syst Rev, 2017, (7):CD008497.

[35] Velasco F, Velasco M, Jiménez F, et al. Predictors in the treatment of difficult-to-control seizures by electrical stimulation of the centromedian thalamic nucleus. Neurosurgery, 2000, 47(2):295–304, discussion 304–305.

[36] Fisher R, Salanova V, Witt T, et al. Electrical stimulation of the anterior nucleus of thalamus for treatment of refractory epilepsy. Epilepsia, 2010, 51(5):899–908.

[37] Salanova V, Witt T, Worth R, et al. Long-term efficacy and safety of thalamic stimulation for drug-resistant partial epilepsy. Neurology, 2015, 84(10):1017–1025.

[38] Chen R, Spencer DC, Weston J, et al. Transcranial magnetic stimulation for the treatment of epilepsy. Cochrane Database Syst Rev, 2016, (8):CD011025.

[39] Fregni F, Otachi PT, Do Valle A, et al. A randomized clinical trial of repetitive transcranial magnetic stimulation in patients with refractory epilepsy. Ann Neurol, 2006, 60(4):447–455.

[40] Seynaeve L, Devroye A, Dupont P, et al. Randomized crossover sham-controlled clinical trial of targeted low-frequency transcranial magnetic stimulation comparing a figure-8 and a round coil to treat refractory neocortical epilepsy. Epilepsia, 2016, 57(1):141–150.

[41] Theodore WH, Hunter K, Chen R, et al. Transcranial magnetic stimulation for the treatment of seizures: a controlled study. Neurology, 2002, 59(4):560–562.

[42] DeGiorgio CM, Soss J, Cook IA, et al. Randomized controlled trial of trigeminal nerve stimulation for drug-resistant epilepsy. Neurology, 2013, 80(9):786–791.

[43] Soss J, Heck C, Murray D, et al. A prospective long-term study of external trigeminal nerve stimulation for drug-resistant epilepsy. Epilepsy Behav, 2015, 2:44–47.

[44] Martens T, Merkel M, Holst B, et al. Vascular events after transsylvian selective amygdalohippocampectomy and impact on epilepsy outcome. Epilepsia, 2014, 55(5):763–769.

[45] Hoyt AT, Smith KA. Selective amygdalohippocampectomy. Neurosurg Clin N Am, 2016, 27(1):1–17.

[46] Schaller C, Jung A, Clusmann H, et al. Rate of vasospasm following the transsylvian versus transcortical approach for selective amygdalohippocampectomy. Neurol Res, 2004, 26(6):666–670.

[47] Oertel J, Gaab MR, Runge U, et al. Neuronavigation and complication rate in epilepsy surgery. Neurosurg Rev, 2004, 27(3):214–217.

[48] Kahlow H, Olivecrona M. Complications of vagal nerve stimulation for drug-resistant epilepsy: a single center longitudinal study of 143 patients. Seizure, 2013, 22(10):827–833.

35

立体定向放射外科治疗后并发症

BRUCE E. POLLOCK

重　点

- 立体定向放射治疗术后的并发症主要与辐射靶点附近结构的暂时或永久性辐射损伤有关。
- 危险因素包括既往辐射史、病灶大小、病灶位置、非适形剂量计划和辐射剂量。
- 可逆的成像改变（T2 加权 MRI 信号增加的区域成像）是常见的，通常发生在立体定向放射外科治疗后的 6~12 个月。大多数无症状，无需治疗即可解决，而有症状的可逆性影像学改变患者通常可以通过皮质类固醇治疗。
- 放射性坏死（持续性强化区域伴邻近水肿）较少见，表现为伴随免疫反应的永久性血管损伤。有症状患者的治疗可包括皮质类固醇、贝伐单抗、高压氧治疗或手术切除。
- 晚期放射不良反应在立体定向放射外科治疗后 5 年或 5 年以上出现，其特征是病灶周围水肿或囊肿形成。有症状的晚期放射不良反应经常需要手术切除以改善患者的神经系统症状。

引　言

立体定向放射外科（SRS）的概念是由瑞典斯德哥尔摩的卡罗林斯卡医学院毕业的 Lars Leksell 于 1951 年 提出来的[1,2]。SRS 利用立体定向定位原理，结合对成像目标的精确辐射传输。在过去的 40 年里，SRS 经历了指数级增长，并已成为神经外科和放射肿瘤学不可分割的一部分。神经成像和剂量规划软件的进步，加上迄今为止对 100 多万接受治疗的患者积累的临床经验，使得 SRS 在各种临床适应证中更安全、更有效[3–5]。过去 SRS 只在少数学术中心可用，而现在 SRS 在世界各地的学术和社区医疗中心都可以为患者提供。

SRS 的目标是向成像确定的目标提供临床有效的辐射剂量。起初，SRS 是一种局限于大脑的单片段技术。现在 SRS 被定义为在颅内和颅外目标上立体定向地传送 1~5 个部分的辐射。与任何放射治疗一样，SRS 的目的是对目标的破坏超过对邻近正常组织的破坏。在不同类型的放射治疗中，主要采用两种方法来增加治疗比例。一是剂量分割，利用正常组织和异常组织的不同放射敏感性。一般而言，正常组织能够更好地修复尚不致死组织。由于肿瘤细胞周期调控机制异常，DNA 损伤较肿瘤明显。这就是外放射治疗（EBRT）的基本原理，即多个小剂量的辐射被传送到目标和邻近的正常组织。其次，与 EBRT 相比，单组分 SRS 通过使用高度适形剂量计划，最大限度地减少对附近正常结构的辐射，从而达到治疗效果。在目标边缘的几毫米范围内，辐射剂量从治疗水平（10~25 Gy）下降到接近 EBRT 的一个分割（2 Gy）的剂量。多阶段 SRS（2~5 分段）在理论上利用了这两种方法，即在少量阶段使用适形剂量计划。

辐射并发症的类型

脑实质损伤

SRS 后的影像学改变很常见，可分为三类。首先，可逆成像改变（RIC，T2 加权 MRI 信号增加的区域）一般发生在 SRS 后的最初 6~12 个月（图 35.1）[6–8]。大多数无症状，无需治疗即可痊愈。其次，放射性坏死（持续性强化区域伴邻近水肿）较少见，表现为伴随免疫反应的永久性血管损伤。SRS 术后 RIC、放射性坏死和肿瘤生长的区别非常重要，没有任何影像学技术能够完美地指导临床决策[9]。对于小面积无症状患者，首选重复影像学观察。在脑

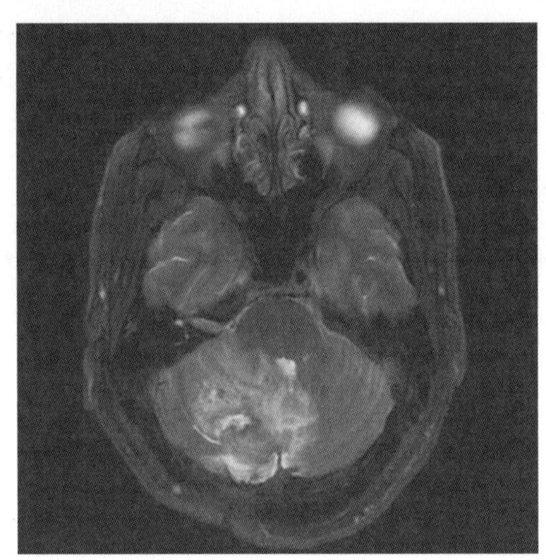

图 35.1 1 例 58 岁男性的轴位 T2 加权 MRI，患者在复发性颅后窝毛细胞星形细胞瘤 SRS 后 7 个月出现轻度头痛。MRI 显示右小脑半球水肿，第四脑室轻度占位效应。患者开始接受皮质类固醇治疗，症状就消失

转移性 SRS 后，MRI 常用钆增强 T1 加权和 T2 加权比较区域 [10,11]。第三，晚期不良辐射效应（ARE）发生在 SRS 5 年或 5 年后，其特征是病灶周围水肿或囊肿形成 [12,13]。

脑神经病变

颅底病变 SRS 后脑神经缺损并不常见 [14–21]。大多数发生在 SRS 后 1 年内，但也可能发生迟发性损伤。特殊躯体感觉神经（视神经、前庭 – 耳蜗神经）对辐射最敏感，其次是一般躯体感觉神经（三叉神经）。运动神经特别抗辐射。

血 管

SRS 后大血管损伤并不常见，但海绵窦脑膜瘤 SRS 后出现颈内动脉闭塞和卒中的病例有被报道 [19]，三叉神经痛 SRS 后患者小脑上动脉的局灶性形态学改变和动脉瘤形成也有报道 [22,23]。

肿瘤二次形成

任何以放射为基础的手术最重要的并发症是由放射引起的继发性肿瘤的发展。Cahan 等报道了 11 例放射治疗后出现的骨肉瘤，并概述了继发性肿瘤可视为被放射所诱发的 4 个标准 [24]。首先，第二个肿瘤必须出现在先前的放射场内。第二，在辐射暴露和第二个肿瘤的发展之间必须有足够的潜伏期。第三，继发性肿瘤必须在组织学上与原发肿瘤不同。第四，患者必须没有肿瘤发展的遗传易感性。通常很难区分哪些情况更可能是巧合而不是辐射引起的 [25,26]。据报道，15 年后 SRS 后辐射诱发肿瘤的风险在 0~2.6%，不应作为对适当患者选择其他治疗方法而不选择 SRS 的理由 [27–29]。

放射并发症的危险因素

SRS 后 ARE 的主要危险因素是既往辐射史、治疗体积大、靶区位置、不良（非适形）剂量规划和较高的辐射剂量。许多研究已经将 SRS 后 RIC 的发生与对周围组织的辐射剂量和靶点位置的测量联系起来 [6,7,30]。最常被引用的参数是 12 Gy 体积，即接受 12 Gy 或以上辐射剂量的治疗领域的总体积 [6]。脑实质深部（丘脑、基底节区和脑干）病变的患者更有可能继发于 MRI 改变的神经功能缺损。SRS 技术的进步，包括改进的神经成像、更好的剂量规划软件和更精确的辐射传输设备，都有助于降低 SRS 后 ARE 发生率 [3,5]。此外，40 年的医学知识进步在指导临床决策和正确选择 SRS 患者方面发挥了重要作用。伴有症状占位效应的大病变患者很少是 SRS 的良好候选者。

鞍旁区单次 SRS 术后放射诱导视神经病变（RION）的风险是目前广受关注的话题。早期研究表明，如果对前视觉通路（视神经或交叉）的辐射剂量超过 8 Gy，则 RION 的风险会增加 [31]。然而，最近的研究表明，10~14 Gy 的辐射剂量具有良好的耐受性，并具有较低的 RION 风险（图 35.2）[15,17,18]。接受较高的前视觉通路剂量阈值可以提高单片段 SRS 对鞍旁病变患者的适用性和有效性。

容积分级 SRS （VS–SRS）是另一种降低动静脉畸形（AVM）SRS 的 ARE 风险的方法。尽管 SRS 是一种被接受的治疗选择，对于颅内小到中等大小的 AVM 患者，SRS 通常只推荐用于直径为 3 cm 或更小的 AVM（约 14 cm^3）。在过去的 20 年里，许多中心对大容量患者进行了 VS–SRS AVM [32–35]。将大的 AVM 分为多个放射手术阶段，可以将更高的辐射剂量传递到整个 AVM 容积，同时减少对相邻大脑的辐射暴露。早期的研究表明 VS–SRS 能够以较低的不良反应率治疗大体积颅内 AVM。但仍需要更多的工作来研究增加剂量和减少每个阶段的治疗体积，以确定这是否会增加该技术的有效率。

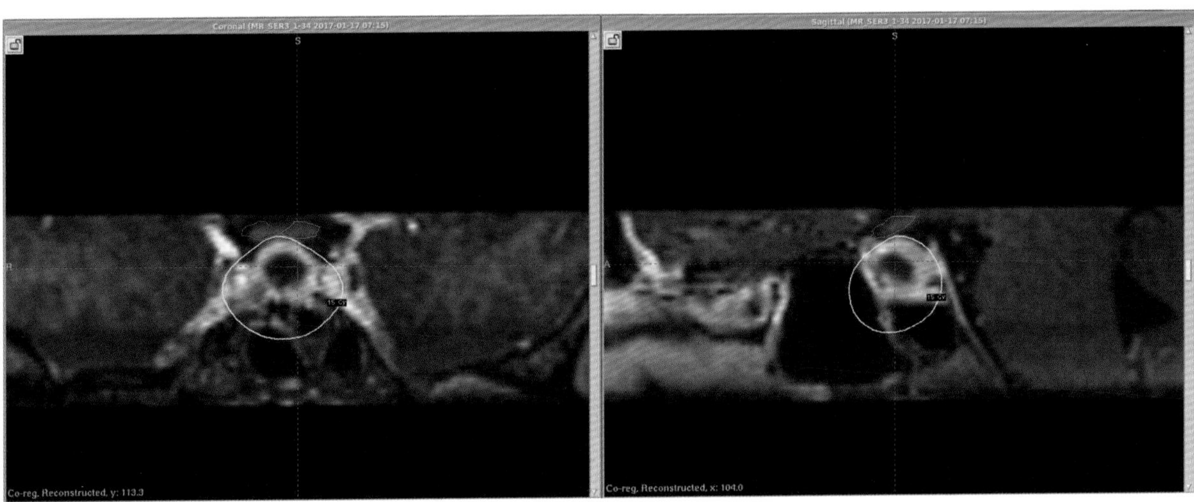

图 35.2 52 岁女性，两次经蝶窦切除后复发性无功能垂体腺瘤。肿瘤边缘剂量为 15 Gy。对左右视神经的最大剂量分别为 13.2 Gy 和 13.4 Gy

放射并发症的治疗

对于神经稳定的患者，SRS 后的随访包括定期的临床检查和 MRI。对于脑转移性疾病或原发性脑肿瘤患者，通常在第 1 年每 3 个月做一次，之后就不那么频繁了。现在 AVM 患者和大多数良性肿瘤（脑膜瘤、前庭神经鞘瘤、垂体腺瘤、血管球瘤）在 SRS 后 6~12 个月进行 MRI 检查，然后每 1~2 年进行一次。MRI 检查包括病变反应、RIC 测定和新肿瘤形成。

对于无症状患者，MRI T2 信号增强区域靠近治疗病灶，建议进行进一步影像学检查。大多数患者无需治疗即可痊愈，但症状性 RIC 患者通常可通过皮质类固醇治疗。症状性放射坏死的患者大多数情况下也可以通过皮质类固醇治疗得到控制，但有时他们不能成功地摆脱类固醇，需要其他治疗。持续放射性坏死的治疗包括贝伐单抗、高压氧治疗或手术切除 [9,36-38]。对于晚期 ARE 患者，如果无症状，建议再次进行系列影像学检查进行观察。症状性晚期 ARE 患者经常需要手术切除以改善患者的神经状况 [12,13]。

手术回顾

我最糟的病例

患者为 51 岁男性，完全性切除左侧 6 cm 矢状窦额顶叶 WHO Ⅱ级脑膜瘤（图 35.3）。术后恢复良好，但仍有间歇性部分发作性运动性癫痫。术后 7 个月 MRI 随访显示肿瘤复发，最大尺寸为

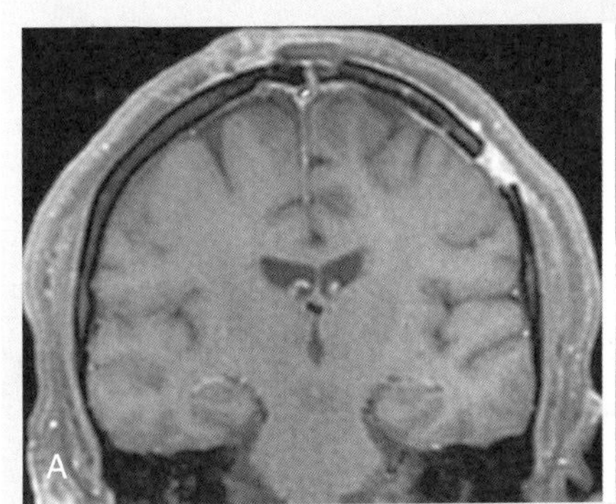

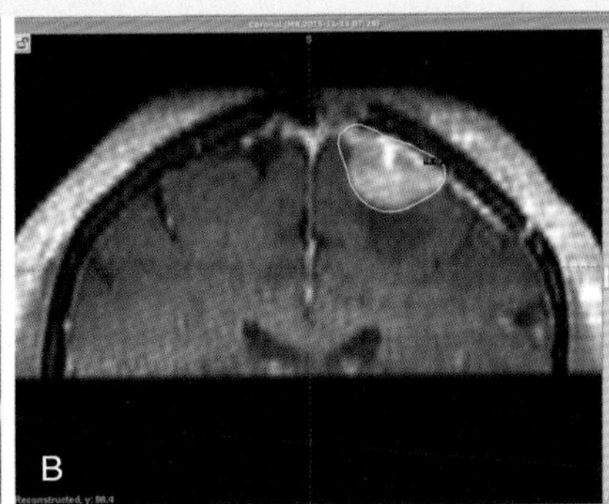

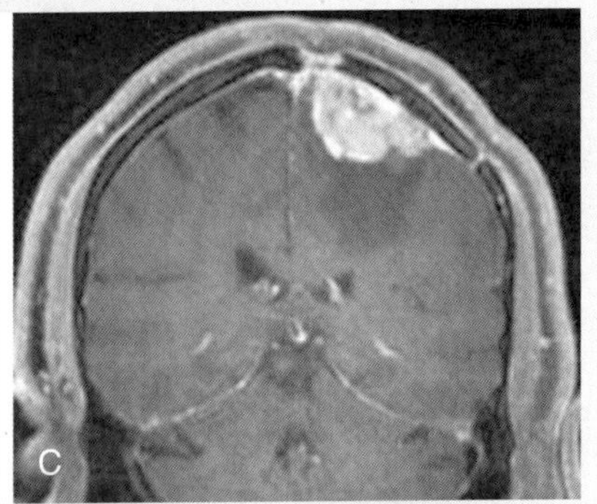

图 35.3 51 岁男性因复发性 WHO Ⅱ级脑膜瘤接受 SRS 治疗的冠状位增强 MRI 和剂量计划。（A）初次切除 3 个月后 MRI 显示无明显肿瘤迹象。（B）初次切除 7 个月后 SRS 时的剂量计划。（C） SRS 术后 15 个月 MRI 显示肿瘤体积增大，伴邻近水肿和占位效应

28 mm。在讨论了重复切除、EBRT 或 SRS 的选择后，患者决定继续进行 SRS。伽玛刀 SRS 使用 17 个等中心辐射覆盖 10.2 cm^3 的体积。肿瘤边际剂量为 16 Gy。SRS 术后 3 个月，患者癫痫发作更加频繁，MRI 显示肿瘤轻微增大及邻近水肿。增加了抗惊厥药物，并开始了皮质类固醇治疗。在接下来的 5 个月里，患者不能停止皮质类固醇治疗，因为停药会加重头痛并导致更多的癫痫活动。此外，患者还出现了类固醇诱发的糖尿病和肺栓塞。患者开始接受贝伐单抗治疗，血管源性水肿得到改善。贝伐单抗治疗在 3 次剂量后停止，患者逐渐停用皮质类固醇。几周后，患者再次癫痫发作，MRI 显示肿瘤变大，有明显的水肿和占位效应。患者在 SRS 术后 15 个月再次行肿瘤切除术。肿瘤几乎完全切除，但出现右侧偏瘫，需要住院康复治疗。在几周内，患者的力量恢复正常，能够停止皮质类固醇治疗，患者未出现进一步的癫痫活动。第 2 次切除 1 个月后，患者接受 EBRT 治疗（59.4 Gy/33 次）。

导致该患者病程复杂的治疗决定主要与 EBRT 和 SRS 的时机和使用有关。可以认为，在初次手术后给予 EBRT 可能预防了肿瘤复发和 SRS 的需要。然而，该患者并没有在我中心进行手术，并且完全切除 WHO Ⅱ级脑膜瘤后，术后 EBRT 的有效性仍然存在争议。我认为，更大的错误是对 >10 cm^3 的肿瘤进行 SRS 处理，而该位置 ARE 的风险极大[39-40]。回顾过去，对于这种迅速扩大的肿瘤，重复手术切除相对 SRS 是更好的选择。我们要吸取的教训是，SRS 技术的进步无法克服患者选择不足的问题。

神经外科手术讨论时刻

当代 SRS 术后的主要并发症并不常见，大多数可以由经验丰富的医生妥善处理。既往有放射治疗史、治疗量大和剂量计划不符合要求的患者发生 ARE 的风险更大。AVM 和良性肿瘤 SRS 后均可发生晚期 ARE，这强调了在 SRS 多年后进行持续 MRI 随访的必要性。单次 SRS 术后辐射诱发肿瘤的风险非常低，不应作为为合适患者选择替代治疗方案的理由。

参考文献

[1] Leksell L. The stereotactic method and radiosurgery of the brain. Acta Chir Scand, 1951, 102:316–319.

[2] Leksell L. Stereotactic radiosurgery. J Neurol Neurosurg Psychiatry, 1983, 46:797–803.

[3] Flickinger JC, Kondziolka D, Pollock BE, et al. Evolution in technique for vestibular schwannoma radiosurgery and effect on outcome. Int J Radiat Oncol Biol Phys, 1996, 36:275–280.

[4] Nagy G, Rowe JG, Radatz MWR, et al. A historical analysis of single-staged Gamma Knife radiosurgical treatment for large arteriovenous malformations: evolution and outcomes. Acta Neurochir, 2012, 154:383–394.

[5] Pollock BE, Link MJ, Stafford SL, et al. Stereotactic radiosurgery for arteriovenous malformations: the effect of treatment period on patient outcomes. Neurosurgery, 2016, 78:499–509.

[6] Flickinger JC, Kondziolka D, Lunsford LD, et al. Development of a model to predict permanent symptomatic post-radiosurgery injury for arteriovenous malformation patients. Int J Radiat Oncol Biol Phys, 2000, 46:1143–1148.

[7] Kano H, Flickinger JC, Tonetti D, et al. Estimating the risks of adverse radiation effects after Gamma Knife radiosurgery for arteriovenous malformations. Stroke, 2017, 48:84–90.

[8] Yen CP, Matsumoto JA, Wintermark M, et al. Radiation-induced imaging changes following Gamma Knife surgery for cerebral arteriovenous malformations. J Neurosurg, 2013, 118:63–73.

[9] Chao ST, Ahluwalia MS, Barnett GH, et al. Challenges with the diagnosis and treatment of cerebral radiation necrosis. Int J Radiat Oncol Biol Phys, 2013, 87:449–457.

[10] Dequesada IM, Quisling RG, Yachnis A, et al. Can standard magnetic resonance imaging reliably distinguish recurrent tumor from radiation necrosis after radiosurgery for brain metastases? A radiographic-pathologic study. Neurosurgery, 2008, 63:898–904.

[11] Kano H, Kondziolka D, Lobato-Polo J, et al. T1/T2 matching to differentiate tumor growth from radiation effects after stereotactic radiosurgery. Neurosurgery, 2010, 66:486–492.

[12] Pan H, Sheehan J, Stroila M, et al. Late cyst formation following Gamma Knife surgery of arteriovenous malformations. J Neurosurg, 2005, 102(suppl):124–127.

[13] Pollock BE, Link MJ, Branda ME, et al. Incidence and management of late adverse radiation effects after arteriovenous malformation radiosurgery. Neurosurgery, 2017, 81(6):928–934.

[14] Carlson ML, Jacob JT, Pollock BE, et al. Long-term hearing outcomes following low-dose stereotactic radiosurgery for vestibular schwannoma: patterns of

hearing loss and variables influencing audiometric decline. J Neurosurg, 2013, 118:579–587.

[15] Hasegawa T, Kobayashi T, Kida Y. Tolerance of the optic apparatus in single-fraction irradiation using stereotactic radiosurgery: evaluation in 100 patients with craniopharyngioma. Neurosurgery, 2010, 66:688–695.

[16] Kano H, Park KJ, Kondziolka D, et al. Does prior microsurgery improve or worsen the outcomes of stereotactic radiosurgery for cavernous sinus meningiomas? Neurosurgery, 2013, 73:401–410.

[17] Leavitt JA, Stafford SL, Link MJ, et al. Long-term evaluation of radiation-induced optic neuropathy after single-fraction stereotactic radiosurgery. Int J Radiat Oncol Biol Phys, 2013, 87:524–527.

[18] Pollock BE, Link MJ, Leavitt JL, et al. Dose-volume analysis of radiation-induced optic neuropathy after single-fraction stereotactic radiosurgery. Neurosurgery, 2014, 75:456–460.

[19] Pollock BE, Stafford SL, Link MJ, et al. Single-fraction radiosurgery of benign cavernous sinus meningiomas. J Neurosurg, 2013, 119: 675–682.

[20] Sheehan JP, Starke RM, Mathieu D, et al. Gamma Knife radiosurgery for the management of nonfunctioning pituitary adenomas: a multicenter study. J Neurosurg, 2013, 119:446–456.

[21] Skeie BS, Enger PO, Skeie GO, et al. Gamma Knife surgery of meningiomas involving the cavernous sinus: long-term follow-up of 100 patients. Neurosurgery, 2010, 66:661–669.

[22] Chen JC, Chao K, Rahimian J. De novo superior cerebellar artery aneurysm following radiosurgery for trigeminal neuralgia. J Clin Neurosci, 2017, 38:87–90.

[23] Maher CO, Pollock BE. Radiation induced vascular injury after stereotactic radiosurgery for trigeminal neuralgia. Surg Neurol, 2000, 54:189–193.

[24] Cahan WG, Woodard HQ, Higonbotham NL, et al. Sarcoma arising in irradiated bone. Report of 11 cases. Cancer, 1948, 1:3–29.

[25] Carlson ML, Glasgow AE, Jacob JT, et al. The short- and intermediate-term risk of second neoplasms after diagnosis and treatment of unilateral vestibular schwannoma: analysis of 9, 460 cases. Int J Radiat Oncol Biol Phys, 2016, 95(4):1149–1157.

[26] Rowe J, Grainger A, Walton L, et al. Risk of malignancy after Gamma Knife stereotactic radiosurgery. Neurosurgery, 2007, 60:60–66.

[27] Patel TR, Chiang VL. Secondary neoplasms after stereotactic radiosurgery. World Neurosurg, 2014, 81:594–599.

[28] Pollock BE, Link MJ, Stafford SL, et al. The risk of radiation-induced tumors or malignant transformation after single-fraction intracranial radiosurgery: results based on a 25-year experience. Int J Radiat Oncol Biol Phys, 2017, 97(5):919–923.

[29] Starke RM, Yen CP, Chen CJ, et al. An updated assessment of the risk of radiation-induced neoplasia after radiosurgery of arteriovenous malformations. World Neurosurg, 2014, 82:395–401.

[30] Voges J, Treuer H, Lehrke R, et al. Risk analysis of LINAC radiosurgery in patients with arterio-venous malformations (AVM). Acta Neurochir, 1997, 68:118–123.

[31] Tishler RB, Loeffler JS, Lunsford LD, et al. Tolerance of cranial nerves of the cavernous sinus to radiosurgery. Int J Radiat Oncol Biol Phys, 1993, 27:215–221.

[32] Kano H, Kondziolka D, Flickinger JC, et al. Stereotactic radiosurgery for arteriovenous malformations, part 6: multistaged volumetric management of large arteriovenous malformations. J Neurosurg, 2012, 116:54–65.

[33] Nagy G, Grainger A, Hodgson T, et al. Staged volume radiosurgery of large arteriovenous malformations improves outcome by reducing the rate of adverse radiation effects. Neurosurgery, 2017, 80:180–192.

[34] Pollock BE, Link MJ, Stafford SL, et al. Volume-staged stereotactic radiosurgery for intracranial arteriovenous malformations: outcomes based on an 18-year experience. Neurosurgery, 2017, 80(4):543–550.

[35] Seymour ZA, Sneed PK, Gupta N, et al. Volume-staged radiosurgery for large arteriovenous malformations: an evolving paradigm. J Neurosurg, 2016, 124:163–174.

[36] Boothe D, Young R, Yamada Y, et al. Bevacizumab as a treatment for radiation necrosis of brain metastases post stereotactic radiosurgery. Neuro Oncol, 2013, 15:1257–1263.

[37] Kohshi K, Imada H, Nomoto S, et al. Successful treatment of radiation-induced brain necrosis by hyperbaric oxygen therapy. J Neurol Sci, 2003, 209:115–117.

[38] Levin VA, Bidaut L, Hou P, et al. Randomized double-blind placebo-controlled trial of bevacizumab therapy for radiation necrosis of the central nervous system. Int J Radiat Oncol Biol Phys, 2011, 79:1487–1495.

[39] Bledsoe JM, Link MJ, Stafford SL, et al. Radiosurgery for large volume (>10 cc) benign meningiomas. J Neurosurg, 2010, 112:951–956.

[40] Pollock BE, Stafford SL, Link MJ, et al. Single-fraction radiosurgery of benign intracranial meningiomas. Neurosurgery, 2012, 71:604–613.

36 鼻内镜颅底手术并发症

PAUL A. GARDNER, CARL H. SNYDERMAN, ERIC W. WANG, JUAN C. FERNANDEZ-MIRANDA

重 点

- 脑脊液漏仍然是鼻内镜颅底手术最常见的并发症，但随着带血管蒂鼻中隔皮瓣的应用，这一并发症已显著减少。
- 腰大池引流已经被证明可以降低经鼻颅底手术后脑脊液漏的风险，主要是对较大的颅前窝、颅后窝缺损。
- 鼻内镜颅底手术可以控制大血管损伤，但通常需要立即进行血管内评估和（或）治疗。
- 术后应避免鼻腔器械操作，除非在内镜直视下进行。
- 经鼻颅底手术有一个显著的学习曲线，应保持低并发症发生率。

引 言

经鼻内镜颅底手术（ESBS）自其引入和发展以来，在过去的20年中，其应用急剧增加。最初仅用于垂体瘤[1,2]，该技术的适用范围快速扩展，甚至包括整个前颅底[3–6]。然而，多篇文章表明，这些方法有显著的学习曲线[7–9]，随着时间的推移，切除率提高，并发症发生率降低，如脑脊液（CSF）漏。此外，带血管蒂皮瓣（如鼻中隔皮瓣）[10]的引入显著改善了这些入路后颅底的重建。

在所有颅底入路中，神经和血管损伤构成其大部分并发症[11]。一般而言，采用经鼻入路，可为起源于中线或中线旁颅底的肿瘤提供宽阔且视野良好的前路入路，并使相关的神经血管结构侧向移位。在入路选择中遵循这一理念以及学习曲线，有助于减少神经血管并发症。

解剖学观点

前颅底由前向后不同程度地向下倾斜。在暴露过程中，在前后分离时应注意不要侵犯颅底，尤其是在中鼻甲切除等操作中。定位时头部过度伸展可能会改变轨迹，暴露时容易造成前颅底损伤。

熟悉掌握血管和神经解剖学对颅底导航至关重要。颈内动脉（ICA）是鼻内入路定位和分类的关键解剖学标志（图36.1）。鼻内的标志包括：

·当咽鼓管进入颅底时，它位于咽旁ICA的内侧。

·翼管神经位于裂孔ICA的下侧，它穿过ICA岩骨水平段与岩浅大神经（GSPN）相连。

·翼突标志着破裂孔和翼－蝶窦裂（在翼突和蝶窦底之间）的内侧平面，并向后方附着于ICA破裂孔段。

·中床突位于ICA海绵窦段和ICA床突段之间[12]。

·“内侧视神经颈内动脉隐窝（OCR）”是颈动脉和硬脑膜环的临床标志。

·外侧OCR位于ICA床突段和视神经管之间。

认知蝶腭动脉的解剖结构（图36.2）对了解蝶腭动脉非常重要，原因有很多：它是垂体手术后鼻出血的一个来源，是鼻中隔的关键供给（鼻后动脉）和其后部皮瓣，经翼状窦入路必须切开并处理进入翼管和翼基底部[13]。

鼻内镜入路（EEA）的局限性主要是侧位或移位的神经和（或）动脉。穿过神经平面破坏了鼻内镜通道的主要优势，即避免神经血管操作。了解这些限制和脑神经在这些关键部位的解剖对避免损伤至关重要。

在鞍上间隙，视神经在视神经支 / 外侧内侧进入视神经管硬膜鞘OCR。通过仔细磨除覆盖在内侧管上的所有骨质，可以广泛地对视神经管进行减压。鞍上硬膜开口可以侧向延伸到视神经上方的内

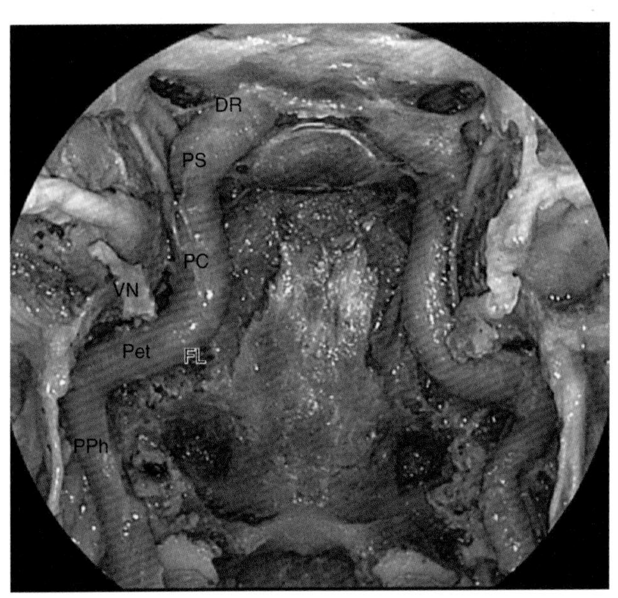

图 36.1　尸体解剖的内镜鼻内镜视图，显示颈内动脉（ICA）段，构成许多鼻内入路的侧限。DR：硬脑膜环汇合处；FL：破裂孔；PC：旁斜坡颈内动脉；Pet：水平岩骨段颈内动脉；PPh：咽旁颈内动脉；PS：鞍旁颈内动脉；VN：翼管神经

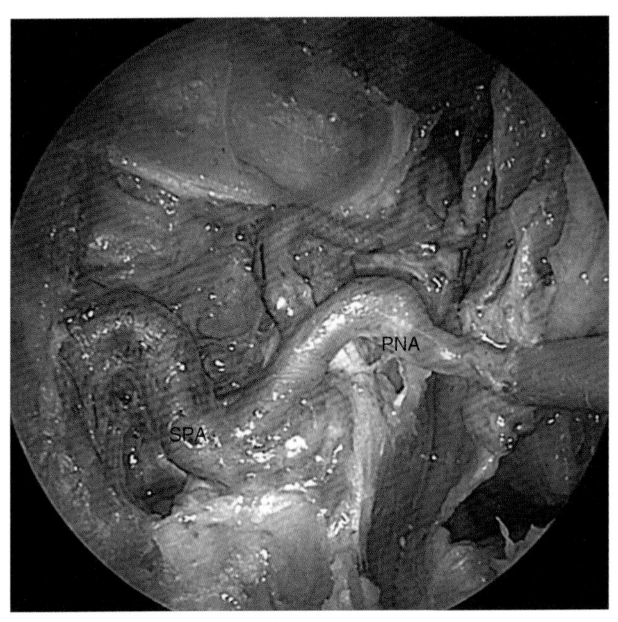

图 36.2　右侧翼腭窝的内镜鼻内镜视图，显示蝶腭动脉（SPA）和关键的鼻后动脉（PNA）分支机构。后者为带血管的鼻中隔瓣提供血液供应，当切除时也可成为术后鼻出血的一个来源

侧镰状韧带，以避免损伤眼动脉，眼动脉通常起始于内侧的 ICA 床突段或在行进到其通常位置之前在内侧成环，正好在视神经下方，直到其越过更远侧的上方。

蝶鞍在侧面受到 ICA 的限制，但肿瘤可以从海绵窦的各个部分进行解剖，根据其与海绵窦颈内动脉的关系命名[14]。上部分（大多数内侧起源的肿瘤在此延伸）与第Ⅲ对脑神经有关，而后部分和下部分只有展神经（CN Ⅵ）的片段。侧室包含所有海绵体脑神经的段（Ⅲ、Ⅳ、V1 和Ⅵ）。虽然Ⅲ和Ⅳ通常包裹在海绵体侧壁硬脑膜中，但进入该室的入口通常为侵袭性肿瘤或有动眼神经受累症状的肿瘤。

中斜坡外侧由岩尖、Dorello 管和展神经包围。这条神经在经骨入路时最容易受伤，所以了解它的解剖结构是至关重要的。CN Ⅵ在椎基底交界处出脑干，并斜向上延伸至 Dorello 管，Dorello 管位于椎旁 ICA 上半部的后面。在神经的正下方有一个静脉通道，即岩下窦，它可以作为肿瘤生长的管道。"Gardner 三角"是一个内侧解剖三角，提供了进入岩尖的通道。它上面以展神经为界，前面以斜坡旁颈内动脉为界，下面以岩斜结合为界。

舌下神经管和神经位于下斜坡破裂孔下方，扩大对这一标志的接触可增加 50% 的访视空间[15,16]。颈静脉管的上方是颈内结节，其下方是枕内髁。解剖向下延伸超过齿状突尖端可能导致颅颈不稳，特别是 C1 前环被破坏时。

警　惕

- 既往鼻内手术会增加鼻中隔黏膜瓣坏死的风险。
- 软骨样肿瘤（脊索瘤和软骨肉瘤）具有最高的 ICA 损伤风险。
- 生长激素分泌肿瘤与 ICA 扩张相关，并且损伤风险增加。
- 复发肿瘤，特别是放射治疗后，神经和血管损伤的风险增加。
- 在海绵窦剥离过程中，侵犯海绵窦的非腺瘤致神经和动脉损伤的风险增加。
- 冠状面（中线旁）入路并发症风险增加，尤其是 ICA 损伤的风险。

预　防

ESBS 中预防并发症的重要方面包括以下方面：术前准备；从鼻腔内的角度仔细理解正常的解剖结构；适当的影像学检查（CT 血管成像）来评估 Willis 环；如果患者之前接受过鼻腔手术，评估鼻腔结构；术前全面评估激素和眼科功能。

术中使用影像导航和多普勒探头对 ICA 进行

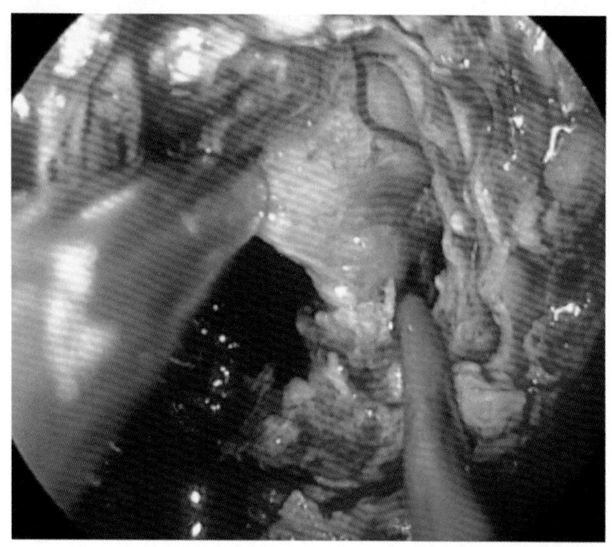

图 36.3 术中鼻内镜显示使用 Kartush 刺激器从岩斜脑膜瘤中解剖外展神经。脑神经的识别和验证与刺激解剖可以降低损伤的风险

准确定位，避免损伤。肌电图（EMG）（包括自由运动和刺激）可以帮助识别运动脑神经，并与术后功能丧失的低风险相关（图 36.3）。另外，团队手术（2 名外科医生，3~4 只手）在可视化、动态内镜、显微外科解剖以及避免和处理并发症方面具有显著优势。当一名医生注意不到即将发生的并发症时，第二名外科医生通常会注意到。两名外科医生（尤其是来自不同专业的医生）往往会关注不同的方面，从而增加了避免并发症的可能性。

术后，耳鼻喉科和神经外科的密切随访将有助于避免各自的并发症。腰大池引流已被证实可以降低有较大前或后颅硬脑膜缺损患者术后脑脊液漏的风险 [17]。如果怀疑脑脊液漏，早期再次探查是预防脑膜炎等后续并发症的关键。

对于手术时间较长或住院时间较长的患者，使用多普勒超声频繁筛查下肢深静脉血栓形成非常重要。

治　疗

神经损伤

一般而言，对神经损伤几乎无能为力。有限的缝合能力加上与 ICA 相邻或密切相关的常见损伤部位，使得再进一步变得困难或不可能。如果神经肌电图仍有可检测到的阈值，则不需要采取进一步的措施，尽管皮质类固醇经常在术中和术后一段时间内使用，但这取决于虚弱的严重程度，并需要权衡类固醇对愈合的影响。一些面部神经损伤的数据表明，钙通道阻滞剂可能有助于恢复，但这在其他脑神经中从未被广泛接受或研究过 [18-20]。如果神经的两端可以相互接触，用纤维蛋白胶覆盖它们是一种重新接近和防止进一步损伤的方法。

一般而言，EEA 术后视力下降是罕见的，似乎没有开放手术严重 [8,21-23]。术前视力下降较严重的患者术后视力恶化的风险较高。这可能是压迫程度或灌注损害的反映。如果患者苏醒时病情加重，应密切监测平均动脉血压（MAP），当 MAP 的下限为 80 或以上，即需要升压药和高剂量类固醇。除非已知损伤来源，否则应进行 CT 扫描以寻找早期血肿或脂肪移植过度。基于后一种风险，我们中心一般避免鞍上区硬膜内脂肪移植。延迟恶化一般应以同样的方式处理，但血肿的可能性更大。如果视力不佳，床旁眼科检查和紧急 MRI 可用于确定是否需要再次手术。如果担心与视力丧失相关的占位效应，应尽可能有效地进行二次手术以疏散病灶。如果存在任何与视力下降相关的压迫效应，应尽可能有效地再次手术疏散压迫源。在无压迫的情况下，垂体上支和其他穿支的微血管痉挛是可能的原因。如前所述，高血压患者可采用钙通道阻滞剂（如尼莫地平）治疗。

血管损伤

ICA 或其他颅内血管的损伤是任何颅底手术中最可怕的并发症之一，尤其是在 ESBS 手术中。受伤的第一步是控制出血，这需要确定损伤部位的位置并保持可视性。前者可通过使用大口径吸引器跟踪出血，同时用棉片覆盖和控制出血。如果不能做到这一点，应采取其他措施：腺苷（0.3 mg/kg）可使心脏停搏 10~20 s；对于 ICA 损伤，牢固的经皮 ICA 压迫可以提供一定程度的近端控制。

低血压有助于初始控制，但一旦施加压迫和（或）动脉阻塞，应避免低血压以有利于灌注。动脉的小孔或穿支的撕脱可以通过联合外科医生使用精细的双极电灼术和盐水冲洗来有效控制。根据管径的不同，双极电灼术是维持血管通畅的有效止血手段。其他的选择，如使用单轴施加器放置动脉瘤夹也是可能的，但对于大血管损伤最可靠的解决方案是采用肌肉压迫，可用腹直肌或颞肌（如果有准备），或者鼻咽部连向头部的肌肉，一旦出血得到控制，可以现场采集。理想情况下，填充物应足够紧密，以控制出血，但又不能太紧密，以致堵塞血管。多普勒超声对确认血流通畅至关重要，术中脊髓体感诱发电位（SSEP）神经生理监测是检测缺血的重要辅助手段。

理想情况下，在放置额外的填充物之前，最好用组织瓣覆盖肌肉移植物（或棉片，如果使用的话）。这将损伤部位与鼻窦分离，以防止将来的污染。之前已经发表了一种达到这种效果的方法[24]。如果控制损伤需要过度或重复操作动脉，则应考虑术中抗凝，尽管这在出血未控制时是违反常理的。然而，一旦血管得到控制，内皮损伤形成的血栓可导致完全闭塞或栓塞。

术后立即进行血管造影[数字减影血管造影（DSA）或CTA]对任何血管损伤都是至关重要的。除非损伤轻微且易于控制，否则应进行最低程度的肿瘤切除，因为血管狭窄和（或）操作可能导致不可预见的并发症，如血栓栓塞，这可能导致灾难性但可避免的后果。"紧急"搭桥是不实用的。大多数患者可以耐受ICA的牺牲，而那些不耐受的患者会迅速梗死，比最熟练的外科医生完成高流量旁路手术所需的4 h要快得多。因此，血管内补救仍是主要的合理选择。

DSA的优点是能够治疗任何活动性问题，如外渗、狭窄或假性动脉瘤。新型的导流装置覆盖范围更广，可以很好地解决这三个问题。然而，假设神经生理参数稳定，如果这是由于颈动脉虹吸弯曲、大缺陷或缺乏专业技术而无法实现的，则应考虑弹簧圈甚至牺牲ICA。

延迟血管成像也很重要，因为血管损伤往往会导致假性动脉瘤的形成。随访血管造影（首选CTA或DSA，但MR血管造影也是一种选择）通常在动脉损伤后1周、1个月、3~6个月进行。

术后脑脊液漏

脑脊液漏是ESBS术后最常见的并发症[7,8,25]。早期脑脊液漏检测和治疗对于防止进一步的后遗症是至关重要的。带血管的鼻中隔黏膜瓣的引入和广泛应用使术后泄漏的风险显著降低，在任何高流量渗漏的环境中都推荐使用该瓣[26,27]。适当的愈合需要去除黏膜瓣与缺损周围的固有骨或硬脑膜之间的任何中间组织（黏膜、血凝块）或异物（骨蜡），这最大限度地增加了血管组织之间的接触。如果黏膜瓣不能覆盖缺损，有时需要将自体或同种异体移植物深嵌于黏膜瓣上进行多层重建。重要的是，要确保黏膜瓣在整个长度上（包括蒂）与去黏膜化的表面接触。黏膜瓣的任何部分如果在术后的间隙被拉伸，都会收缩并引起皮瓣移位。组织胶的作用尚不清楚，

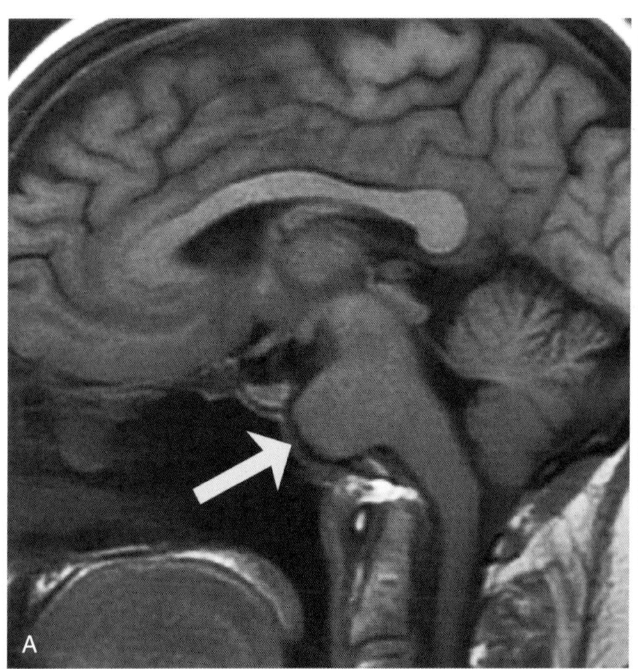

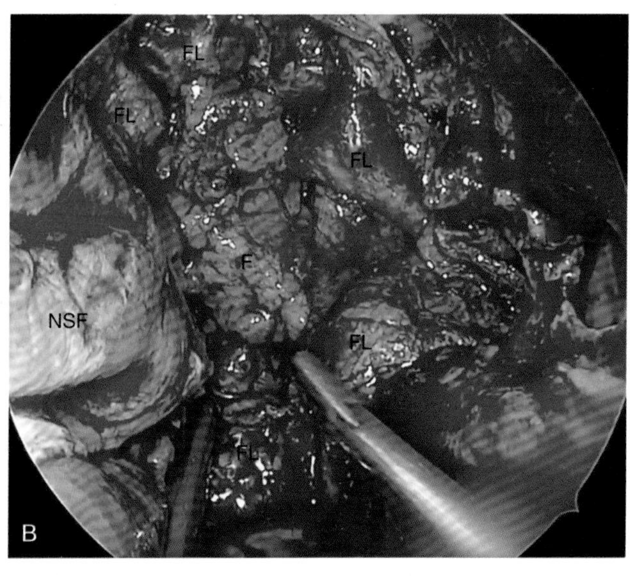

图36.4 （A）矢状面T1加权MRI显示脑桥腹侧膨出（箭头）在内镜鼻内镜手术（EES）后进入一个巨大的斜坡缺损。（B）术中鼻内镜显示腹部脂肪移植作为大斜坡缺损多层重建的一部分，可降低桥脑膨出的风险。F：脂肪移植物；FL：自体阔筋膜移植覆盖整个骨和硬脑膜缺损；NSF：鼻中隔瓣

但已被常规使用。鼻腔填塞对于维持鼻翼的位置和抵消因患者活动而加重的脑脊液脉动是很重要的。

也有明确的患者因素导致脑脊液漏[28]。其中最重要的是体重指数（BMI）增加，在这种情况下使用鼻中隔黏膜瓣可以最显著地降低脑脊液漏率。颅后窝肿瘤的位置也多次被证明与较高的压力和较高的渗漏率有关。

脑桥脑膨出也可能与颅后窝压力增加有关，这是广泛的骨和硬脑膜经斜坡切除术后的影像学表现，通常无临床后遗症[29]。脑桥在愈合过程中会缓慢疝入缺损（图36.4）。这种并发症可严重限制术后放疗，并可能造成重复手术的问题。

这种并发症在脑膜炎和年轻患者中增加，而使用脂肪移植作为多层重建的一部分（通常在深层异体或自体移植和带血管的鼻中隔瓣之间）将风险降低了91%。

另一少见的并发症是鼻中隔黏膜瓣坏死（图36.5），发生在1.2%的患者中[30]，通常表现为脑膜炎的体征。有鼻部手术史的患者有较高的风险，可能源自黏膜瓣蒂或黏膜的血管分布受损。多普勒超声或ICG荧光内镜可用于术中评估黏膜瓣存活能力。在切取黏膜瓣时应注意避免黏膜瓣狭窄，磨钻和解剖时应保护黏膜瓣，以免破坏血液供应。一个有活力的黏膜瓣在MRI上应该有明显的增强。如果未做到这一点，就应该提高对坏死的警惕，如果患者出现脑膜炎或其他感染症状，即可诊断坏死。患者还可能出现坏死气味或口臭。

如果怀疑有症状性皮瓣坏死，MRI可以确诊，如果担心重复感染，应进行腰椎穿刺。治疗方法是鼻内探查术，清除坏死组织，尽可能用带血管的组织替代（下鼻甲/鼻侧壁瓣是首选）。可以放置腰大池引流管，尤其是在有证据表明脑膜炎导致颅内压增高时。

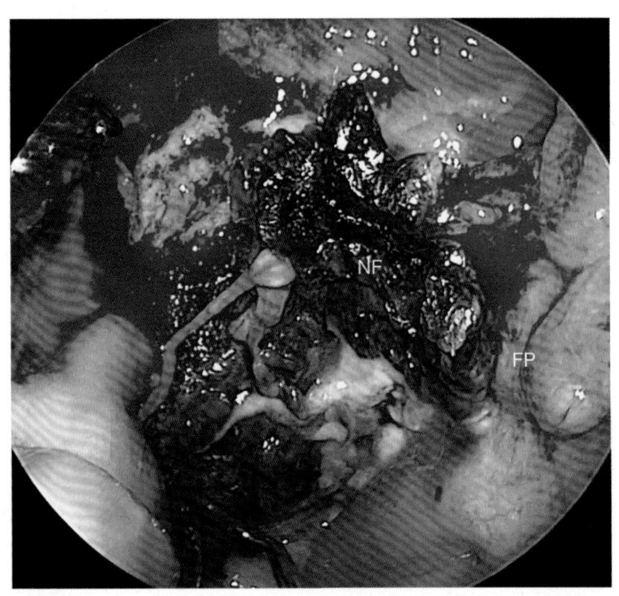

图36.5 术中鼻内镜显示脑膜炎但无脑脊液漏患者的坏死瓣。FP：黏膜瓣蒂；NF：坏死瓣

手术回顾

我最糟的病例

39岁女性，表现为明显的肢端肥大症。影像学表现为右侧ICA周围侵袭性腺瘤（Knosp分级4级）。术中，肿瘤呈纤维状，需要进行锐性分离和清创术。在手术的最后阶段，试图剥离ICA，但多普勒超声无法显示或准确定位ICA，导致海绵窦段ICA内侧大量出血。尝试双极电凝治疗，但未成功。在出血部位放置一个棉片并用吸力保持压迫。用动脉瘤夹在床突旁海绵窦段进行远端控制实现，但近端控制由于肿瘤累及而失败，且颈部压迫也不能减缓出血。再次用棉片保持压迫，同时从腹直肌中获取肌肉补片。在出血部位放置肌肉补片，并用多个棉片加固。随着SSEP开始下降，平均动脉压随之升高。患者被立即送往血管内治疗室，可以看到ICA完全闭塞，没有对侧交叉供血的迹象。幸运的是，在闭塞区域放置支架足以使动脉重新开放。患者服用阿司匹林和波立维。术后MRI显示肿瘤几乎完全切除，只有轻微、零散的分水岭梗死。

1周多后，患者回到手术室取出填塞物。试图在伤口处取出最后一块棉片导致出血。该棉片被保留在原位，但被带血管的鼻中隔瓣覆盖以将其与鼻腔分离。重复的血管造影显示，这导致了假性动脉瘤，并在之前放置的支架内使用了分流器进行治疗。后续血管造影显示假性动脉瘤已消失。患者此时无症状，处于生化指标缓解期。后来，在海绵窦处出现了预料中的复发，并通过伽玛刀放射外科成功治疗。

神经外科手术讨论时刻

内镜下 ESBS 的并发症一般分为三类：神经损伤、血管损伤和重建失败。避免这三种情况需要完全理解相关的解剖结构，并尊重与这些方法相关的学习曲线。在尽量减少神经血管操作的原则以及团队手术的理念指导下，仔细选择病例，为颅底 EEA 的安全应用提供保障。

参考文献

[1] Jho HD, Carrau RL. Endoscopic endonasal transsphenoidal surgery: experience with 50 patients. J Neurosurg, 1997, 87(1):44–51.

[2] Cappabianca P, Alfieri A, de Divitiis E. Endoscopic endonasal transsphenoidal approach to the sella: towards functional endoscopic pituitary surgery (FEPS). Minim Invasive Neurosurg, 1998, 41(2):66–73.

[3] Kassam A, Snyderman CH, Mintz A, et al. Expanded endonasal approach: the rostrocaudal axis. Part I. Crista galli to the sella turcica. Neurosurg Focus, 2005, 19(1):E3.

[4] Kassam A, Snyderman CH, Mintz A, et al. Expanded endonasal approach: the rostrocaudal axis. Part II. Posterior clinoids to the foramen magnum. Neurosurg Focus, 2005, 19(1):E4.

[5] Cavallo LM, Messina A, Gardner P, et al. Extended endoscopic endonasal approach to the pterygopalatine fossa: anatomical study and clinical considerations. Neurosurg Focus, 2005, 19(1):E5.

[6] Kassam AB, Gardner P, Snyderman C, et al. Expanded endonasal approach: fully endoscopic, completely transnasal approach to the middle third of the clivus, petrous bone, middle cranial fossa, and infratemporal fossa. Neurosurg Focus, 2005, 19(1):E6.

[7] Koutourousiou M, Gardner PA, Tormenti MJ, et al. Endoscopic endonasal approach for resection of skull base chordomas: outcomes and learning curve. Neurosurgery, 2012, 71(3):614–625.

[8] Koutourousiou M, Fernandez-Miranda JC, Stefko ST, et al. Endoscopic endonasal surgery for suprasellar meningiomas: experience with 75 patients. J Neurosurg, 2014, 120(6):1326–1339.

[9] Koutourousiou M, Fernandez-Miranda JC, Wang EW, et al. Endoscopic endonasal surgery for olfactory groove meningiomas: outcomes and limitations in 50 patients. Neurosurg Focus, 2014, 37(4):E8.

[10] Hadad G, Bassagasteguy L, Carrau RL, et al. A novel reconstructive technique after endoscopic expanded endonasal approaches: vascular pedicle nasoseptal flap. Laryngoscope, 2006, 116(10):1882–1886.

[11] Kassam AB, Prevedello DM, Carrau RL, et al. Endoscopic endonasal skull base surgery: analysis of complications in the authors' initial 800 patients. J Neurosurg, 2011, 114(6):1544–1568.

[12] Fernandez-Miranda JC, Tormenti M, Latorre F, et al. Endoscopic endonasal middle clinoidectomy: anatomical, radiological, and technical note. Neurosurgery, 2012, 71(2 Suppl Operative):ons233–ons239.

[13] Zhang X, Wang EW, Wei H, et al. Anatomy of the posterior septal artery with surgical implications on the vascularized pedicled nasoseptal flap. Head Neck, 2015, 37(10):1470–1476.

[14] Fernandez-Miranda JC, Zwagerman NT, Abhinav K, et al. Cavernous sinus compartments from the endonasal endoscopic approach: anatomical considerations and surgical relevance to adenoma surgery. J Neurosurg, 2018, 129(2):430–441.

[15] Morera VA, Fernandez-Miranda JC, Prevedello DM, et al. "Far-medial" expanded endonasal approach to the inferior third of the clivus: the transcondylar and transjugular tubercle approaches. Neurosurgery, 2010, 66(6 Suppl Operative):211–219, discussion 219–220.

[16] Wang WH, Abhinav K, Wang E, et al. Endoscopic endonasal transclival transcondylar approach for foramen magnum meningiomas: surgical anatomy and technical note. Oper Neurosurg, 2016, 12(2):153–162.

[17] Zwagerman NT, Wang EW, Shin S, et al. Does lumbar drainage reduce postoperative cerebrospinal fluid leak after endoscopic endonasal skull base surgery? A prospective, randomized controlled trial. J Neurosurg, submitted for publication, 2017, October.

[18] Scheller C, Wienke A, Tatagiba M, et al. Prophylactic nimodipine treatment for cochlear and facial nerve preservation after vestibular schwannoma surgery: a randomized multicenter Phase III trial. J Neurosurg, 2016, 124(3):657–664.

[19] Scheller K, Scheller C. Nimodipine promotes regeneration of peripheral facial nerve function after traumatic injury following maxillofacial surgery: an off-label pilot study. J Craniomaxillofac Surg, 2012, 40(5):427–434.

[20] Lindsay RW, Heaton JT, Edwards C, et al. Nimodipine and acceleration of functional recovery of the facial nerve after crush injury. Arch Facial Plast Surg, 2010, 12(1):49–52.

[21] Bander ED, Singh H, Ogilvie CB, et al. Endoscopic endonasal versus transcranial approach to tuberculum sellae and planum sphenoidale meningiomas in a similar cohort of patients. J Neurosurg, 2018, 128(1):40–44.

[22] Clark AJ, Jahangiri A, Garcia RM, et al. Endoscopic surgery for tuberculum sellae meningiomas: a systematic review and meta-analysis. Neurosurg Rev, 2013, 36(3):349–359.

[23] Stefko ST, Snyderman C, Fernandez-Miranda J, et al. Visual outcomes after endoscopic endonasal approach for craniopharyngioma: the Pittsburgh experience. J Neurol

Surg B, 2016, 77(4):326–332.

[24] Gardner PA, Tormenti MJ, Pant H, et al. Carotid artery injury during endoscopic endonasal skull base surgery: incidence and outcomes. Neurosurgery, 2013, 73 (2 Suppl Operative):ons261–ons270.

[25] Koutourousiou M, Gardner PA, Fernandez-Miranda JC, et al. Endoscopic endonasal surgery for craniopharyngiomas: surgical outcome in 64 patients. J Neurosurg, 2013, 1119(5):1194–1207.

[26] Zanation AM, Carrau RL, Snyderman CH, et al. Nasoseptal flap reconstruction of high flow intraoperative cerebral spinal fluid leaks during endoscopic skull base surgery. Am J Rhinol Allergy, 2009, 23(5):518–521.

[27] Harvey RJ, Parmar P, Sacks R, et al. Endoscopic skull base reconstruction of large dural defects: a systematic review of published evidence. Laryngoscope, 2012, 122(2):452–459.

[28] Fraser S, Gardner PA, Koutourousiou M, et al. Risk factors associated with postoperative cerebrospinal fluid leak after endoscopic endonasal skull base surgery. J Neurosurg, 2018, 128(4):1066–1071.

[29] Koutourousiou M, Vaz Guimaraes Filho F, Costacou T, et al. Pontine encephalocele and abnormalities of the posterior fossa following transclival endoscopic endonasal surgery. J Neurosurg, 2014, 121(2):359–366.

[30] Chabot JD, Patel C, Hughes M, et al. Nasoseptal flap necrosis: a rare complication of endoscopic endonasal surgery. J Neurosurg, 2018, 128(5):1463–1472.

37

经蝶手术中的血管损伤

ANIL NANDA, TANMOY KUMAR MAITI, DEVI PRASAD PATRA

重　点

- 蝶腭动脉、颈内动脉和海绵间窦是经蝶入路中最容易受到意外损伤的血管。
- 血管内治疗是首选的手术干预，以应对由此产生的出血或假性动脉瘤。
- 牺牲颈内动脉应该被认为是抢救治疗或最后的治疗手段，但这是在紧急情况下最常用的方法。

引　言

经蝶入路是进入垂体的极佳入口，但由于在解剖上接近大血管，特别是颈内动脉（ICA），因此更容易发生血管损伤。术中颈动脉损伤的报道很多，通常伴有灾难性的后遗症，包括：出血，痉挛，ICA 或海绵窦血栓形成，栓塞，假性动脉瘤形成等，甚至延迟并发症如 ICA 狭窄。在大样本研究中，经蝶手术中 ICA 损伤的发生率介于 0.2% 到 2%[1,2]。最近一项使用美国国家住院患者样本（NIS）数据库的研究表明，0.1% 的病例经蝶手术后进行了血管内介入治疗，这在大样本中心与小样本中心中没有显著差异[3]。蝶腭动脉损伤是另一个讨论的并发症，虽然它很轻微且易于处理。但严重的鼻出血并不少见（3.4%）[4]。

解剖学观点

动　脉

颈内动脉

与经蝶入路相关的最重要的血管是 ICA。海绵窦段 ICA 是常规经蝶手术中最常见的节段。然而，随着内镜的出现，更广泛的经蝶入路被用于暴露 ICA 的其他部分，从岩部 ICA 到床突上段 ICA。图 37.1A 显示了经蝶窦手术的标准视图，显示了 ICA 与蝶鞍的解剖关系。健康个体在 MR 冠状面上海绵窦段颈动脉（CCA）间的颈动脉间距（ICD）为 15~17 mm，对于垂体腺瘤患者，这个距离增加到 20~22 mm[5–7]。与 CCA 中部相比，CCA 前部和后部通常更靠近矢状面中线[7]。在解剖研究的大部分标本中，CCA 的前水平段靠近脑垂体[7]。Renn 和 Rhoton[8] 发现两颈动脉之间的最短距离在床突上段占 82%，在鞍旁海绵窦占 14%，在蝶窦占 4%。在 10% 的病例中，CCA 位于中线 4 mm 以内[8]。海绵窦内颈动脉或吻侧颈动脉的扩张可能是一个重大挑战，可能迫使外科医生采用不同的路径[9]。这种伸长性扩张可见于垂体窝、蝶骨或蝶窦，多见于肢端肥大症患者。25%~30% 的病例中有 ICA 突入蝶窦。约 10% 的病例发生骨性蝶窦开口[10]。双侧受累的病例占 1%。必须注意解剖差异，特别是肢端肥大症患者，其 ICD 明显小于非肢端肥大症患者。海绵窦侵袭腺瘤被发现与 ICD 收缩＞ 2 mm 独立相关（P=0.027）。但是包裹 ICA 的垂体腺瘤很少引起动脉压迫（仅 1.7%）[11]。

动脉出血也可能来自 ICA 的分支，如垂体下动脉或小被膜动脉[12,13]。随着内镜使用的增加，在接近鞍上和鞍后病变时，可能会损伤 A1–A2 复合体及其穿通血管或基底动脉或大脑后动脉[14]。

文献中已经讨论过颅内动脉瘤与垂体腺瘤的关系。虽然这种情况非常罕见，但在预期大出血的情况下，应该记住这种可能性[1]。

蝶腭动脉

这是经蝶手术鼻期遇到的第二常见的血管。蝶腭动脉是上颌动脉的终支，通过蝶腭孔进入鼻腔，

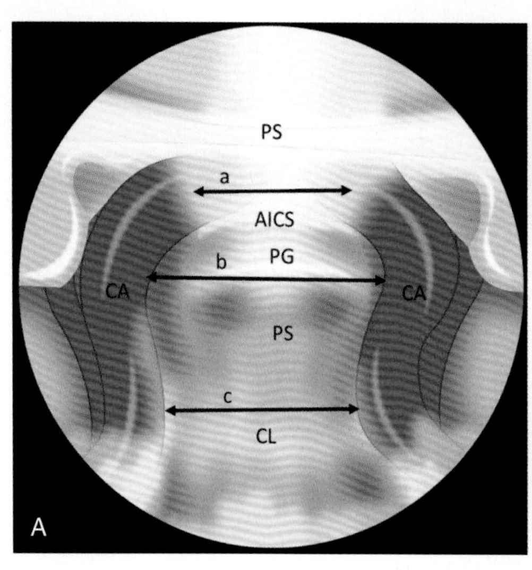

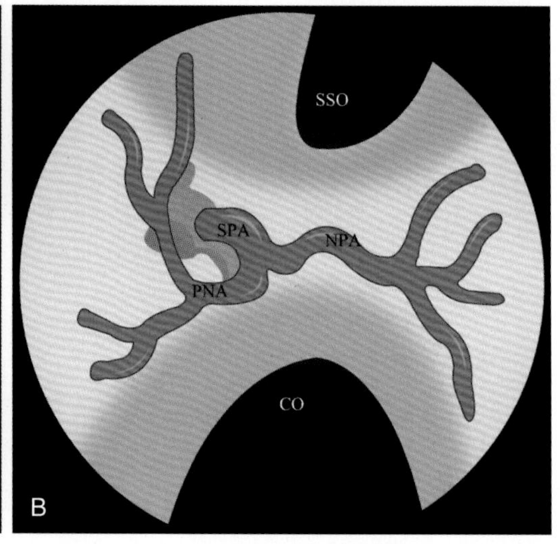

图 37.1 显示鞍区（A）和蝶腭动脉（B）的内镜解剖图。（a）蝶窦平面蝶鞍前部颈动脉间距（ICD）；（b）蝶鞍中部 ICD；（c）蝶鞍后侧面靠近斜坡处 ICD。AICS：前海绵间窦；CA：颈动脉；CL：斜坡；CO：后鼻孔；CS：海绵窦；NPA：鼻腭动脉；PG：脑下垂体；PICS：后海绵间窦；PNA：鼻后动脉；PS：蝶骨平台；SPA：蝶腭骨的动脉；SSO：蝶窦骨。注：在脑垂体手术中，前、后海绵间窦是两条蓝色的线，引导硬脑膜开口的界限

蝶腭孔位于中鼻甲末端后，对应于与蝶窦的下外侧角（图 37.1B）。接下来，它分为两支：（A）鼻腭动脉，在后鼻孔的内侧，通向鼻中隔；（B）鼻后动脉，侧向通过到达鼻腔的侧壁。鼻内镜入路动脉损伤的风险比显微镜入路高，因为其路径更偏向于外侧。从后鼻孔上缘上方 1.5 cm 处进入蝶窦前壁是较安全的路径。蝶骨切除术可能局限于下外侧角。

静　脉

海绵间窦是垂体前叶和后叶的两条蓝线，分别引导硬脑膜开口的前后界。在设计硬脑膜开口时，必须强调海绵间窦的解剖变异[15]。对于微腺瘤，尤其是库欣病，整个鞍区硬脑膜可能被静脉通道所覆盖，一旦切开硬脑膜，就可能引发大出血[14]。

警　惕

- 大型侵袭性腺瘤。
- 既往经蝶手术。
- 既往放射治疗。
- 既往药物治疗（特别是长期多巴胺激动剂治疗）。
- 侵犯海绵窦的病变。

预　防

适当的 ICA 成像、术中使用神经导航系统和显微多普勒超声检查，对于避免手术中 ICA 损伤至关重要，尤其是在初次手术前已经有海绵窦侵犯的二次手术中[16]。

颈内动脉损伤的处理

控制大出血的步骤[14,17,18]

最好有两个外科医生参与，允许一个外科医生控制血流，引导血流远离内镜，而另一个外科医生获得可视化以尝试止血。蝶鞍和（或）蝶窦的填塞应通过将内镜移回中鼻甲头部水平位置并在内镜控制下插入止血物质来完成。在这种情况下，两个大口径（10F）抽吸装置和一个内镜镜片清洗系统将会很有帮助。配备有冲洗系统的内镜可连续清洗远端透镜。主刀医生可以将内镜放置在对侧，利用后隔边缘作为屏蔽血流的屏障。同时，他还必须使用第二个吸引器清除内镜前方的血液。带蒂的鼻中隔瓣也应清理干净并推入鼻咽。与此同时，另一名外科医生在出血较多的鼻子下方进行抽吸，引导血流远离另一侧，然后，可以自由地将吸引装置直接“悬停”在损伤部位，以帮助主刀医生获得可视化效果。然而，内镜训练较少的神经外科医生必须准备好将窥镜和显微镜替换内镜，以避免内镜控制出血的延误。

止血：操作和材料

文献中已经讨论了几种帮助控制出血的方法。头部抬高和控制性低血压是比较常见的做法，但其疗效仍不确定[17]。压迫同侧颈总动脉可使鼻腔有足够的时间填塞[19]。Weidenbecher 等主张在颈部压迫双侧颈动脉，同时手术扩大蝶窦口，以促进鼻腔填充物的放置[20]。还广泛建议通过复苏措施来维持正常血压，以保持足够的脑灌注[19]。文献中介绍了几种填塞剂。这些产品包括聚四氟乙烯（NJ）和甲基丙烯酸甲酯贴片、纤维蛋白胶、吸收性明胶海绵（NY）、填充凝血酶-明胶基质的氧化纤维素、oxygel 和平纹细布纱布[19,21]。可应用来自阔筋膜、胸锁乳突肌或股四头肌的肌肉补片，以及氧化纤维素和纤维蛋白胶。尽管有许多选择，但纱布因其可用性和易用性而最常被应用[19]。填塞并非没有其自身的不利影响，过度填充可导致 ICA 闭塞/狭窄，从而增加发病率和死亡率[22]。

开放和血管内治疗选择

直接缝合修复或 Sundt 型夹式移植物已被应用[23,24]。U 形夹吻合器或 T2 动脉瘤夹（Mizuho，Tokyo，Japan）也可能有用[17,25]。电灼通常用于快速止血，但这可能导致颈动脉闭塞或延迟继发性出血，因此不推荐使用。然而，如果两层硬脑膜能接近在一起，海绵间窦出血可以通过电灼术成功控制[14]。

血管内治疗已成为当今一线的选择。然而，根据损伤类型和鉴定时间的不同，治疗方案可能会有所不同。尽管保留 ICA 一直是我们的目标，但牺牲 ICA 仍然是急性不可控出血的决定性治疗。在牺牲 ICA 前应进行球囊闭塞试验（BOT）或某种形式的侧支循环血管造影评估，因为约 1/5 的患者发生永久性神经并发症[2]。对于活动性出血或颈动脉海绵窦瘘（CCF），覆膜支架（JoStent：Jomed International 和 Symbiot 自膨式支架）可能是一种有价值的选择。然而，覆膜支架的刚性可能是一个问题，因为进入曲折的海绵窦段 ICA 可能很困难，分支动脉闭塞并不少见[2]。血管痉挛和支架内血栓形成是其他潜在的并发症[26,27]。Kim 等建议使用阿昔单抗治疗支架内血栓形成[26]。

假性动脉瘤患者应尽可能开始二联抗血小板治疗，覆膜支架也是一个合理的选择。支架辅助弹簧圈（Enterprise 和 Neuroform）适用于宽颈和创伤性假性动脉瘤。管道栓塞装置是美国 FDA 批准的首个用于颅内的血流分流装置，可在 2 周到 6 个月内成功地将假性动脉瘤完全排除[28,29]。对于侧支循环不良的假性动脉瘤，应考虑不放置支架的弹簧圈栓塞。这种方法避免了二联抗血小板治疗的需要。Luo 等对单纯使用弹簧圈治疗急性创伤性颈动脉瘤表示怀疑，因为这些动脉瘤存在固有的脆性、宽颈和不确定的解剖结构等特征[30]。但它确实可以被视为一种过渡性治疗。Onyx 胶栓塞可能是另一种不错的治疗选择[31]。

神经外科医生能提供什么？

在急性、不可控制的出血情况下，应强烈考虑使用血管内弹簧圈牺牲 ICA。在 ICA 牺牲前，可以考虑 BOT 评估侧支循环。当患者已经处于全身麻醉状态时，很难进行任何具体的检查，神经功能缺损可能是不可避免的。随着血管内手术领域的扩大，ICA 牺牲可能只是作为最后的手段/挽救性治疗而被抛弃。对于侧支不充分、血管保存困难或证明失败的患者，可以考虑采用高流量颅外-颅内（EC–IC）搭桥术[32]。搭桥手术在侧支不充分和海绵窦段 ICA 的曲度阻碍支架植入的情况下可能特别有用。

医　疗

建议在放置支架或分流器后进行二联抗血小板治疗，以最大限度地降低支架血栓形成和远端栓塞的风险[2]。然而，开始治疗的时机是有争议的，因为必须权衡获益与围手术期出血增加的风险。活动性出血、巨大假性动脉瘤，以及严重的损伤，必须在保证治疗合理性的前提下，才能立即开始这种治疗[2]。考虑到肿瘤内愈合的脉管系统出血的风险增加，残留肿瘤的存在可能是开始双重抗血小板治疗的禁忌证[29]。

蝶腭动脉损伤的处理

从蝶窦口剥离黏膜，然后凝固出血的血管，可能是控制蝶腭动脉或其分支出血的最有效的治疗方法。然而，由于动脉倾向于向蝶腭孔回缩，近端出血点可能难以控制。在这种情况下，可以在鼻腔侧壁中鼻甲末端前约 1 cm 处做一个切口。接下来，对中鼻甲末端上方的蝶腭孔进行剥离，直到分离出动脉并止血[14]。再次手术和蝶腭经蝶手术后夹闭出血也有报道[22]。蝶腭动脉术后延迟出血需要前鼻和（或）后鼻腔填塞[14]。需要对远侧上颌内动脉或蝶腭动脉（通常两者都有）进行栓塞以控制出血。栓塞期间，必须保留蝶腭动脉周围的上颌内动脉分支，这些分支与供应三叉神经的颈动脉脑膜分支吻合。

海绵间窦损伤的处理

海绵间窦是低流量的通道，因此很容易用压迫和局部止血剂控制。在极少数情况下，可能会出现棘手的出血，需要控制性双极烧灼或应用小切口。

手术回顾

我最糟的病例（图 37.2）

1 例 46 岁的男士被诊断为无功能垂体腺瘤。鉴于视力恶化和保守治疗失败，患者被安排显微经鼻蝶入路。肿瘤已经钙化，很难切除。从手术视野左侧上部切除肿瘤后，突然大量出血。预计颈动脉撕裂，但很快出血约 2 L；最后用填充物止血。患者被转移到神经重症监护室稳定。术后第 2 天，患者行血管造影，结果显示，在眼动脉远端有一个内侧 ICA 假性动脉瘤。C7 段变窄，MCA 远端充盈。左半球灌注通过左前交通动脉和左后交通动脉进行。左侧椎动脉注射未充填假动脉瘤。在狭窄段放置翼展支架的尝试失败了。用血管成形术球囊替换支架。当数次尝试将支架放置在狭窄段上方失败时，在 C6 和 C5 段牺牲颈动脉。闭塞后数字减影血管造影显示左 MCA 远端区域灌注受损。导致大面积脑水肿，左半球出现大面积梗死。患者于介入治疗后第 5 天死亡，即初次手术后第 8 天。

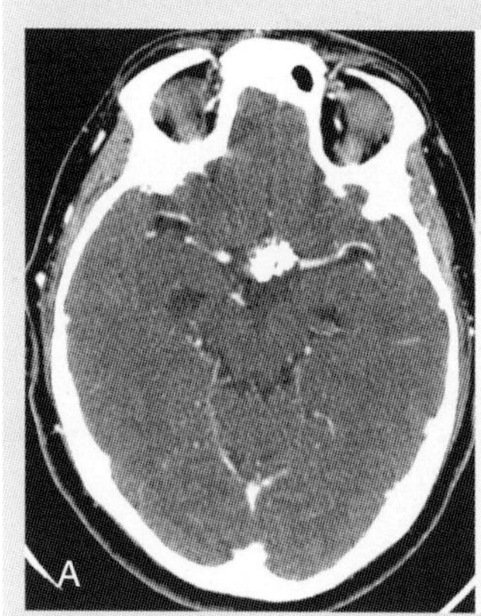

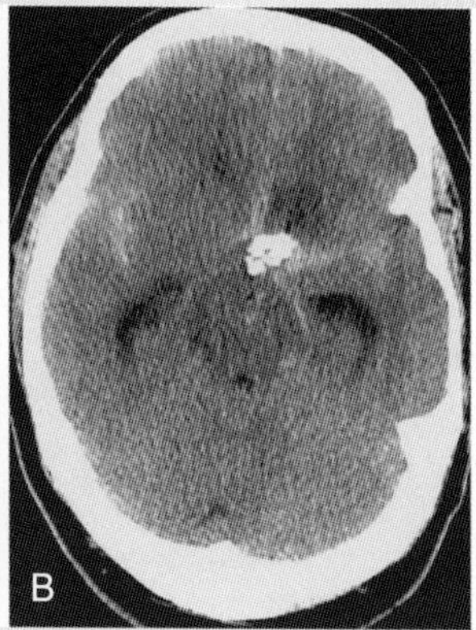

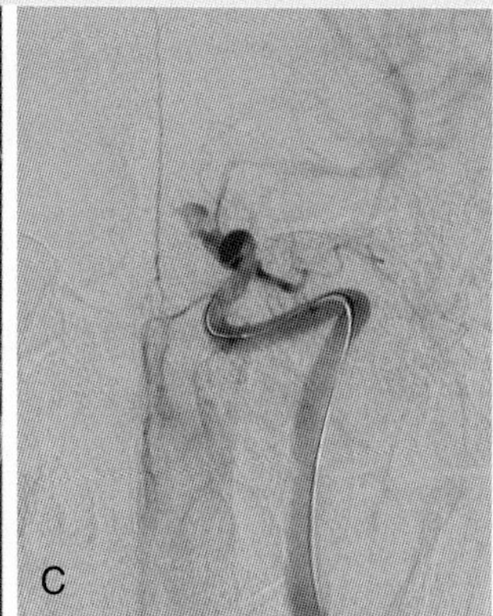

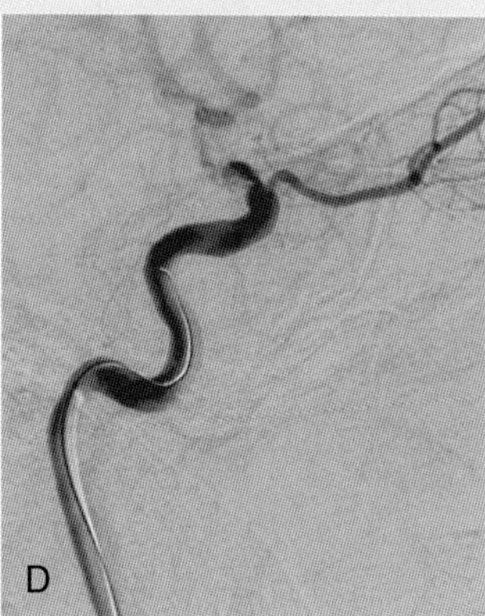

图 37.2 术前 CT（A）提示垂体腺瘤钙化。术后 CT 示蛛网膜下腔出血和弥漫性水肿（B）。术后血管造影 AP（C）和侧位（D）提示远节段低灌注假性动脉瘤形成

神经外科手术讨论时刻

经蝶手术中血管损伤会产生非常严重的后果。常见的损伤涉及蝶腭动脉，但颈动脉损伤与灾难性的后遗症相关。静脉损伤对微腺瘤尤其麻烦，可能迫使外科医生放弃手术。越来越多的血管内方法被用于即时控制和延迟的 ICA 损伤并发症。然而，这种选择必须根据受伤的具体类型和干预时间而定。多学科的治疗方法对安全性和最佳治疗至关重要。

参考文献

[1] Berker M, Aghayev K, Saatci I, et al. Overview of vascular complications of pituitary surgery with special emphasis on unexpected abnormality. Pituitary, 2010, 13:160–167.

[2] Sylvester PT, Moran CJ, Derdeyn CP, et al. Endovascular management of internal carotid artery injuries secondary to endonasal surgery: case series and review of the literature. J Neurosurg, 2016, 125(5):1256–1276.

[3] Brinjikji W, Lanzino G, Cloft HJ. Cerebrovascular complications and utilization of endovascular techniques following transsphenoidal resection of pituitary adenomas: a study of the Nationwide Inpatient Sample 2001–2010.

Pituitary, 2014, 17:430–435.

[4] Ciric I, Ragin A, Baumgartner C, et al. Complications of transsphenoidal surgery: results of a national survey, review of the literature, and personal experience. Neurosurgery, 1997, 40:225–236, discussion 236-227.

[5] Scotti G, Yu CY, Dillon WP, et al. MR imaging of cavernous sinus involvement by pituitary adenomas. AJR Am J Roentgenol, 1988, 151:799–806.

[6] Sasagawa Y, Tachibana O, Doai M, et al. Internal carotid arterial shift after transsphenoidal surgery in pituitary adenomas with cavernous sinus invasion. Pituitary, 2013, 16:465–470.

[7] Yilmazlar S, Kocaeli H, Eyigor O, et al. Clinical importance of the basal cavernous sinuses and cavernous carotid arteries relative to the pituitary gland and macroadenomas: quantitative analysis of the complete anatomy. Surg Neurol, 2008, 70:165–174, discussion 174–175.

[8] Renn WH, Rhoton AL Jr. Microsurgical anatomy of the sellar region. J Neurosurg, 1975, 43:288–298.

[9] Pereira Filho Ade A, Gobbato PL, Pereira Filho Gde A, et al. Intracranial intrasellar kissing carotid arteries: case report.Arq Neuropsiquiatr, 2007, 65:355–357.

[10] Hewaidi G, Omami G. Anatomic Variation of sphenoid sinus and related structures in Libyan population: CT scan study. Libyan J Med, 2008, 3:128–133.

[11] Molitch ME, Cowen L, Stadiem R, et al. Tumors invading the cavernous sinus that cause internal carotid artery compression are rarely pituitary adenomas. Pituitary, 2012, 15: 598–600.

[12] Isolan GR, de Aguiar PH, Laws ER, et al. The implications of microsurgical anatomy for surgical approaches to the sellar region. Pituitary, 2009, 12:360–367.

[13] Laws ER Jr, Kern EB. Complications of trans-sphenoidal surgery. Clin Neurosurg, 1976, 23:401–416.

[14] Cavallo LM, Briganti F, Cappabianca P, et al. Hemorrhagic vascular complications of endoscopic transsphenoidal surgery. Minim Invasive Neurosurg, 2004, 47:145–150.

[15] Deng X, Chen S, Bai Y, et al. Vascular complications of intercavernous sinuses during transsphenoidal surgery: an anatomical analysis based on autopsy and magnetic resonance venography. PLoS ONE, 2015, 10:e0144771.

[16] Dusick JR, Esposito F, Malkasian D, et al. Avoidance of carotid artery injuries in transsphenoidal surgery with the Doppler probe and micro-hook blades. Neurosurgery, 2007, 60:322–328, discussion 328-329.

[17] Padhye V, Valentine R, Wormald PJ. Management of carotid artery injury in endonasal surgery. Int Arch Otorhinolaryngol, 2014, 18:S173–S178.

[18] Valentine R, Wormald PJ. Controlling the surgical field during a large endoscopic vascular injury. Laryngoscope, 2011, 121:562–566.

[19] Valentine R, Wormald PJ. Carotid artery injury after endonasal surgery. Otolaryngol Clin North Am, 2011, 44:1059–1079.

[20] Weidenbecher M, Huk WJ, Iro H. Internal carotid artery injury during functional endoscopic sinus surgery and its management. Eur Arch Otorhinolaryngol, 2005, 262:640–645.

[21] Inamasu J, Guiot BH. Iatrogenic carotid artery injury in neurosurgery. Neurosurg Rev, 2005, 28:239–247, discussion 248.

[22] Raymond J, Hardy J, Czepko R, et al. Arterial injuries in transsphenoidal surgery for pituitary adenoma; the role of angiography and endovascular treatment. AJNR Am J Neuroradiol, 1997, 18:655–665.

[23] Laws ER Jr. Vascular complications of transsphenoidal surgery. Pituitary, 1999, 2:163–170.

[24] Solares CA, Ong YK, Carrau RL, et al. Prevention and management of vascular injuries in endoscopic surgery of the sinonasal tract and skull base. Otolaryngol Clin North Am, 2010, 43:817–825.

[25] Valentine R, Boase S, Jervis-Bardy J, et al. The efficacy of hemostatic techniques in the sheep model of carotid artery injury. Int Forum Allergy Rhinol, 2011, 1:118–122.

[26] Kim BM, Jeon P, Kim DJ, et al. Jostent covered stent placement for emergency reconstruction of a ruptured internal carotid artery during or after transsphenoidal surgery. J Neurosurg, 2015, 122:1223–1228.

[27] Kocer N, Kizilkilic O, Albayram S, et al.Treatment of iatrogenic internal carotid artery laceration and carotid cavernous fistula with endovascular stent-graft placement. AJNR Am J Neuroradiol, 2002, 23:442–446.

[28] Amenta PS, Starke RM, Jabbour PM, et al. Successful treatment of a traumatic carotid pseudoaneurysm with the Pipeline stent: case report and review of the literature. Surg Neurol Int, 2012, 3:160.

[29] Nerva JD, Morton RP, Levitt MR, et al. Pipeline Embolization Device as primary treatment for blister aneurysms and iatrogenic pseudoaneurysms of the internal carotid artery. J Neurointerv Surg, 2015, 7:210–216.

[30] Luo CB, Teng MM, Chang FC, et al. Endovascular management of the traumatic cerebral aneurysms associated with traumatic carotid cavernous fistulas. AJNR Am J Neuroradiol, 2004, 25:501–505.

[31] Medel R, Crowley RW, Hamilton DK, et al. Endovascular obliteration of an intracranial pseudoaneurysm: the utility of Onyx. J Neurosurg Pediatr, 2009, 4:445–448.

[32] Rangel-Castilla L, McDougall CG, Spetzler RF, et al. Urgent cerebral revascularization bypass surgery for iatrogenic skull base internal carotid artery injury. Neurosurgery, 2014, 10(suppl 4):640–647, discussion 647-648.

38

脑室内镜手术并发症

ROBERTA REHDER, ALAN R. COHEN

重 点

- 脑室内镜并发症最好通过预防来处理。
- 全面的脑室解剖知识对于安全的内镜导航是必不可少的，这不是因为解剖困难，而是因为在任何给定的时间都只能看到其中的一小部分。
- 内镜没有后视镜，所以在内镜视野之外的结构可能会受到损伤。
- 发生脑室出血时：
  - 保持内镜聚焦在出血的部位，即使视野模糊。
  - 用温热的乳酸林格液冲洗。
  - 一定要保持出口畅通。
  - 在可行的情况下，使用内镜和双极设备来电凝出血血管。
  - 如果出血不能控制，则留置脑室外引流。
  - 如果担心严重的动脉损伤，应进行血管检查。

引 言

近几十年来，光学、照明、微型化和计算机技术的进步为神经外科医生提供了一种手段，以减少脑实质暴露、操作和创伤 [1]。业界对内镜脑室手术治疗某些疾病（如脑积水、囊肿和肿瘤）的兴趣日益浓厚 [2–5]。脑室内镜检查可用于诊断也可用于治疗，且其过程是微创的 [6]。

虽然脑室内镜是一种微创手术，但它并不是无风险的，相关的并发症可能影响较大。报道的并发症包括脑室出血、硬脑膜下积液、丘脑挫伤、脑脊液（CSF）漏和技术故障 [7]。在大多数情况下，意外事件可以通过了解疾病的潜在原因来预防。整体而言，通过选择合适的手术对象，使用最合适的器械，并对解剖学和病理学有全面的了解，可以避免许多并发症。

两种常用的采用内镜技术开展的微创手术是打开第三脑室底，即内镜下第三脑室造瘘术（ETV）和内镜下切除第三脑室囊肿。ETV 是治疗非交通性脑积水的一种有效方法，不需要植入分流器（图 38.1）。可行的话，内镜下切除囊肿可以消除开颅术中出现的脑操作和牵拉。

解剖学观点

脑室内镜被盲目地或借助图像引导引入脑室。一旦内镜进入侧脑室，就可以识别解剖标志，包括脉络丛、前间隔和丘脑纹状静脉以及穹隆。这些恒定的标志引导外科医生进入 Monro 孔，这是一对连接侧脑室和第三脑室的结构。操作者可识别位于第三脑室底的乳头体、灰结节和漏斗隐窝。在扩张的脑室中，灰结节（是一层半透明的膜）从乳头体一直延伸到鞍背。外科医生可以看到下方脚间池的基底动脉尖（图 38.2）。

警 惕

- 对于 ETV，应该使用冠状缝前钻孔，其位置应该比传统的瞳孔中线更靠内侧。这使得操作者使用硬性内镜更容易进入中线第三脑室底。
- 对于 ETV，可以确定第三脑室半透明底正下方的基底动脉尖。
- 对于 ETV，应避免沿第三脑室底使用热能源，以防止对基底动脉造成损伤。
- 如脑室大量出血，应中止内镜手术；建议紧急血管造影以找到出血源。
- 内镜下切除胶样囊肿时，冠状缝前单孔应比 ETV 更靠前、更靠外侧。这为操作者提供了 Monro 孔处血肿的更好的视野。影像导航有助于这种手术的开展。
- 如果在内镜下胶体样囊肿切除术中遇到问题，可以很容易地转换为显微外科手术。

危险因素

对于脑室解剖畸形的患者，脑室内镜检查具有挑战性[8]。例如，解剖变异常见于脑积水和脊髓脊膜膨出患者，包括垂直方向的第三脑室底、增厚的中间块和后脑下降[9-11]。因此术前仔细分析MRI研究有助于制定手术计划。

对于脑室小、解剖结构扭曲的患者，应考虑立体定向引导。它提高了手术入路的准确性，并最大限度地减少了创伤[12]。无框架立体定位有助于精确规划手术轨迹，从入口点到靶点，从而最大限度地减少上矢状窦和导静脉损伤的风险。这种操作可能会降低脑室内镜检查中神经和血管损伤的风险[13,14]。

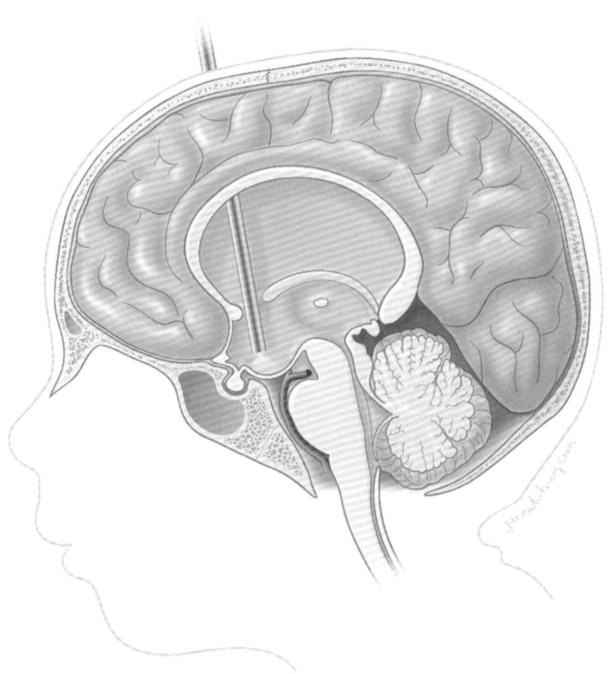

图 38.1 显示内镜下第三脑室造口术中硬性内镜的轨迹示意图

术中可视性差是脑室内镜并发症的一个重要危险因素。这可能是由CSF混浊或出血引起的。如发生大血管损伤导致大出血，必须中断手术；建议进行紧急血管造影以找到出血源。

并发症防治

脑室内镜的并发症可以通过识别可预防的不良事件来避免，如脑室解剖变异和不适当的内镜器械。手术并发症可能会导致发病率增加、住院时间延长和住院费用增加。在这里，我们描述了如何在脑室镜检查过程中预防不良事件。

术前预防

仪器仪表

在神经外科中，有两种类型的内镜：软性光纤内镜和硬性杆状透镜内镜。软镜具有导向性和可操作性的优点，但成像质量不如硬镜清晰[15,16]。操作者应正确同步内镜和摄像机，以便真实的解剖方位与屏幕上看到的方位相对应。在极少数情况下，内镜镜头会脱落进入脑室，可能需要重新取出[4,17-20]。应避免在第三脑室底使用激光仪器等热能源，以免损伤基底动脉。

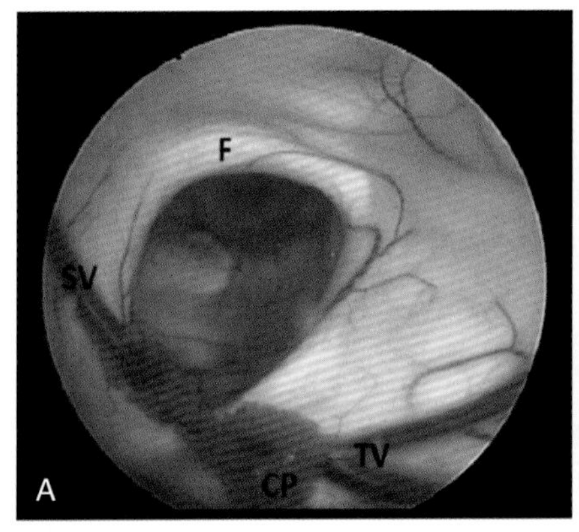

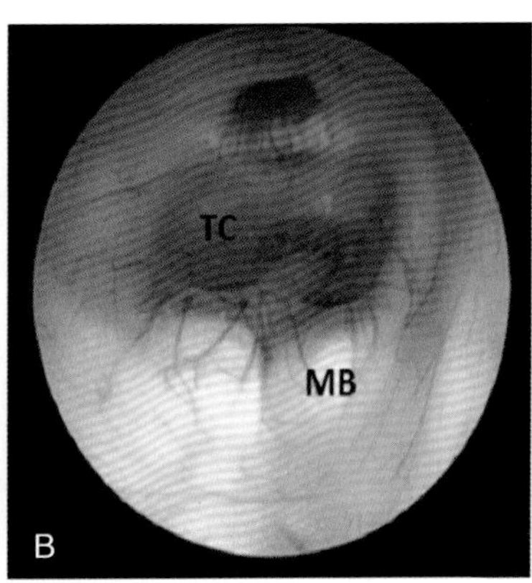

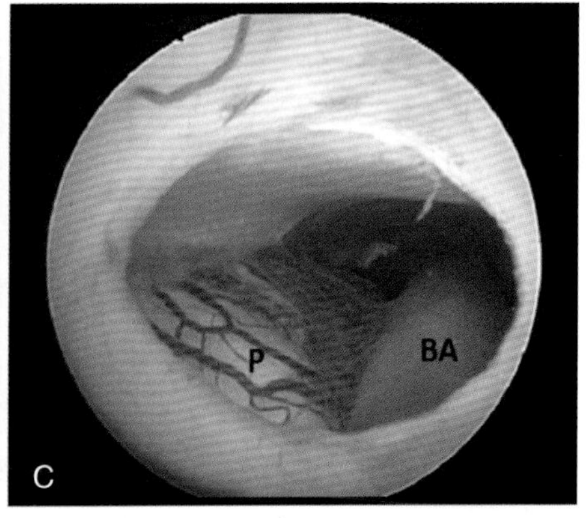

图 38.2 使用0°硬镜观察脑室内结构的内镜视图。（A）Monro孔的可视化和脉络膜丛、隔膜和丘脑纹状静脉的识别。（B）第三脑室底的内镜视图及乳突体和灰结节的识别。注意第三脑室底半透明膜下的基底动脉。（C）在第三脑室底开窗后显示脚间池、基底动脉和脑桥。BA：基底动脉；CP：脉络丛；F：穹隆；MB：乳头体；P：脑桥；SV：隔静脉；TC：灰结节；TV：丘脑纹状体静脉

围手术期预防

血管受损

由室管膜下小血管引起的脑室出血是脑室内镜检查中最常见的出血并发症。它通常是由内镜设备引起的，可以通过使用内镜双极设备对出血源进行温水冲洗或凝固处理。

另一方面，大血管出血可显著影响手术可见性。应尽量用乳酸林格液大量冲洗[7]。在这种情况下，应确定内镜鞘内有一个出口是打开的，从而防止颅内压的升高。在严重出血的情况下，可能需要在适当的位置留下脑室外引流[21]。为了鉴别假性动脉瘤，可能需要血管造影，假性动脉瘤可能需要血管内修复[22–25]。

对于 ETV 手术，在气囊导管放气后，脑室造瘘口边缘可能会出现少量出血。通常这种损伤可以在气囊再充气后通过填塞加以控制[26]。ETV 最严重的并发症是基底动脉或其穿支损伤，这是一种危及生命的损伤。据报道，该病的患病率约为 1%[23]。一种避免基底动脉损伤的方法是尽量靠近鞍背在第三脑室底部开窗。在 ETV 过程中，大脑前动脉或胼周动脉损伤的报道并不多见[27,28]。

神经损伤

神经损伤可发生在内镜轨迹的任何部位。研究人员报道神经损伤的总发生率在 3%~4%[23,29]。大多数严重的损伤发生在脑室周围的深部结构，包括穹隆、乳头体、下丘脑、丘脑、脑干和脑神经的挫伤[7,25,30]。这些病变的风险在结构异常的情况下增加，如小的 Monro 孔[25]。

研究人员曾报道，由于碎片、血凝块或管弯曲阻塞流出通道，导致急性颅内压（ICP）升高，继发眼内出血[31,32]。颅内压的急性升高导致室内灌洗时心动过缓或过速[32–35]。如果刺激因素得到纠正，心脏不稳定可以停止，例如通过释放灌洗液。其他的脑室内镜检查后的神经并发症包括偏瘫、一过性第Ⅲ和第Ⅵ对脑神经麻痹、言语迟缓和一过性人格改变[23,25,29,36]。

对于内镜治疗蛛网膜囊肿，最常见的并发症是出血使内镜视野模糊。因此，应在内镜进入区使蛛网膜血管凝固，以防止出血。对于解剖定位，大脑中动脉是侧裂蛛网膜囊肿的主要标志。在这种情况下，应在颈内动脉和动眼神经之间进行造瘘术。动眼神经、后交通动脉和脉络膜前动脉损伤的风险增加[37]。

对于胶样囊肿的切除，从第三脑室顶部取出囊肿包膜是有挑战性的（图 38.3）。如果囊壁与囊顶紧密黏附，当试图取出囊膜时，静脉出血的风险会增加。在这些病例中，囊壁残余应使用双极凝固并留在原位。

技术故障

在某些情况下，手术中断可能是必要的，以避免危及生命的伤害。中断的发生率在 2%~7%[23]。中断手术的原因包括出血、不利的解剖结构、脑脊液特征性改变（液体浑浊）以及与器械有关的原因，如透镜移位和内镜破裂。为了避免并发症或危及生命的伤害，手术中断可能是必要的[38]。

结　论

微创神经外科在各种神经外科病理学的治疗

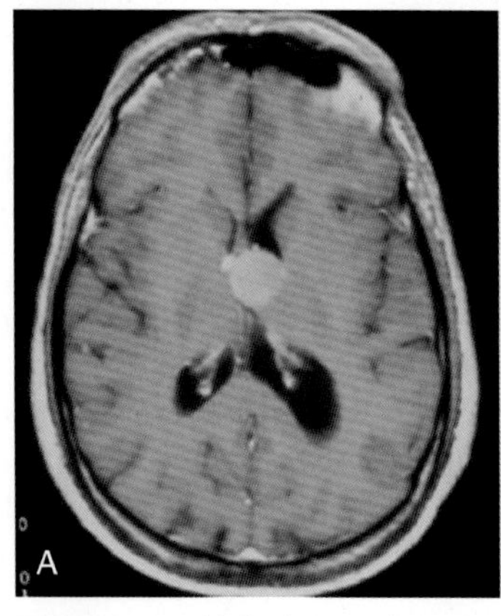

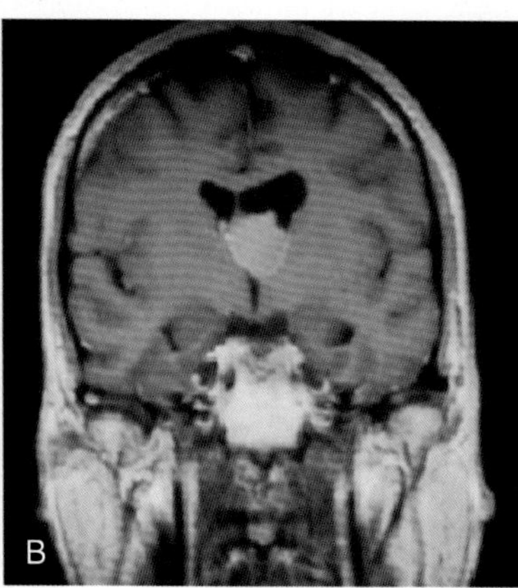

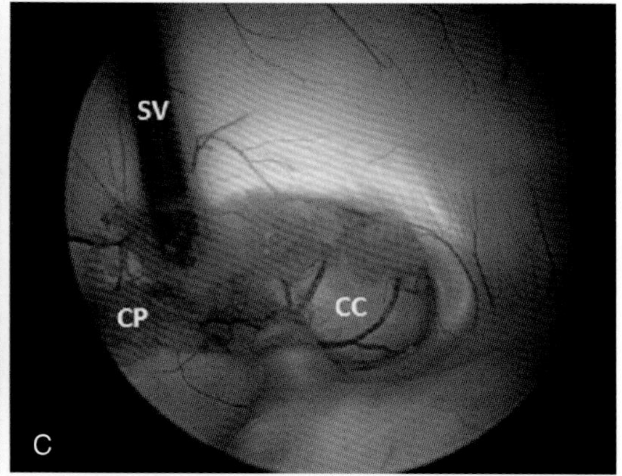

图 38.3 胶样囊肿是一良性病变，常见于第三脑室的吻侧。（A）轴向增强磁共振成像（MRI）显示第三脑室胶样囊肿。（B）冠状面增强 MRI 研究。（C）内镜显示阻塞 Monro 孔的胶样囊肿。CC：胶样囊肿；CP：脉络丛；SV：隔静脉

中发挥着重要作用，包括脑积水、脑室囊肿、肿瘤活检和肿瘤切除术。虽然脑室内镜检查的并发症发生率较低，但仍不可忽视。随着脑室内镜领域的不断发展，将会引入新的技术来促进该过程的实施并使相关并发症的风险降至最低。通过选择合适的手术方案，使用最佳的手术器械，并提前认识到潜在的隐患，可以降低可预防并发症的发生率。

手术回顾

我最糟的病例

临床表现

1 例 9 岁左利手女童因进行性头痛、呕吐、共济失调 3 周余而急诊入院。颅脑 CT 检查显示增强的第四脑室肿瘤伴脑积水，侧脑室壁有多个小增强肿块（图 38.4）。患者在入院时被紧急送进手术室。

治　疗

因为患者有明显的脑积水，我们选择在打开颅后窝前放置脑室外引流管。由于室管膜种植转移，我们选择在内镜下将引流管放置在左额角，同时使用带杆状透镜的硬性内镜系统对幕上室管膜肿瘤进行活检。我们试图切除一小部分附着于左侧脑室前角室管膜壁的肿瘤。小活检钳通过内镜鞘内的工作通道插入（图 38.5）。

并发症

肿瘤是软的。当我们开始将其从室管膜上剥离时，出现了剧烈的动脉出血。手术视野迅速变红，几秒内就完全看不见了（图 38.6）。

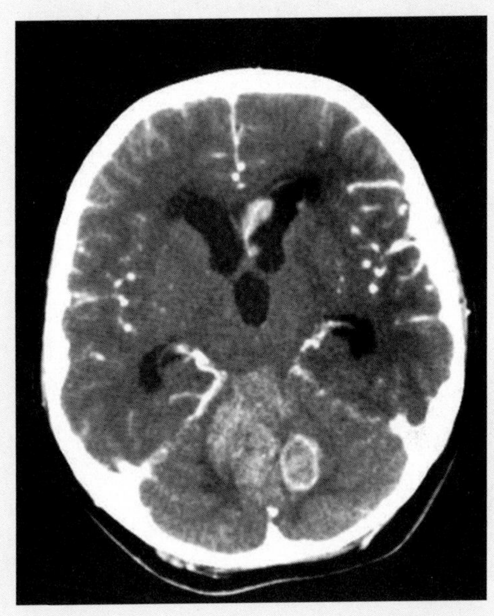

图 38.4　术前颅脑 CT 扫描显示一个巨大的增强肿瘤充满第四脑室。左侧脑室前角室管膜内可见脑积水伴结节状肿块，蛛网膜下腔弥漫性增强

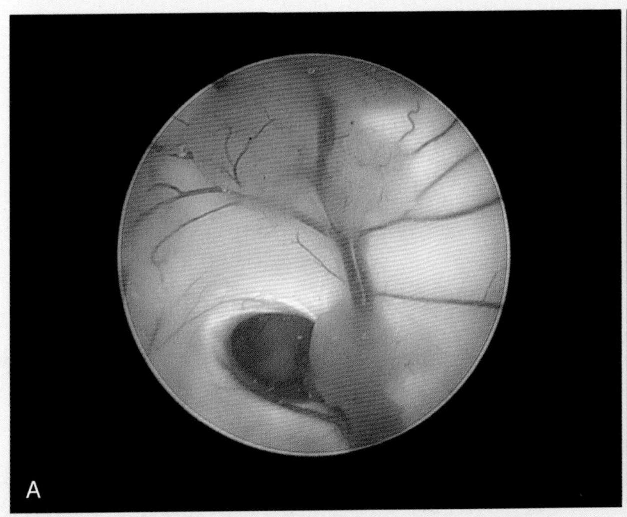

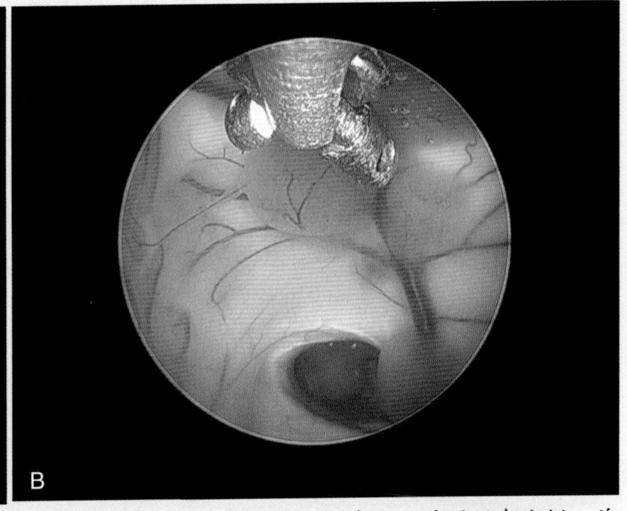

图 38.5　内镜下左侧脑室前角插管。0°实心杆镜头。（A）7 点钟方向，下面可见室间孔未闭。透明隔在右侧。前隔膜静脉垂直于孔的右侧。可见多发粉红色室管膜肿瘤结节，邻近前隔静脉。（B）通过内镜鞘内的工作通道引入一个小的肿瘤活检钳

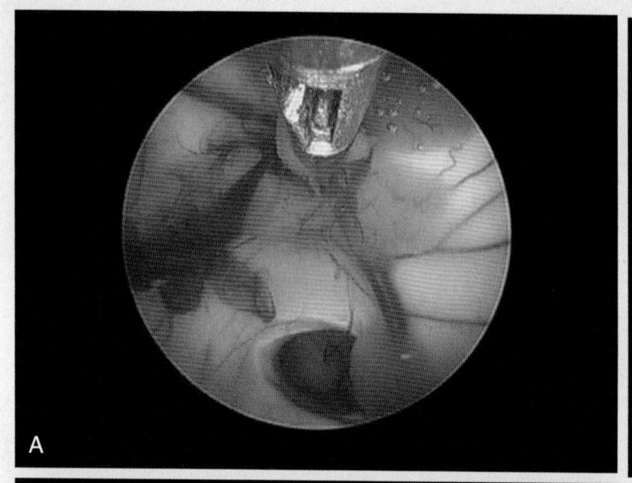

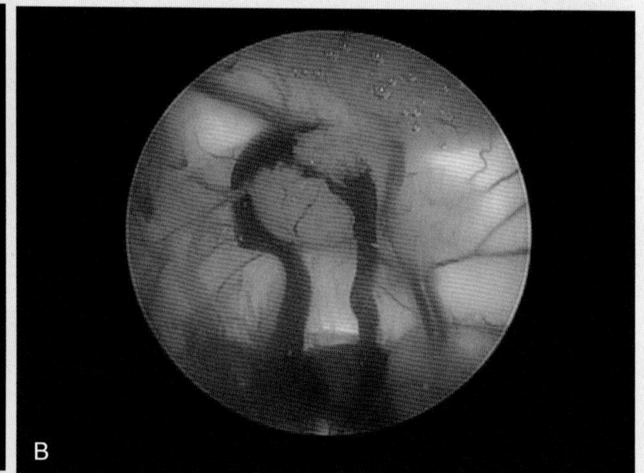

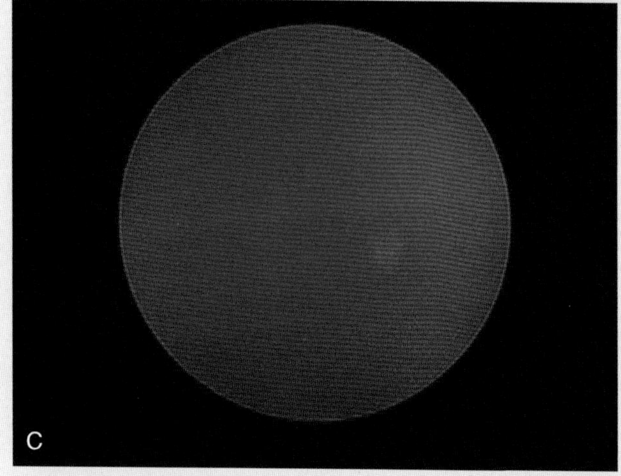

图 38.6 内镜下肿瘤活检。（A）切片钳钳住一小块肿瘤，并将切片钳扭转 180°。注意从肿瘤左侧流出的动脉血。（B）肿瘤立即被释放，钳被取出。几秒钟内出血增加，现在可以看到肿瘤的两侧。小气泡是用温热的乳酸林格液冲洗的结果。（C）几秒钟后，整个内镜视野变成红色，所有的解剖标志都失去了。将内镜保持在原来的位置，同时继续进行脑室冲洗

处　理

此时已经失去了所有的解剖标志，我们把内镜放在原来的位置。取出活检钳。我们通过内镜鞘中的工作通道，用加温的乳酸林格液连续冲洗脑室 7 min。出血部位在肿瘤的深处，我们无法触及或看到它，无法用内镜双极钳进行凝血。内镜鞘内的另一个工作通道是开放的，作为冲洗液的出口。最终，出血被止住了。移除内镜，我们在同一位置留下了一个隧道状的脑室外引流管。

然后患者俯卧，我们在显微镜下通过中线颅后窝开颅术切除第四脑室肿瘤。肿瘤起源于下髓帆，质地柔软，呈紫色，有血管。肿瘤全部切除，病理结果为髓母细胞瘤。

结　局

患者昏睡了 48 h，但恢复得很顺利。术后第 5 天拔除脑室外引流管。神经轴 MRI 证实侧脑室室管膜壁上存在小的肿瘤结节。术后第四脑室床未见强化。脊柱未见强化。

患者接受了颅脊髓放射治疗。患者接受辅助化疗 1 年。在书写本文时，手术已经 7 年了，作为一名初中学生，患者表现得非常好，名列学校的荣誉榜，并且积极参加体育活动。患者不需要脑室分流术。患者有左耳听力损失和轻度的躯干性共济失调。患者在服用合成类固醇，但没有服用其他药物。术后 7 年的 MRI 显示无明显的病变。

神经外科手术讨论时刻

光学、照明、微型化和计算机技术的进步使外科医生能够在大脑深处的脑室内进行手术，且创伤最小。微创技术可能是非常有效的，但它们并非没有风险。使微创神经内镜如此有效的因素同样也使外科医生很难处理并发症。

内镜脑室手术最可怕的并发症是出血和神经结

构损伤。内镜并发症最好以预防为主，需充分了解局部解剖和细致的手术技巧。必须非常小心地防止出血。尽量避免内镜鞘的剧烈运动，以免损伤视野之外的血管，如室管膜下静脉。内镜没有后视镜。

如果发生出血，镜下情况通常看起来比实际情况更糟，因为内镜使外科医生如此接近解剖和病变。重要的是不要恐慌。即使所有的解剖标志都被血液所掩盖，我们也会竭尽全力使内镜保持在原来的位置。用加温的乳酸林格液轻柔而持续地冲洗，通常会清理手术区域，让出血的血管进入视野。静脉出血有时可通过内镜鞘内的工作通道置入双极内镜加以控制。一些动脉出血可以通过冲洗止住。颅底动脉损伤是内镜下第三脑室造瘘术的一个特别可怕的并发症。我们建议避免沿第三脑室底部使用凝固装置，以避免热损伤传导至基底动脉。在选定的动脉损伤病例中，可能需要脑室外引流和血管造影。

在这个特殊的病例中，脑室灌洗止血，患者恢复得很好，没有任何不良反应。然而，在神经内镜手术过程中，脑室出血可能是灾难性的。以回顾性分析的角度而言，如果我们再次对这个病例进行手术，我们就不会对脑室肿瘤进行活组织检查。

参考文献

[1] Grunert P, Charalampaki P, Hopf N, et al. The role of third ventriculostomy in the management of obstructive hydrocephalus. Minim Invasive Neurosurg, 2003, 46(1):16–21.

[2] Bilginer B, Oguz KK, Akalan N. Endoscopic third ventriculostomy for malfunction in previously shunted infants. Childs Nerv Syst, 2009, 25(6):683–688.

[3] Sgaramella E, Sotgiu S, Crotti FM. Neuroendoscopy: one year of experience–personal results, observations and limits. Minim Invasive Neurosurg, 2003, 46(4):215–219.

[4] Vogel TW, Bahuleyan B, Robinson S, et al. The role of endoscopic third ventriculostomy in the treatment of hydrocephalus. J Neurosurg Pediatr, 2013, 12(1):54–61.

[5] Kamikawa S, Inui A, Kobayashi N, et al. Endoscopic treatment of hydrocephalus in children: a controlled study using newly developed Yamadoritype ventriculoscopes. Minim Invasive Neurosurg, 2001, 44(1):25–30.

[6] Cohen AR. Images in clinical medicine. Endoscopic laser third ventriculostomy. N Engl J Med, 1993, 328(8):552.

[7] Cinalli G, Spennato P, Ruggiero C, et al. Complications following endoscopic intracranial procedures in children. Childs Nerv Syst, 2007, 23(6):633–644.

[8] Tamburrini G, Frassanito P, Iakovaki K, et al. Myelomeningocele: the management of the associated hydrocephalus. Childs Nerv Syst, 2013, 29(9):1569–1579.

[9] Hopf NJ, Grunert P, Fries G, et al. Endoscopic third ventriculostomy: outcome analysis of 100 consecutive procedures. Neurosurgery, 1999, 44(4):795–804, discussion 804–805.

[10] Jones RF, Kwok BC, Stening WA, et al. Third ventriculostomy for hydrocephalus associated with spinal dysraphism: indications and contraindications. Eur J Pediatr Surg, 1996, 6(suppl 1):5–6.

[11] Teo C, Jones R. Management of hydrocephalus by endoscopic third ventriculostomy in patients with myelomeningocele. Pediatr Neurosurg, 1996, 25(2):57–63, discussion 63.

[12] Schroeder HW, Wagner W, Tschiltschke W, et al. Frameless neuronavigation in intracranial endoscopic neurosurgery. J Neurosurg, 2001, 94(1):72–79.

[13] Kadri H, Mawla AA. Variations of endoscopic ventricular anatomy in children suffering from hydrocephalus associated with myelomeningocele. Minim Invasive Neurosurg, 2004, 47(6):339–341.

[14] Pavez A, Salazar C, Rivera R, et al. Description of endoscopic ventricular anatomy in myelomeningocele. Minim Invasive Neurosurg, 2006, 49(3):161–167.

[15] Kehler U, Regelsberger J, Gliemroth J. Pro and cons of different designs of rigid endoscopes. Minim Invasive Neurosurg, 2003, 46(4):205–207.

[16] Kehler U, Regelsberger J, Gliemroth J. The mechanism of fornix lesions in 3rd ventriculostomy. Minim Invasive Neurosurg, 2003, 46(4):202–204.

[17] Chowdhry SA, Cohen AR. Intraventricular neuroendoscopy: complication avoidance and management. World Neurosurg, 2013, 79(2):S15, e1-0.

[18] McLaughlin MR, Wahlig JB, Kaufmann AM, et al. Traumatic basilar aneurysm after endoscopic third ventriculostomy: case report. Neurosurgery, 1997, 41(6):1400–1403, discussion 1403–1404.

[19] Peretta P, Ragazzi P, Galarza M, et al. Complications and pitfalls of neuroendoscopic surgery in children. J Neurosurg, 2006, 105(3 suppl):187–193.

[20] Vandertop WP, Verdaasdonk RM, van Swol CF. Laser-assisted neuroendoscopy using a neodymium-yttrium aluminum garnet or diode contact laser with pretreated fiber tips. J Neurosurg, 1998, 88(1):82–92.

[21] Navarro R, Gil-Parra R, Reitman AJ, et al.Endoscopic third ventriculostomy in children: early and late complications and their avoidance. Childs Nerv Syst, 2006, 22(5):506–513.

[22] Abtin K, Thompson BG, Walker ML. Basilar artery perforation as a complication of endoscopic third ventriculostomy. Pediatr Neurosurg, 1998, 28(1):35–41.

[23] Schroeder HW, Oertel J, Gaab MR. Incidence of complications in neuroendoscopic surgery. Childs Nerv

Syst, 2004, 20(11–12):878–883.

[24] Schroeder HW, Warzok RW, Assaf JA, et al. Fatal subarachnoid hemorrhage after endoscopic third ventriculostomy. Case report. J Neurosurg, 1999, 90(1):153–155.

[25] Di Rocco C, Massimi L, Tamburrini G. Shunts vs endoscopic third ventriculostomy in infants: are there different types and/or rates of complications? A review. Childs Nerv Syst, 2006, 22(12):1573–1589.

[26] Schroeder HW, Niendorf WR, Gaab MR. Complications of endoscopic third ventriculostomy. J Neurosurg, 2002, 96:1032–1040.

[27] Cohen AR. Endoscopic ventricular surgery. Pediatr Neurosurg, 1993, 19(3):127–134.

[28] Buxton N, Punt J. Cerebral infarction after neuroendoscopic third ventriculostomy: case report. Neurosurgery, 2000, 46(4):999–1001, discussion 1001–1002.

[29] Beems T, Grotenhuis JA. Long-term complications and definition of failure of neuroendoscopic procedures. Childs Nerv Syst, 2004, 20(11–12):868–877.

[30] Dusick JR, McArthur DL, Bergsneider M. Success and complication rates of endoscopic third ventriculostomy for adult hydrocephalus: a series of 108 patients. Surg Neurol, 2008, 69(1):5–15.

[31] Grand W, Leonardo J, Chamczuk AJ, et al. Endoscopic Third ventriculostomy in 250 adults with hydrocephalus: patient selection, outcomes, and complications. Neurosurgery, 2016, 78(1):109–119.

[32] Hoving EW, Rahmani M, Los LI, et al. Bilateral retinal hemorrhage after endoscopic third ventriculostomy: iatrogenic Terson syndrome. J Neurosurg, 2009, 10(5):858–860.

[33] Handler MH, Abbott R, Lee M. A near-fatal complication of endoscopic third ventriculostomy: case report. Neurosurgery, 1994, 35(3):525–527, discussion 527–528.

[34] Boogaarts H, Grotenhuis A. Terson's syndrome after endoscopic colloid cyst removal: case report and a review of reported complications. Minim Invasive Neurosurg, 2008, 51(5):303–305.

[35] Kalmar AF, Van Aken J, Struys MM. Exceptional clinical observation: total brain ischemia during normal intracranial pressure readings caused by obstruction of the outflow of a neuroendoscope. J Neurosurg Anesthesiol, 2005, 17(3):175–176.

[36] Drake JM. The surgical management of pediatric hydrocephalus. Neurosurgery, 2008, 62(suppl 2):633–640, discussion 640–642.

[37] Schroeder HW, Gaab MR. Endoscopic management of intracranial arachnoid cysts// Hellwig D, Bauer BL, eds. Minimally invasive techniques for neurosurgery: current status and future perspectives. Berlin/ Heidelberg, 1998:101–105.

[38] Kulkarni A, Warf B, Drake J, et al. Surgery for hydrocephalus in sub-Saharan Africa versus developed nations: a risk-adjusted comparison of outcome. Childs Nerv Syst, 2010, 26(12):1711–1717.

第二部分 **颅脑并发症**

血管内手术

39 血管内神经外科入路相关并发症

MITHUN G. SATTUR, MATTHEW E. WELZ, BERNARD R. BENDOK

重 点

- 安全、有效地进入、维持和退出血管入口是实现颅内、脊髓、头颈神经血管疾病诊断和治疗目标的关键。用温热的乳酸林格液冲洗。
- 经股动脉/腹股沟通路是血管神经外科最常见的血管内入路。
- 与入路相关的并发症分为出血、假性动脉瘤、感染和其他动脉异常。
- 避免并发症的标准方法是成功的秘诀。

引 言

血管内技术和技巧的显著进步使血管神经外科的内容更加丰富。尽管发展迅速，但某些基本原则仍然是神圣不可侵犯的。其中最主要的是血管通路安全的艺术和科学。安全、有效地进入、维持和退出血管入口是实现颅内、脊髓、头颈神经血管疾病诊断和治疗目标的关键。灾难性的并发症可能会出现，与进入相关的并发症也不应被低估或轻视。本章简要叙述了各种血管内通路的安全的细微差别。

神经外科入路相关并发症

如果涉及以下任何一种情况，应考虑与入路相关的并发症：

1. 进入部位的损伤。

a. 股动脉。

b. 桡动脉。

c. 肱动脉。

d. 颈动脉。

e. 椎动脉。

f. 经眶。

g. 经颅入路。

2. 设备沿血管路线导航至病变部位。

a. 胸腹主动脉。

b. 主动脉弓。

c. 颈动脉。

d. 椎动脉。

e. 颅内动脉和静脉。

3. 颅内靶病灶入路。

a. 进入动脉瘤的入路。

b. 进入动静脉畸形/硬脑膜瘘的入路。

c. 肿瘤入路。

4. 造影剂诱发的肾病。

股动脉入路

经股动脉/腹股沟入路是血管神经外科最常见的血管内入路。动脉的大尺寸允许以同轴方式放置大型器械以获得稳定的结构，位于股骨头上方的位置允许压迫，远离透视臂的位置，以及操作人员的长期习惯是这一偏好的主要因素。大多数可用于介入的设备都是针对股动脉入路进行配置和优化的。脊柱血管造影和介入几乎总是通过经股动脉途径进行的。文献中记载，来自股动脉入路的并发症发生率为1.6%~6.0%，但只要采取适当的预防措施可以将其降至最低。并发症分类如下：

1. 出血。

a. 腹股沟血肿。

b. 腹膜后血肿。

2. 假性动脉瘤（PA）。

3. 其他动脉异常（动静脉瘘、急性血栓形成、夹层、远端栓塞）。

4. 感染。

出 血

小血肿在穿刺部位是常见的，并不一定代表

并发症。大血肿可发生在腹股沟或腹膜后，表现为止血困难。血肿形成的危险因素有：

a. 肥胖。

b. 腹股沟韧带上方穿刺（高位穿刺）。

c. 晚期动脉粥样硬化疾病。

d. 二联抗血小板治疗（DAPT）。

e. 抗凝。

f. 未控制的高血压。

g. 大护套。

h. 旋支（及破裂）粗插管。

i. 后壁穿刺。

j. 无法展开闭合装置。

k. 移动前休息不足。

大血肿表现为局部疼痛、肿胀和淤青增加，并在术后几小时内血细胞比容下降。然而，腹膜后血肿更危险，因为没有外部肿胀。唯一的外在症状有时是同侧侧面的瘀伤。典型的腹膜后血肿，有一开始的短暂低血压发作，随着液体的增加而改善；如果不及时诊断，它可能会导致危险和快速的血流动力学崩溃。

诊 断

诊断腹膜后血肿需要对此情况保持高度的怀疑。密切注意临床检查和及时的血细胞比容测定是重要的。超声对大腿血肿排除扩张 PA 有帮助。腹膜后血肿的明确诊断需要 CT 成像。

处 理

许多血肿可能不需要手术清除。维持稳定的血压和适当的循环状态是最重要的。采用连续的血细胞比容评估指导输血，袋装红细胞应随时可用。如果患者因血肿治疗入院，尽早进行血管外科会诊是明智的。当出现活动性外渗（有时可在增强 CT 上看到）以及即将发生心血管性虚脱时，血管外科介入治疗是必要的。抗凝患者和使用 DAPT 的患者面临着独特的困境。程序性抗凝通常在数小时内自动逆转。慢性抗凝逆转取决于有指征的主要诊断，应根据具体情况进行。由于难以逆转血小板功能障碍，DAPT 患者的问题更大，更重要的是，DAPT 适用于近期的颅内或冠状动脉（或其他血管内）支架。在特定病例中，在渗漏部位放置支架是一种血管内治疗选择。

预 防

虽然理论上较长时间的卧床休息可能会减少出血，但临床研究证明，鞘取出后 2 h 卧床休息是足够的。一项研究在接受评估的 295 例患者的大部分患者中使用 5-Fr 鞘后使用手动压迫止血[1]。密切关注股动脉入路的步骤是必需的，最大限度避免并发症（参见“避免并发症”）。

假性动脉瘤

发生在血管壁并与动脉管腔相通的血肿可以成为 PA。临床表现为不断扩大的坚硬肿块，有搏动，听诊时可能有杂音。可能会有一定程度的疼痛 / 不适。PA 通常在 48 h 后变得明显。一些作者描述了简单型（一叶）和复杂型（一叶以上）PA[2]。根据最近的荟萃分析，与 10 年前相比，使用封堵器代替人工压迫是否会增加 PA 风险尚有争议[3,4]。其他危险因素包括高位穿刺、大鞘管、股浅动脉分叉下穿刺。

诊 断

多普勒超声（US）是首选的成像方式。PA 颈部、叶部、大小以及载瘤动脉管腔的交通情况清晰可见。

处 理

小 PA 通常不需要治疗，但偶尔病变会逐渐扩大。表 39.1 描述了治疗方式。

最常见的技术（包括在我们中心）是凝血酶注射，因为该方法快速、高效、可床边操作且非常安全[2]。谨慎做法可能是在 1~2 周内重复一次超声检查以排除复发。

表 39.1　PA 的各种治疗方式及其优点与问题

治疗方式	优点	问题
超声引导下手动压迫	简单，床边操作 花费低 对载瘤动脉腔内无风险	患者不适 血管迷走神经性症状
超声引导下凝血酶注射法	成功率高（90% 以上），患者不适少	载瘤动脉回流 远端栓塞 全身效应 复发
覆膜支架	大颈部血管内选择 说明超声引导技术的失败	抗血小板疗法 花费较高
开放手术修复	对大型/巨型PA有效 有破裂 / 感染症状	主要的外科手术

其他股动脉并发症

动脉血栓形成、夹层和远端栓塞是罕见的并发症，表现为疼痛、感觉异常和足背动脉搏动减弱或消失。血栓形成的风险与术后长时间留置鞘管密切相关。危险因素包括穿刺股总动脉分叉以下、大鞘放置、肝素化盐水冲洗不充分、严重动脉粥样硬化和技术粗糙。动静脉瘘以震颤和杂音为特征，通常以延迟的方式出现。在US指导下在动脉穿刺时避开股静脉及其分支，并避免同时在同一侧穿刺股静脉（必要时）可能有助于避免这种并发症。尽早认识到这些潜在的危及肢体的并发症是非常必要的，并迅速采取血管外科手术，进行开放或血管内介入治疗。发现这些并发症的首选成像方式是多普勒超声。早期的认识和治疗会带来良好的结局。

避免并发症

在我们单位，所有与血管造影相关的诊断都要遵循“核发射密码”协议。使用定位器通过透视确定股骨头的位置（止血器），穿刺发生在该部位（图39.1A~C）。我们使用超声标记股总动脉分叉处（股浅动脉和股深动脉），在此点以上穿刺，但仍在股骨头上（图39.2 A~D）。在手术过程中，持续的肝素化盐水通过鞘冲洗。在手术结束后，我们总是努力在手术台上移除股鞘。拔鞘前行股动脉造影。特别注意穿刺部位与分叉的关系，穿刺部位（= 鞘进入部位）相对于股骨头的位置，解剖或血栓形成。在确保穿刺位于分叉处上方后，关于封闭装置的使用在下文进行描述。

封闭装置的使用

血管封闭装置已获批准用于股通道封闭，目前可分为以下不同类别：

i. 胶原蛋白（Angio-Seal, Terumo, Soomerset, NJ）。

ii. 基于缝合（Perclose Abbott, Abbott Park, IL）。

iii. 基于夹闭（Starclose Abbott, Abbott Park, IL）。

表39.2描述了股动脉通道封闭装置的优点与问题。

闭合装置的部署也遵循一套严格的规则：

i. 确认穿刺位置位于股动脉分叉上方（图39.3）。

ii. 重复腹股沟部位。

iii. 团队更换手套。

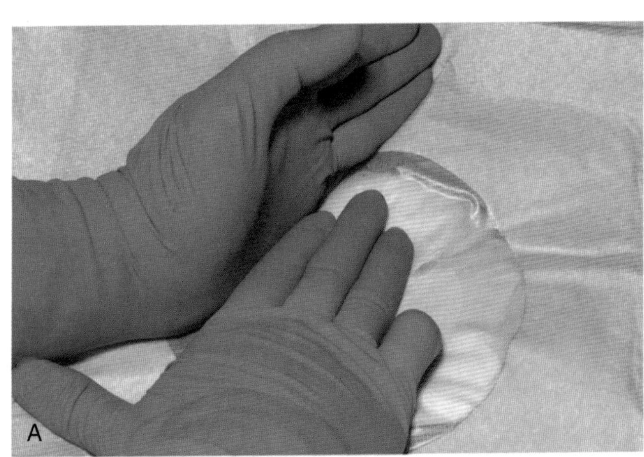

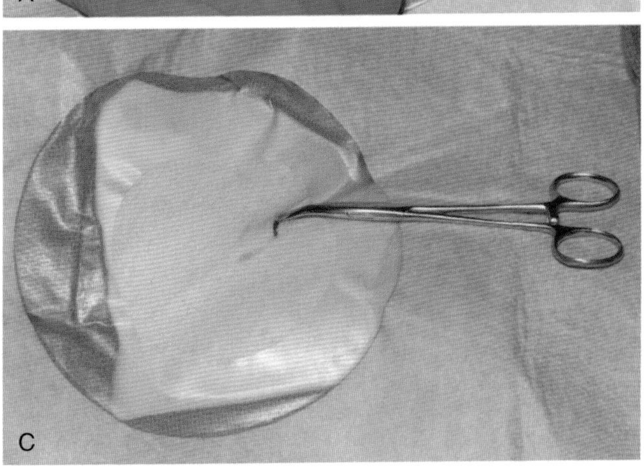

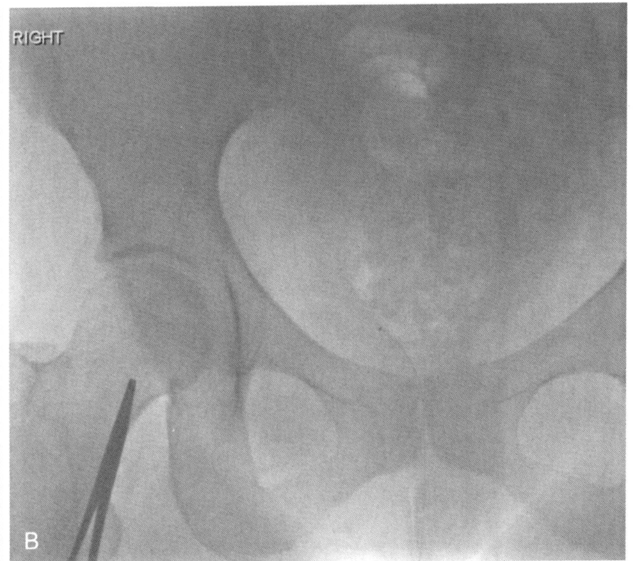

图39.1 腹股沟穿刺的解剖（A）和透视（B和C）标志（如图右侧）。在连接髂前上棘和耻骨联合（A）的一条线以下3指宽的位置，可以很好地接近股动脉。在该位置放置定位器，拍X线片以确定股骨头上方的位置（B）。该部位依次被标记为（C）（经梅奥医学教育和研究基金会许可使用，版权所有）

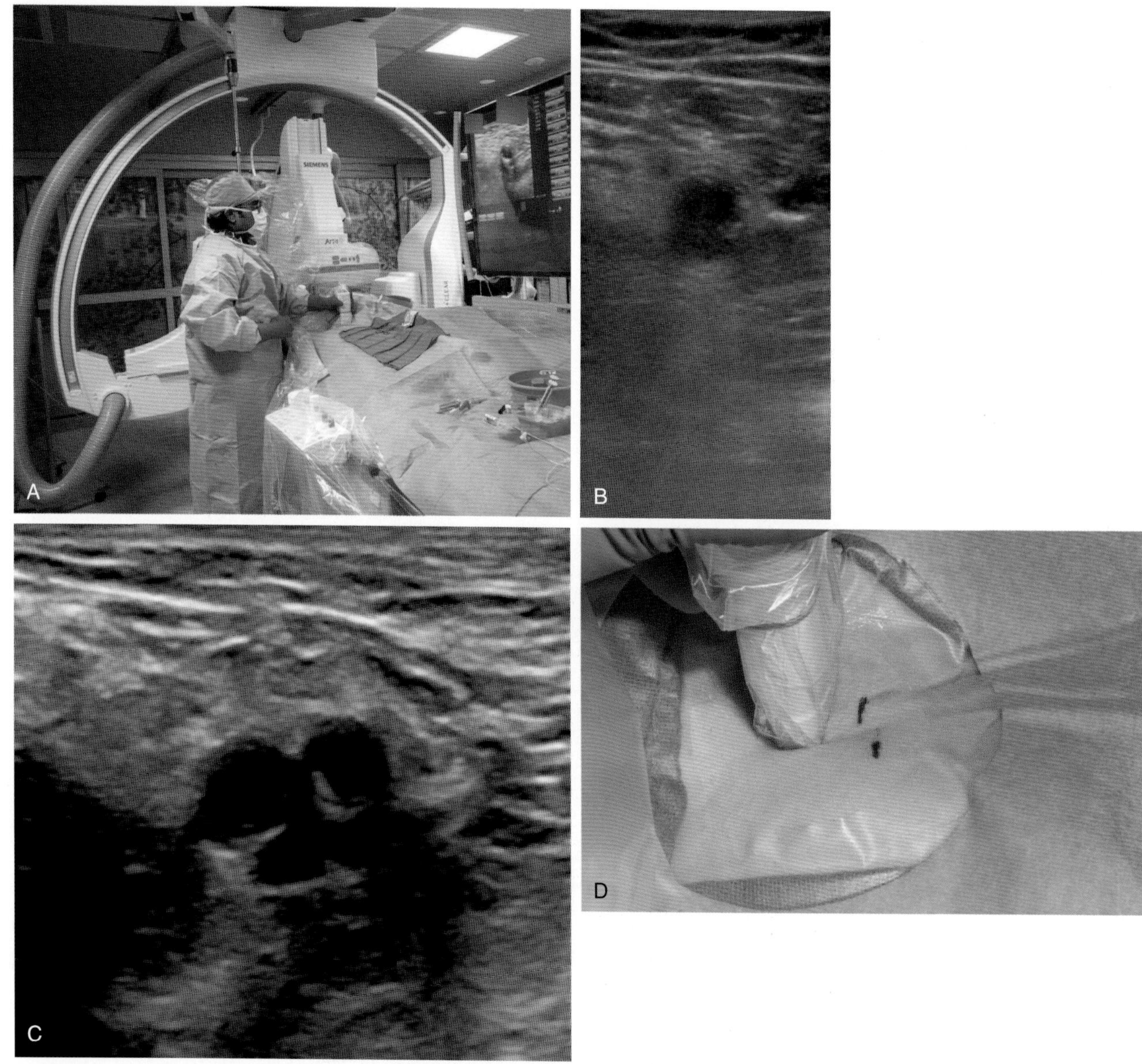

图 39.2 战略性地使用超声安全穿刺股动脉（A）。超声用于显示股总动脉（B）和分支（C）。分支标记在腹股沟（D）上，穿刺在此之上，但在股骨头上方（经梅奥医学教育和研究基金会许可使用，版权所有）

表 39.2 股动脉通道封闭装置的优点与问题

优点	问题
卧床休息时间缩短	血管闭塞 / 血栓形成风险
医生 / 护士参与程度更少	夹层 /PA 风险可能更高
减少住院时间和陪护需求，降低成本	感染
潜在地降低血肿形成的发生率	花费高

iv. 插入前预防性应用抗生素。

v. 血管内放置的确认。

vi. 在某些情况下避免使用闭合装置：

a. 在分叉处 / 下方穿刺（夹层风险较高）。

b. 严重钙化动脉粥样硬化疾病。

c. 小动脉。

d. 免疫功能低下的患者（感染风险）。

e. 旁路移植术。

闭合装置的感染可能是一种严重的并发症，最常见于免疫缺陷人群。除菌血症和败血症外，还可能导致血管破裂。治疗通常包括开腹手术切除、移植以及延长静脉抗生素治疗，但结果可能并不令人满意。

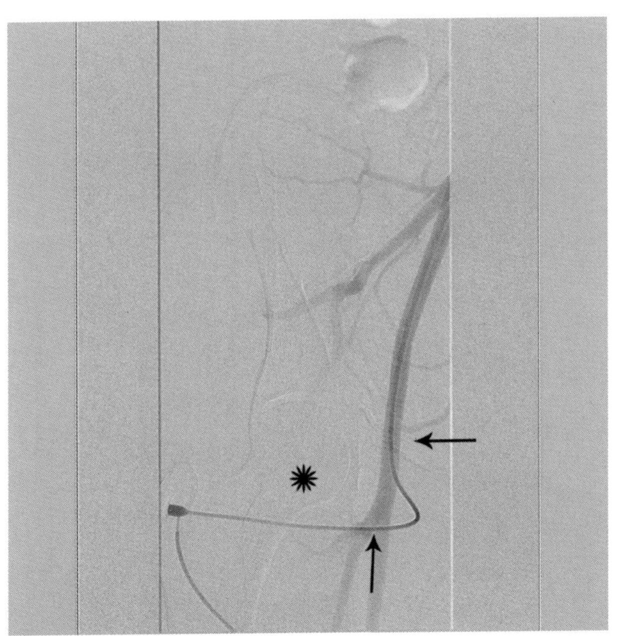

图 39.3 理想的穿刺点（水平箭头）在股骨头上方（星号）及以上分叉处（垂直箭头）为部署闭合装置（经梅奥医学教育和研究基金会许可使用，版权所有）

经股静脉通路

确保股骨头穿刺的原则是最重要的，可能比动脉穿刺更重要，因为通常不能使用闭合装置。充分的手动压迫是实现充分止血的关键。

桡动脉入路

对于严重的髂主动脉或髂股动脉粥样硬化患者，传统的经股动脉通路可能不可行。严重肥胖不仅使穿刺具有挑战性，而且在无法使用闭合装置的情况下，鞘拔出后进行手动压迫也非常困难。在这种情况下，桡动脉通路是非常吸引人的。桡动脉的位置浅表，存在尺侧侧支，患者术后即刻可以不受限制地活动，都鼓励了越来越多的操作使用桡动脉进入血管，包括颅外和颅内血管神经外科适应证[5,6]。对于颈动脉支架植入术而言，桡动脉通道是很有吸引力的，因为它很容易通过Ⅲ型主动脉弓并进入颈动脉分支[6,7]。右侧的桡动脉通道避免了主动脉弓导航；主动脉弓内导管操作已被假定为颈动脉支架置入术患者围手术期间脑卒中的原因之一[8]。基于颈部介入术的成功，我们之前已经报道了经桡动脉入路在颅内介入术的成功和有效的应用[9]（图 39.4）。然而，桡动脉容易痉挛，需要使用硝酸甘油、维拉帕米和肝素作为血管扩张的“鸡尾酒”[5]。经桡动脉介入治疗中有约 5% 的患者有血栓形成，但由于尺侧的侧支，血栓形成是可以耐受的。在桡动脉导管插入前进行 Allen 试验（图 39.5）。立即去除鞘和非闭塞压迫技术降低了栓塞的风险（图 39.6）。桡动脉的尺寸限制了可用于介入的装置的大小，通常很难插入大于 6-Fr 的器械。一项意大利大型研究表明，4.9% 接受颈动脉支架置入术的患者需转换至股动脉入路[10-12]。

肱动脉入路

肱动脉入路的吸引力在于在该部位很少发生动脉粥样硬化和迂曲，并且可以使用比桡动脉入路部位稍大的装置（例如 7-Fr 鞘）。我们在 1 例严重主动脉狭窄患者中采用了肱动脉入路[13]。血栓形成和 PA 是潜在的并发症。在一项纳入 214 例接受经桡动脉或经肱动脉入路颈动脉支架置入术的患者的研究中，有 4 例（共 60 例）必须接受急性血栓形成或肱动脉 PA 治疗，6 例（共 154 例）接受桡动脉闭塞治疗[14]。血栓形成通常需要血管外科医生进行手术切除血栓。经肱动脉入路术后 PA 的发生率高于经股动脉入路，可以采用 US 引导的手动压迫或注射纤维蛋白治疗，但最终可能需要外科手术干预。入口部位的血肿如果很大，有可能引起骨筋膜室综合征，但大多数情况下不需要手术清除。1%~7% 的患者会转换至股动脉入路。

经眶入路

这种特殊的入路是海绵窦区硬脑膜动静脉瘘（CS-DAVF）治疗的独特方法。在精心选择的病例中，可以通过直接经眶穿刺上或下眼静脉来完成 DAVF 的经静脉栓塞，这通常发生动脉化并且很严重[15,16]。潜在的并发症包括眼眶血肿、感染、眼球穿刺、玻璃体渗漏、视神经和（或）眼球运动神经损伤。预防并发症要从选择合适的病例开始。在血管造影术中清楚地看到动脉化的眼静脉是必要的。细致的技术和血管造影工作视图的最佳使用是至关重要的。三维旋转血管造影有助于选择合适的工作视图。

颈动脉入路

主动脉弓的严重弯曲对置管弓形血管，尤其是左颈总动脉带来了重大的技术障碍。可能要尝试经桡动脉和经肱动脉入路，但即使这些也可能被证明是不成功的。在这种情况下，直接颈动脉穿刺仍然是一种选择[17,18]。可以插入 4-Fr~8-Fr 的套

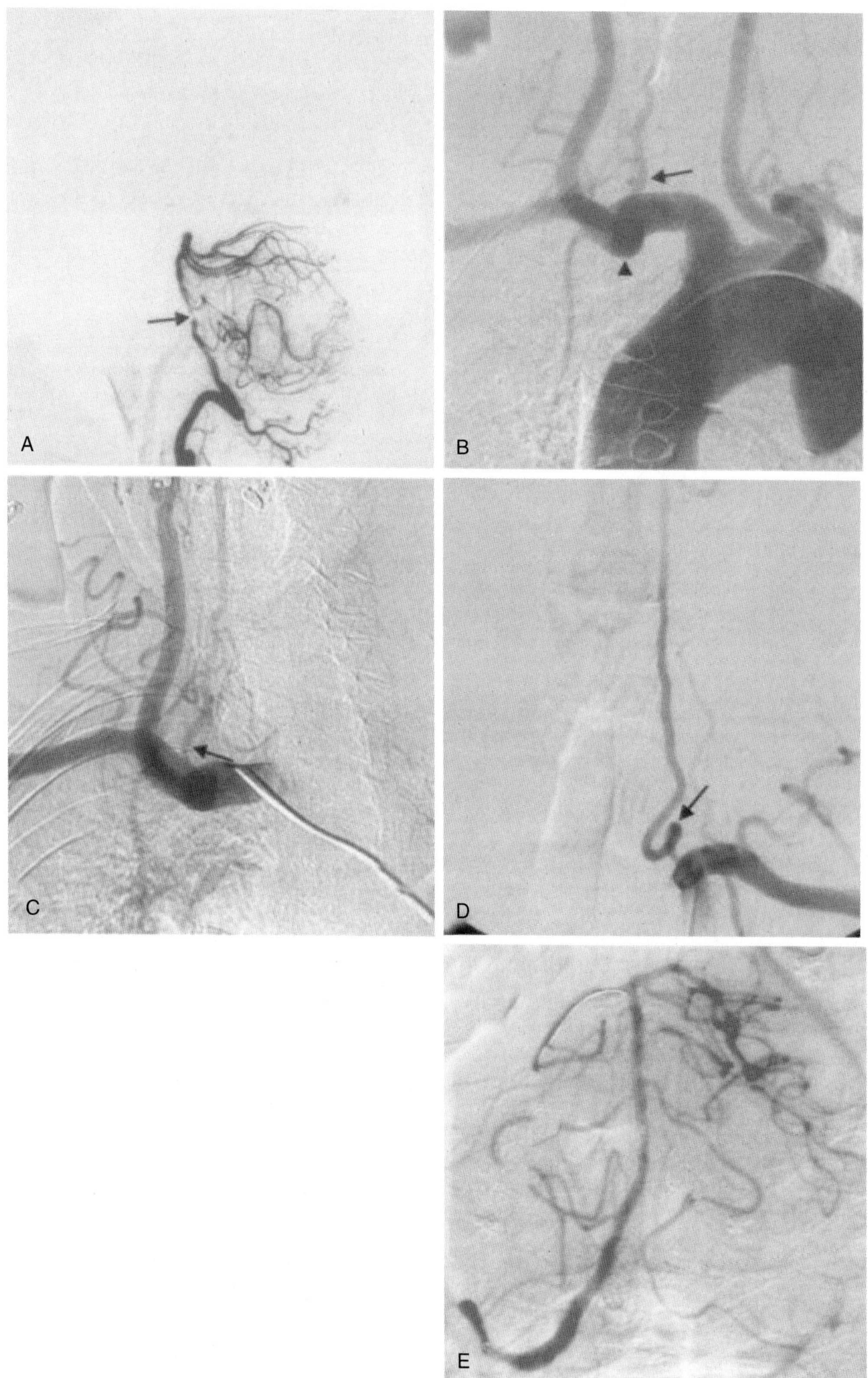

图 39.4 由于无名动脉（B）和左侧椎动脉（D）严重迂曲，经股动脉入路行基底动脉狭窄（A）桡动脉入路。右侧椎动脉与右侧锁骨下的良好角度（C）使支架能够有效地放置在狭窄处（E）[经许可，引自 Bendok BR, Przybylo JH, Parkinson R, et al. Neuroendovascular interventions for intracranial posterior circulation disease via the transradial approach:technical case report. Neurosurgery, 2005;56(3):E626]

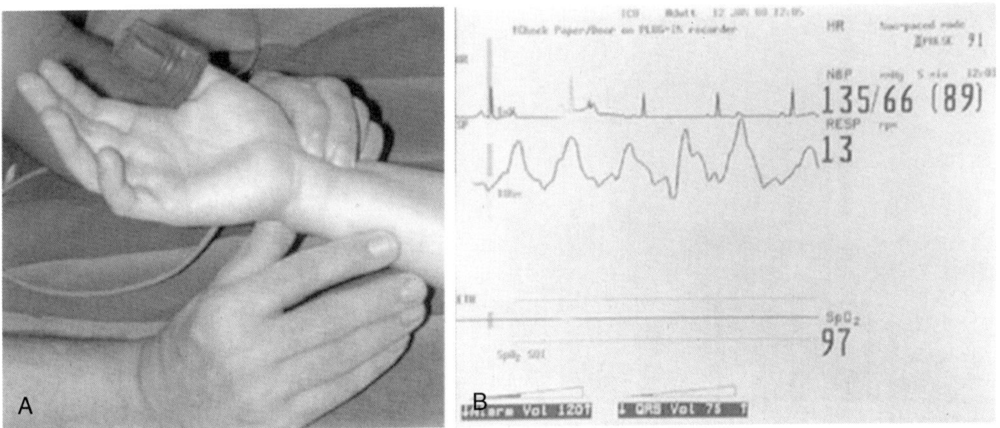

图 39.5 Allen 测试。同时压迫尺动脉和桡动脉，直到拇指血氧计饱和度不再升高，尺动脉上的压力得到释放。在侧支循环充足的情况下，血氧饱和度恢复正常 [经许可，引自 Levy EI, Boulos AS, Fessler RD, et al. Transradial cerebral angiography: an alternative route. Neurosurgery, 2002, 51(2): 335－340]

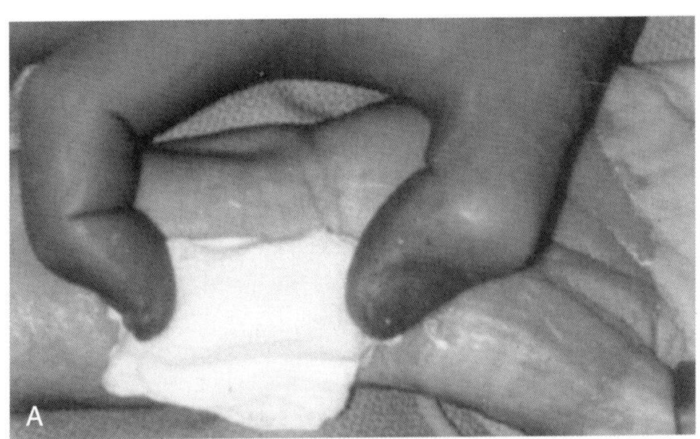

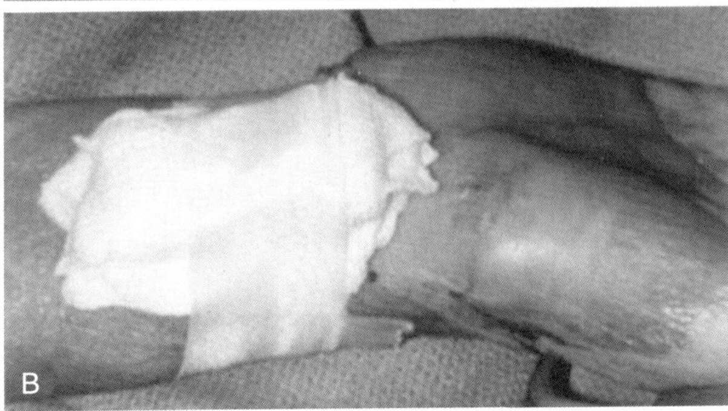

图 39.6 非闭塞桡动脉压迫止血可降低血栓形成的风险 [经许可，引自 Levy EI, Boulos AS, Fessler RD, et al. Transradial cerebral angiography: an alternative route. Neurosurgery, 2002, 51(2): 335−340]

管。并发症可能很严重，包括颈动脉夹层、斑块碎片栓塞，最重要的是颈部血肿。后者很重要，因为大多数情况下抗凝和抗血小板治疗都很复杂。移除鞘管后通常手动压迫，但也使用闭合装置 [19]。随着 ENROUTE 经颈动脉神经保护系统（Silk Road Medical Inc.，Sunnyvale，CA）的引入，直接颈动脉通路最近又有所复苏 [20]。

经颅通道血管内治疗

极少数情况下可能需要直接显微外科来治疗颅内血管病变。例如进入动脉化和扩张的大脑中静脉或脑膜中动脉或海绵窦 [21]。这种情况通常发生在某些 DAF 中，其中血管内经动脉和（或）经静脉通路不可行，唯一的方法是通过显微外科手术进入动脉化静脉。一个恰当的例子是我们通过战略性的“混合”方法治疗了一个具有挑战性的海绵窦 DAVF（图 39.7i~v）[21]。

大血管内设备导航导致的血栓栓塞并发症

在诊断性和介入性脑血管造影术后，有明确的证据表明患者在 DWI MRI 上表现为代表微栓子的高信号增加 [22−30]。

缺血性血栓栓塞事件产生的机制如下：①主要在主动脉弓和颈动脉分叉区域的动脉粥样硬化碎片移位；②血管内装置固有的血栓形成；③导管系统中的外源性空气 / 碎片。

胸部降主动脉和主动脉弓远端是主动脉中最常见的动脉粥样硬化斑块部位 [31]。随着年龄的增长，导管导航的风险也越来越大，在弯曲的主动脉弓中需要平稳操作。血栓栓塞并发症的危险因素在表 39.3 中列出。

DWI“命中”的发生率在诊断性血管造影中为 11%~22%，在动脉瘤支架辅助弹簧圈治疗中为 20%~60%，在放置分流器时高达 86%。值得注意的是，大多数 DWI 信号都避开了深穿支区域 [25]。随访时，大多数小信号（＜2 mm）消失 [32]。并

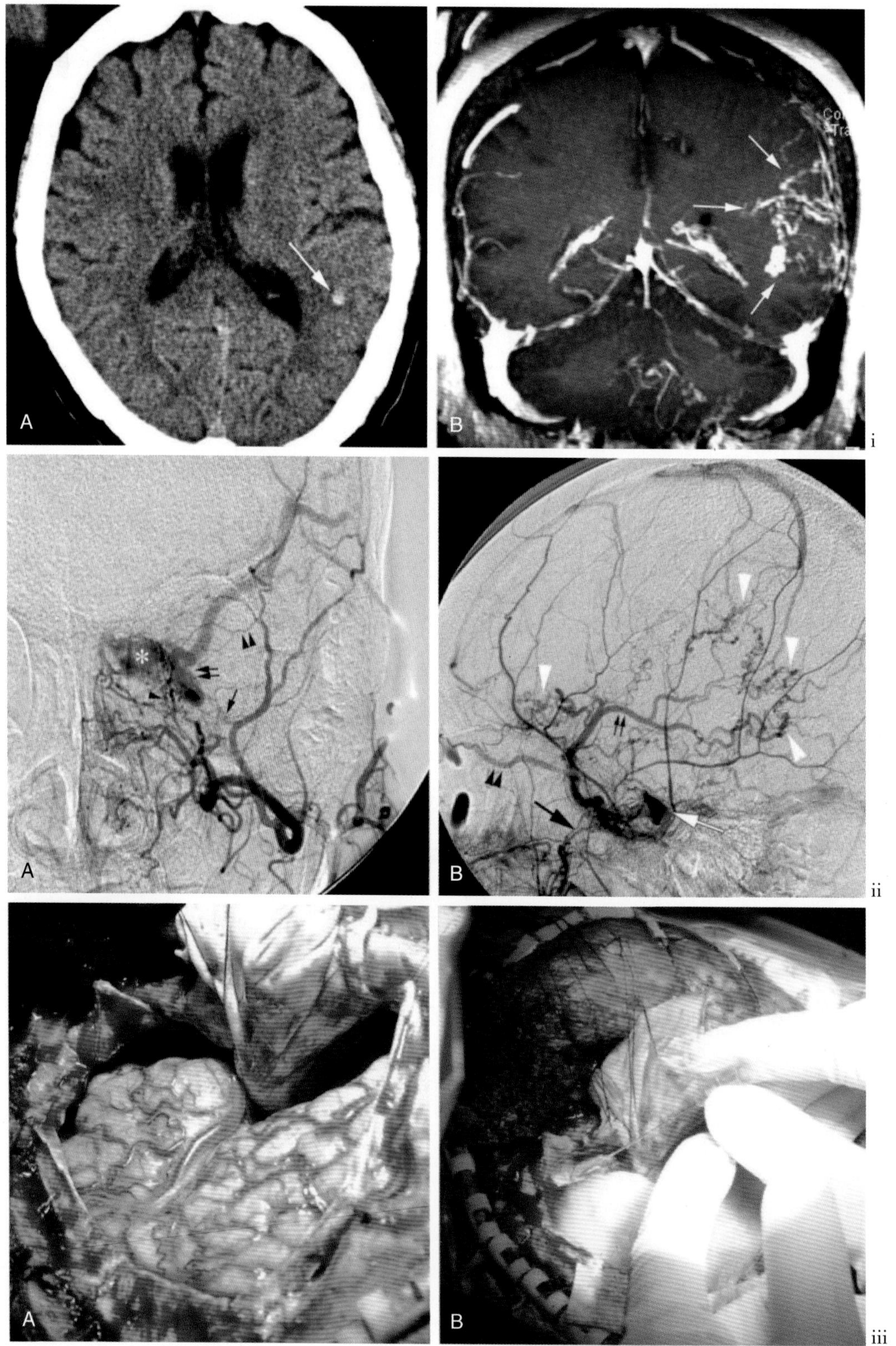

图 39.7 经颅显微外科“混合”通路的图片。高级别左侧海绵窦 DAVF（ii）引起的静脉高压导致的左颞后血肿（i），伴有明显的动脉化浅部大脑中静脉（SMCV）。血管内直接通路不可行，因为静脉流出仅通过皮质静脉。虽然最初的血管造影显示了一个小的眼上静脉，但在最初研究 72 h 后的血管造影中发现了自发性血栓形成。左额颞叶颅骨切开术与颧骨截骨术的显微外科暴露 SCMV （iii）。为了动静脉线圈栓塞（vA），在颅中窝底 SMCV 进入硬膜口（ivA 和 ivB）穿刺和插入针头。瘘管完全清除成功（vB）[经许可，引自 Hurley MC, Rahme RJ, Fishman AJ, et al. Combined surgical and endovascular access of the superficial middle cerebral vein to occlude a high-grade cavernous dural arteriovenous fistula: case report. Neurosurgery, 2011, 69(2): E475–E482]

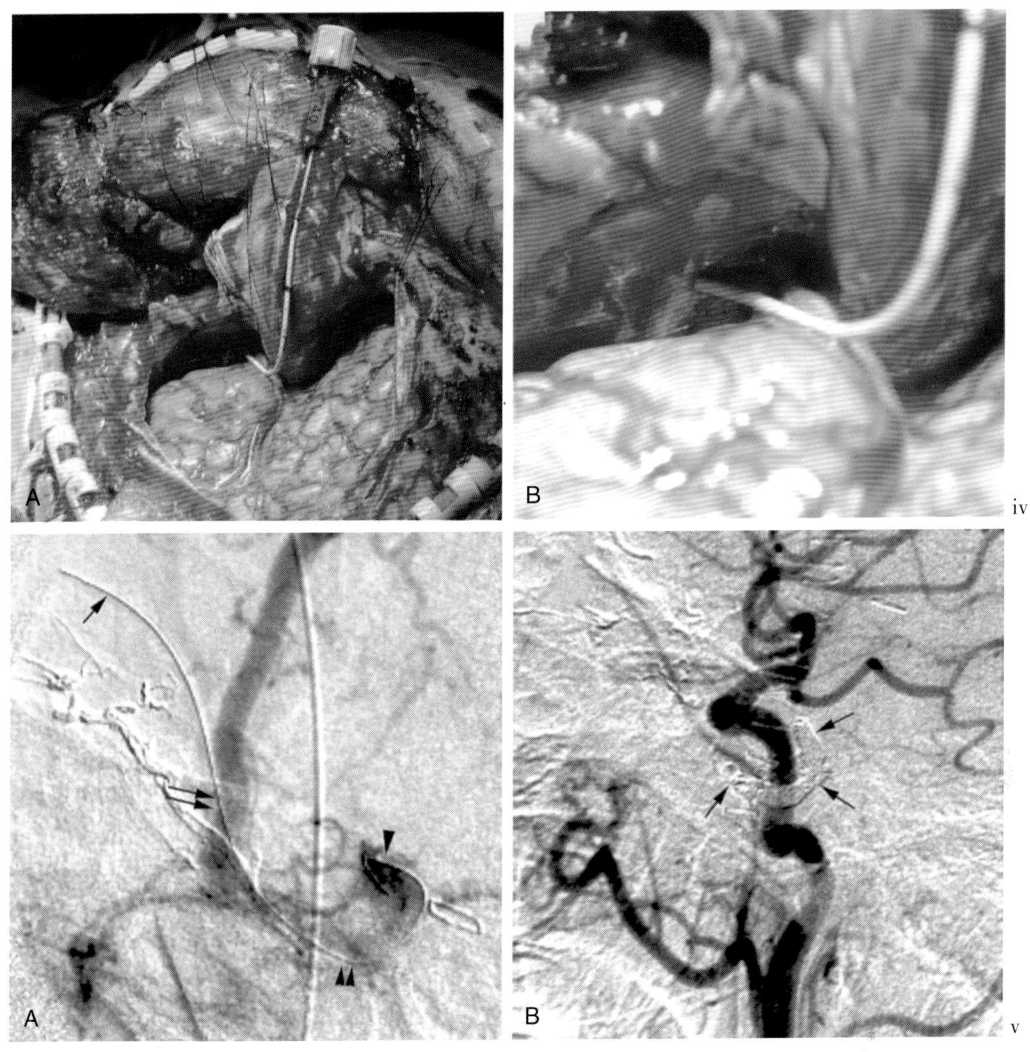

图 39.7（续）

表 39.3　血栓栓塞并发症的危险因素

患者因素	药理学	介入因素
年龄增长和动脉粥样硬化	肝素化不足	增加透视时间
曲折的主动脉弓结构	血小板抑制不足	增加造影剂运用
血液高凝状态		操作者缺乏经验
不稳定型斑块		复杂干预
颈动脉狭窄		导流反转
对侧颈动脉狭窄＞ 50%		使用 / 不使用内联过滤器的不一致肝素冲洗
大，宽颈动脉瘤		未能使用远端保护装置
抗血小板药物耐药性		
肌纤维发育不良		
结缔组织病		

表 39.4　减少血栓事件的步骤

患者准备	对老年患者和动脉粥样硬化人群血栓栓塞（TE）风险的预测
	在计划的血管造影诊断前，预防性应用阿司匹林 5~7 d
	支架置入过程中充分的二联抗血小板抑制
	MRI 颈动脉斑块成像对不稳定斑块的风险分层
	主动脉弓、颈动脉 / 椎体解剖和动脉粥样硬化的无创评估（CTA 或 MRA）
	主动脉弓解剖学上禁止的桡动脉或肱动脉入路
	考虑显微外科治疗
药理学	血小板抑制试验
技术步骤	仔细“净化”所有冲洗空气管路，包括来自动力喷射器的管路（图 39.8）
	操作时避免纱布碎片形成可栓塞碎片（图 39.9）
	冲洗管道内的肝素和定期检查压力和袋子的内容物，以确保连续冲洗
	在手术前 / 手术后的简报和超时时间中包括以上技术要点
	穿刺鞘后静脉注射肝素（血管内手术：全剂量 60~80 U/kg 体重；诊断血管造影：一半剂量）
	分离一碗肝素盐水用于清洗手套中的血液和造影剂
	频繁的活化凝血时间（ACT）检查（每 30~60 min），并根据需要给予大剂量肝素
	注射造影剂时的密封技术
	流畅高效的技术：总是用导线引导
	在血管内花最少的且必需的时间
术后	继续使用抗血小板药物
	考虑避免活动性肝素逆转
	尽量减少颈动脉支架操作

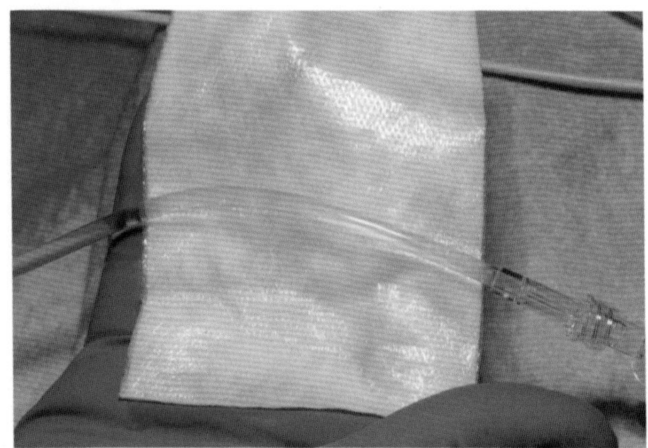

图 39.8　在介入开始时对冲洗管道进行细致的净化，并保持警惕（经梅奥医学教育和研究基金会许可使用，版权所有）

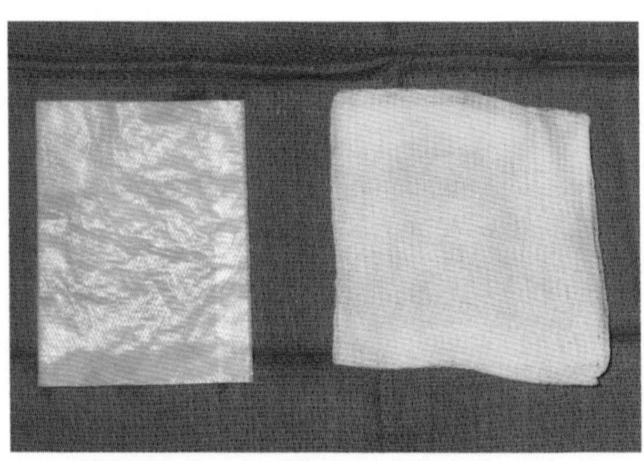

图 39.9　避免使用可能产生栓塞碎片的材料（如纱布，右侧），优先使用 Telfa 等材料（American Surgial Company, Salem, MA）（经梅奥医学教育和研究基金会许可使用，版权所有）

非所有信号都与临床缺血性症状相对应，但在诊断性脑血管造影术中，神经系统不良事件的风险可高达 3%[33]。血流分流的临床卒中率可能高达 6%~13%[22,34]。颈动脉支架置入术中临床脑卒中率范围为 2%~6.8%，新 DWI 损伤更大（＞70%）[28,35]。近 25% 的弥散异常患者也会出现对侧病变。

避免并发症

表 39.4 概述了我们机构严格遵循的降低血栓栓塞事件风险的步骤。

颅外颈内动脉 / 椎动脉痉挛和夹层

颈内动脉（ICA）或椎动脉内的导管操作可导致痉挛，有时可导致夹层。根据一项对 494 例患者的 597 张血管造影照片进行分析的单中心研究，在诊断性血管造影中，这种情况发生率约为 1.2%[38]。椎动脉由于其较小的尺寸和其Ⅴ2 段横突孔有嵴的特点，更容易剥离。除纤维肌肉发育不良等血管壁异常外，复杂的干预措施和操作技术是主要的危险因素。

处 理

痉挛通常可以通过拔除导管和动脉内注射维拉帕米或硝酸甘油而迅速缓解。对于颈内动脉夹层，内膜瓣通常是向血流的方向（颅侧），会加重风险。同时，小夹层倾向于通过中期抗血小板或抗凝治疗获得良好的愈合。因此，决策必须在个案的基础上进行。

i. **内膜下剥离**：这种类型具有狭窄和闭塞的风险，同时伴有血栓栓塞事件。最初的治疗选择是肝素化 24~48 h，然后使用香豆素治疗 1~3 个月。轻度狭窄可选择抗血小板治疗，如阿司匹林 3~6 个月。US 检查密切跟进就足够了。还有 CT 血管成像（CTA）或 MR 血管成像（MRA）可以使用。对完全抗凝和（或）DAPT 无效的复发性血栓栓塞（TE）事件需要放置支架。如果在介入手术时观察到严重的狭窄，且患者已经充分抗凝（且正在接受抗血小板治疗），支架可能是一个快速的解决方案，但需要继续使用 DAPT。

ii. **外膜下夹层**：这种类型有 PA 形成的风险。同样，一线治疗是抗凝或抗血小板治疗，以避免血栓栓塞事件并促进愈合。另一个问题是定期监测 PA 扩大，这可以通过 US、MRA 或 CTA 来完成。进行性 PA 增大或复发性 TE 事件可能需要放置支架。

靶病灶通路相关并发症

这些并发症通常与微导管和微导丝进入有关，包括：

i. 经动脉栓塞术中供血动脉破裂。

ii. 动脉瘤穿孔和破裂。

iii. 动静脉畸形破裂。

iv. 经静脉栓塞时引流静脉破裂。

要避免上述并发症，必须注意操作技巧，并经常检查导管和远端导管的位置，特别是在解剖扭曲的情况下。绝对禁止将导丝强行穿过血管，例如脑膜中动脉。在动脉瘤栓塞过程中，在旋转血管造影彻底评估后，应仔细确定初始（“框架”）弹簧圈的大小和随后的填塞情况。

造影剂肾病

造影剂肾病定义为造影剂给药后 24~48 h 血清肌酐浓度升高。通常除了实验室异常外，它没有任何症状，而且少尿是非常罕见的。病理表现为急性小管坏死。已确定的危险因素包括：

i. 既往肾功能不全，尤其是合并糖尿病。

ii. 血流动力学不稳定和低血容量伴肾灌注减少。

iii. 动脉与静脉给药（如 CTA）。

iv. 介入与诊断性血管造影（与造影剂体积有关）。

v. 使用非离子低渗剂，如碘海醇或碘帕醇[39]。

避免并发症

血管造影术后避免肾功能不全或加重需要正确识别高危患者。为减轻造影剂诱发的肾病而采取的措施有：

（1）水化作用：术前、术中和术后用等渗生理盐水水化可降低肾脏损伤的风险。通常情况下，我们倾向于使用 0.5~1.0 L 的剂量进行诊断性血管造影，并确保在更复杂和长期的干预中持续补水。应避免液体过量。

（2）乙酰半胱氨酸：一些证据表明，从手术前 24 h 和手术当天开始口服，每天两次，对患者有益[40]。

（3）碳酸氢盐：静脉注射碳酸氢盐溶液与生理盐水作为肾保护剂，虽然结果不一致，但大多数权威人士认为是有用的[40]。我们的首选是盐水水化。

（4）造影剂选择：非离子等渗剂碘克沙醇（Visipaque）是我们在高危患者中需要频繁反复检

查时的首选选择，如血管痉挛。其他更安全的药物是碘帕醇（Isovue）和碘氟醇（Optiray），两者都是非离子低渗剂。应避免使用高渗透非离子剂碘海醇（Omnipaque）。

（5）造影剂的剂量：无论选择哪种造影剂，重要的是将剂量限制在绝对安全的范围内。明智地使用血管造影设备和深思熟虑的步骤是很重要的。可以方便地使用稀释的对比度，而不会牺牲图像质量。我们在非常高危的患者中使用了 20% 的稀释造影剂，并获得了良好的成像结果。

处 理

如前所述，少尿的发生率非常低，大型研究表明，只有 1% 的患者需要透析[41]。在血管造影后 1 周结束时，升高的肌酐水平往往会回落至基线水平。

手术回顾

我最糟的病例

腹膜后血肿

1 例 72 岁的女性患者，因基底动脉顶端残余未破裂动脉瘤而接受第二阶段支架辅助弹簧圈治疗（图 39.10）。入路为右侧经股动脉入路。之前的治疗也是在大约 3 个月前通过右侧经股动脉入路，关于腹股沟止血和随访是顺利的。使用 8- Fr 鞘进入目标手术的腹股沟，手术后，一个 8-Fr Angio-Seal 闭合器顺利放置（图 39.11）。

已经达到完全肝素化，并且没有发生逆转（患者也在接受二联抗血小板治疗）。第 2 天早上，患者出现严重的腹股沟疼痛和低血压，穿刺部位及周围有压痛。血红蛋白从 10.1 g/dL 降至 6.5 g/dL，输注浓缩红细胞。凝血情况正常。腹部和骨盆 CT/CTA 检查显示腹膜后大量血肿，并有少量造影剂外渗（图 39.12A~C）。从左侧股动脉入路的紧急腹主动脉造影（图 39.13A）和右侧髂股血管造影（图 39.13B）均未显示活跃泄漏部位或 PA。

1 d 后，由于急性血流动力学损伤和停用美托洛尔，患者发展为心房颤动和快速心室反应；这很容易用地尔硫卓的速率控制来解决。患者卧床休息 48 h，进行密切血流动力学监测，并逐渐活动，第 7 天出院，情况稳定。6 周随访时无明显变化，血红蛋白为 13.1 g/dL。

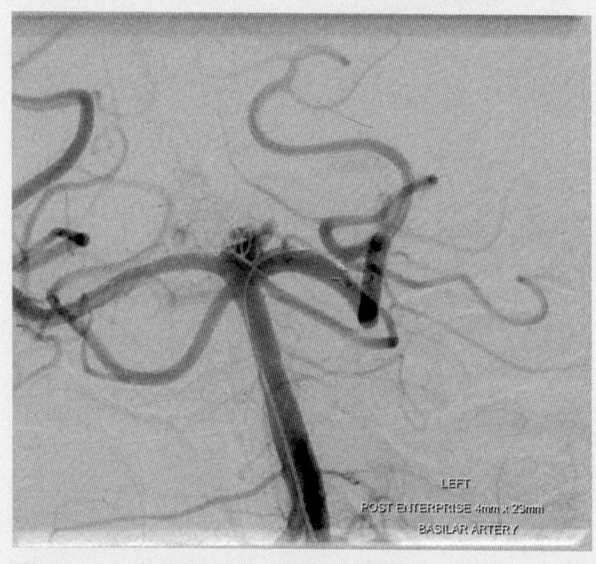

图 39.10 基底动脉顶端残余动脉瘤

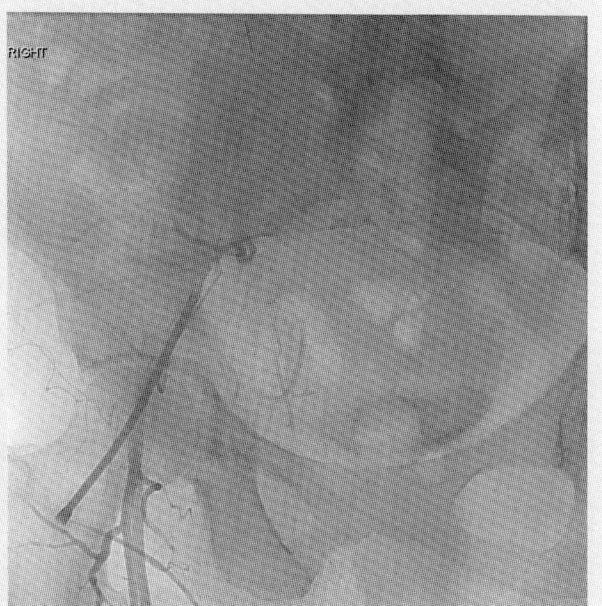

图 39.11 股骨头最上面的腹股沟穿刺部位。这就构成了“高”刺穿，但似乎在股骨头上方。当鞘套被拉开时，有意的倾斜通常可以显示准确的穿刺位置（在这种情况下不做）（经梅奥医学教育和研究基金会许可使用，版权所有）

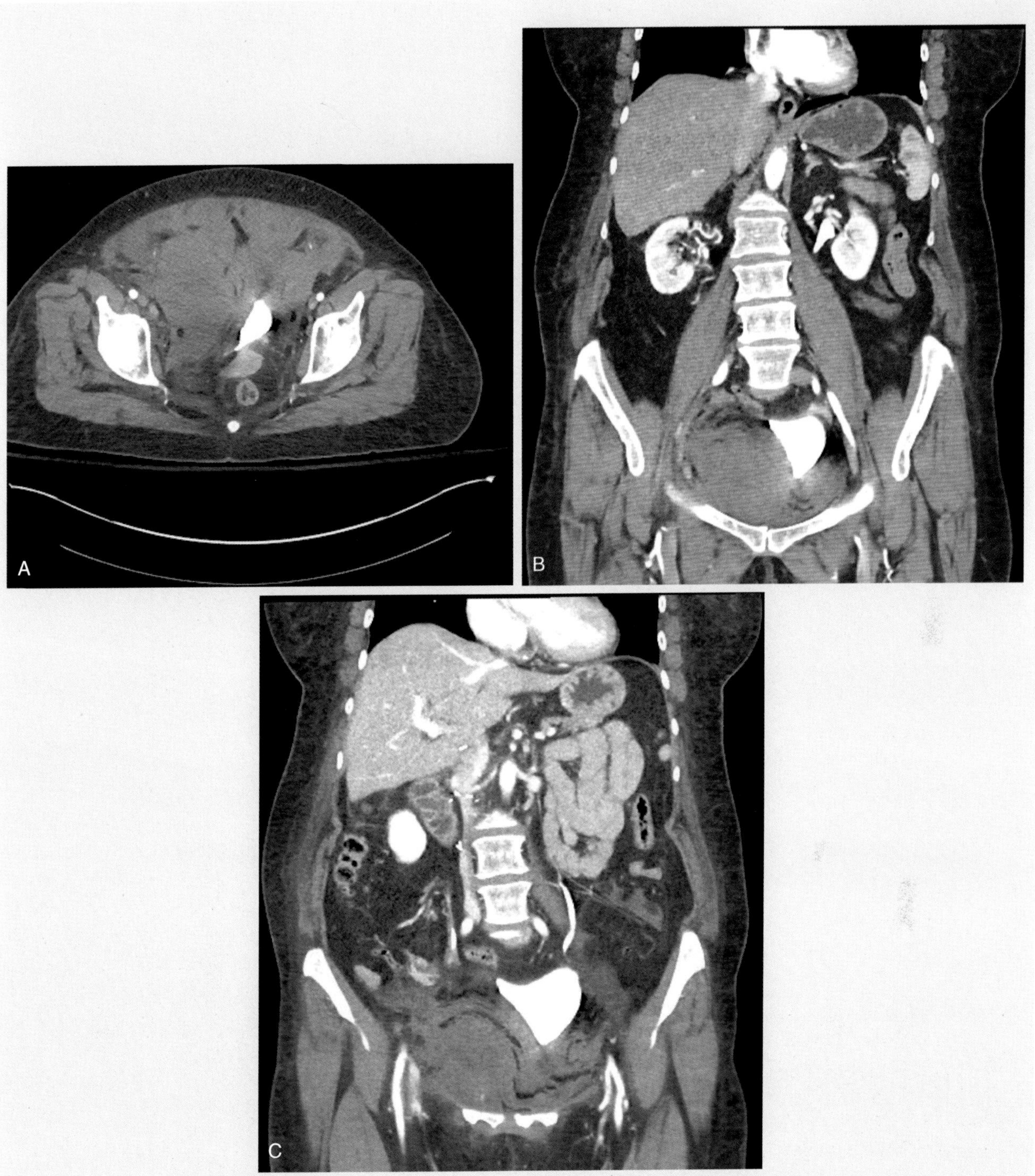

图 39.12 腹部和骨盆的轴向（A）、冠状位（B）和CT血管造影（C）图像。明显的腹膜后血肿（3A）使膀胱移位至对侧并压迫膀胱（B）。在血栓中有一个造影剂溢出部位（C）。无明显假性动脉瘤（经梅奥医学教育和研究基金会许可使用，版权所有）

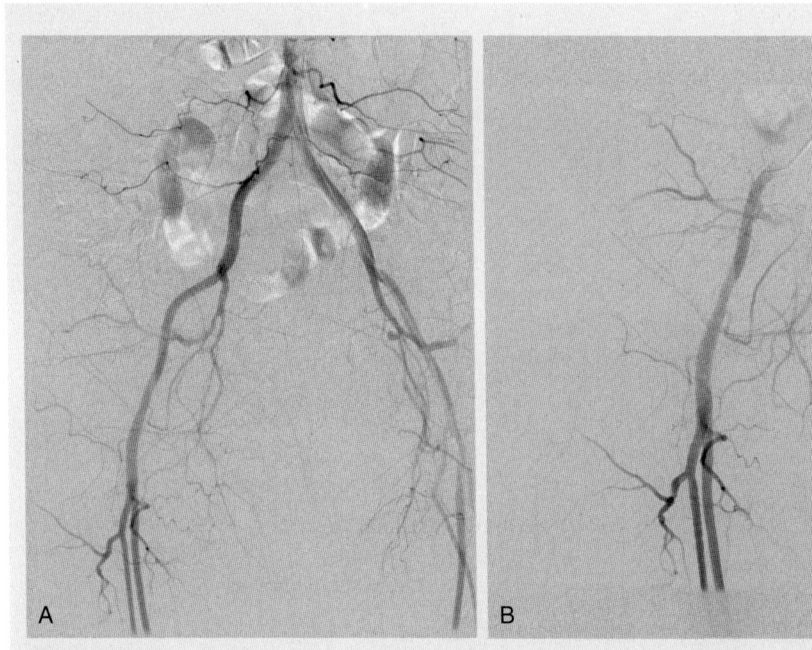

图 39.13 主动脉造影（A）和右髂股入路（B）均未见假性动脉瘤或活性造影剂外溢（经梅奥医学教育和研究基金会许可使用，版权所有）

神经外科手术讨论时刻

入路相关的并发症在日常的血管内神经外科实践中并不少见。一个标准的避免并发症的复合方法是成功的秘密所在。了解患者和患者特有的解剖结构，识别高风险患者，认识并发症的重大影响，减少手术时间，不断完善技术，将有助于最大限度地减少并发症。

参考文献

[1] Wagenbach A, Saladino A, Daugherty WP, et al. Safety of early ambulation after diagnostic and therapeutic neuroendovascular procedures without use of closure devices. Neurosurgery, 2010, 66(3):493–496, discussion 496–497.

[2] Krueger K, Zaehringer M, Strohe D, et al. Postcatheterization pseudoaneurysm: results of US-guided percutaneous thrombin injection in 240 patients. Radiology, 2005, 236(3):1104–1110.

[3] Robertson L, Andras A, Colgan F, et al. Vascular closure devices for femoral arterial puncture site haemostasis. Cochrane Database Syst Rev, 2016(3):CD009541.

[4] Koreny M, Riedmuller E, Nikfardjam M, et al. Arterial puncture closing devices compared with standard manual compression after cardiac catheterization: systematic review and meta-analysis. JAMA, 2004, 291(3):350–357.

[5] Levy EI, Boulos AS, Fessler RD, et al. Transradial cerebral angiography: an alternative route. Neurosurgery, 2002, 51(2):335–340, discussion 340–332.

[6] Levy EI, Kim SH, Bendok BR, et al. Transradial stenting of the cervical internal carotid artery:technical case report. Neurosurgery, 2003, 53(2):448–451, discussion 451–442.

[7] Kedev S, Mann T. Skin to skin: transradial carotid angiography and stenting. Intervent Cardiol Clin, 2014, 3(1):21–35.

[8] Hill MD, Brooks W, Mackey A, et al. Stroke after carotid stenting and endarterectomy in the Carotid Revascularization Endarterectomy versus Stenting Trial (CREST). Circulation, 2012, 126(25):3054–3061.

[9] Bendok BR, Przybylo JH, Parkinson R, et al. Neuroendovascular interventions for intracranial posterior circulation disease via the transradial approach: technical case report. Neurosurgery, 2005, 56(3):E626, discussion E626.

[10] Mendiz OA, Fava C, Lev G, et al. Transradial versus transfemoral carotid artery stenting: a 16-year single-center experience. J Interv Cardiol, 2016, 29(6):588–593.

[11] Faggioli G, Ferri M, Rapezzi C, et al.Atherosclerotic aortic lesions increase the risk of cerebral embolism during carotid stenting in patients with complex aortic arch anatomy. J Vasc Surg, 2009, 49(1):80–85.

[12] Faggioli G, Ferri M, Gargiulo M, et al. Measurement and impact of proximal and distal tortuosity in carotid stenting procedures. J Vasc Surg, 2007, 46(6):1119–1124.

[13] Aoun SG, Bendok BR, Batjer HH. Acute management of ruptured arteriovenous malformations and dural

arteriovenous fistulas. Neurosurg Clin N Am, 2012, 23(1):87–103.
[14] Montorsi P, Galli S, Ravagnani PM, et al. Carotid artery stenting with proximal embolic protection via a transradial or transbrachial approach: pushing the boundaries of the technique while maintaining safety and efficacy. J Endovasc Ther, 2016, 23(4):549–560.
[15] Dashti SR, Fiorella D, Spetzler RF, et al. Transorbital endovascular embolization of dural carotid-cavernous fistula: access to cavernous sinus through direct puncture: case examples and technical report. Neurosurgery, 2011, 68(1 Suppl Operative):75–83, discussion 83.
[16] White JB, Layton KF, Evans AJ, et al. Transorbital puncture for the treatment of cavernous sinus dural arteriovenous fistulas. AJNR Am J Neuroradiol, 2007, 28(7):1415–1417.
[17] Blanc R, Piotin M, Mounayer C, et al. Direct cervical arterial access for intracranial endovascular treatment. Neuroradiology, 2006, 48(12):925–929.
[18] Mokin M, Snyder KV, Levy EI, et al. Direct carotid artery puncture access for endovascular treatment of acute ischemic stroke: technical aspects, advantages, and limitations. J Neurointerv Surg, 2015, 7(2):108–113.
[19] Blanc R, Mounayer C, Piotin M, et al. Hemostatic closure device after carotid puncture for stent and coil placement in an intracranial aneurysm: technical note. AJNR Am J Neuroradiol, 2002, 23(6):978–981.
[20] Kwolek CJ, Jaff MR, Leal JI, et al. Results of the ROADSTER multicenter trial of transcarotid stenting with dynamic flow reversal. J Vasc Surg, 2015, 62(5):1227–1234.
[21] Hurley MC, Rahme RJ, Fishman AJ, et al. Combined surgical and endovascular access of the superficial middle cerebral vein to occlude a high-grade cavernous dural arteriovenous fistula: case report. Neurosurgery, 2011, 69(2):E475–E482.
[22] Iosif C, Camilleri Y, Saleme S, et al. Diffusion-weighted imaging-detected ischemic lesions associated with flow-diverting stents in intracranial aneurysms: safety, potential mechanisms, clinical outcome, and concerns. J Neurosurg, 2015, 122(3):627–636.
[23] Heller RS, Dandamudi V, Calnan D, et al. Neuroform intracranial stenting for aneurysms using simple and multi-stent technique is associated with low risk of magnetic resonance diffusion-weighted imaging lesions. Neurosurgery, 2013, 73(4):582–590, discussion 590–591.
[24] Park JC, Lee DH, Kim JK, et al. Microembolism after endovascular coiling of unruptured cerebral aneurysms: incidence and risk factors. J Neurosurg, 2016, 124(3):777–783.
[25] Park KY, Chung PW, Kim YB, et al.Post-interventional microembolism: cortical border zone is a preferential site for ischemia. Cerebrovasc Dis, 2011, 32(3):269–275.
[26] Biondi A, Oppenheim C, Vivas E, et al. Cerebral aneurysms treated by Guglielmi detachable coils: evaluation with diffusion-weighted MR imaging. AJNR Am J Neuroradiol, 2000, 21(5):957–963.
[27] Albayram S, Selcuk H, Kara B, et al. Thromboembolic events associated with balloon-assisted coil embolization: evaluation with diffusion-weighted MR imaging. AJNR Am J Neuroradiol, 2004, 25(10):1768–1777.
[28] Bijuklic K, Wandler A, Varnakov Y, et al. Risk factors for cerebral embolization after carotid artery stenting with embolic protection: a diffusion-weighted magnetic resonance imaging study in 837 consecutive patients. Circ Cardiovasc Interv, 2013, 6(3):311–316.
[29] Bendszus M, Koltzenburg M, Burger R, et al. Silent embolism in diagnostic cerebral angiography and neurointerventional procedures: a prospective study. Lancet, 1999, 354(9190):1594–1597.
[30] Brockmann C, Hoefer T, Diepers M, et al. Abciximab does not prevent ischemic lesions related to cerebral angiography: a randomized placebo-controlled trial. Cerebrovasc Dis, 2011, 31(4):353–357.
[31] Meissner I, Whisnant JP, Khandheria BK, et al. Prevalence of potential risk factors for stroke assessed by transesophageal echocardiography and carotid ultrasonography: the SPARC study. Stroke Prevention: Assessment of Risk in a Community. Mayo Clin Proc, 1999, 74(9):862–869.
[32] Iosif C, Lecomte JC, Pedrolo-Silveira E, et al. Evaluation of ischemic lesion prevalence after endovascular treatment of intracranial aneurysms, as documented by 3-T diffusion-weighted imaging: a 2-year, single-center cohort study. J Neurosurg, 2018, 128(4):982–991.
[33] Dion JE, Gates PC, Fox AJ, et al. Clinical events following neuroangiography: a prospective study. Stroke, 1987, 18(6):997–1004.
[34] Brinjikji W, Kallmes DF, Cloft HJ, et al. Age-related outcomes following intracranial aneurysm treatment with the Pipeline Embolization Device: a subgroup analysis of the IntrePED registry. J Neurosurg, 2016, 124(6):1726–1730.
[35] Brott TG, Hobson RWI, Howard G, et al. Stenting versus endarterectomy for treatment of carotid-artery stenosis. NEJM, 2010, 363(1):11–23.
[36] Akutsu N, Hosoda K, Fujita A, et al. A preliminary prediction model with MR plaque imaging to estimate risk for new ischemic brain lesions on diffusion-weighted imaging after endarterectomy or stenting in patients with carotid stenosis. AJNR Am J Neuroradiol, 2012, 33(8):1557–1564.
[37] Bendszus M, Koltzenburg M, Bartsch AJ, et al. Heparin and air filters reduce embolic events caused by intra-arterial cerebral angiography: a prospective, randomized trial. Circulation, 2004, 110(15):2210–2215.

[38] Le Roux PD, Elliott JP, Eskridge JM, et al. Risks andbenefits of diagnostic angiography after aneurysm surgery: a retrospective analysis of 597 studies. Neurosurgery, 1998, 42(6):1248–1254, discussion 1254–1245.

[39] Eng J, Wilson RF, Subramaniam RM, et al. Comparative effect of contrast media type on the incidence of contrast-induced nephropathy: a systematic review and meta-analysis. Ann Intern Med, 2016, 164(6):417–424.

[40] Gonzales DA, Norsworthy KJ, Kern SJ, et al. A meta-analysis of N-acetylcysteine in contrast-induced nephrotoxicity: unsupervised clustering to resolve heterogeneity. BMC Med, 2007, 5(1):32.

[41] Rudnick MR, Goldfarb S, Wexler L, et al. Nephrotoxicity of ionic and nonionic contrast media in 1196 patients: a randomized trial. Kidney Int, 1995, 47(1):254–261.

40

动脉瘤治疗的手术相关并发症：术中破裂、血栓栓塞事件、弹簧圈移位或脱垂入载瘤血管、动脉瘤血管再通

JACOB F. BARANOSKI, BRUNO C. FLORES, FELIPE C. ALBUQUERQUE

重　点

- 血管内技术不断发展，越来越多地应用于更复杂的动脉瘤。
- 潜在的破坏性并发症包括术中破裂和再复发，血栓栓塞事件，线圈移位或脱垂，以及动脉瘤复发。
- 基于动脉瘤的特征和解剖结构，某些动脉瘤的并发症发生率较高。
- 通过了解如何预防并发症，如何在并发症发生时立即识别，以及如何开展抢救技术，可以改善患者的预后。

引　言

颅内动脉瘤的发生率约为3%，动脉瘤蛛网膜下腔出血(SAH)的发生率估计为10~15/10万[1]。手术和血管内技术均可用于动脉瘤治疗。选择介入治疗时应考虑的因素包括患者的表现（例如，动脉瘤破裂与未破裂，患者年龄，共病），解剖因素（例如，动脉瘤大小，位置，形态），以及外科医生的专业知识。研究表明，在颅内动脉瘤的治疗中，血管内栓塞术和开颅手术具有大致相同的临床效果[2]。然而，随着血管内介入治疗的不断发展，其越来越多地用于治疗更复杂的动脉瘤，也为神经介入医生提供了越来越丰富的技术。

随着血管内介入治疗的广泛应用，破坏性并发症的风险增加。我们讨论最常见的并发症、并发症的危险因素，以及并发症的处理方法。

潜在并发症

颅内动脉瘤弹簧圈栓塞最常见和临床意义最显著的并发症是术中破裂和再破裂引起的出血，血栓栓塞事件引起的缺血、弹簧圈移位和弹簧圈脱出至血管，以及动脉瘤再通。2016年的一项荟萃分析发现，颅内动脉瘤栓塞的总体并发症发生率为12%[3]。

术中破裂和再破裂

术中破裂和再破裂是严重和潜在的破坏性并发症，导致总体发病率和死亡率的大幅增加。在分析治疗中非破裂动脉瘤的血管内入路（ATENA）研究表明，未破裂动脉瘤的术中破裂率为2.6%（700例手术中的18例）[4]。破裂的颅内动脉瘤临床和解剖（CLARITY）研究发现，术中动脉瘤破裂率略高。405例患者中，有15例患者的风险为3.7%[5]。动脉瘤破裂患者的术中破裂率可能更高，这是因为动脉瘤壁强度已经降低，而且为了使破裂动脉瘤栓塞更紧密，对其进行了积极栓塞。

随着更新的血管内技术的使用，包括球囊辅助血管栓塞（BAC）和支架辅助血管栓塞（SAC），术中破裂仍然是一个潜在的灾难性并发症。尽管Sluzewski等[6]证实了具有BAC的术中破裂率（4%；71例中有3例）比单独栓塞（0.8%；在2006年的研究中，756例中有6例）更高，Pierot等[7]在2011年的研究中证实了术中破裂率类似于BAC（4.4%；160例中有7例）和常规弹簧圈栓塞（4.6%；608例中有28例）。同样，SAC和传统弹簧圈栓塞术中破裂风险也没有显著差异[8,9]。一个重要的因素是SAC主要用于未发生破裂的患者，因为在

支架放置后需要使用抗血小板治疗；当术中发生破裂时，使用抗血小板治疗会使颅内动脉瘤的治疗复杂化。

静脉血栓栓塞

与血管内破裂一样，血栓栓塞事件引起的缺血可能是一个潜在的灾难性事件。在 ATENA 研究中，血管内治疗未破裂和破裂动脉瘤所导致的缺血事件发生率为 7.3%（29/398），在 CLARITY 研究中为 13.3%（54/405）[4,5]。使用 SAC 技术和使用分流器比使用传统的弹簧圈栓塞有更高的缺血性事件风险 [3,8,9]。这种增加的风险可能是由于异物永久放置在载瘤血管。尽管在放置这些设备时，有明显的抗血小板治疗的需要，但最佳时机、方案和普遍标准的护理还没有很好地建立起来。幸运的是，许多经历血栓栓塞事件的患者通常没有症状或只有短暂的神经功能缺陷；然而，其他患者有明显的神经系统并发症，这些缺血性事件与总体发病率和死亡率的增加有关 [10]。

线圈移位或脱垂入载瘤血管

现代线圈和输送系统的众多优点之一是，它们可以在动脉瘤中的线圈脱离前对线圈的输送、重新定位和放置位置进行评估。在大多数情况下，一个次优级放置线圈在最终放置前可以删除或重新定位。然而，在展开后，这些线圈仍然可以从动脉瘤囊伸出到载瘤血管，并与其他线圈或支架缠绕在一起。试图移除这样的线圈会导致线圈拉伸、散开和断裂。线圈移位或脱垂的后果从载瘤动脉无症状的血流改变到颅内主要血管毁灭性的血栓栓塞和随后的大面积梗死。根据线圈断裂的位置不同，线圈碎片可能被带入大脑远端甚至全身血管，形成潜在的危险血栓形成团块 [11]。多中心荟萃分析的数据表明，线圈偏移病例的发生率在 2%~6%[12]。线圈移位的另一个潜在后果是需要长期的全身抗血小板药物治疗以降低血栓栓塞的风险，而抗血小板治疗有其固有的风险，特别是在动脉瘤破裂的情况下。

动脉瘤血管再通

随着血管内技术作为颅内动脉瘤一线治疗手段的推广，治疗后观察到的动脉瘤再通率成为人们最关注的问题之一。再通可能导致动脉瘤破裂或再破裂。最近的一项荟萃分析报道血管内治疗后再通的发生率为 8%~33.6%[3]，另一项研究报道由于再通导致的再通率为 10.3%（5582 个动脉瘤中的 572 个）[13]。尽管许多小型病例系列研究试图阐明与动脉瘤再通相关的因素，但尚未得出明确的结论。一项旨在帮助确定与动脉瘤再通相关的预测因素的前瞻性试验（ARETA；NCT01942512）最近完成了患者登记 [14]。

解剖学观点

仔细研究动脉瘤的解剖特征及其与载瘤血管的关系，是脑动脉瘤术前、术中决策以及治疗执行情况的关键组成部分。某些特征（如颈部大小、穹丘大小、位置、载瘤血管角度和破裂状态）已被证实与血管内干预后的并发症发生率相关（图 40.1）。

宽颈动脉瘤

大量研究已经确定宽颈动脉瘤，通常定义为颈部直径为＞ 4 mm 的动脉瘤，采用血管内技术治疗时并发症风险增加 [4,9,15–17]。这些并发症包括血栓栓塞事件和术中破裂。

除了动脉瘤颈的绝对大小外，颈的相对大小也是动脉瘤的重要解剖特征。相对较宽的颈部，由动脉瘤瘤宽与瘤颈的比值(即顶部宽度与颈部宽度）和纵横比（即瘤体高度与颈部宽度）计算得出，与血管内治疗中需要的辅助技术相关 [18]。

动脉瘤瘤顶大小

动脉瘤瘤顶的大小也与血管内治疗的不良反应有关；然而，它与并发症率的关系是复杂的。一些研究表明，与较小的病变不同，较大的动脉瘤（＞ 10 mm）具有较高的治疗相关血栓栓塞事件风险，并具有较高的围手术期发病率和死亡率 [4,9,16]。＞ 10 mm 的动脉瘤也与血运重建风险增加以及需要再治疗有关 [13,19]。然而，其他研究表明，小动脉瘤(＜ 4 mm)有更大的破裂或再破裂风险 [4,17]。

动脉瘤位置

动脉瘤的位置可能与血管内介入术后并发症的风险有关；然而，这种关系尚未得到充分阐明。一些作者报道了大脑中动脉动脉瘤的并发症发生率，包括血栓栓塞事件和术中破裂，比其他位置的动脉瘤高 [9,16]。其他作者已经证明后循环动脉瘤会增加再治疗的风险 [13]，或者在位置和风险之间没有相关性 [15]。

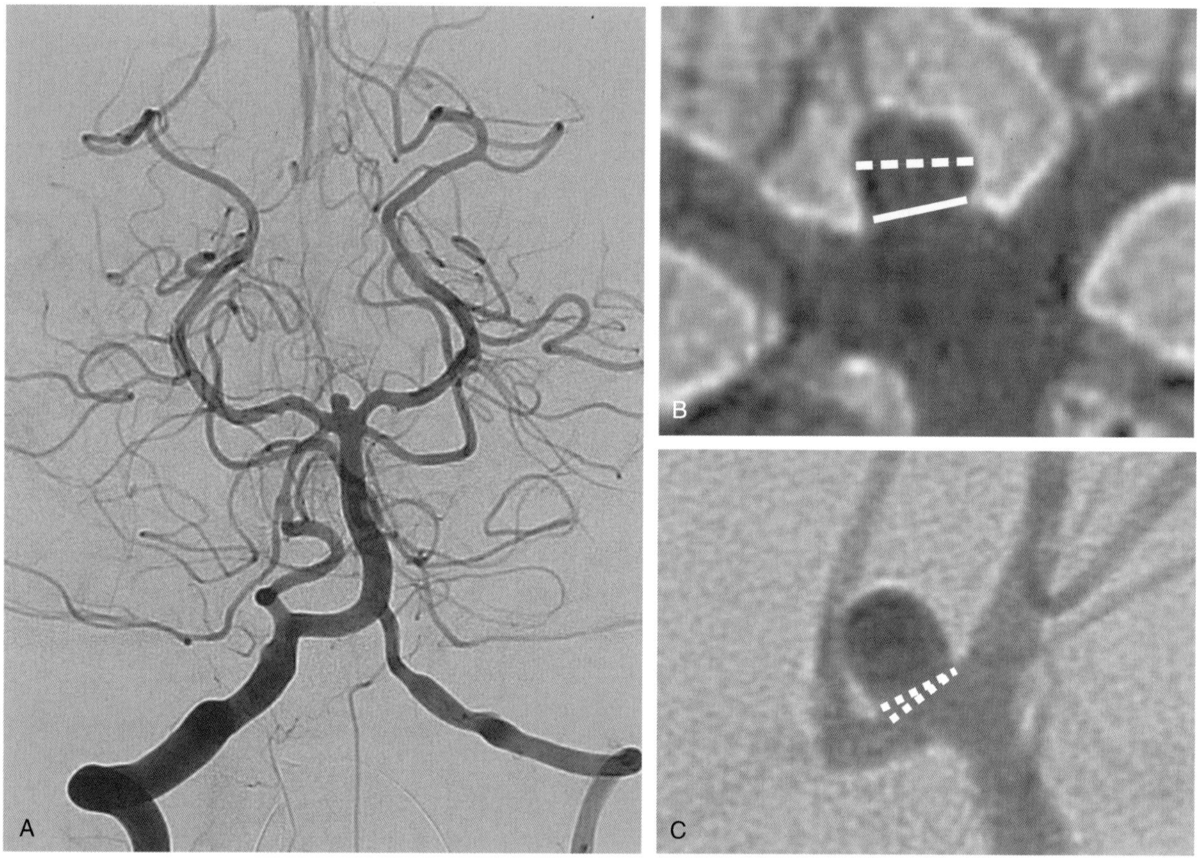

图 40.1 血管造影突出了动脉瘤解剖的重要方面。（A）正位血管造影显示基底动脉尖动脉瘤。（B）基底动脉顶端动脉瘤的放大图，显示了它颈部（实线）和顶部（虚线）的大小。较高的颈部与瘤顶的尺寸比例与并发症的风险增加相关，这突出了球囊辅助栓塞或支架辅助栓塞技术的必要性，以获得充分的治疗。（C）放大的前交通动脉瘤工作角度图，描绘了载瘤血管角度的测量（虚线）。如本例所示，较小的载瘤动脉角（< 60°）与并发症风险增加有关（经 Arizona, Phoenix, Barrow 神经学研究所许可使用）

载瘤血管角

Fan 等 [17] 报道了小的载瘤血管角（< 60°）与血栓栓塞并发症有关。他们假设这些并发症可能是由于微导管的不稳定性增加而引起的，重复插管可能导致内皮细胞损伤和血栓形成。

破裂动脉瘤

破裂和 SAH 后治疗的动脉瘤比未破裂或选择性治疗的动脉瘤有更高的并发症发生率 [20]。并发症包括术中再破裂 [4,5,21]、再通 [19]、血栓栓塞 [22]、手术并发症和死亡率 [23]。术中再次破裂率较高的两个可能原因是动脉瘤壁强度降低以及对破裂动脉瘤进行积极的螺旋栓塞以实现更紧密的螺旋栓塞。

警　惕

- 动脉瘤特征或解剖结构不佳（如：颈宽、瘤顶很大或很小、大脑中动脉位置、母血管角度小）。
- 不熟悉指定的技术。
- 蛛网膜下腔出血后遗症的医疗治疗不足。
- 择期病例的多重医学共病和具有挑战性的动脉瘤解剖。

预　防

预防仍然是处理血管内并发症最有效的方法。它需要适当的术前护理，患者和技术的选择，对设备、个人能力和局限性的理解和承认，以及从术前和术中影像学研究中仔细研究解剖信息。

术前护理

对于破裂动脉瘤，手术前的稳定与适当的复苏，血压和共病管理，神经监测，以及可能的脑室外引流和颅内压力监测，可以改善手术围手术期和总体发病率和死亡率 [24]。动脉瘤性蛛网膜下腔出血患者经验丰富的多学科医务人员治疗后，总体预后得到改善[25]。

患者选择

几乎所有动脉瘤性SAH患者都应该考虑干预，选择性干预的未破裂动脉瘤患者应该根据患者的特定因素（如家族史和共病）对其风险进行咨询[1]。某些合并情况，如吸烟和高血压，增加了血管内手术并发症的风险[16,17]。一些研究者报道，接受血管内动脉瘤治疗的老年患者的并发症风险并未显著增加[9,15,16,26]；然而，一些研究者报道老年人的并发症发生率较高[27]。

干预选择

像适当的患者选择一样，必须考虑基于疾病的自然史和动脉瘤解剖结构的最佳干预选择。这样做有助于降低并发症的发生率，并有助于改善整体结果。

在宽颈动脉瘤的选择性治疗或其他需要使用SAC或血流导向的病例中，在手术前启动抗血小板治疗可能有助于减少术中发生血栓栓塞事件的可能性[28]。不同机构的抗血小板治疗方案不同。我们通常在手术前10~15 d采用氯吡格雷和阿司匹林二联抗血小板治疗，然后在术前测试中评估患者的血小板抑制。如果患者没有预先治疗，但需要二联抗血小板治疗，我们成功地在术中静脉和动脉应用阿昔单抗，术后再应用阿司匹林和氯吡格雷。我们发现，这种方案与围手术期血栓栓塞并发症的风险增加无关[29]。SAC和BAC都被证明是安全、有效地治疗宽颈动脉瘤的技术，可改善闭塞，减少复发或进展[3,7–9]。SAC也用于破裂动脉瘤的治疗，效果令人鼓舞[30]。这些具有挑战性的病例的最佳抗血小板治疗方案和传统SAH治疗的意义（例如，室外引流放置的时间）仍有待充分阐明。

用肝素化生理盐水冲洗导管以防止微血栓的形成，有助于降低血栓栓塞的发生率。对于未破裂的病变，我们在整个手术过程中对所有患者进行全身肝素化，除非出现出血并发症，否则不会应用鱼精蛋白逆转肝素效应。在颅内微导管置入术之前，对破裂的病灶进行全身肝素化处理，血管造影术中准备好鱼精蛋白，以便在术中破裂的情况下快速逆转肝素效应。这种做法并不是普遍的，一些外科医生更倾向于保持全身抗凝，直到部分瘤顶保护完成。

医生操作能力

显微外科手术或血管内治疗可用于大多数颅内动脉瘤。选择正确的治疗方法，选择正确的动脉瘤，选择正确的患者，是减少并发症和改善结果的第一步。并发症的发生率与先进的血管内技术有关，改善的结果与经验密切相关，反映了学习曲线效应[31]。与神经外科的各个方面一样，了解自己的局限性，对特定的病理和技术熟悉且操作熟练，为患者提供适当的护理至关重要，特别是对选择性病例。对于神经介入医生而言，这种治疗选择过程包括认识到开颅切除治疗有时是最好的选择。

治　疗

识别并发症

治疗手术相关并发症的最重要因素可以说是及时识别。对于术中破裂和弹簧圈移位，识别方法包括观察造影剂主动外溢、弹簧圈突出或两者同时从动脉瘤进入血管外空间或载瘤血管。及时识别并发症需要对弹簧圈的位置操作警惕，并对病变、载瘤血管和和弹簧圈的三维解剖十分熟悉。对于血栓栓塞事件，这种识别包括检查远端血管系统以及注意支架和载瘤血管直径的改变。除了手术和血管造影发现，临床和神经生理监测数据可以帮助确定并发症。获得这些数据需要与麻醉师进行良好的沟通，并密切监测生命体征、颅内压和脑室外引流量。血管内治疗期间对区域脑血流变化的神经生理监测也被证明是有用的，特别是不能进行神经科检查时（例如，患者处于全身麻醉或昏迷状态）[32]。

术中技巧

在发现并发症后，其成功的解决在很大程度上取决于外科医生对并发症的处理措施和辅助技术的熟悉程度。一些术中技术是所有血管内外科医生都应该知道的，包括球囊放置、支架放置、溶栓剂的使用、导管和导丝的回收技术，以及复发或残留动脉瘤的治疗策略。

术中破裂

微导管、导丝和弹簧圈都可能是动脉瘤壁穿孔的潜在来源[21]。因此，应尽量减少导丝和微导管与动脉瘤壁的接触。当术中破裂发生时，需要立即识别并采取行动。肝素化应紧急用鱼精蛋白逆转。如果破裂或再次破裂的瘤顶可以通过快速螺旋栓塞来固定，动脉瘤应该会被闭塞并预防进一步的SAH。暂时的腔内球囊血管闭塞也可以限制动脉从破裂的瘤顶出血，并且便于快速使用弹簧圈。在术中破裂的患者中使用球囊闭塞导管可能会改善预后[33]。如果破裂的动脉瘤不能充分栓塞，应考虑紧急手术夹闭或切除载瘤血管。在这种情况下，与麻醉师和其他团队成员进行良好的沟通是必不可少的。

术中血栓溶栓

血栓栓塞事件可发生远端，如小口径动脉或小动脉的栓塞性闭塞，局部发生在载瘤动脉血管－动脉瘤界面，或放置的支架内或流动的血流导向装置。立即识别血栓栓塞事件是关键。

对于未破裂的动脉瘤患者，当发现血块时应立即进行溶栓。溶栓通常使用局灶性动脉内灌注糖蛋白Ⅱb（GpⅡb）/Ⅲa 抑制剂，如阿昔单抗或替罗非班[34]。在 2015 年的荟萃分析中，Brinjikji 等[34]发现 GpⅡb/Ⅲa 抑制剂优于纤溶性药物。在 2017 年的一项病例回顾和荟萃分析中，Kansagra 等[35]证明了动脉与静脉应用阿昔单抗在血管栓塞期间溶栓的优越性。虽然阿昔单抗用于未破裂动脉瘤患者的溶栓相对安全，但这种治疗可能会导致颅内出血[34]。

在动脉瘤破裂的患者中，溶栓可导致动脉瘤再破裂[36]。在使用 GpⅡb/Ⅲa 抑制剂前，动脉瘤的安全性可以降低这一风险[37]。如果血栓在动脉瘤清除之前被发现，关于如何决策必须根据具体情况来决定：①完成栓塞，然后处理血栓；②治疗血栓后恢复栓塞；③单纯治疗血栓。

作为医疗治疗的一种辅助手段，血栓回收装置可用于大血栓患者。尽管许多外科医生主张对经历过血栓栓塞事件的患者进行术后抗血小板或抗凝治疗，但这些方案并不是机构间标准化的做法。

线圈移位和脱垂入母血管

脱垂和偏移的线圈可导致载瘤血管狭窄，可破坏层流，或可成为血栓形成的来源。如果在线圈脱离后发现线圈脱垂，可以通过球囊或在动脉瘤颈部放置支架将线圈推回并固定在动脉瘤内。这些策略也允许放置额外的固定线圈或放置支架，在颈部提供永久性屏障[38]。另外，线圈的去除也可以用回收装置来尝试[11]。如果脱垂的线圈不能安全地重新插入动脉瘤或取出，且继续向载瘤血管腔内突出，应考虑启动抗血小板治疗，以降低血栓栓塞事件的风险。

据估计，2%~6% 的病例会发生线圈移位和脱垂[12]。回收移位和解开的线圈可能是困难和危险的。与任何复杂情况一样，立即识别至关重要。各种技术已被用于回收移位和解开的线圈，包括回收设备、支架回收器、微丝和圈套的使用[12]。其中一项技术包括将回收装置运行在送线圈的微导管上，以方便地到达线圈散开的部位，以便安全取出[11]。在发生断裂之前，及时取出散开的线圈是至关重要的，因为破碎的线圈碎片可能被带入远端大脑或全身血管。

复发性动脉瘤的治疗

栓塞术后的动脉瘤复发越来越被认为是血管内介入治疗的潜在延迟并发症[2,14]。复发和残留破裂的动脉瘤会增加再破裂的风险，因此通常需要额外的干预[39]。复发性动脉瘤的最佳治疗方案必须单独确定，开放和血管内的选择都应该被考虑。整体而言，对于复发性动脉瘤，使用 SAC 和血流导向装置比单独使用初级栓塞能获得更好的闭塞率[40]。

手术回顾

我最糟的病例

1 例 83 岁的妇女被诊断为未破裂的右侧垂体上动脉动脉瘤，在一个短暂的脑缺血发作后检查时被发现。她对动脉瘤的焦虑影响了她的日常活动，她坚决要求治疗。她被带进了血管造影室，检测着可能的 BAC。在全身麻醉和全身肝素化的情况下，通过 6-F 短鞘经股动脉通路对患者进行诊断性血管造影。血管造影显示右侧垂体上动脉动脉瘤，具有发育不良特征和多个子囊（图 40.2A）。

鉴于动脉瘤的高危特征，决定继续进行 BAC 检测。标准-95 导管（Penumbra, Inc., Alameda, CA）被置于右侧颈内动脉。一个 HyperGlide 球囊（Medtronic, plc, Dublin, Ireland）被放置在动脉瘤的颈部。动脉瘤置入 Excelsior SL-10 微导管和 Synchro 2 微导管（Stryker 公司，Kalamazoo，MI），球囊展开。随后，我们尝试放置一个导管（Target 360 Soft，5×20；但动脉瘤顶破裂，并发现主动外渗和线圈突出。紧急给予鱼精蛋白以逆转肝素效应，收缩压保持在 100 mmhg 以下。球囊保持膨胀，迅速用 12 个不同类型的弹簧圈栓塞动脉瘤。在栓塞过程中，观察到更多的弹簧圈疝出和造影剂主动外渗（图 40.2B 和 C）。栓塞后，动脉瘤血管造影消失，未发现进一步外渗(图 40.2D）。然而，载瘤血管血栓未见任何远端血流改变（图 40.2E）。由于血栓与破裂部位的距离及其非流动限制的性质，以及溶栓时再次破裂的潜在风险，我们选择了观察血栓。CT 显示明显的 SAH 和脑积水（图 40.2F）。紧急放置脑室外引流。

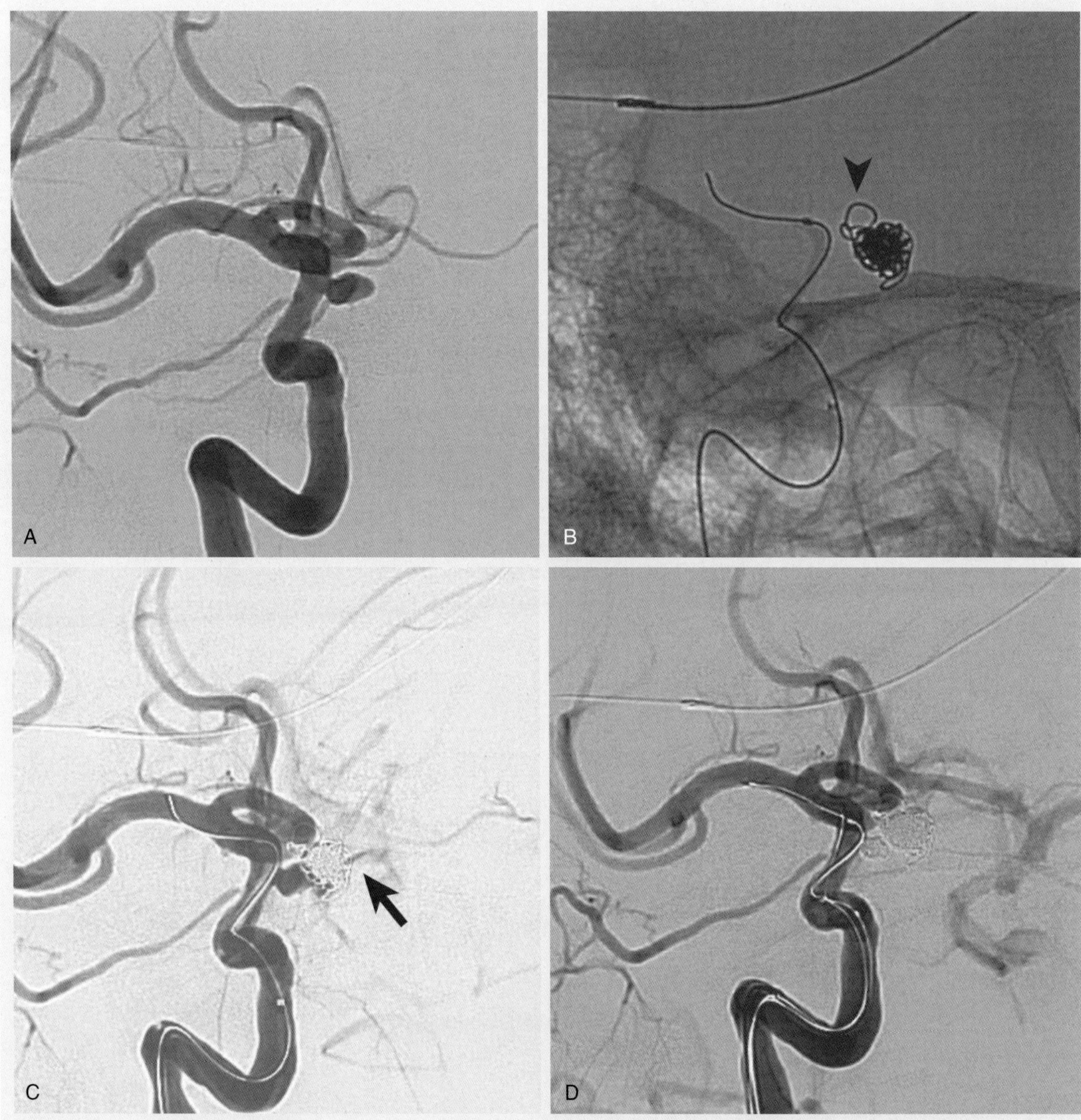

图 40.2 （A）右侧垂体上动脉工作角度，具有发育不良特征和多个子囊。（B 和 C）术中破裂伴弹簧圈疝出（B，箭头）和造影剂外溢（C，箭头）的血管造影证据。（D）多轮额外放置线圈后动脉瘤的血管造影闭塞。（E）近端同源血管血栓识别（★）无远端血流改变。（F）术中三维旋转 CT 显示弥漫性蛛网膜下腔出血（经 Arzoma, phoenix, Barrow 神经学研究所许可使用）

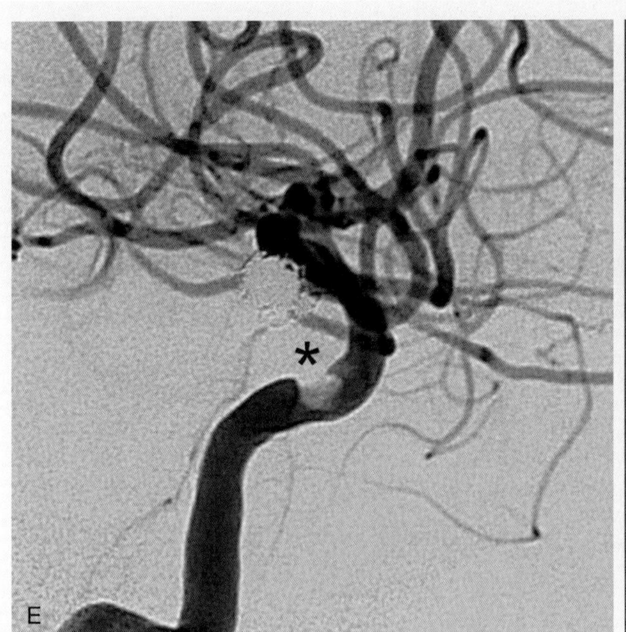

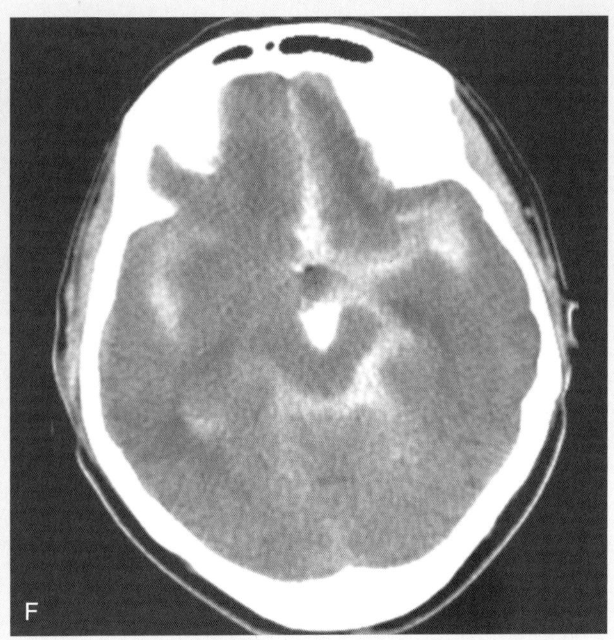

图 40.2（续）

重复的血管造影显示稳定的外观，栓塞的动脉瘤，载瘤血管血栓和远端血管系统。我们再次选择不尝试溶栓，因为有再次破裂或血栓形成的风险。不幸的是，患者未从这种严重的并发症中恢复过来，并在血管造影 5 d 后死亡。

神经外科手术讨论时刻

血管内技术正在发展，并被应用于越来越复杂的动脉瘤。随着它们使用的增加，潜在的毁灭性并发症也会增加。颅内动脉瘤导管栓塞最常见和最显著的并发症是术中破裂或再破裂导致的出血、血栓栓塞事件引起的缺血、导管移位或脱垂入载瘤血管以及动脉瘤再通。某些动脉瘤特征（如颈部大小、顶部大小、动脉瘤位置、载瘤动脉角、破裂状态）与手术并发症发生率相关。对于潜在的灾难性并发症，最有效的治疗方案是预防。当并发症发生时，立即认识到并发症，熟悉抢救技术有助于改善患者的预后。

参考文献

[1] Rinkel GJ, Djibuti M, Algra A, et al. Prevalence and risk of rupture of intracranial aneurysms: a systematic review. Stroke, 1998, 29(1):251–256.

[2] Spetzler RF, McDougall CG, Zabramski JM, et al. The Barrow Ruptured Aneurysm Trial: 6-year results. J Neurosurg, 2015, 123(3):609–617.

[3] Phan K, Huo YR, Jia F, et al. Meta-analysis of stent-assisted coiling versus coiling-only for the treatment of intracranial aneurysms. J Clin Neurosci, 2016, 31:15–22.

[4] Pierot L, Spelle L, Vitry F, et al. Immediate clinical outcome of patients harboring unruptured intracranial aneurysms treated by endovascular approach: results of the ATENA study. Stroke, 2008, 39(9):2497–2504.

[5] Cognard C, Pierot L, Anxionnat R, et al. Results of embolization used as the first treatment choice in a consecutive nonselected population of ruptured aneurysms: clinical results of the CLARITY GDC study. Neurosurgery, 2011, 69(4):837–841, discussion 842.

[6] Sluzewski M, van Rooij WJ, Beute GN, et al. Balloon-assisted coil embolization of intracranial aneurysms: incidence, complications, and angiography results. J Neurosurg, 2006, 105(3):396–399.

[7] Pierot L, Cognard C, Anxionnat R, et al. Remodeling technique for endovascular treatment of ruptured intracranial aneurysms had a higher rate of adequate postoperative occlusion than did conventional coil embolization with comparable safety. Radiology, 2011, 258(2):546–553.

[8] Hetts SW, Turk A, English JD, et al. Stent-assisted coiling versus coiling alone in unruptured intracranial aneurysms in the Matrix and Platinum Science Trial: safety, efficacy, and mid-term outcomes. AJNR Am J Neuroradiol, 2014, 35(4):698–705.

[9] Nishido H, Piotin M, Bartolini B, et al. Analysis of complications and recurrences of aneurysm coiling with special emphasis on the stent-assisted technique. AJNR Am J Neu-roradiol, 2014, 35(2):339–344.

[10] Kang DH, Kim BM, Kim DJ, et al. MR-DWI–positive lesions and symptomatic ischemic complications after coiling of unruptured intracranial aneurysms. Stroke, 2013, 44(3):789–791.

[11] Fiorella D, Albuquerque FC, Deshmukh VR, et al. Monorail snare technique for the recovery of stretched platinum coils: technical case report. Neurosurgery, 2005, 57(1 suppl):E210, discussion E210.

[12] Ding D, Liu KC. Management strategies for intraprocedural coil migration during endovascular treatment of intracranial aneurysms. J Neurointerv Surg, 2014, 6(6):428–431.

[13] Ferns SP, Sprengers ME, van Rooij WJ, et al. Coiling of intracranial aneurysms: a systematic review on initial occlusion and reopening and retreatment rates. Stroke, 2009, 40(8):e523–e529.

[14] Benaissa A, Barbe C, Pierot L. Analysis of recanalization after endovascular treatment of intracranial aneurysm (ARETA trial): presentation of a prospective multicenter study. J Neuroradiol, 2015, 42(2):80–85.

[15] van Rooij WJ, Sluzewski M, Beute GN, et al. Procedural complications of coiling of ruptured intracranial aneurysms: incidence and risk factors in a consecutive series of 681 patients. AJNR Am J Neuroradiol, 2006, 27(7):1498–1501.

[16] Pierot L, Cognard C, Anxionnat R, et al. Ruptured intracranial aneurysms: factors affecting the rate and outcome of endovascular treatment complications in a series of 782 patients (CLARITY study). Radiology, 2010, 256(3):916–923.

[17] Fan L, Lin B, Xu T, et al. Predicting intraprocedural rupture and thrombus formation during coiling of ruptured anterior communicat-ing artery aneurysms. J Neurointerv Surg, 2017, 9(4):370–375.

[18] Brinjikji W, Cloft HJ, Kallmes DF. Difficult aneurysms for endo-vascular treatment: overwide or undertall? AJNR Am J Neuroradiol, 2009, 30(8):1513–1517.

[19] Nguyen TN, Hoh BL, Amin-Hanjani S, et al. Comparison of ruptured vs unruptured aneurysms in recanalization after coil embolization. Surg Neurol, 2007, 68(1):19–23.

[20] Mocco J, Snyder KV, Albuquerque FC, et al. Treatment of intracranial aneurysms with the Enterprise stent: a multicenter registry. J Neurosurg, 2009, 110(1):35–39.

[21] Cloft HJ, Kallmes DF. Cerebral aneurysm perforations complicating therapy with Guglielmi detachable coils: a meta-analysis. AJNR Am J Neuroradiol, 2002, 23(10):1706–1709.

[22] Ishibashi T, Murayama Y, Saguchi T, et al. Thromboembolic events during endovascular coil embolization of cerebral aneurysms. Interv Neuroradiol, 2006, 12(suppl 1):112–116.

[23] Park HK, Horowitz M, Jungreis C, et al. Periprocedural morbidity and mortality associated with endovascular treatment of intracranial aneurysms. AJNR Am J Neuroradiol, 2005, 26(3):506–514.

[24] Connolly ES Jr, Rabinstein AA, Carhuapoma JR, et al. Guidelines for the management of aneurysmal subarachnoid hemorrhage: a guideline for healthcare professionals from the American Heart Association/ American Stroke Association. Stroke, 2012, 43(6):1711–1737.

[25] McNeill L, English SW, Borg N, et al. Effects of institutional caseload of subarachnoid hemorrhage on mortality: a secondary analysis of administrative data. Stroke, 2013, 44(3):647–652.

[26] Stiefel MF, Park MS, McDougall CG, et al. Endovascular treatment of unruptured intracranial aneurysms in the elderly: analysis of procedure related complications. J Neurointerv Surg, 2010, 2(1):11–15.

[27] Sturiale CL, Brinjikji W, Murad MH, et al. Endovascular treatment of intracranial aneurysms in elderly patients: a systematic review and meta-analysis. Stroke, 2013, 44(7):1897–1902.

[28] Hwang G, Jung C, Park SQ, et al. Thromboembolic complications of elective coil embolization of unruptured aneurysms: the effect of oral antiplatelet preparation on periprocedural thromboembolic complication. Neurosurgery, 2010, 67(3):743–748, discussion 748.

[29] Levitt MR, Moon K, Albuquerque FC, et al. Intraprocedural abciximab bolus versus pretreatment oral dual antiplatelet medication for endovascular stenting of unruptured intracranial aneurysms. J Neurointerv Surg, 2016, 8(9): 909–912.

[30] Yang H, Sun Y, Jiang Y, et al. Comparison of stent-assisted coiling vs coiling alone in 563 intracranial aneurysms: safety and efficacy at a high-volume center. Neurosurgery, 2015, 77(2):241–247, discussion 247.

[31] Shapiro M, Becske T, Sahlein D, et al. Stent-supported aneurysm coiling: a literature survey of treatment and follow-up. AJNR Am J Neuroradiol, 2012, 33(1):159–163.

[32] Chen L, Spetzler RF, McDougall CG, et al. Detection of ischemia in endovascular therapy of cerebral aneurysms: a perspective in the era of neurophysiological monitoring. Neurosurg Rev, 2011, 34(1):69–75.

[33] Santillan A, Gobin YP, Greenberg ED, et al. Intraprocedural aneu-rysmal rupture during coil embolization of brain aneurysms: role of balloon-assisted coiling. AJNR Am J Neuroradiol, 2012, 33(10):2017–2021.

[34] Brinjikji W, Morales-Valero SF, Murad MH, et al. Rescue treatment of thromboembolic complications during endo-vascular treatment of cerebral aneurysms: a meta-analysis. AJNR Am J Neuroradiol, 2015, 36(1):121–125.

[35] Kansagra AP, McEachern JD, Madaelil TP, et al. Intra-arterial versus intravenous abciximab therapy for thromboembolic complications of neuroendovascular procedures: case review and meta-analysis. J Neurointerv Surg, 2017, 9(2):131–136.

[36] Park JH, Kim JE, Sheen SH, et al. Intraarterial abciximab for treatment of thromboembolism during coil embolization of intracranial aneurysms: outcome and fatal hemorrhagic complications. J Neurosurg, 2008, 108(3):450–457.

[37] Gentric JC, Brisson J, Batista AL, et al. Safety of abciximab injection during endovascular treatment of ruptured aneurysms. Interv Neuroradiol, 2015, 21(3):332–336.

[38] Lavine SD, Larsen DW, Giannotta SL, et al. Parent vessel Guglielmi detachable coil herniation during wide-necked aneurysm embolization: treatment with intracranial stent placement: two technical case reports. Neurosurgery, 2000, 46(4):1013–1017.

[39] Johnston SC, Dowd CF, Higashida RT, et al. Predictors of rehemorrhage after treatment of ruptured intracranial aneurysms: the Cerebral Aneurysm Rerupture After Treatment (CARAT) study. Stroke, 2008, 39(1):120–125.

[40] Mascitelli JR, Oermann EK, Mocco J, et al. Predictors of success following endovascular retreatment of intracranial aneurysms. Interv Neuroradiol, 2015, 21(4):426–432.

41
动静脉畸形手术相关并发症

BRIAN M. CORLISS, BRIAN L. HOH

重 点

- 脑动静脉畸形的血管内治疗是多学科治疗方法的一部分。
- 脑动静脉畸形栓塞的神经系统并发症往往是致死性的，只有少数情况是可以处理的。
- 并发症的管理必须以预防为主。

引 言

脑动静脉畸形（AVM）是一种罕见的病变，最好的治疗方法是结合辅助技术以及多学科医生联合治疗，包括神经外科医生、神经学家、放射科医生和放射治疗专家，如放射肿瘤学家或接受过立体定向放射外科专业培训的外科医生。AVM 有很大的破裂风险——通常每年 2%~3%，并且这些病变导致的神经功能障碍或死亡的风险很高[1,2]。一项未破裂脑动静脉畸形的随机试验（ARUBA）提出了重要问题，即采取治疗以预防与这些病变相关的发病率和死亡率的安全性和必要性[3]。血管内治疗方法已经发展了几十年，现在已经成为 AVM 手术治疗的有力辅助疗法；在某些情况下，血管内治疗可以作为单一疗法[4-13]。

自 AVM 血管内栓塞开始研究以来，已经开发了许多专门的导管和栓塞剂，但最常见的并发症仍未改变。AVM 栓塞最常见的并发症是出血——由无意的血管穿孔导致，由静脉流出阻塞后的静脉高压导致，或者由广泛或完全栓塞后的正常灌注压突破导致[11,12,14]。缺血性并发症同样常见，通常由供应正常脑组织的血管回流或直接栓塞导致[15]。随着血管内介入治疗的广泛实施，直接由导管技术和故障引起的并发症也更为常见。在本章中，我们将回顾这些并发症的来源，并讨论避免这些并发症的方案。

解剖学观点

脑动静脉畸形是一种解剖学上具有多样性的病变。一般而言，脑 AVM 由一条或多条直接向一条或多条引流静脉供血的动脉组成，其间无毛细血管床（图 41.1）。与大多数动静脉瘘不同，AVM 在动静脉沟通的部位有一个复杂的小动脉和静脉丛。丛内可能有不同量的脑组织，但这些脑组织由于正常毛细血管床的窃血效应而必然是胶质化的。在受影响的脑区可能会出现全局性脑血管自动调节功能的丧失，治疗后容易出现出血并发症和水肿，

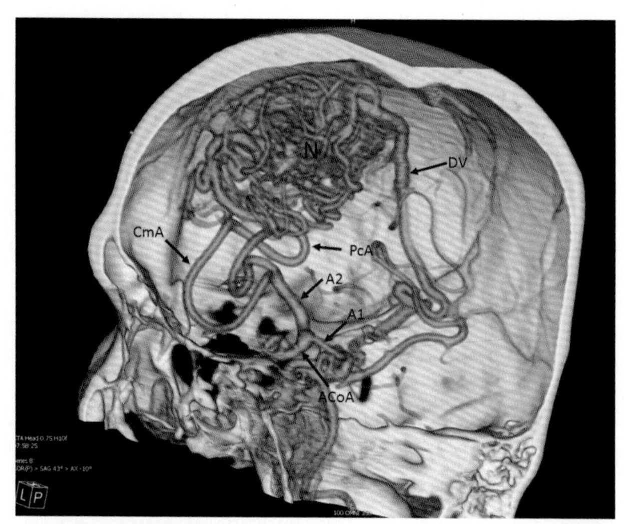

图 41.1 右额叶 Spetzler–Martin 分级 2 级动静脉畸形，由左大脑前动脉动脉（ACA）分支供给，经增大的皮质静脉引流。可见增大的 ACA 分支供养病灶，符合 Yuki 的标准的瘘管。A1：右脑前动脉第一段；A2：右脑前动脉第二段；ACoA：前交通动脉；CmA：胼胝体缘动脉；DV：导血管；N：病灶；PcA：胼周动脉

我们将在后文进行讨论[16]。

就出血的自然史风险而言，深静脉引流模式使所有诊断为脑 AVM 的患者 5 年破裂风险从 21% 增加到 34%，20 年破裂风险从 39% 增加到 52%[1]。瘤体大小＞ 5 cm 也可使 20 年破裂的风险增加到 52%。影响脑动静脉畸形相关风险的其他解剖因素包括：是否存在幕前或幕内动脉瘤、脑深部位置以及既往破裂情况[1,17]。

最常用的 AVM 手术风险分类方法参考 Spetzler-Martin（SM）分级量表[18]。该量表以 AVM 病灶直径（＜ 3 cm 为 1 分，3~6 cm 为 2 分，＞ 6 cm 为 3 分）、病变周围大脑的活动能力（非功能区为 0 分，功能区为 1 分）、静脉引流方式（皮质 / 浅表静脉引流 0 分，深静脉引流 1 分）为基础评分点。Spetzler 本人的病例系列，依据其同名分类系统展开的分析中，当试图手术切除高级别脑动静脉畸形时，手术发病率和死亡率显著增加[18,19]。不幸的是，SM 分级虽然是一个确定的手术风险预测指标，却不能预测与血管内栓塞相关的并发症的可能性[8,15]。

其他分级量表已被开发出来，试图量化血管内栓塞的风险。2010 年，AVM 神经血管分级是根据对使用玛瑙胶或氰基丙烯酸正丁酯胶进行栓塞相关并发症的文献进行综述而制定的[20]。该模式根据供血血管的数量（＜ 3 个为 1 分，3~6 个为 2 分，＞ 6 个为 3 分）、周围大脑的能动性（类似于 SM 系统）、动静脉瘘的存在与否（不存在 0 分，存在 1 分）为 AVM 评分。根据 Yuki 等[21]的标准，瘘可定义为供血动脉与引流静脉的直接沟通，无需介入病灶，或与可比血管相比，供血动脉异常扩张至 2 倍或更大（例如，与供血血管在同一区域，或与对侧相比）。一项纳入 127 例患者的回顾性验证研究[5]显示了良好的评分可信度，该研究结果显示，在采用血管内技术治愈的患者（中位评分为 2 分）、需要多模式治疗的患者（中位评分为 3 分）和栓塞并发症患者（中位评分为 4 分）的评分上存在显著差异。

2015 年，Buffalo 评分首次出现[22]。该评分由供给 AVM 的动脉蒂数量（1 或 2 个为 1 分，3 或 4 个为 2 分，5 个或更多为 3 分）、动脉蒂直径（大多数＞ 1 mm 为 0 分，大多数＜ 1 mm 为 1 分）和病灶位置（类似于 SM 系统）决定。在对 50 例患者的首次回顾性研究中，Buffalo 组显示其评分与并发症风险之间存在相关性，评分为 4 分或 5 分的患者栓塞后并发症风险大于 50%。然而最近，无论是 SM 量表、AVM 神经血管分级，还是 Buffalo 评分，用于一组接受 55 次栓塞手术的患者群体时，均无法预测并发症[8]。然而，样本量小、4 级（＜ 10%）或 5 级（0）病变数量少是导致这一结果的原因。

警 惕

- 许多小型分支血管。
- 病灶接近 Willis 环。
- 单引流静脉深静脉引流。
- 供血动脉明显肥大。
- 病灶周围明显水肿或胶质细胞增生。
- 幕上动脉瘤。

AVM 出血及出血并发症

尽管由于现代无创成像模式的高灵敏度和可用性，越来越多的未破裂的 AVM 被偶然发现，出血仍然是先前未确诊的 AVM 患者的主要症状表现形式[4,7,11,17,23]。出血也是血管内栓塞后最常见和最具破坏性的并发症。出血性并发症通常可以分为两类：一类是由技术问题引起的，如血管穿孔或破裂，另一类是自发发生的，与意外血管破裂无关。我们将分别讨论这些类别。

栓塞形成后自发性出血

自发性栓塞后出血是 AVM 栓塞最令人烦恼和致死性的并发症之一。治疗前 AVM 自发性出血有多种原因，这些因素也会导致栓塞后出血，通常是由于跨壁血管压力或血流模式的改变。在这方面要讨论的最重要的概念是正常灌注压突破[16,18]。

Spetzler 于 1978 年提出了正常灌注压力突破假说，作为解释高流量 AVM 完全切除后脑出血的机制。在正常脑实质中，灌注压力是通过血管口径的内外调节来维持在一个狭窄的窗口内的。因此，脑毛细血管灌注压可在很大范围内调节动脉血压。虽然血管张力的外交感调节在中枢神经系统中发挥作用，但它主要是通过内在平滑肌的自动调节来维持毛细血管灌注。重要的是，小动脉在低血压时扩张的能力似乎比高血压时收缩的能力更强。

在 AVM 患者的大脑中，由于毛细血管床的缺失以及供血动脉和引流静脉口径的扩大，有一个血管阻力低的区域。因此，相对于灌注压，平行血管床受到相对低血压的影响。AVM 本质上是一种血液优先流经的短路。因此，静脉动静脉畸形附近正常大脑的血管会长期扩张，以维持这些相对缺血的大脑区域的血流。这些血管可能丧失其自动调节能力，或者在相对较高的毛细血管灌注压力下，其自动调节设定值可能急剧改变而保持扩张。长期低组织氧张力也可能导致渗出性新生血管形成，伴有脆弱的“渗漏”毛细血管。

这些现象的结果是血管系统的供血动脉长期扩张，对头部灌注压变化作出适当反应的能力降低，下游毛细血管床容易破裂。AVM 的栓塞导致瘘口血流减少，这些脆弱系统的血流代偿性增加。因此，可以预料，栓塞后出血是很常见的——事实也是如此。

最近的几项研究评估了血管内栓塞术后出血的风险。Asadi 等 [4] 报道了 199 例接受血管内栓塞治疗的患者中有 57 例（29%）术后或术中出血，其中 47% 的患者在栓塞手术顺利完成后发生在离栓塞较远的部位。与其他系列相比，该系列出血的发生率较高，可能是因为该系列患者多表现为 AVM 出血；此外，几乎所有患者都经历了多次栓塞（即单个栓塞手术并发症的风险是这些数字的一小部分），并且采用了积极的血管内治疗方案，45% 的患者实现了治疗无辅助放射手术或开放显微手术切除的 AVM。

Baharvahdat 等 [23] 报道了 408 例患者中 92 例（23% 的患者，11% 的栓塞患者）在血管内栓塞后或术中出血，再次向完全闭塞发展。其中 52% 的并发症与自发性出血有关，与手术过程中无意的血管破裂或穿孔无关。81% 的病例发生在手术结束后的数小时或数天内，平均术后 34 h。另外，这项研究值得注意的是，在 91% 的病例中，血管内栓塞被用作唯一的治疗方式。自发性出血导致 37 例患者出现后天性神经功能缺陷，其中 58% 导致终身残疾，10% 死亡。出血类型包括脑内、脑室内和蛛网膜下腔出血；71% 的自发性出血发生在脑实质内。重要的是，本研究的作者将引流静脉的过早栓塞确定为延迟出血的一个因素，17% 的出血发生在这种情况下，但其他作者报道了在小样本患者中成功的经静脉栓塞方案 [9]。

在采用栓塞作为辅助治疗方式的神经外科系列手术中，显微手术切除或立体定向放射手术后，出血性并发症似乎不太常见。Crowley 等 [7] 报道了 9.6% 的患者因各种原因导致永久性神经病变，327 例接受治疗的患者中只有 1 例死亡。153 例患者中有 6 例（4%）出现了意外的术后神经功能缺损，继发于出血并发症 [15]。在较小型系列和较大型系列研究中，分别只有 13% 和 2.3% 的治疗是治愈性的，而分别有 70% 和 79% 是在显微外科切除病变之前进行的，从而突出了世界各地和不同亚专家采用的治疗方案的差异。在比较研究时应牢记这一点，因为开颅术后的手术并发症可能不包括在报道的数据中。在一个较早的手术系列中，Taylor 等 [14] 报道 201 例患者中 18 例（9%）栓塞后出现永久性神经功能缺损，4 例（2%）死亡。在这个系列中，栓塞主要用作手术切除的辅助治疗手段。

综上所述，血管内栓塞术后围手术期颅内出血在以下患者中最为常见：①一次尝试对病变进行完全栓塞；②次全栓塞时，栓塞物质进入引流静脉；③高危特征（如颅内动脉瘤）未得到治疗时 [24]。这些情况下的出血是由静脉高压或动脉瘤内高压恶化或正常灌注压突破引起的。因此，可以通过分期栓塞尝试，治疗早期针对病变的高危特征，并在栓塞后严格控制血压来避免出血。尝试血管内治疗 AVM 的出血风险应该与显微手术切除的风险进行权衡，后者是因人而异的，但可以通过 SM 分级方案准确预测。

在我们的机构中，所有的脑动静脉畸形都由经过开放手术和血管内治疗方式培训的神经外科医生治疗，并可获得最先进的放射外科治疗。栓塞通常是分阶段进行的，每次栓塞的病变不超过 30%~50%，除非是由单一动脉供血的非常小的病变，不能部分栓塞，此时可以在一次栓塞中治愈。术后，收缩压控制在 120 mmHg 以下，通常需要静脉滴注尼卡地平。拉贝他洛尔是一种二线药物，也可用于持续输注，或更常见的是，根据需要用于突破性高血压。栓塞后，所有患者都在神经外科重症监护病房接受至少一夜的监护。延迟栓塞后出血引起的神经系统恶化通常提示立即清除血肿和切除 AVM。

医源性并发症

AVM 血管内治疗引起的医源性并发症包括所有血管内手术常见的并发症，包括通路血管损伤和血管夹层，以及 AVM 治疗特有的微导管插入术和栓塞相关的并发症。稍后我们将考虑那些 AVM 治疗所特有的。

医源性出血

如上所述，AVM 栓塞后的一些出血可能与介入治疗人员控制的因素有关。具体而言，这些因素包括一次大面积（＞40%~50%）或完全 AVM 栓塞，或次全栓塞期间对引流静脉栓塞。然而，术中出血通常是由于无意和医源性血管穿孔导致的。

脑动静脉畸形的血管壁组织病理学异常，可能是其具有脆性的原因。这种脆性可能与Ⅰ型胶原相对Ⅲ型胶原比例增加、Ⅰ型胶原纤维异常聚合以及由此导致的血管壁刚性和相对弹性丧失有关[25]。平滑肌肥厚和血管壁玻璃样变也会导致血管僵硬和破裂的风险。在栓塞过程中，治疗微导管必须尽可能靠近 AVM 病灶，以栓塞病灶本身。然而，随着病灶接近，血管壁越来越脆弱，使血管壁穿孔成为一个重要的问题。血管穿孔在文献中没有统一的报道，但可能发生在 1%~5% 的病例中[10-12,26-28]。小儿系列中也有类似的发病率[29,30]。血管穿孔在玛瑙胶应用时期可能增加，这一现象可能与玛瑙胶兼容导管的特性有关。然而，这一点还没有得到很好的证实。

避免血管穿孔需要小心操作微导管，选择柔软的微丝，或者使用导流导管避免微丝操作。一般而言，最柔软、最可操作的导丝应和与所使用的栓塞剂兼容的最灵活的微导管结合使用。如果正在治疗的动静脉畸形附近的小供血动脉发生血管穿孔，牺牲该血管往往是阻止外渗的最方便的解决方案，且脑缺血引起神经功能缺损的风险相对较低。液体栓塞剂的优点是可以有效地控制出血，而不必失去对病灶进行栓塞的必要途径。如果更多的近端血管穿孔，球囊填塞和逆转抗凝（如果使用）可以尝试保持母血管通畅。

保留导管

使用液体栓塞剂 / 胶进行栓塞有导管意外滞留的风险。这种并发症见于玛瑙胶。玛瑙胶栓塞后导管滞留的发生率似乎在 3%~5%[8,31-33]。

胶合导管的管理经常涉及在皮肤穿刺点切割保留的微导管。如果最终切除 AVM，这些导管可以在手术时移除[34]。虽然保留的导管最终可能会并入颈脑血管壁，从而限制血栓栓塞并发症的长期可能性，但这种做法可能会导致其他并发症[35]，包括入路血管（如股动脉假性动脉瘤）[36]。其他技术也有描述，包括在切断轮毂末端后，在微导管上同轴放置远端通路导管（DAC）[33]。DAC 可被推进到玛瑙胶塞，并用于进行反牵引，以便在试图移除微导管时，可以对微导管施加必要的力，而不会撕裂供血血管蒂。

可以通过避免液体栓塞剂回流或完全避免使用液体栓塞剂来避免导管内黏滞。最近已经开发出新的可拆卸导管，并在已发表的研究中证明了其有效性[37,38]。这些导管有一个短的尖端，如果施加足够的张力，可以将其从主微导管轴中分离出来（图 41.3），因此，如果尖端粘在适当的位置，可以去除大部分的导管。如果使用可分离导管，则不应允许栓塞剂在比近端不透射线的尖端标记更近端回流。

缺血并发症

所有中枢神经系统栓塞手术都有可能导致正常组织的意外栓塞，导致与栓塞程度和栓塞组织的强度相称的神经功能缺损。微导管在使用前应检查缺陷。栓塞前应选择性微导管造影剂注射任何靶蒂。考虑到脑微导管注射检测正常脑灌注的敏感性，尽管已有描述，但我们在脑 AVM 栓塞中不常规使用神经监测[39]。如果对特定目标的栓塞安全性的担忧存在，应强烈考虑开放显微手术切除或立体定向放射手术。当确定安全目标时，引导微导管尽可能靠近病灶，并仔细控制任何液体栓塞剂的粘附，应防止正常大脑的意外栓塞（图 41.4）。在单个血管蒂栓塞后，在重复注射造影剂之前，我们通常会取出并更换微导管——通常是引导导管。

运动和体感诱发电位（MEP/SSEP）形式的神经监测可能用于脊髓栓塞。如果目标血管蒂为脊髓提供低于微导管注射可见分辨率的血液供应，则采用动脉内给药 2~5 mg 美索比妥[40]麻醉脊髓灰质，随后给药 40 mg 不含防腐剂的 2% 利多卡因[41,42]麻醉脊髓白质，在监测电位可产生可检测的变化。如果监测到潜在的变化，建议对目标瘘管进行开放式手术结扎。需要注意的是，美索比妥和利多卡因不是配伍药物，不能混合使用，因为这样会导致药物成分的沉淀。在两次用药之间应该彻底冲洗导管。

手术回顾

我最糟的病例

1 例 59 岁男性患者因采用影像学方法检查慢性中耳炎时偶然发现右额叶 AVM （SM 级 2）而转至神经外科会诊（图 41.2）。患者无癫痫发作史或其他神经疾患，标准神经科检查正常。考虑到患者的年龄和 AVM 的大小，患者被推荐进行分期的 Onyx 栓塞，然后在选择性的基础上进行显微手术切除。住院当天，患者接受了约 50% 的 AVM 无并发症的 Onyx 栓塞治疗。患者在住院第 2 天接受了 2 期栓塞治疗。2 期栓塞完成后的血管造影显示约 80% 的血栓闭塞 AVM。几小时后，在恢复室吃晚餐时，患者突然出现头痛、左半偏瘫、瞳孔不等大和精神状态抑制。急诊插管，静脉滴注甘露醇。STAT 头部 CT 显示右额部 9.5 cm ×7 cm 脑出血。患者被紧急送至手术室进行右额部开颅，清除血肿，切除 AVM。手术后，他在神经外科重症监护病房接受监护，在那里他最终能够脱离呼吸机。他最终需要做胃造瘘手术，但在住院第 41 天出院，存在左侧偏瘫，其他情况尚可。在 3 年的随访中，患者可以用助行器行走，并且有 4/5 的左偏瘫残留。

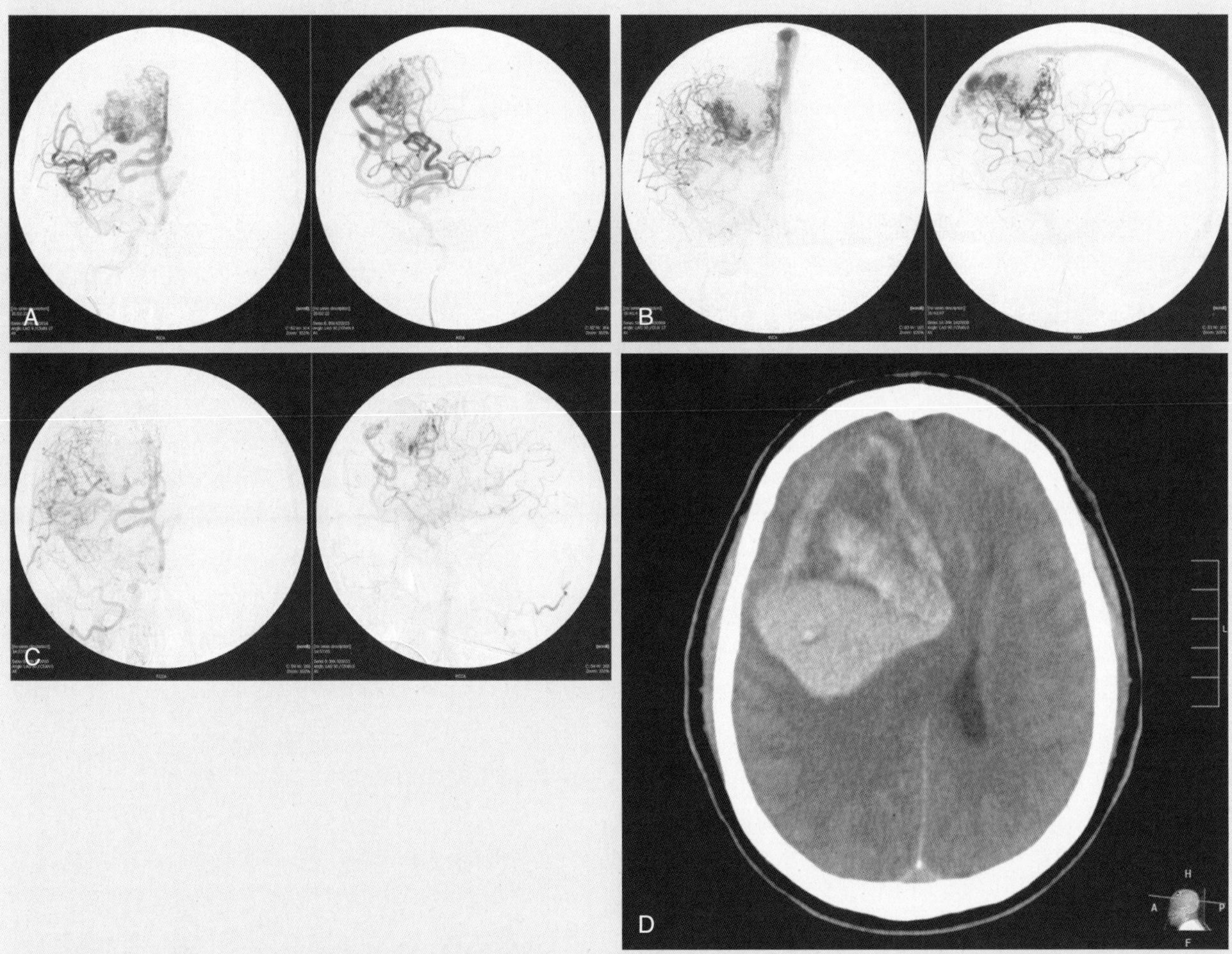

图 41.2 59 岁男性，偶然发现右额叶动静脉畸形（AVM）。动脉中部预栓塞（A）颈内动脉血管造影显示右侧额动静脉畸形，由右侧大脑前动脉分支浅层引流至上矢状窦。在第 1 期栓塞（B）后，经 AVM 的血流速度降低，血流速度降低可见缟玛瑙铸件约占原病灶体积的 50%。2 期栓塞后（C） 80% 的 AVM 病灶已栓塞。（D）栓塞后头部 CT 显示右额叶大面积出血

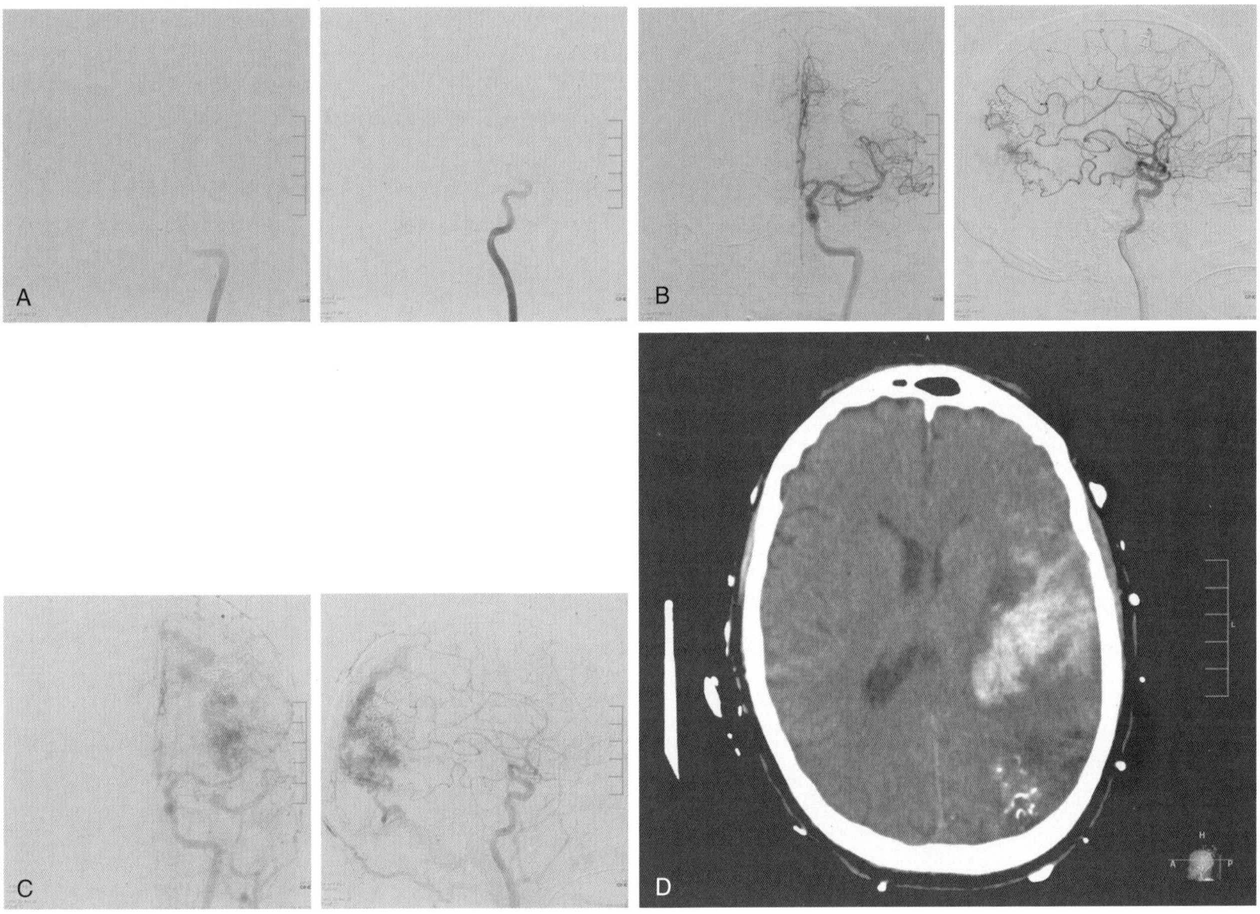

图41.3 59岁男性，左顶枕动静脉畸形(AVM)，表现为癫痫发作、认知功能障碍和癫痫发作。手术切除前计划分期栓塞。1期栓塞采用可拆卸尖端微导管。栓塞后早期（A）和中期（B）动脉期颈内动脉血管造影显示导管尖端保留在海绵状左侧颈内段。拔出微导管后，脱落的尖端发生了偏移，或在微导管撤回引导导管时被剪断。（C）使用抽吸/抽吸联合支架回收装置回收保留的尖端后，颈总动脉中动脉血管造影。（D）栓塞后CT显示栓塞部位远处的颅内和蛛网膜下腔出血。术中未发现外渗

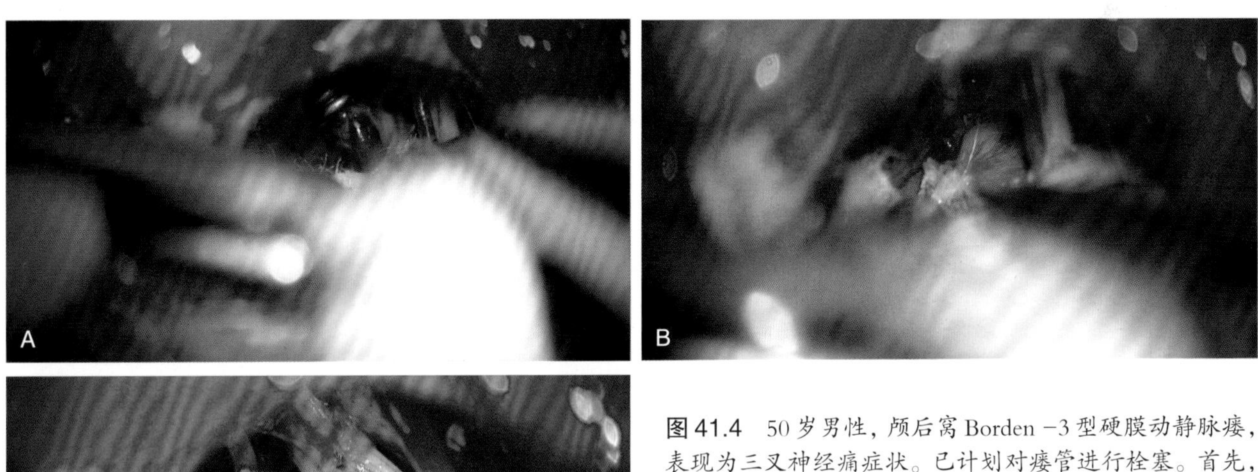

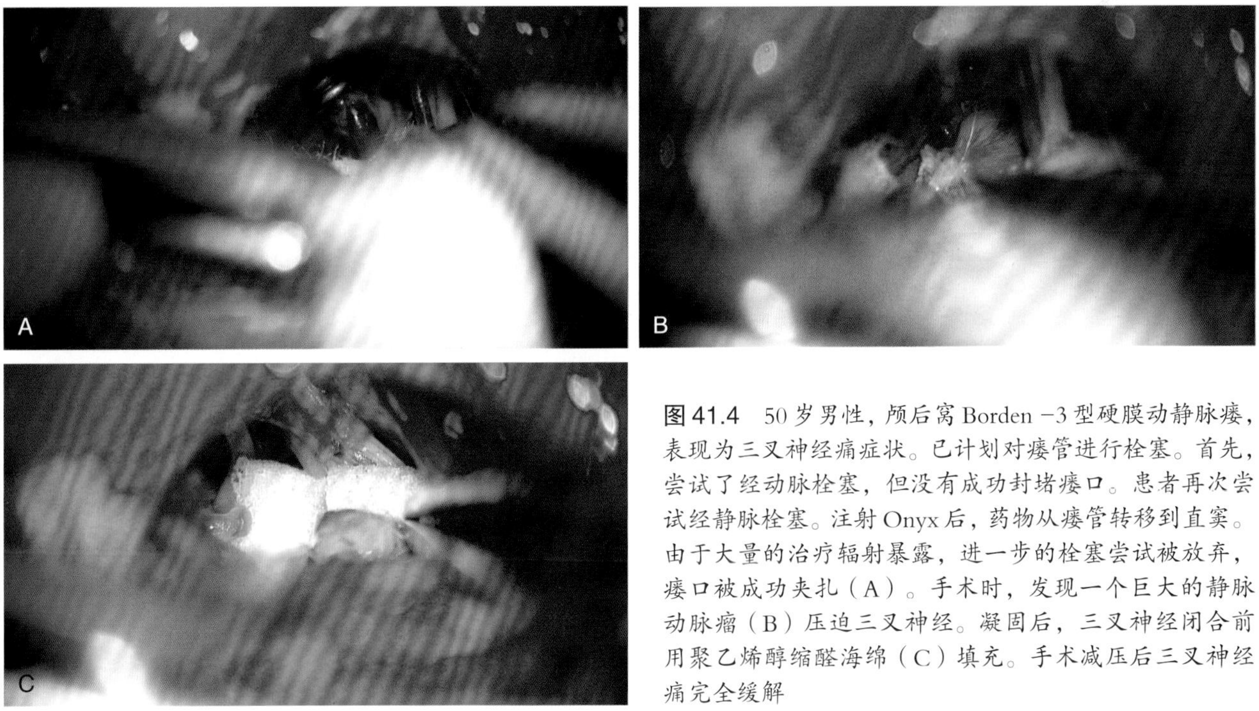

图41.4 50岁男性，颅后窝Borden－3型硬膜动静脉瘘，表现为三叉神经痛症状。已计划对瘘管进行栓塞。首先，尝试了经动脉栓塞，但没有成功封堵瘘口。患者再次尝试经静脉栓塞。注射Onyx后，药物从瘘管转移到直窦。由于大量的治疗辐射暴露，进一步的栓塞尝试被放弃，瘘口被成功夹扎（A）。手术时，发现一个巨大的静脉动脉瘤（B）压迫三叉神经。凝固后，三叉神经闭合前用聚乙烯醇缩醛海绵（C）填充。手术减压后三叉神经痛完全缓解

神经外科手术讨论时刻

AVM 栓塞可作为 AVM 手术的重要辅助手段。虽然每个 AVM 的解剖结构都是独特的，但某些高危特征会反复出现；如果早期发现并发症，可以采取措施帮助预防并发症。最终，AVM 治疗的风险和效果必须在患者特征的基础上加以权衡，血管内栓塞的益处应该在更全面的多学科治疗方法的背景下加以考虑。

参考文献

[1] Hernesniemi JA, Dashti R, Juvela S, et al. Natural history of brain arteriovenous malformations: a long-term follow-up study of risk of hemorrhage in 238 patients. Neurosurgery, 2008, 63(5):823–831.

[2] Brown RD, Wiebers DO, Forbes G, et al. The natural history of unruptured intracranial arteriovenous malformations. J Neurosurg, 1988, 68:352–357.

[3] Mohr JP, Parides MK, Stapf C, et al. Medical therapy with or without interventional therapy for unruptured brain arteriovenous malformations (ARUBA): a multicentre, nonblinded, randomised trial. Lancet, 2014, 383:614–621.

[4] Asadi H, Kok HK, Looby S, et al. Outcomes and complications after endovascular treatment of brain arteriovenous malformations: a prognostication attempt using artificial intelligence. World Neurosurg, 2016, 96:562–569.

[5] Bell DL, Leslie-Mazwi TM, Yoo AJ, et al. Application of a novel brain arteriovenous malformation endovascular grading scale for transarterial embolization. AJNR Am J Neuroradiol, 2015, 36:1303–1309.

[6] Castro-Afonso LH, Nakiri GS, Oliveira RS, et al. Curative embolization of pediatric intracranial arteriovenous malformations using Onyx: the role of new embolization techniques on patient outcomes. Neuroradiology, 2016, 58:585–594.

[7] Crowley RW, Ducruet AF, Kalani YS, et al. Neurological morbidity and mortality associated with endovascular treatment of cerebral arteriovenous malformations before and during the Onyx era. J Neurosurg, 2015, 122:1492–1497.

[8] Gupta R, Adeeb N, Moore JM, et al. Validity assessment of grading scales predicting complications from embolization of cerebral arteriovenous malformations. Clin Neurol Neurosurg, 2016, 151:102–107.

[9] Iosif C, Mendes GAC, Saleme S, et al. Endovascular transvenous cure for ruptured brain arteriovenous malformations in complex cases with high Spetzler-Martin grades. J Neurosurg, 2015, 122:1229–1238.

[10] Katsaridis V, Papagiannaki C, Aimar E. Curative embolization of cerebral arteriovenous malformations (AVMs) with Onyx in 101 patients. Neuroradiology, 2008, 50:589–597.

[11] Pierot L, Cognard C, Herbreteau D, et al. Endovascular treatment of brain arteriovenous malformations using a liquid embolic agent: results of a prospective, multicentre study (BRAVO). Eur Radiol, 2013, 23:2838–2845.

[12] Strauss I, Frolov V, Buchbut D, et al. Critical appraisal of endovascular treatment of brain arteriovenous malformations using Onyx in a series of 92 consecutive patients. Acta Neurochir, 2013, 155:611–617.

[13] Yu SCH, Chan MSY, Lam JMK, et al. Complete obliteration of intracranial arteriovenous malformation with endovascular cyanoacrylate embolization: initial success and rate of permanent cure. AJNR Am J Neuroradiol, 2004, 25:1139–1143.

[14] Taylor CL, Dutton K, Rappard G, et al. Complications of preoperative embolization of cerebral arteriovenous malformations. J Neurosurg, 2004, 100:810–812.

[15] Kim LJ, Albuquerque FC, Spetzler RF, et al. Postembolization neurological deficits in cerebral arteriovenous malformations: stratification by arteriovenous malformation grade. Neurosurgery, 2006, 58(7):53–58.

[16] Rangel-Castilla L, Spetzler RF, Nakaji P. Normal perfusion pressure breakthrough theory: a reappraisal after 35 years. Neurosurg Rev, 2015, 38:399–405.

[17] Platz J, Berkefeld J, Singer OC, et al. Frequency, risk of hemorrhage, and treatment considerations for cerebral arteriovenous malformations with associated aneurysms. Acta Neurochir, 2014, 156:2025–2034.

[18] Spetzler RF, Martin NA. A proposed grading system for arteriovenous malformations. J Neurosurg, 1986, 65:476–483.

[19] Hamilton MG, Spetzler RF. The prospective application of a grading system for arteriovenous malformations. Neurosurgery, 1994, 34(1):2–6.

[20] Feliciano CE, Leon-Berra R, Hernandez-Gaitan MS, et al. A proposal for a new arteriovenous malformation grading scale for neuroendovascular procedures and literature review. P R Health Sci J, 2010, 29(2):117–120.

[21] Yuki I, Kim RH, Duckwiler G, et al. Treatment of brain arteriovenous malformations with high-flow arteriovenous fistulas: risk and complications associated with endovascular embolization in multimodality treatment. Clinical Article. J Neurosurg, 2010, 113(4): 715–722.

[22] Dumont TM, Kan P, Snyder KV, et al. A proposed grading system for endovascular treatment of cerebral arteriovenous malformations: Buffalo Score. Surg Neurol Int, 2015, 6:3.

[23] Baharvahdat H, Blanc R, Termechi R, et al. Hemorrhagic complications after endovascular treatment of cerebral arteriovenous malformations. AJNR Am J Neuroradiol, 2014, 35:978–983.

[24] Jordan JA, Llibre JC, Vazquez F, et al. Predictors of hemorrhagic complications from endovascular treatment of cerebral arteriovenous malformations. Interv Neuroradiol, 2014, 20:74–82.

[25] Zhang R, Zhu W, Su H. Vascular integrity in the pathogenesis of brain arteriovenous malformation. Acta Neurochir Suppl, 2016, 121:29–35.

[26] Sugiu K, Tokunaga K, Sasahara W, et al. Complications of embolization for cerebral arteriovenous malformations. Interv Neuroradiol, 2004, 10(suppl 2):59–61.

[27] Halbach VV, Higashida RT, Dowd CF, et al. Management of vascular perforations that occur during neurointerventional procedures. AJNR Am J Neuroradiol, 1991, 12(2):319–327.

[28] Weber W, Kis B, Siekmann R, et al. Endovascular treatment of intracranial arteriovenous malformations with Onyx: technical aspects. AJNR Am J Neuroradiol, 2007, 28:371–377.

[29] Ashour R, Aziz-Sultan MA, Soltanolkotabi M, et al. Safety and efficacy of Onyx embolization for pediatric cranial and spinal vascular lesions and tumors. Neurosurgery, 2012, 71(4):773–784.

[30] Lin N, Smith ER, Scott RM, et al. Safety of neuroangiography and embolization in children: complication analysis of 697 consecutive procedures in 394 patients. J Neurosurg Pediatr, 2015, 16:432–438.

[31] van Rooij WJ, Sluzewski M, Beute GN. Brian AVM embolization with Onyx. AJNR Am J Neuroradiol, 2007, 28:172–177.

[32] Mounayer C, Hammami N, Piotin M, et al. Nidal embolization of brain arteriovenous malformations using Onyx in 94 patients. AJNR Am J Neuroradiol, 2007, 28:518–523.

[33] Newman CB, Park MS, Kerber CW, et al. Over-the-catheter retrieval of a retained microcatheter following Onyx embolization: a technical report. J Neurointervent Surg, 2012, 4:e13.

[34] Pandey P, Shetty R, Sabharwal P, et al. Retrieval of a microcatheter from arteriovenous malformation after hemorrhage following Onyx embolization. Neurol India, 2013, 61:523–525.

[35] Zoarski GH, Lilly MP, Sperling JS, et al. Surgically confirmed incorporation of a chronically retained neurointerventional microcatheter in the carotid artery. AJNR Am J Neuroradiol, 1999, 20:177–178.

[36] Bingol H, Sirin G, Akay HT, et al. Management of a retained catheter in an arteriovenous malformation. J Neurosurg, 2007, 106:481–483.

[37] Altschul D, Paramasivam S, Ortega-Gutierrez S, et al. Safety and efficacy of using a detachable tip microcatheter in the embolization of pediatric arteriovenous malformations. Childs Nerv Syst, 2014, 30:1099–1107.

[38] Herial NA, Khan AA, Sherr GT, et al. Detachable tip microcatheters for liquid embolization of brain arteriovenous malformations and fistulas: a United States single-center experience. Neurosurgery, 2015, 11(3):404–411.

[39] Peters K, Quisling RG, Gilmore R, et al. Intraarterial use of sodium methohexital for provocative testing during brain embolotherapy. AJNR Am J Neuroradiol, 1993, 14:171–174.

[40] Glasser R, Masson R, Mickle JP, et al. Embolization of a dural arteriovenous fistula of the ventral cervical spinal canal in a nine-year-old boy. Neurosurgery, 1993, 33(6):1089–1093.

[41] Niimi Y, Deletis V, Berenstein A. Provocative testing for embolization of spinal cord AVMs. Interv Neuroradiol, 2000, 6(suppl 1):191–194.

[42] Niimi Y, Sala F, Deletis V, et al. Neurophysiologic monitoring and pharmacologic provocative testing for embolization of spinal cord arteriovenous malformations. AJNR Am J Neuroradiol, 2004, 25:1131–1138.

42

脑卒中手术相关并发症

HIRAD S. HEDAYAT, YASIR AL-KHALILI, MANDY J. BINNING, EROL VEZNEDAROGLU

重　点

- 取栓后的症状性出血和需要颅骨切除术的出血是成功的血管内介入治疗后潜在的破坏性并发症。
- 导管操作引起的血管穿孔具有显著的发病率和死亡率。
- 术后重症监护和积极的血压控制有助于降低再灌注后出血并发症的风险。

引　言

每年大约有 79.5 万例患者会经历新的或复发性脑卒中，其中大约 61 万例患者是首次发病 [1]。在汇编的评估中，87% 为缺血性，10% 为脑出血，3% 为蛛网膜下腔出血（SAH）[2]。缺血性脑卒中患者的主要治疗目标是尽可能快速和安全地恢复脑灌注，因为在血管闭塞而没有再通的情况下，每分钟大约有 200 万个神经元死亡 [3]。静脉注射组织型纤溶酶原激活剂（IV tPA）可成功疏通约 30% 的闭塞，但对大血管闭塞只有 10%~15% 的疗效，即涉及颈内动脉（ICA）、近端大脑中动脉（MCA）或基底动脉（BA）[4]。静脉 tPA 在血栓长度超过 8 mm[5]，和累及的血管段再闭塞也可能发生的有效性最近的多中心 MR CLEAN、ESCAPE 和 EXTEND IA 试验 [8-10] 表明，对于大血管闭塞，机械取栓在前循环再通率最高，优于静脉 tPA 的医疗管理。此外，良好的神经功能根据 TREVO 试验，在 40%~60% 的患者中（mRS ≤ 2，90 d）[11]。然而，这些好处伴随着潜在的破坏性并发症颅内出血 [12]。

血管内取栓术并发症

尽管并发症的总发生率低于 5%[13]，血管内治疗存在与腹股沟部位血管通路相关的风险 [14]，连同设备或程序相关的并发症，如支架剥离，动脉剥离，颈动脉海绵瘘，或血管穿孔 [15-19]。其他并发症可能与动脉相关梗死或缺血性并发症有关，如再闭塞、血管痉挛或再灌注损伤 [20]，这些并发症可能发展成毁灭性实质出血。罕见的手术并发症包括造影剂肾病，发生率为 1.5%[21]。

出血并发症

在没有任何干预的情况下，急性缺血性脑卒中的出血性转化的风险接近 0.6%，而动脉内药物治疗和机械干预分别将这一风险增加到 15.4% 和 10%[22]。闭塞血管重建后，闭塞血管远端血管系统可能出现扩张或“奢侈灌注”，这可以在血管造影上显示出来，因为血管已经最大限度地扩张，以维持自调节后的脑灌注。据推测，在可抢救的缺血半暗带中，这些扩张的血管对高压的耐受性较差，提示更容易损伤并导致出血 [22]。当术中使用经颅多普勒时 [23]，可以看到支架回收装置远端血流增加，搏动性降低。有了这方面的知识，短暂的积极的术后血压控制可以帮助预防机械取栓后出血，使血压比术前基线降低 25%~30%[23]。

大多数患者在取栓后颅内出血仍无症状，报道的有症状出血率为 2%~15%[24,25]。有报道称，15% 的患者在取栓后因出血或恶性脑水肿而行去骨瓣减压术，症状性出血和需要去骨瓣减压术都与预后不良有关 [25]。

蛛网膜下腔出血并发症

介入性周围蛛网膜下腔出血的发生已报道在 5% 到 16% 的情况下 [26]，然而血管造影检测血管穿孔的发生率为 0% 到 3%，这意味着大多数介入性周围蛛网膜下腔出血可能是由于血管造影隐匿性穿孔[27]。根据一项回顾性病例对照研究，这些取栓后 SAH 的大多数病例是无症状的，但发现再通后 24 h 内出现无症状实质内出血的可能性更高（57% *vs* 0，*P* = 0.018）[11]。除了真正的蛛网膜下腔出血外，在 3.5%~16.2% 的脑卒中介入术后 CT 上可以看到类似蛛网膜下腔出血的血管高密度[28]，继发于小血管穿孔或更常见的是，在取栓和造影剂渗漏过程中内皮完整性的机械破坏。随着临床发作和再通间隔时间的延长、手术时间的延长和再通次数的增加，发生 SAH 的机会也会增加[28]。

手术回顾

我最糟的病例

58 岁男性因美国国立卫生研究院脑卒中量表 19 级及 CT 血管造影术显示左侧 M2 上分区闭塞而入院。CT 灌注提示闭塞区分布为可挽救的半暗影。患者接受了静脉 tPA 治疗，但神经系统检查没有改善，随后在脑梗死（TICI）3 级再通中进行了顺利且成功的取栓和溶栓（图 42.1）。在 ICU 期间，患者术后血压升高，神经功能明显下降。CT 表现为破坏性脑实质内再灌注出血。患者家属讨论后，决定放弃治疗。

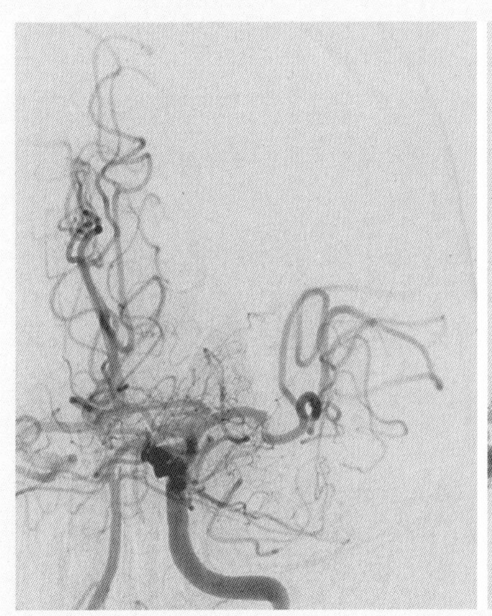

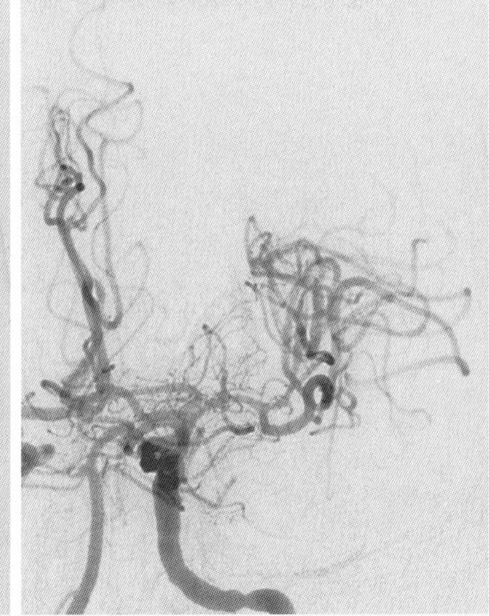

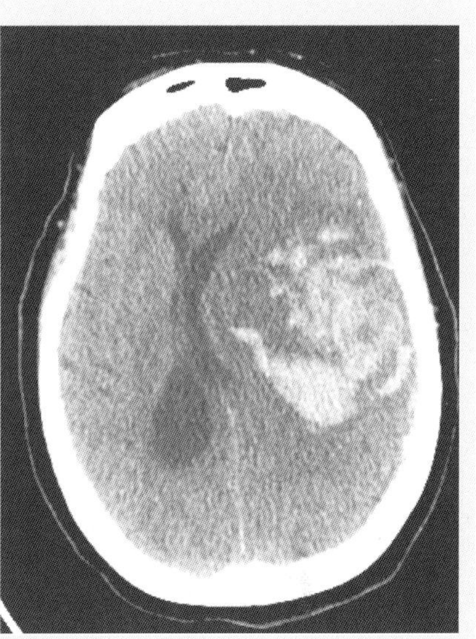

图 42.1 我最糟的病例

警 惕

- 曲折的血管解剖学。
- 血管壁钙化。
- 微丝或微导管难以通过血栓。
- 取栓前给予 tPA。
- 干预前后血压控制不良。
- 远端血管系统停滞或不充盈。

颅内血管穿孔

血管穿孔是一种罕见的发生在取栓术中的并发症，尽管其机制，危险因素，结果，和救援方法尚未在文献中很好地描述。它通常与微导丝操纵有关，使一个 29~30 标准孔（约 0.014 英寸）或 0.09 mm[24]，如果发生在未患病的血管中，通常是自封闭的。这个的后遗症取决于血管穿孔的位置（蛛网膜下腔 *vs* 实质内），出血持续时间和出血率。大多数情况下，在插入支架之前，微导管在血管闭塞处外注射时所见的外渗可以识别微丝穿孔。当发生这种情况时，通常明智的做法是放弃取栓，这样堵塞的血管将防止小血管穿孔出血。如果这是不可能的，或如果外溢持续，治疗可能需要用小线圈或使用玛瑙胶栓塞材料封堵孔上方或近端血管[29]。支架取栓术中血管穿孔发生率为 1.0%，穿孔多发生在远端[30]。住院期间和 3 个月的死亡率分别为 56% 和 63%，而 25% 的患者在术后 90 d 获得良好的功能预后[30]。

脑血管痉挛

颅内和颈部血管痉挛是继发于导管和导丝管腔内操作的，据报道高达23%的患者0.5%是症状[31]。干预期间的血管痉挛大多是自愈的。对于严重的、非消退的、限流的血管痉挛，可能需要动脉内灌注尼莫地平、维拉帕米或地尔硫卓治疗[20]。球囊血管成形术治疗导管痉挛的可能性较小，因为它不像蛛网膜下腔出血相关血管痉挛那样复发；因此，动脉内钙通道阻滞剂的结果往往是持久的。避免血管痉挛的最佳预防方法是通过小心、有效地操作导管和导丝来避免引起血管痉挛，以尽量减少管腔内血管内膜刺激血管。当血管痉挛发生时，取出或取出有问题的物品并等待，同时进行一系列的血管造影将显示缓解。

动脉剥离

与机械取栓相关的动脉剥离通常与导管剥离ICA相关，无论是在初始放置期间，还是在凝块取出期间，当导管由于拉回一个整合良好的硬凝块而远端移动时。一般而言，小的解剖皮瓣不会限制血流，可以用抗血小板药物治疗。如果在剥离皮瓣上发现血栓形成，通常需要抗凝治疗。当夹层流动受限或闭塞时，通常可以通过金属丝找到颈动脉的真管腔，并将导路（如果是岩骨段或近端）置于闭塞区之外来打开夹层。如果闭塞是远端岩骨段ICA，中间导管或微导管可以放置远端闭塞。这一动作后的血管造影通常显示血流已经恢复。在这种情况下不能恢复血流，支架可能需要固定夹层瓣和恢复真腔。

颈动脉海绵窦瘘

直接颈动脉海绵窦瘘（CCF）通常发生于外伤或动脉瘤破裂，很少医源性。据报道，在包括卒中干预在内的所有血管内手术中，有0.8%的病例发生CCF[32]。CCF明显多发于女性，提示血管衰弱存在性别差异[32]。当发生CCF时，如果血运重建不完全，一种选择是不进行进一步的支架回收。如果TICI 3级血流的血运重建完成，如果CCF出现症状，可以延迟或分期治疗。

支架回收器脱离 / 设备故障

随着血管内技术的不断发展和进步，支架回收装置脱落或故障的发生率是相当罕见的。动脉狭窄、弯曲和壁钙化导致管腔表面不规则，在取出支架时可能导致支架脱离[33]。支架通过的次数也被认为有助于脱离，因为重复取栓使支架附着部位减弱[33]。大多数报道的病例显示出不良的结果，以及不成功的取出分离装置。用另一种取栓支架取出脱落的支架可以作为一种可产生良好结果的替代选择[32]。然而，在母血管内支架脱离的情况下，其结果是通畅的，最好将支架取出器留在原位，并将患者放置在双抗血小板药物上，就像任何颅内支架一样。我们必须记住，所有的都没有丢失，特别是如果结果是一个母血管。

再灌注性损伤

阻塞性动脉粥样硬化性疾病患者灌注压力慢性下降，血管再通后恢复正常压力时，由于这些区域脑血管储备很少或没有，可能导致水肿或直接出血[34]。小动脉失去了正常的压力敏感性，当正常的压力恢复时，血管突然破裂，血液内容物渗漏，水肿或出血。当这种情况发生时，积极使用抗高血压药物是指在血管重建术发生后减少这些区域的高流量。

结　论

血管内取栓已经成为大血管闭塞性脑卒中患者的标准护理，适合适当的干预标准。随机试验表明，这种疗法在神经功能方面有显著改善。随着这些干预措施在医院护理脑卒中患者的过程中变得越来越普遍，经验丰富、高效和细心的从业人员的作用是至关重要的，他们可能会面对具有挑战性的解剖和病理病例，增加并发症的发生率。在重症监护环境中对这些患者进行术后管理，由经过特殊训练的护士进行严格的血压控制和密切的神经监测，这对良好的预后至关重要，程序相关因素也是如此。

参考文献

[1] Go AS, Mozaffarian D, Roger VL, et al. Heart disease and stroke statistics–2014 update: a report from the American Heart Association. Circulation, 2014, 129:282–292.

[2] Serrone J, Jimenez L, Ringer A. The role of endovascular therapy in the treatment of acute ischemic stroke. Neurosurgery, 2014, 74:133–141.

[3] Saver JL. Time is brain—quantified. Stroke, 2006, 37:263–266.

[4] Behrens L, Mohlenbruch M, Stampfl S, et al. Effect of

thrombus size on recanalization by bridging intravenous thrombolysis. Eur J Neurol, 2014, 21:1406–1410.
[5] Riedel CH, Zimmermann P, Jensen-Kondering U, et al. The importance of size: successful recanalization by intravenous thrombolysis in acute anterior stroke depends on thrombus length. Stroke, 2011, 42:1775–1777.
[6] del Zoppo GJ, Higashida RT, Furlan AJ, et al. PROACT: a phase II randomized trial of recombinant pro-urokinase by direct arterial delivery in acute middle cerebral artery stroke. PROACT Investigators. Prolyse in Acute Cerebral Thromboembolism. Stroke, 1998, 29: 4–11.
[7] Dorado L, Castallano C, Mill M. Hemorrhagic risk of emergent endovascular treatment plus stenting in patients with acute ischemic stroke. J Stroke Cerebrovasc Dis, 2013, 22:1326–1331.
[8] Berkhemer OA, Fransen PS, Beumer D, et al. A randomized trial of intraarterial treatment for acute ischemic stroke. NEJM, 2015, 372:11–20.
[9] Demchuk AM, Goyal M, Menon BK, et al. Endovascular treatment for Small Core and Anterior circulation Proximal occlusion with Emphasis on minimizing CT to recanalization times (ESCAPE) trial: methodology. Int J Stroke, 2015, 10:429–438.
[10] Campbell BCV, Mitchell P, Kleinig T. Endovascular therapy for ischemic stroke with perfusion-imaging selection. N Engl J Med, 2015, 372:1009–1018.
[11] Yilmaz U, Walter S, Körner H, et al. Peri-interventional subarachnoid hemorrhage during mechanical thrombectomy with stent retrievers in acute stroke: a retrospective case-control study. Clin Neuroradiol, 2015, 25:173–176.
[12] Ansari S, Rahman M, McConnell DJ, et al. Recanalization therapy for acute ischemic stroke, part 2: mechanical intra-arterial technologies. Neurosurg Rev, 2011, 34:11–20.
[13] Bösel J. Intensive care management of the endovascular stroke patient. Semin Neurol, 2016, 36:520–530.
[14] Schickel S, Cronin SN, Mize A, et al. Removal of femoral sheaths by registered nurses: issues and outcomes. Crit Care Nurse, 1996, 16:32–36.
[15] Lawson MF, Velat GJ, Fargen KM, et al. Interventional neurovascular disease: avoidance and management of complications and review of the current literature. J Neurosurg Sci, 2011, 55:233–242.
[16] Kaufmann TJ, Huston J 3rd, Mandrekar JN, et al. Complications of diagnostic cerebral angiography: evaluation of 19, 826 consecutive patients. Radiology, 2007, 243:812–819.
[17] Gill HL, Siracuse JJ, Parrack IK, et al. Complications of the endovascular management of acute ischemic stroke. Vasc Health Risk Manag, 2014, 10:675–681.
[18] Akins PT, Amar AP, Pakbaz RS, et al. Complications of endovascular treatment for acute stroke in the SWIFT trial with solitaire and AJNR. AJNR Am J Neuroradiol, 2014, 35:524–528.
[19] Kwon HJ, Chueh JY, Puri AS, et al. Early detachment of the Solitaire stent during thrombectomy retrieval: an in vitro investigation. J Neurointerv Surg, 2014, 2:114–117.
[20] Akpinar SH, Yilmaz G. Periprocedural complications in endovascular stroke treatment. Br J Radiol, 2016, 89:1057.
[21] Pereira VM, Gralla J, Davalos A. Prospective, multicenter, single-arm study of mechanical thrombectomy using Solitaire Flow Restoration in acute ischemic stroke. Stroke, 2013, 44:2802–2807.
[22] Vollman AT, Bruno CA Jr, Dumeer S. Angiographic warning of hemorrhagic transformation after stent retriever thrombectomy procedure. J Neurointerv Surg, 2014, 6(1):e6.
[23] Brus-Ramer M, Starke RM, Komotar RJ, et al. Radiographic evidence of cerebral hyperperfusion and reversal following angioplasty and stenting of intracranial carotid and middle cerebral artery stenosis: case report and review of the literature. J Neuroimaging, 2010, 20:280–283.
[24] Nogueira RG, Yoo AJ, Buonanno FS, et al. Endovascular approaches to acute stroke, part 2: a comprehensive review of studies and trials. AJNR Am J Neuroradiol, 2009, 30:859–875.
[25] Cappelen-Smith C, Cordato D, Calic Z, et al. Endovascular thrombectomy for acute ischaemic stroke: a real-world experience. Intern Med J, 2016, 46:1038–1043.
[26] Hong H, Zeng J-S, Kreulen DL, et al. Atorvastatin protects against cerebral infarction via inhibition of NADPH oxidase-derived superoxide in ischemic stroke. Am J Physiol Heart Circ Physiol, 2006, 291:2210–2215.
[27] Dorn F, Stehle S, Lockau H, et al. Endovascular treatment of acute intracerebral artery occlusions with the Solitaire stent: single-centre experience with 108 recanalization procedures. Cerebrovasc Dis, 2012, 34:70–77.
[28] Nikoubashman O, Reich A, Pjontek R, et al. Postinterventional subarachnoid haemorrhage after endovascular stroke treatment with stent retrievers. Neuroradiology, 2014, 56:1087–1096.
[29] Kostov D, Kanaan H, Lin R, et al. Review of intracranial vessel perforation with Onyx-18 using an exovascular retreating catheter technique. J Neurointerv Surg, 2012, 4:121–124.
[30] Mokin M, Fargen KM, Primiani CT, et al. Vessel perforation during stent retriever thrombectomy for acute ischemic stroke: technical details and clinical outcomes. J Neurointerv Surg, 2016, 10:1136–1141.
[31] Shi ZS, Liebeskind D, Loh Y. Predictors of subarachnoid hemorrhage in acute ischemic stroke with endovascular therapy. Stroke, 2010, 41:2775–2781.
[32] Ono K, Oishi H, Tanouse S, et al. Direct carotid-cavernous fistulas occurring during neurointerventional procedures. J Neurointerv Surg, 2016, 22:91–96.
[33] Akpinar S, Yilmaz G. Spontaneous SolitaireTM AB thrombectomy stent detachment during stroke treatment. Cardiovasc Intervent Radiol, 2015, 38:475–478.
[34] Samaniego EA, Dabus G, Linfante I. Avoiding complications in neurosurgical interventional procedures. J Neurosurg Sci, 2011, 55: 71–80.

43

颈动脉海绵窦瘘与硬脑膜动静脉瘘血管内治疗的并发症

MICHAEL J. LANG, M. REID GOOCH, ROBERT H. ROSENWASSER

重 点

- 绝大多数硬脑膜动静脉瘘和颈动脉海绵窦瘘应采用优先血管内治疗策略。
- 主要并发症包括意外的栓塞迁移、脑神经病变和正常静脉引流阻塞。
- 在任何栓塞手术前了解相关的脑血管解剖结构可以避免大多数并发症。

引 言

颈动脉海绵窦瘘（CCF）和硬脑膜动静脉瘘（DAVF）是颈内动脉（ICA）或颈外动脉（ECA）分支与头部硬膜静脉结构之间的异常通道。它们的临床表现、严重程度、自然史和治疗指征很大程度上取决于它们的神经血管解剖特征。无论何种部位和类型，临床表现都是静脉高压的结果。此外，虽然开放手术中断 DAVF 在某些部位是主要的治疗方法，但血管内栓塞已成为绝大多数 CCF 和 DAVF 的主要治疗方法。因此，对动脉和静脉解剖学的全面了解对于这些病变的血管内安全治疗是必要的，特别是当危险的吻合导致许多并发症时，血管造影并不总是可见的。

Barrow 等根据动脉供应将 CCF 分为 4 种类型（表 43.1）。A 型瘘管是由 ICA 和海绵窦（CS）直接连接而形成的高流量瘘管[1]。B 型、C 型和 D 型瘘管均为硬膜血管低流量病变，分别来自供应 CS 壁的硬膜血管和起源于 ICA、ECA 或两者兼有。其临床症状并不总是典型的突眼、视力丧失和化脓三联征，这些病变也常伴有眼眶杂音或脑神经病变[2]。整体而言，A 型瘘多表现为急性，临床表现更为明显。据报道，直接瘘管占全部 CCF 病例的 80%，它们最常见的结果是颅面创伤。自发直接瘘管 CCF 可发生在海绵样环境中。ICA 动脉瘤破裂或结缔组织疾病，如 Ehlers-Danlos Ⅳ型或弹性假黄色瘤。在 2%~3% 的病例中，直接瘘管可在最初创伤后几周内出现严重的、可能危及生命的鼻出血[3]。相反，间接瘘管往往更懒惰，自发的解决是常见的。表现随 CS 内瘘点的位置而变化（下面讨论）。在直接和间接瘘管中，脑内或蛛网膜下腔出血是一种罕见的发现（少于 5% 的患者），但在皮质静脉回流（CVR）的患者中可发生[4]。CS 大静脉曲张或主静脉流出道血栓形成也可导致出血性表现，应对瘘管做紧急评估和治疗。

硬脑膜动静脉瘘由 ECA、ICA 和椎动脉（VA）的硬脑膜分支供应。这些瘘管根据静脉引流的位置和方式进行命名和分类。Borden 分类法将 DAVF 分为三类。Ⅰ型瘘是顺行入硬脑膜窦引流，Ⅱ型瘘是顺行入硬脑膜窦并逆行入皮质静脉引流，Ⅲ型瘘是孤立的逆行引流[5]。Cognard 分类遵循类似的模式，但有所区别Ⅱ型分为Ⅱa 和Ⅱb 亚型，即Ⅱa 型瘘管顺行和逆行引流至窦 / 鼻窦，而Ⅱb 型顺行引流至主窦，但伴有逆行静脉回流[6]。Cognard 还增加了Ⅳ型，表示皮层引流静脉扩张（出血风险最高），以及Ⅴ型，表示流入髓周静脉丛（可模仿脊髓 DAVF 表现，特别是位于枕骨大孔附近的瘘管）。CVR 已被证明每年有 10% 的出血风险，Cognard 报道Ⅲ型和Ⅳ型病变分别在 40% 和 65% 的患者中被发现为出血[7]。非出血性表现最常见于低度病变，包括搏动性耳鸣、瘘点上的杂音和头痛。弥漫性静脉高压可引起脑病，癫痫发作和局灶性神经功能障碍可根据病变部位出现[8]。

在 CCF 和 DAVF 中，评估的紧迫性取决于症

表 43.1 颈动脉海绵窦瘘和硬脑膜动静脉瘘的分类

外伤性颈动脉海绵窦瘘		硬脑膜动静脉瘘			
Barrow 分类		Borden 分类		Cognard 分类	
类型	定义	类型	定义	类型	定义
A	引导 ICA 到 CS，高流量	Ⅰ	顺行引流至窦内	Ⅰ	顺行引流至窦内
B	间接 ICA 到 CS，低流量	Ⅱ	静脉窦逆行引流及皮质静脉回流（CVR）	Ⅱa	逆行静脉窦内引流
C	间接 ECA 到 CS，低流量			Ⅱb	逆行静脉窦内引流
D	间接 ICA+ECA 至 CS，低流量			Ⅱa+b	逆行静脉窦内引流
		Ⅲ	皮质静脉引流（仅 CVR）	Ⅲ	皮质静脉引流（仅 CVR）
				Ⅳ	皮质静脉曲张引流
				Ⅴ	脊髓髓周静脉引流

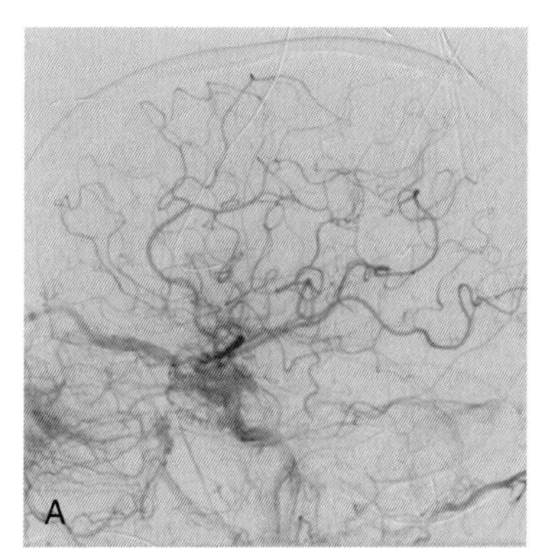

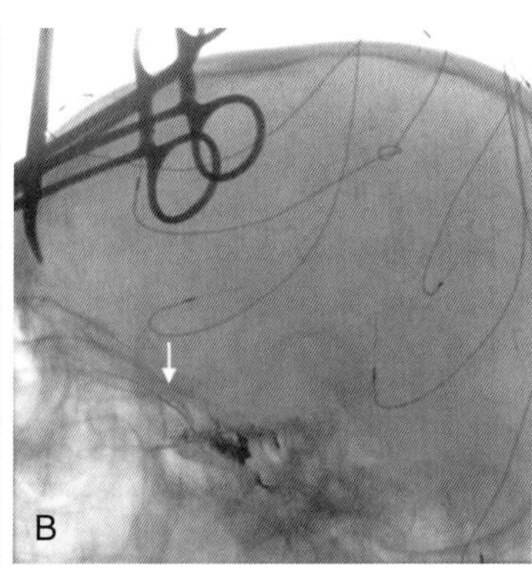

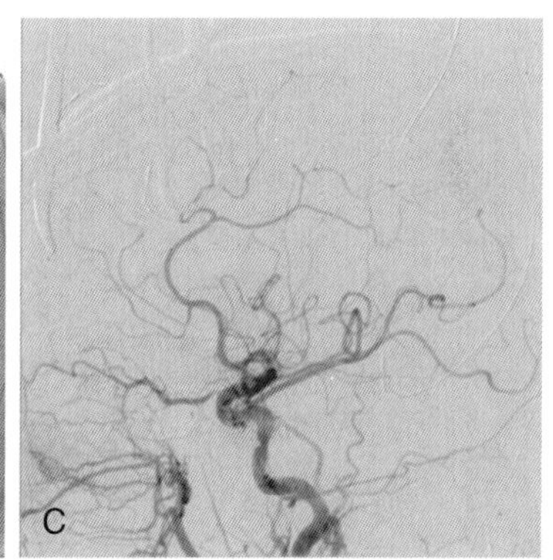

图 43.1 左颈总动脉（CCA）注射（A）显示患者存在 D 型颈动脉海绵窦瘘（CCF），患者表现为眼压增高、眼球麻痹、化脓和眼球突出。在岩下窦置管失败后，经眼上静脉栓塞，眼上静脉通过经椎弓根切开插管（箭头，B）。栓塞后 CCA 注射显示瘘口完全愈合（C）

状出现时的敏锐性和严重程度。初始的无创影像学检查，包括无创血管影像学检查，当发现扩增的 CS/ 眼上静脉（SOV）、突出、窦血栓形成或脑静脉弥漫性充血时，可能提示潜在的瘘管。然而，诊断 CCF 或 DAVF 的金标准仍然是导管血管造影术，血管内方法包含了绝大多数这些病变的介入治疗。

解剖学观点

静脉解剖

海绵窦，最早由 Jacobus Winslow 在 1734 年描述，是一个用词不当，因为它既不是海绵也不是窦，正如 Dwight Parkinson 的先驱工作所证明的那样，他更喜欢用外侧鞍室作为解剖学上更正确的术语[9]。这种命名的理由是 CS 不包含真正的海绵状组织，而是由间隔的、隔室化的静脉通道组成的丛状排列。此外，它不是一个真正的窦，因为它位于蝶骨的一对硬膜层骨膜之间（而不是在两层硬膜之间）。CS 有许多静脉支和出口通路，包括上、下眼静脉（OV）、蝶顶窦、翼静脉丛、卵圆孔、岩窦上、下窦 SPS 和 IPS、前、后海绵间窦（统称为圆形窦）和斜坡静脉丛。解剖变异是这一区域的规律，导致了明显的症状异质性[10]。

这些到 CS 的静脉通道构成了主要经静脉栓塞技术的基础。在我们的机构，间接的 CCF 通常经静脉处理，从经股途径进入 IPS，然后经股途径经面总静脉系统进入 SOV，最后经椎体暴露直接穿刺 SOV（图 43.1）。一般而言，瘘管点位于 CS 前部的 CCF 由于 SOV 内的血流逆转，往往表现出更明显的突出 / 化脓，而位于后部的瘘管可表现出双侧或对侧症状。根据胚胎发育和瘘口位置的不同，通过 IPS 入路是可变的，但它避免了经 SOV 入路 CS 的眼内并发症[11,12]。在长期静脉高压的情况下，SOV 的扩张可以使面部系统的静脉扩张，使经静脉通路成为可能，但在没有这些发现的情况下，有效的静脉瓣膜和曲折的通路会使这一途径变得复杂。无论选择何种途径，深入了解 CS 解剖结构对于了解特定瘘管的特性和特定栓塞策略的成功是至关重要的。

硬脑膜动静脉瘘的症状和严重程度因特定部位瘘管引起 CVR 的可能性而异。Awad 等报道，在他们的研究队列和荟萃分析中，超过 60% 的 DAVF 位于乙状窦和（或）横窦，但这些患者中只有 1 / 4 的患者表现为侵袭性临床特征[13]。相反，由于几乎普遍缺乏这些瘘管的直接窦性引流，幕和颅前窝的 DAVF 几乎总是表现为侵袭性特征，并具有较高的出血性特征。上矢状窦（SSS） DAVF 在这两个极端之间有侵袭性表现，但通常表现为广泛的双侧供血动脉，而 torcular 瘘管可能是一种特别侵袭性变异。枕骨大孔（包括颈静脉球、边缘窦和舌下管）的 DAVF 引流模式常因引流至脊髓周围静脉丛而出现脊髓病。

动脉解剖

相关的动脉显微解剖是复杂的，但某些常见的动脉解剖特征值得特别注意，因为它们可能是对大脑或脑神经无意损伤的来源[14]。Lasjaunias 等在他们对头颈部血管解剖的全面研究中，描述了内源性 ECA–ICA 吻合的主要来源：眶区（通过与眼动脉的吻合，OphA）、岩石 – 海绵体区域（通过与 ICA 的吻合）和上颈部区域（通过与 VA 的吻合）[15]。

眶区颅外 – 颅内（EC–IC）吻合的相关性与视网膜中央动脉（CRA）栓塞的风险有关，CRA 作为眼动脉第二段的第一或第二分支出现，导致失明。OphA 可与脑膜中动脉侧支（MMA）并行，通过镰状前动脉和筛前后动脉，或通过脑膜 – 眶动脉和在 MMA 与 OphA 的泪腺分支之间形成吻合的浅脑膜返动脉[16]。

海绵状岩区吻合可导致远端经下外侧干（ILT）栓塞入 ICA，损伤附近的脑神经。洞穴状的分支 MMA 与 ILT 的上（小幕）支相吻合，两者均与经输卵管裂孔供应膝状神经节的岩弓相吻合[17]。ILT 也连接与 MMA 相关的复发性脑膜动脉以及内部上颌动脉的动脉（IMA）通过圆孔（从远端 IMA）和附件脑膜动脉（AMA）（通过卵圆孔未闭或 Vesalius 连接到近端 IMA）。重要的是，ILT 有神经周围动脉分支，供应 Gasserian 神经节以及运行在 CS 侧壁的脑神经。咽升动脉颈动脉（APA）管支与 ILT 吻合的情况也很常见。

上颈部有几个吻合口，在临床上也是相关的。枕动脉（OA）是胚胎Ⅰ型和Ⅱ型寰前动脉的残余，仍然作为 VA 和 ECA 的内源性连接，在 C1/ C2 水平从枕动脉水平段向 VA 输送。在一些患者中，这种胚胎起源更清楚，血管造影可见从 ECA 和 VA 的骨关节炎远端共有起源（图 43.2）。APA 的神经脑膜分支（颈静脉和舌下）在齿突动脉处与 VA 吻合，并通过其斜坡分支与 ILT 和脑膜垂体干（MHT）形成连接。

警 惕

避免并发症要从选择患者开始。症状轻微的患者可在无任何高危特征的情况下给予保守治疗。延缓药物治疗结合对侧间歇颈动脉压迫对缓解自发性低流量 CCF 有 20%~25% 的成功率[18]。同样的原理也适用于Ⅰ级 DAVF，它具有较高的自发解析率[19]。一旦患者被确定需要手术干预，必须考虑一些特定的危险因素。以下是关于选择 CCF 和 DAVF 的血管内行动方案时需要考虑的一些主要因素和危险因素的讨论。

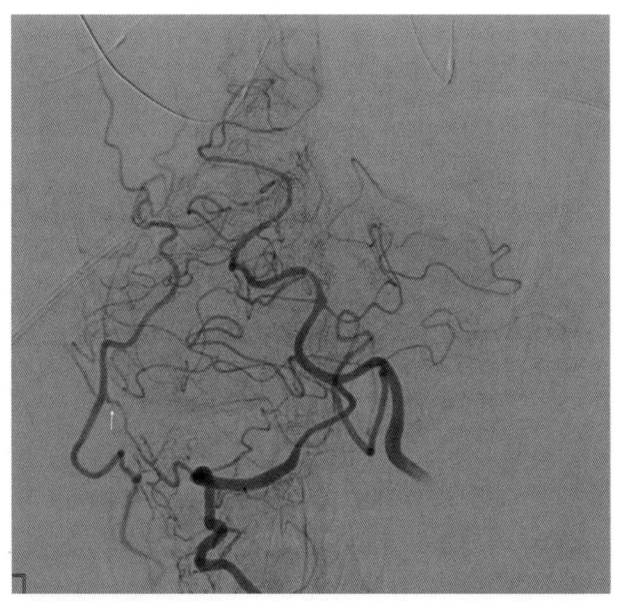

图 43.2 右椎动脉（VA）注射显示在 VA 和枕骨动脉之间存在一个持久的吻合。枕动脉栓塞需要特别注意这种解剖变异，在治疗改变血流前可能不明显

入路选择

栓塞技术包括弹簧圈、可拆卸气球和液体栓塞剂，如氰基丙烯酸正丁基酯（NBCA）和乙烯基乙醇（Onyx，Medtronic., USA），可通过瘘点进行动脉栓塞。使用近端 Onyx 堵塞，楔形微导管技术，或使用单独的球囊或双腔球囊导管 [如 Scepter 球囊（Microvention Inc.，USA）] 可使动脉供给者的外显率更高，近端反流的可能性更低[20]。对于某些病变，如 Barrow A 型 CCF，几乎总是倾向于采用经动脉途径，最近的报道也表明在这些瘘管中采用分流支架的作用（尽管在该患者群体中存在二联抗血小板治疗的担忧）[21]。在其他情况下，选择何种方法就不那么清楚了。由多个小血管供血的瘘管，或由存在危险吻合口的动脉供血的瘘管，或近端反流进入母动脉不能耐受的瘘管，可能更适合经静脉治疗[22]。相反，与经动脉治疗相比，经静脉治疗对某些类型的瘘管（例如 B~D 型 CCF）有较高的治愈率，脑神经病变的发生率一般较低，但必须考虑几个独特的危险信号。受影响的静脉窦血栓形成可能限制引流静脉的进入（如果尝试，可能导致血管穿孔），静脉窦引流的分区化可能让鉴别真正的静脉流出变得困难[23]。最后，在某些情况下，血管内入路不应被认为是首选，而应使用开放手术断开代替。这是筛窦性 DAVF 的常见情况，在这种情况下，经动脉治疗具有显著的 CRA 损伤风险（通过栓塞回流或眼动脉逆行血栓形成）以及经远端皮质静脉通路可能很难实现[24]。

栓塞过程中血流动力学的变化

经静脉或经动脉途径的一个主要考虑是，在血管内治疗过程中，在对照或超选择性微导管血管造影中看到的血流模式可能在栓塞过程中发生改变[25]。栓塞血管蒂的电容降低将发生在注射过程中，这可以克服抗反流技术。在这方面，玛瑙胶的发展非常有用，因为栓塞可以停止，重复血管造影检查，并根据需要继续或停止治疗[26]。如果整个瘘口流出未被阻塞，静脉入路有可能使血流迅速转向之前非动脉化通道（导致静脉梗死或出血）。正常的静脉引流也必须得到尊重。在 CCF 经静脉治疗过程中，CS 完全流出梗阻，特别是合并 SOV 和 IOV 栓塞，可导致眼静脉流出量迅速下降和眼压（IOP）迅速升高。

管状的点

治疗失败和并发症往往是由于无法清楚地看到或达到瘘点。在弯曲的血管中，增加近端支持可以改善远端通路，使用小型流动导向微导管 [如 Marathon 导管（Medtronic Inc., USA）]。直接穿刺可以减轻传统经股动脉穿刺的问题。在整个栓塞过程中观察瘘点也是必要的。在液体栓塞注射中使用空白路线图技术时，应同时显示参考血管造影，以便清楚地识别静脉袋，在进一步迁移到正常静脉结构之前停止注射。

大量栓塞动脉

由多个大动脉供应的瘘管对介入治疗者而言是一个特殊的挑战。在 SSS 广泛瘘管的患者中，多侧头皮动脉栓塞可导致明显的头皮坏死，甚至需要游离皮瓣重建[27]。延长治疗时间可导致辐射皮肤烧伤或脱发。对于双侧供应的颅底瘘，经动脉栓塞可能有潜在的双侧脑神经病变风险[28]。当考虑到 APA 馈线的双侧栓塞和下脑神经病变的固有风险时，这一点尤其正确。因此，对于这些复杂的病变，我们更倾向于分期干预。

高流量瘘

通过 CCF 或 DAVF 的高流量可导致液体栓塞剂治疗所致的心肺栓塞。治疗计划应包括考虑高黏度的栓塞配方，并在注射过程中仔细监测栓塞物的流动。

设备方面的考虑

与液体栓剂栓塞相关的技术并发症已在文献中得到很好的记录。必须选择与 NBCA 或 DMSO 兼容的导管。与玛瑙胶相比，NBCA 具有更高的保留微导管的潜力[26]。如果不能成功拔出导管，必须在腹股沟入口处切断导管。可拆卸微型导管，如阿波罗导管（Medtronic Inc.，USA），已经被开发出来以避免这种并发症。

管　理

如上所述，避免瘘口栓塞并发症的最重要步骤是选择合适的患者，仔细研究相关解剖结构，选择最佳入路，必要时分阶段干预。术中，可以通过仔细观察栓子流量来避免意外栓塞。使用 Onyx 时，由于玛瑙胶具有所谓的“熔岩样”流动特性，可重复血管造影以评估瘘口 / 馈线闭塞程度，然后继续注射[29]。如果栓塞物质回流到临界母动脉或通过临界吻合口迁移（如通过 OA 进入椎基底动脉系统），患者术后需维持肝素输注。根据病情的严重程度，肝素可转换为口服抗凝或抗血小板治疗，或停止使用，患者住院观察，直到缺血症状减轻。术后肝素治疗也被用于有潜在损害的正常静脉引流的病例。脑神经病变通常采用类固醇锥形管和期待治疗，特别是在经静脉治疗的 CCF 中，CS 的症状性脑神经病变（CN Ⅲ~Ⅵ）很常见，但一般都能完全治愈。在一些经静脉治疗 CCF 的病例中，特别是经椎弓根直接插管（如上所述），短暂的眼压急剧上升往往需要在床边进行紧急的眦切开术。

手术回顾

我最糟的病例

患者男性，59 岁，有 6 d 进行性化脓性病史，眼球突出，左眼主观视物模糊。眼压测定显示，患眼的眼压升高到 40 mmHg，经药物治疗后降低到 26 mmHg。无创～影像学显示 SOV 扩张和突出，提示 CCF。第 2 天，进行了诊断性血管造影，显示在前段 CS 的 AMA 和进入 SOV 和 IOV 汇合处的孤立引流之间存在瘘管，而没有进入 CS 其余部分的后路引流。考虑到存在一个容易接近的单一供血血管，执行经动脉栓塞（图 43.3）。使用 5-F 贝伦斯坦导管，0.017 英寸，微导管（Headway Duo，Microvention Inc.，USA）被引入 AMA 和静脉囊。用 0.3 mL Onyx 34 进行栓塞，但随后的 ECA 血管造影显示瘘持续存在。引入第二根微导管，将 0.3 mL Onyx 34 注入 AMA，供血动脉闭塞至颅底水平。

患者从麻醉中苏醒，无并发症，但开始栓塞后 2 h，发现进展性眼病、面瘫、面肌无力，迅速进展至完全性眼肌麻痹，House-Brackmann 6 级面瘫，三叉神经Ⅴ1、Ⅴ2 支致密半麻醉。

术后，行计算机断层扫描，未发现任何实质梗死的迹象，但在 ILT 侧支和岩状面拱廊区域可见缟玛骨铸型的迹象。患者开始静脉注射肝素和地塞米松，输注新辛弗林诱发高血压。患者出院时这些症状没有改变，并在合并面瘫和三叉神经麻痹的情况下给予眼部护理指导，并计划进行早期神经外科和眼科随访。尽管采取了这些预防措

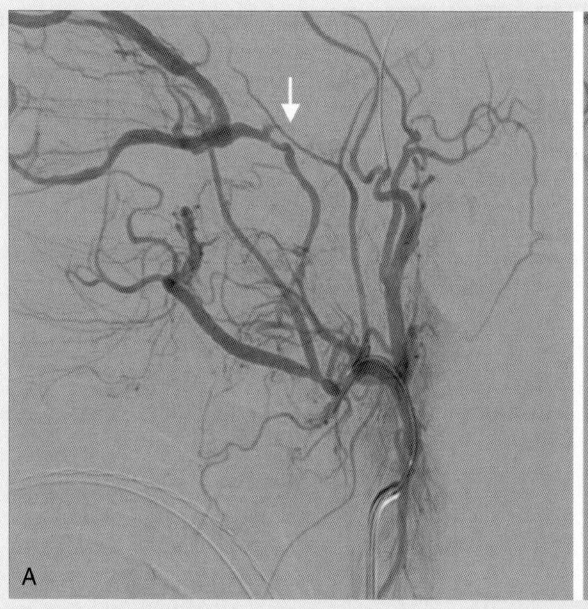

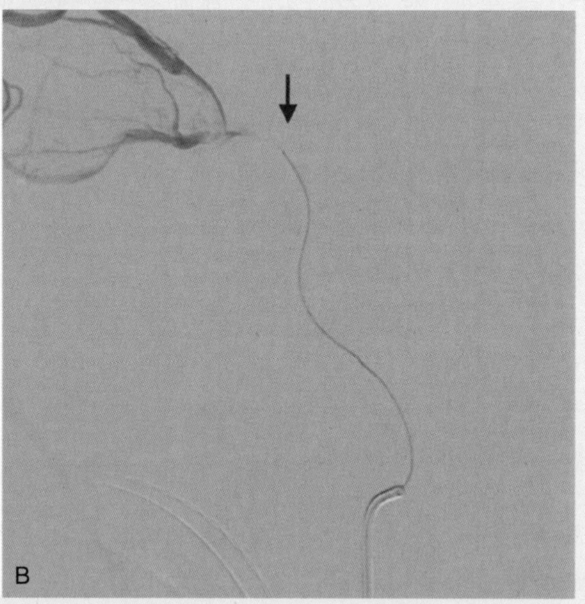

图 43.3 左侧颈外动脉（ECA）注射示 C 型颈动脉海绵窦瘘（CCF）源于副脑膜动脉与前海绵窦（CS）的直接连接，位于眼上静脉（SOV）和眼下静脉（IOV）的交界处（A，白色箭头）。没有证据表明静脉流出后进入 CS 体内。选择性上注射显示 Duo 微导管导航至瘘管点（B，黑色箭头）。在静脉囊内注射 0.3 mL Onyx 34 后，重复 ECA 注射显示瘘口持续充血，经 IOV 和较小程度的 SOV 流出（C，黑色双箭头）。随后再注射 0.3 mL 缟玛瑙 34 导致 CCF 完全闭塞，供血的副脑膜动脉被阻塞直至其进入维萨利斯孔（D，白色双箭头）

施，患者还是患上了角膜溃疡，这需要长期使用眼科抗生素和类固醇治疗，以及睑缝术。随访 3 个月后，患者眼外肌功能和面部感觉轻度恢复，但有致残性 House-Brackmann 5 级面瘫。

回想起来，这种致残性并发症本可以通过对静脉袋进行线圈栓塞来避免，因为我们可以直接从单独的供血动脉器进入静脉流出，并可能在必要时在线圈团块中增加少量 Onyx 34。预先使用这种策略将大大降低脑神经病变的风险。此外，在首次注射 Onyx 后，使用双腔球囊导管可以帮助 Onyx 只沉积在瘘点，同时避免回流到颅底水平，那里发现了危险的 AMA 吻合。

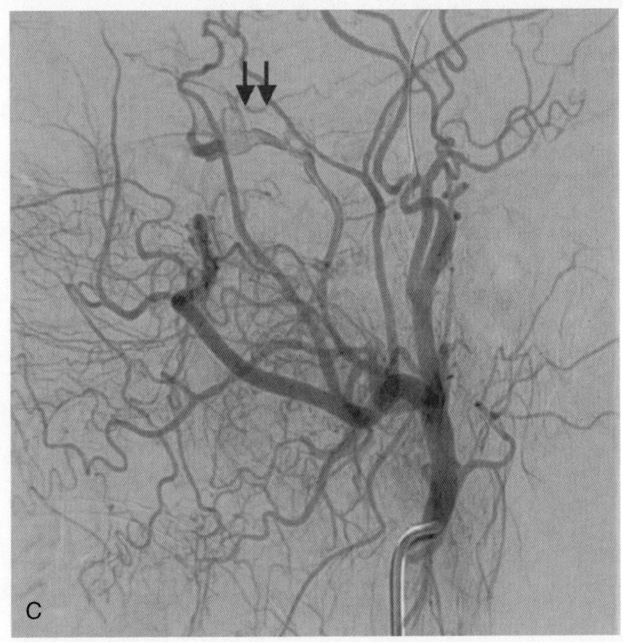

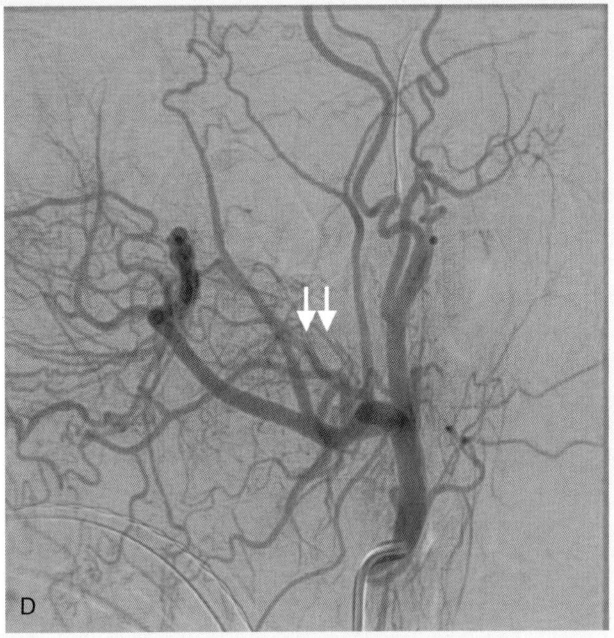

图 43.3（续）

神经外科手术讨论时刻

对于绝大多数的 CCF 和 DAVF，血管内入路应被视为一线。尽管技术进步提高了经静脉和经动脉途径封堵这些病变的安全性和成功率，但这些进步不能替代全面的脑血管解剖学知识，特别是供血动脉和瘘管静脉流出的危险吻合。这一点尤其正确，因为小血管的解剖结构在血管造影上可能不清楚，即使是在无选择性的情况下，血流模式也可能在栓塞过程中发生剧烈变化。

参考文献

[1] Barrow DL, Spector RH, Braun IF, et al. Classification and treatment of spontaneous carotid-cavernous sinus fistulas. J Neurosurg. 1985, 62(2):248–256.

[2] Ellis JA, Goldstein H, Connolly ES, et al. Carotid-cavernous fistulas. Neurosurg Focus, 2012, 32(5):E9.

[3] Wilson CB, Markesbery W. Traumatic carotid-cavernous fistula with fatal epistaxis. Report of a case. J Neurosurg, 1966, 24(1):111–113.

[4] Hiramatsu K, Utsumi S, Kyoi K, et al. Intracerebral hemorrhage in carotid-cavernous fistula. Neuroradiology, 1991, 33(1):67–69.

[5] Borden JA, Wu JK, Shucart WA. A proposed classification for spinal and cranial dural arteriovenous fistulous malformations and implica-tions for treatment. J Neurosurg, 1995, 82(2):166–179.

[6] Cognard C, Gobin YP, Pierot L, et al. Cerebral dural arteriovenous fistulas: clinical and angiographic correlation with a revised classification of venous drainage. Radiology, 1995, 194(3):671–680.

[7] Rammos S, Bortolotti C, Lanzino G. Endovascular management of intracranial dural arteriovenous fistulae. Neurosurg Clin N Am, 2014, 25(3):539–549.

[8] McConnell KA, Tjoumakaris SI, Allen J, et al. Neuroendovascular management of dural arteriovenous malformations. Neurosurg Clin N Am, 2009, 20(4):431–439.

[9] Parkinson D. Lateral sellar compartment O.T. (cavernous sinus): history, anatomy, terminology. Anat Rec, 1998, 251(4):486–490.

[10] Sekhar LN, Biswas A, Hallam D, et al. Neuroendovascular management of tumors and vascular malformations of the head and neck. Neurosurg Clin N Am, 2009, 20(4):453–485.

[11] Chan HHL, Asadi H, Dowling R, et al. Facial nerve injury as a complication of endovascular treatment for cavernous

dural arteriovenous fistula. Orbit, 2014, 33(6):462–464.
[12] Phan K, Xu J, Leung V, et al. Orbital approaches for treatment of carotid cavernous fistulas: a systematic review. World Neurosurg, 2016, 96(C):243–251.
[13] Awad IA, Little JR, Akarawi WP, et al. Intracranial dural arteriovenous malformations: factors predisposing to an aggressive neurological course. J Neurosurg, 1990, 72(6):839–850.
[14] Geibprasert S, Pongpech S, Armstrong D, et al. Dangerous extracranial-intracranial anastomoses and supply to the cranial nerves: vessels the neurointerventionalist needs to know. AJNR Am J Neuroradiol, 2009, 30(8):1459–1468.
[15] Lasjaunias P, Berenstein A, ter Brugge KG. Clinical vascular anatomy and variations. Berlin, Heidelberg: Springer, 2001.
[16] Perrini P, Cardia A, Fraser K, et al. A microsurgical study of the anatomy and course of the ophthalmic artery and its possibly dangerous anastomoses. J Neurosurg, 2007, 106(1):142–150.
[17] Nyberg EM, Chaudry MI, Turk AS, et al. Transient cranial neuropathies as sequelae of Onyx embolization of arteriovenous shunt lesions near the skull base: possible axonotmetic traction injuries. J Neurointerv Surg, 2013, 5(4):e21.
[18] Hu YC, Newman CB, Dashti SR, et al. Cranial dural arteriovenous fistula: transarterial Onyx embolization experience and technical nuances. J Neurointerv Surg, 2011, 3(1): 5–13.
[19] Lv X, Jiang C, Zhang J, et al. Complications related to percutaneous transarterial embolization of intracranial dural arteriovenous fistulas in 40 patients. AJNR Am J Neuroradiol, 2009, 30(3): 462–468.
[20] de Castro-Afonso LH, Trivelato FP, Rezende MT, et al. Transvenous embolization of dural carotid cavernous fistulas: the role of liquid embolic agents in association with coils on patient outcomes. J Neurointerv Surg, 2018, 10(5):461–462.
[21] Pradeep N, Nottingham R, Kam A, et al. Treatment of post-traumatic carotid–cavernous fistulas using pipeline embolization device assistance. BMJ Case Rep, 2015, bcr2015011786.
[22] Torok CM, Nogueira RG, Yoo AJ, et al. Transarterial venous sinus occlusion of dural arteriovenous fistulas using Onyx. Interv Neuroradiol, 2016, 22(6):711–716.
[23] Vanlandingham M, Fox B, Hoit D, et al. Endovascular treatment of intracranial dural arteriovenous fistulas. Neurosurgery, 2014, 74:S42–S49.
[24] Lv X, Jiang C, Li Y, et al. The limitations and risks of transarterial Onyx injections in the treatment of grade I and II DAVFs. Eur J Radiol, 2011, 80(3):e385–e388.
[25] Chandra RV, Leslie-Mazwi TM, Mehta BP, et al. Transarterial onyx embolization of cranial dural arteriovenous fistulas: long-term follow-up. AJNR Am J Neuroradiol, 2014, 35(9):1793–1797.
[26] Rabinov JD, Yoo AJ, Ogilvy CS, et al. Onyx versus n-BCA for embolization of cranial dural arteriovenous fistulas. J Neurointerv Surg, 2013, 5(4):306–310.
[27] Watanabe J, Maruya J, Nishimaki K, et al. Onyx removal after embolization of a superior sagittal sinus dural arteriovenous fistula involving scalp artery. Surg Neurol Int, 2016, 7(15):410.
[28] Gross BA, Albuquerque FC, Moon K, et al. The road less traveled: transarterial embolization of dural arteriovenous fistulas via the ascending pharyngeal artery. J Neurointerv Surg, 2016, 9(1):97–101.
[29] Zanaty M, Chalouhi N, Tjoumakaris SI, et al. Endovascular treatment of carotid-cavernous fistulas. Neurosurg Clin N Am, 2014, 25(3):551–563.

第二部分 颅脑并发症

创 伤

44

减压性颅骨切除术与颅骨成形术后的并发症

JEFFREY V. ROSENFELD, JIN W. TEE

重 点

- 开颅减压术的常见并发症有术后急性出血（膜下出血、硬膜外出血、硬膜下出血）、延迟性硬膜下积液、脑积水和 Trephined 综合征。
- 颅骨成形术最常见的并发症是颅骨骨瓣吸收、皮瓣下血肿和感染。
- 颅骨成形术应在脑肿胀消退后，在去骨瓣减压术后晚期并发症出现之前尽早进行，减压患者继发性脑积水的处理是具有挑战性的。
- 一个不常见但严重的并发症是脑干压迫的矛盾疝，这是一个危及生命的紧急情况。
- 颅骨成形术的一个少见但严重的并发症是术后大面积脑肿胀并伴随脑死亡。
- 仔细的手术计划，细致的手术技术，和勤勉的术后护理将有助于预防与去骨瓣减压术和颅骨成形术相关的许多并发症。
- 手术技术上最常见的错误是使颅骨切除术过小，导致颅内高压解除不充分，导致缺损外的脑疝，进一步继发性脑损伤。

引 言

去骨瓣减压术（DC）和随后的颅骨成形术是神经外科实践中常见的手术。DC 的目的是控制颅内压升高（ICP），DC 的适应证是钝性或穿透性严重创伤性脑损伤（TBI）、恶性大脑中动脉闭塞综合征、急性小脑梗死、急性小脑出血、急性脑内或术后脑肿胀 / 血肿、儿童因感染、梗死或 Reye 综合征所致的难治性非创伤性颅内高压。

围绕 DC 患者的适应证、时机和选择的争议在本章中不进行讨论。单侧半颅切除术和双侧额颞顶叶 DC 的手术技术已有详细描述[1,2]。颅骨切除术的大小是一个重要的考虑因素，因为不适当的颅骨切除术将不能充分控制颅内高压，并将导致缺损部位的脑疝并继发性脑损伤，特别是在缺损边缘静脉闭塞处。当再次探查时，突出的大脑可能会出血和梗死。

脑创伤基金会第 4 版指南建议，在民用情况下，单侧额颞顶叶 DC 的直径不小于 12 cm × 5 cm 或 15 cm[3]。Bell 等根据炸弹爆炸和枪伤穿透性脑损伤的军事经验，建议在额颞顶叶减压术中进行半颅切除术，其最小尺寸应为前后 14 cm，上下 12 cm[4]。

Kurland 等的系统综述将 DC 相关并发症分为三种主要类型：①出血性；②感染 / 炎症；③脑脊膜室紊乱。根据他们的分析，每 10 例接受 DC 治疗的患者中就有 1 例会出现并发症，需要额外的药物或手术干预[5]。个别研究报道了总体并发症的高发生率，在 164 例因 TBI 而发生的 DC 患者中，81 例（55.5%）患者至少有一种并发症，在调整了 TBI 不良预后的预测风险后，至少一种并发症的发生与延长住院或康复时间的风险增加显著相关[6]。在 108 例 TBI 患者中，50% 的患者出现了与手术减压相关的并发症，其中，25.9% 的患者出现一种以上的并发症[7]，年龄较大的患者和头部创伤较严重的患者有较高的并发症发生率。在 12 例严重创伤性脑损伤后发生 DC 的患儿中，最常见的并发症是水瘤形成（83%），再植骨的无菌性骨吸收（50%）、脑积水（42%）、脑室腹腔分流术（25%）或颅骨成形术（33%）继发感染或功能障碍，以及癫痫。75% 的患者除了颅骨成形术外还需要再手术，干预次数多达 8 次[8]。

DC 术后常见并发症有：急性术后血肿、骨缺损脑疝、硬膜下积液、出血性挫伤扩张、癫痫、脑积水和皮瓣凹陷综合征[5,6]。也可发生新的对侧或远端硬膜下或硬膜外血肿，通常发生在 DC 后的第 1 周 [5,7,9]。在 DC 后有缺血性梗死转化出血性的报道 [5]。感染性并发症包括脑膜炎、脑室炎和伤口感染（图 44.1~ 图 44.3）。

颅骨成形术的常见并发症包括：新发同侧血肿（通常是硬膜外血肿）；感染、炎症和伤口愈合并发症（浅表或深层，包括脓肿形成和骨髓炎）；脑膜炎和脑室炎；脑脊液（CSF）紊乱，包括硬膜下积液和脑脊液漏；无菌性骨瓣坏死吸收及美容性缺损；较少见的是癫痫发作和脑积水 [5,10,11]。曾有 1 例对骨置换材料钛合金过敏的报道，该病例非常罕见，且为致死性的 [12]。Zanaty 等报道了 348 例开颅手术，总体并发症发生率为 31.3%，死亡率为 3.16%[13]。

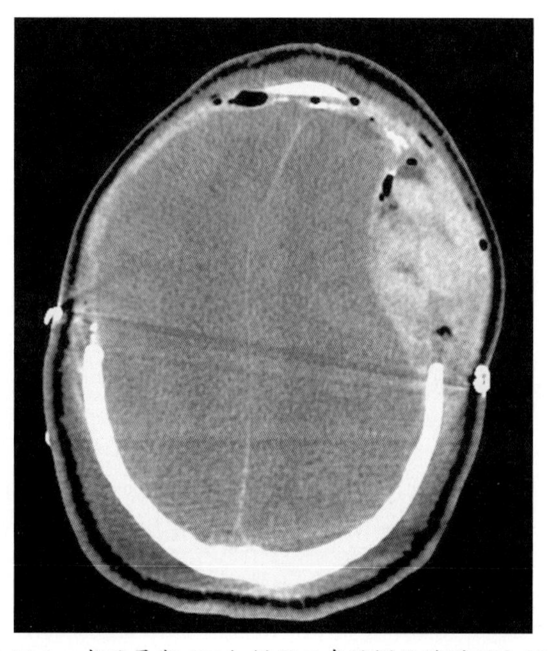

图 44.1 术后早期 CT 扫描显示急性帽状腱膜下和硬膜下血肿，患者患有重度创伤性脑损伤和凝血功能障碍，并且之前已进行了去骨瓣减压手术

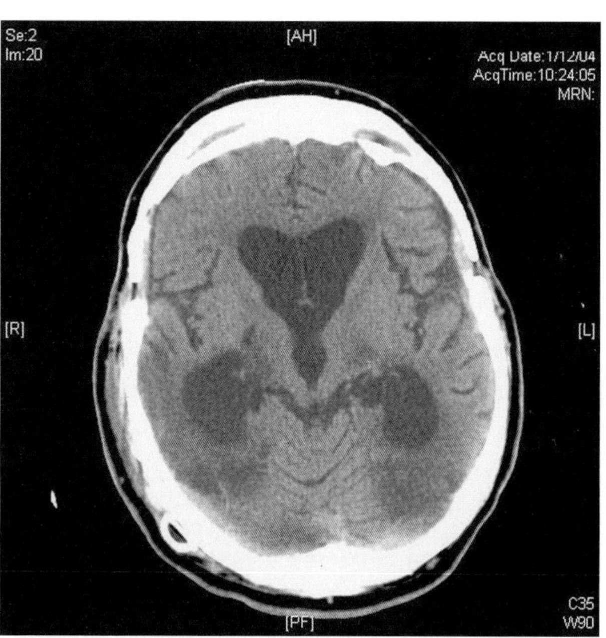

图 44.2 双额部颅骨成形术后的晚期 CT 扫描显示，患者为严重创伤性脑损伤，出现严重的交通性脑积水发展，需要脑室腹腔分流术

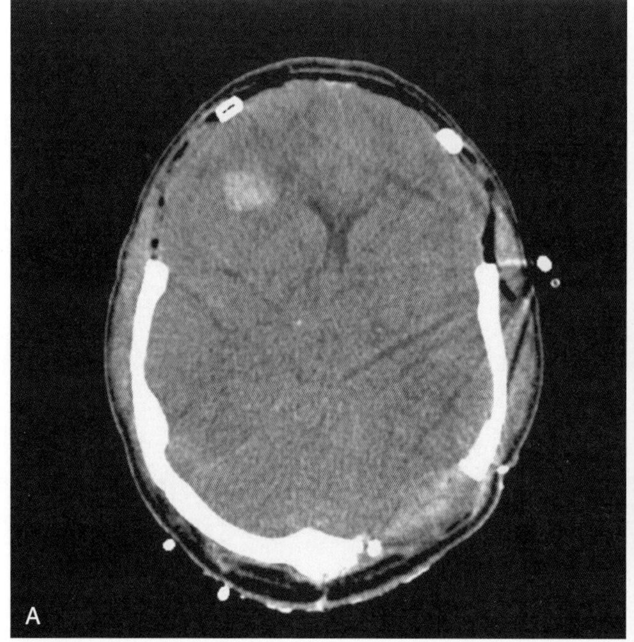

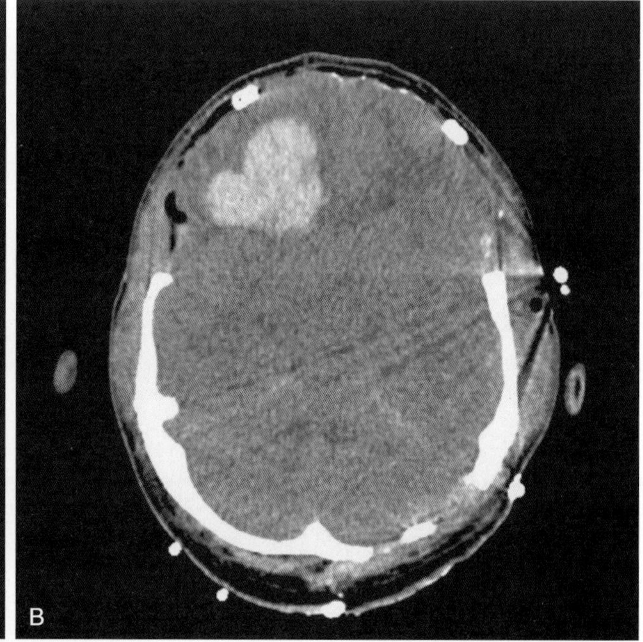

图 44.3 （A）严重创伤性脑损伤患者行双额叶减压颅骨切除术后的早期 CT 扫描显示，可见右额叶小的脑内血肿，行左顶骨开颅术进行硬膜外固定。（B）24 h 后 CT 扫描显示脑内血肿扩大

解剖学观点

对于 DC 的头皮皮瓣应仔细规划。头皮皮瓣较大，半颅切除皮瓣的主要供血来源为颞浅动脉（STA），应保留 STA 及其伴随的引流静脉，以避免头皮皮瓣缺血和随后的创面破裂，应触诊并在头皮上标记 STA，以便切口避开它。头皮皮瓣可以到达中线，但切骨必须避开主要静脉窦（矢状和横向）。一些神经外科医生在矢状窦上留下一个中央骨支柱来保护窦。在开始前，标记出静脉窦的位置和头皮切口是有帮助的。

T 形切口是一种能降低大头皮皮瓣缺血风险的皮瓣设计，受到一些军医的青睐。Ludwig G. Kempe 描述了以“T-bar”延伸的正中矢状切口进行半球切除术[14]。中线切口从发际延伸到小齿轮。T 形切口从颧骨根部耳屏前方 1~2 cm 处开始，向上延伸至冠状缝线后面的中线切口。这个切口很大程度上保留了 STA 和枕动脉血管小体。

大脑镰。在双额部颅骨切除术中，前镰常与矢状窦分开。Polin 等描述了硬脑膜两侧水平开口，包括大脑镰和矢状窦分裂[15]，这在理论上允许大脑半球和胼胝体向前扩展而不受大脑镰的束缚或损伤。另一种选择是在两边分别打开硬脑膜，而不切开大脑镰。

额窦。在双额叶颅骨切除术中切开的下部骨可以打开额窦。外科医生可以通过将开颅刀置于鼻窦上方来避开鼻窦，但一个小的开口应该用颅周皮瓣覆盖，较大的开口需要鼻窦“开颅”，包括切除鼻窦后壁和黏膜，这将有助于防止感染和晚期黏液囊肿的形成。

气房。在颞骨和蝶骨中存在气房。半颅切除术可能会打开这些气房，外科医生应仔细检查暴露的骨边缘是否有气房，并用骨蜡将其封闭，以防止脑脊液漏出。较大的气室开口需要用颅骨瓣来封闭。

脑脊液通路。脑脊液动力学紊乱 DC 后，蛛网膜下腔或脑室之间的脑脊液漏可导致硬膜下水瘤和假脑膜膨出，此外，血液进入心室系统可能导致脑积水。进一步提出的机制是 DC 后，流向矢状窦的静脉流出增加，导致细胞外液吸收增加，脑实质体积减少，心室大小增加[16]。在 DC 后的前 9 d 内，发生半球间水肿是严重创伤性脑损伤患者在前 6 个月内发生脑积水的影像学预测征象[17]。

警 惕

去骨瓣减压术

凝血功能障碍会增加出血性并发症的风险。凝血功能的逆转应在术前发生，或紧急情况下在术中继续。

出血性脑挫伤常在 DC 后扩大。在一项连续 40 例患者的回顾性研究中，48% 的患者进行了半颅切除术，观察到新的或扩大的出血挫伤 ≥ 5 mL，半颅切除术后挫伤出血体积增大 > 20 mL 与预后差和死亡率密切相关[18]。在没有 DC 的情况下，也可能发生挫伤的扩张，应特别注意优化这些患者的凝血参数。

在颅脑复合损伤中，不充分的伤口清创会增加伤口破裂和感染的风险。

理想情况下，DC 术后硬脑膜应通过硬膜成形术，使用筋膜、颅包膜或硬脑膜替代物的硬脑膜补片进行水密闭合。这可以预防脑脊液漏，以及皮瓣下和腱膜下的收集，并降低感染的风险。

额窦开放会增加脑脊液鼻漏、感染和粘液囊肿的风险。

单层头皮闭合会增加头皮愈合不良、脑脊液漏及伤口感染的风险，头皮应闭合两层。

头皮闭合紧张会增加创口边缘坏死、创口裂开、脑脊液漏和感染的风险。

癫痫发作可提示颅内病理进展，如术后出血、感染和肿胀，应予以检查。

发热可能表明颅内感染。颅内感染通常不会在术后 5 d 内表现出来，可能伴有发热、伤口部位发红、白细胞计数和 C 反应蛋白（CRP）值升高。

认知功能或意识状态恶化需要紧急影像学检查和进一步检查。

脑脊液漏（伤口 / 鼻子 / 耳朵）、慢性头痛、癫痫和认知能力下降可能是低级别感染的迹象，需要通过感染标志物和影像学检查。如果骨瓣或替代物周围出现聚集，可能需要重新探查和取出骨瓣，查找可能感染的原因。

头皮皮瓣凹陷。新的局灶性神经功能缺损和认知功能衰退的发展增加了皮瓣环行或下沉综合征的可能性[19]。在这种情况下，由于头盖骨的缺失导致气压和颅内压的差异，导致头皮被折叠，并对大脑皮层施加质量效应，影响脑灌注和脑脊液流动动力学。该综合征发生于创伤 DC 后 5.1 个月 ±10.8 个月，症状包括单侧运动障碍、认知障碍、语言障碍、意识水平改变、头痛、癫痫和脑神经障碍。检查包括脑电图、CT 和 MRI。神经功能缺陷通常在颅成形术后几天到几个月可恢复。在许多病例中，颅骨成形术后 24 h 内可看到改善。尽量缩短颅骨成形术的时间间隔可以降低这种并发症的风险 [19]。当脑肿胀消退，患者的身体状况可以进行手术时，就应该更换骨头，这通常发生在 DC 术后 4~6 周。

腰椎穿刺引流、脑室造口术、腰椎引流持续引流、脑室腹腔分流术均可加重超过颅内压的压力梯度，可导致脑下移、扁桃体突出、死亡，这被称为矛盾疝（PH），因为它的发生，存在一个凹陷的骨瓣。这是威胁生命的紧急情况。连续发生 DC，PH 发生率为 13/429（3.03%），13 例均治疗成功，并且存活 6 个月以上 [20]。在无脑脊液引流时也可出现 PH[21]。直立姿势、甘露醇和过度通气也可能是危险因素 [5]。患者应置于 Trendelenburg 位（15°，头朝下），停止脑脊液引流。

颅骨切除部位未受保护的大脑，患者应佩戴定制的塑料头盔（图 44.1），以保护暴露的大脑，甚至在患者活动之前就应佩戴。直接损伤颅骨切除术部位可能会产生严重后果或导致死亡（图 44.4）[22]。

头颅成形术

抬高覆盖在暴露大脑皮层的头皮皮瓣。如果硬脑膜没有闭合，头皮就会以纤维粘连附着在皮质上。在颅成形术中，神经外科医生必须非常小心，当头皮反射时，不要损伤皮质，这些皮质损伤会导致出血和进一步瘢痕化，并增加癫痫的风险，这些患者应服用预防性的抗惊厥药。

大面积缺损和头皮凹陷。在颅骨成形术后，发生大面积脑肿胀并伴有瞳孔固定扩张的情况并不常见，但对于那些有 TBI 和 DC 并伴有大骨缺损和明显凹陷的开颅部位的年轻男性而言，这种情况尤为常见。腱膜下引流处的负压可能与此有关 [23]，这种并发症也可能发生在 DC 后出现脑积水并需要脑室腹腔分流的患者身上 [24]。其机制可能与大脑顺应性改变和自我调节障碍有关。这种致死性的并发症应包括在患者知情同意中。

钛网。我们观察到头皮变薄，最终出现溃疡覆盖在钛网上，我们必须移除钛网。网状物似乎在头皮上产生了一种吸引的效果，用甲基丙烯酸甲酯覆盖网眼可以防止这种并发症。

迟发性头颅成形。当骨头缺失几个月时，头皮会逐渐收缩，当骨瓣或骨替代瓣被替换时，头皮必须被拉伸到恢复的头骨曲线上，这对伤口造成了张力，这可能需要旋转皮瓣来缓解张力，并将劈裂的皮肤移植放置在颅底（不是直接在骨头上）以覆盖供区。并使用临时丙烯酸移植的组织扩张器 [25]。

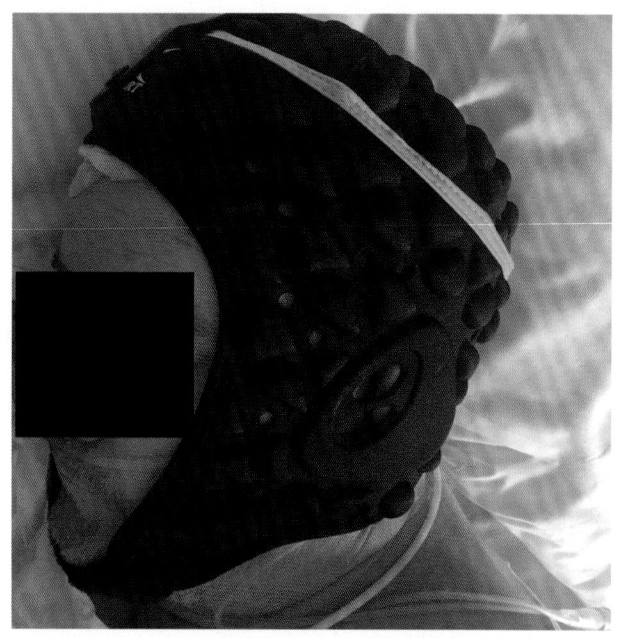

图 44.4 患者在去骨瓣减压术后佩戴特制塑料头盔保护大脑

危险因素

颅骨成形术的最佳时机尚不确定。Malcolm 等在一项系统综述和荟萃分析中报道，DC 术后 90 d 内的颅骨成形术与脑积水的概率增加有关，但在其他并发症的发生率上没有差异。在创伤人群中，早期颅骨成形术的轴外集合较少 [26]，然而，Huang 等发现神经系统预后与颅骨成形术的时机无关 [27]。我们建议早期进行颅骨成形术，目的是使 DC 术后颅内压和血管动力学恢复正常。

通过对348例患者的回顾性研究，确定了颅成形术后并发症的围手术期危险因素。并发症的预测因素有高血压、出血性脑卒中、糖尿病、癫痫、双额颅骨成形术和多次手术清除血肿。这为神经外科医生提供了更好的信息，以评估风险，控制风险因素，并在早期治疗并发症[13]。

骨瓣冷冻保存或皮下腹部植入的方法在感染、吸收或再手术方面似乎没有什么不同[28]。骨瓣吸收与年龄小、骨瓣破碎、保存时间长和颅骨成形术时格拉斯哥预后量表评分有关[29]。

与自体骨置换相比，使用钛等骨替代植入物的患者颅骨成形术的再手术率较低。这是由于自体骨的吸收，特别是在30岁以下的患者和有碎片状皮瓣的老年患者[30,31]。在Honeybul等的随机对照试验（RCT）中，有22%的患者自体骨瓣完全吸收[31]。Takeuchi等报道，当自体骨瓣用甘油低温保存时，40例患者中只有1例出现轻度骨吸收[32]。Lindner等进行了一项随机对照试验，比较了定制的羟基磷灰石（HA）与钛的颅骨成形术的差异，结果发现HA组硬膜外血肿发生率较高，两组的感染率和再手术率相似[33]。

伤口裂开和术后积液的存在是颅骨成形术后感染的常见因素[34]。

预 防

术 前

患者的健康状况、营养状况、凝血状况、免疫状况和电解质应在颅骨成形术前进行优化，在紧急DC之前优化这些是不可能的。

围手术期

彻底清洁受污染的皮肤，使用预防性抗生素和抗癫痫药物（AED）。抗生素的选择取决于污染的程度[35]。在未受污染的DC中，抗生素持续24 h；在污染病例中，持续5 d。DC后继续使用预防性抗癫痫药物7 d，如发生癫痫则重新使用。

预防脑积水。Waziri等发现，骨瓣置换术时间延长与脑积水持久性之间存在很强的相关性[36]，尽管这些发现在类似的研究中没有得到重复[37]。然而，我们的目标是早期颅骨成形术，这可能恢复正常的颅内压动力学，防止持续性脑积水，从而需要永久性的脑脊液转移。De Bonis等研究了41例因闭合性头部损伤而进行DC治疗的患者。离中线的开颅距离与脑积水的发生独立相关，当颅骨切除术上限值距中线小于25 mm时，这些患者发生脑积水的风险显著增加（OR=17）。基于这一证据，执行DC的上限距中线应该大于25 mm，以减少脑积水的发生[16]。我们还发现一个有用的步骤（如果伤口没有受损的话），就是在硬脑膜和头皮之间放置一块无菌塑料片。在颅骨成形术时，没有粘连，头皮可以从塑料上自由抬起。

颅成形术后，注意闭合硬脑膜可减少硬膜外积液[38]。硬脑膜从颅骨边缘裂开处应采用硬脑膜结扎缝合线，以避免硬脑膜外血肿形成。在颅骨成形术时，在硬脑膜中心放置一条Poppen缝线可以帮助防止术后硬膜外粘连。

并发症的处理

上面已经讨论了管理的一些方面。患者病情恶化或不稳定需要重新紧急成像。硬膜外或硬膜下血肿应根据大小和肿块效应判断是否需要清除。持续的脑脊液漏管需要调查瘘管的来源，并通过重新探查颅骨切除术的伤口或进行内镜下经鼻颅底修复来重新探查和封闭硬脑膜开口。颅骨成形术后的疑似感染，通常需要重新检查和取出骨瓣或骨替代物，并通过外周插入的中心导管（PICC）延长静脉注射抗生素的时间。骨瓣吸收需要修复颅骨成形术，并用丙烯酸钛或HA替代。

硬膜下积液通常较小，与颅骨切除术同侧，并能自行消退。在一项纳入169例患者的对照试验中发现，在DC发生后的7~10 d，在头皮上使用弹性绷带早期包扎头部可减少硬膜下积液[39]。对侧硬膜下积液较少见，可能引起症状性脑压迫，对于有迟发性神经功能恶化的患者中应予以怀疑，特别是皮瓣膨出的患者，这些并发症也可能发生在那些一直处于不良神经状态的患者中，造成对侧积液的可能原因是蛛网膜撕裂。一种治疗方案是硬膜下－腹腔分流术联合颅骨成形术，这对缓解硬膜下积液和改善警觉性和运动缺陷是有效的，但一些患者仍然会发展为脑积水。除硬膜下－腹腔分流术外，还需要脑室－腹腔分流术[40]，另一种方法是利用积液并应用颅骨绑扎术[41]。

脑水肿

症状性或进行性脑积水需进行脑脊液分流。与颅骨成形术相关的分流术放置时机较难确定。不进行颅骨成形术的分流术会加重皮瓣的下沉，促进进一步的脑转移。首选的方法是在颅骨成形术的同时放置一个分流管，或者在颅骨成形术的同时放置一个外脑室引流管。监测 ICP 3~5 d，然后进行脑室 – 腹腔分流术。根据结果，如果有一个简单的阀门，则选择最合适的开启压力，然而，可编程瓣膜的使用将允许常规的无创压力修正。在一项纳入 23 例患者的研究中，Pachatouridis 等发现后者的并发症更少[42]。

手术回顾

我最糟的病例

1 例 55 岁的男子卷入了一场机动车事故，并受伤严重。现场格拉斯哥昏迷量表（GCS）评分 3 分，左侧瞳孔扩大。外伤检查显示左侧大面积急性硬膜下出血，导致中线明显移位和突出的骨不连（图 44.5A）。由于在这种偏远的环境中没有神经外科医生，一位普通外科医生进行了挽救生命的 DC 和血肿清除（图 44.5B）。在伤者的其他伤口（腹部和胸部）稳定后，4 周后（事故发生 6 周后），他被转诊到我们创伤中心。

到达我们的 1 级创伤中心时，他的 GCS 评分为 5 分，伴有右侧偏瘫。取下敷料后，发现皮瓣边缘坏死，并出现一大片紧张的假脑膜膨出。紧急 CT 扫描（图 44.5C）显示大脑积水。伤口拭子送检，结果显示革兰阳性球菌大量生长。开始静脉注射美洛培南和万古霉素，同时等待病原体鉴定和抗生素敏感性。采用脑室外引流术（EVD）治疗脑积水，由于腔内阻塞，又放置了两个 EVD。取出第 3 个阻塞的 EVD，并插入腰椎引流管。2 h后，患者的昏迷指数从 10 下降到 5，并出现心动过缓和高血压，双侧瞳孔扩大，出现全身性强直阵挛

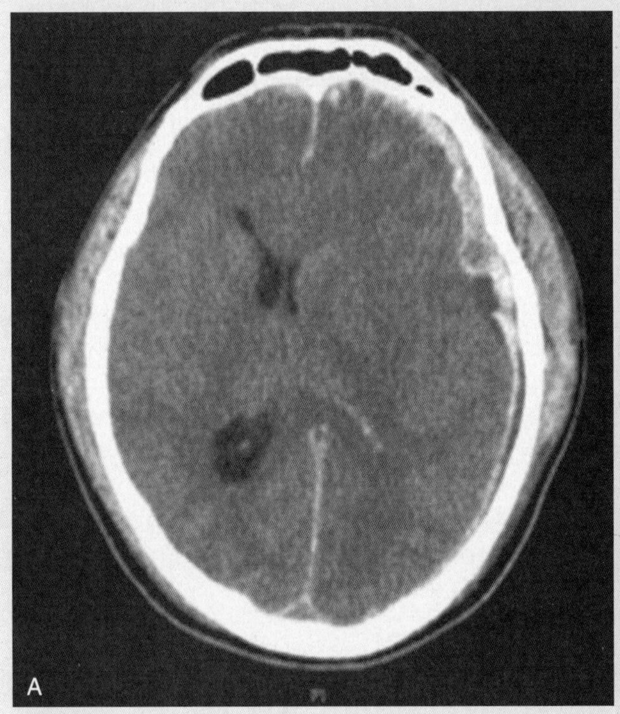

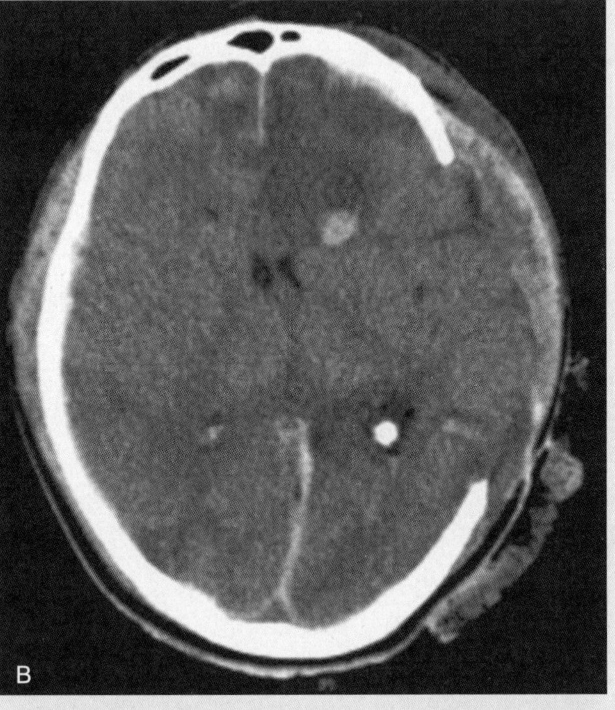

图 44.5 （A）CT 扫描显示 1 例 55 岁男性在一次车祸后出现广泛的大面积左侧急性硬膜下边缘出血（SDH）伴大脑镰出血，左半球明显肿胀，并出现中线明显移位。注意双侧头皮血肿。（B）术后 CT 扫描显示颅骨切除术和急性 SDH 的清除，颅骨切除范围不够，脑疝伴中线移位部分矫正，出现新的左额叶深部脑血肿和双额叶水肿。（C）CT 显示严重的全发性脑积水，颅骨切除术部位出现严重局灶性脑疝。注意双额叶水肿 / 梗死。（D）CT 扫描显示伴有明显脑积水的大面积脑内和脑室内出血，左额叶梗死，左镰旁后方水囊瘤，以及颅骨缺损处特殊的脑疝

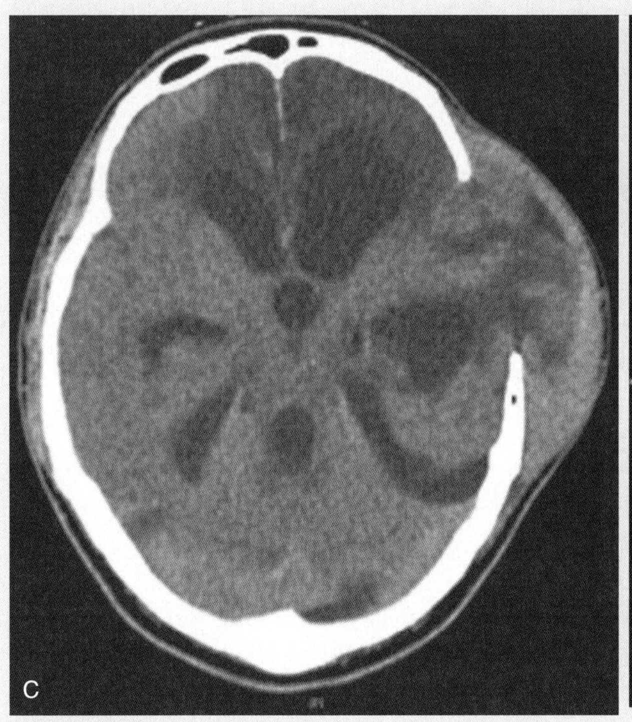

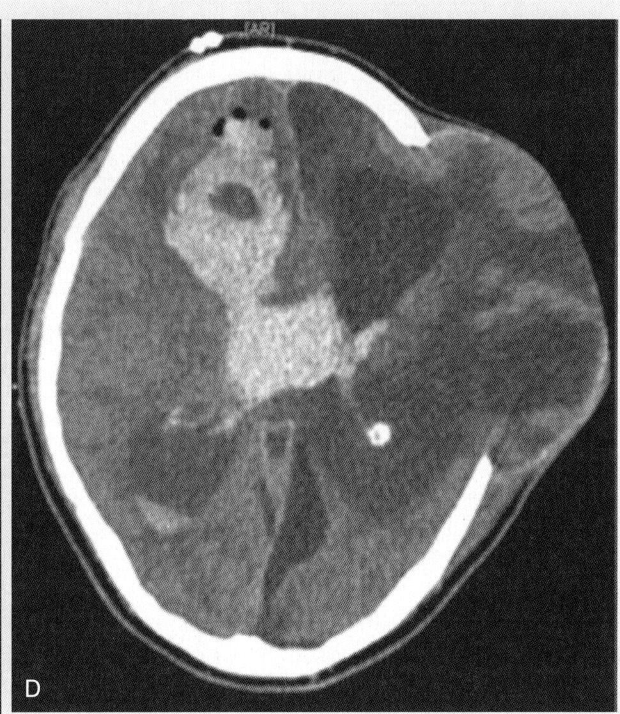

图 44.5（续）

性发作。急诊 CT 显示大容量脑室内出血伴肿块效应（图 44.5D），CT 还显示颅骨穿透性脑疝（颅外疝），左侧镰下疝和右侧钩回疝。根据他最初受伤的严重程度、并发症以及不良预后，医生认为进一步的积极治疗是徒劳的，他接受了姑息治疗并死亡。

手术后的并发症（除了 TBI 本身）是颅骨切除过小，紧张的头皮瓣有坏死边缘，伤口感染，脑积水需要 EVD 和脊髓引流，明显的脑疝，以及 EVD 切除后出血。

神经外科手术讨论时刻

DC 和颅骨成形术后的并发症是常见的，从轻微事件到最严重的危及生命的事件，如 DC 后的 PH 和颅骨成形术后的弥漫性脑肿胀。神经外科医生在进行手术前应仔细考虑风险收益比，因为该手术是一项高风险的重大手术。与所有的神经外科手术一样，避免 DC 和颅骨成形术后的并发症，需要患者处于最佳的医疗状态，这需要细致的手术技术和勤勉的术后护理。神经外科医生应该了解所有潜在的并发症，并且应该使用所有必要的预防策略来减少这些风险。DC 和颅骨成形术似乎是一种简单的手术，通常由神经外科团队中资历最浅的成员来做，但这样做可能会导致较高的并发症发生率。即使对经验丰富的神经外科医生而言，这些手术也很有挑战性，对学员而言是很好的学习经验，但充分的监督是必需的，以确保这种手术有最佳结果。

参考文献

[1] Ragel BT, Klimo P Jr, Martin JE, et al. Wartime decompressive craniectomy: technique and lessons learned. Neurosurg, 2010, 28(5):E2.

[2] Quinn TM, Taylor JJ, Magarik JA, et al. Decompressive craniectomy: technical note. Acta Neurol Scand, 2011, 123(4):239–244.

[3] Carney N, Totten AM, O'Reilly C, et al. Guidelines for the management of severe traumatic brain injury, fourth edition. Neurosurgery, 2017, 80(1):6–15.

[4] Bell RS, Mossop CM, Dirks MS, et al. Early decompressive craniectomy for severe penetrating and closed head injury during wartime. Neurosurg, 2010, 28(5):E1.

[5] Kurland DB, Khaladj-Ghom A, Stokum JA, et al. Complications associated with decompressive craniectomy: a systematic review. Neurocrit Care, 2015, 23(2):292–304.

[6] Honeybul S, Ho KM. Long-term complications of decompressive craniectomy for head injury. J Neurotrauma, 2011, 28(6):929–935.

[7] Yang XF, Wen L, Shen F, et al. Surgical complications secondary to decompressive craniectomy in patients with a head injury: a series of 108 consecutive cases. Acta Neurochir (Wien), 2008, 150(12):1241–1247, discussion 1248.

[8] Pechmann A, Anastasopoulos C, Korinthenberg R, et al. Decompressive craniectomy after severe traumatic brain injury in children: complications and outcome. Neuropediatrics, 2015, 46(1):5–12.

[9] Stiver SI. Complications of decompressive craniectomy for traumatic brain injury. Neurosurg Focus, 2009, 26(6):E7.

[10] Sobani ZA, Shamim MS, Zafar SN, et al. Cranioplasty after decompressive craniectomy: an institutional audit and analysis of factors related to complications. Surg Neurol Int, 2011, 2:123.

[11] Gooch MR, Gin GE, Kenning TJ, et al. Complications of cranioplasty following decompressive craniectomy: analysis of 62 cases. Neurosurg Focus, 2009, 26(6):E9.

[12] Hettige S, Norris JS. Mortality after local allergic response to titanium cranioplasty. Acta Neurochir (Wien), 2012, 154(9):1725–1726.

[13] Zanaty M, Chalouhi N, Starke RM, et al. Complications following cranioplasty: incidence and predictors in 348 cases. J Neurosurg, 2015, 123(1):182–188.

[14] Kempe L. Hemispherectomy, in Operative Neurosurgery. New York, NY: Springer-Verlag, 1968:180–189.

[15] Polin RS, Shaffrey ME, Bogaev CA, et al. Decompressive bifrontal craniectomy in the treatment of severe refractory posttraumatic cerebral edema. Neurosurgery, 1997, 41(1):84–92, discussion 92–94.

[16] De Bonis P, Pompucci A, Mangiola A, et al. Posttraumatic hydrocephalus after decompressive craniectomy: an underestimated risk factor. J Neurotrauma, 2010, 27(11):1965–1970.

[17] Kaen A, Jimenez-Roldan L, Alday R, et al. Interhemispheric hygroma after decompressive craniectomy: does it predict posttraumatic hydrocephalus? J Neurosurg, 2010, 113(6):1287–1293.

[18] Flint AC, Manley GT, Gean AD, et al. Post-operative expansion of hemorrhagic contusions after unilateral decompressive hemicraniectomy in severe traumatic brain injury. J Neurotrauma, 2008, 25(5):503–512.

[19] Ashayeri K, MJ E, Huang J, et al. Syndrome of the trephined: a systematic review. Neurosurgery, 2016, 79(4):525–534.

[20] Chen W, Guo J, Wu J, et al. Paradoxical herniation after unilateral decompressive craniectomy predicts better patient survival: a retrospective analysis of 429 cases. Medicine (Baltimore), 2016, 95(9): e2837.

[21] Rahme R, Bojanowski MW. Overt cerebrospinal fluid drainage is not a sine qua non for paradoxical herniation after decompressive craniectomy: case report. Neurosurgery, 2010, 67(1):214–215, discussion 215.

[22] Honeybul S. Decompressive craniectomy: a new complication. J Clin Neurosci, 2009, 16(5):727–729.

[23] Sviri GE. Massive cerebral swelling immediately after cranioplasty, a fatal and unpredictable complication: report of 4 cases. J Neurosurg, 2015, 123(5):1188–1193.

[24] Honeybul S. Sudden death following cranioplasty: a complication of decompressive craniectomy for head injury. Br J Neurosurg, 2011, 25(3):343–345.

[25] Dos Santos Rubio EJ, Bos EM, Dammers R, et al. Two-stage cranioplasty: tissue expansion directly over the craniectomy defect prior to cranioplasty. Craniomaxillofac Trauma Reconstr, 2016, 9(4):355–360.

[26] Malcolm JG, Rindler RS, Chu JK, et al. Complications following cranioplasty and relationship to timing: a systematic review and meta-analysis. J Clin Neurosci, 2016, 33:39–51.

[27] Huang YH, Lee TC, Yang KY, et al. Is timing of cranioplasty following posttraumatic craniectomy related to neurological outcome?Int J Surg, 2013, 11(9):886–890.

[28] Corliss B, Gooldy T, Vaziri S, et al. Complications after in vivo and ex vivo autologous bone flap storage for cranioplasty: a comparative analysis of the literature. World Neurosurg, 2016, 96:510–515.

[29] Brommeland T, Rydning PN, Pripp AH, et al. Cranioplasty complications and risk factors associated with bone flap resorption. Scand J Trauma Resusc Emerg Med, 2015, 23:75.

[30] Schwarz F, Dunisch P, Walter J, et al. Cranioplasty after decompressive craniectomy: is there a rationale for an initial artificial bone-substitute implant? A single-center experience after 631 procedures. J Neurosurg, 2016, 124(3):710–715.

[31] Honeybul S, Morrison DA, Ho KM, et al. A randomized controlled trial comparing autologous cranioplasty with custom-made titanium cranioplasty. J Neurosurg, 2017, 126(1):81–90.

[32] Takeuchi H, Higashino Y, Hosoda T, et al. Long-term follow-up of cryopreservation with glycerol of autologous bone flaps for cranioplasty after decompressive craniectomy. Acta Neurochir (Wien), 2016, 158(3):571–575.

[33] Lindner D, Schlothofer-Schumann K, Kern BC, et al. Cranioplasty using custom-made hydroxyapatite versus titanium: a randomized clinical trial. J Neurosurg, 2017, 126(1):175–183.

[34] Riordan MA, Simpson VM, Hall WA. Analysis of factors contributing to infections after cranioplasty: a single-institution retrospective chart review. World Neurosurg, 2016, 87:207–213.

[35] Rosenfeld JV, Bell RS, Armonda R. Current concepts in penetrating and blast injury to the central nervous system. World J Surg, 2015, 39(6):1352–1362.

[36] Waziri A, Fusco D, Mayer SA, et al. Postoperative

hydrocephalus in patients undergoing decompressive hemicraniectomy for ischemic or hemorrhagic stroke. Neurosurgery, 2007, 61(3):489–493, discussion 493–494.

[37] Rahme R, Weil AG, Sabbagh M, et al. Decompressive craniectomy is not an independent risk factor for communicating hydrocephalus in patients with increased intracranial pressure. Neurosurgery, 2010, 67(3):675–678, discussion 678.

[38] Jeong SH, Wang US, Kim SW, et al. Symptomatic epidural fluid collection following cranioplasty after decompressive craniectomy for traumatic brain injury. Korean J Neurotrauma, 2016, 12(1):6–10.

[39] Xu GZ, Li W, Liu KG, et al. Early pressure dressing for the prevention of subdural effusion secondary to decompressive craniectomy in patients with severe traumatic brain injury. J Craniofac Surg, 2014, 25(5):1836–1839.

[40] Lin MS, Chen TH, Kung WM, et al. Simultaneous cranioplasty and subdural-peritoneal shunting for contralateral symptomatic subdural hygroma following decompressive craniectomy. Scientific World Journal, 2015, 2015:518494.

[41] Krishnan P, Roy Chowdhury S. Recurrent, symptomatic, late-onset, contralateral subdural effusion following decompressive craniectomy treated by cranial strapping. Br J Neurosurg, 2015, 29(5): 730–732.

[42] Pachatouridis D, Alexiou GA, Zigouris A, et al. Management of hydrocephalus after decompressive craniectomy. Turk Neurosurg, 2014, 24(6):855–858.

45

慢性硬脑膜下血肿术后并发症

EDOARDO VIAROLI, CORRADO IACCARINO, RODOLFO MADURI, ROY THOMAS DANIEL, FRANCO SERVADEI

慢性硬脑膜下血肿术后并发症

慢性硬脑膜下血肿（CSDH）（图 45.1A 和 B）是硬脑膜下异常液化血液降解的集合，可能导致脑组织受压和随后的神经系统后遗症。由于发达国家人口老龄化，慢性硬膜下血肿正成为一种日益常见的神经外科病变，在 65 岁以上的人口中，每 10 万人中可达 58.1 人[1,2]。Toi 等[3]对超过 63 000 例病例的外科数据进行了回顾，揭示了患者的年龄在过去 30 年中是如何逐步增长的。由于指南中缺乏此类血肿的理想治疗证据，高龄者的高共病率以及清除 CSDH 手术数量的增加可能会导致多种并发症，主要并发症是血肿的复发，在某些人群中，血肿的复发率高达 30%[4]。

病理生理方面

慢性硬脑膜下血肿的生理病理机制仍不明确。最可能和最常引用的假设是，其始于硬脑膜下间隙桥接静脉间歇性破裂引起的急性硬脑膜下血肿（ASDH）。由于老年人脑萎缩，硬脑膜下间隙的血液持续存在，通常无临床症状，增强了炎症反应；成纤维细胞的累及导致皮质（或内部）和硬脑膜（或外部）的形成。在这个新的“胶囊”里，ASDH 的血凝块被纤溶酶分解并逐渐液化，成纤维细胞的不断增殖也可能导致内部新膜的形成，新形成的血肿越来越大是血浆渗出而不是液体再吸收的结果，在大多数情况下，这种平衡解释了临床表现在出现时间上的差异[5]。

并发症

复 发

血肿复发（图 45.1E 和 F）是 CSDH 最常见的并发症，其总发生率在 2%~87%[4,7,12,13,14]。这种并发症的生理病理机制尚未完全了解，但由于约 20% 的患者至少需要一次再手术，这是一个重要的并发症[13]。

最常被讨论的一种原因是抗凝和（或）抗血小板治疗的使用和重新再次治疗。

由于 CSDH 患者有大量的共病（如 FA，缺血性心脏病），在这种情况下，人们对抗凝治疗的管理越来越受关注。抗凝和抗血小板治疗已被证明是血肿发生和复发的危险因素[7,15,16]；然而，目前仍然缺乏对这些药物的最佳管理的规定。在抗凝治疗方面，入院时应停止抗凝治疗，并监测 INR，最终

手术治疗

CSDH 的手术治疗仍缺乏明确的适应证和指南，但为了避免并发症，需注意以下几点：

- 手术前应监测凝血参数，应避免手术治疗，直至国际标准化比值（INR）正常或低于 1.53。
- 关于应该实施哪种类型的麻醉，目前还没有相关指南。
- 使用扭钻（＜5 mm）或环钻（1 cm）钻孔手术的患者，其结果与硬膜下血肿复发无相关性[1,6]；然而，环钻钻孔术仍然是最常见的手术方式[7]。
- 系统回顾并没有发现一个与两个环钻钻孔之间的结果存在显著差异；但是，建议在全身麻醉下进行手术时，使用两个钻孔[8,9]。局部麻醉下，单孔钻孔的作用仍需评估。
- 术后放置引流管可改善神经系统预后，降低复发率[1,6,10,11]； Santarius 等发现了高质量证据，并推荐使用硬膜下引流[10]。

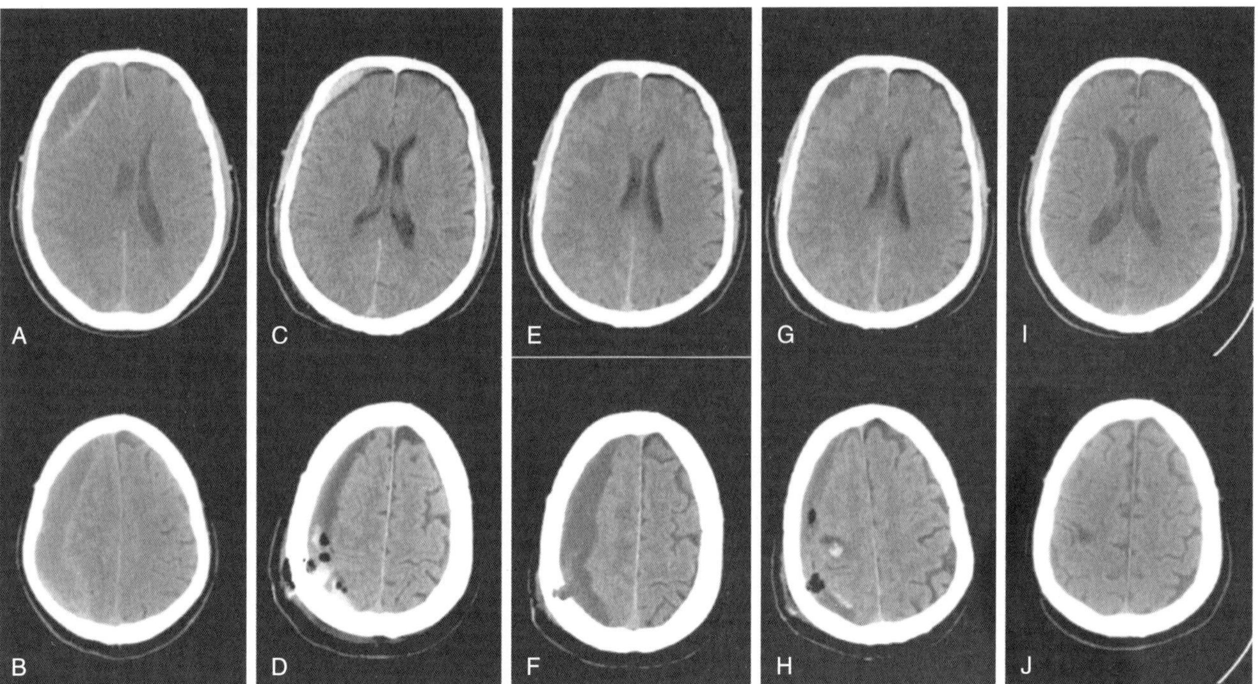

图45.1 (A和B)入院CT扫描：68岁男性患者表现为右侧慢性硬膜下血肿(CSDH)，表现为左侧运动半脑综合征。(C和D)术后24 h CT扫描：顶壁钻孔清除右侧CSDH术后急性出血。患者再出血后，由于缺乏神经系统症状而没有再手术。(E和F)术后3周CT扫描：3周后右侧CSDH复发。(G和H)术后(第二次手术)即刻CT扫描：右侧运动皮质有挫伤，患者表现为左手运动障碍(M1)。(I和J)术后4个月(第二次手术)CT扫描：CSDH和挫伤完全吸收。左手完全恢复运动

使其恢复正常。在许多患者中，由于严重的共病或长时间的固定，预防性治疗(防止深静脉血栓形成)应开始使用肝素。根据Kolias等[7]和Tahsim-Oglou等[17]的研究，这些抗凝治疗可使复发风险分别增加18.8%[7]和32.1%[17]；对于这些患者，应进行更严格的监测。另一个问题是重新开始抗凝治疗的时间，是否有一个将风险最小化的最佳范围？一些研究人员试图找到答案，但目前尚无明确的结果；目前，重新开始抗凝或抗血小板治疗的理想时机应根据患者的情况而定[7,15,16,18]。Chari等[19]建议的一种客观方法是将CHA2DS2-VASc血栓栓塞风险评分与HAS-BLED出血风险评分进行比较，该方法可用于房颤抗凝治疗患者。虽然这个方法是试图解决这个重要问题的一个很好的起点，但它还没有被后续的RCT验证。这一领域肯定需要进一步研究，尤其在利伐沙班等新型抗凝剂引入的情况下。

第二个需要考虑的变量是患者的血肿类型。已有研究表明，双侧血肿在清除后复发的风险较高。2010年，Kung等[20]回顾了术后14 d和30 d的CT扫描，试图来回答这个问题。他们的结论是，较高的复发率可能与病变体积增大引起的转移有关；这可能导致桥静脉的拉伸和新的撕裂，有助于血肿的形成。这个理论后来没有进一步的文献证实，但仍然是一个有趣的假设。

另一种可能的解释与血肿的组织有关：CSDH外膜较厚，内膜较薄。这两种细胞包裹着液化的血液和新生的血管化膜。在前瞻性随机试验中，Unterhofer等[12]比较了两组28例患者；第一组为开内膜扩孔手术，第二组为不开内膜扩孔手术。研究显示，两组在术后再手术的需要、随访期间残留血肿的大小和结果方面没有显著差异。

多年来，内膜的问题被多次讨论，并已被证实在CSDH的复发中具有统计学意义[13,21,22]。术中切开这些间隙是避免部分血肿分离的常用方法；然而，在膜厚或弥漫性的情况下，开口是不够的，需要进行微型开颅术。

防止血肿复发的另一个因素是患者的正确体位。

术后关于患者头部正确放置的指征并不标准化。目前只有两项小型随机试验研究这个问题，并有两种截然相反的结果：2010年Kurabe等[23]发现患者头部抬高到30°~40°有更高的风险，Baouzari

等[24]在 2007 年研究显示两组患者之间没有显著差异。需要进一步的研究来澄清这一点。

需要一种有效的方法来预测 CSDH 的复发，一些作者提出了评分和量表的方法。在 2015 年发表的一篇论文中，Jack 等[13]提出了一种简单的方法来细分复发风险；他们将 0 或 1 分归因于年龄（＜ 80 岁 = 0；＞ 80 岁 = 1）、CSDH 体积（＜ 160 mL = 0；＞ 160 mL = 1）和存在分隔（缺失 = 0；存在 = 1）；总结出了复发风险的估值，范围从 5%（总计 0）到 20%（总计 3）。这是一个很好的起点，但还需要更多的研究。

CSDH 的复发不仅与手术因素有关。Schaumann 等[4]在 2016 年发表了随机对照试验 COXIBRAIN 的结果：CSDH 的复发与顶膜新血管生成有关，是 VEGF 介导的。该研究的目的是通过给予选择性 COX-2 抑制剂（Colecoxib）来降低手术后 CSDH 的复发率。不幸的是，这项研究在 2 年内只招募了 23 例患者，并没有得出可用于临床实践的结论；另一方面，它显示了 55% 的患者已经接受了 COX-2 抑制剂的治疗，并出现了复发。

最后，CSDH 的复发情况还不完全清楚，还需要进一步的研究。这种并发症的治疗通常是外科手术，但由于缺乏高质量的证据，应根据具体情况进行调整。

CSDH 的类固醇治疗

目前类固醇在 CSDH 治疗中作为手术替代或辅助的作用尚未确定。目前有两项正在进行的随机对照试验，一项由 WHO 推广，另一项由英国国家卫生与临床优化研究所推广[25,26]。目前，唯一的建议是不要系统地用类固醇治疗 CSDH，而是按具体情况使用类固醇。

急性再出血与局灶性脑损伤

CSDH 清除后急性再出血（图 45.1C 和 D），并伴随 ASDH、SAH 或挫伤的发展，是一种罕见的情况。只有两位作者描述了 CSDH 疏散后的 SAH[27,28]。在第 1 例病例中，Miyazaki 等将并发症的形成归因于高血压和患者接受的抗凝治疗；他们还讨论了形成的机制：在硬膜下腔过度引流和低灌注综合征手术后大脑的快速移位。Ogasawara 等[29]也讨论了这一机制，将 SAH 的形成归因于血管自身调节功能的丧失，从而导致大脑再扩张后的高血压和皮质充血。

ICH 作为 CSDH 疏散的并发症是一个罕见的情况，在文献中很少被描述。这种类型的血肿通常发生在 CSH 的同侧；然而，很少有对侧血肿的病例被描述[27,30]。这种并发症的病理学机制尚不明确；一些研究者认为[27,30]，硬膜下液体和脑脊液的过度引流可能导致脑的迅速扩张和血管伸展，并形成急性血肿。

以上观点即使没有被证实，也可以解释另一个并发症，即 CSDH 疏散后的 ASDH。这种血肿也可能与手术过程中的直接创伤或硬膜下引流的消融有关，但它仍然比较罕见，也不能很好的解释。Spetzler 等[31]发现，CSDH 动物的大脑中存在调节性丧失和二氧化碳反应性丧失；这一机制虽然没有在人类中得到证实，但可能是 CSDH 患者中 ASDH 和 ICH 形成的另一种可能解释。

尽管文献中手术后急性出血的处理仍不统一，但治疗应适合于个体患者。许多作者还建议进行缓慢的脑减压，以防止快速的颅内改变。

感 染

感染是慢性硬膜下血肿的罕见并发症，可导致硬膜下积脓（图 45.2 和图 45.3）。根据 Dabdoub 等[32]的最新综述，文献中仅描述了 46 例，且该并发症的实际总发生率小于 CSDH 病例的 1%。不同性别、不同年龄的患者在这一并发症的发生率方面无显著差异；唯一相关的因素似乎是患者的免疫状态和合并症，如糖尿病、慢性感染和慢性肝胆疾病。然而，在所述的 50% 病例中，感染源仍然未知[33,34]。涉及的病原体通常为大肠杆菌、沙门氏菌、金黄色葡萄球菌和链球菌。

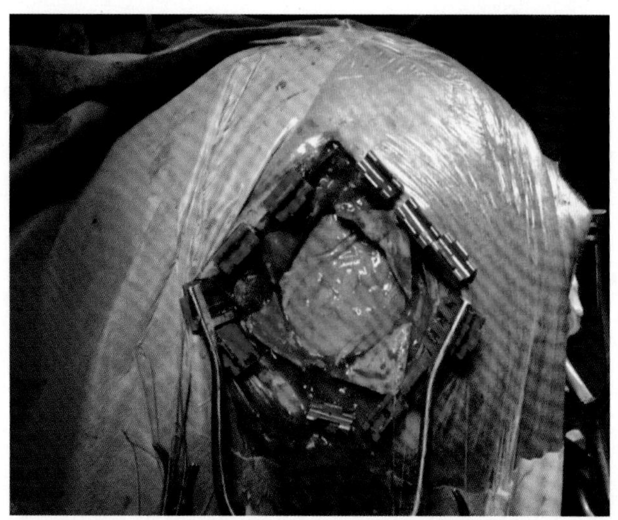

图 45.2 术中照片显示上一图像中描述的患者硬膜下积脓

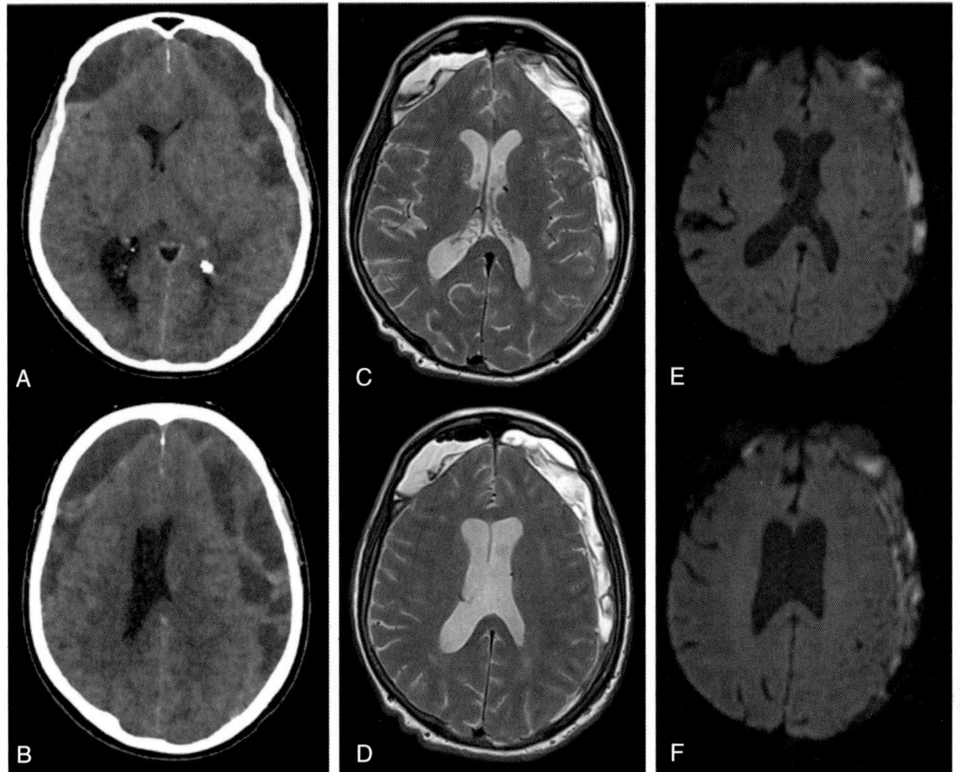

图 45.3 （A 和 B）入院 CT 扫描：72 岁男性患者表现为双侧慢性硬膜下血肿（CSDH），表现为认知障碍和步态不稳。（C 和 D）术后 2 周 MRI（T2）：双侧硬膜下积血。（E 和 F）术后 2 周 MRI（DTI）：左侧硬膜下积脓，左侧血肿复发

临床特征通常是非特异性的，81% 的患者（P=0.020，Dabdoub 等 [32]）出现意识下降状态时应怀疑感染 CSDH 或清除性 CSDH，应以 CT 扫描作为一线影像学检查。注射造影剂对检测积脓处包膜是有用的。磁共振成像（MRI）的作用是逐渐增加的，因为它能够显示凸液聚集被对比增强边缘包围，T1 加权图像显示低信号，T2 加权图像显示相对高信号。Narita 等 [34] 强调，弥散加权成像可能有助于诊断受感染的硬膜下血肿，一系列弥散加权成像评估可能有助于监测这种情况下的治疗反应。

作为治疗，钻孔冲洗和开颅与完全清除血肿已被建议作为抗生素治疗的手术辅助。2007 年，Otsuka 等 [35] 根据治疗方法对两组患者进行了比较，两组手术后的结果没有差异。在 2015 年的最后一篇综述中，Dabdoub 等表明，在接受钻孔冲洗治疗的患者中，感染的复发率较高 [32]。总之，我们建议开颅手术作为一线手术治疗，并结合特定的抗生素治疗。

癫痫发作和癫痫状态

CSDH 术后发生癫痫发作或癫痫持续状态是一种并发症，全球发病率为 1%~23%[36-38]。这些研究的不同之处在于可能与所采用的手术技术和潜在疾病的严重程度有关。

在他们的论文中，Hirakawa 等 [39] 比较了 309 例患者的结果，观察到接受钻孔治疗的患者与接受开颅和开膜治疗的患者相比，癫痫发作的发生率降低。

在文献中发现了许多危险因素，如酒精中毒 [38]、既往脑卒中、精神状态改变、出院时平均 GCS、CT 密度 [30,35,38]；然而，这些研究并没有区分癫痫类型、癫痫持续时间以及手术和首次发作持续时间 [36]。

该并发症的处理和预防尚不清楚：在一项针对 CSDH 手术的回顾性研究 [15] 中，苯妥英钠的使用显示癫痫发作的减少，但神经系统的结果尚未被描述。相比之下，另一篇回顾性论文显示，使用抗癫痫药物（AED）的患者没有受益，神经功能结果也没有改变。

综上所述，关于在 CSDH 中使用 AED 仍未达成共识，2013 年最新的 Cochrane 综述显示 [40]，目前尚无关于术后癫痫发作治疗的随机对照试验，这些研究显然需要继续进行。

手术回顾

我最糟的病例

病例 1

68 岁男性患者，左侧乏力。CT 扫描显示左侧额颞顶叶慢性硬膜下血肿。他接受了钻孔手术和血肿清除。术后 24 h 的 CT 扫描显示顶骨钻孔下有小出血。采取保守处理。术后 3 周，慢性硬膜下血肿复发并有肿块效应。重新探查，并清除了血肿。术后，患者出现了左上肢无力，术后 CT 扫描显示运动皮质有轻微挫伤。4 个月时，CSDH 和运动皮质挫伤完全消退，患者手部功能完全恢复。

病例 2

1 例 72 岁男性患者，表现为认知障碍及步态不稳。CT 显示双侧 CSDH 肿块效应明显。预测硬膜下血肿，患者接受了双侧钻孔手术和血肿清除。术后 2 周 MRI 显示血肿复发。弥散张量成像提示可能为硬膜下积脓。再次探查发现硬膜下腔室有明显脓液。进行开颅手术，清除硬膜下积脓。

神经外科手术讨论时刻

在过去的 30 年里，文献大量报道了关于 CSDH 的临床和外科治疗的研究。然而，关于 CSDH 的并发症仍有许多不明确的地方。到目前为止，最好的治疗方法仍然是手术后开颅和术后引流作为一线治疗，然而，为了避免并发症，还需要进一步的前瞻性研究来阐明治疗的缺陷。

参考文献

[1] Almenawer SA, Farrokhyar F, Hong C, et al. Chronic subdural hematoma management: a systematic review and meta-analysis of 34, 829 patients. Ann Surg, 2014, 259(3):449–457.

[2] Munoz-Bendix C, Pannewitz R, Remmel D, et al. Outcome following surgical treatment of chronic subdural hematoma in the oldest-old population. Neurosurg Rev, 2017, 40(3):461–468.

[3] Toi H, Kinoshita K, Hirai S, et al. Present epidemiology of chronic subdural hematoma in Japan: analysis of 63, 358 cases recorded in a national administrative database. J Neurosurg, 2018, 128(1):222–228.

[4] Schaumann A, Klene W, Rosenstengel C, et al. COXIBRAIN: results of the prospective, randomised, phase II/III study for the selective COX-2 inhibition in chronic subdural haematoma patients. Acta Neurochir (Wien, 2016, 158(11):2039–2044.

[5] Drapkin AJ. Chronic subdural hematoma: pathophysiological basis of treatment. Br J Neurosurg, 1991, 5:467–473.

[6] Liu W, Bakker NA, Groen RJ. Chronic subdural hematoma: a systematic review and meta-analysis of surgical procedures. J Neurosurg, 2014, 121(3):665–673.

[7] Kolias AG, Chari A, Santarius T, et al. Chronic subdural haematoma: modern management and emerging therapies. Nat Rev Neurol, 2014, 10(10):570–578.

[8] Smith MD, Kishikova L, Norris JM. Surgical management of chronic subdural haematoma: one hole or two? Int J Surg, 2012, 10:450–452.

[9] Belkhair S, Pickett G. One versus double burr holes for treating chronic subdural hematoma meta-analysis. Can J Neurol Sci, 2013, 40:56–60.

[10] Santarius T, Kirkpatrick PJ, Ganesan D, et al. Use of drains versus no drains after burr-hole evacuation of chronic subdural haematoma: a randomised controlled trial. Lancet, 2009, 374:1067–1073.

[11] Ivamoto HS, Lemos HP Jr, Atallah AN. Surgical treatments for chronic subdural hematomas: a comprehensive systematic review. World Neurosurg, 2016, 86:399–418.

[12] Unterhofer C, Freyschlag CF, Thomé C, et al. Opening the internal hematoma membrane does not alter the recurrence rate of chronic subdural hematomas: a prospective randomized trial. World Neurosurg, 2016, 92:31–36.

[13] Jack A, O'Kelly C, McDougall C, et al. Predicting recurrence after chronic subdural haematoma drainage. Can J Neurol Sci, 2015, 42(1):34–39.

[14] Jang KM, Kwon JT, Hwang SN, et al. Comparison of the outcomes and recurrence with three surgical techniques for chronic subdural hematoma: single, double burr hole, and double burr hole drainage with irrigation. Korean J Neurotrauma, 2015, 11(2):75–80.

[15] De Bonis P, Trevisi G, de Waure C, et al. Antiplatelet/anticoagulant agents and chronic subdural hematoma in the elderly. PLoS ONE, 2013, 8(7):e68732.

[16] Gonugunta V, Buxton N. Warfarin and chronic subdural haematomas. Br J Neurosurg, 2001, 15(6):514–517.

[17] Tahsim-Oglou Y, Beseoglu K, Hanggi D, et al. Factors predicting recurrence of chronic subdural haematoma: the influence of intraoperative irrigation and low–molecular–weight heparin thromboprophylaxis. Acta Neurochir (Wien), 2012, 154:1063–1067.

[18] Okano A, Oya S, Fujisawa N, et al. Analysis of risk factors

for chronic subdural haematoma recurrence after burr hole surgery: optimal management of patients on antiplatelet therapy. Br J Neurosurg, 2014, 28(2):204–208.

[19] Chari A, Clemente Morgado T, Rigamonti D. Recommencement of anticoagulation in chronic subdural haematoma: a systematic review and meta-analysis. Br J Neurosurg, 2013, 28:2–7.

[20] Kung WM, Hung KS, Chiu WT, et al. Quantitative assessment of impaired postevacuation brain re-expansion in bilateral chronic subdural haematoma: possible mechanism of the higher recurrence rate. Injury, 2012, 43(5):598–602.

[21] Stanisic M, Lund-Johansen M, Mahesparan R. Treatment of chronic subdural hematoma by burr-hole craniostomy in adults: influence of some factors on postoperative recurrence. Acta Neurochir (Wien), 2005, 147:1249–1256, discussion 56–57.

[22] Tanikawa M, Mase M, Yamada K, et al. Surgical treatment of chronic subdural hematoma based on intrahematomal membrane structure on MRI. Acta Neurochir (Wien), 2001, 143:613–618, discussion 618–619.

[23] Kurabe S, Ozawa T, Watanabe T, et al. Efficacy and safety of postoperative early mobilization for chronic subdural hematoma in elderly patients. Acta Neurochir (Wien), 2010, 152:1171–1174.

[24] Abouzari M, Rashidi A, Rezaii J, et al. The role of postoperative patient posture in the recurrence of traumatic chronic subdural hematoma after burr-hole surgery. Neurosurgery, 2007, 61:794–797.

[25] International Clinical Trials Registry Platform (ICTRP). WHO [online], 2014. http://www.who.int/ictrp/en/.

[26] Emich S, Richling B, McCoy MR, et al. The efficacy of dexamethasone on reduction in the reoperation rate of chronic subdural hematoma—the DRESH study: straightforward study protocol for a randomized controlled trial. Trials, 2014, 15:6.

]27] Rusconi A, Sangiorgi S, Bifone L, et al. Infrequent hemorrhagic complications following surgical drainage of chronic subdural hematomas. J Korean Neurosurg Soc, 2015, 57(5):379–385.

[28] Miyazaki T, Matsumoto Y, Ohta F, et al. A case of unknown origin subarachnoid hemorrhage immediately following drainage for chronic subdural hematoma. Kurume Med J, 2004, 51:163–167.

[29] Ogasawara K, Ogawa A, Okuguchi T, et al. Postoperative hyperperfusion syndrome in elderly patients with chronic subdural hematoma. Surg Neurol, 2000, 54: 155–159.

[30] Cohen-Gadol AA. Remote contralateral intraparenchymal hemorrhage after overdrainage of a chronic subdural hematoma. Int J Surg Case Rep, 2013, 4:834–836.

[31] Spetzler RF, Wilson CB, Weinstein P, et al. Normal perfusion pressure breakthrough theory. Clin Neurosurg, 1978, 25:651–672.

[32] Dabdoub CB, Adorno JO, Urbanp J, et al. Review of the management of infected subdural hematoma. World Neurosurg, 2016, 87:663.e1–663.e8.

[33] Wagner FC, Preuss JM. Supratentorial epidural abscess and subdural empyema//Apuzzo MLJ. Brain Surgery. vol. 2. New York: Churchill Livingstone, 1993:1401–1409.

[34] Narita E, Maruya J, Nishimaki K, et al. Case of infected subdural hematoma diagnosed by diffusion-weighted imaging. Brain Nerve, 2009, 61:319–323.

[35] Otsuka T, Kato N, Kajiwara I, et al. A case of infected subdural hematoma. No Shinkei Geka, 2007, 35:59–63.

[36] Won SY, Konczalla J, Dubinski D, et al. A systematic review of epileptic seizures in adults with subdural haematomas. Seizure, 2017, 45:28–35.

[37] Ohno K, Maehara T, Ichimura K, et al. Low incidence of seizures in patients with chronic subdural haematoma. J Neurol Neurosurg Psychiatry, 1993, 56:1231–1233.

[38] Huang YH, Yang TM, Lin YJ, et al. Risk factors and outcome of seizures after chronic subdural hematoma. Neurocrit Care, 2011, 14: 253–259.

[39] Hirakawa K, Hashizume K, Fuchinoue T, et al. Statistical analysis of chronicsubdural hematoma in 309 adult cases. Neurol Med Chir (Tokyo), 1972, 12:71–83.

[40] Ratilal BO, Pappamikail L, Costa J, et al. Anticonvulsants for preventing seizures in patients with chronic subdural haematoma. Cochrane Database Syst Rev, 2013, 6(6):CD004893.

46

一般性与退行性脊柱手术并发症概述

ANIL NANDA, MOHAMMED NASSER

首要不要伤害患者：善待彼此。随着脊柱外科领域快速的技术革新，“无害”的概念在今天比以往任何时候都更加适用。使用一种比假定益处更多的干预手段，已经变得谨慎起来。没有什么简单的脊柱手术。脊柱文献中对并发症的定义并不统一[1]。并发症被定义为任何可能影响患者预后或需要干预、进一步诊断测试或监测的临床发作。除了这种直接的并发症外，实际手术后很长时间内出现的远期并发症也会增加。

前瞻性研究显示，脊柱手术并发症的发生率高于回顾性研究[2]。在一项对 79 471 例患者报道的 13 067 例并发症的回顾中，总体并发症发生率估计为 16.4%[2]。据估计，脊柱手术患者中有 10%~20% 可能发生并发症。总体并发症发生率以胸腰椎手术（17.8%）和颈椎手术（8.9%）最高[2]。对来自国家外科质量改善计划数据库中的 3475 例患者进行研究发现，并发症发生率为 7.6%，死亡率为 0.3%[4]。一项基于脊柱侧凸研究协会发病率和死亡率数据库的 22 857 例患者的研究，包括 9409 例退行性脊柱疾病，并发症发生率为 8.4%；研究人员还发现，美国麻醉医师协会（ASA）分级较高的接受脊柱手术患者的发病率明显高于 ASA 分级较低的患者[5]。患者年龄增加和被污染或感染的伤口被确定为死亡率的独立预测因素。患者年龄增加、心脏疾病、术前神经系统异常、既往伤口感染、皮质类固醇使用、脓毒症史、ASA 分级＞2 和手术时间延长与并发症风险增加独立相关[4]。在 Hamilton 等[6]开展的一项大型研究中，对 6 108 419 例脊柱手术患者进行了检查，发现 1064 例患者有新发神经功能缺损。与原发病例相比，再次手术病例有更高的神经功能缺损率。小儿病例的并发症发生率高于成人。有植入物病例的新发神经功能缺损率是没有植入物病例的两倍以上[6]。

一般脊柱手术和退行性脊柱手术的并发症可分为一般原因和特殊原因。一般原因包括感染、出血、深静脉血栓形成、肺栓塞、尿路感染、体位相关并发症、伤口血肿、出血感染等。其他并发症是针对解剖部位和手术程序的。

硬脑膜撕裂是脊柱外科常见的并发症。硬脑膜撕裂有广泛的临床后遗症，而且并不总是良性的。偶发性硬脑膜撕裂的患者住院时间更长，围手术期并发症的发生率也更高[7]。硬脑膜撕裂是脊柱手术的不良反应。一项对脊柱手术病例的回顾研究显示，由于住院时间和药费的增加，脊柱手术后的脑脊液漏使美国医疗保健系统每例患者平均增加了 6479 美元的花费[8]。在脊柱手术中偶发性硬脑膜撕裂的发生率估计在 1%~17.4%[7,9,10]，在再次手术病例中几乎翻倍（15.9%）[11]。脊柱融合后的邻近节段疾病和假关节的问题在不久的将来不太可能下降。邻近节段疾病的病因尚不清楚，关于相邻节段疾病是退行性病变的进展还是融合过程引起的，一直存在争议。在颈椎融合术后的前 10 年，邻近节段疾病的发病率为每年 2.9%[12]。据估计，25.6% 的前关节融合术患者在手术后 10 年内会出现相邻节段疾病[12]。一项关于腰椎手术的大型综述显示，约 23.6% 的再次手术是用来治疗假关节的[13]。许多危险因素已被发现与假关节有关，如吸烟，骨质疏松症，使用类固醇、非类固醇抗炎药和抗代谢物，以及使用同种异体移植和自体移植[14,15]。颈椎椎板切除术后脊柱后凸的发生率估计为 20%[16]，后侧支撑的丧失导致脊柱后凸的逐渐发展，这会导致伸肌不断收缩，诱发疲劳和颈部疼痛[17]。对于年轻患者，最好避免多节段椎板切除术。

神经退化是任何脊柱手术最可怕的后果。由

于术后硬膜外血肿和移植物及硬骨植入物压迫引起的急性神经系统恶化需要紧急处理和重新探讨。脊柱手术期间的神经生理监测和导航工具的使用对于降低神经功能恶化的发生率是必不可少的。还需要考虑患者可能存在的任何共病，这些疾病可能导致脊髓缺血和神经功能恶化。椎动脉损伤是颈椎手术的一种罕见但非常严重的并发症。颈椎手术中椎动脉损伤的总发生率为0.14%~1.4%[18,19]。颈椎后路固定手术的风险高于前路下颈椎手术。外侧剥离使椎动脉处于危险之中，在整个手术过程中都需要牢记中线的方向。颈椎后路固定手术的风险（4%~8%）高于前路下脊柱手术（0.3%~0.5%）[20,21]。术前评估椎动脉的病程和侧支循环状况是非常重要的。椎动脉损伤的患者结局可从临床无症状到经历梗死、假性动脉瘤、四肢瘫痪、昏迷，甚至死亡[18]。出血可采用填塞、使用止血剂和输血等方法处理。如果无法修复，且认为对侧循环足够，则需行血管内栓塞或初级结扎术[22]。幸运的是，90% 的椎动脉损伤不会造成任何永久性损伤，只有 10% 的病例最终导致永久性神经损伤[23]。损伤后必须做血管造影，以排除假性动脉瘤或动静脉瘘的形成。术中应用神经导航和微多普勒探头有助于预防这一并发症[24]。

通过仔细的围手术期检查，可以避免器械引起的并发症。颈椎钢板松动并不是一种罕见的并发症[25]。骨质疏松、多节段融合术、钢板施加的长杠杆臂以及螺钉与椎间盘间隙的近距离接触都容易导致钢板松动[26,27]。大约 2/3 的松动与骨不连续有关[25]。多节段颈椎融合术增加了内固定失败的并发症发生率，可能需要后路融合术作为补充。大多数硬件故障没有症状，可以进行保守处理[27]。颈椎侧块螺钉与神经根撞击有关，如果矢状角小于15°，螺钉有撞击神经根的风险[28]。腰椎前方暴露可导致血管损伤，发生率小于 1%~15%[29]。大多数损伤的发生是由于不正确的血管剥离或识别，或缺乏手术控制[30]。静脉撕裂伤可通过缝合修复加以控制。动脉损伤可因血管血栓形成而有晚期表现。

微创脊柱手术越来越受欢迎，但每一项新技术都有一个相关的学习曲线，还有与微创手术相关的辐射暴露量增加。有限的触觉反馈，陡峭的学习曲线，深度感知的难度，以及所需的手的灵巧度是微创脊柱手术中需要牢记的因素。颈椎椎板切除术后 C5 麻痹的发生率为 3.4%[28]。C5 根有一个短而直接的退出路径，在椎板切除术后进行牵引并使脊髓后侧移位[28]，恢复期从几周到几个月不等[31]。在脊柱手术中使用骨形态发生蛋白被证明与吞咽困难、血肿、骨溶解、神经功能缺损增加，甚至癌症有关[32]。

这一不断发展的医学学科还不完善，并发症仍继续发生。但重要的是，要理解“并发症”的本质，并找到解决这些并发症的方法。下面的章节将讨论一般性与退行性脊柱手术中出现的并发症。

参考文献

[1] Dekutoski MB, Norvell DC, Dettori JR, et al. Surgeon perceptions and reported complications in spine surgery. Spine, 2010, 35(suppl 9):S9–S21.

[2] Nasser R, Yadla S, Maltenfort MG, et al. Complications in spine surgery. J Neurosurg Spine, 2010, 13(2):144–157.

[3] Deyo RA, Cherkin DC, Loeser JD, et al. Morbidity and mortality in association with operations on the lumbar spine. The influence of age, diagnosis, and procedure. J Bone Joint Surg Am, 1992, 74(4):536–543.

[4] Schoenfeld AJ, Ochoa LM, Bader JO, et al. Risk factors for immediate postoperative complications and mortality following spine surgery: a study of 3475 patients from the National Surgical Quality Improvement Program. J Bone Joint Surg Am, 2011, 93(17):1577–1582.

[5] Fu KM, Smith JS, Polly DW Jr, et al. Correlation of higher preoperative American Society of Anesthesiology grade and increased morbidity and mortality rates in patients undergoing spine surgery. J Neurosurg Spine, 2011, 14(4):470–474.

[6] Hamilton DK, Smith JS, Sansur CA, et al. Rates of new neurological deficit associated with spine surgery based on 108, 419 procedures: a report of the scoliosis research society morbidity and mortality committee. Spine, 2011, 36(15):1218–1228.

[7] Cammisa FP Jr, Girardi FP, Sangani PK, et al. Incidental durotomy in spine surgery. Spine, 2000, 25(20):2663–2667.

[8] Jallo J, E F , Minshall ME. The cost of cerebral spinal fluid leaks after spinal surgery in the USA. Abstract for presentation in Congress of Neurological Surgeons, 2009.

[9] Bosacco SJ, Gardner MJ, Guille JT. Evaluation and treatment of dural tears in lumbar spine surgery: a review. Clin Orthop Relat Res, 2001, 389:238–247.

[10] Wang JC, Bohlman HH, Riew KD. Dural tears secondary to operations on the lumbar spine. Management and results after a two-year-minimum follow-up of eighty-eight patients. J Bone Joint Surg Am, 1998, 80(12):1728–1732.

[11] Khan MH, et al. Postoperative management protocol for

incidental dural tears during degenerative lumbar spine surgery: a review of 3, 183 consecutive degenerative lumbar cases. Spine, 2006, 31(22): 2609–2613.

[12] Hilibrand AS, Carlson GD, Palumbo MA, et al. Radiculopathy and myelopathy at segments adjacent to the site of a previous anterior cervical arthrodesis. J Bone Joint Surg Am, 1999, 81(4):519–528.

[13] Martin BI, Mirza SK, Comstock BA, et al. Reoperation rates following lumbar spine surgery and the influence of spinal fusion procedures. Spine, 2007, 32(3):382–387.

[14] Phillips FM, Carlson G, Emery SE, et al. Anterior cervical pseudarthrosis. Natural history and treatment. Spine, 1997, 22(14):1585–1589.

[15] Hilibrand AS, Fye MA, Emery SE, et al. Impact of smoking on the outcome of anterior cervical arthrodesis with interbody or strutgrafting. J Bone Joint Surg Am, 2001, 83-a(5):668–673.

[16] Kaptain GJ, Simmons NE, Replogle RE, et al. Incidence and outcome of kyphotic deformity following laminectomy for cervical spondylotic myelopathy. J Neurosurg, 2000, 93(suppl 2):199–204.

[17] Cheung JPY, Luk KD-K. Complications of anterior and posterior cervical spine surgery. Asian Spine J, 2016, 10(2):385–400.

[18] Rampersaud YR, Moro ER, Neary MA, et al. Intraoperative adverse events and related postoperative complications in spine surgery: implications for enhancing patient safety founded on evidence-based protocols. Spine, 2006, 31(13):1503–1510.

[19] Neo M, Fujibayashi S, Miyata M, et al. Vertebral artery injury during cervical spine surgery: a survey of more than 5600 operations. Spine, 2008, 33(7):779–785.

[20] Madawi AA, Casey AT, Solanki GA, et al. Radiological and anatomical evaluation of the atlantoaxial transarticular screw fixation technique. J Neurosurg, 1997, 86(6):961–968.

[21] Wright NM, Lauryssen C. Vertebral artery injury in C1-2 transarticular screw fixation: results of a survey of the AANS/CNS section on disorders of the spine and peripheral nerves. American Association of Neurological Surgeons/Congress of Neurological Surgeons. J Neurosurg, 1998, 88(4):634–640.

[22] Devin CJ, Kang JD. Vertebral artery injury in cervical spine surgery. Instr Course Lect, 2009, 58:717–728.

[23] Lunardini DJ, et al. Vertebral artery injuries in cervical spine surgery. Spine J, 2014, 14(8):1520–1525.

[24] Peng CW, Chou BT, Bendo JA, et al. Vertebral artery injury in cervical spine surgery: anatomical considerations, management, and preventive measures. Spine J, 2009, 9(1):70–76.

[25] Sasso RC, Ruggiero RA Jr, Reilly TM, et al. Early reconstruction failures after multilevel cervical corpectomy. Spine, 2003, 28(2):140–142.

[26] Grubb MR, Currier BL, Shih JS, et al. Biomechanical evaluation of anterior cervical spine stabilization. Spine, 1998, 23(8):886–892.

[27] Ning X, Wen Y, Xiao-Jian Y, et al. Anterior cervical locking plate-related complications; prevention and treatment recommendations. Int Orthop, 2008, 32(5):649–655.

[28] Katonis P, Papadakis SA, Galanakos S, et al. Lateral mass screw complications: analysis of 1662 screws. J Spinal Disord Tech, 2011, 24(7):415–420.

[29] Oskouian RJ Jr, Johnson JP. Vascular complications in anterior thoracolumbar spinal reconstruction. J Neurosurg, 2002, 96(suppl 1): 1–5.

[30] Hamdan AD, Malek JY, Schermerhorn ML, et al. Vascular injury during anterior exposure of the spine. J Vasc Surg, 2008, 48(3): 650–654.

[31] Satomi K, Nishu Y, Kohno T, et al. Long-term follow-up studies of open-door expansive laminoplasty for cervical stenotic myelopathy. Spine, 1994, 19(5):507–510.

[32] Epstein NE. Complications due to the use of BMP/INFUSE in spine surgery: The evidence continues to mount. Surgical Neurology International, 2013, 4(suppl 5):S343–S352.

47
相邻节段椎间盘退变与假关节

ANTHONY M. DIGIORGIO, ALEXANDER TENORIO, MICHAEL S. VIRK, PRAVEEN V. MUMMANENI

重　点

- 手术后 10 年，30% 的患者会发生邻近节段疾病。
- C1、C2 和 C3 颈椎前路融合异体植骨和钢板的假关节发生率分别约为 4%、9% 和 18%。
- 通过手术技术可以降低邻近节段疾病和假关节的发生率。

引　言

在美国，随着人口年龄的增长，使用融合手术治疗各种脊柱疾病的病例越来越多[1,2]。然而，所有的脊柱融合术都有假关节和邻近节段疾病的风险。增加脊柱生物力学、骨融合生物学、术前优化和脊柱平衡方面的知识可能有助于降低这些问题的发生率。

颈前路椎间盘切除融合术（ACDF）是退行性颈椎狭窄的首选治疗方法之一。这种手术的假关节发生率在 4%~18%[3,4]，邻近节段疾病的发生率为 3%~30%，视随访时间而定[5-7]。考虑到每年进行了大量此类病例，神经外科医生很可能在他们的实践中看到这些问题。我们在此回顾有关颈椎手术中这些问题的相关文献以及它们的治疗方法。

解剖学观点

相邻节段疾病

相邻节段疾病的病理生理学仍有争议。主要的理论假设是，当融合脊柱中先前可活动的节段时，本应被该节段吸收的力会传递到邻近的关节。这在对尸体的研究和对患者的透视检查中都得到了证实[8-10]。然而，一些研究未能重复这些发现，而是认为相邻节段疾病仅仅是已存在的脊椎病的进展[11]。

无论相邻节段病变的原因如何，邻近融合节的节段经常退化到需要重复手术的地步。Hililbrand 等的一项研究回顾了 374 例患者，发现邻近水平疾病的年发病率为 2.9%，生存分析估计，25% 的患者将在 10 年内发展为邻近水平疾病[5]。Bydon 等发现 10 年的发生率为 31%，并确定融合的水平或长度不会改变发生率[6]。Ishihara 等的一项研究发现，相邻节段疾病在以前表现为退化的水平上更为普遍[12]。

假关节

假关节，或未能实现骨融合，可因关节炎关节持续运动而引起疼痛，它最终会导致机械不稳定和硬件故障。随着现代移植和电镀技术的发展，这一比例有所下降。C1、C2 和 C3 颈椎前路融合异体植骨和钢板的发生率分别为 4%、9% 和 18%[3,4]。C4 颈前路椎间盘融合术的假关节发生率仍然高得令人无法接受，这些病例可能需要合并后路颈椎固定。

警　惕

相邻级别疾病

- 已存在的多节段脊柱炎变化。
- 脊柱整体不平衡或原有畸形。
- 患者需要长时间的融合。

假性关节

- 吸烟。
- 使用非甾体抗炎药（NSAID）。
- 使用类固醇。
- 骨质疏松症。
- 营养不良。
- 低维生素 D。

预 防

相邻节段疾病

一些研究试图找到能够降低相邻水平疾病发病率的干预措施。Hwang 等发现，在尸体中，通过使用更大的前凸融合器，可以减轻传递到相邻部分的运动量 [13]。一些外科医生提倡将笼高与同一患者的正常高度相匹配。然而，目前还没有大规模的前瞻性试验能证明这种方法的有效性。迄今，唯一被证明能减少患者相邻节段疾病的干预措施是颈椎关节成形术。Upadhyaya 等回顾了当时美国食品药品监督管理局（FDA）批准的三项颈椎成形术试验。通过结合三项 FDA 试验的数据和使用固定效应模型，他们发现关节成形术而不是融合术降低了相邻节段的手术率，相对风险为 0.46[14]。其中对一项试验的 5 年随访数据显示，ACDF 的再手术率为 11%，而关节成形术的再手术率为 3%[15]。这有利于至少部分相邻节段疾病是由融合引起的理论。考虑到这些数据，作者通常会提醒患者颈椎融合术后关节病加速出现的可能性。

颈胸交界处（CTJ）特别值得一提，因为这一节段特别容易发生邻近节段疾病。在 C7 终止长节段颈椎融合术会产生一个大杠杆臂，将力传递到接头处，理论上会加速那里的变性 [16]。Steinmetz 等 [17] 的一项研究表明，在 C7 终止的融合在患者中倾向于更多的融合失败。Yang 等没有发现棒的大小对 CTJ 的假关节率有任何影响 [18]。

假性关节

人们早就知道，吸烟会降低腰椎和颈椎的融合率 [19,20]。类固醇的使用已被证明能降低兔的融合率 [21]。术后使用非甾体抗炎药已被证明会增加腰椎假关节 [22]，但这些研究尚未在颈椎融合模型中进行。术后感染阻碍伤口愈合，降低融合率 [23]。Lau 等的研究表明，双节段椎体切除术和三节段 ACDF 具有相同的假关节发生率 [24]。

假关节的风险可以随着对患者的优化而降低，也可以通过戒烟和避免应用非甾体抗炎药来实现。如果患者有正在积极使用类固醇治疗的共病，则需要多学科治疗，因为停止使用类固醇是最佳的，但可能不会实现。如果怀疑有骨质疏松，应在术前进行双能 X 线骨密度扫描。如果证实是低骨密度，特立帕肽治疗已被证明在脊柱融合中比双磷酸盐更能促进骨形成 [25]。营养状况也应加以解决，营养不良虽然不会直接导致较高的假关节发生率，但会对伤口愈合产生不利影响，间接增加假关节发生率。维生素 D 水平降低也被证明会阻碍骨融合 [26]。如果需要，应测量和补充。表 47.1 列出了一系列危险因素以及如何处理这些因素。

表 47.1 增加假关节率的因素与可以采用的矫正措施

增加假关节发生率的因素	矫正措施
长分块融合	避免仅采用前入路（辅以后路固定）在 4 个或更多椎间盘间隙的融合
无设备融合	颈椎器械的使用增加了融合率
吸烟或咀嚼烟草	患者停止使用烟草制品，术前检查
非甾体抗炎药的使用	患者避免术后 1~3 个月使用非甾体抗炎药
类固醇使用	与其他参与治疗的医生讨论是否可以停用类固醇
感染	一丝不苟的无菌技术和患者营养优化
骨质疏松症	术前用 DEXA 扫描评估，必要时用特立帕肽治疗
维生素 D 缺乏	补充。评估甲状旁腺激素水平
营养不良	白蛋白、前白蛋白水平测定。优化营养状况

DEXA：双能 X 线吸收计量法

自体骨移植可降低假关节发生率 [27]。对于颈椎前路融合术，可以使用聚醚醚酮（PEEK）或同种异体间植骨结合钢板替代髂自体骨移植。对于后路手术，局部自体骨移植常与髂骨抽吸剂和植骨延长剂混合使用。

处 理

相邻节段疾病

相邻节段疾病可表现为轴性或根性疼痛，通常在初次手术数年后出现。收集详细的病史和体格检查对评估发病时间和确定患者症状的分布至关重要。一个患者在经历症状逐渐发作之前有长时间的症状缓解期很可能患有邻近节段疾病。常规的 X 线影像通常显示诊断结果。

如果没有脊髓病的症状，保守治疗邻近节段疾病是一种选择。这包括硬膜外类固醇注射和牵引。物理治疗和运动可以增加椎旁肌的力量。有研究报道称，使用这些非手术治疗的成功程度不同，其中1/3~2/3 的人需要手术 [5,12]。相邻节段疾病的手术入路将取决于患者宫颈病理的程度和类型。重复前路手术是可能的，尽管并发症的发生率是显著的。Gok 等发现，在颈椎前路翻修手术中，并发症发生率为 27%，神经根病、吞咽困难和感染是最常见的并发症 [28]。对于有颈椎前路钢板和术前吞咽困难或有放疗史的需要翻修手术的患者，耳鼻喉科的帮助可能是有用的。

假关节

假关节可以是无症状的。患者可能会抱怨他们的术前疼痛还没有消除，或者他们可能只是暂时的消除。一项研究描述了术后 2 年出现无症状假关节的患者，但在创伤事件后出现复发症状 [29]。

X 线片评估用于确认假关节的诊断，最佳的评价是用动态 X 线片。棘突运动超过 2 mm，可屈伸支持骨不连。计算机断层扫描（CT）上的骨小梁切除术也可以使用，其敏感度较低，但阳性预测值较高 [30,31]。

一旦患者被确诊，建议对症状性假关节进行手术矫正。翻修手术有很高的融合率，假关节复发率为 0~14%[28,32–34]。手术翻修的选择包括额外的前路手术，去除固定物和更换椎间移植物。也可采用后路入路，采用侧块螺钉或同种异体植入物进行关节融合术 [35,36]。McAnany 等对假关节的荟萃分析表明，尽管后路入路融合率稍高，但前路和后路的临床结果相当 [34]。重组骨形态发生蛋白（BMP）在颈椎的使用是受限的，FDA 警告，应避免在颈椎前路使用该产品。它的使用是有争议的，如果使用它会增加血肿的形成 [37–39]。我们通常不将 BMP 用于颈椎。虽然翻修手术通常可以成功地实现关节融合，但许多患者仍然会感到疼痛 [40]。

手术回顾

我最糟的病例

1 例 65 岁男性，曾在外部机构做过两次颈椎手术，最近一次是在 3 年前（C5~6、C6~7 自体髂骨无钢板移植），并出现弥漫性虚弱的快速进展，最终需要轮椅。患者否认有任何肠或膀胱症状。自上次手术后，患者抱怨颈部疼痛复发，并辐射到双上肢。在体检中，患者存在手无力和腿部力量减弱。患者没有反射亢进，也没有 Hoffman 征或阵挛。

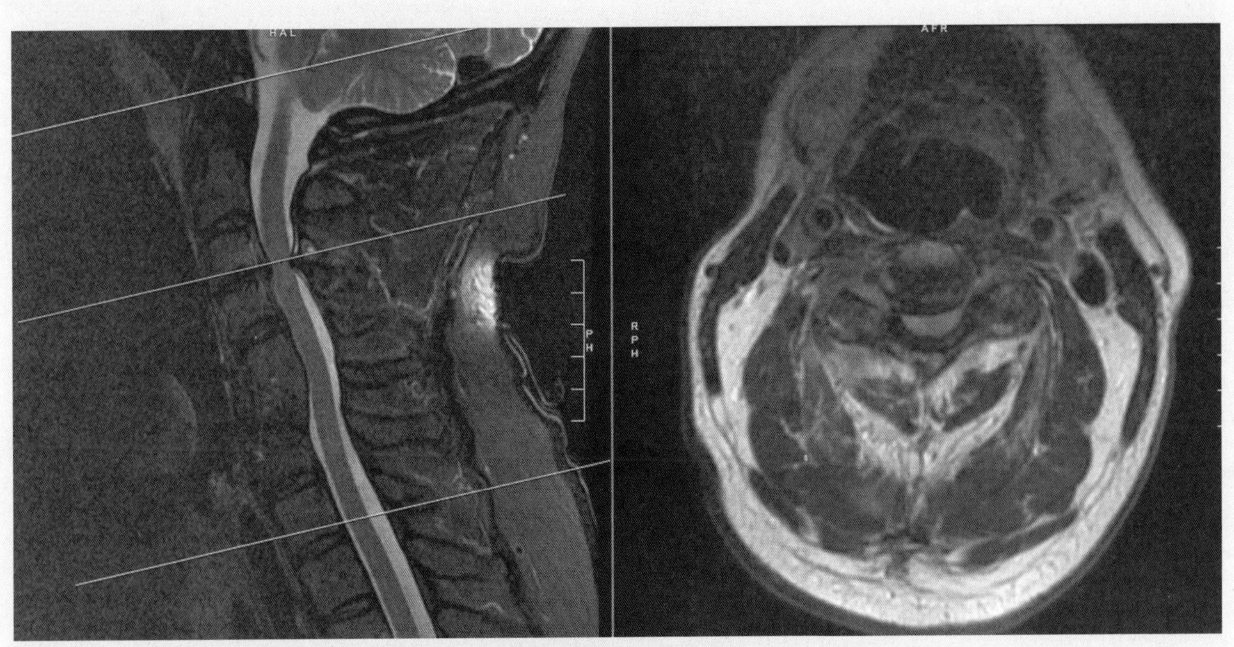

图 47.1 术前中线矢状位和轴向 T2 加权 MRI 图像显示 C3~4 处严重狭窄和脊髓受压

由于患者病情迅速恶化，患者直接入院并接受X线、CT和MRI检查（术前影像见图47.1~图47.3）。发现在之前的融合处有假关节和严重的狭窄疼痛。患者接受颈椎后路减压和C3~T1融合术。他在C3~7处放置侧块螺钉，在T1处放置椎弓根螺钉，并在C3~T1处进行椎板切除术、内侧面切除术和双侧椎间孔切除术（见图47.4）。

患者术后病程平稳，体力恢复得很好，并能在别人的帮助下走动。患者出院后开始接受急性康复治疗，并接受进一步的物理治疗，此后一直表现良好。

这个病例代表假关节的延迟诊断，在手术3年后出现临床症状，这主要是由于他的症状继发于C3~4狭窄。然而，在复发前，他的颈部和手臂疼痛有过短暂改善的典型病史。术前X线片显示棘突屈伸之间有＞2 mm的活动。CT扫描清楚显示骨不连，MRI显示C3~4狭窄。

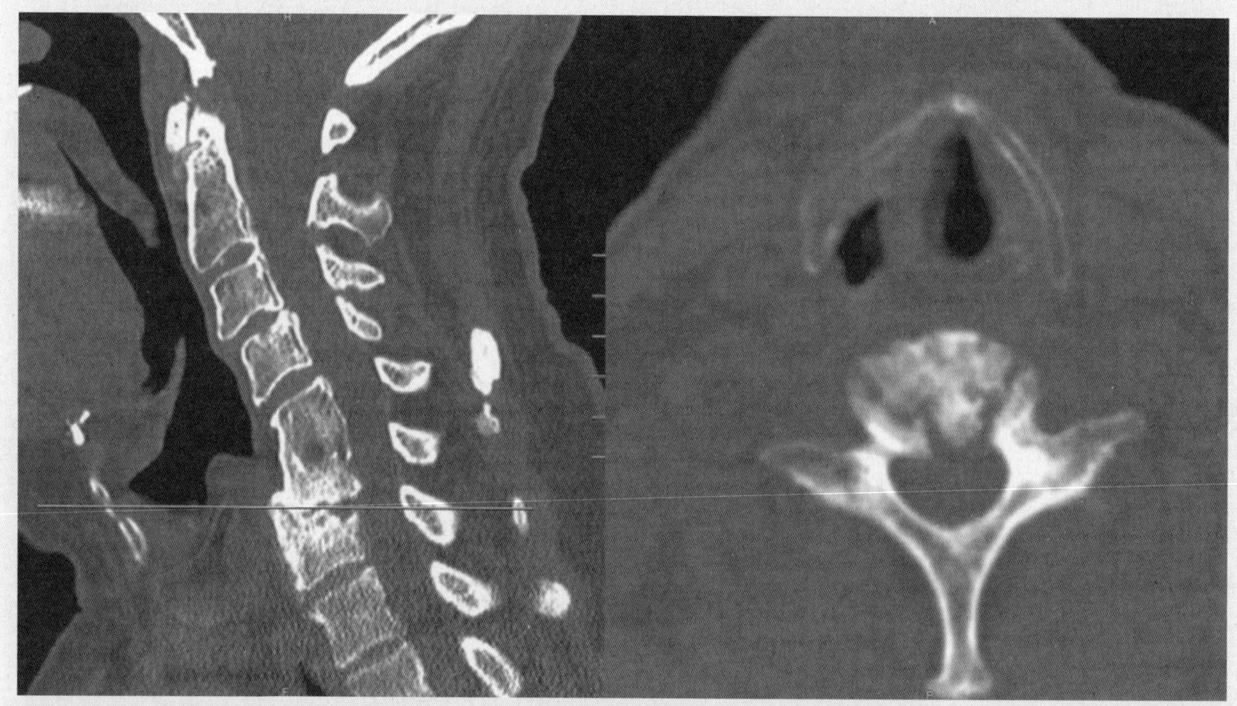

图47.2 术前矢状和轴向CT扫描显示C6~7处假关节，但C5~6处坚实融合

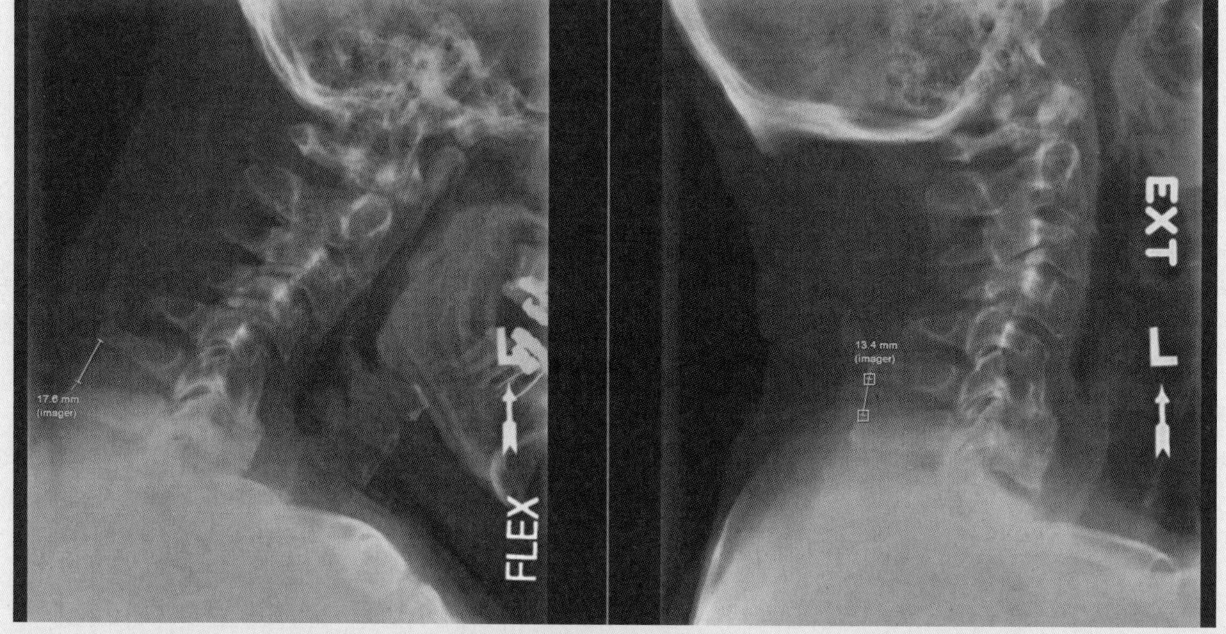

图47.3 术前颈椎屈伸X线片。注意C6~7棘突距离的变化超过4 mm，表明之前融合部位有假关节

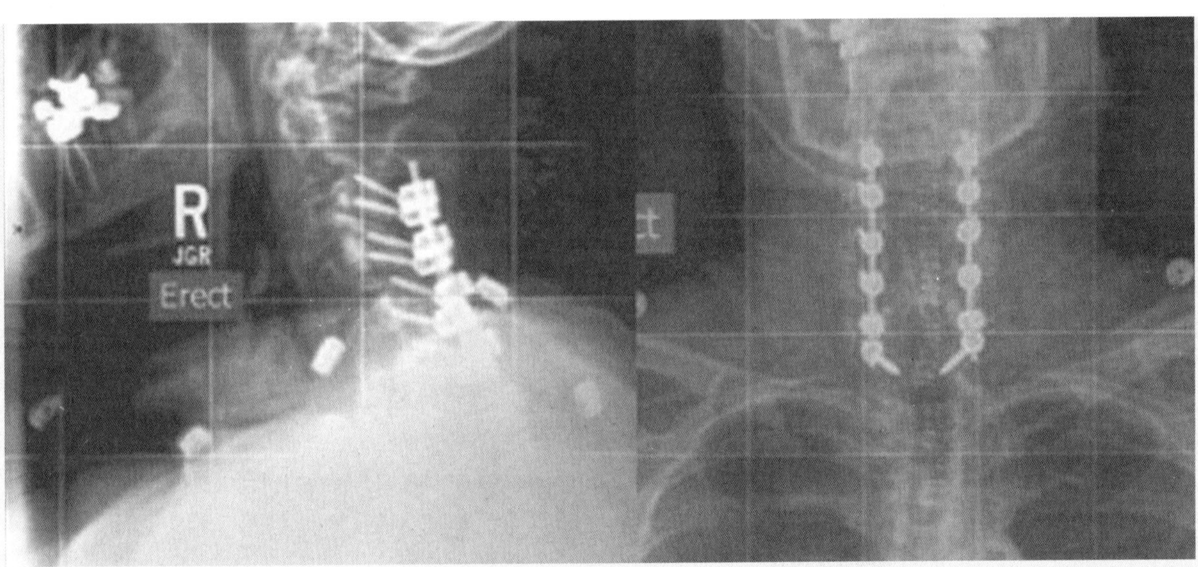

图 47.4 术后颈椎侧位和 AP X 线片显示 C3~T1 的后侧结构

神经外科手术讨论时刻

随着融合技术的广泛应用，越来越多的患者出现相邻节段疾病和假关节的并发症。不幸的是，在目前的技术和方法下，这些后遗症仍然不可避免。然而，最佳的手术计划、患者咨询和优化，以及细致的手术技术可以使其发生率降到最低。当遇到这些并发症时，再次手术往往是必要的，它们可以使用这里描述的技术。

参考文献

[1] Lu Y, McAnany SJ, Hecht AC, et al. Utilization trends of cervical artificial disc replacement after FDA approval compared with anterior cervical fusion: adoption of new technology. Spine, 2014, 39(3):249–255.

[2] Pannell WC, Savin DD, Scott TP, et al. Trends in the surgical treatment of lumbar spine disease in the United States. Spine Journal, 2015, 15(8):1719–1727.

[3] Wang JC, McDonough PW, Kanim LE, et al. Increased fusion rates with cervical plating for three-level anterior cervical discectomy and fusion. Spine, 2001, 26(6):643–646, discussion 646–647.

[4] Kaiser MG, Haid RW Jr, Subach BR, et al. Anterior cervical plating enhances arthrodesis after discectomy and fusion with cortical allograft. Neurosurgery, 2002, 50(2):229–236, discussion 236–238.

[5] Hilibrand AS, Carlson GD, Palumbo MA, et al. Radiculopathy and myelopathy at segments adjacent to the site of a previous anterior cervical arthrodesis. J Bone Joint Surg Am, 1999, 81(4):519–528.

[6] Bydon M, Xu R, Macki M, et al. Adjacent segment disease after anterior cervical discectomy and fusion in a large series. Neurosurgery, 2014, 74(2):139–146, discussion 146.

[7] Mummaneni PV, Burkus JK, Haid RW, et al. Clinical and radiographic analysis of cervical disc arthroplasty compared with allograft fusion: a randomized controlled clinical trial. J Neurosurg Spine, 2007, 6(3):198–209.

[8] Eck JC, Humphreys SC, Lim TH, et al. Biomechanical study on the effect of cervical spine fusion on adjacent-level intradiscal pressure and segmental motion. Spine, 2002, 27(22):2431–2434.

[9] Maiman DJ, Kumaresan S, Yoganandan N, et al. Biomechanical effect of anterior cervical spine fusion on adjacent segments. Biomed Mater Eng, 1999, 9(1):27–38.

[10] Cheng JS, Liu F, Komistek RD, et al. Comparison of cervical spine kinematics using a fluoroscopic model for adjacent segment degeneration. Invited submission from the Joint Section on Disorders of the Spine and Peripheral Nerves, March 2007. J Neurosurg Spine, 2007, 7(5):509–513.

[11] Rao RD, Wang M, McGrady LM, et al. Does anterior plating of the cervical spine predispose to adjacent segment changes? Spine, 2005, 30(24):2788–2792, discussion 2793.

[12] Ishihara H, Kanamori M, Kawaguchi Y, et al. Adjacent segment disease after anterior cervical interbody fusion. Spine Journal, 2004, 4(6):624–628.

[13] Hwang SH, Kayanja M, Milks RA, et al. Biomechanical comparison of adjacent segmental motion after ventral cervical fixation with varying angles of lordosis. Spine Journal, 2007, 7(2):216–221.

[14] Upadhyaya CD, Wu JC, Trost G, et al. Analysis of the three United States Food and Drug Administration

investigational device exemption cervical arthroplasty trials. J Neurosurg Spine, 2012, 16(3): 216–228.
[15] Radcliff K, Coric D, Albert T. Five-year clinical results of cervical total disc replacement compared with anterior discectomy and fusion for treatment of 2-level symptomatic degenerative disc disease: a prospective, randomized, controlled, multicenter investigational device exemption clinical trial. J Neurosurg Spine, 2016, 25(2):213–224.
[16] Lapsiwala S, Benzel E. Surgical management of cervical myelopathy dealing with the cervical-thoracic junction. Spine Journal, 2006, 6(6 suppl): 268S–273S.
[17] Steinmetz MP, Miller J, Warbel A, et al. Regional instability following cervicothoracic junction surgery. J Neurosurg Spine, 2006, 4(4):278–284.
[18] Yang JS, Buchowski JM, Verma V. Construct type and risk factors for pseudarthrosis at the cervicothoracic junction. Spine, 2015, 40(11): E613–E617.
[19] Brown CW, Orme TJ, Richardson HD. The rate of pseudarthrosis (surgical nonunion) in patients who are smokers and patients who are nonsmokers: a comparison study. Spine, 1986, 11(9): 942–943.
[20] Lau D, Chou D, Ziewacz JE, et al. The effects of smoking on perioperative outcomes and pseudarthrosis following anterior cervical corpectomy: clinical article. J Neurosurg Spine, 2014, 21(4):547–558.
[21] Sawin PD, Dickman CA, Crawford NR, et al. The effects of dexamethasone on bone fusion in an experimental model of posterolateral lumbar spinal arthrodesis. J Neurosurg, 2001, 94(1 suppl):76–81.
[22]Glassman SD, Rose SM, Dimar JR, et al. The effect of postoperative nonsteroidal anti-inflammatory drug administration on spinal fusion. Spine, 1998, 23(7):834–838.
[23] Weiss LE, Vaccaro AR, Scuderi G, et al. Pseudarthrosis after postoperative wound infection in the lumbar spine. J Spinal Disord, 1997, 10(6):482–487.
[24] Lau D, Chou D, Mummaneni PV. Two-level corpectomy versus three-level discectomy for cervical spondylotic myelopathy: a comparison of perioperative, radiographic, and clinical outcomes. J Neurosurg Spine, 2015, 23(3):280–289.
[25] Ohtori S, Inoue G, Orita S, et al. Teriparatide accelerates lumbar posterolateral fusion in women with postmenopausal osteoporosis: prospective study. Spine, 2012, 37(23):E1464–E1468.
[26] Ravindra VM, Godzik J, Dailey AT, et al. Vitamin D levels and 1-year fusion outcomes in elective spine surgery: a prospective observational study. Spine, 2015, 40(19):1536–1541.
[27] Shriver MF, Lewis DJ, Kshettry VR, et al. Pseudoarthrosis rates in anterior cervical discectomy and fusion: a meta-analysis. Spine Journal, 2015, 15(9):2016–2027.
[28] Gok B, Sciubba DM, McLoughlin GS, et al. Revision surgery for cervical spondylotic myelopathy: surgical results and outcome. Neurosurgery, 2008, 63(2):292–298, discussion 298.
[29] Phillips FM, Carlson G, Emery SE, et al. Anterior cervical pseudarthrosis. Natural history and treatment. Spine, 1997, 22(14): 1585–1589.
[30] Kaiser MG, Mummaneni PV, Matz PG, et al. Radiographic assessment of cervical subaxial fusion. J Neurosurg Spine, 2009, 11(2):221–227.
[31] Ghiselli G, Wharton N, Hipp JA, et al. Prospective analysis of imaging prediction of pseudarthrosis after anterior cervical discectomy and fusion: computed tomography versus flexion-extension motion analysis with intraoperative correlation. Spine, 2011, 36(6):463–468.
[32] Elder BD, Sankey EW, Theodros D, et al. Successful anterior fusion following posterior cervical fusion for revision of anterior cervical discectomy and fusion pseudarthrosis. J Clin Neurosci, 2016, 24:57–62.
[33] Kaiser MG, Mummaneni PV, Matz PG, et al. Management of anterior cervical pseudarthrosis. J Neurosurg Spine, 2009, 11(2):228–237.
[34] McAnany SJ, Baird EO, Overley SC, et al. A meta-analysis of the clinical and fusion results following treatment of symptomatic cervical pseudarthrosis. Global Spine Journal, 2015, 5(2):148–155.
[35] Mummaneni PV, Haid RW, Traynelis VC, et al. Posterior cervical fixation using a new polyaxial screw and rod system: technique and surgical results. Neurosurg Focus, 2002, 12(1):E8.
[36] Kasliwal MK, Corley JA, Traynelis VC. Posterior cervical fusion using cervical interfacet spacers in patients with symptomatic cervical pseudarthrosis. Neurosurgery, 2016, 78(5):661–668.
[37] Guppy KH, Harris J, Chen J, et al. Reoperation rates for symptomatic nonunions in posterior cervicothoracic fusions with and without bone morphogenetic protein in a cohort of 450 patients. J Neurosurg Spine, 2016, 25(3):309–317.
[38] Hamilton DK, Smith JS, Reames DL, et al. Safety, efficacy, and dosing of recombinant human bone morphogenetic protein-2 for posterior cervical and cervicothoracic instrumented fusion with a minimum 2-year follow-up. Neurosurgery, 2011, 69(1):103–111, discussion 111.
[39] Goode AP, Richardson WJ, Schectman RM, et al. Complications, revision fusions, readmissions, and utilization over a 1-year period after bone morphogenetic protein use during primary cervical spine fusions. Spine Journal, 2014, 14(9):2051–2059.
[40] Kuhns CA, Geck MJ, Wang JC, et al. An outcomes analysis of the treatment of cervical pseudarthrosis with posterior fusion. Spine, 2005, 30(21):2424–2429.

48

神经外科学并发症——移植相关并发症（自体移植物、骨形态发生蛋白、合成物）

WILLIAM J. KEMP, EDWARD C. BENZEL

重　点

- 脊柱骨移植的并发症包括骨融合不良、移植部位疼痛及感染。
- 脊柱外科的移植包括自体骨移植、同种异体骨移植、骨形态发生蛋白移植、陶瓷移植和新型材料移植。每种移植类型都有其优缺点。
- 新型材料更容易促进骨融合，同时进一步减少并发症。

引　言

神经外科医生和脊柱外科医生经常利用各种形式的骨移植来实现理想的脊柱融合。自体移植、同种异体移植、陶瓷材料或骨形态发生蛋白（BMP）的融合过程对患者而言并不是十分友好的，而且在此过程中有可能出现各种并发症。本章详细介绍了使用各种可用材料进行脊柱融合术的并发症，包括供区疼痛、感染和假性关节。

在美国，脊柱融合手术越来越多。为了促进融合，移植是必不可少的。很多因素影响移植骨能否成功融合，这些因素包括受体部位的准备、患者的放疗史、移植物复合体的生物力学稳定性以及移植物负荷的存在与否。此外，全身因素如全身营养、吸烟史、骨质疏松症和有无感染也影响骨移植和融合的成功[1-3]。如果患者融合不成功或形成了假关节，则更有可能出现不良的临床结局。不良的临床结局往往会导致患者医疗费用增加，从而给卫生保健系统带来进一步的负担。

骨移植与理想脊柱融合的三个要求有关：骨生成、骨诱导和骨传导。骨生成是指直接形成骨细胞的过程。骨诱导定义为诱导干细胞分化为骨形成时期成骨细胞。最后，骨传导是提供足够的支架来支持骨形成。自体移植仍然是用于脊柱融合最成功的骨移植，因为它具备所有三个必备要求[2-5]。不幸的是，自体移植物的使用有其自身的并发症。

自体移植

自体植骨是一种在颈前路椎间盘切除术和融合手术中实现成功融合的有效方式。1952 年，Bailey 和 Badgley 首次做颈椎前路融合手术，并在 1960 年提出了一种技术，该技术用于肿瘤导致不稳定的患者，需要从患者身上获取嵌体支架移植，从而证明了自体移植的好处。据报道，自体移植物的融合率为 83%~99%[2]，融合率随标准的增加而降低。椎间盘切除术后，充满了结构性骨的椎间体也许可以避免结构性改变并保持椎间盘高度[1,2]。

自体移植物通常以皮质松质骨的形式在局部被获取（图 48.1）或与髂骨移植（ICBG）一起获取。这种形式的移植物是脊柱融合术中最常见和最成功的移植物，常被称为“金标准”[3-5]。在脊柱外科手术中，从局部部位如椎板或棘突获取的骨可用于以后的手术融合。这种自体松质骨没有传播疾病的可能性，也没有免疫原性的风险。此外，自体移植物从供区取出后很容易进行血管重建[4]。

ICBG 虽然能有效地确保成功融合，但也有潜在的并发症。影响因素包括骨量不足、另设一个手

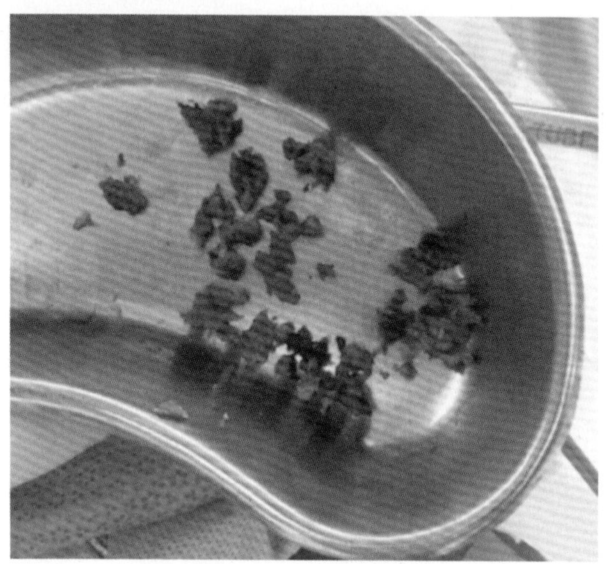

图 48.1 颈椎后路融合局部自体移植（2018 年 Cleveland 医院神经外科术中照片）

术切口、为获取松质骨而导致手术时间增加、失血量增加以及潜在的输血需求[2,3]。从髂嵴取骨可导致骨盆骨折、血管损伤、深部感染和疼痛导致的行走困难。轻微的并发症包括浅表感染和供体部位慢性疼痛。供区疼痛可表现为股外侧皮神经区域的感觉亢进或灵敏度降低[1-3,6]。为了避免损伤臀上动脉和神经、坐骨神经和输尿管，切口应避免损伤臀上皮神经，远离坐骨切迹[5-7,9]。Robertson 和 Wray 进行了一项前瞻性研究，分析了 ICBG 植骨部位供体的发病率。并发症发病率较低，仅为 1.9%，35% 的患者供体部位发病。患者报告供体部位持续 6 个月的疼痛，可在术后 12 个月显著减少[7]。

1 例病例报道描述了一个非霍奇金淋巴瘤化疗患者 22 年前进行脊椎关节融合术，经历了 ICBG 供体部位感染。距离手术 22 年后，该患者感染了耐甲氧西林金黄色葡萄球菌（MRSA）并接受了清创手术[4]。这个病例表明，即使是在初次手术后几十年，在供体部位仍存在出现并发症的可能性。当 ICBG 被认为不合适时，可选择的自体移植部位还包括肋骨、腓骨和椎骨[5]。ICBG 自体骨移植的潜在并发症促使脊柱外科医生考虑其他骨移植方法来实现融合。

同种异体移植

作为自体移植物最常见的替代品，同种异体尸体移植物（图 48.2）表现了其用于融合的好处，并为患者腾出第二次手术部位[3]。同种异体移植物以新鲜冷冻移植物、冷冻干燥移植物和脱矿骨基质（DBM）三种形式存在。不幸的是，同种异体骨移植成骨性最小，因为细胞无法在处理过程中存活。同种异体移植的优点包括立即可用、储存能力、减少失血和缩短手术时间。同种异体移植是一种可靠的替代品，因为同种异体移植的生物力学稳定性高于自体移植[10-12]。

新鲜冷冻同种异体移植是同种异体移植中最简单的一种。通常情况下，获取标本后用抗生素溶液处理并在冷冻温度下保存。这些同种异体移植具有最大的再生力量。冷冻干燥同种异体移植物也采用抗生素和冷冻处理，但随后将水去除。这个过程可能会降低机械稳定性和抗断裂性[5]。

有人担心，通过冷冻或冷冻干燥保存可能会对同种异体移植物的骨诱导和骨传导特性产生负面影响，同时也降低了其免疫性[5]。同种异体移植也引起了关于供体到受体疾病传播的关注。这就需要严格的捐赠者筛选和消毒，以预防细菌和病毒的传播。虽然保存有效地降低了免疫原性，但进一步的灭菌可能需要高剂量的伽玛射线照射或环氧乙烷气体。不幸的是，这些方法可能会进一步降低骨诱导率。动物研究表明，尽管进行了这些消毒，病毒仍能存活，例如“狡猾的白血病病毒”，一种类似于人类免疫缺陷病毒（HIV）的逆转录病毒[3,12]。此外，自体移植部位发病会增加成本，因此，同种异体骨移植有长期的经济效益。

同种异体移植的第三种形式是 DBM。DBM 经

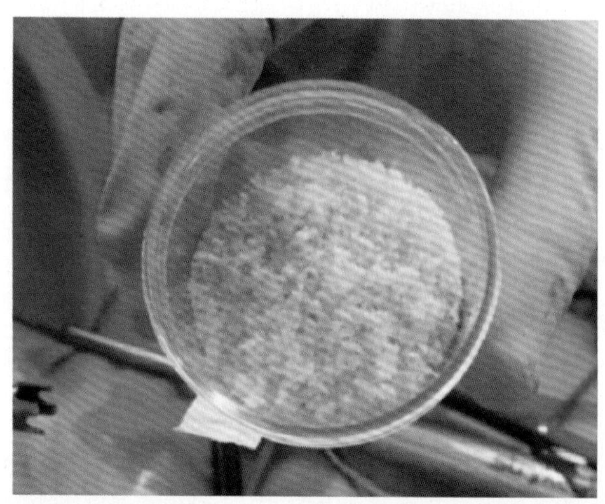

图 48.2 同种异体尸体骨用于颈椎后路融合（2018 年 Cleveland 医院神经外科术中照片）

过酸处理去除矿化骨，同时保留有机支架和生长因子[5,11]。DBM 移植物具有骨传导和可变的骨诱导特性，但不具有同种异体移植物的结构强度。研究表明，DBM 产品可作为成人和青少年脊柱侧凸后路融合的植骨扩展剂[5,6]。在 DBM 动物研究中需要注意的一点是，它具有肾毒性[6]。DBM 也可作为前路腰椎体间融合的骨替代品。但一项研究发现，当同种异体移植联合 DBM 时，与自体移植相比，其假关节发生率更高。

由于制造商之间缺乏标准化且供体群体具有异质性，同种异体移植物的特性往往是可变的[1,2]。人类同种异体移植物历来以矿化或脱矿的形式存在。矿化同种异体移植物被认为是非成骨、成骨诱导和成骨传导性的。DBM 具有骨传导和一定的骨诱导作用。

除了传播疾病的风险外，同种异体移植物可能与错位和假关节等并发症有关。动物研究表明，与自体移植物相比，异体移植物在脊柱前、后融合术中融合速度较慢，移植物再吸收率更大，感染率更高[3]。单独的嵌顿同种异体股环移植物常伴有假关节和移植物挤压。历史上，使用自体移植物比同种异体移植物能更有效地实现融合。Godzik 等描述了用同种异体植骨进行枕颈融合的病例。他们发现在提供压缩力方面，融合系数与自体移植物相当[8]。为了提高融合率，螺纹同种异体骨钉可与重组人骨形态发生蛋白 -2（rhBMP-2）联合使用。这些螺纹钉能够更好地抵抗排异以及稳定种植物[10]。

2000 年，一项荟萃分析对颈前路融合术中同种异体和自体移植物进行了比较。根据 X 线片显示的一级或二级融合，与同种异体移植相比，自体移植的骨愈合率明显更高，塌陷发生率更低。作者没有报道自体移植在临床上是否优于同种异体移植[13]。最终，外科医生应决定使用自体移植还是同种异体移植，以确保最佳的临床效果[13]。图 48.3 为术中同种异体和自体移植物的联合实现后颈椎融合。

陶瓷制品

为了避免自体移植物在供区部位发病和感染传播的风险，脊柱外科医生也一直在寻找骨传导性可生物降解材料，如陶瓷[3]。陶瓷材料必须在体内与周围组织具有生物降解性 / 生物相容性，能够承受杀菌过程，并具有大规模的成本效益。这些材料由珊瑚羟基磷灰石、磷酸三钙、硅酸盐取代的磷酸钙和硫酸钙组成[5,6,11]。然而，这些材料缺少活细胞、生长因子和有机基质。陶瓷的缺点还体现在可吸收性和机械强度两方面。由于缺乏抗剪切强度和抗骨折能力，这些材料在腰椎手术刚结束后不具备适当的强度[4,6]。磷酸三钙与磷酸钙的摩尔比为 1.5，对于颈椎的压缩需求而言吸收过快。羟基磷灰石和钙磷酸钙的摩尔比为 1.67，其吸收速度太慢，保护骨不受重塑所需要的机械应力不够[1]。陶瓷的用途在于它们可以作为骨移植扩展剂与局部自体骨移植结合[11]。关于陶瓷材料，也许在未来需要一个折中的办法来实现成功的融合。

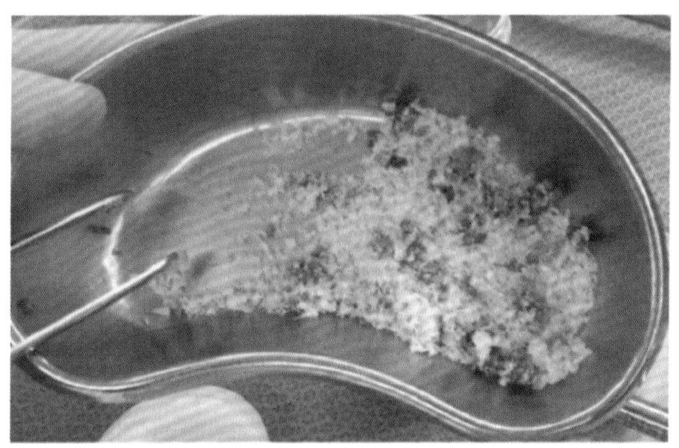

图 48.3 同种异体和自体联合植骨治疗颈椎后路融合（2018 年 Cleveland 医院神经外科术中照片）

骨形态发生蛋白

外科医生也在使用辅助复合骨移植和骨传导基质[3,4]。1965 年，Urist 在认识到骨骼生长可以由动物 DBM 实现之后发现了 BMP。BMP 是转化生长因子（TGF）β 家族受体的一部分，有助于促进膜内和软骨内骨形成。BMP 刺激间充质细胞来分化成成骨细胞并产生骨基质。最初，BMP 被认为成本太高。如今，重组体人 BMP（rhBMP）以 rhBMP-2 和 rgBMP-7（成骨蛋白 1，OP-1）的形式可以批量地生产用于临床，并且没有免疫原性。rhBMP 提供的好处包括能够批量地生产，而且没有免疫原性[3,4]。rhBMP 首次用于前路腰椎体间融合（ALIF）手术，这是在其用途方面 FDA 唯一批准的适应证[5]。目前的文献表明使用 rhBMP 实现腰椎后路融合比髂骨移植更有效。

虽然 rhBMP 已经有效地使用了，但它的使用也有并发症，特别是在颈椎。据报道，与未接受治疗的患者相比，使用了 rhBMP 的患者肿胀显著增加。其他研究报道了血肿、吞咽困难、声音嘶哑和住院时间延长的并发症 [14]。Shields 等讨论了他们关于使用大剂量 rhBMP-2 和可吸收的胶原蛋白海绵的回顾性结果。作者发现 23.2% 的患者出现并发症，包括区别于颈椎前路椎间融合（ACDF）后的血肿。作者推测，使用 rhBMP-2 和胶原蛋白海绵可能会引起可扩散到颈椎区域的炎症反应 [14]。此外，血肿的形成可能会导致异位骨形成的风险。神经根炎也是一个使用 rhBMP 后的已知并发症。椎体骨溶解也可发生，通常与同种异体移植物吸收、支架迁移和下沉有关。Park 等推断当侵犯终板时该事件可能发生 [6]。

文献中讨论的另一个并发症描述了一种现象，即 rhBMP-2 导致植入移植物的急进性吸收，从而导致吸收缺陷 [11]。然而，动物研究表明，当用重组 BMP 时，融合率高于单独使用自体移植。rhBMP 的一个长期并发症是可能诱发癌症。如上所述，BMP 诱导多能干细胞分化并刺激成骨。目前尚不清楚 rhBMP-2 是否影响肿瘤的形成或扩散。关于这一观点，在体内和体外的研究存在着冲突。目前，rhBMP-2 在癌症患者中是禁用的 [15]。在一项系统综述中，Devine 等发现 rhBMP-2 的癌症风险可能依赖剂量，需要进一步的研究来调查这种可能的联系 [16]。

自体生长因子

自体生长因子已用于近期接受腰椎手术的患者。通过这些移植物，术前可以从患者血液中获得高度浓缩的血小板。血小板包括重要的生长因子，如血小板趋化生长因子（PDGF）和 TGF，它们能促进骨愈合和形成。这种移植物可与 ICBG 或同种异体移植物联合使用。自体生长因子理论上的缺点是手术时间长，麻醉量增加。目前尚不清楚其具体的并发症 [6,11]。

基于胶原蛋白的基质和骨骼骨髓抽出物

以胶原为基础的基质是一种牛基类型 I 型胶原和像自体移植物一样的骨诱导剂的组合。这些基质可能的缺点包括缺乏结构强度，且患者可能对牛胶原蛋白过敏 [6]。骨髓抽吸，包括成骨和可变成骨诱导，与结构性移植物一起使用，以提高患者的融合率。吸出物的质量是变化的，取决于采集的骨髓中骨诱导因子的数量 [6]。

结　论

通过自体骨移植、同种异体骨移植或其他方法进行骨移植提供融合的方法。尽管每种方法都有益处，但这些方法都有导致并发症的风险。最终，这可能会导致患者预后不良和费用增加。对这些产品的研究必须审慎而无偏倚。工业部门经常参与调查各种移植产品的研究，可能影响有关安全性和有效性的结论。因为 ICBG 已经经过了时间的考验并被证明是有效的，研究人员不得不判断新材料的用途 [5]。合成珊瑚羟基磷灰石等较新的材料正在进入这一领域 [4,5]。也许新材料和新技术将使临床医生将并发症的风险降到最低，提高融合率，并改善患者的预后。

手术回顾

我最糟的病例

髂骨移植部位的典型并发症

髂骨移植是一种已知的术中获得自体移植骨以帮助实现骨脊柱融合的技术。由于同种异体骨的可用性增加，在目前的手术中并发症出现减少，从而减少了髂骨移植的需要。尽管如此，如果采用这种技术，了解潜在的并发症是很重要的。图 48.4~图 48.6 显示正常的解剖结构，股骨上神经穿过髂嵴。图 48.4 和图 48.5 所示股骨上神经靠近髂骨移植部位，在手术过程中存在损伤或刺激的风险。患者在手术后可能会经历剧烈的疼痛，这可能很难治疗。图 48.6 显示在髂骨取骨后可能导致骨盆骨折。这种手术继发的骨盆骨折最终需要骨科会诊进行修复。此外，另一个未说明的并发症包括移植部位的感染。

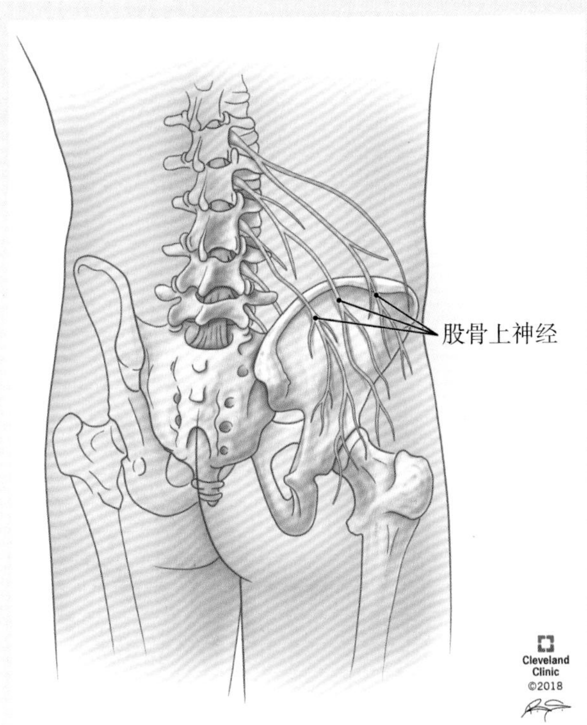

图 48.4 正常腰骶后外侧解剖图，股骨上神经穿过髂骨（经许可，引自 Cleveland Clinic Center for Medical Art & Photography © 2018. 版权所有）

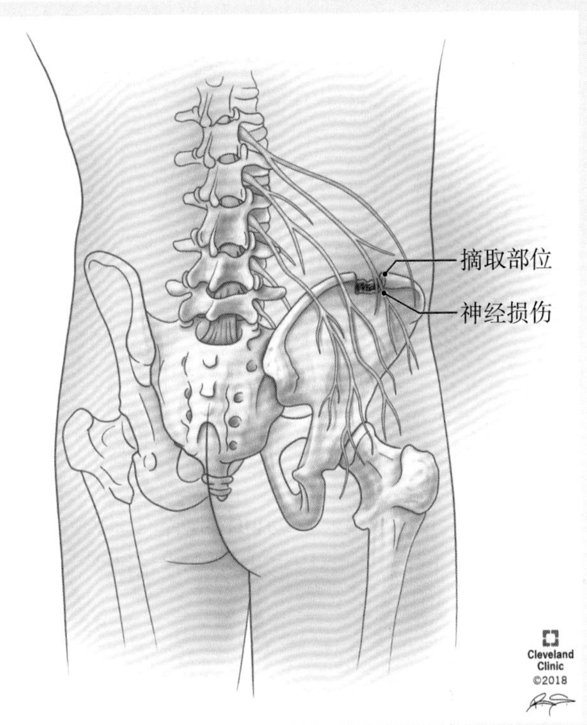

图 48.5 示髂骨移植摘取部位并且穿过供骨部位的损伤或刺激的股骨上神经（经许可，引自 Cleveland Clinic Center for Medical Art & Photography ©2018. 版权所有）

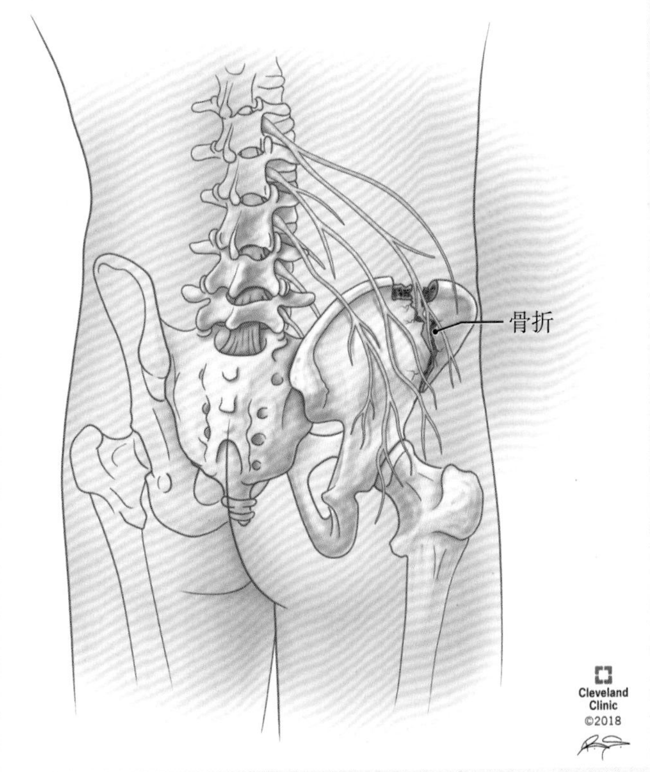

图 48.6 髂骨移植物移取合并骨盆骨折示意图（经许可，引自 Cleveland Clinic Center for Medical Art & Photography © 2018. 版权所有）

神经外科手术讨论时刻

当需要脊柱骨融合时，脊柱外科医生必须决定哪种骨移植方法最适合患者。无论是自体移植还是同种异体移植，BMP 或新材料的使用，都有一定的并发症风险。这些并发症包括骨融合不良、手术时间和麻醉增加、患者疼痛和潜在的感染。每一个骨移植决定都必须仔细地为患者量身定制，并结合外科医生的技能和经验制定具体的手术计划。

参考文献

[1] Chau AMT, Mobbs RJ. Bone graft substitutes in anterior cervical discectomy and fusion. European Spine Journal, 2009, 18:449–464.

[2] Miller LE, Block JE. Safety and effectiveness of bone allografts in anterior cervical discectomy and fusion surgery. Spine, 2011, 36:2045–2050.

[3] Marchesi DG. Spinal fusions: bone and bone substitutes. European Spine Journal, 2000, 9:372–378.

[4] Babbi L, Barbanti-Brodano G, Gasbarrini A, Boriani S. Iliac crest bone graft: a 23-years history of infection at donor site in vertebral arthrodesis and a review of current bone substitutes. Eur Rev Med Pharmacol Sci, 2016, 20(22):4670–4676.

[5] Vaz K, Kushagra V, Protopsaltis T, Schwab F, Lonner B, Errico T. Bone grafting options for lumbar spine surgery: a review examining clinical efficacy and complications. SAS J, 2010, 4(3):75–86.

[6] Park JJ, Hershman SH, Kim YH. Updates in the use of bone grafts in the lumbar spine. Bull Hosp Jt Dis (2013), 2013, 71(1):39–48.

[7] Robertson PA, Wray AC. Natural history of posterior iliac crest bone graft donation for spinal surgery. Spine, 2001, 26(13):1473–1476.

[8] Godzik J, Ravindra VM, Ray WZ, et al. Comparison of structural allograft and traditional autograft technique in occipitocervical fusion: radiological and clinical outcomes from a single institution. J Neurosurg Spine, 2015, 23:144–152.

[9] Wetzel FT, Hoffman MA, Arcieri RR. Freeze-dried fibular allograft in anterior spinal surgery: cervical and lumbar applications. Yale J Biol Med, 1993, 66:263–275.

[10] Burkus JK, Harvinder SS, Gornet MF, et al. Use of rhBMP-2 in combination with structural cortical allografts: clinical and radiographic outcomes in anterior lumbar spinal surgery. J Bone Joint Surg Am, 2005, 87:1205–1212.

[11] Miyazaki M, Tsmur H, Wang JC, et al. An update on bone substitutes for spinal fusion. European Spine Journal, 2009, 18:783–799.

[12] Dodd CA, Fergusson CM, Freedman L, et al. Allograft versus autograft bone in scoliosis surgery. J Bone Joint Surg Br, 1988, 70(3):431–434.

[13] Floyd T, Ohnmeiss D. A meta-analysis of autograft versus allograft in anterior cervical fusion. European Spine Journal, 2000, 9:398–403.

[14] Shields LB, Raque GH, Glassman SD, et al. Adverse effects associated with high-dose recombinant human bone morphogenetic protein-2 use in anterior cervical spine fusion. Spine, 2006, 31(5): 542–547.

[15] Thawani JP, Wayne AC, Than KD, et al. Bone morphogenetic proteins and cancer: review of the literature. Neurosurgery, 2010, 66:233–246.

[16] Devine JG, Dettori JR, France JG, et al. The use of rhBMP in spine surgery: is there a cancer risk? Evid Based Spine Care J, 2012, 3(2):35–41.

49

手术相关并发症（偶发硬膜撕裂、脑脊液漏）

DARNELL T. JOSIAH, DANIEL K. RESNICK

重 点

- 意外的硬脑膜撕裂是脊柱手术的已知并发症，颈椎部位的发生率最低，胸椎部位最高，特别是在去除骨化的后纵韧带时。
- 脊柱翻修手术、年龄较大和滑膜囊肿是硬脑膜撕裂的显著危险因素。
- 在首次手术期间进行原发性硬脑膜缺损修复并增强，在颈椎和腰椎区域具有最高成功率，但在胸椎区域需要额外的临时脑脊液分流。

引 言

意外的硬脑膜撕裂和脑脊液（CSF）漏是脊柱手术中已知的并发症，文献中报道的发生率为0.3%~35%。德国的一项前瞻性研究显示，脊柱手术后的脑脊液漏预计会使住院费用平均增加50.4%，而报销仅增加21%[1]。有报道指出，与没有任何脑脊液漏并发症的脊柱手术患者相比，脑脊液漏患者会使美国医疗系统额外支出6479美元[2-3]。意外的硬脑膜撕裂可能会导致体位性头痛、假性脑膜膨出、脑膜炎、神经根卡压、蛛网膜炎或术后伤口裂开和感染。年龄较大、严重的脊柱狭窄、修订手术和滑膜囊肿是意外硬脑膜撕裂的一些危险因素。一项纳入1741例接受初次腰椎融合手术患者的前瞻性研究评估了意外硬脑膜撕裂对患者的结局和术后并发症的影响。研究发现，术中识别并处理硬脑膜撕裂的患者，在术后感染、再次手术需求或症状性神经损伤方面没有显著差异。此外，在背痛、腿痛或功能残疾方面也没有显著差异[4]。

解剖学观点

在一项回顾性研究中，Takahashi等分析了增加意外硬脑膜撕裂风险的病理解剖变异。研究发现，在椎间盘切除术中，硬脑膜撕裂通常发生在神经根附近的椎间盘水平。在退行性脊椎滑脱中，硬脑膜撕裂经常发生在内侧关节突或下位椎板的头侧部分，而在没有脊椎滑脱的腰椎狭窄中，硬脑膜撕裂则发生在内侧关节突和上位椎板的尾侧部分。对于那些有滑膜囊肿的患者，硬膜撕裂发生在病变接触硬膜的任何部位[5]。

警 惕

- 脑脊液漏的体征包括：从干燥手术区域流出的脉动的清亮液体，或者带有血色边界的漩涡状较浅液体。
- 先前已控制的区域出现再次出血应引起关注，可能存在脊鞘减压导致脑脊液丢失，或者可能存在隐匿性硬脑膜撕裂。
- 术后体位性头痛应被视为脑脊液漏的标志，应进行进一步检查。
- 如果皮下引流器连续数日引出大量液体，同时血红蛋白/血细胞比容保持稳定，应立即检查是否存在无症状的脑脊液漏，并将液体送检Beta-2转铁蛋白。

胸部减压术后意外硬脑膜撕裂

与腰椎手术相比，文献中更常报道胸椎减压手术后的脑脊液漏，发生率介于20%~30%，大多数病例归因于后纵韧带骨化（OPLL）[6-7]。由于在Sun等报道的病例中，有25%的硬脑膜被发现骨化，对于患有 OPLL 的患者，硬脑膜损伤似乎是不可避免的[8]。

发病率与危险因素

报道中，所有脊柱手术中意外硬脑膜撕裂的总发生率为 3.1%，回顾性系列报道中，颈椎手术的发生率为 1%，索引腰椎手术的发生率为 7.6%，修复腰椎手术的发生率在 8.1%~15.9%[9]。与胸椎类似，后纵韧带骨化是颈椎硬脑膜撕裂的最大危险因素，与未患后纵韧带骨化者相比，患有后纵韧带骨化者更有可能发生硬脑膜撕裂，其风险增加了 13.7 倍。该系列中，修复颈椎手术是脑脊液漏的第二常见危险因素[10]。滑膜囊肿粘连是另一个主要原因，高龄患者亦然[9]。在 Baker 等进行的前瞻性研究中，多元分析显示，与接受原发脊柱手术的患者相比，修复手术患者发生意外硬脑膜撕裂的概率增加了 2.21 倍[11]。术后可能发生的其他意外脑脊液漏机制包括残留骨刺造成的硬脑膜囊膜撕裂或穿孔，以及术后感染削弱了初次修复的硬脑膜撕裂。

并发症的预防

精细的手术技巧和术前规划是减少意外硬脑膜撕裂和脑脊液漏最有效的方法。使用高速钻头、后纵韧带骨化减压和修复脊柱手术会增加风险。使用 Kerrison 咬骨钳时必须非常小心，欠缺经验的外科医生在使用这些工具时应保护脊髓囊[12]。

腰椎脑脊液漏的处理

脑脊液漏的早期检测至关重要，可以在术中或术后进行。术中进行并能及时识别意外硬脑膜撕裂是最佳情况，因为这给了外科医生进行初步修复和通过瓦尔萨尔瓦动作进行术中测试的机会。

直接的初级缝合修复是硬脑膜撕裂的广泛接受的选择，目标是获得足够坚固的闭合，以在缺陷愈合期间承受住脊髓内压。修复可以用纤维蛋白胶、肌肉、脂肪、筋膜或吸收性明胶海绵来增强。文献中有证据表明，初级硬脑膜修复并不总是必要的，对于某些无法直接修复的病例（如微创手术病例），纤维蛋白胶与吸收性明胶海绵已经取得了成功[2,12–14]。

术后意外硬脑膜撕裂和脑脊液漏的检测可能更为复杂，必须仔细关注患者的症状（体位性头痛）、筋膜下液体积聚、持续的伤口引流或伤口感染，这些可能是隐匿性硬脑膜撕裂的临床表现。严重的体位性头痛伴有颈部僵硬、恶心、呕吐或头晕，在患者平卧时有所缓解是典型的症状。脑脊液低压可能因硬膜下血肿或积液以及小脑扁桃体疝而复杂化。无症状的脑脊液漏患者最终可能表现为引起神经根病的腰椎假性脑脊液囊肿，这种情况促使他们接受最初的脊柱手术，并需要进行重复评估和影像学检查[14]。

术后意外硬脑膜撕裂管理中的卧床休息持续发展，并从不卧床到短期卧床 24~48 h。如果硬脑膜撕裂完全闭合，早期管理的趋势是无需卧床。在 Gautschi 等对 175 例神经外科医生和骨科脊柱外科医生的调查研究中，14.9% 的医生从不使用卧床休息，35% 使用 24 h 卧床休息，28% 使用 48 h 卧床休息，只有 6.3% 使用 72 h 的卧床休息[15]。

胸椎脑脊液漏的处理

与颈部和腰部区域相比，胸部区域硬脑膜撕裂的缝合修复更为困难，技术成功率约为 70%。报道的胸部区域成功率更接近 30%，因为这些手术中的硬脑膜撕裂通常形状不规则，往往难以接触，并且常伴有与硬膜骨化相关的缺陷[5,7–8,10,12,16–17]。使用纤维蛋白胶、吸收性明胶海绵或组织移植增加了修复成功率。Sun 等报道了其系列中初级闭合技术仅有 23.5% 的成功率；手术和保守治疗方法同时使用。在背部创口，可能使用引流管 2~3 d 以消除无效腔并促进硬膜愈合；为避免硬膜缺陷处持续的脑脊液流动，引流管不会吸引。腹侧撕裂，特别是如果胸腔用于暴露脊柱，将面临艰难的抉择，下文将进一步讨论。

关于胸部脊柱首次硬脑膜修复后是否需要卧床休息存在争议[8]。Sun 等报道对所有患者使用 2~3 d 的侧卧或仰卧位；如果引流管持续有大量引流液输出，这些患者会被转为俯卧位 5~7 d[8]。对许多患者而言，这非常困难，长时间卧床易导致深静脉血栓形成和呼吸问题[16–18]。

腰部引流是另一种降低硬脑膜缺陷跨膜流量和压力的方法，为脊髓囊愈合提供时间。推荐的每日引流量和持续时间为 120~360 mL/d，持续 4~5 d。据报道，在 83%~100% 的患者中解决了脑脊液漏

手术回顾

我最糟的病例（图 49.1A）

1 例 54 岁的女性患者因右侧轻偏瘫和疼痛来就诊，并发现其 T8~9 椎间盘有大块突出。她接受了右侧开胸手术及 T8~9 椎体部分切除术，以去除大块硬膜内钙化的椎间盘碎片。由于碎片在硬膜内，不可避免地造成了硬膜开口，采用局部肌肉移植进行了硬膜修复，并用 DuraSeal 增强，并由骨移植固定。术后患者保持平躺过夜，右胸插入胸管进行水封。术后没有放置腰部引流管。几天后拔除了胸管，并出院回家。术后 2 个月，患者因体位性头痛再次就诊。评估发现右侧胸腔积液伴手术部位脑脊液漏（图 49.1B）。患者接受了再次探查和修复，使用了阔筋膜移植和 DuraSeal。术后患者保持平躺并放置了腰部引流管。头痛缓解后拔除引流管，并在数天后出院。在术后 4 个月的随访中，患者未出现体位性头痛或胸腔积液（图 49.1C）。

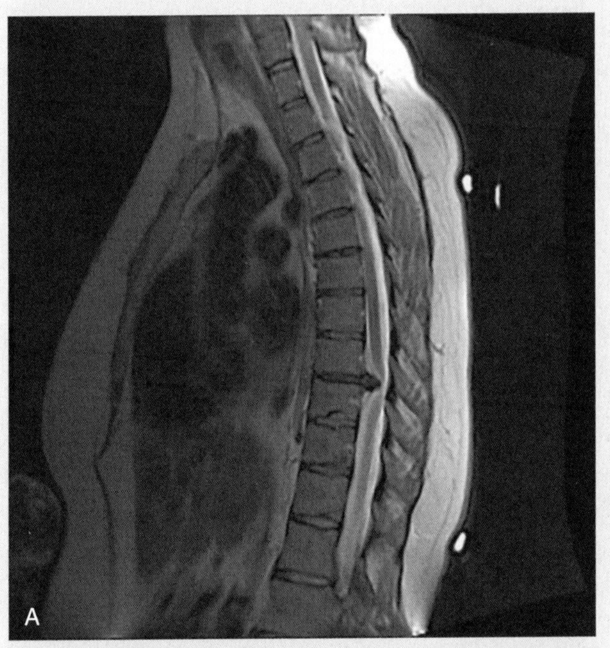

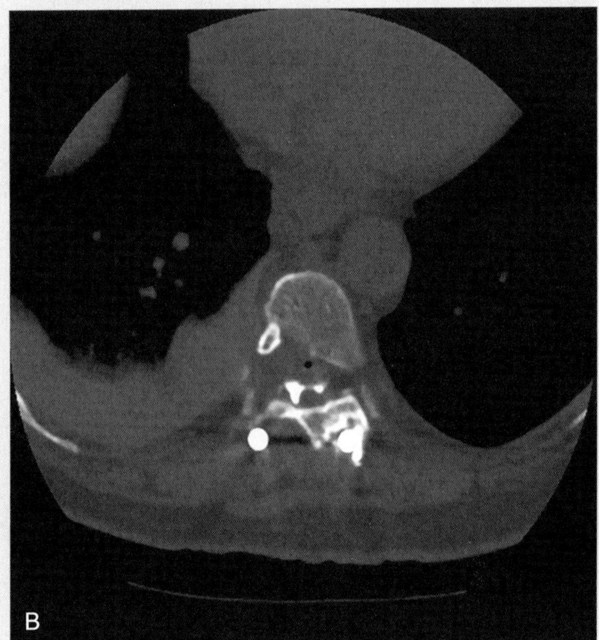

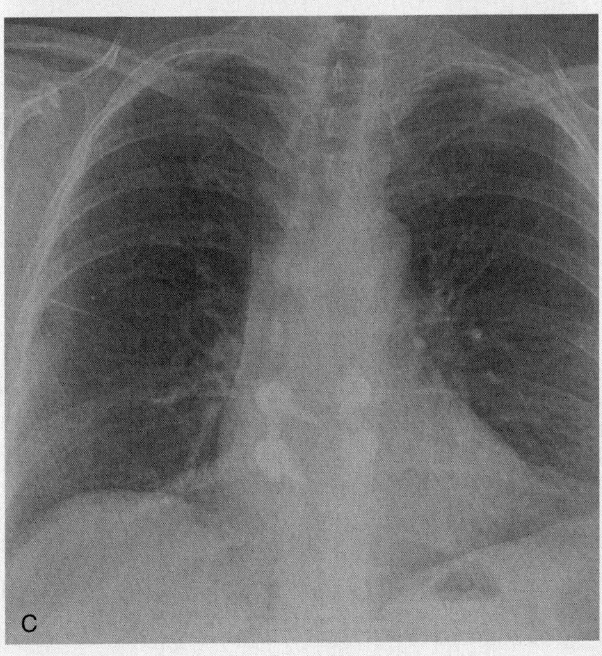

图 49.1 （A）T8~9 椎间盘突出。（B）右侧胸腔积液伴脑脊液漏。（C）随访 4 个月时未见异常

问题[6,16–17,19]。当其他方法无效时，探查和重复性直接修复是必要的。

神经外科手术讨论时刻

硬脑膜撕裂是脊柱手术中已知的并发症，及时识别和直接修复可避免脑脊液漏的发生。胸椎后纵韧带骨化的减压手术有较高的脑脊液漏风险；应加强直接修复，并强烈建议考虑使用腰部引流管 2~3 d。

参考文献

[1] Weber C, Piek J, Gunawan D. Health care costs of incidental durotomies and postoperative cerebrospinal fluid leaks after elective spinal surgery. European Spine Journal，2015，24(9):2065–2068.

[2] Menon SK, Onyia CU. A short review on a complication of lumbar spine surgery: CSF leak. Clin Neurol Neurosurg，2015，139: 248–251.

[3] Ghobrial GM, Theofanis T, Darden BV, et al. Unintended durotomy in lumbar degenerative spinal surgery: a 10-year systematic review of the literature. Neurosurg Focus，2015，39(4):E8.

[4] Adogwa O, Huang MI, Thompson PM, et al. No difference in postoperative complications, pain, and functional outcomes up to 2 years after incidental durotomy in lumbar spinal fusion: a prospective, multi-institutional, propensity-matched analysis of 1,741 patients. Spine Journal，2014，14(9):1828–1834.

[5] Takahashi Y, Sato T, Hyodo H, et al. Incidental durotomy during lumbar spine surgery: risk factors and anatomic locations: clinical article. J Neurosurg Spine,2013,18(2):165–169.

[6] Hu P, Yu M, Liu X,et al. A circumferential decompressionbased surgical strategy for multilevel ossification of thoracic posterior longitudinal ligament. Spine Journal,2015,15(12):2484–2492.

[7] Matsuyama Y, Yoshihara H, Tsuji T, et al. Surgical outcome of ossification of the posterior longitudinal ligament (OPLL) of the thoracic spine: implication of the type of ossification and surgical options. J Spinal Disord Tech,2005,18(6):492–497,discussion 498.

[8] Sun X, Sun C, Liu X, et al. The frequency and treatment of dural tears and cerebrospinal fluid leakage in 266 patients with thoracic myelopathy caused by ossification of the ligamentum flavum. Spine,2012,37(12):E702–E707.

[9] Espiritu MT, Rhyne A, Darden BV 2nd. Dural tears in spine surgery. J Am Acad Orthop Surg,2010,18(9):537–545.

[10] Hannallah D, Lee J, Khan M, et al. Cerebrospinal fluid leaks following cervical spine surgery. J Bone Joint Surg Am,2008,90(5):1101–1105.

[11] Baker GA, Cizik AM, Bransford RJ, et al. Risk factors for unintended durotomy during spine surgery: a multivariate analysis. Spine Journal,2012,12(2):121–126.

[12] Guerin P, El Fegoun AB, Obeid I, et al. Incidental durotomy during spine surgery: incidence, management and complications. A retrospective review. Injury,2012,43(4):397–401.

[13] Dafford EE, Anderson PA. Comparison of dural repair techniques. Spine Journal,2015,15(5):1099–1105.

[14] Bosacco SJ, Gardner MJ, Guille JT. Evaluation and treatment of dural tears in lumbar spine surgery: a review. Clin Orthop Relat Res,2001,389:238–247.

[15] Gautschi OP, Stienen MN, Smoll NR, et al. Incidental durotomy in lumbar spine surgery–a three-nation survey to evaluate its management. Acta Neurochir (Wien),2014,156(9):1813–1820.

[16] Hu PP, Liu XG, Yu M. Cerebrospinal fluid leakage after thoracic decompression. Chin Med J,2016,129(16):1994–2000.

[17] Mazur M, Jost GF, Schmidt MH,et al. Management of cerebrospinal fluid leaks after anterior decompression for ossification of the posterior longitudinal ligament: a review of the literature. Neurosurg Focus,2011,30(3):E13.

[18] Low JC, von Niederhausern B, Rutherford SA,et al. Pilot study of perioperative accidental durotomy: does the period of postoperative bed rest reduce the incidence of complication? Br J Neurosurg,2013,27(6):800–802.

[19] Cho JY, Chan CK, Lee SH, et al. Management of cerebrospinal fluid leakage after anterior decompression for ossification of posterior longitudinal ligament in the thoracic spine: the utilization of a volume-controlled pseudomeningocele. J Spinal Disord Tech,2012,25(4):E93–E102.

50 颅颈交界处手术并发症

MARIO GANAU, MICHAEL G. FEHLINGS

重 点

· 颅颈交界处病变的主要治疗目标是缓解延髓压迫和消除不稳定性（如果存在）。选择前路或后路手术取决于病变的性质、自然病史及预后。

· 完整的神经影像学检查、使用神经导航（C 臂、O 臂、术中计算机断层扫描 / 磁共振成像）以及神经生理监测（体感诱发电位和运动诱发电位）有助于降低围手术期并发症的风险。

· 根据颅颈交界处肿瘤的范围和位置，可能需要椎动脉活动和枕髁切除；如果进行显著的枕髁切除，需要进行枕颈固定。

· 虽然不是理想选择，但 C2 神经节可以在术后并发症最小的情况下被切除，并且在大多数情况下，患者的医源性椎动脉损伤是无症状的。

· 术后，根据病变的性质，可以考虑使用 Halo 固定或化学 / 质子束 / 放射治疗作为辅助治疗。

引 言

与万向关节一样，颅颈交界处（CCJ）允许在 3 个轴上同时进行独立的空间运动；其主要功能实际上是确保头部的最大活动性，以便进行视觉和听觉的空间探索。这些功能特性解释了该解剖区域的复杂性和脆弱性。多年来，许多前路、前外侧和后路的 CCJ 手术入路（例如，经口、经面、经下颌、内镜经鼻、中线或外侧或远外侧枕颈减压结合多种技术实现的器械融合）已经被开发出来，以处理由多种退行性、炎性、创伤性、先天性和肿瘤性脊柱病变引起的延髓压迫（图 50.1）[1-11]。这些病变包括但不限于：① CCJ 骨韧带复合体的慢性炎症，主要与类风湿性关节炎和代谢紊乱有关；②创伤性 C1~2 脱位导致的基底凹嵌入以及不稳定的寰椎和齿状突骨折；③导致 CCJ 不稳定和（或）狭窄的先天性畸形，如胶原病、成骨不全、唐氏综合征和软骨发育不全；④肿瘤性（即原发性和继发性脊柱肿瘤）和副肿瘤性（即佩吉特病）病变，通常影响 C2 椎体和齿状突。

解剖学观点

颅颈交界处（CCJ）是一个过渡区，具有不同元素的复杂平衡：骨性结构通过滑膜关节、固有韧带、膜和肌肉相连接。从生物力学的角度而言，CCJ 可以被认为是由两个环形结构包围的中央支柱：第一个环形结构由斜坡、前寰枕膜（AAOM）、齿状突和 C2 椎体组成，第二个环形结构包括枕骨大孔（FM）及其枕髁、后寰枕膜（PAOM）以及 C1 的环及其侧块和弓。这些元素共同应对看似对立的需求：既要足够松散以允许各种运动，又要足够强壮以保护脊髓和椎动脉。下文描述在 CCJ 手术入路中最容易受伤的解剖结构。

脑干、脊髓、脑神经和脊神经

通过将颅韧带分开后部 FM 与其前部骨性韧带结构，穿过下端延髓（MO）及其前后脊髓动脉、副神经（Ⅺ）神经脊髓根以及偶尔小脑扁桃体的下部分，部分结构经过。引起延髓压迫的病理可能导致一些由 MO 引发的多个脑神经核团和神经节的伴随受累：舌咽神经（Ⅸ）和迷走神经（Ⅹ）的模糊核团；迷走神经的腹侧核团、孤独核团和下级神经节舌咽神经的脊髓附件核团；舌下神经（Ⅻ）的舌下核团 [12]。侵蚀或浸润枕髁和颈静脉孔（JF）的病理可能导致舌咽神经及其鼓膜支（涉及 JF 神经纤维的部分）的压迫、拉伸或浸润，以及迷走神经及其耳支和副神经（涉及 JF 血管支的

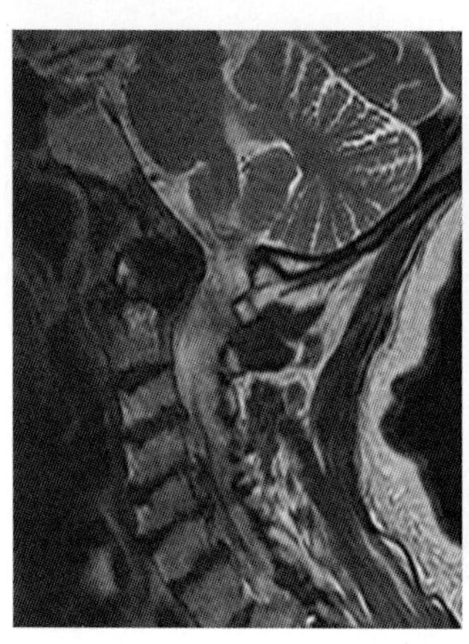
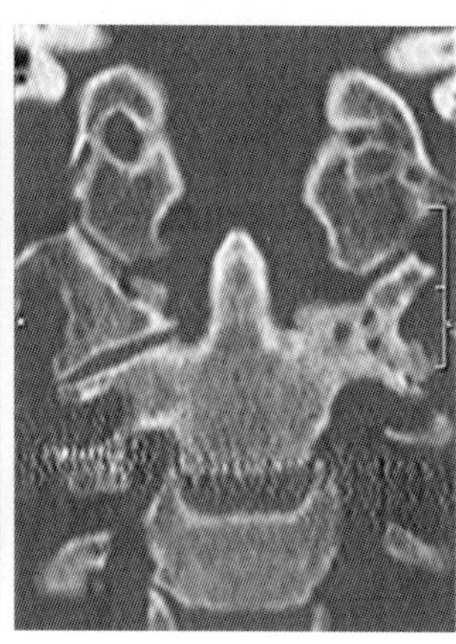
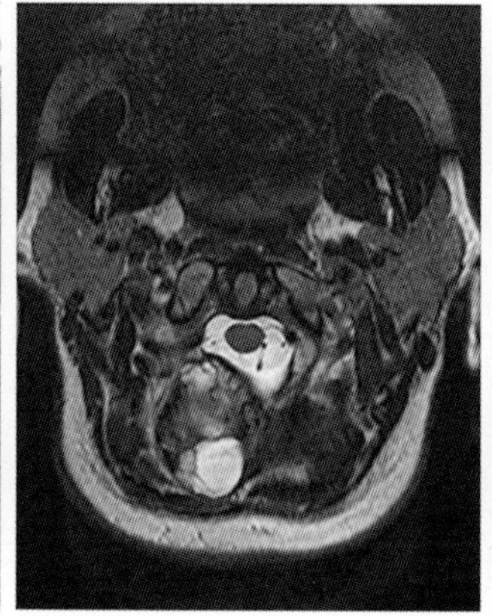
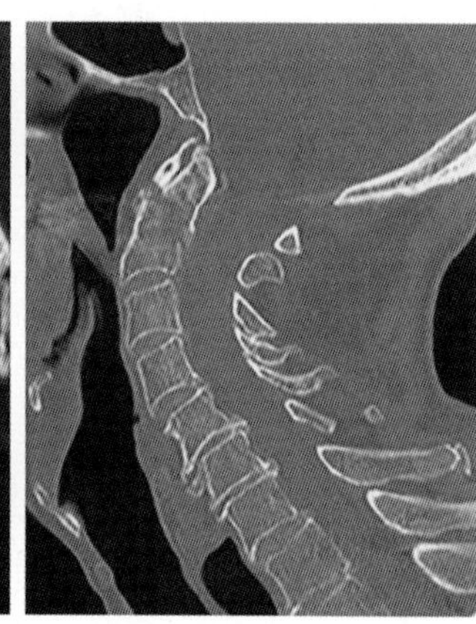

图 50.1 从左到右：矢状面 T2 加权磁共振成像（MRI）显示齿状突旁假肿瘤；冠状面计算机断层扫描（CT）显示零类骨关节炎伴有凹陷腔和左侧 C1~2 关节的吸收；轴向 T2 加权 MRI 显示纺锤细胞肿瘤侵蚀 C2 后弓并侵入颅颈交界处；矢状面 CT 显示Ⅱ型齿状突骨折

部分）的影响。同样，一些影响 CCJ 并向尾部延伸的病理可能会影响上颈神经；这些脊髓神经包括：枕下神经（C1 神经根）、大枕神经（C2 神经根）以及偶尔的小枕神经（C3 神经根）。整体而言，由上述神经元素受累导致的神经症状可从吞咽困难、语言困难和味觉障碍到颈部疼痛和枕神经痛不等。因此，建议进行全面的神经系统检查，包括检查咽反射、轻触和刺痛感觉，以便发现亚临床症状与体征。

椎动脉

椎动脉（VA）为椎骨和脊柱提供节段性血液供应；向颅部延续至基底动脉（BA），为后颅窝和枕叶供血。在 VA 的 4 个部分中，与 CCJ 相关的是 V3 和 V4 部分。V3 部分从 C2 的横突处出现，穿过 C2 神经根，并横向穿过 C1 的横突孔（V3 的垂直部分）[14–15]。从这里它绕过 C1 的侧块后缘，将 C1 神经根置于内侧；然后它位于 C1 后弓上表面的沟中，通过 PAOM 下方进入椎管，位于颈延髓交界处的外侧（VA 的水平部分）[14–15]。最后，向上内侧穿透硬脑膜和蛛网膜，继续在颅内作为 VA 的 V4 部分，在 FM 水平处被交感神经丛包围。V4 部分在 MO 前方向内倾斜，位于Ⅻ神经和 C1 神经的前根之间；在脑桥的下缘，它与对侧的 VA 联合形成 BA[12]。在高达 18.8% 的病例中，有一个称为弓形孔的骨桥覆盖在 C1 的 VA 沟上 [16]。VA 的不对称可能是由于发育不良，更常见的原因是存在优势侧：超声和血管造影检查显示多个解剖和功能参数（如直径、峰值收缩速度、舒张末期速度、时间平均速度、阻力指数和流量）左侧占显著优势 [17–19]。横突孔的直径与 VA 的血流量之间存在强相关性 [20]。VA 的 V3 部分的解剖变异包括：分叉、异常 VA 以及后内侧脑动脉（PICA）在 C2 或 C1 的起源 [19]。进行 Magerl 技术的寰枢椎固定时，VA 受损是一个实际风险，特别是在 C2 的骨板因 VA 明显环绕而变窄的情况下 [22]。VA 损伤的后果可能是灾难性的，导致血栓、栓塞和脑血管事件，或引起医源性假性动脉瘤的形成；但通常单侧损伤对术后过程影响有限，最大的系列研究中大多数患者在单侧动脉损伤后无症状 [23]。

颈静脉丛

在暴露 C1 侧块的外科技术中（如使用 Goel 或 Harms 技术进行 C1~2 螺钉 – 杆固定），由于减少了 VA 受损的风险而具有优势，但其复杂性由于围绕 C2 神经节的静脉丛而增加 [5–6]。该静脉丛是与神经弓相关的后静脉的广泛窦状网络的一部分，连接节段静脉形成深颈静脉复合体。需要注意的是，在 C2 神经节处，该静脉丛可能非常广泛，并且由于这些手术需要患者处于俯卧位，静脉丛可能进一步充血。

术前检查

预防并发症始于细致的术前检查。不论病理类型和 CCJ 的手术方式，每位患者都应接受脑部和颈椎的 MRI 检查，以及 CCJ 和颈椎的细切面 CT 检查。应考虑使用计算机体层血管成像（CTA）或数字减影血管造影（DSA）对CCJ进行适当成像，以仔细研究VA及其可能的解剖变异。根据病理和手术方式，建议使用术中神经导航系统和微多普勒超声。此外，常规推荐术中神经生理监测，包括体感诱发电位和运动诱发电位的记录。CCJ病理患者应始终采用光纤插管；前路CCJ手术可能需要鼻腔或口腔插管，这取决于使用经口或经鼻内镜方法。无论哪种情况，都应考虑三重抗生素预防措施，覆盖革兰阳性和阴性球菌，以减少污染风险，并在术前给予一剂类固醇（地塞米松4 mg）以预防黏膜水肿或肿胀[4,24]。患者的体位取决于病理的性质、手术方法和外科医生的偏好：经鼻内镜手术通常在患者仰卧、略反Trendelenburg体位（20°）下进行；对于侧面和远侧方法处理CCJ，选择包括俯卧、侧卧和坐位；对于枕颈融合，我们倾向于使用Jackson手术台，并将头部固定在Mayfield三针头架中。

警　惕

- VA路径的解剖变异（分叉VA、异常VA、PICA在C2或C1的起源）。
- 枕骨薄鳞部、小C1侧块、小C2/C3椎弓根。
- 预后不佳的术前因素，包括吸烟习惯、体重减轻、骨质疏松、长期类固醇治疗、神经功能缺损、Ranawat ⅢB级、转移性疾病。
- 伤口愈合不良的风险：预计失血量超过1000 mL、术后长时间插管/鼻胃管喂养、需要辅助治疗（例如放疗）。
- 再次手术以应对疾病复发（例如恶性肿瘤）或术后不稳定性。

脑脊液漏的处理

在进行所有种类的前路（内镜鼻内和经口）或后路CCJ手术时使用钻头或咬骨钳可能会出现脑脊液（CSF）漏。如果术前可以预见硬脑膜破裂的风险（如硬膜外肿瘤），可以在手术前插入腰部引流管（LD），并在顺利完成手术后移除。如果发生硬脑膜漏，需要调整腰部引流管的高度，使其在术后5 d内每小时排出10~15 mL的CSF，以确保硬脑膜和伤口在无张力的情况下愈合。硬脑膜撕裂的处理取决于破裂的位置和手术暴露的类型。一般而言，如果外科医生能直接看到CSF漏，则应尝试通过显微缝合进行修补；然而，这可能在技术上具有挑战性，尤其是对于位于腹侧或侧面的硬脑膜撕裂。该区域的硬脑膜缝合会增加撕裂变大的风险；在这种情况下，更好的方法是简单地使用纤维蛋白胶并进行良好的双层防水闭合；最后，应进行瓦尔萨尔瓦动作以确认硬脑膜闭合的良好质量。此外，团队应意识到术后气颅、脑积水、假性脑膜瘤/浆液肿、脑膜炎、延迟CSF漏以及罕见的脑低压等风险（图50.2）。

控制出血的步骤

减少术中大量出血、输血需求以及可能的神经血管后遗症发生风险的最佳方法是了解椎动脉（VA）和静脉丛的损伤机制。需要强调几个技术要点：①术中影像引导或立体定向引导可以提高准确性并显著降低血管损伤风险；②在解剖和暴露骨结构时，建议谨慎使用钝器；③应考虑术中全身输注氨甲环酸以帮助减少失血；④在插入螺钉（尤其

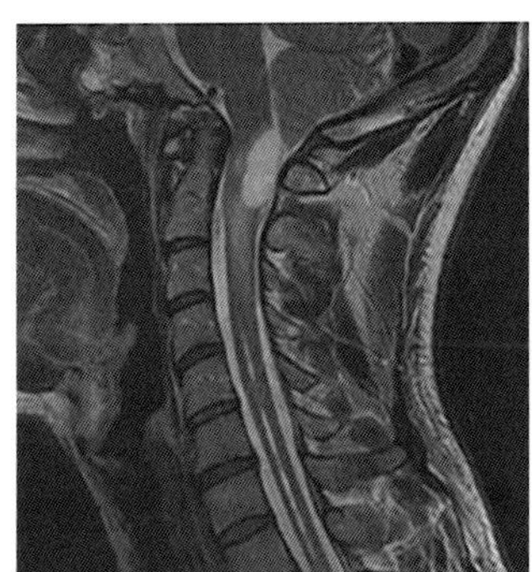
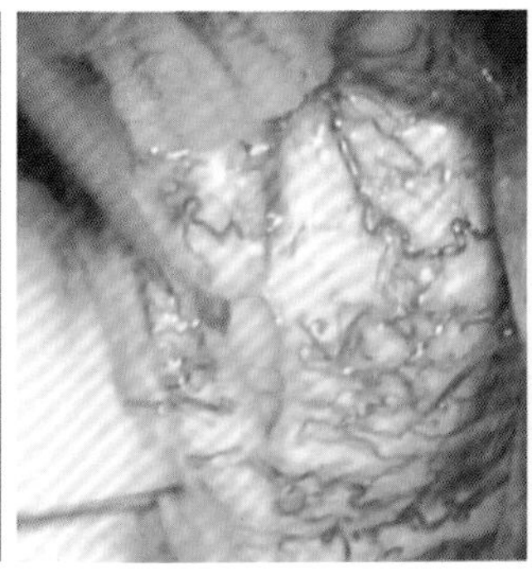
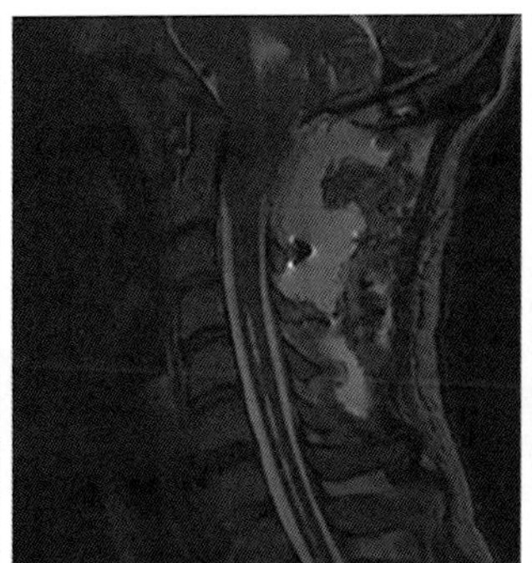
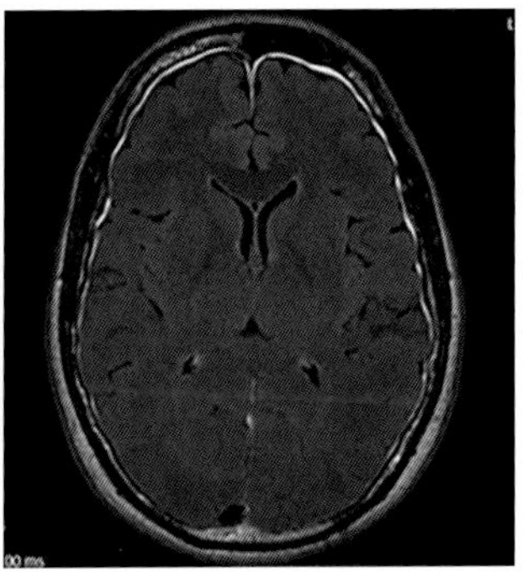

图50.2 从左到右，术前矢状位T2加权磁共振成像（MRI）扫描显示C1~2髓内囊肿；术中视图显示通过中线髓切开术进入病变区域（低级别星形细胞瘤）；术后矢状位T2加权MRI扫描显示完全切除伴假性脑脊液囊肿；术后T1加权MRI扫描显示延迟性颅内低压

是在 C1 和 C2 处）时，外科医生必须小心使用探针或探测器来检查皮质骨的完整性。一旦确定并用螺丝刀和攻丝工具准备好所需的螺钉轨迹，建议继续进行螺钉放置，而不是检查骨骼完整性，因为这种操作可能会无意中破坏皮质壁并损伤神经血管结构。VA 或静脉丛损伤的主要处理措施始终包括使用止血剂，然后用显微外科棉絮进行机械填塞。通过双极镊子凝血来达到止血通常是危险且无用的。值得注意的是，在 CCJ 手术入路中需要直接外科修复、结扎和夹闭 VA 的情况极为罕见，仅在前路 C2 椎体切除术中报道了少数几例 [25]。

器械融合：技巧和窍门

神经压迫的性质、骨质的质量和患者的营养状况在选择前路或后路 CCJ 手术时起着重要作用；也就是说，约 70% 的接受经口减压的患者也需要随后的枕颈固定（OCF）[26]。根据 CCJ 肿瘤的范围和位置，可能需要进行枕髁切除。在显著的枕髁切除情况下，需要进行 OCF[2,3,8]；在患有 CCJ 肿瘤的患者中，脊索瘤和转移瘤患者更可能需要 OCF[10,27]。在严重变形的情况下，可以考虑术前复位 / 重新对齐；这些操作理想情况下应在镇静和神经生理监测下进行。在手术减压和融合前应用 Halo 夹具在特定情况下是一个有价值的选择，不仅适用于儿童。C2 和 C1 之间的关节固定需要 C2 的关节突间隙宽度令人满意；C1 的侧块的完整性不能因萎缩、压迫或显著的骨质疏松而受到损害 [28–29]。不幸的是，即使是最有经验的医生，VA 沟也可能侵犯关节突间隙，受伤风险很高；这种情况可以在术前 CT/CTA 扫描中识别为潜在问题 [30]。立即对 CCJ 进行刚性固定和较低的硬件故障率对于实现高融合率是必不可少的 [11]。一般来说，在减压时获得的皮质松质自体骨移植并辅以骨形态发生蛋白，在器械固定的侧面是提供成功骨愈合的 4 个关键要素的最佳方法：①骨传导基质；②成骨诱导因子；③活的成骨细胞；④结构支持。术后通常不需要硬领固定，但在特定情况下，可以考虑术后最多 3 个月使用 [9]。

伤口闭合和术后护理

在准确止血后，手术团队必须非常注意确保满意的伤口闭合，以避免立即或延迟的伤口破裂。后路 CCJ 手术特别容易发生伤口裂开，因为枕鳞上没有肌肉层；一旦与暴露的硬件和其污染相关联，裂开可能成为严重并发症。因此，应鼓励术后早期活动，并避免枕部卧位，以防止皮肤侵蚀，特别是在 OCF 后使用枕板的患者中。除了上述术中风险外，接受 CCJ 手术的患者应被告知可能需要术后入住重症监护病房（ICU）。事实上，CCJ 手术存在延迟拔管的高风险，尤其是对于长时间手术或需要前后联合阶段手术的病例，或在呼吸驱动可能受损的情况下，这取决于所治疗的病理情况（脑干和髓内病变、高位颈髓损伤等）。CCJ 手术后的远端小脑出血也不常见，但可能会使术后立即（24~48 h）的过程复杂化。这种类型的出血通常是静脉性质的，被认为是由于 VA 闭塞或术中 CSF 过多流失导致的跨壁压力梯度突然增加所致 [31]。

手术回顾

我最糟的病例（图 50.3）

1 例 63 岁的女性患者，既往有上颈椎骨折的病史，保守治疗后出现进行性颈髓病和吞咽困难的临床症状。影像学检查显示，慢性未愈合的齿状突骨折，伴有显著的颈椎后凸和严重的脊髓压迫，伴有 T2 信号改变。在使用 15 磅重的 Halo 牵引减轻后凸畸形后，进行了经口减压手术。使用三维 O 臂获取颅底和上颈椎的 CT 图像，并将图像传输到隐形导航系统进行术中标记参考的立体定向成像。手术开始时检查了基线运动和体感诱发电位。在 C1 弓和 C2 体基底上方进行咽壁中线锐性切开，使用高速钻和刮匀进行齿状突切除，直至暴露幕状膜和后纵韧带。修补了一个小的硬膜破裂，进行了多层复杂的硬膜修补术，随后止血并关闭咽肌层。患者从仰卧位转为俯卧位，进行腰部引流插管，然后进行枕颈胸融合手术。立体定向引导在颈椎器械植入中尤其有用，特别是对于 C2 椎弓根螺钉；随后进行了 C1 椎板切除，PAOM 因骨关节炎过程完全破坏。放置了枕骨板以及 C3、C4、C5、C6 和 C7 的侧块螺钉和 T1 的椎弓根螺钉。器械植入后，神经生理状态没有变化。

随后完成了 C3~7 的椎板切除。放置了皮下引流，并进行了防水闭合。患者被转移到 ICU，初期接受鼻气管通气。腰部引流在 5 d 后移除，鼻胃管喂养在 1 周后停止。术后其余过程顺利。

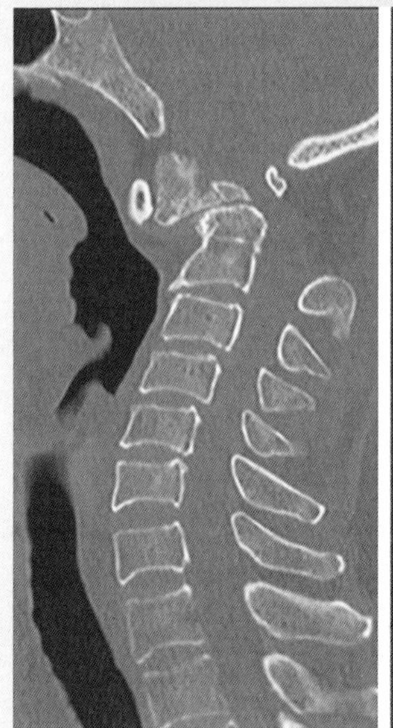
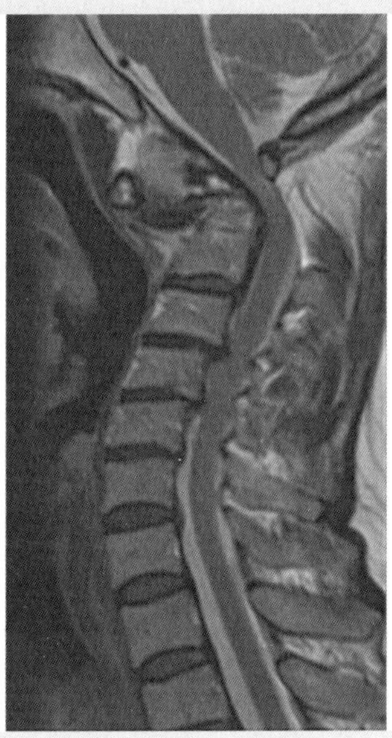
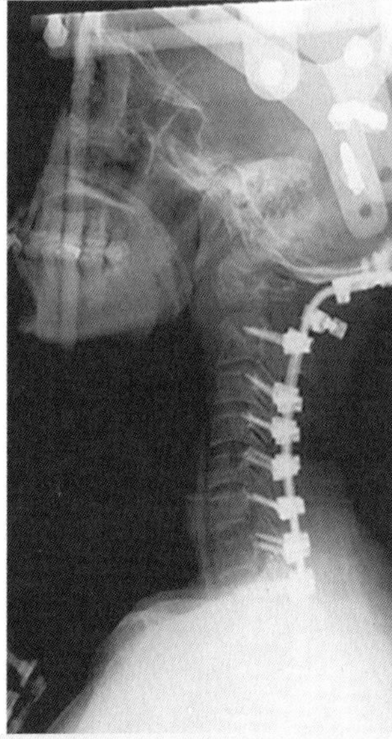
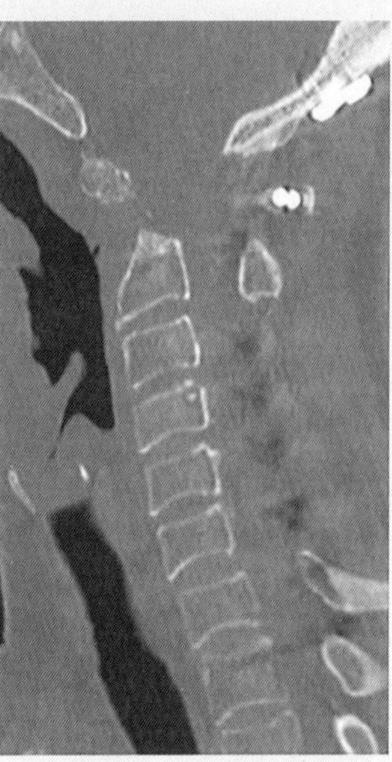

图 50.3 从左到右，术前矢状位计算机断层扫描（CT）和 T2 加权磁共振成像扫描；注意颅颈交界处的 T2 脊髓高信号和下轴颈椎病。术后 X 线和 CT 扫描，注意满意的减压和脊柱对齐的改善

神经外科手术讨论时刻

尽管标准的经口入路提供了宽广的颅颈交界区（CCJ）访问通道，但它需要劈开软腭，并提供一个宽广但较深的操作通道；此外，它还存在牙齿损伤、脑脊液漏、细菌感染、舌肿胀和鼻咽功能不全的风险，往往需要长时间插管和鼻胃管喂养。总之，病理侵袭性越高，手术时间越长，扩展手术的风险也越高。后路手术需要对颈椎生物力学有深刻理解；还需要选择最适当的器械固定技术以减少神经血管损伤的风险并实现长期融合。一般而言，选择必须根据处理的具体病理类型、患者的解剖特征和干预时间进行定制。彻底的术前调查对于获得满意的结果至关重要；必须记住，颅颈交界区手术的总体并发症率为 30%，而前路和后路手术的感染率分别为 3.6% 和 5%[32–33]。在发生围手术期并发症的情况下，多学科的处理方式对于安全和最佳管理是必不可少的；尽管如此，接受枕颈固定术的患者死亡率为 1.7%，这强调必须重视此类手术的风险[32]。

参考文献

[1] Crockard HA, Pozo JL, Ransford AO,et al. Transoral decompression and posterior fusion for rheumatoid atlanto-axial subluxation. J Bone Joint Surg Br,1986,68:350–356.

[2] Fehlings MG, David KS, Vialle L,et al. Decision making in the surgical treatment of cervical spine metastases. Spine,2009,34:S108–S117.

[3] Fehlings MG, Errico T, Cooper P,et al. Occipitocervical fusion with a five-millimeter malleable rod and segmental fixation. Neurosurgery,1993,32:198–208.

[4] Fujii T, Platt A, Zada G. Endoscopic endonasal approaches to the craniovertebral junction: a systematic review of the literature. J Neurol Surg B Skull Base, 2015,76:480–488.

[5] Goel A, Laheri V. Plate and screw fixation for atlanto-axial subluxation. Acta Neurochir (Wien),1994,129:47–53.

[6] Harms J, Melcher RP. Posterior C1-C2 fusion with polyaxial screw and rod fixation. Spine,2001,26:2467–2471.

[7] Jeanneret B, Magerl F. Primary posterior fusion C1/2 in odontoid fractures: indications, technique, and results of transarticular screw fixation. J Spinal Disord,1992,5:464–475.

[8] Margalit NS, Lesser JB, Singer M,et al. Lateral approach to anterolateral tumors at the foramen magnum: factors determining surgical procedure. Neurosurgery,2005,56:324–336.

[9] Shiban E, Török E, Wostrack M,et al. The far-lateral

approach: destruction of the condyle does not necessarily result in clinically evident craniovertebral junction instability. J Neurosurg,2016,125:196–201.

[10] Shin H, Barrenechea IJ, Lesser J,et al. Occipitocervical fusion after resection of craniovertebral junction tumors. J Neurosurg Spine,2006,4:137–144.

[11] Singh SK, Rickards L, Apfelbaum RI,et al. Occipitocervical reconstruction with the Ohio Medical Instruments Loop: results of a multicenter evaluation in 30 cases. J Neurosurg,2003,98:239–246.

[12] de Oliveira E, Rhoton AL Jr, Peace D. Microsurgical anatomy of the region of the foramen magnum. Surg Neurol,1985,24:293–352.

[13] Wen HT, Rhoton AL Jr, Katsuta T,et al. Microsurgical anatomy of the transcondylar, supracondylar, and paracondylar extensions of the far-lateral approach. J Neurosurg,1997,87:555–585.

[14] Cacciola F, Phalke U, Goel A. Vertebral artery in relationship to C1-C2 vertebrae: an anatomical study. Neurol India,2004,52:178–184.

[15] Tubbs RS, Shah NA, Sullivan BP,et al. Surgical anatomy and quantitation of the branches of the V2 and V3 segments of the vertebral artery. Laboratory investigation. J Neurosurg Spine,2009,11:84–87.

[16] Elliott RE, Tanweer O. The prevalence of the ponticulus posticus (arcuate foramen) and its importance in the Goel-Harms procedure: meta-analysis and review of the literature. World Neurosurg,2014,82:e335–e343.

[17] Jeng JS, Yip PK. Evaluation of vertebral artery hypoplasia and asymmetry by color-coded duplex ultrasonography. Ultrasound Med Biol,2004,30:605–609.

[18] Sanelli PC, Tong S, Gonzalez RG,et al. Normal variation of vertebral artery on CT angiography and its implications for diagnosis of acquired pathology. J Comput Assist Tomogr, 2002,26:462–470.

[19] Trattnig S, Hübsch P, Schuster H,et al. Color-coded Doppler imaging of normal vertebral arteries. Stroke,1990,21:1222–1225.

[20] Kotil K, Kilincer C. Sizes of the transverse foramina correlate with blood flow and dominance of vertebral arteries. Spine J, 2014,14: 933–937.

[21] Ivashchuk G, Fries FN, Loukas M, et al. Arterial variations around the atlas: a comprehensive review for avoiding neurosurgical complications. Childs Nerv Syst,2016,32:1093–1100.

[22] Sonntag VK. Beware of the arcuate foramen. World Neurosurg,2014,82:e141–e142.

[23] Casey AT, Madawi AA, Veres R,et al. Is the technique of posterior transarticular screw fixation suitable for rheumatoid atlantoaxial subluxation? Br J Neurosurg,1997,11:508–519.

[24] Marks RJ, Forrester PC, Calder I, et al. Anaesthesia for transoral craniocervical surgery. Anaesthesia,1986,41:1049–1052.

[25] Park HK, Jho HD. The management of vertebral artery injury in anterior cervical spine operation: a systematic review of published cases. European Spine Journal,2012,21:2475–2485.

[26] Dickman CA, Locantro J, Fessler RG. The influence of transoral odontoid resection on stability of the craniovertebral junction. J Neurosurg,1992,77:525–530.

[27] Colli B, Al-Mefty O. Chordomas of the craniocervical junction: follow-up review and prognostic factors. J Neurosurg,2001,95:933–943.

[28] Coyne TJ, Fehlings MG, Wallace MC,et al. C1-C2 posterior cervical fusion: long-term evaluation of results and efficacy. Neurosurgery,1995,37:688–692.

[29] Gunnarsson T, Massicotte EM, Govender PV,et al. The use of C1 lateral mass screws in complex cervical spine surgery: indications, techniques, and outcome in a prospective consecutive series of 25 cases. J Spinal Disord Tech,2007,20: 308–316.

[30] Paramore CG, Dickman CA, Sonntag VK. The anatomical suitability of the C1-2 complex for transarticular screw fixation. J Neurosurg,1996,85:221–224.

[31] Mikawa Y, Watanabe R, Hino Y,et al. Cerebellar hemorrhage complicating cervical durotomy and revision C1-C2 fusion. Spine,1994,19(10):1169–1171.

[32] Deutsch H, Haid RW Jr, Rodts GE Jr, et al. Occipitocervical fixation: long-term results. Spine,2005,30(5):530–535.

[33] Shousha M, Mosafer A, Boehm H. Infection rate after transoral approach for the upper cervical spine. Spine,2014,39(19):1578–1583.

51 脊柱手术后神经功能恶化

ANDREW J. GROSSBACH, VINCENT C. TRAYNELIS

重点

- 术后神经功能下降包括多种原因。
- 术前必须小心以尽量减少患者的神经风险。
- 应采取迅速、系统的方法来识别术后神经功能下降的潜在原因。
- 一旦确定病因，应立即采取行动来解决问题，给予患者最大的神经恢复机会。

引 言

神经外科本质上是一项危险的工作。在重要的神经结构内外操作，即使极其小心且技术娴熟，也总有神经损伤的风险。必须始终注意尽量减少患者的神经损伤风险。术后神经功能下降的原因很多且多样，包括出血性和血管性病因及硬件 / 植入物并发症，也可能是心血管或呼吸系统问题等全身并发症的继发因素。本章将讨论脊柱手术后的神经功能下降，包括潜在危险因素，如何将患者风险降到最低，如何处理神经功能损伤的患者，以及如何管理这些并发症。由于术后神经功能下降的潜在病因多种多样，本章不可能涵盖所有内容，但我们将尝试阐明重要的问题。

解剖学观点

硬膜外静脉丛可分为两部分，前静脉丛和后静脉丛，后者更大且更具临床意义，因为在后路脊柱手术中会遇到它。颈胸交界处的静脉通常更为弯曲，这可能使该区域手术的患者在术后更容易发生硬膜外血肿，因此应格外注意确保充分止血。尽管可能存在其他病因，硬膜外静脉丛被认为是许多术后硬膜外血肿的来源[1]。

脊髓主要由一条前脊髓动脉和两条后脊髓动脉供血[2,3]。前脊髓动脉由椎动脉的前脊髓分支在枕骨大孔处形成，位于脊髓前沟上，供应脊髓的前2/3[2,3]。前脊髓动脉是连续的还是节段性的尚存在争议[3–5]。前脊髓动脉在沿脊髓下降时依赖节段供血动脉[2–5]。后脊髓动脉由后下小脑动脉（PICA）的分支形成，供应颈部区域脊髓的后 1/3。越向下，节段动脉在供应前后脊髓的血液中起到更大的作用[2]。

成对的根动脉起源于胸主动脉，进入神经孔，穿过硬膜，与其他局部结构一起灌注脊髓[2,5]。在胸部区域，这些动脉分为前后分支，分别与前脊髓动脉和后脊髓动脉连接[2]。在成人中，这些节段动脉中很多已经退化，脊髓由少数较大的根动脉供血。尽管存在一些争议，最大的一条根动脉被称为 Adamkiewicz 动脉，或大根动脉。据报道，80% 的人 Adamkiewicz 动脉起源于左侧，15% 在 T5~8，75% 在 T9~12，10% 在 L1~2[2]。2000 年 Biglioli 等的尸体研究报道，68% 的病例中 Adamkiewicz 动脉起源于左侧[2,4]，84% 在 T12~3[3]。这使得 T1、T5 和 T8~9 附近成为易发生分水岭梗死的区域[2]。Cheshire 等报道了 T4~8 的相对缺血区[5]。

脊柱手术过程中，尤其是使用器械或硬件时，脊柱的神经结构面临直接损伤的风险。神经根在脊柱中通过椎弓根内侧和下方，在放置椎弓根螺钉时，特别是在胸椎区域，由于椎弓根相对较小，因此存在风险[6]。在一项尸体研究中，Ebraheim 等发现，椎弓根和神经根之间最大的距离在 T6~9（3.1~3.7 mm），而最小的距离在 T1~2（1.7~1.8 mm）[6]。他们在任何水平上都没有发现椎弓根和硬脊膜囊之间的内侧差异。

在考虑对脊柱畸形患者进行手术干预时，必须注意畸形的各个方面，因为患者的脊柱可能具有冠状面、矢状面以及旋转畸形的特征。对这些细微差别的理解可以独立成书；因此，我们在本章中仅简要讨论这些主题。脊柱侧凸患者的脊柱通常向畸形凸侧旋转[7]。这导致凹侧的椎弓根螺钉需要更内侧的轨迹，而凸侧则相反。此外，神经元素会向凹侧移动，使凸侧的硬脊膜囊外侧留出相对较大的自由空间[7]。具有大冠状面或矢状面畸形的患者在矫正操作过程中面临较高的神经功能损伤风险[8]，必须在术前测量各个平面的畸形进行手术规划和风险评估。

警　惕

脊柱手术后神经功能下降的潜在术后原因中，压迫脊髓或马尾神经的术后硬膜外血肿可能是最重要的，需要快速识别并进行手术干预以恢复患者的神经功能。然而，这种并发症相当罕见，发生率为0.1%~0.24%[9-11]。尽管症状性术后硬膜外血肿的数量相对较少，但影像学检查发现的硬膜外血肿在33%~100%的患者中都有报道[12]。在2005年的一项研究中，Awad等描述了术后硬膜外血肿的几项危险因素，包括年龄大于60岁、术前使用非甾体抗炎药、Rh阳性血型、高血压、凝血功能障碍（乙型肝炎、丙型肝炎、肝硬化、血小板减少、易淤青的病史、恶性贫血和肿瘤）以及吸烟[13]。在单变量分析中，使用logistic多变量回归模型时，高血压和医学凝血功能障碍并未证明具有统计学意义。当检查术中变量时，术后硬膜外血肿的危险因素包括手术超过5个节段、血红蛋白< 10 g/dL和失血> 1 L[13]。术后，唯一的硬膜外血肿发展危险因素是在术后48 h内国际标准化比值（INR）> 2.0。Sokolowski等在2008年报道称，年龄大于60岁、术前INR升高、多节段手术以及较高的失血量与术后硬膜外血肿有关[12]。2002年，Kou等也讨论了术后脊柱硬膜外血肿的危险因素。他们确定了多节段手术以及术前凝血功能障碍会增加硬膜外血肿的风险[14]。Groen和Ponssen指出，硬膜外腔的较大暴露可能会增加静脉丛出血的风险[1]。

在一项系列研究中，Moufarrij报道称，在植入脊髓刺激器板电极后的症状性术后硬膜外脊柱血肿发生率高于不植入电极的胸椎椎板切除术（2.60% *vs* 0.84%）[15]。这些患者中没有一个具有可识别的出血危险因素。因此，在计划硬膜外板电极放置时应格外小心，并应告知患者这种潜在风险。

如果患者在颈椎或胸椎存在先前的压迫性病变，术后可能面临显著的神经功能恶化风险。如果未先解决近端病变，可能会增加风险。对于表现出脊髓病变症状的患者，应在手术前进一步进行颈椎和（或）胸椎的MRI检查。躯干的感觉异常可能提示存在胸椎病变，而这种病变可能在腰椎狭窄的情况下被掩盖[16]。因此，所有计划进行脊柱手术的患者都必须进行仔细的神经系统检查并详细记录。

尽管术后尿潴留不一定代表神经功能下降，但在脊柱手术患者中这是一个重要问题[17]。一项近期的研究报道称，8.8%的选择性脊柱手术患者中存在术后尿潴留。危险因素包括后路腰椎手术、既往存在良性前列腺肥大、慢性便秘、既往尿潴留病史、手术时间长以及术后使用患者自控镇痛泵[17]。

计划行脊柱畸形矫正手术的患者术后神经功能下降的风险也可能增加，尤其是具有矢状面失衡的患者[18]。具有超过80°冠状面或矢状面畸形的患者在矫正手术过程中面临显著的神经功能损伤风险[8,19]。Lenke等报道称，冠状面或矢状面畸形超过80°的患者中，有22%出现新的下肢无力[19]。他们还报道，进行三柱截骨术（如椎体切除术或椎弓根减压术）的患者风险相对较高[19]。术前存在运动缺陷的患者术后新缺陷的风险也显著增加[8,19]。具有心肺合并症的患者也可能面临较高的风险，风险主要继发于全身性低血压或血管损伤引起的脊髓缺血。决定脊髓灌注的生理因素包括全身血压或平均动脉压、血液中的血红蛋白浓度以及血管内容量[18]。

预　防

术后脊柱硬膜外血肿的预防最好通过限制术前危险因素来实现。应在手术前识别并纠正凝血功能障碍。术前检测应包括血小板计数、凝血酶原时间/国际标准化比值（INR）和部分凝血活酶时间。应告知患者何时停止使用抗凝药、抗血小板药物和非甾体抗炎药物。对于不可改变的危险因素，如高龄、预期大量失血和计划进行的多节段手术，应予以重视，以便手术团队在围手术期保持警惕。术后，应避免至少 12 h 内使用静脉抗凝药物[9]。此外，术后 48 h 内 INR 应保持在< 2.0[13]。

术后神经功能下降还与未发现的胸椎和（或）颈椎病变有关[16]。在任何计划手术之前，必须进行彻底的神经系统检查和记录，包括躯干的感觉测试，因为胸椎脊髓病可能在腰椎狭窄的情况下被掩盖。如果有任何提示近端压迫病变导致脊髓病变的症状或体征，应在任何计划手术之前进行颈椎和（或）胸椎的 MRI 检查[16]。

由于脊髓缺血是术后神经功能下降的另一个潜在原因，应在术前对患者进行优化，以尽量减少手术期间脊髓缺血的风险。应注意实验室检查和生命体征，以确保足够的血压、血管内容量和血红蛋白 / 血细胞比容。此外，应在术前做好准备，以便手术团队在发生大量失血的情况下做好准备。

在计划脊柱手术时，应考虑术中神经监测（IONM）。虽然 IONM 尚未证明能减少所有类型脊柱手术中的神经并发症，但在进行脊柱畸形矫正手术时，多模式监测的使用已变得很普遍[20-24]。据报道，使用多模式 IONM 检测神经并发症的敏感性和特异性值可高达 100%[20-25]。

虽然术后伤口引流很常见，无论是筋膜下还是筋膜上，但数项研究表明，术后伤口引流的患者与无引流的患者之间在术后硬膜外血肿的发生率上没有显著差异[9,13,14,26-28]。然而，最近一项报道显示，在术后第 1 天的 MRI 检查中，筋膜下引流的患者硬膜外血肿较少。

治　疗

当患者从脊柱手术中醒来并出现新的神经功能缺损时，必须迅速采取行动以确定缺损原因，并在可能的情况下采取补救措施。

尽管文献中缺乏证据，但应考虑采取系统性方案来应对患者的问题，类似于手术中 IONM 信号丢失时的处理方法[21]。应快速评估和纠正系统性问题，包括优化系统性血压 / 平均动脉压（MAP）、血管内容量、血红蛋白 / 血细胞比容以及呼吸情况[21]。

应立即对手术部位进行 MRI 检查[10]。如果无法进行 MRI 或扫描延迟，应立即进行 CT 扫描。常常质疑术后影像中显示手术部位的血液产物是否是导致新问题的重大原因[9,10]。术后硬膜外血肿可能在术后不久发生，但也有术后超过 3 d（平均 5.3 d）发生延迟性术后脊柱硬膜外血肿的报道[9]。Yi 等报道，术后脊柱硬膜外血肿在 MRI 影像上的 T1 加权成像中呈等信号或高信号，在 T2 加权成像中呈异质性高信号[10]。Uribe 等报道在 T1 和 T2 加权图像中均为高信号病变[9]。他们还报道了在矢状和旁矢状视图中呈凸透镜形状的病变[9-10]。术后脊柱硬膜外血肿的表现可能各不相同，但典型的进展是手术部位的剧烈疼痛，然后是放射性疼痛、肠 / 膀胱功能障碍、运动无力和（或）感觉丧失[9,10]。如果有硬件或器械存在，无法在 MRI 扫描中评估，应进行普通片或 CT 扫描以确保其未侵入神经元。

如果确定存在脊柱硬膜外血肿，应紧急重新开展手术以清除血肿。快速减压与改善恢复相关[10-11]。同样，如果脊柱植入物（如椎弓根螺钉或椎间植骨）压迫神经结构，则应立即进行手术修订或移除有问题的器械。

术后出现严重脊柱疼痛和进行性神经功能缺损的患者的鉴别诊断包括硬膜内出血、硬件或器械压迫脊髓、感染、炎症性疾病、脊髓梗死和其他血管过程[9,30-32]。尽管这种方法有些争议，但如果怀疑脊髓梗死，通常会提高 MAP 以确保最佳的脊髓灌注，因为这在脊髓缺血的情况下被证明是有利的[33]。MAP 通常保持在> 80 mmHg 至> 90 mmHg。

如果影像未显示手术部位的压迫病变，应进

手术回顾

我最糟的病例

1 例 44 岁男性患者，既往因颈椎脊髓病变行 C3~7 椎板成形术，因脊髓病变症状进展到神经外科门诊就诊。MRI 和颈椎 X 线片显示有后凸畸形，并持续压迫颈椎脊髓。他接受了 C3~7 后路颈椎减压术，并进行了 C2~T2 后路内固定和融合手术（图 51.1）。术后恢复良好，并出院至康复机构。在术后第 16 天，患者突然出现颈部疼痛急剧加重，随后四肢逐渐无力以及尿潴留。患者未服用任何抗血小板药物或抗凝药。

患者被转送到急诊室。右上肢和右下肢肌力为 4/5，左上肢肌力为 2/5，左下肢肌力为 0/5。紧急 MRI 显示 C3~7 的硬膜外血肿，伴有明显的脊髓压迫和脊髓信号改变。患者被紧急送入手术室进行伤口探查和硬膜外血肿清除术。切开筋膜时，高压下的血液从硬膜外腔喷出。7 d 后，患者再次出院至康复机构。在术后 6 周的随访中，患者的双上肢肌力改善到 4+/5，右下肢肌力为 5/5，左下肢肌力为 4−/5。

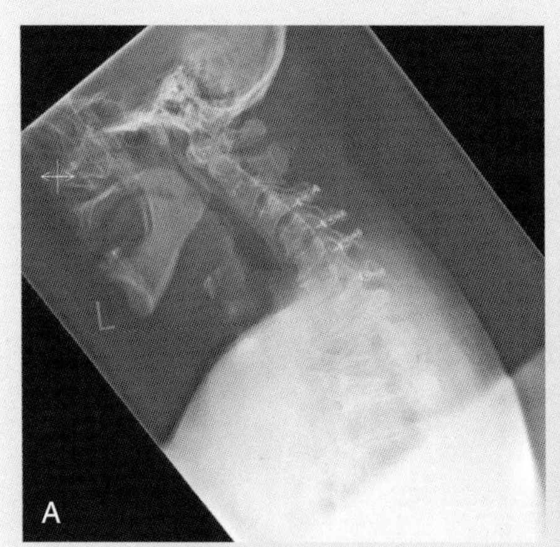
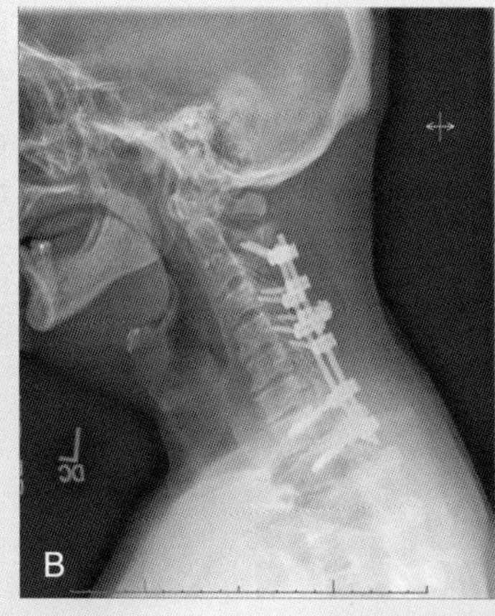
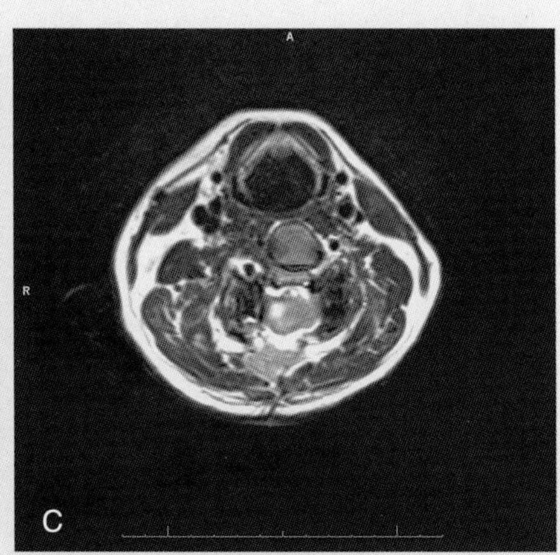
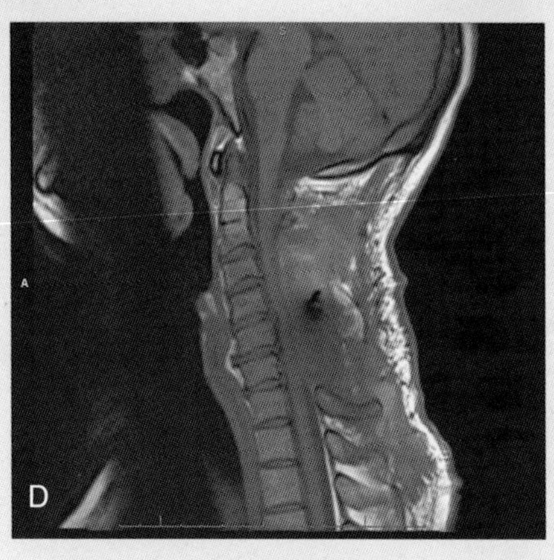
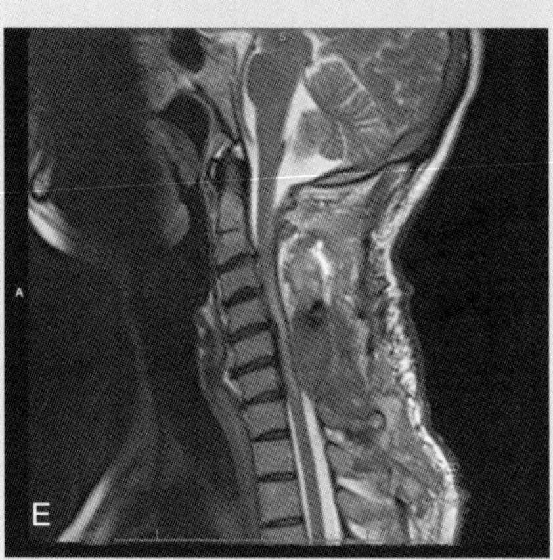

图 51.1 （A）术前侧位 X 线片显示椎板成形术伴有明显的后凸畸形。（B）术后 X 线显示后凸畸形得到矫正。（C）轴位 T2 磁共振成像（MRI）显示后硬膜外血肿，脊髓明显受压。（D）矢状 T1 MRI 显示后硬膜外血肿，脊髓明显受压。（E）矢状 T2 MRI 显示后硬膜外血肿，脊髓明显受压

行彻底的神经系统检查和可能的 MRI 成像，以评估手术前未发现的近端压迫病变，如颈椎狭窄或胸椎蛛网膜囊肿。如果发现病变，应紧急进行减压手术，因为据报道这可以改善神经功能结果[34]。

神经外科手术讨论时刻

脊柱手术后的神经功能下降是每位脊柱外科医生最担心的事情。尽管病因可能多种多样，但应进行快速而全面的检查，以确定可以解决的潜在原因。保持冷静并系统地对患者进行检查至关重要。如果确定了可解决的原因，迅速干预将确保患者有最大的可能恢复神经功能。

参考文献

[1] Groen RJM, Ponssen H. The spontaneous spinal epidural hematoma. J Neurol Sci,1990,98(2–3):121–138.

[2] Shamji MF, Maziak DE, Shamji FM, et al. Circulation of the spinal cord: an important consideration for thoracic surgeons. Ann Thorac Surg,2003,76(1):315–321.

[3] Biglioli P, Spirito R, Roberto M, et al. The anterior spinal artery: the main arterial supply of the human spinal cord—a preliminary anatomic study. J Thorac Cardiovasc Surg,2000,119(2):376–379.

[4] Gharagozloo F, Neville RF Jr, Cox JL. Spinal cord protection during surgical procedures on the descending thoracic and thoracoabdominal aorta: a critical overview. Semin Thorac Cardiovasc Surg,1998,10(1): 73–86.

[5] Cheshire WP, Santos CC, Massey EW, et al. Spinal cord infarction: etiology and outcome. Neurology,1996,47(2):321–330.

[6] Ebraheim NA, Jabaly G, Xu R, et al. Anatomic relations of the thoracic pedicle to the adjacent neural structures. Spine,1997,22(14):1553–1556.

[7] Suk SI, Kim WJ, Lee SM, et al. Thoracic pedicle screw fixation in spinal deformities: are they really safe? Spine,2001,26(18):2049–2057.

[8] Iorio JA, Reid P, Kim HJ. Neurological complications in adult spinal deformity surgery. Curr Rev Musculoskelet Med,2016,9(3):290–298.

[9] Uribe J, Moza K, Jimenez O,et al. Delayed postopera-tive spinal epidural hematomas. Spine J,2003,3(2):125–129.

[10] Yi S, Yoon DH, Kim K-N, et al. Postoperative spinal epidural hematoma: risk factor and clinical outcome. Yonsei Med J,2006,47(3):326–332.

[11] Scavarda D, Peruzzi P, Bazin A, et al. Postoperative spinal extradural hematomas. 14 cases. Neurochirurg ie,1997,43(4):220–227.

[12] Sokolowski MJ, Garvey TA, Perl J, et al. Prospective study of postoperative lumbar epidural hematoma: incidence and risk factors. Spine. 2008,33(1):108–113.

[13] Awad JN, Kebaish KM, Donigan J,et al. Analysis of the risk factors for the development of post-operative spinal epidural haematoma. J Bone Joint Surg Br,2005,87(9):1248–1252.

[14] Kou J, Fischgrund J, Biddinger A,et al. Risk factors for spinal epidural hematoma after spinal surgery. Spine,2002,27(15): 1670–1673.

[15] Moufarrij NA. Epidural hematomas after the implantation of thoracic paddle spinal cord stimulators. J Neurosurg,2016,125(4):982–985.

[16] Takeuchi A, Miyamoto K, Hosoe H, et al. Thoracic paraplegia due to missed thoracic compressive lesions after lumbar spinal decompression surgery. Report of three cases. J Neurosurg,2004,100 (Suppl 1):71–4.

[17] Altschul D, Kobets A, Nakhla J, et al. Postoperative urinary retention in patients undergoing elective spinal surgery. J Neurosurg Spine, 2016：1–6.

[18] Vitale MG, Moore DW, Matsumoto H, et al. Risk factors for spinal cord injury during surgery for spinal deformity. J Bone Joint Surg Am,2010,92(1):64–71.

[19] Lenke LG, Fehlings MG, Shaffrey CI, et al. Neurologic outcomes of complex adult spinal deformity surgery: results of the prospective, multicenter Scoli-RISK-1 study. Spine,2016,41(3):204–212.

[20] Pelosi L. Combined monitoring of motor and somatosensory evoked potentials in orthopaedic spinal surgery. Clin Neurophysiol,2002,113(7):1082–1091.

[21] Vitale MG, Skaggs DL, Pace GI, et al. Best practices in intraoperative neuromonitoring in spine deformity surgery: development of an intraoperative checklist to optimize response. Spine Deform,2014,2(5):333–339.

[22] Sutter M, Eggspuehler A, Muller A,et al. Multimodal intra-operative monitoring: an overview and proposal of methodology based on 1,017 cases. Eur Spine J, 2007,16(2):153–161.

[23] Quraishi NA, Lewis SJ, Kelleher MO, et al. Intraoperative multimodality monitoring in adult spinal deformity: analysis of a prospective series of one hundred two cases with independent evalu-ation. Spine,2009,34(14):1504–1512.

[24] Thuet ED, Winscher JC, Padberg AM,et al. Validity and reliability of intraoperative monitoring in pediatric spinal deformity surgery: a 23-year experience of 3436 surgical cases. Spine,2010,35(20):1880–1886.

[25] Lall RR, Lall RR, Hauptman JS, et al. Intraoperative neurophysiological monitoring in spine surgery: indications, efficacy, and role of the preoperative checklist. Neurosurg Focus,2012,33(5):E10.

[26] Brown MD, Brookfield KFW. A randomized study of closed wound suction drainage for extensive lumbar spine surgery. Spine,2004,29(10):1066–1068.

[27] Payne DH, Fischgrund JS, Herkowitz HN, et al. Efficacy of closed wound suction drainage after single-level lumbar laminectomy. J Spinal Disord,1996,9(5):401–403.

[28] Scuderi GJ, Brusovanik GV, Fitzhenry LN. Is wound drainage necessary after lumbar spinal fusion surgery? Med Sci Monit,2005,11(2): CR64–CR66.

[29] Mirzai H, Eminoglu M, Orguc S. Are drains useful for lumbar disc surgery? A prospective, randomized clinical study. J Spinal Disord Tech,2006,19(3):171–177.

[30] Boukobza M, Guichard JP, Boissonet M, et al. Spinal epidural haematoma: report of 11 cases and review of the literature. Neuroradiology,1994,36(6):456–459.

[31] Dickman CA, Shedd SA. Spinal epidural hematoma associated with epidural anesthesia: complications of systemic heparinization in patients receiving peripheral vascular thrombolytic therapy. Anesthesiol-ogy,1990,72(5):947–950.

[32] Müller H, Schramm J, Roggendorf W,et al. Vascular malforma-tions as a cause of spontaneous spinal epidural haematoma. Acta Neurochir (Wien),1982,62(3-4):297–305.

[33] Ullery BW, Cheung AT, Fairman RM, et al. Risk factors, outcomes, and clinical manifestations of spinal cord ischemia following thoracic endovascular aortic repair. J Vasc Surg,2011,54(3):677–684.

[34] Takenaka S, Hosono N, Mukai Y,et al. Significant reduction in the incidence of C5 palsy after cervical laminoplasty using chilled irrigation water. Bone Joint J,2016,98-B(1):117–124.

52 腰椎入路血管损伤

ANIL NANDA, TANMOY KUMAR MAITI, DEVI PRASAD PATRA

重　点

· 当前文献中低估了腰椎手术中的血管损伤。报道的血管损伤发生率低于 1%。

· 手术后的并发症可能在几年内未被发现。

· 相对于开放手术，血管内干预更受青睐用于处理损伤的并发症。

引　言

腰椎间盘切除术（带 / 不带植入物）是脊柱外科实践中最常见的手术之一。血管损伤并发症可分为两大类：①来自背部肌肉和硬膜外静脉出血的动脉出血；②主要血管损伤。主要血管损伤虽然罕见，但是是一种危及生命的并发症。据报道，在腰椎间盘手术中，血管并发症的患病率在每 10 000 例手术中约为 1~5 例[1]。过去 75 年报道了约 300 例类似并发症的病例。引发这些并发症的血管包括腹主动脉、下腔静脉（IVC）、髂总动脉（CIA）和（或）髂总静脉（CIV），以及髂内或髂外动脉。然而，这可能是一种低估，因为并发症经常未被报道。此外，这些并发症可能会延迟出现。

解剖学观点（图 52.1）

L4~5 和 L5~S1 椎间盘手术中最常见的血管损伤 [2]。易受伤血管的接近程度根据脊柱的水平而变化。因此，近端（L2~3 和 L3~4）水平主要与主动脉和 IVC 的损伤有关，而髂血管损伤主要见于 L4~5 和 L5~S1 空间手术[2-3]。CIA 的路径从腹主动脉的远端部分开始，向下侧延伸约 4 cm，从 L4 椎骨到髂腰肌内侧面，通常在骨盆的骶髂关节前方分叉（图 52.1）。由于其内侧路径和与 L4~5 椎间盘的密切关系，左 CIA 更容易受伤[4]。了解常见的异常也很重要。一条异常的髂动脉可能会压迫腰神经丛，而 L4~5 的孔型疝可能在经腰肌前路腰椎间盘融合术（ALIF）中造成困难[5]。尽管发生率很低，但其他血管受伤的例子也有报道。在腰椎手术中，L4 腰动脉[6]、正中骶动脉[7]、下肠系膜动脉[9] 和上直肠动脉损伤已有描述。文献中还记录了大静脉的损伤。在一项报道中，左 CIV 比右髂总静脉、左右髂内静脉或 IVC

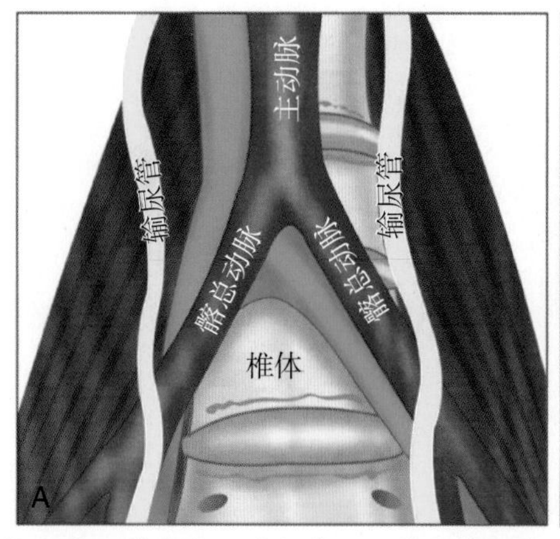

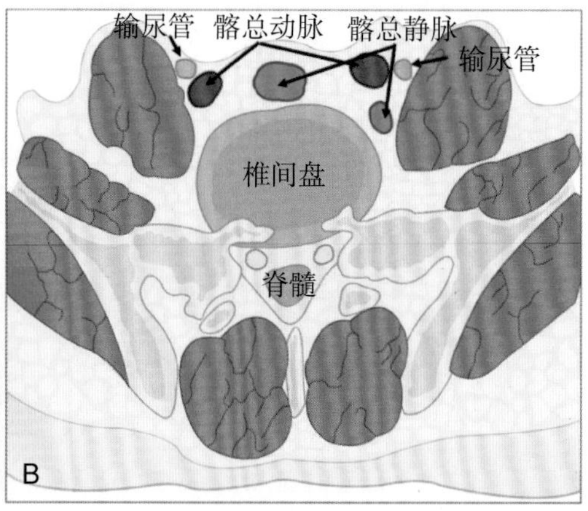

图 52.1　（A）主要血管在腹后壁与第四和第五椎间盘的关系。（B）第五腰椎椎间盘的水平横截面显示血管关系。IVC：下腔静脉；IVD：椎间盘

的损伤更为常见[10]。另一项报道表明，左 CIV 是腰椎前路手术中最常受伤的血管[11]。

警 惕

- 几乎在所有情况下，损伤都是由垂体咬骨钳被推得过于向前，导致其穿透了前方血管引起的[12]。
- 由于椎间盘是无血管的，椎间盘内的任何意外出血都应被视为可疑。然而，在报道的病例中，超过半数的病例没有出血或出血轻微[13]。
- 保持麻醉参与：在极少数报道的病例中，术中心率增加和（或）血压显著下降会导致怀疑腹部血管损伤。呼气末二氧化碳浓度的降低有时也可能是一个提示。
- 当异常出血迅速停止时，外科医生可能会错误地感觉安全。形成的环形瓣可能会在很短的时间内关闭裂口，像阀门一样起作用。环的弹性和韧带也起着作用。
- 位于骨盆侧面的髂血管可能会被患者所躺的支架垫片压迫。血管也可能被压在下腰椎上。这可能导致暂时性止血，一旦患者回到仰卧位，止血效果会消失。
- 任何术中低血压或出血的情况都应仔细调查。出院前应听诊腹部。对怀疑血管损伤的不稳定患者应考虑紧急剖腹手术。当患者存在腿水肿 / 心功能不全时，应询问其既往椎间盘切除术的病史，以排除动静脉瘘（AVF）。

危险因素

许多因素可能会在腰椎间盘手术中导致血管损伤。常见因素可以分为先天性、后天性和技术性因素。表 52.1 总结了这些因素[13]。环状纤维和前纵韧带（ALL）的退变、进展性椎间盘病、椎骨异常（过渡性腰骶椎骨）、椎间盘与 ALL 的粘连、既往椎间盘手术、现有或既往的骨髓炎或椎间盘感染、积极的探查以及复杂的患者定位被认为是血管损伤的重要危险因素。现有或既往的骨髓炎或椎间盘感染、脊椎滑脱、骨赘形成和椎间盘器械的前移都表明血管并发症的风险增加。一些研究表明，暴露 L4~5 椎间盘在前路手术中增加了血管损伤的可能性[14−15]。Sasso 等建议，使用螺纹笼（如 InterFix）与更多的血管损伤有关[16]。与后路手术相比，前路手术的血管损伤发生率更高[10]。前路手术中，腹膜内路径比腹膜外路径的损伤概率更高[15]。不出意外，修复手术中的发生率高于初次手术[15,17]。

表 52.1 手术相关血管并发症的危险因素

先天性和习惯性
· 前纤维环（AAF）和前纵韧带（ALL）存在间隙和其他缺陷
· 椎体异常
· 矢状盘直径的变化
· 腹主动脉和静脉丛及其分支的变异和不同构型
后天获得性
· AAF 和 ALL 变性
· 肥厚性骨刺
· 既往腹部手术导致腹腔内血管粘连和固定
· 既往椎间盘手术（再次手术）
· 既往有心包周围纤维化伴血管瘢痕
· 之前有放疗病史
· 已有血管疾病（动脉硬化、动静脉畸形、动静脉瘘、主动脉瘤）
· 由于腹椎间盘突出或骨赘骨刺的变性或侵蚀而导致的血管壁病理性薄弱
· 患者在手术中打嗝
技术性
· 患者体位不当或不正确
· 不同的技术
· 各种（切割和吸引，特别是锋利的）工具：脑垂体咬钳 / 镊子
· 使用环钻切开硬化椎间盘
· 仪器偏移
· 咬钳的下颌位置
· 仪器滑落
· 医生的经验
· 不熟悉显微镜或使用显微镜有错误的深度感知
· 种植体特征，如螺纹保持架

并发症的预防

术前预防

影像必须通过冠状面和矢状面磁共振成像

（MRI）仔细评估以确定前纵韧带（ALL）的预存裂隙和其他缺陷。椎骨异常、骨赘和矢状面椎间盘直径必须通过计算机断层扫描（CT）记录。腹主动脉和下腔静脉及其分支的变化和不同构型以及预存的血管疾病（动脉硬化、动静脉畸形、动静脉瘘、主动脉瘤）必须通过各种 CT 和 MRI 技术记录。对影像的仔细分析对于既往有腹部手术或放射治疗的患者特别有用。确保适当的定位对于避免并发症至关重要。患者可以采取公园长凳或其他侧卧姿势，腹部无支撑，以减少静脉压力。

围手术期预防

使用具有安全深度（距尖端 3 cm）的"标记器械"，这些器械涂有难以擦除的蓝色或绿色（与红色形成对比），或使用类似于伞状止动器的可调机制器械（可附加和可拆卸，深度调节器，根据患者特征调节），可以在很大程度上减少意外刺入的并发症。接触椎体前缘并在"咬合"前将咬骨钳的钳口与终板接触是一个保护措施。使用具有完全圆滑端部的器械（垂体咬骨钳 / 刨削器）可以减少撕裂纤维环的机会，或者如果发生撕裂，可以减少腹部血管的裂伤。如果外科医生选择使用框架，在怀疑有血管损伤时，可以将患者从框架中移出几分钟，交替在一侧和另一侧，以减少对髂血管的压迫，这些是最常受伤的血管。使用 C 臂的侧视 X 线可以为外科医生提供深度感知，而前后视图则对器械的横向偏移提供警示。术中椎间盘造影或生理盐水 / 对比剂注射是展示前环纤维（AAF）和前纵韧带（ALL）穿孔的少数广泛应用的方法之一。最后，在怀疑任何损伤时，必须毫不犹豫地进行术中血管造影。外科医生必须练习在将咬骨钳引入椎间盘间隙时张开钳口，因为在这种位置下，器械很难穿透 ALL[8]。

血管损伤后遗症

根据创伤的不同，损伤可能会立即被发现，也可能会多年不被察觉。关于损伤后的详细症状表现，文献中已有广泛讨论 [18]。动脉裂伤会立即表现出来，占血管损伤的约 1/3[19]。任何动脉裂伤的治疗延误通常是致死性的 [20]。动静脉瘘（AVF）占血管损伤的 2/3。Jarstfer 和 Rich 报道称，AVF 症状可能在不同时间段出现：24 h 内（9%），24 h 至 1 年（70%），1 年后（21%）[21]。假性动脉瘤约占血管损伤后遗症的 10%[2]。动脉血栓形成 [22]、动脉痉挛 [22]、肺栓塞和横纹肌溶解症也被报道为相关后遗症。所有这些因素都会增加住院时间和住院费用。

处　置

血管造影被认为是诊断医源性血管损伤的金标准 [18]。CT 结合 CT 血管造影是一种很好的初步检查方法。当患者因各种原因无法转移到 CT 扫描仪时，超声检查对于确认腹腔内液体的存在具有重要价值 [23]。

治疗选择取决于损伤的类型和部位。裂伤在急性情况下进行修复以避免快速失血，而动静脉瘘（AVF）和假性动脉瘤适合在择期情况下进行修复 [18]。传统上，开放式方法被描述和推荐用于控制急性出血并修复裂伤 [24]。

开放式血管和血管内介入修复技术

主动脉和下腔静脉裂伤可以通过侧缝修复 [2]。有时这种方法很困难，因为损伤位于后壁。因此，可以选择在动脉切开术后或移植物间置后从内部缝合 [2,7]。即使使用气囊导管或海绵棒压迫，大面积的下腔静脉损伤也难以处理。有时可能需要结扎，这比技术不佳的静脉修复更可取，因为后者可能导致术后血栓形成和肺栓塞。然而，下腔静脉结扎可能导致慢性静脉功能不全，伴有腿部水肿和反复的皮肤溃疡。在主动脉腔静脉瘘的情况下，首选的手术是动脉切开术后从内部缝合，或者动静脉瘘切除和侧缝修复 [2,25]。晚期主动脉假性动脉瘤的修复需要切除和原位缝合或移植物间置，或者选择经腔内修补 [2,26]。髂血管裂伤在大多数情况下可以直接缝合。如果缝合导致动脉狭窄，即将发生血栓，则优选移植物间置或补片血管成形术 [8]。如果没有假体移植物，可通过与对侧髂内动脉的端端吻合来修复广泛的髂总动脉损伤 [27]。孤立的髂静脉裂伤通常使用侧缝修复。如果缝合导致静脉狭窄，由于担心即将发生深静脉血栓，应使用自体隐静脉补片进行静脉补片修复 [2,28]。严重的静脉损伤时，保留结扎 [9]。对于髂动静脉瘘（CIA-CIV 或 CIA-IVC），血管外科医生更喜欢动脉切开术结合从内部缝合和移植物间置 [2]。或者，可以进行瘘切除，静脉初级闭合和动脉重建，采用移植物间置或端端吻合。另一种方法是分离瘘并侧缝修复 [2]。为了尽量减少复发，避免简单的瘘结扎[2,29]。下腔静脉和（或）髂静脉结扎通常耐受良好，但有时可能导致暂时性的腿部水肿。为了避免下腔静脉结扎，也使用静脉补片[2,30]。缝合线处破裂进入粘连的空肠段和性功能障碍是报道的并发症[2,8]。也使用了支架移植物。应检查输尿管的完整性，因为过去伴随血管裂伤的输尿管损伤未被发现[2,26]。

过去 20 年中，所有类型血管损伤的治疗都发生了重大转变，转向了血管内技术（例如，覆盖支架和线圈栓塞）[18]。在急性情况下，可以通过经皮手术或切开获得血管通路。一旦怀疑急性出血，气囊闭塞是有效的第一步管理措施[31]。可以在怀疑的损伤水平上方立即充气气囊，以控制初始出血，稳定血压，并为确定确切的出血部位争取时间。当裂伤瓣与血流方向一致时，这尤其有用。在进行血管内修复时，应考虑狭窄和栓塞的风险。血管内治疗在治疗与腹主动脉瘤相关的主动脉腔静脉瘘中显示出有前景的结果。使用覆盖支架的血管内治疗对假性动脉瘤有效[32,33]。已经成功部署经皮或腔内支架移植物用于动静脉瘘[34]。诸如 Viabahn 之类的柔性支架移植物更适合处理迂曲的髂动脉[35]。内部髂动脉的裂伤可以通过血管内栓塞处理。在某些情况下可能需要线圈栓塞和胶注射。

手术回顾

我最糟的病例（图 52.2）

1 例 45 岁的男性因严重的双侧 L5 根性痛就诊。患者接受了双侧 L4~5 椎板切除术和椎间盘切除术。在椎间盘切除术过程中，大量出血，但用吸收性明胶海绵控制住了。患者的血流动力学稳定，双侧 L5 神经根被减压。术后，患者的神经系统功能完好无损。患者能够活动双腿，但其血红蛋白持续下降。术后第 1 天，血红蛋白下降了 4 个点。CT 扫描显示腹膜后血肿。紧急动脉造影显示髂动脉有假性动脉瘤（图 52.2A）。随后，患者接受了髂动脉支架置入术，未出现不良结果（图 52.2B 和 C）。患者的根性痛得到了缓解。

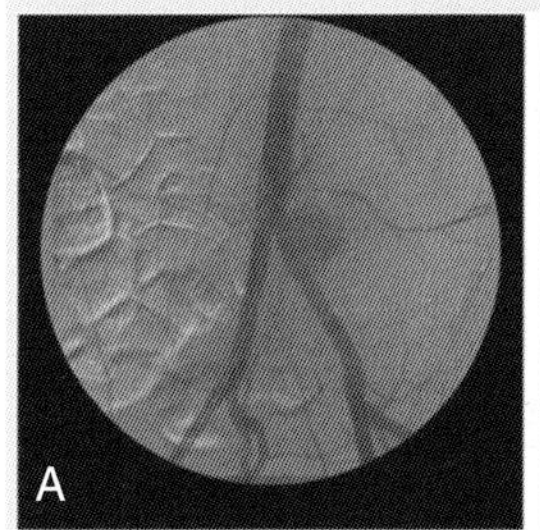

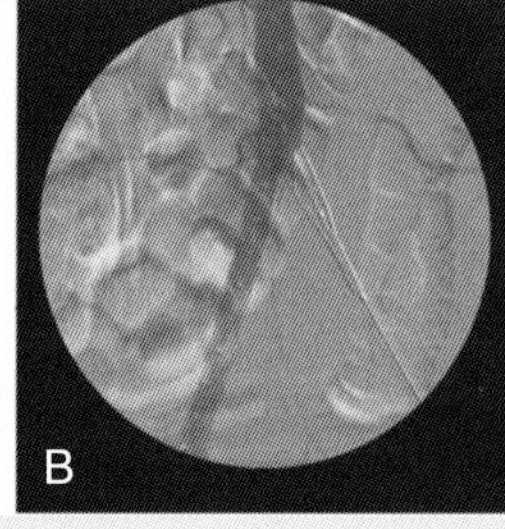

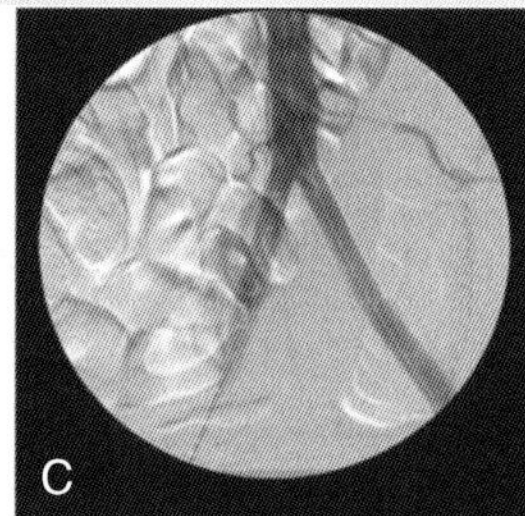

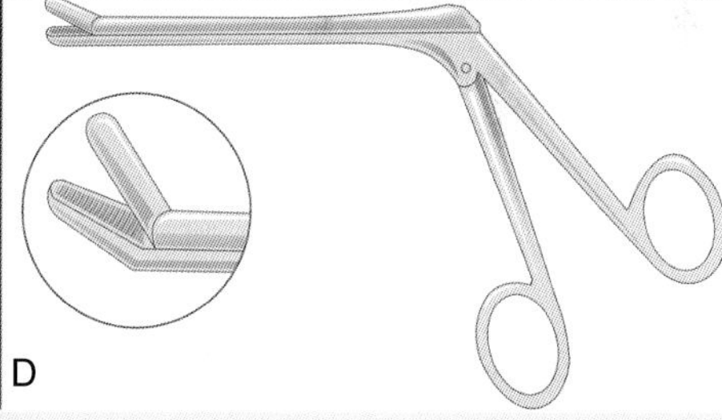

图 52.2 咬骨钳医源性损伤的髂动脉假性动脉瘤的形成

神经外科手术讨论时刻

腰椎手术是神经外科医生工作的重要组成部分。详细了解使用不同方法涉及的关键解剖结构对避免并发症至关重要。高警觉性和仔细评估是及时诊断每个并发症所必需的。现今，血管内治疗选项已被采用代替开放手术方法。然而，治疗应根据每个损伤部位和方式进行定制，以确保患者安全。

参考文献

[1] Ewah B, Calder I. Intraoperative death during lumbar discectomy. Br J Anaesth,1991,66:721–723.

[2] Papadoulas S, Konstantinou D, Kourea HP, et al. Vascular injury complicating lumbar disc surgery. A systematic review. Eur J Vasc Endovasc Surg.,2002,24:189–195.

[3] Smith DW, Lawrence BD. Vascular complications of lumbar decompression laminectomy and foraminotomy. A unique case and review of the literature. Spine,1991,16:387–390.

[4] Bozok S, Ilhan G, Destan B,et al. Approach to the vascular complications of lumbar disc surgery. Vascular,2013,21:79–82.

[5] Delasotta LA, Radcliff K, Sonagli MA,et al. Aberrant iliac artery: far lateral lumbosacral surgical anatomy. Orthopedics,2012,35:e294–e297.
[6] Quigley TM, Stoney RJ. Arteriovenous fistulas following lumbar laminectomy: the anatomy defined. J Vasc Surg,1985,2:828–833.
[7] Szolar DH, Preidler KW, Steiner H, et al. Vascular complications in lumbar disk surgery: report of four cases. Neuroradiology,1996,38:521–525.
[8] Birkeland IW, Taylor TK. Major vascular injuries in lumbar disc surgery. J Bone Joint Surg Br,1969,51:4–19.
[9] Tsai YD, Yu PC, Lee TC, et al. Superior rectal artery injury following lumbar disc surgery. Case report. J Neurosurg,2001,95:108–110.
[10] Liu Y. Analysis of vascular injury in lumbar spine surgery. Pak J Med Sci,2012,28:791–794.
[11] Zahradnik V, Lubelski D, Abdullah KG, et al. Vascular injuries during anterior exposure of the thoracolumbar spine. Ann Vasc Surg,2013,27:306–313.
[12] Erkut B, Unlu Y, Kaygin MA, et al. Iatrogenic vascular injury during to lumbar disc surgery. Acta Neurochir (Wien),2007,149:511–515, discussion 516.
[13] Dosoglu M, Is M, Pehlivan M, et al. Nightmare of lumbar disc surgery: iliac artery injury. Clin Neurol Neurosurg, 2006,108:174–177.
[14] Brau SA, Delamarter RB, Schiffman ML, et al. Vascular injury during anterior lumbar surgery. Spine J,2004,4:409–412.
[15] Wood KB, Devine J, Fischer D, et al. Vascular injury in elective anterior lumbosacral surgery. Spine,2010,35: S66–S75.
[16] Sasso RC, Kitchel SH, Dawson EG. A prospective, randomized controlled clinical trial of anterior lumbar interbody fusion using a titanium cylindrical threaded fusion device. Spine,2004,29:113–122, discussion 121–122.
[17] Nguyen HV, Akbarnia BA, van Dam BE, et al. Anterior exposure of the spine for removal of lumbar interbody devices and implants. Spine,2006,31:2449–2453.
[18] van Zitteren M, Fan B, Lohle PN, et al. A shift toward endovascular repair for vascular complications in lumbar disc surgery during the last decade. Ann Vasc Surg,2013,27:810–819.
[19] Skippage P, Raja J, McFarland R, et al. Endovascular repair of iliac artery injury complicating lumbar disc surgery. Eur Spine J, 2008,17(suppl 2):S228–S231.
[20] Nadstawek J, Wassmann HD, Boker DK, et al. Injuries to the large abdominal vessels during lumbar nucleotomy. J Neurosurg Sci,1989,33:281–286.
[21] Jarstfer BS, Rich NM. The challenge of arteriovenous fistula formation following disk surgery: a collective review. J Trauma,1976,16:726–733.
[22] Kulkarni SS, Lowery GL, Ross RE,et al. Arterial complications following anterior lumbar interbody fusion: report of eight cases. Eur Spine J,2003,12:48–54.
[23] Nam TK, Park SW, Shim HJ, et al. Endovascular treatment for common iliac artery injury complicating lumbar disc surgery: limited usefulness of temporary balloon occlusion. J Korean Neurosurg Soc, 2009,46:261–264.
[24] Inamasu J, Guiot BH. Vascular injury and complication in neurosurgical spine surgery. Acta Neurochir (Wien),2006,148:375–387.
[25] Duque AC, Merlo I, Janeiro MJ,et al. Postlaminectomy arteriovenous fistula: the Brazilian experience. J Cardiovasc Surg (Torino),1991,32:783–786.
[26] Fruhwirth J, Koch G, Amann W, et al. Vascular complications of lumbar disc surgery. Acta Neurochir (Wien),1996,138:912–916.
[27] Horacio. Alvarez J, Cazarez JC, Hernandez A. An alternative repair of major vascular injury inflicted during lumbar disk surgery. Surgery,1987,101:505–507.
[28] Baker JK, Reardon PR, Reardon MJ,et al. Vascular injury in anterior lumbar surgery. Spine,1993,18:2227–2230.
[29] Anda S, Aakhus S, Skaanes KO, et al. Anterior perforations in lumbar discectomies. A report of four cases of vascular complications and a CT study of the prevertebral lumbar anatomy. Spine, 1991,16:54–60.
[30] Franzini M, Altana P, Annessi V,et al. Iatrogenic vascular injuries following lumbar disc surgery. Case report and review of the literature. J Cardiovasc Surg (Torino),1987,28:727–730.
[31] Olcay A, Keskin K, Eren F. Iliac artery perforation and treatment during lumbar disc surgery by simple balloon tamponade. Eur Spine J,2013,22(suppl 3):S350–S352.
[32] Hong SJ, Oh JH, Yoon Y. Percutaneous endovascular stent-graft for iliac pseudoaneurysm following lumbar discectomy. Cardiovasc Intervent Radiol, 2000,23:475–477.
[33] Luan JY, Li X. A misdiagnosed iliac pseudoaneurysm complicated lumbar disc surgery performed 13 years ago. Spine,2012,37:E1594–E1597.
[34] Hart JP, Wallis F, Kenny B, et al. Endovascular exclusion of iliac artery to iliac vein fistula after lumbar disk surgery. J Vasc Surg,2003,37:1091–1093.
[35] Canaud L, Hireche K, Joyeux F, et al. Endovascular repair of aorto-iliac artery injuries after lumbar-spine surgery. Eur J Vasc Endovasc Surg,2011,42:167–171.

53

颈椎手术中的血管并发症（前路和后路）

STEPHANIE A. DECARVALHO, MUHAMMAD M. ABD-EL-BARR, MICHAEL W. GROFF

重　点

- 椎动脉损伤是颈椎前后入路手术中最常见的血管并发症类型。暴露、减压或使用器械时可能发生椎动脉损伤。
- 椎动脉损伤可能导致灾难性出血、永久性神经损伤和死亡。
- 直接压迫是处理椎动脉损伤最常用的方法，但这种处理方式有重要的即时和延迟后果。直接修复和血管内技术如栓塞和支架置入正越来越多地使用。
- 外科医生必须研究术前影像以避免此类损伤，能够迅速评估何时发生此类损伤，并能够在术中和术后迅速处理这些损伤及其后果。

引　言

颈椎减压和器械植入在脊柱外科手术中很常见。血管并发症可以发生在颈椎手术的前入路和后入路中。椎动脉损伤（VAI）是这两种入路中最常见的血管并发症类型。尽管罕见，VAI 可能是危及生命的并发症。据报道，VAI 的发生率为 0.08%~0.5%[1-4]。VAI 可能在暴露、减压或使用器械时发生。报道的最高发生率与高颈椎的后方器械植入（如 C1~2 融合术）和前路椎体切除术有关。与其他手术并发症一样，外科医生必须研究术前影像以避免此类损伤，能够迅速评估何时发生此类损伤，并能够在术中和术后迅速处理这些损伤及其后果。

解剖学观点

了解椎动脉的解剖结构对于外科医生避免椎动脉损伤及处理这些损伤至关重要。对所有接受颈椎手术的患者，研究椎动脉的解剖结构是非常重要的。通常，传统的脊柱病理影像检查如磁共振成像（MRI）或计算机断层扫描（CT）已足够，但在更复杂的手术中，专门的血管影像检查如磁共振血管成像（MRA）、CT 血管成像（CTA）或导管血管造影可能会有所帮助。

通常，椎动脉从锁骨下动脉的第一部分分支，并在上行过程中分为四个部分，为后颅窝和脑干供血（图 53.1）[5]。第一个部分称为 V1 段，从椎动脉从锁骨下动脉分支开始，经过 C7 横突孔前方并进入 C6 横突孔。V2 段在 C6 到 C1 的横突孔内穿行时表现出动脉的汇合路径。椎动脉通常位于距关节突关节至少 1.5 mm 的位置[6,7]。需要注意的是，椎动脉在几乎 10% 的病例中可能在 C6 以外的水平进入横突孔[8]。第三段，V3 段，包括从寰椎弓的上部到枕骨大孔的部分，可能在后路颈椎手术中遇到。需要注意的是，当椎动脉从 C1 横突孔出口时，它沿着椎动脉沟（也称为动脉沟）内侧行进，距中线 8~19 mm，然后突然向上转向枕骨大孔[9]。在进行后路手术时尤其重要，因此在解剖 C1 环侧面时应避免使用单极电凝，尤其是在其上缘。最后一段，V4 段，从枕骨大孔延伸，与对侧椎动脉汇合。两侧的椎动脉汇合形成基底动脉。

理解这些解剖结构应能使外科医生避免椎动脉损伤。在一项多机构脊柱外科医生调查中，发现与 VAI 相关的最常见手术是高颈椎（C1~2）后路器械植入（34%）和前路椎体切除术（23%），其次是更普遍的后路暴露[1]。高颈椎器械植入时椎动脉损伤的相对高发生率可以理解，因为椎动脉在 C1 和 C2 之间有曲折路径，穿过 C2 的路径高度可变，而且在此处放置的许多器械非常接近椎动脉的正常路径。

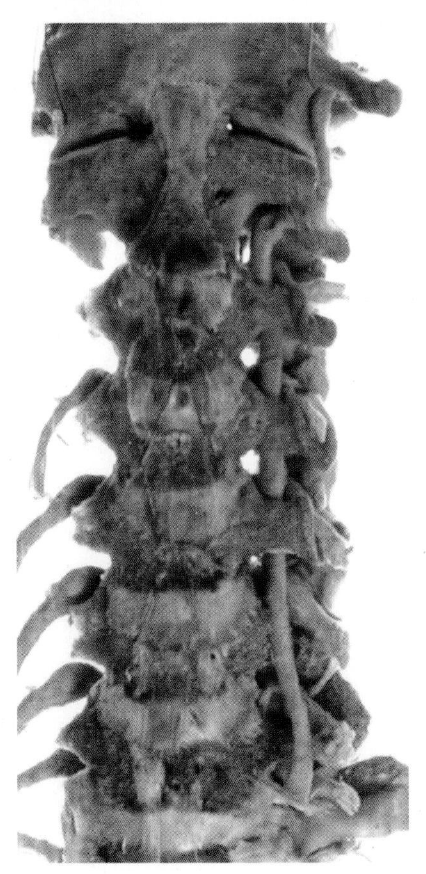

图 53.1 颈椎的大体解剖展示了左侧椎动脉的典型解剖结构，包括在 C7 横突孔前方通过。然后动脉进入 C6 横突孔，并通过每一个连续的横突孔到达 C1[经许可，引自 Grabowski G, Cornett CA, Kang JD. Esophageal and vertebral artery injuries during complex cervical spine surgery - avoidance and management. Orthop Clin North Am,2012,43(1):63 - 74,viii]

外科医生使用多种方法进行后路 C1~2 固定。最常见的是 Gallie 型融合 [10]、经关节螺钉置入 [11] 以及 C1 侧块与 C2 椎弓根螺钉（Harms 融合）[12]。在经关节螺钉置入和 C2 椎弓根螺钉置入中，椎动脉存在风险（图 53.2A 和 B）。两个在放置这些螺钉时分层 VAI 风险的重要特征是椎弓根的大小和"高位"椎动脉的存在。"高位"椎动脉的确切定义有些模糊，但指的是在 C2 椎弓根的峡部中 VAG 过于内侧和过高，无法安全插入 C2 椎弓根螺钉（图 53.3）[11]。在尝试放置 C2 椎弓根螺钉之前，外科医生必须术前研究椎动脉穿过 C2 的路径。如果没有良好的椎弓根螺钉置入轨迹，我们的做法是在 C2 放置较短的椎弓间螺钉，这通常提供了足够的固定。几项研究表明，与经关节螺钉相比，C2 椎弓根螺钉对椎动脉的损伤较少 [11,13]，因此我们将实践仅限于 C2 椎弓根螺钉或椎弓间螺钉。C2 螺钉的另一个好处是其轨迹可以根据椎动脉的异常路径进行调整，而无需穿过 C1~2 关节。

解剖异常增加了损伤的可能性，尤其是在术前未被察觉时。异常可以是孔内、孔外或动脉异常。孔内异常，也称为椎动脉曲张，发生在椎动脉位于关节突关节内侧时。这可能导致椎体侵蚀，使椎动脉易受损伤，尤其是在椎体切除术中 [1,14]。孔外异常是指椎动脉在 C6 到 C1 之间的横突孔前方穿行。动脉异常包括双腔和三腔动脉或发育不全的椎动脉。需要注意的是，在 VAI 的情况下，

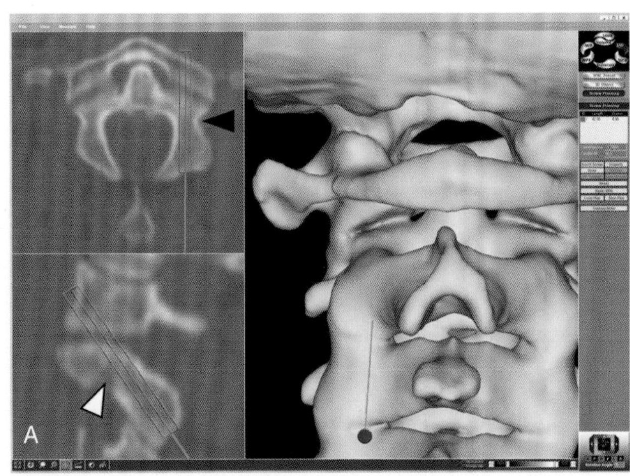

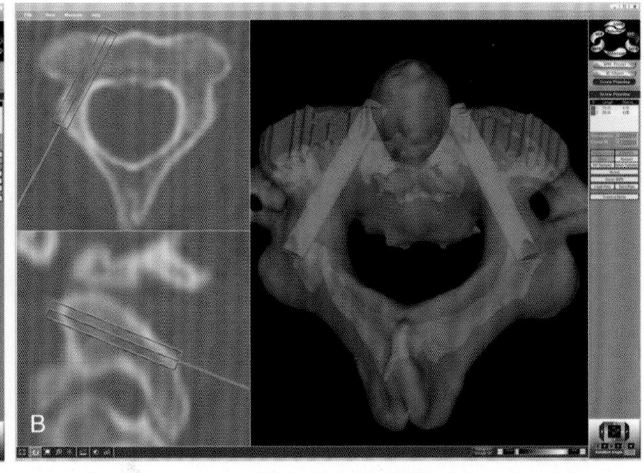

图 53.2 （A）显示了经关节螺钉的轨迹。进入点设在 C2~3 关节线以上 3 mm 处，并尽可能靠内侧，但不穿透 C2 椎管的外侧壁。螺钉尽可能向背侧倾斜，但不穿透 C2 的背侧皮质表面。C2 的椎动脉沟位于螺钉的外侧（黑色箭头）和前下方（白色箭头）。（B）显示了椎弓根螺钉的轨迹。进入点设在 C2 椎板上端的水平。内外侧位置在一个点上，尽量减少对 C2 椎动脉沟的侵犯，通常在 C2 椎弓间部的中部位置。内侧和向上的角度设定在一个尽量减少对沟的侵犯的角度 [经许可，引自 Yeom JS, Buchowski JM, Kim HJ,et al. Risk of vertebral artery injury: comparison between C1−C2 transarticular and C2 pedicle screws. Spine J,2013,13(7):775 - 785]

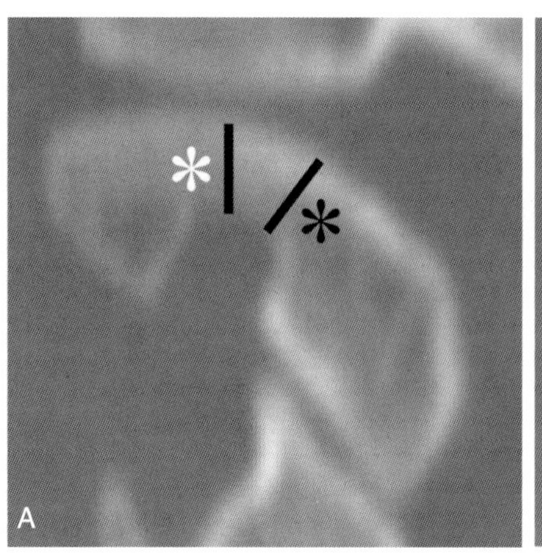

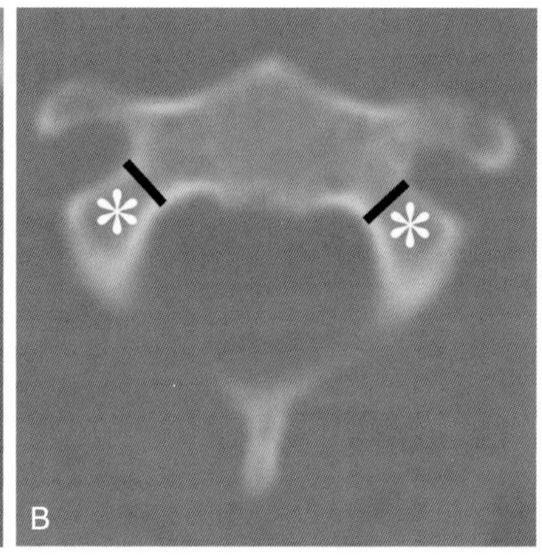

图 53.3 （A）高位椎动脉定义为峡部高度（黑色星号）≤ 5 mm 和（或）内部高度（白色星号）≤ 2 mm。（B）窄椎弓根宽度定义为椎弓根宽度≤ 4 mm（白色星号）[经许可，引自 Yeom JS, Buchowski JM, Kim HJ, et al. Risk of vertebral artery injury: comparison between C1–C2 transarticular and C2 pedicle screws. Spine J,2013,13(7):775 – 785]

发育不全的椎动脉，因为如果损伤发生在优势侧，如果唯一的处理方法是牺牲动脉，可能会导致神经后果。

颈椎手术中颈动脉损伤极为罕见。颈动脉损伤通常发生在前路颈椎手术中。在一项对 21 个中心超过 17 000 例接受前路颈椎手术患者的回顾性多中心研究中，没有颈动脉损伤（CAI）或脑血管意外（CVA）病例 [15]。在文献回顾中，这些作者仅发现了几例前路颈椎手术中的颈动脉损伤。颈动脉损伤的风险因素似乎是对颈动脉的广泛牵拉和长时间的手术时间 [15]。有趣的是，在长时间的前路颈椎手术中，颈动脉的横截面积可能减少高达 80%，这导致建议在长时间的前路手术中，外科医生应间歇性释放对颈动脉的牵拉 [16]。

警 惕

- 异常解剖。
- 大量鲜红色出血。
- 血压下降 / 血流动力学不稳定。

危险因素

· 椎动脉异常。在对超过 16 000 例外科手术的 VAI（椎动脉损伤）的大型多中心回顾中，注意到在 50% 的 VAI 中，术前影像显示有异常的椎动脉 [4]。这强调了术前研究椎动脉解剖结构的重要性。

· 异常骨性解剖。大多数外科医生在进行颈椎手术时使用骨性解剖作为标志，重要的是注意到在某些 情况下，正常解剖结构可能因退行性病变、肿瘤或其他侵袭性因素而被破坏。

预 防

术前预防

术前识别椎动脉异常可以降低损伤的可能性。了解椎动脉解剖并意识到潜在的异常可以使外科医生避免损伤。对于后路 C1~2 融合手术，关键在于识别高位椎动脉的存在。对于前路椎体切除术，需要考虑椎动脉的内侧偏移。

术中预防

术中需小心避免损伤椎动脉。对于前路手术，找到长颈肌之间的中点作为中线标志以及双侧的不椎关节是非常重要的。这将确保准确的中线感觉，并避免在减压过程中损伤位置偏侧的椎动脉。在孔间减压过程中，应限制不椎关节的暴露，因为这将在大多数情况下避免损伤椎动脉 [7]。在椎体切除术期间，应限制椎体的切除至 16 mm，因为这将避免损伤椎动脉 [17]。使用显微镜时尤其需要小心，避免产生斜向切口和导致对侧椎动脉风险的椎体切除槽 [7]。

在后路颈椎融合手术中，特别是在 C1、C2 水平，椎动脉在暴露和植入仪器过程中都面临风险。在暴露过程中，必须小心处理 C1 环的上侧。C1~2 水平的静脉丛尤为复杂，如果在此区域不小心，可能引起大量静脉出血，使 C1、C2 螺钉的适当起点的确定复杂化，并增加椎动脉损伤的风险。作为有用的辅助手段，我们还使用了微型多普勒来找到颈动脉和椎动脉，特别是在肿瘤紧密与血管联系的情况下，这将有助于应对正常解剖结构被破坏的情况。

处 置

VAI（椎动脉损伤）通常在受伤时通过明亮且大量的加压出血被检测到[14]。一旦识别出 VAI，外科医生必须快速做出决策，因为患者可能在短时间内失去大量血液。即便如此，首要原则是不加重问题。第一步是用棉纱压迫止血，然后尽可能多地移除手术区域的血液以获得更好的视野。接下来，尝试识别动脉损伤的位置。由于椎动脉周围广泛的骨性解剖，这很困难，可能需要在大量出血的情况下钻除更多的骨质。如果发现椎动脉有明显的孔洞或撕裂，可以尝试直接修复，但通常不可行。使用凝血剂如与手术垫混合的凝血酶可能有帮助。然而，即使压迫止血成功减少了出血，也不是永久解决方案，因为有报道显示简单的压迫止血可能导致延迟出血、假性动脉瘤和瘘管的发生。在局部控制建立之前、期间或之后，重要的是与麻醉团队沟通情况的严重性，以便他们可以给予液体和血液制品来复苏患者。在延迟情况下，动脉造影可以进一步明确损伤。在超过 16 000 例颈椎手术的回顾中，VAI 仅发生在 0.08% 的患者中，其中只有 23% 的患者需要输血，尽管平均失血量显著，为 770 mL[4]。

动脉结扎也是一种选择，但不应在主椎动脉上进行，因为已报道有显著的神经后果，整体死亡率为 12%[21]。经典的建议是在钻螺钉轨迹或攻丝过程中发生损伤时继续放置螺钉，这样螺钉起到压迫止血的作用。如果使用此方法，建议不要在对侧植入仪器以避免双侧椎动脉损伤。

应使用血管内技术来诊断止血和压迫止血措施的后果，并提供明确的治疗方案。即使压迫止血成功停止椎动脉损伤的严重出血，建议患者术后进行血管造影。如果发现血管损伤，可以尝试通过栓塞线圈牺牲血管[22,23]，但这对主椎动脉损伤不适用。还应注意，动脉的结扎或牺牲应在损伤部位的近端和远端进行，因为仅近端结扎已报道有延迟出血、瘘管和假性动脉瘤的发生[5,18,24]。新型支架技术的使用是有前景的[25,26]，但这些技术需要抗血小板治疗，这在术后即刻阶段有风险。

值得注意的是，尽管 VAI 与大量失血和椎动脉供给的重要结构有关，但如果管理得当，患者通常恢复良好。在一项针对颈椎外科医生的回顾性调查中，作者报道近 90% 的 VAI 患者没有后遗症或仅有暂时的神经缺损。5% 的患者发生小脑梗死，报道的死亡率为 5%[1]。对于已经发生 VAI 的患者，建议长期随访，因为存在延迟出血、假性动脉瘤和瘘管的报道[18,24,27]。

手术回顾

我最糟的病例

1 例 50 岁的女性在一起机动车与行人事故中受伤。患者出现了创伤性硬膜下血肿、骨盆骨折、右髋骨骨折以及复杂的 C2 骨折。C2 骨折包括Ⅲ型齿状突骨折，涉及 C2 体（图 53.4A 和 B），以及绞刑样骨折。入院时，患者处于醉酒状态，但四肢均能活动。患者被置于颈托中 4 周，但患者仍持续有难以忍受的颈部疼痛。

决定进行后路 C1~3 器械融合手术。双侧 C2 神经根被暴露并结扎。在右侧 C2 椎弓根螺钉的攻丝过程中出现了大量出血。使用 Gelfoam（Pfizer Inc., New York, NY）和凝血酶进行压迫止血。由于右侧 C2 椎弓根尺寸较小，决定放置较短的椎弓根螺钉。螺钉放置后，出血停止。患者醒来时神经功能完好。术后立即进行的颈部 CT 血管造影显示 C2 椎弓根旁有假性动脉瘤（图 53.4C）。由于患者的神经状况良好，决定给其服用阿司匹林（Bayer, Whippany, NJ）。术后第 3 天，患者抱怨双侧下肢无力和右臂无力。紧急 MRI 显示可能存在硬膜外血肿并压迫脊髓（图 53.4D）。患者被送回手术室进行硬膜外血肿清除和杆移除手术。认为一些压迫可能是由于持续的后凸畸形所致，因此术后将患者置于牵引状态。患者的神经状况有所改善，几天后，患者再次进入手术室进行稳定化和原位融合杆的更换。术后 MRI 显示没有残余的脊髓压迫（图 53.4E）。几天后，患者出院。

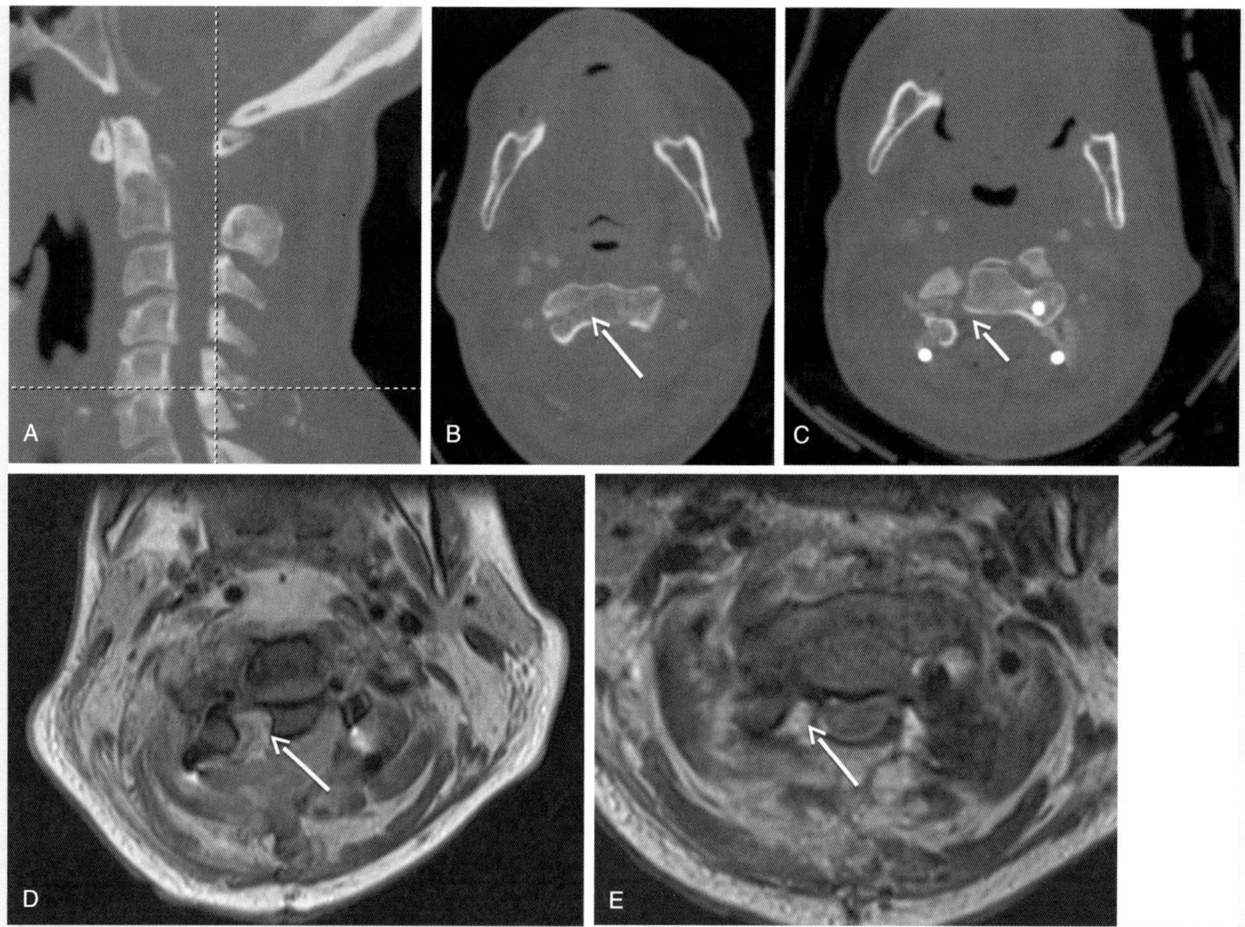

图 53.4 （A 和 B）1 例 50 岁的女性患有复杂的齿状突骨折，包括齿状突体的骨折（白色箭头）。患者接受了 C1~3 后路融合手术。在攻丝右侧 C2 椎弓根过程中，注意到有明显的出血，通过压迫止血并放置右侧 C2 椎弓根螺钉进行处理。（C）术后，患者进行了颈部计算机断层血管造影，显示右侧椎动脉出现突出，可能代表假性动脉瘤（白色箭头）。患者开始服用阿司匹林。术后第 3 天，患者注意到右臂和右腿无力。（D）磁共振成像（MRI）显示由于后凸畸形和硬膜外血肿导致脊髓压迫。患者被送往手术室进行硬膜外血肿清除和杆移除手术。患者的神经状态得到改善，几天后患者返回手术室进行杆的更换和原位融合。（E）术后 MRI 显示没有残余的脊髓压迫（白色箭头）

神经外科手术讨论时刻

前后路颈椎手术中的血管并发症可能产生严重后果。最常见的损伤是椎动脉损伤，因为它的路径变化多端且靠近器械放置的区域。外科医生必须通过精确研究术前影像来预防这些损伤，快速确认是否发生了此类损伤，并在术中处理该损伤，并监测其即刻和延迟的并发症。

参考文献

[1] Lunardini DJ, Eskander MS, Even JL, et al. Vertebral artery injuries in cervical spine surgery. Spine J,2014,14(8):1520–1525.

[2] Neo M, Fujibayashi S, Miyata M,et al. Vertebral artery injury during cervical spine surgery: a survey of more than 5600 operations. Spine,2008,33(7):779–785.

[3] Wright NM, Lauryssen C. Vertebral artery injury in C1-2 transarticular screw fixation: results of a survey of the AANS/CNS section on disorders of the spine and peripheral nerves. American Association of Neurological Surgeons/Congress of Neurological Surgeons. J Neurosurg,1998,88(4):634–640.

[4] Hsu WK, Kannan A, Mai HT, et al. Epidemiology and outcomes of vertebral artery injury in 16 582 cervical spine surgery patients: an Aospine North America multicenter study. Global Spine J,2017,7(1 suppl):21S–27S.

[5] Peng CW, Chou BT, Bendo JA,et al. Vertebral artery injury in cervical spine surgery: anatomical considerations,

management, and preventive measures. Spine J,2009,9(1):70–76.

[6] Bohlman HH. Cervical spondylosis and myelopathy. Instr Course Lect,1995,44:81–97.

[7] Grabowski G, Cornett CA, Kang JD. Esophageal and vertebral artery injuries during complex cervical spine surgery–avoidance and management. Orthop Clin North Am,2012,43(1):63–74, viii.

[8] Eskander MS, Drew JM, Aubin ME, et al. Vertebral artery anatomy: a review of two hundred fifty magnetic resonance imaging scans. Spine,2010,35(23):2035–2040.

[9] Ebraheim NA, Xu R, Ahmad M, et al. The quantitative anatomy of the vertebral artery groove of the atlas and its relation to the posterior atlantoaxial approach. Spine,1998,23(3): 320–323.

[10] Farey ID, Nadkarni S, Smith N. Modified Gallie technique versus transarticular screw fixation in C1-C2 fusion. Clin Orthop Relat Res,1999,359:126–135.

[11] Yeom JS, Buchowski JM, Kim HJ, et al. Risk of vertebral artery injury: comparison between C1-C2 transarticular and C2 pedicle screws. Spine J,2013,13(7):775–785.

[12] Harms J, Melcher RP. Posterior C1-C2 fusion with polyaxial screw and rod fixation. Spine,2001,26(22):2467–2471.

[13] Elliott RE, Tanweer O, Boah A, et al. Comparison of screw malposition and vertebral artery injury of C2 pedicle and transarticular screws: meta-analysis and review of the literature. J Spinal Disord Tech,2014,27(6):305–315.

[14] Maughan PH, Ducruet AF, Elhadi AM, et al. Multimodality management of vertebral artery injury sustained during cervical or craniocervical surgery. Neurosurgery,2013,73(2 suppl Operative):ons271–ons281, discussion ons281–ons282.

[15] Hartl R, Alimi M, Abdelatif Boukebir M, et al. Carotid artery injury in anterior cervical spine surgery: multicenter cohort study and literature review. Global Spine J,2017,7(1 suppl):71S–75S.

[16] Pollard ME, Little PW. Changes in carotid artery blood flow during anterior cervical spine surgery. Spine,2002,27(2):152–155.

[17] Smith MD, Emery SE, Dudley A, et al. Vertebral artery injury during anterior decompression of the cervical spine. A retrospective review of ten patients. J Bone Joint Surg Br,1993,75(3):410–415.

[18] Cosgrove GR, Theron J. Vertebral arteriovenous fistula following anterior cervical spine surgery. Report of two cases. J Neurosurg,1987,66(2):297–299.

[19] de los Reyes RA, Moser FG, Sachs DP, et al. Direct repair of an extracranial vertebral artery pseudoaneurysm: case report and review of the literature. Neurosurgery,1990,26(3):528–533.

[20] Garcia Alzamora M, Rosahl SK, Lehmberg J,et al. Life-threatening bleeding from a vertebral artery pseudoaneurysm after anterior cervical spine approach: endovascular repair by a triple stent-in-stent method. Case report. Neuroradiology,2005,47(4):282–286.

[21] Shintani A, Zervas NT. Consequence of ligation of the vertebral artery. J Neurosurg,1972,36(4):447–450.

[22] Choi JW, Lee JK, Moon KS, et al. Endovascular embolization of iatrogenic vertebral artery injury during anterior cervical spine surgery: report of two cases and review of the literature. Spine,2006,31(23):E891–E894.

[23] Jung HJ, Kim DM, Kim SW,et al. Emergent endovascular embolization for iatrogenic vertebral artery injury during cervical discectomy and fusion. J Korean Neurosurg Soc,2011,50(6):520–522.

[24] Golfinos JG, Dickman CA, Zabramski JM, et al. Repair of vertebral artery injury during anterior cervical decompression. Spine,1994,19(22):2552–2556.

[25] Ambekar S, Sharma M, Smith D,et al. Successful treatment of iatrogenic vertebral pseudoaneurysm using pipeline embolization device. Case Rep Vasc Med,2014,2014:341748.

[26] Obermuller T, Wostrack M, Shiban E, et al. Vertebral artery injury during foraminal decompression in "low-risk" cervical spine surgery: incidence and management. Acta Neurochir (Wien),2015,157(11):1941–1945.

[27] Diaz-Daza O, Arraiza FJ, Barkley JM,et al. Endovascular therapy of traumatic vascular lesions of the head and neck. Cardiovasc Intervent Radiol,2003,26(3):213–221.

54

器械相关并发症

VICTOR SABOURIN, JOHN L. GILLICK, JAMES S. HARROP

重　点

- 在进行颈椎器械操作时，必须注意椎动脉与正在操作的颈椎或外侧块的位置关系。
- 在胸椎或腰椎椎弓根螺钉置入时，触诊骨道的四壁和底部是手术过程中至关重要的部分。
- 预防与器械相关并发症的最重要因素是对相关手术解剖学的透彻理解。
- 此外，应采用某种术中验证器械的方法，以避免再次手术并最大限度地提高准确性。

引　言

关于创伤性脊柱损伤的治疗，文字记录可追溯至公元前 17 世纪的 Edwin Smith Papyrus 纸草书，据推测该文稿是公元前 3000 年至公元前 2500 年之间更古老记录的副本 [1,2]。脊柱外科手术从古代和中世纪的实践发展到现代，经历了巨大的进步，现代的进步主要集中在脊柱器械和脊柱硬件放置的技术、轨迹和位置上 [1,3,5]。此外，由于认识到医疗费用的重大成本，美国对脊柱患者的适当医疗服务的提供进行了彻底审查 [6,9]。由于脊柱器械是现代脊柱患者护理的重要组成部分，了解与脊柱器械相关的并发症是必要的，并希望基于此改善患者的结局并降低成本。因此，本章将重点了解与下轴颈椎、胸椎、腰椎、骶椎以及骨盆器械化相关的主要并发症。

尽管以下内容不会成为所有与器械相关并发症的权威资源，但涵盖的主题涉及常见的脊柱器械操作程序、并发症以及技术规避。请注意，本章不会讨论与器械化手术暴露相关的并发症，因为这些内容超出了本章的范围。

解剖学观点

颈　椎

解　剖

颈椎由 7 个椎骨组成，具有前凸弧度，通常从 C2 到 T2 范围在 16°~25°。椎体从 C2 到 C7 逐渐增大，通常宽度为 17~20 mm，由钩椎关节定义其侧边界。椎体的上、下边界由终板构成，并分别在其上方和下方有椎间盘。横突与椎弓根将侧块连接到椎体，中间有椎动脉通过的横突孔。在约 90% 的病例中，椎动脉进入 C6，而在其余 10% 的病例中，椎动脉进入 C3~5 和 C7。沿颈椎向下行进，侧块逐渐减小，每个颈椎的上、下关节突分别构成侧块的上、下边界 [10]。

颈椎前路器械

颈前路器械相关的并发症可能包括吞咽困难、声音嘶哑、钢板和螺钉松动或骨折、终板或椎体后皮质破裂 / 骨折、钢板移位、椎间植骨块移位、食道侵蚀 / 穿孔以及神经根损伤 [11–14]。理想情况下，颈前路钢板应位于椎体的中线，位于每个钩椎关节之间，钢板的头端和尾端应位于椎体的中点。钢板不应覆盖相邻的椎间隙，理想情况下应至少距离相邻椎间隙 5 mm，以防止邻近节段骨化的可能性 [15–17]。中线钢板放置很重要，避免螺钉偏向过远的外侧并导致神经血管损伤。螺钉应成 90° 角与钢板垂直，并应尽可能长，但不能长到突破椎体后壁 [14,18]。

颈椎后路器械

颈后路器械并发症可能包括椎动脉损伤、硬膜损伤、神经根损伤、椎弓根 / 侧块骨折，以及螺钉 / 杆骨折或拔出 [10,19]。亚轴性颈后路器械最常用的是侧块螺钉，有多种螺钉置入技术[10]。Magerl技术是一种常见的方法，起点位于颈椎侧块中心点向内 1 mm 和向上 1~2 mm 处，然后将螺钉向外侧 25° 和向上 30° 方向置入，或与上关节突平行，使其能够获得双皮质骨固定[10,20]。椎弓根螺钉由于颈椎椎弓根较小且椎动脉位于外侧、脊髓管位于内侧，因此存在更高的神经血管损伤风险，但在侧块螺钉不可行时偶尔会使用[10]。

胸 椎

解 剖

胸椎由 12 个椎骨组成，并与肋骨连接。由于椎体的角度，胸椎自然呈现后凸，正常的后凸曲度范围为 20°~50°[10]。胸椎上部的椎关节呈冠状排列，向下到 T12 时逐渐呈矢状排列。胸椎椎弓根从 T1 到 T4 逐渐变小，在 T4 到 T6 之间最小，然后逐渐变大到 T12[21]。椎弓根的角度在胸椎中也显著变化，从 T1 的大约 30° 到 T12 的 5° 或垂直[21]。胸椎有两个明显的过渡区：颈胸交界区和胸腰交界区。由于上胸椎相对刚性和颈椎的活动性，颈胸交界区是一个更为突出的过渡区。与胸椎相关的重要解剖结构包括食道、肺、交感链、膈肌、心脏、胸导管和大血管，这些结构位置紧密并需要高度重视。在下胸椎手术中需要考虑的一个重要动脉是 Adamkiewicz 动脉。这条根动脉通常从左侧的 T8 到 L2 进入，最可能的位置是 T9 到 T11，供应从下胸脊髓到脊髓圆锥的腹侧脊髓[10,21]。这些结构中的每一个在后路手术中都可能成为损伤的部位。

胸外侧 / 前方器械

本章不涉及前路和侧路胸椎固定术的技术规避和并发症的详细讨论。然而，并发症可能包括与损伤紧密相关的解剖结构，如心脏、肺、食道、大血管、交感丛和胸导管[10,22]。

胸后侧器械

与胸椎椎弓根固定相关的并发症包括脊髓损伤、硬脊膜撕裂、神经根损伤、椎弓根破裂 / 骨折，以及上述与胸椎相关的重要解剖结构的损伤[10,21,23,24]。有多种后路进入胸椎的方法可用于不同的指征[10]。然而，跨越椎体的胸椎椎弓根螺钉是最常用的固定技术。胸椎椎弓根螺钉的起始点从 T1 到 T12 有所不同，上胸椎的起始点在横突和椎板中点的交界处；中胸椎的起始点在横突近端边缘和椎板的交界处，位于上关节突基底中点的外侧；下胸椎的起始点在横突和椎板中点的交界处[21,23]。胸椎椎弓根螺钉的轴向轨迹至关重要，如果轨迹过于内侧，可能会侵犯脊髓管，导致脊髓损伤；如果过于外侧，可能会损伤上述重要解剖结构[21]。T1~2 的合适角度应约为 30°，而 T3~12 应约为 20°[24]。这些角度应基于术前影像和胸椎椎弓根水平进行适当调整，同时了解到 T1 到 T12 之间的角度差异显著。椎弓根破裂是所有椎弓根螺钉的潜在并发症，在胸椎中，内侧破裂若小于 2 mm 被认为是安全的；2~4 mm 可能也是安全的；如果在术中监测 4~8 mm 的内侧椎弓根断裂时没有电生理变化，则认为是安全的[23]。若椎弓根外侧破裂，最大可接受 6 mm；但个人解剖结构存在差异，仍需考虑上述相关结构。矢状角度也是一个重要的考虑因素，可能的轨迹为更符合解剖结构或直线的。解剖学轨迹是指螺钉遵循椎弓根的自然角度，在胸椎中为后上方和前下方。直线轨迹是指螺钉平行于上终板表面的轨迹。一项比较两种轨迹的研究表明，直线螺钉的拔出强度增加 27%，最大插入扭矩增加 39%[25]。在插入胸椎椎弓根螺钉时，能够找到并清晰显示胸椎横突、椎板和关节突对于避免并发症至关重要。

腰 椎

解 剖

腰椎通常由 5 个椎体组成，总体前凸弯曲度为 20°~65°。约 67% 的腰椎前凸发生在 L4 到骶骨之间[10]。腰椎椎体和椎弓根从 L1 到 L5 逐渐增大，关节突在矢状面上排列，能够显著抵抗旋转力[26]。与腰椎相关的手术解剖结构包括腹腔和腹膜后及其结构，如肠道、主动脉、下腔静脉、肾脏和输尿管[10]。下腰椎有时也会有过渡性解剖结构，其中 L5 椎体在与骶骨融合程度上可能显示出解剖变异。研究显示，腰骶过渡椎的发生率为 4%~30%，在进行椎体水平计数以便手术时，识别这一点很重要[27]。

前 / 侧腰椎器械

与腰椎部分相同，本章不涉及前路和侧路腰椎固定术的技术规避以及并发症的详细讨论。然而，并发症可能包括与损伤紧密相关的解剖结构，如肠道、主动脉、下腔静脉、肾脏和输尿管，以及胰腺炎、逆行射精、硬脊膜损伤和神经根损伤[10,28]。

后侧腰椎器械

最常见的后路腰椎固定形式包括椎弓根螺钉和杆[10]。腰椎椎弓根螺钉的典型进入点是椎弓间关节与横突和乳突的交界处[10,29]。腰椎椎弓根螺钉的最常见轨迹是沿着椎弓根轴线从外侧向内侧。然而，另一种选择是皮质骨轨迹，沿着椎弓根从内侧向外侧和从尾侧向头侧的路径[30]。与腰椎椎弓根固定相关的并发症可能包括椎弓根破裂 / 骨折、硬脊膜损伤、神经根损伤和血管损伤[10]。尽管腰椎椎弓根结构强健，仍然存在潜在的破裂风险导致损伤[29]。因此，为了安全接触椎弓根，必须充分暴露后部结构。

骶骨 / 骨盆

解 剖

骶骨由 5 个椎骨组成，在人类成年时会融合在一起[31]。骶骨与 4 种不同的骨骼相连接：在前端与腰椎相连，在后端与尾骨相连，并通过骶髂关节与髂骨双侧相连接[10]。与腰椎相似，骶骨可能显示出过渡解剖结构，即“腰化”的骶椎体[27,31]。在固定术中的重要解剖考虑是 S1 椎弓根通常较大且充满松质骨，这可能限制椎弓根内螺钉的固定[32]。与固定术相关的骨盆后部解剖包括骶上后棘、髋臼和坐骨切迹，这些区域包含了上髂动脉和坐骨神经[10]。

后侧骶 / 骨盆器械

骶骨最常在 S1 和 S2 部位进行固定[33,34]。骶骨螺钉可以通过椎弓根进入骶椎体，并侧向进入骶骨翼，或者通过骶骨翼进入髂骨[35]。S1 椎弓根是最常见的固定轨迹；然而，由于其较大的松质骨成分，螺钉存在拔出的风险。因此，S1 螺钉通常以尽可能多接触皮质骨的方式放置，这可能导致螺钉前部突破。S1 椎弓根螺钉的进入点是 L5/S1 关节面的下外侧边缘，并沿椎弓根向前内侧指向骶骨隆突[32,34]。然而，与 S1 固定相关的并发症包括螺钉拔出和骶骨骨折；为帮助预防这些并发症，通常将固定延伸至 S2 和髂骨[36]。S2 螺钉通常侧向穿过骶骨翼并进入髂骨（S2AI 螺钉），以允许骨盆固定点的形成，使固定器保持在线上而不需要偏移连接器。这也减少了为暴露髂骨螺钉起点而进行的侧向解剖[35]。S2AI 螺钉的起点位于 S1 背孔的下外侧 1 mm 处。螺钉指向大转子并约 30° 前倾。一种担忧是 S2AI 螺钉可能侵犯骶髂关节；然而，尚不清楚这是否存在临床显著不良影响[35]。最后，髂骨螺钉也是帮助在融合过程中通过减轻 S1 螺钉压力来提高结构尾部强度的重要考虑因素[32]。与骶骨固定相关的潜在并发症包括损伤其前侧和侧面的结构，特别是考虑到骶骨螺钉尽可能长以正确接触皮质骨，并且可能前部突破。潜在的风险结构包括髂静脉和动脉、神经根和直肠[10,33]。骨盆螺钉起点与骶上后棘相对应，螺钉指向大坐骨切迹上方的皮质骨并指向髂前下棘。在插入骨盆螺钉时，潜在并发症包括前部或后部突破皮质骨，突破大坐骨切迹并导致上髂动脉或坐骨神经受伤，或突破髋臼[10,32]。

警 惕

- 在颈椎固定手术规划期间，了解患者椎动脉解剖及其走行至关重要。通常在颈椎的计算机断层扫描（CT）和磁共振成像（MRI）后可以充分可视化这一解剖结构。如果这些图像后仍然解剖或走行不清晰，可进行颈部 CT 血管造影术。
- 在腰骶部位固定术的术前规划期间，必须注意分段异常：如“腰化骶骨”或“骶化 L5 椎体”。这些异常的存在可能在命名上带来挑战，外科医生需确保正确处理相关椎段。
- 在当前环境下，必须以某种形式使用影像引导进行固定术。选择的影像学方法应由外科医生的舒适度、医院基础设施和病例复杂性决定。使用自由手技术可以安全地进行单节段融合手术。然而，在复杂畸形的情况下，术中 CT 扫描可能更为有益，特别是在经验较少的外科医生手中。
- 在固定术过程中，可以通过多种方式进行术中硬件验证。可以选择术中 CT 扫描，或者简单地进行前后位和侧位 X 线检查。获取这些影像的目的是确保患者手术结束时硬件处于最佳位置。
- 术后，如果患者出现可能与植入物位置不当有关的症状，初始评估应包括重复 X 线检查，随后进行 CT 扫描，最后进行 MRI 检查。这些检查的升级取决于对患者症状的病因检测。如果所有这些检查结果正常，可能需要寻求神经学家和康复医师等非手术专家的帮助。

预防与处置

首先而言，对解剖学及其可能存在的变异的全面了解，将使外科医生做好充分的准备，以避免与器械放置相关的并发症。无论外科医生采用何种技术，如果怀疑定位不当，触诊仍然是一个基本的外科步骤，即使用球头探针检测椎弓根的底部和四壁。此外，诱发肌电图（tEMG）已广泛应用，用于进一步评估椎弓根螺钉与神经结构的位置关系。Mikula 等最近的荟萃分析表明，该方法的特异性为 0.94，敏感性为 0.78，数据来源于 2932 例患者和 15 065 枚螺钉。研究者得出结论，使用 10~12 mA 的阈值和 300μs 的脉冲持续时间能够最准确地检测到错位的螺钉[37]。这些方法的目标始终是相同的：避免螺钉定位不当并减少并发症。

多年来，已发展出数种其他螺钉插入技术，其目标是避免椎弓根螺钉的定位不当。在两位资深脊柱外科医生对自由手胸椎椎弓根螺钉放置的回顾性研究中，研究者发现在 577 枚螺钉中，有 36 枚（6.2%）出现了中度皮质穿孔（即螺钉的中心线超出了椎弓根的皮质壁），10 枚（1.7%）出现了内侧穿孔。此外，没有发现与神经、血管或内脏损伤有关的螺钉[23]。然而，这些数据仅来自两位资深脊柱外科医生的样本。随着基于结果的付款趋势的持续发展，螺钉定位的准确性可能成为最终导致报销的指标。因此，能够将器械放置准确性提高到接近 100% 水平的影像引导模式越来越受欢迎，并且被应用得日益频繁。

使用透视引导进行椎弓根螺钉置入是改善螺钉插入准确性的早期尝试。整体而言，根据荟萃分析，透视引导的椎弓根螺钉错位率在 10%~15%[38–42]。然而，有些人认为 85%~90% 的准确率最多是次优的，最差是不可接受的。影像引导方面的新技术开始展示出更大的准确性。

目前，术中 CT 扫描代表了最先进的影像引导形式。使用像 Iso–C（Siemens Healthcare USA，Malvern，PA）和 O–Arm（Medtronic Inc.，Minneapolis，MN）这样的系统，外科医生可以获得术中 CT 扫描，这些扫描可以传输到导航平台并用于螺钉的放置。这一进展代表了从术前获取的 CT 扫描导航向术中 CT 扫描导航的改进。在由 Wood 和 Mannion 进行的一项比较研究中，分析了使用术前 CT 导航与术中 CT 进行椎弓根螺钉置入的患者数据，研究人员发现，术前 CT 组中螺钉错位率为 6.4%，而术中 CT 组为 1.6%[43]。这一技术的准确性在 Bourgeois 等对连续纳入的 599 例患者的系列研究中进一步得到了证实，他们置入了 2132 枚螺钉。作者发现共有 7 次椎弓根穿孔，对应的人均穿孔率为 1.15%（6/518），每根螺钉穿孔率为 0.33%（7/2132）[38]。因此，随着术中 CT 导航的出现，准确性的提高能进一步降低椎弓根螺钉错位的风险，从而预防与器械放置相关的并发症。

手术回顾

我最糟的病例

1 例 38 岁男性患者，因严重的背痛和右腿痛就诊，并且患有 1 级 L4/5 滑脱，保守治疗无效。随后患者接受了从右侧进行的 L4/5 经椎间孔腰椎椎间融合术（TLIF）。螺钉在透视引导下插入。在手术过程中，右侧 L4 螺钉在 14 mA 下刺激。螺钉被移除，四壁和底部进行了触诊。然后重新插入螺钉，并按照标准方式闭合伤口。术后即刻，患者抱怨与术前相同的右腿疼痛。最初认为这是由于对 L4 神经根的牵拉所致。然而，当患者的症状在术后几天内没有改善时，进行了 X 线和 CT 扫描（图 54.1）。这些检查显示不仅左侧 L4 螺钉有外侧穿孔，还有可能进入右侧 L4 神经根的孔内。患者在随后的 2~3 周内接受了保守治疗，但由于持续的疼痛，患者最终再次被带回手术室进行螺钉修复。

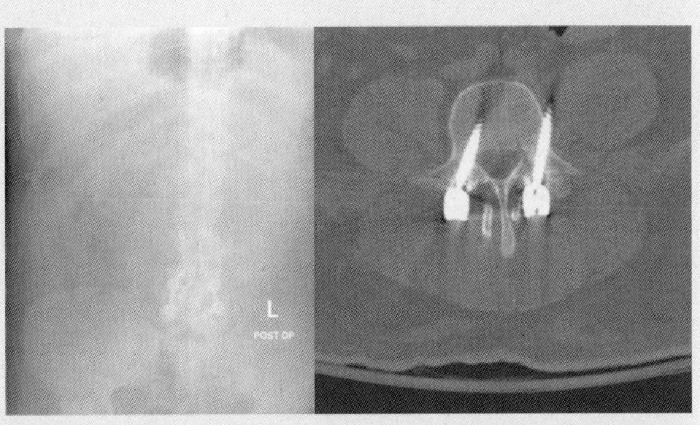

图 54.1 患者的前后位（AP）X 线片显示左侧 L4 螺钉的外侧穿孔（左）。轴位 CT 扫描显示右侧 L4 螺钉对椎间孔的压迫（右）

神经外科手术讨论时刻

插入器械相关的并发症可以通过适当的影像引导和术中验证来避免，这取决于外科医生的熟练水平和病例的复杂程度。此外，随着以价值为基础的支付趋势的持续发展，仪器的准确性最终可能成为评估外科医生技能的标准之一。因此，通过影像引导和术中验证来确保最佳的硬件放置，将带来更高的准确性并避免并发症。

参考文献

[1] Goodrich JT. History of spine surgery in the ancient and medieval worlds. Neurosurg Focus,2004,16(1):E2.

[2] Breasted JH, New York hs. The Edwin Smith surgical papyrus. Chicago, IL: The University of Chicago press,1930.

[3] Kabins MB, James NW. The history of vertebral screw and pedicle screw fixation. Iowa Ortho J,1991,11:127–136.

[4] Jaikumar S, Kim DH, Kam AC. History of minimally invasive spine surgery. Neurosurgery,2002,51(5 suppl):1.

[5] Benzel EC, Francis TB. Spine surgery: techniques, complication avoidance, and management. Philadelphia, PA: Elsevier/Saunders,2012.

[6] Yadla S, Ghobrial GM, Campbell PG, et al. Identification of complications that have a significant effect on length of stay after spine surgery and predictive value of 90-day readmission rate. J Neurosurg Spine,2015,23(6):807–811.

[7] Lad SP, Babu R, Ugiliweneza B,et al. Surgery for spinal stenosis: long-term reoperation rates, health care cost, and impact of instrumentation. Spine,2014,39(12):978–987.

[8] Alvin MD, Miller JA, Lubelski D, et al. Variations in cost calculations in spine surgery cost-effectiveness research. Neurosurg Focus,2014,36(6):E1.

[9] Al-Khouja LT, Baron EM, Johnson JP, et al. Costeffectiveness analysis in minimally invasive spine surgery. Neurosurg Focus,2014,36(6):E4.

[10] Kim DH. Surgical anatomy & techniques to the spine. Philadelphia, PA: Saunders Elsevier,2006.

[11] Lu DC, Theodore P, Korn WM,et al. Esophageal erosion 9 years after anterior cervical plate implantation. Surg Neurol,2008,69(3):3.

[12] Fountas KN, Kapsalaki EZ, Nikolakakos LG, et al. Anterior cervical discectomy and fusion associated complications. Spine,2007,32(21):2310–2317.

[13] Ning X, Wen Y, Xiao-Jian Y, et al. Anterior cervical locking plate-related complications; prevention and treatment recommendations. Int Orthop,2008,32(5):649–655.

[14] DiPaola CP, Jacobson JA, Awad H,et al. Screw pull-out force is dependent on screw orientation in an anterior cervical plate construct. J Spinal Disord Tech,2007,20(5):369–373.

[15] Herkowitz HN, Rothman RH, Simeone FA. Rothman-Simeone: The spine. 4th ed. Philadelphia, PA: W.B. Saunders,1999.

[16] Park JB, Cho YS, Riew KD. Development of adjacent-level ossification in patients with an anterior cervical plate. J Bone Joint Surg Am,2005,87(3):558–563.

[17] Kim HJ, Kelly MP, Ely CG,et al. The risk of adjacent-level ossification development after surgery in the cervical spine: are there factors that affect the risk? A systematic review. Spine,2012,37(22 suppl):S65.

[18] Park HG, Kang MS, Kim KH, et al. A surgical method for determining proper screw length in ACDF. Korean J Spine,2014,11(3):117–120.

[19] Sekhon LH. Posterior cervical decompression and fusion for circumferential spondylotic cervical stenosis: review of 50 consecutive cases. J Clin Neurosci,2006,13(1):23–30.

[20] Jeanneret B, Magerl F, Ward EH, et al. Posterior stabilization of the cervical spine with hook plates. Spine,1991,16(3 suppl):56.

[21] Kim YJ, Lenke LG. Thoracic pedicle screw placement: free-hand technique. Neurol India,2005,53(4):512–519.

[22] Ikard RW. Methods and complications of anterior exposure of the thoracic and lumbar spine. Arch Surg,2006,141(10):1025–1034.

[23] Kim YJ, Lenke LG, Bridwell KH, et al. Free-hand pedicle screw placement in the thoracic spine: is it safe? Spine,2004,29(3):42, discussion 342.

[24] Avila MJ, Baaj AA. Freehand Thoracic pedicle screw placement: review of existing strategies and a step-by-step guide using uniform landmarks for all levels. Cureus,2016,8(2):e501.

[25] Lehman RA, Polly DW, Kuklo TR, et al. Straight-forward versus anatomic trajectory technique of thoracic pedicle screw fixation: a biomechanical analysis. Spine,2003,28(18): 2058–2065.

[26] Benzel EC. American Association of Neurological Surgeons. Biomechanics of spine stabilization. Rolling Meadows, IL: American Association of Neurological Surgeons, 2001.

[27] Konin GP, Walz DM. Lumbosacral transitional vertebrae: classification, imaging findings, and clinical relevance. AJNR Am J Neuroradiol,2010,31(10):1778–1786.

[28] Gumbs AA, Shah RV, Yue JJ, et al. The open anterior paramedian retroperitoneal approach for spine procedures. Arch Surg,2005,140(4):339–343.

[29] Parker SL, McGirt MJ, Farber SH, et al. Accuracy of free-hand pedicle screws in the thoracic and lumbar spine: analysis of 6816 consecutive screws. Neurosurgery,2011,68(1):170–178, discussion 178.

[30] Phan K, Hogan J, Maharaj M, et al. Cortical bone trajectory for lumbar pedicle screw placement: a review of

published reports. Orthop Surg,2015,7(3):213–221.

[31] Cheng JS, Song JK. Anatomy of the sacrum. Neurosurg Focus,2003,15(2):E3.

[32] Tumialan LM, Mummaneni PV. Long-segment spinal fixation using pelvic screws. Neurosurgery,2008,63(3 suppl):183–190.

[33] Licht NJ, Rowe DE, Ross LM. Pitfalls of pedicle screw fixation in the sacrum. A cadaver model. Spine,1992,17(8):892–896.

[34] Arman C, Naderi S, Kiray A, et al. The human sacrum and safe approaches for screw placement. J Clin Neurosci,2009,16(8):1046–1049.

[35] Matteini LE, Kebaish KM, Volk WR, et al. An S-2 alar iliac pelvic fixation. Technical note. Neurosurg Focus,2010,28(3):E13.

[36] Kubaszewski L, Nowakowski A, Kaczmarczyk J. Evidence-based support for S1 transpedicular screw entry point modification. J Orthop Surg Res, 2014,9:22.

[37] Mikula AL, Williams SK, Anderson PA. The use of intraoperative triggered electromyography to detect misplaced pedicle screws: a systematic review and meta-analysis. J Neurosurg Spine,2016,24(4):624–638.

[38] Bourgeois AC, Faulkner AR, Bradley YC, et al. Improved accuracy of minimally invasive transpedicular screw placement in the lumbar spine with 3-dimensional stereotactic image guidance: a comparative meta-analysis. J Spinal Disord Tech,2015,28(9):324–329.

[39] Bourgeois AC, Faulkner AR, Pasciak AS, et al. The evolution of image-guided lumbosacral spine surgery. Ann Transl Med,2015,3(5):69.

[40] Shin BJ, James AR, Njoku IU, et al. Pedicle screw navigation: a systematic review and meta-analysis of perforation risk for computer-navigated versus freehand insertion. J Neurosurg Spine,2012,17(2):113–122.

[41] Tian NF, Xu HZ. Image-guided pedicle screw insertion accuracy: a meta-analysis. Int Orthop,2009,33(4):895–903.

[42] Kosmopoulos V, Schizas C. Pedicle screw placement accuracy: a meta-analysis. Spine,2007,32(3):111.

[43] Wood M, Mannion R. A comparison of CT-based navigation techniques for minimally invasive lumbar pedicle screw placement. J Spinal Disord Tech,2011,24(1):1.

55

术后脊柱畸形：脊柱后凸、骨不连和运动段丧失

AVERY L. BUCHHOLZ, JOHN C. QUINN, CHRISTOPHER I. SHAFFREY

重　点

· 近端连接后凸和近端连接失败是单独存在的问题，必须加以识别并且适当地给予护理。

· 假性关节炎的最佳治疗方法是，首先通过细致的器械放置和骨准备来防止其发生。

· 维持和恢复腰椎前凸与盆腔参数相关，有助于预防相邻节段疾病。

警　惕

· 吸烟。

· 骨质疏松症。

· 高龄。

引　言

腰椎内固定和融合术是治疗感染、肿瘤、创伤、畸形和退行性疾病的常用治疗方法。随着广泛的适应证和外科技能的不断改进，在过去的十年中，腰椎融合术的数量有了巨大的增加[1]。不幸的是，这些手术可能导致非计划外的并发症，如近端疾病、融合失败和相关的邻近水平运动丧失的疾病，所有这些都对患者和治病医生而言是非常麻烦的。本章的目的是讨论这些与融合相关的并发症，并为如何正确管理它们提供一些见解。

近端交界性后凸

随着现代器械和选择性融合的出现，从融合节段过渡到活动节段的连接后凸可能是一种常见的影像学发现。长节段脊柱内固定后，近端交接性脊柱后凸（PJK）可视为术后并发症（图55.2）。在成人脊柱畸形手术中，报道的发生率为11.0%~52.9%；然而，文献中对PJK的描述和定义标准以及其临床影响各不相同[2-8]。PJK传统上被定义为在矢状位X线片上，从最上层的器械椎体（UIV）的尾端板到UIV两节颅内的椎体的头端板，测量到近端交界处的后凸增加10°或更大。Glattes等报道了该测量方法[2,9]。并在随后的几项研究中得到了验证。虽然上述定义的PJK可能有较高的术后发生率，但PJK的意义仍存在争议。一些报道表明PJK只是一种放射学现象，没有临床意义，而另一些报道表明PJK与显著疼痛、神经功能缺损和需要进行修复手术相关[4,10,11]。最近一项关于成人畸形手术后再入院原因的综述报道，在836例患者中，PJK是最常见的需要手术治疗的术后并发症[12]。

尽管有一些PJK的良性报道，研究人员已经发现一部分PJK患者更为严重，并且对修复手术的需求增加。除了畸形和疼痛增加，这些患者的神经风险增加。术语近端连接失败（PJF）被用来定义这一组，并将其区别于PJK。PJF不仅与后凸增加有关，还与结构失效有关。结构失效发生在UIV或紧邻融合结构的椎体（UIV+1）[13]。结构失效被认为是椎体骨折，后部骨韧带复合体的破坏，或两者兼有。与传统的PJK不同，PJF与疼痛增加、脊柱不稳定、神经损伤风险和需要进行修复手术明显相关[13,14]。

发生PJK/PJF的危险因素已被确定，包括高龄患者、骨质量差、脊髓后韧带断裂、内固定强直、骶骨融合和术后脊柱对齐[2]。关于成年患者，Kim等发现55岁以上是PJK发生的一个重要危险因素。他们还发现，前后联合融合比单纯后融合手术有更

高的 PJK 率[4]。Yagi 等发现骶骨融合术患者的 PJK 发生率较高[11]。一些 PJK 病例可能是由结构损伤发展而来的。对青少年患者的研究表明，与前路相比，后路内固定的 PJK 发生率增加[15]。结论是手术后张力带的断裂和手术中应用的畸形矫正力导致 PJK 的发生率增加。黄韧带损伤也可归因于 PJK 进展。椎体骨折与椎弓根螺钉内固定在近端连接处产生的机械应力有关。涉及骶骨时，这一数值会更高[16]。Yagi 等也认为骶骨融合与较高的 PJK 发生率紧密相连[11]。这两份报道都支持矫正手术和可能的外科解剖导致 PJK 和 PJF 的观点[11,16]。

PJK 的发生在术后早期是最普遍的。Kim 等报道 PJK 在术后 8 周最常见，59% 的患者在此期间出现进展[4]。Kim 等对青少年特发性脊柱侧弯患者进行了综述，发现 PJK 的患病率较低（26%），自 2 年后无明显进展[10]。PJK 最显著的进展似乎发生在前 3~6 个月。

接受更大矢状面调整的患者发生 PJK/PJF 的风险也更高。在 Hart 等的一项研究中，经历过 PJF 的患者有更多的椎弓根减法截骨术，腰椎前凸、骨盆的发生率和腰椎前凸错配减少，以及矢状纵轴（SVA）矫正[14]。更重要的是，从临床角度来看，有证据表明 PJF 患者在临床表现比没有这种并发症的患者更差。Hostin 等报道了他们接受 1218 例成人畸形手术的经验。其中 PJF 患者有 68 例（5.6%），其中 28 例患者在术后 6 个月内接受了翻修手术。接受翻修手术的患者在首次手术后平均 9 周出现 PJF，而未接受翻修手术的患者为 13 周[13]。这再次表明了机械故障的影响，而不是复发畸形。鉴于经常需要延长器械，PJF 的发生有明确的临床意义。

已经提出了几种策略来减轻 PJK/PJF 的发生，包括保留后韧带复合体和邻近的关节突关节，使用聚甲基丙烯酸甲酯（PMMA）的椎体增强以防止椎体压缩性骨折，以及使用较少的近端刚性固定与过渡棒、横向过程钩和动态稳定技术。尸体模型显示，采用椎体成形术可降低连接性骨折的发生率。Kebaish 等在轴向载荷模型中，18 例尸体脊柱标本显示，对照组 6 例中有 5 例骨折，6/6 在 UIV 处使用骨水泥，而骨水泥组 UIV+1 只有 1 例骨折[17]。这在临床实践中也得到了证实，在 41 例接受预防性 UIV+1 椎体成形术治疗的患者中，有 8% 的 PJK 率和 5% 的 PJF 率[18]。虽然还需要更多的数据，但这种治疗方法可能被证明有利于降低 PJK 率。目前还没有良好的数据支持过渡棒或在器械上层使用钩子而不是椎弓根螺钉钩。经皮内固定也没有降低开放螺钉放置时的 PJK。

一种似乎可以减少 PJK/PJF 发生的技术是使用连接链。使用聚酯系绳，如编织聚乙烯 Mersilene 带（NJ），棘突被交织在一起，试图抵消在近端交界处的力。尽管他们的临床疗效仍在研究中，但 Bess 等最近提供了一个明确事件，分析表明后系链造成了从固定脊柱到非固定脊柱的活动范围和相邻节段应力的逐渐过渡[19]。应用这些连接链有许多技术。最简单的是，将 Mersilene 带穿过 UIV+1 和 UIV−1 的棘突将它们连接在一起。最近在我们的机构，开始将 Mersilene 带从 UIV+1 绑在交联棒上，并创造出牵引力来增加 Mersilene 带上的张力（图 55.1）。在一项回顾性研究中，我们的数据显示，不使用系链技术的 PJK 率为 40.8%，使用标准系链技术的 PJK 率为 34.3%，而使用交联技术的 PJK 率为 19%。这是尚未发表的数据。

目前对 PJK 的治疗包括保守治疗和手术干预。当影像学诊断时，PJK 可进行常规影像学检查和密切观察。一些患者仍将保持无症状。其他患者可以通过止痛药、加强背部的物理治疗或硬膜外注射来治疗。我们发现，以水疗法为基础的物理治疗方案

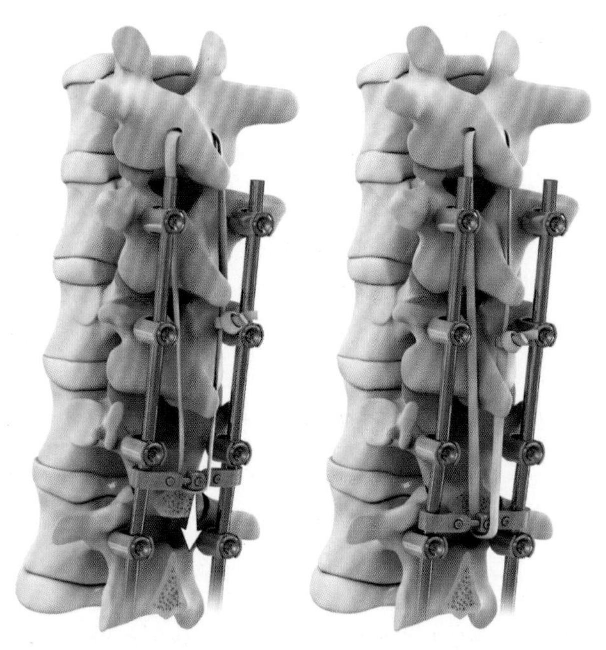

图 55.1 （A）从 UIV+1 棘突过程连接到交联装置的 Mersilene 系链图示。系链紧密地绑在交联固定装置的头端的位置。（B）在 Mersilene 系链系紧后，交联固定力被分散，增加了系链的张力，并为从仪器段到非仪器段的过渡提供了支持

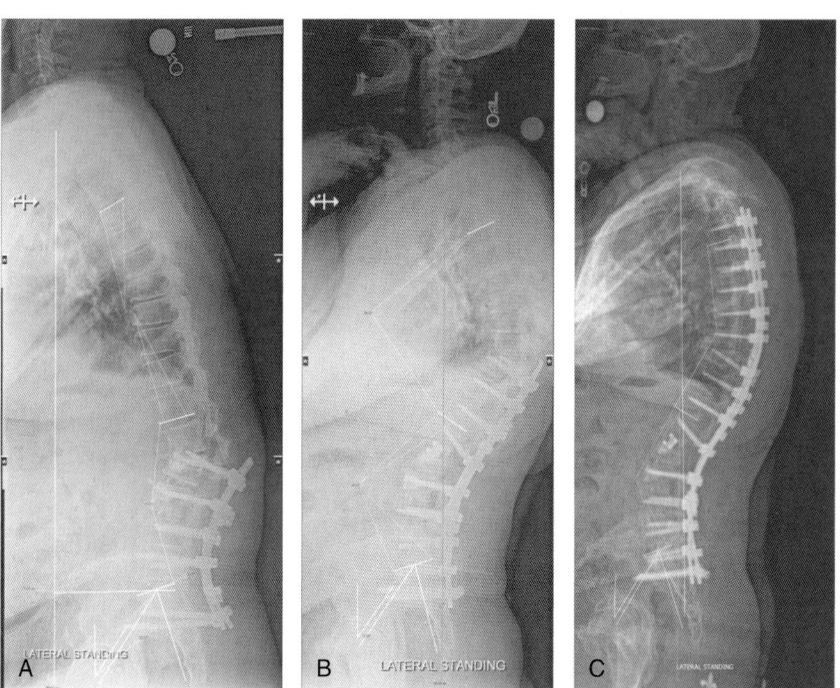

图 55.2 （A）术前站立侧位片显示矢状平衡丧失、脊柱前凸和近端连接后凸（PJK)，且骨盆投射角（PI）49°，盆腔倾斜（PT）33°，腰椎前凸（LL）2°，胸椎后凸（TK）15° 和 SVA11 cm。（B）T10 至髂骨，L2PSO 术后站立侧位片显示 PJK。测量包括 PI49°，PT35°，LL50°，TK59° 和 SVA−1cm。后凸畸形横跨 PJK 段 50°。（C）T4 至髂骨伸展术后站立侧位片。测量包括 PI49°，PT30°，LL49°，TK46° 和 SVA−1cm。恢复矢状面排列

是最有效的，因为它们可以卸载脊柱负担，并允许患者增加他们的活动水平，以减少疼痛。必要时手术治疗包括向上延伸融合以矫正畸形。无论融合在哪里终止，PJK 都将是一个危险因素。

不愈合

假关节病是腰椎手术的一种常见并发症。其诊断是基于适当的临床病史和影像学表现或种植体失败、固定丧失、畸形或放射透性。然而，这种表现是不可预测的，尽管在早期的时间点存在实体骨形成，但它可以发生在术后 10 年。脊柱畸形矫正手术在很大程度上依赖于脊柱多个节段的关节融合术。为了实现坚固融合，使用局部的自体骨移植和补充的同种异体骨移植。偶尔也会使用骨诱导剂和骨传导剂。儿童和青少年由于骨质量高，骨融合很少引起关注。在成人患者中，骨不愈合是一个真正值得关注的问题，必须密切监测。腰椎融合术后假关节的发生率在 5%~35%，在跨越 3 个或 3 个以上水平的手术中发生率更高 [1]。当患者在融合后的长期随访中或在内固定失败情况下出现反复疼痛和（或）神经系统症状时，应怀疑为假性关节病。症状的机械性加重可能提示手术部位不稳定。诊断可能是困难的，因为症状不是针对的假关节，但可归因于其他原因，如感染或邻近节段疾病（ASD）。术后无痛间隔期是了解病史的有用线索。术后症状无缓解的患者应进一步研究，以排除其他原因。

通常很难预测假关节病何时或是否会成为患者的症状。DePalma 和 Rothman 回顾性分析了有影像学证据的假关节患者与成功行腰椎融合术的对照组患者的结果，发现两组在主观满意度、症状缓解或恢复活动方面没有显著差异 [20]。然而，最近的研究表明，牢固的融合与改善长期预后和症状严重程度降低相关。Kornblum 等报道了症状性椎管狭窄和后外侧关节滑脱的患者。86% 的坚固融合术患者有“非常好”或“良好”的长期预后，相比之下只有 56% 的患者有假关节 [21]。目前尚不清楚为什么有些患者可以忍受骨不愈合和良好的长期临床结果，而另一些患者则需要手术治疗。可导致骨不连的局部因素包括融合表面准备不良或剥脱不良、活体移植物不足、血管功能不全、吸烟、营养不良或代谢问题。细致的手术准备和高质量的骨移植将尽量减少融合失败的风险。整体参数也可能导致假关节。脊柱错位、矢状面平衡差、压缩力不足和融

合部位稳定性不足都是原因之一。当融合延伸到腰骶交界处等过渡区时，这些机械问题变得越来越重要。在成人人群中，术后矢状面排列不良与假关节之间的相关性已被注意到[5]。

融合的评估可能很困难。X线片通常是假关节和其他诊断的初步评估，因为其可用性和成本相对较低，但骨不连的影像学表现可能有所不同。在一项使用X线片的研究中，Kim等发现平均3.5年（范围为12~131个月）可以发现融合失败[22]。在一项类似的研究中，Dickson等发现在18例已知假关节的患者中，只有13例（72%）在术后2年通过X线片检查到[23]。这一数据和其他发现表明，即使在早期骨愈合明显，对于多节段融合术，应每年进行影像学随访。计算机断层扫描（CT）成像与融合评估有最强的相关性，如果怀疑有骨不连的问题，应该获得CT资料。虽然没有公认的假关节与体间融合的标准，但大多数研究使用以下方法来识别骨不连：运动的动态成像，相邻椎体之间没有连续的小梁骨，椎间盘间隙的气体和种植体周围的放射状粘连。目前成功腰椎融合术的影像学指南包括屈伸X线片上的平移运动小于3 mm，角运动小于5°[24]。随着CT技术的进步，我们检测假关节的能力也在提高。Shah等报道，95%的薄片CT扫描显示骨小梁桥接，而术后6个月的平片为4%。这些作者建议薄层CT作为检测假关节的首选方式[25]。

用于检测假关节的其他方法包括骨闪烁成像和正电子发射断层扫描（PET）扫描。骨闪烁成像使用放射学示踪剂来定位具有高代谢活性的组织（表明活跃的组织变化或修复）。这更常用于检测感染、肿瘤和隐匿性骨折。由于敏感性较差，目前仍是检测假关节的一个较差选择。同样，PET扫描检测正电子发射放射性示踪剂的伽马射线发射，这些示踪剂对代谢活性细胞有亲和力。最近有研究表明，通常用于检测感染和肿瘤的示踪剂，也可以通过与融合部位摄取增加的相关性来测量骨移植物的愈合。虽然研究表明这是一种监测活动骨形成的方式，但关于临床应用和与骨不连率的相关性的数据很少。

假关节的治疗方法各不相同，但几乎总是用外科手术治疗的[24]。无症状患者可以通过X线片和常规评估进行观察。当有症状时，患者通常会经历轴向脊柱疼痛，偶尔有神经根性症状。对于没有证据表明器械松动的延迟融合可以通过支架、活动限制和观察来治疗。手术的主要原则包括稳定现有的后路固定和再植。治疗可能需要采用腰椎前腰椎体间融合（ALIF）或外侧腰椎或后腰椎体间融合。椎间盘装置允许在压缩力下增加表面积，为融合创造了一个理想的环境。生物制剂、同种异体移植材料和生长因子增强技术的进展都改善了关节融合术。理想的材料具有骨诱导、骨传导和（或）成骨特性。髂骨移植是自体骨移植的金标准材料；然而，由于收集骨和供应限制的并发症，已导致开发更多的制剂。一项腰椎后外侧融合率的回顾报道，髂嵴融合率79%，同种异体骨52%，陶瓷87%，脱矿骨基质89%，自体骨髓74%，骨形态发生特性94%[26]。种植体必须固定牢固，螺钉必须根据需要增加尺寸。骨质疏松性骨需要节段性固定，当融合延伸至骶骨时，经常需要用髂骨螺钉辅助内固定。

假关节的最佳治疗方法是在初次手术时预防其发生。骨移植材料、器械和技术的改进都导致了骨不连发生率的降低。假关节的治疗也受益于这些进展。预防假关节的另一个关键方面是评估患者的术前状况。诸如酗酒、骨质疏松症、高龄、营养不良和吸烟等危险因素都被归因于融合率的降低。在假关节手术中，必须强调骨准备和关节融合术。这包括积极去除纤维组织，用自体骨重新移植，必要时使用翻修器械。不良的对准必须通过评估矢状面参数来解决。这可能包括截骨术或矫正动作。正确对位的重要性随着融合的长度和跨越交界区的延伸而增加。

运动节段丧失和邻近节段疾病

ASD是脊柱融合后相邻椎节段的临床恶化，颈椎的平均年发病率为2.9%，腰椎为3.9%，是公认的结果[27,28]。ASD是由于融合节段附近脊柱节段变性增加的结果，理论上是由于生物力学应力和生理负荷增加。病理与正常脊柱退变的自然史很难区分，但这些相邻节段的破坏已被确定为术后疼痛和残疾的一个原因。

许多研究都关注了与ASD相关的临床症状的流行情况。在一项对一或两级腰椎融合术患者的研究中，Cheh等结果显示，43%和24%的患者分别发展为影像学和临床症状性ASD[29]。Ghiselli等报道了215例后腰椎融合术患者的回顾性研究。这些患者在前5年的ASD再手术率为16.5%，在10年为 36.1%[28]。Gillet 的一项类似研究发现，在 2~15 年的随访期间，再手术率为 20%[30]。Penta 等观察腰椎融合术 10 年的磁共振图像，发现 32% 的患者影像学诊断为 ASD[31]。诊断 ASD 困难的部分原因在于其定义上的差异。一些研究使用放射学加重 ASD 作为证据，而另一些研究则依赖于是否需要再次手术。为了更好地告知患者和外科医生，我们倾向于使用离散的手术终点来预测和确定 ASD。

对导致 ASD 的危险因素进行了研究，年龄是最重要的影响因素，60 岁以上的人患病风险最高 [29]。绝经后妇女的 ASD 率也较高。其他的危险因素，包括阳性吸烟史和融合长度的增加，已经被研究过，但报道相互矛盾。一个似乎与 ASD 密切相关的危险因素是术前脊柱的解剖对齐。在一些报道中，单纯诊断退行性脊柱侧凸就会增加 ASD 的风险 [32]。Kumar 等的回顾性研究显示 C7 铅垂线和骶骨倾斜正常的患者 ASD 发生率最低 [33]。骶骨斜坡≤ 35° 与 ASD 增加相关，可解释为补偿骨盆后倾未能恢复矢状位排列。在融合过程中如果不能保持适当的脊柱对齐，可导致邻近变性加速 [34-36]。

在腰椎融合术中不能充分恢复足够的腰椎前凸可能会导致机械性腰痛、矢状位错位，并增加相邻节段退变的风险。Umehara 等描述了腰椎融合术后腰椎曲度变直对内固定及邻近脊柱节段的生物力学影响。他们描述了通过以非生理学的方式加载运动节段来加速相邻节段的恶化。腰椎曲度变直也增加了椎体间植入物的压力，因为腰椎的重复伸展增加了后部植入物的负荷 [37]。2001 年，Izumi 和 Kumano 在融合术前后对腰椎对齐进行了评估，发现术后前凸丧失 10° 的患者相邻节段退行性改变的病例增加 [38]。Rothenfluh 等发现盆腔指数（PI）且大腰椎前凸（LL）不匹配的 ASD 发生率较高。作者还发现，进行翻修手术的患者术后 PI-LL 不匹配的频率比术后矢状面适当对齐的患者高 10 倍 [39]。

ASD 的治疗由于与翻修手术相关的风险和进一步退行性疾病的可能性而变得复杂。应根据患者的年龄和症状的程度来决定优先次序，在大多数情况下应采取保守措施。当需要手术治疗时，恢复和维持脊柱对齐是一种被证明的改善患者预后和减少未来 ASD 发生率的方法。

手术回顾

我最糟的病例

- 1 例 71 岁男性，在 5 年内接受过 6 次腰椎手术。患者通过髂骨器械在 L2 以上出现进行性和严重的后凸畸形，现在有严重的矢状面失衡。
- 患者接受了 L2 椎弓根减影截骨术，从髂骨和融合延伸至 T10。在 T9 到 T11 之间放置一根 Mersilene 金属链条。
- 术后 6 个月就诊时，患者有明显的 PJK，测量为 50° 。患者局部疼痛，保守治疗失败。患者选择手术治疗，扩大器械和融合到 T4，减少脊柱后凸。

神经外科手术讨论时刻

- 在脊柱护理的所有阶段，都必须适当注意骨盆参数和矢状面平衡。任何手术干预都必须优先恢复和维护腰椎前凸，并注意脊柱对齐。
- 虽然有些危险因素（高龄、脊柱侧弯）是不可避免的，但其他因素如骨质量、戒烟和营养应在术前最大限度的考虑。我们经常咨询内分泌方面，以帮助管理骨质减少和骨质疏松症。
- 术初期小心适当的融合是预防假关节的最佳方法。当发生骨不愈合时，必须作出额外的努力，从骨表面去除纤维组织，并准备一个新的关节融合术表面。生物制剂对初始手术和随后的手术都很有帮助。

参考文献

[1] Deyo RA, Mirza SK, Martin BI, et al. Trends, major medical complications, and charges associated with surgery for lumbar spinal stenosis in older adults. JAMA, 2010, 303(13): 1259–1265.

[2] Glattes RC, Bridwell KH, Lenke LG, et al. Proximal junctional kyphosis in adult spinal deformity following long instrumented posterior spinal fusion: incidence, outcomes, and risk factor analysis. Spine, 2005, 30 (14): 1643–1649.

[3] Ha Y, Maruo K, Racine L, et al. Proximal junctional kyphosis and clinical outcomes in adult spinal deformity surgery with fusion from the thoracic spine to the sacrum: a comparison of proximal and distal upper instrumented vertebrae. J Neurosurg Spine, 2013, 19 (3):360–369.

[4] Kim YJ, Bridwell KH, Lenke LG, et al. Proximal junctional kyphosis in adult spinal deformity after segmental posterior spinal instrumentation and fusion: minimum five-year

follow-up. Spine, 2008, 33 (20): 2179–2184.

[5] Park SJ, Lee CS, Chung SS, et al. Dif erent risk factors of proximal junctional kyphosis and proximal junctional failure following long instrumented fusion to the sacrum for adult spinal deformity: survivorship analysis of 160 patients. Neurosurgery, 2017, 80 (2): 279–286.

[6] Reames DL, Kasliwal MK, Smith JS, et al. Time to development, clinical and radiographic characteristics, and management of proximal junctional kyphosis following adult thoracolumbar instrumented fusion for spinal deformity. J Spinal Disord Tech, 2015, 28 (2): E106–E114.

[7] Smith JS, Klineberg E, Lafage V, et al. Prospective multicenter assessment of perioperative and minimum 2-year postoperative complication rates associated with adult spinal deformity surgery. J Neurosurg Spine, 2016, 25 (1): 1–14.

[8] Yan C, Li Y, Yu Z. Prevalence and consequences of the proximal junctional kyphosis after spinal deformity surgery: a meta-analysis. Medicine (Baltimore), 2016, 95 (20): e3471.

[9] Sacramento-Dominguez C, Vayas-Diez R, Coll-Mesa L, et al. Reproducibility measuring the angle of proximal junctional kyphosis using the i rst or the second vertebra above the upper instrumented vertebrae in patients surgically treated for scoliosis. Spine, 2009, 34 (25): 2787–2791.

[10] Kim YJ, Lenke LG, Bridwell KH, et al. Proximal junctional kyphosis in adolescent idiopathic scoliosis after 3 different types of posterior segmental spinal instrumentation and fusions: incidence and risk factor analysis of 410 cases. Spine, 2007, 32 (24): 2731–2738.

[11] Yagi M, Akilah KB, Boachie-Adjei O. Incidence, risk factors and classification of proximal junctional kyphosis: surgical outcomes review of adult idiopathic scoliosis. Spine, 2011, 36 (1): E60–E68.

[12] Schairer WW, Carrer A, Deviren V, et al. Hospital readmission after spine fusion for adult spinal deformity. Spine, 2013, 38 (19): 1681–1689.

[13] Hostin R, McCarthy I, O'Brien M, et al. Incidence, mode, and location of acute proximal junctional failures after surgical treatment of adult spinal deformity. Spine, 2013, 38 (12): 1008–1015.

[14] Hart R, McCarthy I, O'Brien M, et al. Identification of decision criteria for revision surgery among patients with proximal junctional failure after surgical treatment of spinal deformity. Spine, 2013, 38 (19): E1223–E1227.

[15] Rhee JM, Bridwell KH, Won DS, et al. Sagittal plane analysis of adolescent idiopathic scoliosis: the ef ect of anterior versus posterior instrumentation.Spine, 2002, 27 (21): 2350–2356.

[16] Watanabe K, Lenke LG, Bridwell KH, et al. Proximal junctional vertebral fracture in adults after spinal deformity surgery using pedicle screw constructs: analysis of morphological features. Spine, 2010, 35 (2): 138–145.

[17] Kebaish KM, Martin CT, O'Brien JR, et al. Use of vertebroplasty to prevent proximal junctional fractures in adult deformity surgery: a biomechanical cadaveric study. Spine J, 2013, 13 (12): 1897–1903.

[18] Martin CT, Skolasky RL, Mohamed AS, et al. Preliminary results of the ef ect of prophylactic vertebroplasty on the incidence of proximal junctional complications after posterior spinal fusion to the low thoracic spine. Spine Deform, 2013, 1 (2): 132–138.

[19] Bess S, Harris JE, Turner AW, et al. The effect of posterior polyester tethers on the biomechanics of proximal junctional kyphosis: a finite element analysis.J Neurosurg Spine, 2017, 26 (1): 125–133.

[20] DePalma AF, Rothman RH. The nature of pseudarthrosis. Clin Orthop Relat Res, 1968, 59 : 113–118.

[21] Kornblum MB, Fischgrund JS, Herkowitz HN, et al. Degenerative lumbar spondylolisthesis with spinal stenosis: a prospective long-term study comparing fusion and pseudarthrosis. Spine, 2004, 29 (7): 726–733, discussion 733–34.

[22] Kim YJ, Bridwell KH, Lenke LG, et al. Pseudarthrosis in adult spinal deformity following multisegmental instrumentation and arthrodesis. J Bone Joint Surg Am, 2006, 88 (4): 721–728.

[23] Dickson DD, Lenke LG, Bridwell KH, et al. Risk factors for and assessment of symptomatic pseudarthrosis after lumbar pedicle subtraction osteotomy in adult spinal deformity. Spine, 2014, 39 (15): 1190–1195.

[24] Chun DS, Baker KC, Hsu WK. Lumbar pseudarthrosis: a review of current diagnosis and treatment. Neurosurg Focus, 2015, 39 (4): E10.

[25] Shah RR, Mohammed S, Saifuddin A, et al. Comparison of plain radiographs with CT scan to evaluate interbody fusion following the use of titanium interbody cages and transpedicular instrumentation. Eur Spine J, 2003, 12 (4): 378–385.

[26] Hsu WK, Nickoli MS, Wang JC, et al. Improving the clinical evidence of bone graft substitute technology in lumbar spine surgery. Global Spine J, 2012, 2 (4): 239-248.

[27] Hilibrand AS, Carlson GD, Palumbo MA, et al. Radiculopathy and myelopathy at segments adjacent to the site of a previous anterior cervical arthrodesis. J Bone Joint Surg Am, 1999, 81 (4): 519–528.

[28] Ghiselli G, Wang JC, Bhatia NN, et al. Adjacent segment degeneration in the lumbar spine.J Bone Joint Surg Am, 2004, 86-A (7): 1497–1503.

[29] Cheh G, Bridwell KH, Lenke LG, et al. Adjacent segment disease following lumbar/thoracolumbar fusion with pedicle screw instrumentation: a minimum 5-year follow-up. Spine, 2007, 32 (20): 2253–2257.

[30] Gillet P. The fate of the adjacent motion segments after lumbar fusion.J Spinal Disord Tech, 2003, 16 (4): 338–

345.

[31] Penta M, Sandhu A, Fraser RD. Magnetic resonance imaging assessment of disc degeneration 10 years after anterior lumbar interbody fusion.Spine, 1995, 20 (6): 743–747.

[32] Alentado VJ, Lubelski D, Healy AT, et al. Predisposing characteristics of adjacent segment disease after lumbar fusion. Spine, 2016, 41 (14): 1167–1172.

[33] Kumar MN, Baklanov A, Chopin D. Correlation between sagittal plane changes and adjacent segment degeneration following lumbar spine fusion.Eur Spine J, 2001, 10 (4): 314–319.

[34] Axelsson P, Johnsson R, Stromqvist B. The spondylolytic vertebra and its adjacent segment. Mobility measured before and after pos-terolateral fusion.Spine, 1997, 22 (4): 414–417.

[35] Hayes MA, Tompkins SF, Herndon WA, et al. Clinical and radiological evaluation of lumbosacral motion below fusion levels in idiopathic scoliosis. Spine, 1988, 13 (10): 1161–1167.

[36] Jackson RP, McManus AC. Radiographic analysis of sagittal plane alignment and balance in standing volunteers and patients with low back pain matched for age, sex, and size. A prospective controlled clinical study. Spine, 1994, 19 (14): 1611–1618.

[37] Umehara S, Zindrick MR, Patwardhan AG, et al. The biome-chanical effect of postoperative hypolordosis in instrumented lumbar fusion on instrumented and adjacent spinal segments. Spine, 2000, 25 (13): 1617–1624.

[38] Izumi Y, Kumano K. Analysis of sagittal lumbar alignment before and after posterior instrumentation: Risk factor for adjacent unfused segment.Eur J Orthop Surg Traumatol, 2001, 11 (1): 9–13.

[39] Rothenl uh DA, Mueller DA, Rothenl uh E, et al. Pelvic incidence-lumbar lordosis mismatch predisposes to adjacent segment disease after lumbar spinal fusion.Eur Spine J, 2015, 24 (6): 1251–1258.

56 微创脊柱手术并发症

GEORGE M. GHOBRIAL, HSUAN-KAN CHANG, MICHAEL Y. WANG

重 点

· 最小侵入性脊柱手术中的并发症预防始于临床中对所有候选者的慎重术前选择。

· 熟练掌握最小侵入性脊柱手术需要理解在此类手术中利用的特定解剖通道。至少，对相关解剖学的全面理解可以避免重大神经血管损伤。

· 长期来看，即使是侧方间盘空间的无并发访问也可能因为下沉而变得复杂。由于积极的间盘空间准备导致的人为终板损伤可以视为手术并发症，因为下沉会逆转间接减压。

· 管状入路具有较高的学习曲线，并伴有增加的硬膜裂和神经根损伤风险。在选择这些患者时应进行仔细的术前考虑，因为严重脊椎骨化或极度肥胖的患者可能会增加手术持续时间、俯卧位时间、麻醉时间、气道水肿以及所有其他相关的发病率。

· 最小侵入性脊柱后侧颈椎孔切开术使保留正常颈椎对齐所必需的副椎颈肌肌肉的肌肉剥离最小化。即使在术前颈椎后凸的患者中，仅行解压的手术方法，甚至是肌肉分离入路，也应该进行仔细考虑，因为失去颈椎前凸可能会增加颈椎变形的风险，并导致颈椎矢状面失衡加重。

引 言

微创脊柱手术（MIS）的基本原则之一是通过限制入路相关的发病率来改善短期治疗效果[1,2]。管状通路用于治疗后颈椎和腰椎病变、腰椎侧方经腰大肌手术、微创腰椎椎间融合术和经皮植入手术等，都因其降低手术发病率、成本和最大化治疗效果的共同目标而变得越来越受欢迎。本章中，作者讨论了几种多功能的 MIS 方法，如腰椎侧方椎间融合术（LLIF）和腰椎及颈椎的后侧副脊柱入路。强调了并发症预防以及术中和术后并发症管理。

解剖学观点

颈椎后路入路

微创方式对颈椎的后入路需要理解颈后肌肉结构。正常的颈椎前凸（CL）是相对现代的研究重点，包含对无症状成人的研究[3,4]。一般而言，由于缺乏对正常颈椎对齐的共识，对于颈椎畸形的概念存在争议[3]。Yukawa 等评估了 1200 例无症状成人，发现平均 CL 为 13.9° ± 12.3°，活动范围为 55°[4]。通常，文献显示，常见的颈椎畸形标准包括 CL 小于 10°、CL 小于 0°（后凸）或颈椎正矢状面失衡（CPSM）大于 4 cm，即 C2 和 C7 之间铅垂线的差值[5,6]。在计划即使是微创后颈椎手术时，颈椎畸形不应被忽视，因为颈椎的 CL 是由伸肌维持的[7]。减少这一张力带将导致前凸逐渐丧失。中线后颈椎椎板切除术中的后部肌肉附着物从棘突处分离，通常伴有器械融合。深层肌肉附着物由半棘肌和多裂肌组成，可以在旁正中肌肉分离入路的减压手术中避免。即使是单层次后侧孔切开术，涉及从椎板分离肌肉纤维的骨膜下释放和单侧小关节钻孔少于 50%，仍会观察到 CL 丧失小于 10° ，这种情况在术前存在颈椎畸形的患者中更为常见[8]。这可以通过管状牵开器完成。Shiraishi 等描述了他们在 79 例患者中的治疗经验，使用曲线旁正中筋膜切口，通过分离半棘肌和棘间肌来进入椎板 – 关节突连接处[8]。该技术未观察到导致颈椎后凸，但他们的随访有限。

腰椎外侧入路

神经损伤

Ozgur 等首次于 2006 年发表了 LLIF 的结果，描述了到达腰椎间盘和椎体的微创手术通道[9]。经过大约 10 年的应用，这种腰椎侧方经腰大肌的后腹膜入路已证明其在处理各种后方退行性病变方面的多功能性，且并发症率低[10]：包括退行性脊柱侧弯[11]和整体矢状面失衡[12]、肿瘤[13,14]、骨盘炎[15]以及胸腰椎创伤[1]。尝试扩展这一方法显示了外科医生和患者希望克服后部肌肉解剖相关发病率的愿望。精细的技术和外科医生对关键神经血管和后腹膜结构的认知是避免严重损伤的关键。

LLIF 的独特之处在于每一个手术步骤都需要广泛的解剖学知识以避免损伤。腹壁的肌肉解剖结构包括三层：由浅入深依次为外斜肌、内斜肌和腹横肌。T12 神经根发出的肋下神经在穿行于腹横肌和内斜肌之间时可能受损，导致假疝[16,17]。髂腹下神经（L1 支配）在腰方肌前方运行，其前支在腹横肌和内斜肌层之间穿行，易在手术入路或单极电凝热传导时受损。髂腹股沟神经位置更靠后，但在穿入腹横肌进入腹股沟管之前可能在前方和下方穿行。这些感觉神经的损伤会导致麻木或痛性神经瘤。肌层深处是腹膜筋膜和后腹膜。腹部脂肪和肠道被推向前方，腰大肌是下一个目标解剖结构。股神经在腰大肌内从上到下的位置由后向前，在 L4–L5 椎间盘空间损伤风险最大[18]。最后，生殖股神经由 L1 和 L2 发出，沿其最终通向腹壁的路径从后向前斜行[1]。

血管损伤

侧方手术最令人恐惧的并发症是严重的静脉损伤或动脉损伤。系统地审查每例患者的解剖结构是避免损伤的关键。Hu 等在磁共振成像（MRI）研究中展示了 LLIF 相关的血管解剖，发现下腔静脉在大多数患者（高达 70%）从 L1 到 L5 侧移，因此在 L4~5 椎间盘空间右侧入路时静脉损伤风险增加[19,20]。理解每例患者 MRI 上的血管位置很重要，因为个体解剖结构存在差异。另一个发现是过渡性腰骶区的骶骨斜度较低，椎体形状更为三角形，使得 L5 更像 S1[21]。必须非常小心不要沿着三角形椎体的侧面向内侧和前侧偏离，特别是在此区域，因为髂静脉更靠外侧，损伤风险更大。

成人退行性脊柱侧凸

成人退行性脊柱侧弯和成人脊柱畸形（ASD）在识别安全手术通道方面存在挑战，并增加了血管损伤、肠损伤或后腹膜损伤的风险。Blizzard 等报道了 1 例多节段退行性脊柱侧弯矫正过程中，由于在凸侧放置牵开器而导致未识别来源的动脉撕脱[22]。牵开器扩张后出现间歇性动脉出血，但在立即放置血管夹于疑似节段动脉后迅速得到控制。由于没有进一步的失血，手术继续进行，计划中的 T12 至 L5 LLIF 也顺利进行。患者几天后出现延迟性背痛症状，腹部 CT 显示延迟性肾梗死，表明血管夹导致左肾动脉阻塞[22]。治疗退行性脊柱侧弯曲线的胸腰椎交界区域时，肾极常常出现在轨迹内或入路的背侧。在成人特发性脊柱侧弯或成人青少年特发性脊柱侧弯中，显著的旋转可能会伴随典型的腰椎退行性弯曲发生。术前仔细审查解剖结构对于确保生命安全至关重要，因为椎前血管可能位于椎体附近的不同位置。另一起血管损伤病例是由于腰椎两节段动脉损伤和凝血，患者在无并发症的 L2–3 LLIF 手术 48 小时后出现血流动力学不稳定。该假性动脉瘤通过血管内线圈和胶栓塞成功治疗[23]。

后路椎旁腰椎入路

后腰椎旁脊柱肌分离入路在手术目标方面类似于颈椎旁脊柱肌入路，目的是减少术后轴向疼痛，加速恢复，并限制因手术导致后脊柱附着物不稳定引起的畸形。Watkins 描述了一种在骶棘肌内侧和腰方肌外侧之间的旁脊柱肌入路。所有旁脊柱肌入路常被误认为是并通常被称为 Wiltse 入路[24,25]。Wiltse 入路更加内侧，描述的是在多裂肌和最长肌之间的肌间入路[26]。由于缺乏明确的可识别标志，这种入路可能很困难。使用微创手术牵开器将避免大切口提供的直接可视化。Vialle 等评估了 50 具尸体以澄清这种入路[25]。他们发现从中线到适当距离的平均值为 4.04 cm，在此距离下，外科医生最容易遇到多裂肌和最长肌之间的自然分裂平面[25,27]。大多数使用微创手术管状牵开器进行后腰椎手术的技术都使用透视引导，因此将旁脊柱肌的术中解剖识别细节转化为学术性练习。相反，安全使用管状牵开器与旁脊柱肌入路是通过在透视引导下安全使用 K 线和扩张器放置来实现的。

预 防

腹膜后外侧入路（LLIF）

避免并发症始于患者选择。尽管侧面入路管理的适应证在扩展，但有许多病理情况相对禁忌，或者只有在通过 LLIF 获得了相当经验后才建议使用。例如，在老年患者中，由于功能逐渐下降，使用 LLIF 进行前柱释放并放置高前凸融合器以恢复腰椎前凸畸形的手术可能比 PSO 更少侵入性，但对于经验有限的外科医生而言，这并非典型的操作[12]。

神经性损伤

进行腰大肌解剖之前，必须了解扩张器在腰大肌内的位置与股神经之间的关系。关于神经在腰大肌内的位置有许多报道。在一项解剖学研究中，Uribe 等将椎间盘分为 4 个相等的区域，从前到后编号，以帮助理解腰骶丛和股神经在椎间盘空间中的前后位置[28]。例如，在他们的研究中，L2~3 段的所有神经都位于后区（Ⅳ区），除了生殖股神经可靠地在 L2~3 椎间盘的中点（介于Ⅱ区和Ⅲ区之间）交叉。生殖股神经是一条感觉神经，其位置不能通过刺激诱发的肌电图（EMG）确定。损伤可能导致会阴麻木，或因切断导致神经瘤。可能出现大腿屈曲无力，并且这种无力通常会有所改善。另一个需要考虑的因素是在插管期间使用神经肌肉阻滞剂，如果麻醉团队不一致，这种给药可能会在未通知团队的情况下进行。后路手术使用神经肌肉阻滞剂的理由是其半衰期足够短，允许在适当的时间点使用刺激诱发的或连续的 EMG 或运动诱发电位。然而，在侧路手术中，访问和刺激腰大肌的时间点要早得多，通常是在神经肌肉阻滞剂失效之前。

血管损伤

侧面手术最令人担忧的并发症是严重的静脉或动脉损伤。不能过分强调的是，成功实施微创脊柱手术需要正确选择患者。因此，始终应在轴位 MRI 成像上审查术前血管解剖，特别注意髂分叉的走行和水平位置。始终评估腰大肌内的神经位置，该位置位于后方，并注意任何前方血管。这将帮助您评估手术入路。

解剖放射学研究显示，高髂分叉与髂静脉频繁横跨 L4~5 椎间盘空间有一致关系[21]。正如上文所述，腰骶过渡椎可能发生，患者可能有 6 个腰椎，使得髂分叉位置比大多数患者高一个级别。存在血管或神经损伤的可能性（图 56.2）。在对 351 例接受 L4~5 LLIF 手术的患者的回顾性研究中，有 2.8%（n=6）的患者被检测到腰化骶骨，即有 6 个腰椎和移动的 L6~S1 椎间盘空间[29]。尖锐损伤腹膜后脏器和血管结构是一种危及生命的手术并发症，正如 1 例病例报道所示，牵开器刀片的前移导致了严重的髂总静脉损伤及随后的死亡。理解相关的血管解剖学对于预防危及生命的并发症至关重要。

下腔静脉已被证明从 L1 到 L5 侧移，在 70% 的患者中，从右侧入路在 L4~5 水平存在相当大的损伤风险[19,20]。另一例髂静脉损伤在 L4~5 水平从右侧入路报道，由于早期髂静脉分叉和术前 MRI 上相对狭窄的手术入路[31]。成人退行性脊柱侧凸在识别安全手术通道和血管损伤风险方面提出了另一个挑战。Blizzard 等报道了在成人脊柱侧凸矫正过程中发生的动脉损伤[22]。在牵开器扩张过程中，发现了间歇性动脉出血，需要术中血管外科援助。通过应用血管夹迅速控制了出血，允许 T12 到 L5 的 LLIF 继续进行，因为失血量很低。然而，由于左肾动脉损伤导致了延迟出现的肾梗死[22]。在另一例患者中，在一次顺利的 L2~3 LLIF 后 48 h，诊断出左 L2 腰动脉假性动脉瘤，并成功通过血管内线圈和胶栓塞成功治疗。

在大多数情况下，剧烈出血应立即用纱布按压数分钟止血。沿此路径的大多数损伤是静脉损伤，在施加足够的压力时将得到控制。在大静脉小损伤部位立即使用电灼会将这种损伤转变为大撕裂，并成为更难控制的出血源。如果出现无法控制的出血，应立即决定要求输血，通知麻醉师，呼叫普通外科医生的援助，并扩大切口以便更广泛地暴露和更好地控制血管。

下 沉

下沉是 LLIF 或任何依赖于间接减压来治疗病变（通常是椎间孔狭窄、椎间小关节凹陷狭窄或韧带肥厚和中央管狭窄）的手术的一种严重并发症。许多术中决策会影响下沉的发生，文献中下沉的发生率从 0.3% 到 22% 不等[32–34]。导致下沉的多个患者特异性危险因素包括老年患者[35]、股骨颈骨密度 T 评分低于 −2.5[36,37]、使用重组人骨形态发生蛋白-2（rhBMP-2）[35] 和手术复杂性增加 [11,38]。由于高髂嵴，L4~5 水平的下沉风险相对较高，这会迫使切入角度从正交变为切线，从而导致对终板的力增大。此外，任何微创手术都可能因患者体型导致的 X 线穿透力差而影响终板边缘的清晰度，从而增加非正交轨迹的可能性。整体而言，下沉率估计为 0.3%~22%，主要是回顾性放射学病例对照研究的结果 [32–34]。数项研究指出，外科医生的决策是下沉的危险因素，即在塌陷的椎间盘空间中选择过高的移植物高度。Tohmeh 等发现，增加的支架高度和减小的长度和宽度与 1 年标记时的下沉增加有关 [39]。Le 等通过分析下沉的危险因素发现，使用过大的移植物导致的终板过度牵引可能是下沉风险中最重要的三维参数。在他们的研究中，发现大多数下沉案例发生在移植物高度为 12 mm 或更大时，最终建议平行或前凸几何形状的支架最大高度为 10 mm[32]。Satake 等注意到类似的发现，当头尾移植物高度从 10 mm 增加到 12 mm（增加了 13.1%）时，终板损伤的发生率为 8.3%~21.4%[40]。

在术后期间，过窄的支架宽度是下沉的第二常见预测因子 [32]。然而，超过神经和血管结构之间手术通道前后径的风险大于下沉的风险。支架长度也很重要，但与支架尺寸不足和与较密集的皮质附生环接触不足的问题相比，支架过大常见。已在生物力学方面证明，尺寸不足的支架具有更大的失效峰值负荷。关于适当支架长度的一个额外注意事项是，在旋转变形和支架过大时，任何超过对侧环状环深度的器械可能导致下腔静脉、主动脉或肠损伤。建议采用透视检查每个器械的深度，并让外科医生用非惯用手保持此位置；手在患者身体上形成一个正止点，防止器械底部触及。为了防止这种并发症，有许多系统可以使用，因为这种并发症可能发生在任何形式的腰椎椎间融合术中。最后一个主题是 rhBMP-2 在 LLIF 中的使用，这非常普遍。高剂量的 rhBMP-2（＞2 mg）未被证明比低剂量（如 1~2 mg）提　高融合率 [32]。rhBMP-2 被认为加速了支架的皮质吸收，从而导致更早发生下沉的风险。这种早期的下沉在研究中并没有显著表现。下沉是一个需要进一步研究的领域，需关注术语的标准化定义或下沉测量的线性表示 [32]。

硬膜切开术

硬膜撕裂是脊柱手术中最常见的并发症之一，特别是在修复手术、变形和微创脊柱手术中。在大多数情况下，硬膜可以初步修复并做到水密。辅助措施包括纤维蛋白密封剂、硬膜补片、平卧休息和腰椎脑脊液（CSF）引流。很少需要扩展伤口以实现最终的闭合。

侧面体腔外、胸膜后入路已被普及用于治疗中低胸段中央和旁中央的椎间盘突出症，无论是否有钙化。在许多情况下，这些入路可以保持在胸膜外，并且沿着切除的肋骨的解剖平面提供了一个清晰的手术通道，以切除钙化的椎间盘突出症。如果发生明显的 CSF 漏，常见于创伤或钙化的、粘连的椎间盘突出症中，CSF 漏可能在视野内或外。如果修复不可见，可以在潜在区域缝合一个 Alloderm 补片，然后用纤维蛋白胶。这应当伴随术中腰椎引流和 CSF 引流，可能还需要胸管，并监测伤口床和胸膜腔中的液体积聚。担心的是，由于胸腔大和胸膜负压，可能在胸腔内形成大量 CSF 积聚。平卧休息和以 10 mL/h 的稳定 CSF 引流至少持续 2 d 有助于闭合；此外，应仔细观察是否出现严重头痛。需要注意的是，CSF 漏形成可能导致液囊或硬膜下出血。

手术回顾

我最糟的病例

病例 1

1 例 77 岁男性因 L3~4 上段邻近节段退变进行了单独的微创腰椎椎间盘间融合术（MIS LLIF）。手术顺利，术中透视影像显示支架位置正确，位于中央（图 56.1A）。术后逐渐出现下背部疼痛。术后 2 个月的随访放射影像显示支架向侧方移位（图 56.1B）。对患者进行了严格的支具固定和活动限制。进一步的随访影像显示手术后 4 个月和 6 个月支架移位状态稳定（图 56.1C）。患者在随后的门诊访问中表示，患者的背痛也有所改善。

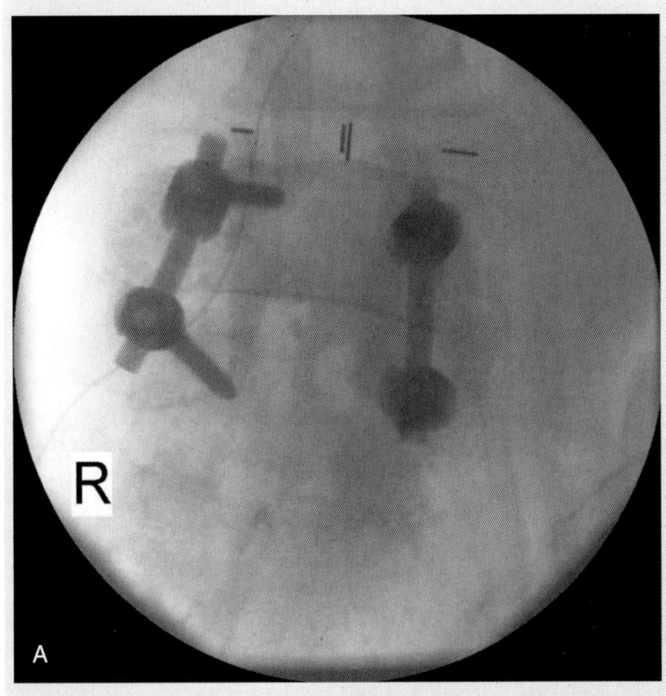

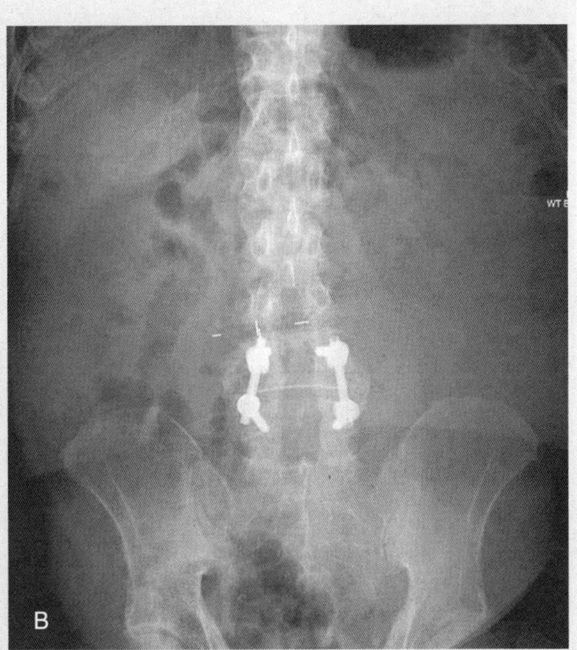

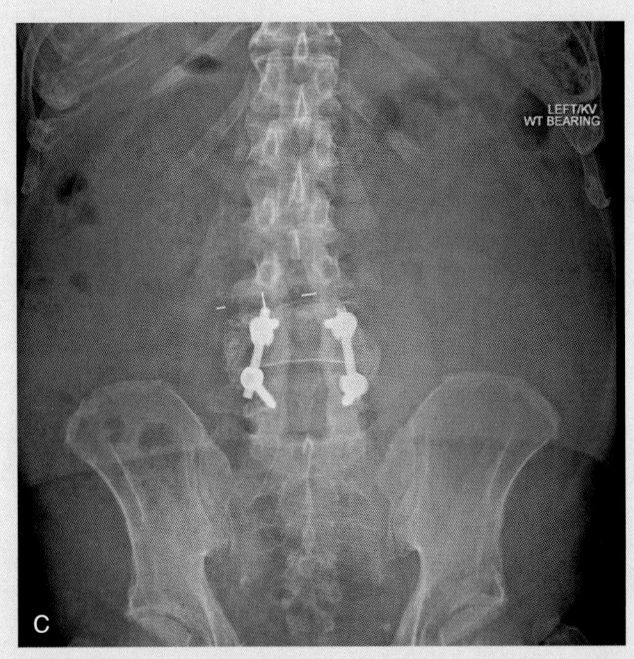

图 56.1 （A）术中透视，前后位视图显示最终的聚醚醚酮（PEEK）支架通过腰椎侧方经腰大肌椎间融合方法置入 L3~4 椎间盘间隙。（B）侧位 X 线片显示椎间植骨移位。（C）侧位 X 线片显示椎间支架位置稳定

病例 2

1 例 70 岁女性因 L3~4 退行性椎间盘疾病进行了单独的右侧微创腰椎椎间盘间融合术（MIS LLIF）。术后第 1 天，患者开始出现进行性的右大腿无力，持续 3 d。术后第 3 天的 CT 扫描显示右侧腰大肌血肿（图 56.2）。患者接受了血肿清除术，并在持续抽吸下放置了引流管。术后第 7 天的进一步 CT 扫描显示血肿已消退。随着随后的 3 个月内物理治疗，患者的大腿无力有所改善。

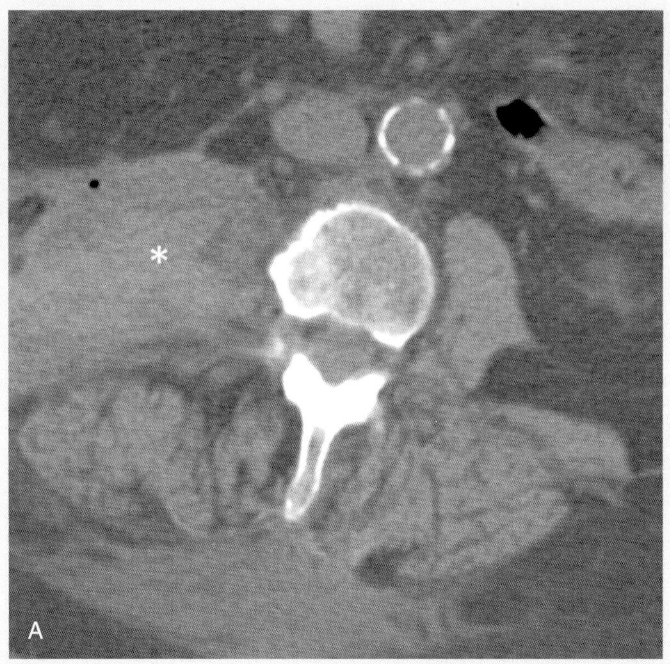

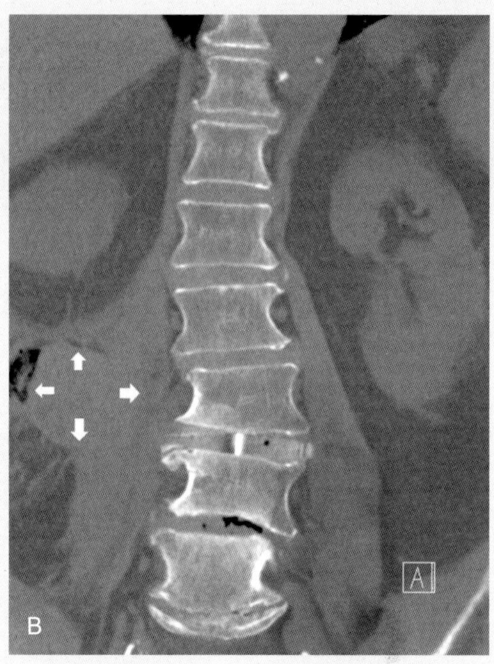

图 56.2 （A）腹部计算机断层扫描（CT），轴位视图。显示右侧腰大肌血肿（星号）。（B）腹部 CT，矢状位视图。显示右侧腰大肌血肿的头尾方向范围，推测伴有腰骶神经丛的位移（未显示）

神经外科手术讨论时刻

微创脊柱手术具有陡峭的学习曲线，并对外科医生提出了技术挑战。微创手术并非没有并发症。在学习曲线期间，并发症的发生率可能比开放手术更高。微创手术的优势包括减少失血、更好的美容效果、减轻疼痛、减少组织剥离和更快的恢复。这些优势必须与微创手术可能带来的严重并发症（如血管损伤和神经根撕脱）进行平衡。仔细的术前患者选择和对手术路径的透彻理解是手术成功的关键。

参考文献

[1] Lehmen JA, Gerber EJ. MIS lateral spine surgery: a systematic literature review of complications, outcomes, and economics. Eur Spine J,2015,24(suppl 3):287–313.

[2] Wang MY, Lerner J, Lesko J, et al. Acute hospital costs after minimally invasive versus open lumbar interbody fusion: data from a US national database with 6106 patients. J Spinal Disord Tech,2012,25(6):324–328.

[3] Scheer JK, Tang JA, Smith JS, et al. Cervical spine alignment, sagittal deformity, and clinical implications: a review. J Neurosurg Spine,2013,19(2):141–159.

[4] Yukawa Y, Kato F, Suda K, et al. Age-related changes in osseous anatomy, alignment, and range of motion of the cervical spine. Part I: radiographic data from over 1,200 asymptomatic subjects. Eur Spine J,2012,21(8):1492–1498.

[5] Passias PG, Oh C, Jalai CM, et al. Predictive model for cervical alignment and malalignment following surgical correction of adult spinal deformity. Spine,2016,41(18):E1096–E1103.

[6] Smith JS, Ramchandran S, Lafage V, et al. Prospective multicenter assessment of early complication rates associated with adult cervical deformity surgery in 78 patients. Neurosurgery,2016,79(3):378–388.

[7] Shiraishi T, Kato M, Yato Y, et al. New techniques for exposure of posterior cervical spine through intermuscular planes and their surgical application. Spine,2012,37(5):E286–E296.

[8] Jagannathan J, Sherman JH, Szabo T, et al. The posterior cervical foraminotomy in the treatment of cervical disc/osteophyte disease: a single-surgeon experience with a minimum of 5 years' clinical and radio graphic follow-up. J Neurosurg Spine,2009,10(4):347–356.

[9] Ozgur BM, Aryan HE, Pimenta L, et al. Extreme Lateral Interbody Fusion (XLIF): a novel surgical technique for

anterior lumbar interbody fusion. Spine J,2006,6(4):435–443.

[10] Rodgers WB, Gerber EJ, Patterson J. Intraoperative and early postoperative complications in extreme lateral interbody fusion: an analysis of 600 cases. Spine,2011,36(1):26–32.

[11] Isaacs RE, Hyde J, Goodrich JA, et al. A prospective, nonrandomized, multicenter evaluation of extreme lateral interbody fusion for the treatment of adult degenerative scoliosis: perioperative outcomes and complications. Spine,2010,35(26 suppl):S322–S330.

[12] Saigal R, Mundis GM Jr, Eastlack R, et al. Anterior column realignment (ACR) in adult sagittal deformity correction: technique and review of the literature. Spine,2016,41(suppl 8):S66–S73.

[13] Boah AO, Perin NI. Lateral access to paravertebral tumors. J Neurosurg Spine,2016,24(5):824–828.

[14] Serak J, Vanni S, Levi AD. The extreme lateral approach for treatment of thoracic and lumbar vertebral body metastases. J Neurosurg Sci,2015,9. [Epub ahead of print].

[15] Blizzard DJ, Hills CP, Isaacs RE, et al. Extreme lateral interbody fusion with posterior instrumentation for spondylodiscitis. J Clin Neurosci,2015,22(11):1758–1761.

[16] Dakwar E, Le TV, Baaj AA, et al. Abdominal wall paresis as a complication of minimally invasive lateral transpsoas interbody fusion. Neurosurg Focus,2011,31(4):E18.

[17] Plata-Bello J, Roldan H, Brage L, et al. Delayed abdominal pseudohernia in young patient after lateral lumbar interbody fusion procedure: case report. World Neurosurg,2016,91:671.e13–671.e16.

[18] Benglis DM, Vanni S, Levi AD. An anatomical study of the lumbosacral plexus as related to the minimally invasive transpsoas approach to the lumbar spine. J Neurosurg Spine,2009,10(2):139–144.

[19] Hu WK, He SS, Zhang SC, et al. An MRI study of psoas major and abdominal large vessels with respect to the X/DLIF approach. Eur Spine J,2011,20(4):557–562.

[20] Moro T, Kikuchi S, Konno S, et al. An anatomic study of the lumbar plexus with respect to retroperitoneal endoscopic surgery. Spine,2003,28(5):423–428, discussion 427–428.

[21] Josiah DT, Boo S, Tarabishy A, et al. Anatomical differences in patients with lumbosacral transitional vertebrae and implications for minimally invasive spine surgery. J Neurosurg Spine,2017,26(2):137–143.

[22] Blizzard DJ, Gallizzi MA, Isaacs RE, et al. Renal artery injury during lateral transpsoas interbody fusion: case report. J Neurosurg Spine,2016,25(4):464–466.

[23] Santillan A, Patsalides A, Gobin YP. Endovascular embolization of iatrogenic lumbar artery pseudoaneurysm following extreme lateral interbody fusion (XLIF). Vasc Endovascular Surg,2010,44(7): 601–603.

[24] Watkins MB. Posterolateral bonegrafting for fusion of the lumbar and lumbosacral spine. J Bone Joint Surg Am,1959,41-A(3):388–396.

[25] Vialle R, Wicart P, Drain O, et al. The Wiltse paraspinal approach to the lumbar spine revisited: an anatomic study. Clin Orthop Relat Res,2006,445:175–180.

[26] Wiltse LL. The paraspinal sacrospinalis-splitting approach to the lumbar spine. Clin Orthop Relat Res,1973,91:48–57.

[27] Vialle R, Court C, Khouri N, et al. Anatomical study of the paraspinal approach to the lumbar spine. Eur Spine J,2005,14(4):366–371.

[28] Uribe JS, Arredondo N, Dakwar E, et al. Defining the safe working zones using the minimally invasive lateral retroperitoneal transpsoas approach: an anatomical study. J Neurosurg Spine,2010,13(2):260–266.

[29] Smith WD, Youssef JA, Christian G, et al. Lumbarized sacrum as a relative contraindication for lateral transpsoas interbody fusion at L5-6. J Spinal Disord Tech,2012,25(5):285–291.

[30] Assina R, Majmundar NJ, Herschman Y, et al. First report of major vascular injury due to lateral transpsoas approach leading to fatality. J Neurosurg Spine,2014,21(5):794–798.

[31] Buric J, Bombardieri D. Direct lesion and repair of a common iliac vein during XLIF approach. Eur Spine J,2016,25(suppl 1):89–93.

[32] Le TV, Baaj AA, Dakwar E, et al. Subsidence of polyetheretherketone intervertebral cages in minimally invasive lateral retroperitoneal transpsoas lumbar interbody fusion. Spine,2012,37(14):1268–1273.

[33] Malham GM, Ellis NJ, Parker RM, et al. Maintenance of segmental lordosis and disc height in standalone and instrumented Extreme Lateral Interbody Fusion (XLIF). Clin Spine Surg,2017,30(2): E90–E98.

[34] Marchi L, Abdala N, Oliveira L, et al. Radiographic and clinical evaluation of cage subsidence after stand-alone lateral interbody fusion. J Neurosurg

Spine,2013,19(1):110–118.

[35] V aidya R, Sethi A, Bartol S, et al. Complications in the use of rhBMP-2 in PEEK cages for interbody spinal fusions. J Spinal Disord Tech,2008,21(8):557–562.

[36] Belkoff SM, Maroney M, Fenton DC, et al. An in vitro biomechanical evaluation of bone cements used in percutaneous vertebroplasty. Bone,1999,25(2 suppl):23S–26S.

57 脊髓髓内肿瘤手术并发症

VINAYAK NARAYAN, AQUEEL PABANEY, ANIL NANDA

重 点

- 脊髓髓内肿瘤是罕见且具有挑战性的肿瘤，在成人和儿童人群中，占所有原发性脊髓肿瘤的16%~58%，占所有原发性中枢神经系统肿瘤的2%~8.5%。
- 脊髓肿瘤手术常见的并发症包括术中脊髓束损伤导致运动和感觉障碍，以及脑脊液漏。
- 当接近下胸段脊髓水平时，外科医生应注意Adamkiewicz动脉的位置。
- 并发症可以通过术中监护、神经导航和仔细分析患者的影像学检查结果来避免。

引 言

脊髓髓内（IMSC）肿瘤是一种罕见且具有挑战性的肿瘤，在成人和儿童人群中占所有原发性脊髓肿瘤的16%~58%，占所有原发性中枢神经系统肿瘤的2%~8.5%[1,2]。室管膜瘤、星形细胞瘤和血管网状细胞瘤占所有IMSC肿瘤的90%以上[3]。其他IMSC肿瘤如胶质瘤、海绵状血管瘤、错构瘤、转移瘤、包裹性肿瘤、囊肿、神经细胞瘤、黑素细胞瘤、脂肪瘤等很少发生。有一些遗传因素与IMSC肿瘤有关。1型神经纤维瘤病（NF1）、2型神经纤维瘤病（NF2）和von Hippel-Lindau（VHL）病是最常见的遗传性疾病，它们分别容易导致星形细胞瘤、室管膜瘤和血管网状细胞瘤的发展。约20%受NF1和NF2影响的患者将发展成IMSC肿瘤。15%~25%的血管网状细胞瘤与VHL综合征相关，这是一种常染色体显性遗传病，具有不完全外显和不完全表达[4]。

IMSC肿瘤与脊髓空洞症特别相关（25%~58%），尤其是位于下颈椎和上胸椎的肿瘤[5]。空洞的出现被视为切除后预后良好的标志，因为它表明肿瘤是非浸润性的，并且在充满液体的腔体消退后，术后恢复迅速。一半的空洞在肿瘤上方，而40%在肿瘤上方和下方，只有10%主要在肿瘤下方。

解剖学观点

脊髓（SC）呈柱状，前后轴略扁平。它沿着脊柱的弯曲，表现出颈椎和腰椎两种典型的膨大，与上肢和下肢相关的运动神经元集中在这里。脊髓圆锥与第一腰椎对齐，在不足3 cm的长度上产生超过50根。SC被可弯曲的脊柱和脑膜所覆盖。在脊柱水平，硬脑膜分为三层，而不是颅内的两层硬脑膜。内层与头部内硬膜层相连，中间层与头部外硬膜层相连，外层延续为颅骨骨膜。与硬脑膜松散相连的是蛛网膜层，它包含充满脑脊液（CSF）的蛛网膜下腔。它也延伸到硬膜囊。蛛网膜覆盖着朝向根袖的脊神经，在那里它与硬脑膜融合。在蛛网膜下腔内，已经描述了几个隔膜，特别是在后间隙，在那里从蛛网膜到脊髓表面有纵向的背侧或背外侧隔膜将蛛网膜下腔分成左右两半。软脑膜是最内层的脑膜层，包裹着脊髓。它提供了蛛网膜下腔和血管周围腔之间的屏障。软脑膜通过21对可延伸的齿状韧带连接到硬脑膜上。它们沿着脊髓一直延伸到脊髓圆锥，终止于最后一根胸神经和第一根腰神经之间。SC的中心是中央导管。它由神经管中央腔的残余物组成，内衬有室管膜细胞，并且充满CSF。前、后连合包绕中央管。灰质角由躯体特定区构成，包含不同种类的功能性神经元。因此，支配中轴肌的运动神经元位于腹角内侧，而控制远端肢体运动的运动神经元则位于外侧。最后，负责控制近端肢体肌肉的运动神经元位于两者之间。后角有一个基于突触输入和输出的分层神经元组织。浅层接收关于疼痛、温度和轻触的外部感觉信息，并产生对侧脊髓丘脑束。深层涉及本体感受信息并参与同侧脊髓小脑束。颈髓后角还包括三叉神经的脊髓核。白质由一些与主要运动或感觉功能相关的束组成。随着SC上升，后柱增大，包括更多的轴突，这些内侧和外侧的轴突分别传递来自下肢（薄束）和上肢（楔束）的细触、振动和本体感受信息。侧柱包括两个最显著的上行束，即脊髓丘脑侧束和脊髓小脑束，以及一个下行束，即皮质脊髓侧束。最后，脊髓丘脑前束和皮质脊髓束在前柱中。脊柱血管解剖始于节段性椎外动脉，它与主动脉的血液通道相对应，不仅为脊髓提供动脉供应，也为神经根、硬脑膜和椎旁肌肉组织提供动脉供应。每节段动脉有一个腹侧和背侧分支。脊髓背侧分支有一条脊髓分支，分为体后动脉（前椎管）、椎板前动脉（后椎管）和根动脉。神经根动脉被定义为神经根脊膜动脉，因为它为神经根和硬脑膜提供营养。另一方面，当这些动脉参与了脊髓血管网时，如果它们供应脊髓前动脉（ASA）则称为髓根动脉更佳，如果它们供应脊髓后动脉（PSA）和SC的表面血管冠状动脉，则称为神经根或神经根后动脉更佳。Adamkiewicz动脉也被称为神经根大动脉，甚至称为神经根髓大动脉，具有左侧优势。当动脉穿过硬脑膜时，偶尔可以看到轻微的尾侧转向。然后，动脉连接腹根，然后到达SC的腹表面，在那里，动脉在其典型的转弯或之前与ASA吻合。PSA接收10~28根供血血管，这也可以证实靠近中央定位的转弯结构。

警 惕

· 脊髓血管供应的变异性。

· 成像包括MRI和血管造影，应仔细审查，以区分肿瘤和血管病变。

· 既往手术或放疗。

预 防

在脊髓髓内肿瘤手术中，可采取几种操作以避免主要并发症。应进行仔细的影像学检查。应注意肿瘤的位置（髓内 *vs* 髓外）、血管充血、有无空洞和并发的肿瘤。应进行详细的神经检查，以记录术前的缺陷。在选定的病例中，比较谨慎的做法是获得一个脊髓血管造影以确定Adamkiewicz动脉。术中，切除肿瘤时必须采用神经监测来提供实时反馈[6]。显微镜，显微仪器和超声吸引器等设备的使用对于安全切除这些肿瘤是必不可少的。

血管损伤

应尽力保存所有的动脉和静脉，以防止动脉或静脉梗死的发展。如果血管牺牲是不可避免的，应进行暂时闭塞，并应注意神经监测的任何变化。如果神经监测没有恶化，那这根血管就可以被切除。

脊髓间质损伤

脊髓组织应该使用显微仪器和显微外科技术进行精细处理。应避免直接处理脊髓，术者应利用齿状韧带、蛛网膜和软脊膜松解脊髓。应谨慎使用双极凝血，以避免脊髓热损伤。应该施行锐性分离和钝性分离的结合，并应大量使用止血剂，如吸收性明胶海绵、封闭剂或氧化纤维素制剂来控制轻微出血。此外，在做脊髓切开术时，术者应确定中线位置，以确保对后柱损伤最小[7]。脊髓切开术应使用蛛网膜刀或锋利的刀片，用双极展开动作和棉球来扩大腔隙；非常不鼓励使用固定牵开器。

脑脊液漏

虽然脑脊液漏不是脊髓手术的直接后果，但它可以毁掉一天的工作。在病例结束时，外科医生必须非常注意一丝不苟的、不透水的缝合。硬脊膜缝线的位置不应超过1 mm的距离，并且缝合时应该有张力。硬膜密封胶也可以用来补充封闭。

除此之外，IMSC肿瘤手术还可能出现手术部位血肿、蛛网膜炎、脓毒症、脑膜膨出、肺栓塞、颈椎后凸等并发症。

手术回顾

我最糟的病例

1例31岁女性患者，主诉行走困难，双足麻木。患者的虚弱逐渐恶化。脊柱MRI显示D7~9髓内病变，注射造影剂增强（图57.1A~C）。与患者及家属详细讨论预后及可能的并发症，如神经功能恶化。在这方面取得了患者及其家属的知情同意。她接受了 D7~9 椎板切除术。病变水平脊髓增宽饱满。肿瘤被减压。术后，患者的神经状况进一步恶化，发展为截瘫并累及括约肌。术后 MRI 显示肿瘤完全切除（图 57.1D 和 E），病理显示细胞性室管膜瘤。患者被送往康复中心，逐渐恢复了下肢的力量。患者现在能在助行器的帮助下走动了。患者最近的 MRI 显示肿瘤未复发（图 57.1F 和 G)。众所周知，位于关键部位（如颈、胸脊髓）的髓内肿瘤会导致神经功能恶化，在这方面，术前与患者和家属进行详细的讨论是非常必要的。

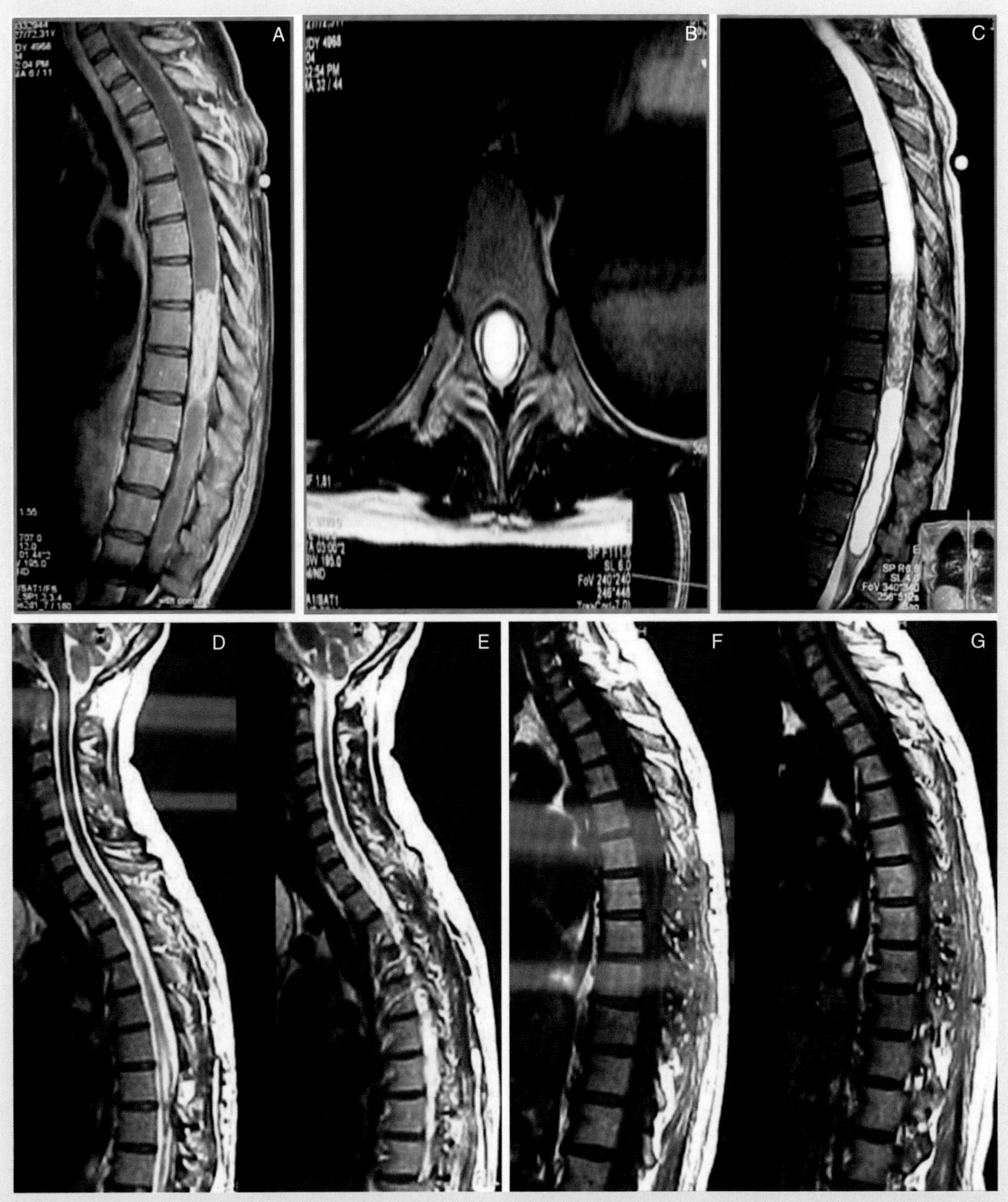

图 57.1 （A~C）术前 MRI 显示肿瘤。（D 和 E）术后 MRI 显示肿瘤完全切除。（F 和 G） MRI 随访未见肿瘤复发

神经外科手术讨论时刻

脊髓肿瘤手术的并发症并不少见。在肿瘤减压和用神经监测保护脊髓之间需要谨慎平衡。肿瘤解剖及操作时应注意脊髓受压缺血性损伤。在处理高危病例时，详细的知情同意非常重要。

参考文献

[1] Malis LI. Intramedullary spinal cord tumors. Clin Neurosurg,1978,25:512–539.

[2] Stein BM, McCormick PC. Intramedullary neoplasms and vascular malformations. Clin Neurosurg,1992,39:361–387.

[3] Brotchi J. Intrinsic spinal cord tumor resection. Neurosurgery,2002, 50(5):1059–1063.

[4] Neumann HPH, Eggert HR, Weigel K, et al. Hemangioblastomas of the central nervous system. J Neurosurg,1989,70(1):24–30.

[5] Samii M, Klekamp J. Surgical results of 100 intramedullary tumors in relation to accompanying syringomyelia. Neurosurgery,1994,35(5): 865–873.

[6] Ng Z, Ng S, Nga V, et al. Intradural spinal tumors—review of postoperative outcomes comparing intramedullary and extramedullary tumors from a single institution's experience. World Neurosurg,2018,109: 229–232.

[7] Brotchi J, Fischer G. Spinal cord ependymomas. Neurosurg Focus.1998,4(5):e2.

58
椎体肿瘤手术并发症

MICHAEL A. GALGANO, HESHAM SOLIMAN, JARED FRIDLEY, ZIYA L. GOKASLAN

引　言

脊柱肿瘤，根据它们是否直接起源于脊髓骨结构或椎骨外部位，可分为原发性与转移性。对这种肿瘤的治疗方法因人而异。许多原发性脊柱肿瘤对化疗和放疗具有相对的抵抗性，因此往往需要广泛的多学科治疗，以实现最大限度的手术切除，从而达到阴性边缘。与原发性肿瘤的治疗不同，转移性脊柱肿瘤的治疗在本质上仍然是姑息性的。对于这些肿瘤的新辅助治疗，无论是原发性还是转移性，可以根据病例设计一个量身定制的治疗方案。在本章中，我们将讨论在脊柱肿瘤切除术中可能遇到的潜在并发症。

原发性脊柱肿瘤的治疗目标是提供长期的无病间隔时间，并最终根除肿瘤进展。大多数原发性脊柱肿瘤的整体肿瘤切除给了患者实现这一目标的最佳机会。原发性肿瘤可分为良性、局部恶性和恶性。良性原发性椎体肿瘤包括动脉瘤性骨囊肿、软骨瘤和内生软骨瘤、血管瘤、骨样骨瘤和成骨细胞瘤。最常见的局部恶性和恶性原发性椎体肿瘤分别为脊索瘤和肉瘤[1]。巨细胞瘤、脊索瘤和软骨肉瘤整体切除比病灶内切除显示出更好的局部控制率：92.3%、78%、82% *vs* 72.2%、22%、0[2]。这种优势可能会在之前进行过活检并伴有活检通道污染，随后进行肿瘤切除的患者中被否定[2,3]。

与原发性脊柱肿瘤不同，转移性脊柱肿瘤的手术治疗是姑息性的，其主要目标是保留或改善神经功能，以及恢复或维持脊柱的稳定性[4]。神经学、肿瘤学、机械动力学和全身性（NOMS）标准是一种被广泛接受的关于转移性脊柱肿瘤决策的工作算法[5]。该框架指导脊柱外科医生完成评估患者神经系统状态、肿瘤状态、机械稳定性和整体全身性疾病负担的过程。放疗，无论是立体定向体放疗（SBRT）还是常规外束放射治疗（EBRT），都是术后的主要治疗方法，加上适当的化疗，可以改善局部疾病控制。SBRT 的潜在并发症之一是椎体骨折发生率增加，计划手术干预时需要考虑到这一点[6]。

对脊柱肿瘤患者考虑适当的治疗计划取决于几个因素，如病变的位置和手术目标，以及患者的一般状况、肺活量、既往手术或放疗。脊柱内固定和关节融合术通常用于稳定和畸形矫正。患者的预期生存时间越长，实现骨性融合就越重要。其他干预措施，如椎体成形术 / 椎体后凸成形术（VP/KP）、射频消融术（RFA）和激光间质热消融术（LITT），在脊柱肿瘤患者的整体治疗中，正成为越来越广泛接受的辅助手段。这些辅助手术可以纳入手术计划，或作为门诊手术在术前或手术后由介入医师进行。术前栓塞也可能适用于术前的多血管肿瘤。

脊柱肿瘤切除术中的并发症可分为入路相关疾病、维持稳定和实现融合的挑战、伤口愈合问题、手术时长相关并发症和术中出血。了解这些类型的并发症将有助于最大限度地减少患者的发病率，帮助外科医生防止问题的发生，并在确实发生时有效处理。

入路相关并发症

脊柱肿瘤切除术可分为 3 个部分：①最大限度的安全肿瘤切除术；②神经成分减压；③脊柱稳定。这些手术的不同方面受到肿瘤的位置和大小以及椎体骨、神经成分和椎管外组织的受累程度的影响。虽然通过一种入路可以实现所有 3 个手术目标，但在许多情况下，可能需要多种入路来安全地切除肿瘤并重建脊柱。最重要的是，脊柱外科医生不仅要对所涉及的脊柱节段解剖，而且对过程中可能遇到的周围内脏和软组织结构有深入的了解。

颈椎腹侧肿瘤的切除几乎总是通过标准的颈前路解剖。切除的预期并发症包括对咽部、食道、气管、喉部和颈部附近的神经血管结构的损伤。在该方法的翻修手术中，由耳鼻喉科医生在术前对声带进行评估是合理的。有了这些知识可能会影响后续手术的入路的侧别。有时可能很难识别典型的可靠的解剖标志，如具有广泛肿瘤浸润的钩突。因此，外科医生对中线的感觉可能会受到损害。可以考虑在椎间盘间隙内放置一根弯曲的脊柱针，进行透射X线检查，以更好地了解中线。颈椎是一个独特的解剖节段，椎动脉在骨结构（横突孔）内从C6到寰椎。由于血管结构和骨结构之间的密切关系，在试图切除某些颈椎肿瘤时存在损伤椎动脉的风险。这与椎动脉周围肿瘤的切除有关。切除包裹一条椎动脉的原发肿瘤通常需要术前栓塞，以努力实现整体切除。在永久栓塞椎动脉前，必须进行术前球囊闭塞试验。在切除椎动脉附近的转移性肿瘤时，椎动脉的意外损伤可能会导致出血和潜在的颅后窝梗死等灾难性后果。如果发生椎动脉损伤，建议填充止血材料并完成手术，然后进行血管造影，而不是中止手术。

当原发性颈椎肿瘤包绕附近的椎动脉时，在整体切除时应考虑牺牲该血管，以努力达到阴性切缘（图58.1）。术前诊断性双颈动脉和椎动脉血管造影对确定侧支血流流向后循环是至关重要的。必须明确椎动脉球囊闭塞试验的利益关系，以确保患者从对侧椎动脉或通过后交通动脉的前循环有足够的颅后窝灌注。首选在椎动脉开放手术结扎前进行血管内栓塞[7]。这使得在可控的环境下闭塞椎动脉。另一种方法需要将椎动脉从肿瘤中剥离出来，这具有显著的风险。单侧椎动脉结扎在一系列病例中被证明是相对安全的[8]，尽管可能发生远端栓塞，导致颅后窝梗死。由于椎动脉的复杂过程和颅颈交界处独特的骨解剖结构，颈椎器械对椎动脉也有重大的风险，特别是在C1和C2。如果在放置可能损伤剩余椎动脉的器械前，术中结扎椎动脉以确定患者的神经功能，那么分次进行肿瘤切除可能是一个有用的方案。

为了实现原发性颈椎肿瘤的整体切除，可能还需要牺牲神经根。在术前，与患者进行坦诚的沟通对于管理术后神经功能预期是非常重要的。由

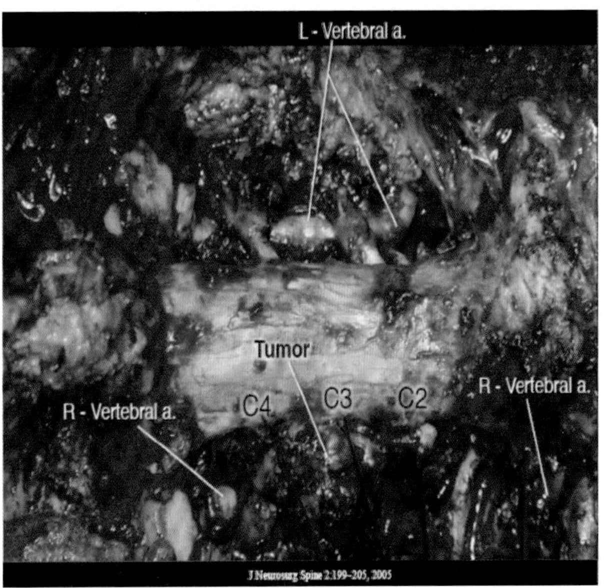

图58.1 Right-sided cervical nerve root and vertebral artery ligation. (Permission of use granted by Rhines LD, Fourney DR, Siadati A, Suk I, Gokaslan ZL. En bloc resection of multilevel cervical chordoma with C−2 involvement. Case report and description of operative technique. J Neurosurg Spine. 2005;2(2):199 - 205.)

于缺乏运动神经支配，C2和C3神经根结扎除了可能发生枕部神经痛外，几乎没有别的并发症，而C3~5神经根结扎可导致单侧膈肌麻痹。下颈神经根牺牲对患者的运动和感觉功能有更相关的临床影响。C5和C6神经根牺牲可分别导致三角肌无力和肱二头肌无力。C7神经根结扎可引起三头肌无力，尽管通常没有明显的临床影响，C8和T1神经根结扎可引起明显的功能障碍，包括手部的精细运动任务。对于特定的颈椎原发肿瘤，有一种保留神经血管的整体切除术，利用多次截骨术保留神经根和椎动脉，特别注意切除外侧横孔[9]。

复杂的咽后入路可在极少数情况下用于完全进入上颈椎的原发肿瘤（图58.2）。这通常需要术前气管切开术和胃切开术置管放置。脑脊液漏在这种方法中也可能非常难以管理。上颈部肿瘤与显著的手术并发症发病率相关。

胸椎体肿瘤可累及邻近的血管和纵隔结构。如果主动脉密切相关，而原发性胸椎肿瘤可能需要切除部分主动脉，以获得阴性切缘[10]，则在整体脊椎切除术后可能需要进行广泛的血管重建。这种病变通常需要前后联合入路，需要利用通过胸腔的手术通道。神经根结扎通常是必要的，以获得从后路途径进入脊柱腹侧。如果有明显的腹侧硬膜外疾

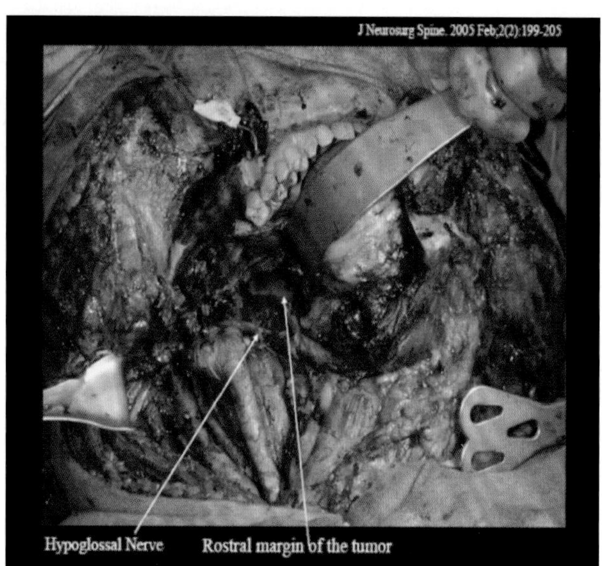

图 58.2 Complex retropharyngeal approach for resection of a cervical chordoma. (Permission of use granted by Rhines LD, Fourney DR, Siadati A, Suk I, Gokaslan ZL. En bloc resection of multilevel cervical chordoma with C−2 involvement. Case report and description of operative technique. J Neurosurg Spine. 2005;2(2):199 – 205.)

病，并正在进行经椎弓根、肋横突切除术或腔外入路，则可能出现这种情况。除了手固有的 T1 神经支配，胸神经根结扎耐受性良好[11]。在行复杂的胸腰椎入路时，必须避开 Adamkiewicz 动脉。这条动脉通常出现在 T9 和 T12 之间。它是脊髓的主要血液来源。在考虑多节段血管的结扎时，术前血管造影中识别 Adamkiewicz 动脉是有益的。损伤可导致脊髓灌注不足和缺血，导致明显的神经功能障碍。在经胸或侧腔外入路的前椎体切除术中，存在胸导管损伤的风险，除了预期的气胸 / 血胸外，还可能导致乳糜胸[12]。乳糜胸是一种具有挑战性的治疗条件，因为它通常需要显著的饮食调整，并可能通过胸腔造口术或重复胸腔穿刺术减压胸腔。胸椎后入路的伤口感染发生率高于前入路（26.7% *vs* 4.5%），且深静脉血栓形成率更高（DVT；15.6% *vs* 0）[13]。在肿瘤侵犯胸膜的患者中，前后联合入路组的胸管使用时间大于单纯前入路组[13]。同时接受前和后路联合治疗的患者的总体并发症发生率高于接受单一后路治疗的患者（53.24% *vs* 32.1%）[2]。

由于有导致腰椎神经根损伤的典型神经系统发病率，所以具有显著腹侧疾病的腰椎肿瘤通过后路手术切除尤其具有挑战性。在一些主要为上腰椎肿瘤的患者中，L1 和 L2 神经根结扎耐受良好，因此可以考虑仅后路入路。对于涉及 L3 及以下的原发性肿瘤，必须采用前后联合入路[14]。结扎 L3~5 的任何神经根都可导致明显的运动和感觉障碍。腰椎前路可能需要活动下腔静脉（IVC）、主动脉或其分支，使这些血管在手术过程中面临损伤的风险。

骶骨肿瘤手术时髂血管和直肠接近（图 58.3）。在原发性骨肿瘤的骶骨切除术中，可能需要牺牲骶神经根才能获得整体切除。如果髂血管与肿瘤密切相关，也可能需要进行血管重建。不可避免的是，肠、膀胱和性功能会显著改变，这取决于骶骨切除的具体程度。骶骨切除越高，肠 / 膀胱就越有可能受到不利影响。也有研究表明，术前肠 / 膀胱的功能状态可以预测长期功能[15]。历史上，高位骶骨原发肿瘤的手术是通过前 / 后入路进行的。前路入路使外科医生可以直接进入骶骨腹侧的直肠和血管系统，并使其可视化。这项技术确实带有开放性剖腹手术的固有风险，包括肠道损伤。此外，使用仅采用前路入路对 S1 远端鞘囊及其神经成分的控制较少，因此通常与后路入路相结合[16]。已描述骶骨肿瘤的仅后路入路，这可以避免一些前述入路相关的疾病[17]。如果需要在 S1 远端结扎骶神经根，后路入路使外科医生可以直接进入骶神经根。当肿瘤无直肠侵犯，肿瘤位置在 L5/S1 以上，且无髂血管受累时，仅采用后路治疗是可行的[16]。

任何脊柱肿瘤的入路都有对脊髓或神经根造成损伤的固有风险。术中神经监测通常在永久性损伤发生之前，可以提醒外科医生潜在的损伤。常规

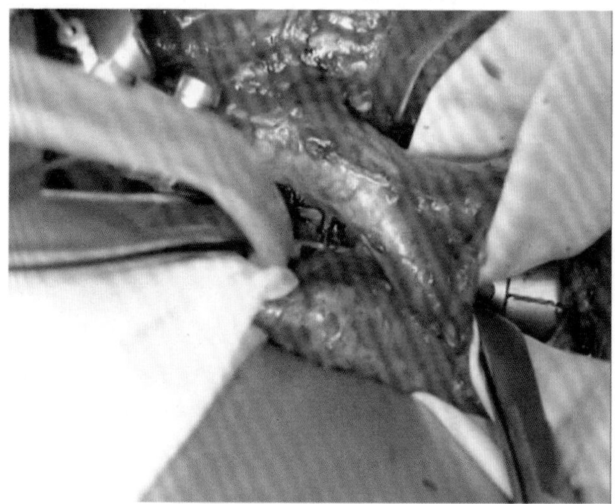

图 58.3 前腰椎入路的下腔静脉收缩及主动脉分叉图［经许可，引自 Clarke MJ, Hsu W, Suk I, et al. Three-level en bloc spondylectomy for chordoma. Neurosurgery . 2011;68(2 Suppl Operative):325 – 33］

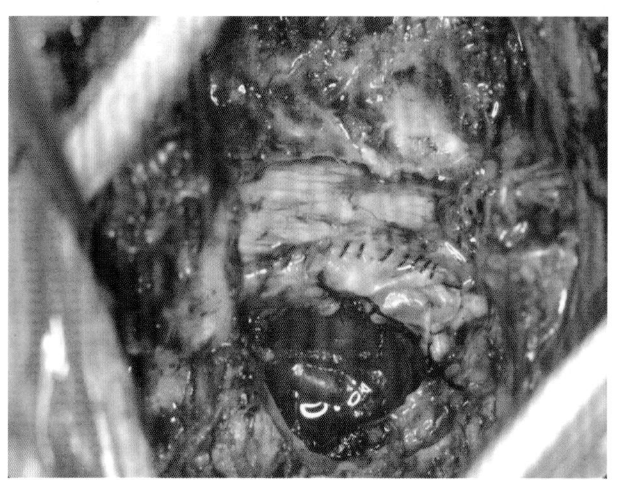

图 58.4 使用硬脑膜替代品进行腹外侧硬脑膜修复

使用体感诱发电位、运动诱发电位和肌电图是避免永久性神经损伤有用的工具。硬脑膜的损伤和由此产生的脑脊液漏也值得担忧。避免损伤是至关重要的，但如果在手术中遇到硬脑膜撕裂，初次修复也同样重要。如果硬脑膜撕裂由于其固有的形态或腹侧位置而不容易修复，则强烈建议关闭肌筋膜。额外的肌皮瓣可以增加闭合和防止术后蛛网膜下腔皮肤瘘。已经描述了一种经椎弓根入路进入腹侧硬膜囊，利用 Gore-Tex 缝合在腹侧硬膜囊周围，以关闭具有挑战性的腹硬脑膜撕裂（图 58.4）。该技术首次用于胸椎腹侧脊髓疝 [18]。

维持稳定和实现融合的挑战

原发性脊柱肿瘤整体切除的主要目标是长期无病生存。与大多数转移性脊柱疾病患者不同，原发性肿瘤患者可以存活多年。这就需要将骨融合作为这些患者的高度优先事项，以减少假关节和硬件故障的风险。整体肿瘤切除是一种生物力学上不稳定的手术，因为前、中、后柱的完整性经常被破坏，需要环周多节段内固定来稳定。假关节病和延迟内固定失败是肿瘤切除后长时间、复杂结构的潜在挑战。如果没有发生骨融合，这些患者的脊柱内固定有很高的失败风险。螺杆技术用于后柱和中间柱的支撑，而填充同种异体移植物的钛或聚醚醚酮（PEEK）融合器通常用于前柱的支撑 [19]。目前正在研究新的定制脊柱植入体的技术，以实现最佳的生物力学稳定性。3D 打印植入特殊患者的人工椎体在一个行上颈段尤文肉瘤切除术的患者中已有报道 [20]。如果切除需要复杂的枕颈内固定的颅颈肿瘤，可能会导致假关节，术后头环背心固定可用于最大限度地实现骨融合。

腰椎原发肿瘤是一种特别独特和具有挑战性的情况，当切除腰椎椎弓根以保持阴性边缘，使腰椎固定变得困难。然而，双皮质经椎体螺钉可以替代缺失的椎弓根。这种新颖的固定技术被称为制造“假椎弓根”。在如此广泛的腰骨盆腔重建手术中，重建骨盆以支持站立轴向负荷是很重要的（图 58.5）[21]。除了在这种广泛不稳定手术后施加在脊柱上的生物力学应力外，该患者群体的术后放疗使其容易发生骨不连。腰盆骨重建通常包括一个复杂的螺杆结构，一个带血管蒂的腓骨移植物可以是腰椎和骨盆之间的主要支柱。带血管化的骨移植术通常由整形外科医生来完成。尸体同种异体移植支柱也可以用于此目的。移植物和宿主骨之间的无效腔使获得固体融合更加困难，而经常使用的合成移植物会导致免疫排斥反应。切除体外放射的肿瘤承载骶骨也被用作骶骨切除术后骨移植的替代方法 [22]。原发性脊柱肿瘤广泛切除后，由于有长期生存的可能性，长期骨融合是绝对优先考虑的因素。

伤口愈合问题

伤口愈合的问题是脊柱肿瘤患者必须处理的一个常见的术后障碍。脊柱转移性疾病的患者经常接受辅助化疗和放疗。许多化疗药物将患者置于免

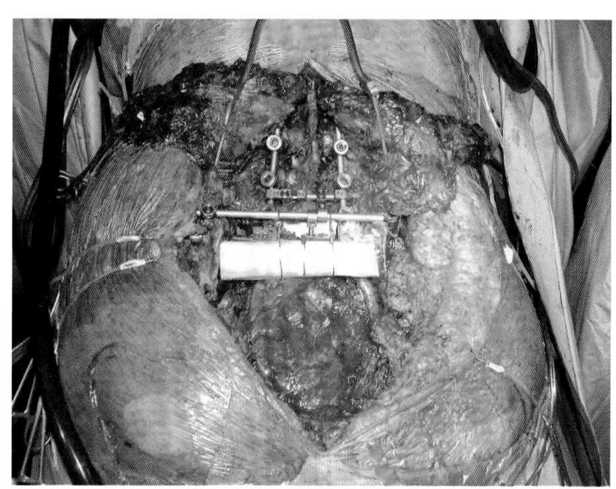

图 58.5 Lumbopelvic reconstruction after sacrectomy for a chordoma. (Permission of use granted by Rhines LD, Fourney DR, Siadati A, Suk I, Gokaslan ZL. En bloc resection of multilevel cervical chordoma with C–2 involvement. Case report and description of operative technique. J Neurosurg Spine. 2005;2(2):199 – 205.)

疫功能低下的状态，使患者无法最佳地对抗感染。对最近手术部位的放疗因抑制最佳伤口愈合而非常麻烦。

原发性脊柱肿瘤患者也经常遇到伤口并发症，部分原因是为了在原发肿瘤周围获得阴性边缘而产生巨大的大软组织缺损。如果软组织有肿瘤的侵犯，就会产生更大的缺损。在一项对接受整体切除治疗的患者进行的研究中，1/3 的患者在手术后 30 d 内因伤口裂开而需要再次手术 [23]。此外，患有糖尿病等多种共病的患者可能会存在伤口愈合能力下降 [6,24]。术前戒烟、控制糖尿病及保持良好的营养状态等医疗优化措施都是可以采取的宝贵的预防方法。

在需要复杂的软组织重建挑战的手术中，可以采取的一种预防措施是使用血管化良好的肌皮瓣。一项系统性综述发现，在脊柱肿瘤患者中，28% 的患者在初始手术时接受了预防性肌肉皮瓣治疗。主要指征是内固定、既往放疗和既往手术 [24,25]。另一项研究发现，接受预防性软组织重建的患者（20%）与未接受软组织重建的患者（45%）的并发症发生率有统计学上的差异 [6]。

肌皮瓣能够抑制细菌的生长，从而有助于防止手术部位的感染 [24]。这些皮瓣也倾向于增强血液流动，从而改善富氧环境，从而增加细菌的清除 [26]。需要软组织重建的颈部和腰骶部肿瘤患者，比起胸部肿瘤，往往有更高的伤口并发症发生率。这主要是由于颈椎和腰骶部脊柱缺乏可用作皮瓣的解剖学软组织。胸椎区域解剖有一个容易获取的可以利用的大量肌肉。

手术时长相关并发症

深静脉血栓（DVT）和肺栓塞（PE）是脊柱肿瘤手术中发病和死亡的重要原因。脊柱手术后深静脉血栓的发生率估计在 0.3%~15.5%[27]。在该患者群体中，使用预防性皮下普通肝素是必不可少的。已知患有肿瘤的患者发生 DVT/PE 的风险更高。一些人提倡在这一患者群体中预防性放置 IVC 过滤器 [28,29]，但放置 IVC 并不能减轻 DVT/PE 的风险。

术后视力丧失（POVL）是一种罕见的并发症，通常与手术时间有关，可能有毁灭性的影响，永久性视力丧失是最可怕的结果。在普通外科手术中，POVL 的发生率为 0.000 8%~0.002%，但脊柱手术后的发生率为 0.09%~0.20%[30]。POVL 诊断包括前（AION）和后（PION）缺血性视神经病变、视网膜中央动脉闭塞（cCRAO）和皮质盲（CB），PION 是最常见的事件，通常是不可逆的，特别与俯卧位、延长手术时间、血液稀释、面部水肿、显著失血、低血压以及糖尿病、高血压、动脉粥样硬化和吸烟等共病相关 [30]。虽然罕见，但这种严重的并发症应包括在术前讨论和手术知情同意书中。减少 PION 风险的预防措施包括定位时谨慎，避免直接压迫眼眶，进行高风险手术，最大限度地止血，避免大量晶体输注，以及保持头部在心脏水平或心脏上方 [30]。

术中出血

术中出血是脊柱肿瘤切除时常见的并发症。已知在 43% 的整体切除病例中发生大量失血（＞ 5000 mL）[31]。许多原发性恶性骨肿瘤在血管造影中显示血管供应增加，但脊索瘤可能有所不同 [32]。转移性肿瘤在手术室中往往是比较麻烦的，因为非原发性骨肿瘤通常进行病灶内切除。术前胸腰椎血管造影有时可以识别供应脊髓的主要神经根动脉，尽管这通常不会改变入路或排除切除。术前栓塞远端肿瘤血管已被广泛推荐，以减少术中出血，特别是在更多的血管病变中，如肾细胞癌 [33]。避免对大型动脉供血者的栓塞可最大限度地减少不必要的侧支血管闭塞、组织缺血和梗死 [32]。术前栓塞应在计划的手术前 1~2 d 进行，以尽量减少血供并获益最大化 [32]。

对于颈椎区域，需要仔细评估椎动脉的解剖和生理学，因为该结构的损伤会导致灾难性的出血和毁灭性的后循环梗死（图 58.6）。即使是椎动脉不被肿瘤直接累及，在保留两个椎动脉的同时，实现完整的整体切除往往是非常具有挑战性的。如本章前面所述，建议采用球囊闭塞试验来评估牺牲一条椎动脉的安全性 [8]。血管内闭塞优于开放手术结扎，以避免术中因丰富的横孔静脉丛而出血 [34]。术前应了解最近端栓塞水平的脊椎水平，因为仍有可能撕裂椎动脉残端，这可能导致明显的失血。

手术回顾

我最糟的病例

1 例 40 岁女性患者，既往有 1 型神经纤维瘤病史，来神经外科就诊。5 年前，患者接受了后胸椎入路 T6 椎体切除术，环丛状神经纤维瘤多水平稳定。随后的影像学检查显示，在最后一次随访后的短时间内，肿瘤快速生长（图 58.7 和图 58.8）。计算机断层扫描引导下的活检显示神经纤维瘤的恶性转化。患者随后接受了两阶段的外科手术。第一阶段是通过 T10 固定融合进入胸椎 T2，切除 T5、T6 和 T7 椎体，椎体融合重建和切除肿瘤。在第二阶段，进行左侧开胸和完全切除肿瘤与脊髓减压。患者术后病程并发持续性脑脊液 – 胸膜瘘，导致左侧胸腔积液伴呼吸系统损伤（图 58.9）。患者重新接受手术，修复了源自硬脑膜的脑脊液漏，并对切口进行复杂的补片闭合。腰椎引流管被保留了好几天。不幸的是，患者并发颅内低血压和随后的硬膜下水囊肿。患者最终去除了腰椎引流管。患者术后最终表现良好，出院时，无进一步的脑脊液漏证据（图 58.10）。

脑脊液 – 胸膜瘘是一种不幸的并发症，在上述手术中并不罕见。为了给患者提供最大的生存获益和无病间期，整体切除是手术的目标。考虑到这些肿瘤的复杂性和脊柱外解剖结构，这些类型的手术并发症非常常见。脑脊液 – 胸膜瘘应在严重呼吸损害前紧急处理。一线治疗包括胸膜积液引流和直接修复硬脑膜缺损。脑脊液引流可以被认为是一种辅助措施。

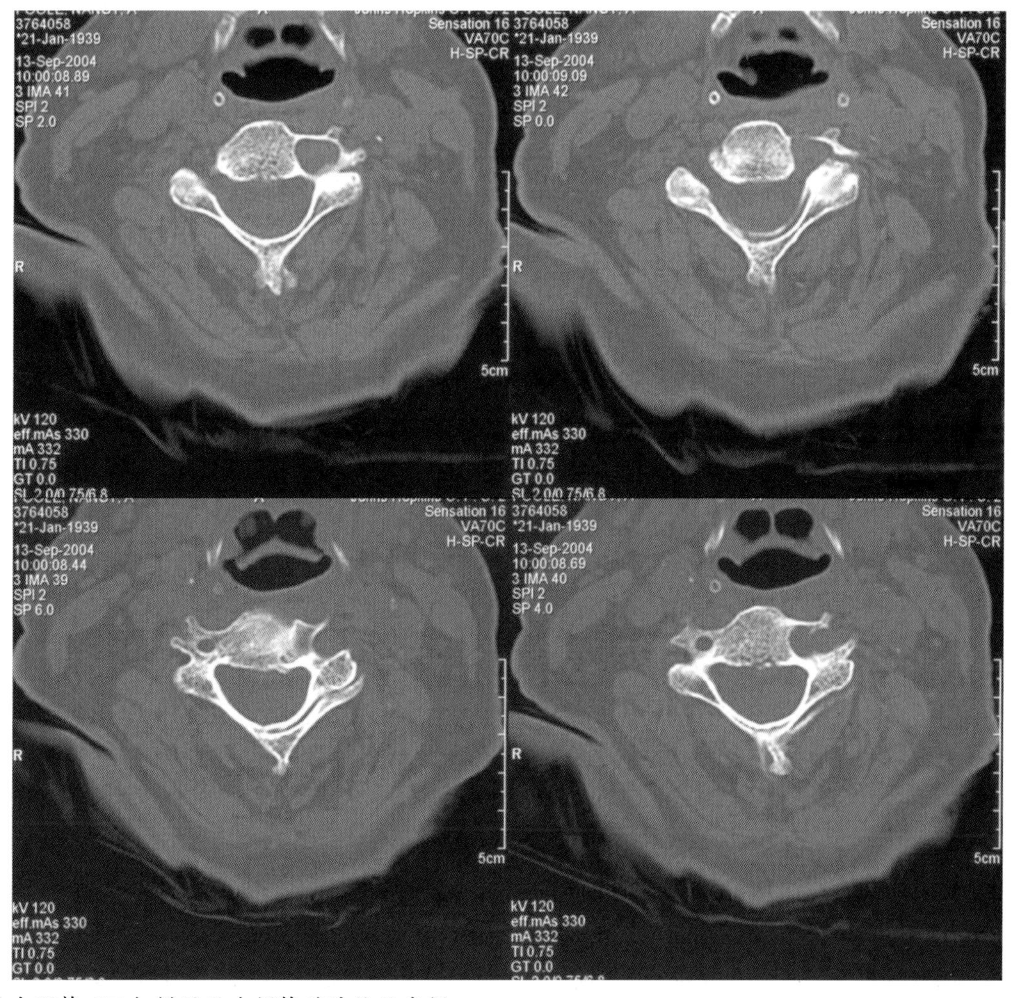

图 58.6　轴向颈椎 CT 扫描显示左侧椎动脉位于内侧

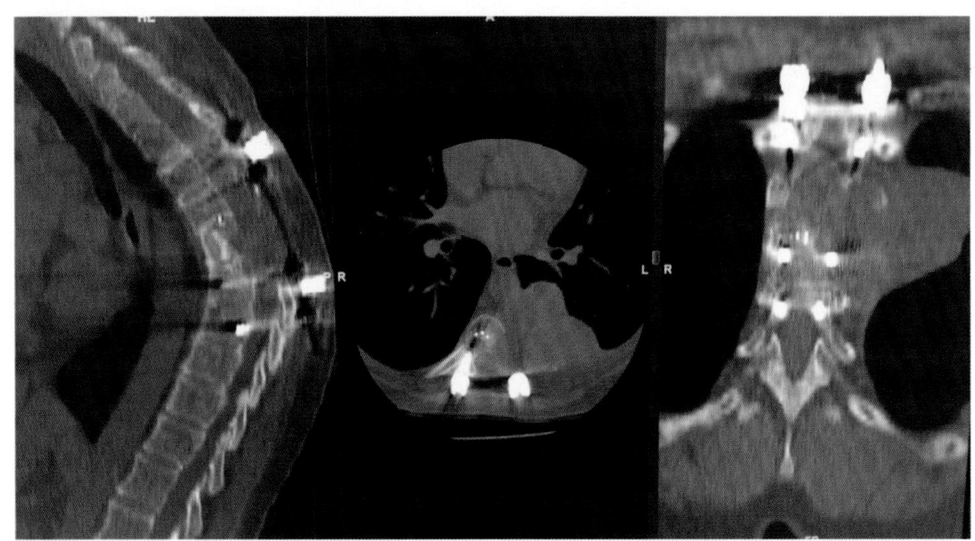

图 58.7 矢状面、轴向和冠状面 CT 扫描显示先前重建的图像胸椎中部，伴椎管旁恶性神经鞘神经纤维瘤复发

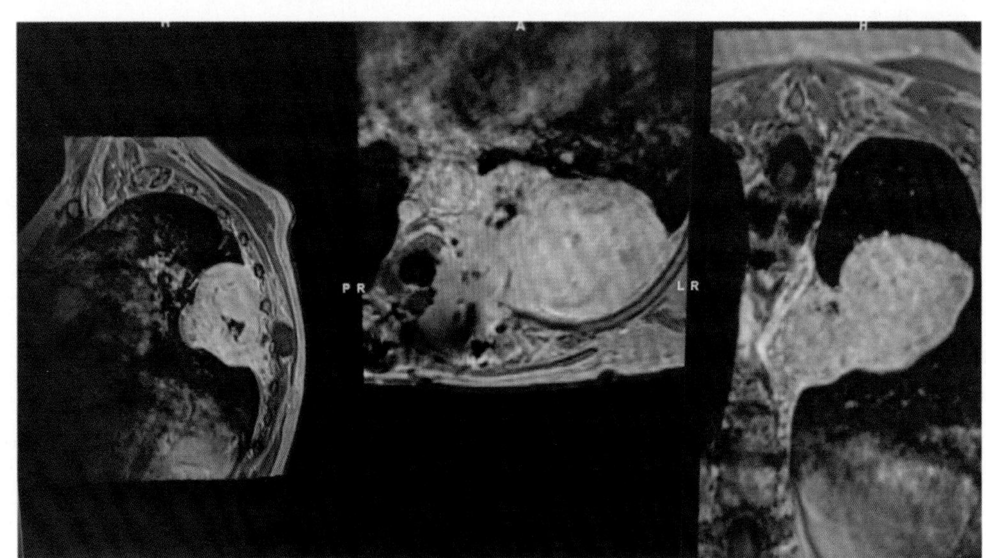

图 58.8 矢状面、轴向和冠状面 T1 加权 MRI 扫描显示复发性胸椎旁恶性神经鞘并侵犯脊髓

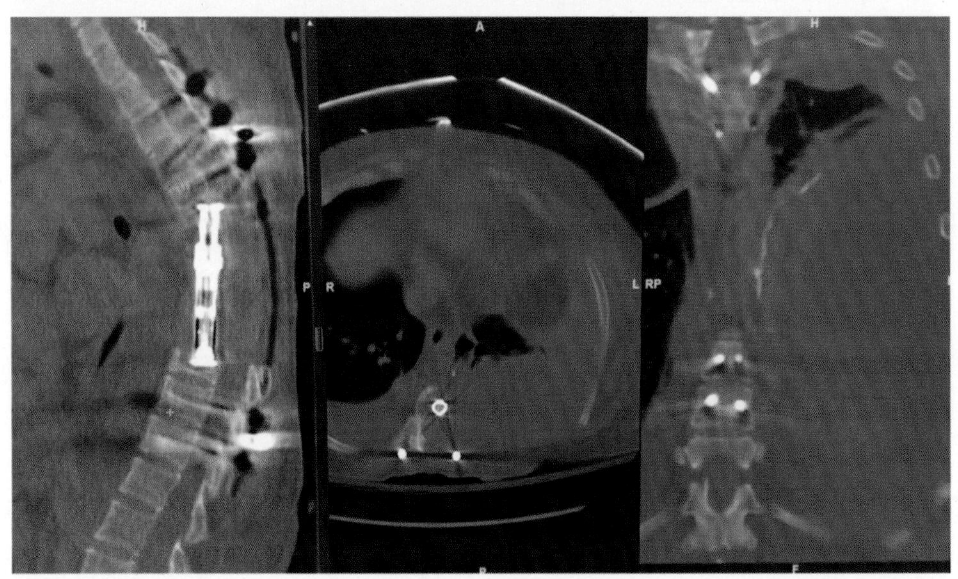

图 58.9 术后 CT 扫描显示整体术后有大量左侧脑脊液胸腔积液

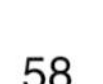

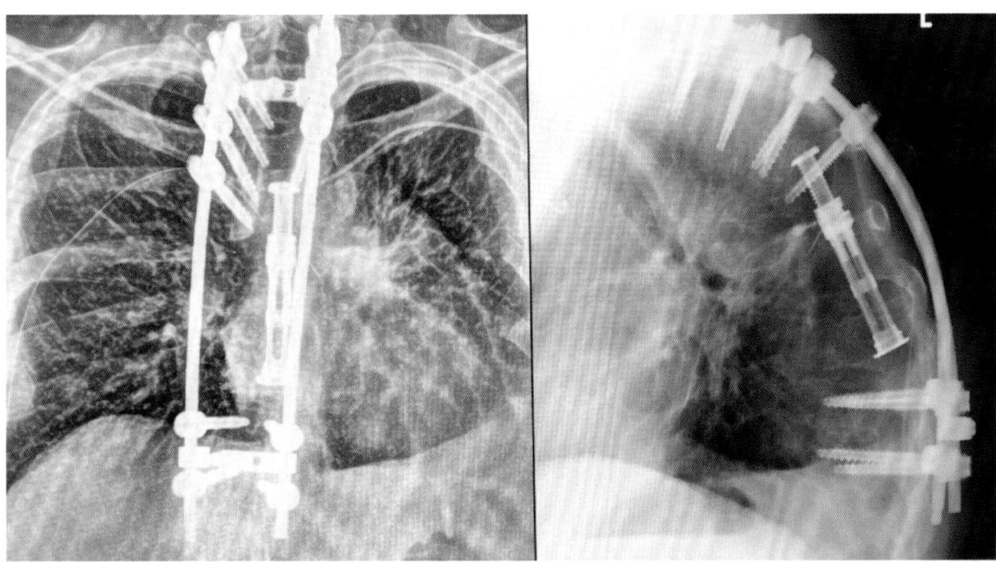

图 58.10 胸腔 X 线片显示 T2~10 内固定，可用扩张的椎间融合器重建前柱，左侧脑脊液胸腔积液消退

结 论

虽然脊柱肿瘤的手术治疗在技术上是有益的，但经常发生严重的并发症。脊柱肿瘤通常无明确解剖边界，从而导致软组织和内脏结构的侵犯，使其切除复杂化。在每个脊柱节段的周围是一个独特的360° 的内脏器官和神经血管结构网络，在计划脊柱肿瘤切除时必须考虑到这一点。减少与手术相关的并发症的主要方法是进行特殊的准备，包括从理解解剖关系到确保患者在手术前得到医学优化。应该注意的是，脊柱肿瘤手术需要多学科的方法来优化结果并减少并发症的发生。

参考文献

[1] Quintan LM. Primary vertebral tumors—and Enneking was right. World Neurosurg,2017,775–776.

[2] Boriani S, Gasbarrini A, Bandiera S, et al. Predictors for surgical complications of en bloc resections in the spine: review of 220 cases treated by the same team. Eur Spine J,2016,25:3932–3941.

[3] Luksanapruksa P, Buchowski JM, Singhatanadgige W, et al. Systematic review and meta-analysis of en bloc vertebrectomy compared with intralesional resection for giant cell tumors of the mobile spine. Global Spine J,2016,6:798–803.

[4] Goel A. Surgery for malignant spinal tumors: beyond the lure of the "technically sweet". World Neurosurg,2017,777–778.

[5] Laufer I, Rubin DG, Lis E, et al. The NOMS framework: approach to the treatment of spinal metastatic tumors. Oncologist,2013,18:744–751.

[6] Chang DW, Friel MT, Youssef AA. Reconstructive strategies in soft tissue reconstruction after resection of spinal neoplasms. Spine,2007,32:1101–1106.

[7] Mattei TA, Mendel E. En bloc resection of primary malignant bone tumors of the cervical spine. Acta Neurochir (Wien),2014, 156:2159–2164.

[8] Hoshino Y, Kurokawa T, Nakamura K, et al. A report on the safety of unilateral vertebral artery ligation during cervical spine surgery. Spine,1996,21:1454–1457.

[9] Stulik J, Barna M, Vyskocil T, et al. Total en bloc spondylectomy of C3: a new surgical technique and literature review. Acta Chir Orthop Traumatol Cech,2015,82:261–267.

[10] Gosling T, Pichlmaier MA, Langer F, et al. Two-stage multilevel en bloc spondylectomy with resection and replacement of the aorta. Eur Spine J,2013,22(suppl 3):S363–S368.

[11] Yokogawa N, Murakami H, Demura S, et al. Motor functio n of the upper-extremity after transection of the second thoracic nerve root during total en bloc spondylectomy. PLoS ONE,2014,9: e109838.

[12] Sugimoto S, Tanaka M, Suzawa K, et al. Pneumocephalus and chylothorax complicating vertebrectomy for lung cancer. Ann Thorac Surg,2015,99:1425–1428.

[13] Xu R, Garces-Ambrossi GL, McGirt MJ, et al. Thoracic vertebrectomy and spinal reconstruction via anterior, posterior, or combined approaches: clinical outcomes in 91 consecutive patients with metastatic spinal tumors. J Neurosurg Spine,2009,11:272–284.

[14] Kawahara N, Tomita K, Murakami H, et al. Total en bloc

spondylectomy for spinal tumors: surgical techniques and related basic background. Orthop Clin North Am,2009,40:47–63, vi.

[15] Moran D, Zadnik PL, Taylor T, et al. Maintenance of bowel, bladder, and motor functions after sacrectomy. Spine J,2015,15:222–229.

[16] Clarke MJ, Dasenbrock H, Bydon A, et al. Posterior-only approach for en bloc sacrectomy: clinical outcomes in 36 consecutive patients. Neurosurgery,2012,71:357–364, discussion 364.

[17] Zang J, Guo W, Yang R, et al. Is total en bloc sacrectomy using a posterior-only approach feasible and safe for patients with malignant sacral tumors? J Neurosurg Spine,2015,22:563–570.

[18] Chaichana KL, Sciubba DM, Li KW, et al. Surgical management of thoracic spinal cord herniation: technical consideration. J Spinal Disord Tech,2009,22:67–72.

[19] Lewandrowski KU, Hecht AC, DeLaney TF, et al. Anterior spinal arthrodesis with structural cortical allografts and instrumentation for spine tumor surgery. Spine,2004,29:1150–1158, discussion 1159.

[20] Xu N, Wei F, Liu X, et al. Reconstruction of the upper cervical spine using a personalized 3d-printed vertebral body in an adolescent with Ewing sarcoma. Spine,2016,41:E50–E54.

[21] Mendel E, Mayerson JL, Nathoo N, et al. Reconstruction of the pelvis and lumbar-pelvic junction using 2 vascularized autologous bone grafts after en bloc resection for an iliosacral chondrosarcoma. J Neurosurg Spine,2011,15: 168–173.

[22] Nishizawa K, Mori K, Saruhashi Y, et al. Longterm clinical outcome of sacral chondrosarcoma treated by total en bloc sacrectomy and reconstruction of lumbosacral and pelvic ring using intraoperative extracorporeal irradiated autologous tumor-bearing sacrum: a case report with 10 years follow-up. Spine J,2014,14: e1–e8.

[23] Groves ML, Zadnik PL, Kaloostian P, et al. Epidemiologic, functional, and oncologic outcome analysis of spinal sarcomas treated surgically at a single institution over 10 years. Spine J,2015,15: 110–114.

[24] Chieng LO, Hubbard Z, Salgado CJ, et al. Reconstruction of open wounds as a complication of spinal surgery with flaps: a systematic review. Neurosurg Focus,2015,39:E17.

[25] Garvey PB, Rhines LD, Dong W, et al. Immediate softtissue reconstruction for complex defects of the spine following surgery for spinal neoplasms. Plast Reconstr Surg,2010,125: 1460–1466.

[26] Eshima I, Mathes SJ, Paty P. Comparison of the intracellular bacterial killing activity of leukocytes in musculocutaneous and random-pattern flaps. Plast Reconstr Surg,1990,86:541–547.

[27] Yoshioka K, Kitajima I, Kabata T, et al. Venous thromboembolism after spine surgery: changes of the fibrin monomer complex and D-dimer level during the perioperative period. J Neurosurg Spine,2010,13:594–599.

[28] Leon L, Rodriguez H, Tawk RG, et al. The prophylactic use of inferior vena cava filters in patients undergoing high-risk spinal surgery. Ann Vasc Surg,2005,19: 442–447.

[29] Rosner MK, Kuklo TR, Tawk R, et al. Prophylactic placement of an inferior vena cava filter in high-risk patients undergoing spinal reconstruction. Neurosurg Focus,2004, 17:E6.

[30] Li A , Swinney C, Veeravagu A, et al. Postoperative visual loss following lumbar spine surgery: a review of risk factors by diagnosis. World Neurosurg, 2015, 84:2010 – 2021 .

[31] Fisher CG, Keynan O, Boyd MC, et al. The surgical management of primary tumors of the spine: initial results of an ongoing prospective cohort study. Spine, 2005, 30:1899 – 1908 .

[32] Gottfried ON, Schmidt MH, Stevens EA. Embolization of sacral tumors. Neurosurg Focus, 2003, 15:E4 .

[33] Berkefeld J , Scale D , Kirchner J, et al. Hypervascular spinal tumors: influence of the embolization technique on perioperative hemorrhage. AJNR Am J Neuroradiol, 1999, 20:757 – 763 .

[34] Mattei TA, Mendel E. Enbloc resection of primary malignant bone tumors of the cervical spine. Acta Neurochir (Wien), 2014, 156:2159 – 2164 .

59
脊柱血管畸形手术并发症

RAMI O. ALMEFTY, ROBERT F. SPETZLER

重 点

· 脊柱血管畸形是一种复杂的病变，在脊髓损伤时具有潜在的破坏性后果。
· 全面了解解剖学和病理生理学对于安全治疗这些病变至关重要。
· 膜性切除技术使 硬膜内髓内脊髓动静脉畸形切除安全、有效，具有良好的神经学和血管造影效果。

引 言

脊柱血管畸形是一种复杂的病变，是临床上重要的治疗挑战。随着显微外科、血管内技术和神经成像的改进，我们对其病理生理学的理解以及治疗这些病变的能力有了大幅增长 [1,2]。我们根据这些病变的解剖学和病理生理学开发了一个改进的分类系统 [3]。分类有助于帮助我们理解疾病特征并指导脊柱血管畸形的治疗，特别是动静脉畸形（AVM）的治疗。本章重点讨论硬膜内髓内 AVM 的手术治疗，因为背侧硬膜内动静脉瘘不那么复杂，因此技术挑战性较低，而其他脊柱血管畸形的手术治疗较少。硬膜内髓内 AVM，也被称为Ⅱ型或血管球型动静脉畸形，至少部分位于脊髓实质，但经常连接脊髓膜表面。我们率先使用膜切除技术来切除它们，并取得了良好的效果。穿刺切除术常与术前栓塞结合使用（图 59.1）[4]。

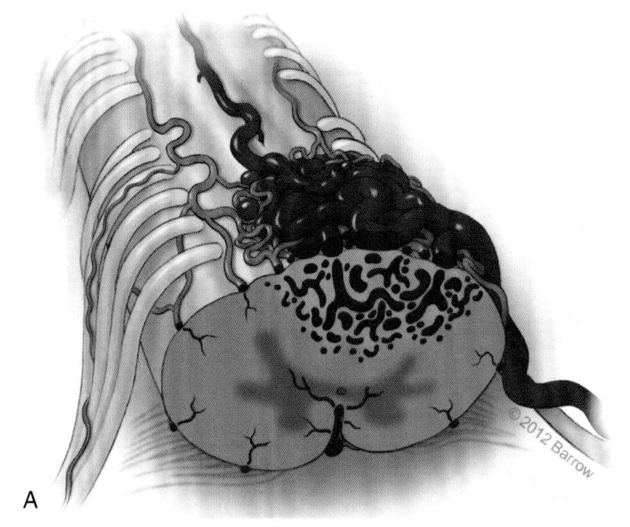

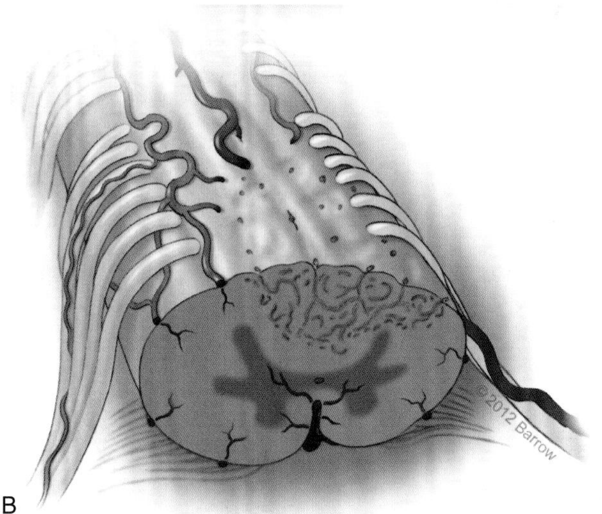

图 59.1 （A）影响脊髓后部的血管球状脊髓动静脉畸形（AVM）的示意图。AVM 缺损通过脊髓实质延伸到膜外间隙。相关的供血动脉起源于后动脉、团块内动脉瘤和动脉化引流静脉。（B）AVM 病灶的膜外部分已被切除，留下病灶的实质部分。尽管次全切除，脊髓血管球样 AVM 基本上已经去血管化和闭塞（经 Barrow Neurological Institute, Phoenix, Arizona 许可使用）

解剖学观点

动 脉

纵向动脉： 脊髓血管系统可以被定义为一个由横向血管供血的纵向血管的网格。纵血管是单条脊髓前动脉和成对的脊髓后动脉。脊髓前动脉起源于双侧椎动脉，并在前中线的前中裂中连续运行。它供应约 2/3 的脊髓，包括通过膜表面周围的小穿透动脉和环绕动脉的大部分灰质。脊髓后动脉是成对的不连续动脉，起源于椎动脉，位于背根进入区内侧。它们供应组成约 1/3 的脊髓的后脊髓，包括背柱和通过小环绕膜支的中央灰质的小部分。

节段动脉：当纵向动脉下降到达脊髓时，它们由被称为节段动脉的横向动脉供养。节段性动脉的起源和终止程度都有所不同。在颈椎中，它们通常起源于椎动脉和甲状腺颈干。在腰椎和胸椎中，它们通常起源于主动脉和髂动脉。节段性动脉有大量的和可变的横向和纵向吻合口。每条节段动脉在椎体上发送一个分支，然后继续到横突前的最后一个分支点。然后它分成肋间支和背支。肋间分支供应肋骨和肌肉组织。沿着它的路线，背支供应脊柱的后部和硬膜和硬膜外部。背支的延续有三种可能，并被不同的命名法提及。每个分支类型的数量和位置都是高度可变的。在某些水平上，动脉不供应脊髓，只供应硬脑膜和神经根；这种变异最好被称为神经根动脉。另外，节段性动脉也可以与脊髓后动脉连接，供应神经根和后脊髓，此时最好称为后神经根动脉。最后，它可以连接到脊髓前动脉，供应神经根、软脑膜和髓内脊髓，在那里它被称为前神经根髓动脉。胸腰椎内的大前神经根髓动脉被称为 Adamkiewicz 动脉 [5]。

静　脉

脊髓的静脉解剖具有类似的组织结构，在 AVM 的病理生理学中起着关键作用。髓内静脉网进入纵向定向的硬膜内髓外网，该网由神经根静脉通过硬脑膜与纵向硬膜外丛相连 [6]。

警　惕

- 复杂，弥漫性 AVM，多由多动脉供血动脉供应。
- 来自神经根髓动脉。
- 腹侧位置。
- 主要位于脊髓实质深处的，并且由很少软膜表现。

预　防

预防避免脊柱血管畸形并发症的最佳方法是全面了解脊柱 AVM 的病理生理学以及正常和病理解剖学。下一个关键因素是继续进行栓塞和切除，因为我们要知道，留下残余的 AVM 远比造成毁灭性的神经损伤要好得多。

AVM 治疗

在 AVM 切除术中，避免脊髓缺血性损伤或直接损伤的最佳方法是避免脊髓内部的广泛剥离，并明智地使用栓塞。如果发生这两种并发症，治疗可能包括糖皮质激素，避免低血压和低灌注，以及支持性护理。术后立即下降并不罕见，但患者经常通过康复治疗随着时间的推移而恢复 [7]。

患者还必须监测远期后遗症，如栓系、复发或畸形发展。新的或正在恶化的症状应及时进行观察。栓系并不少见，患者对栓系反应良好 [4]。我们更喜欢进行椎板成形术，而不是椎板切除术，以促进再次手术，并帮助避免畸形的发展。

手术回顾

我最糟的病例

病例 1

我们强调了膜切除技术的重要性，它可以安全、有效地切除以前无法切除的难治性脊柱 AVM。下面的案例展示了一个膜下扩展解剖例子。1 例年轻女孩既往表现为头痛和蛛网膜下腔出血。血管造影显示为颈部 AVM。患者的神经系统完好无损。为了切除畸形，患者接受了颈椎椎板成形术。在切除过程中，解剖基本沿膜下进行。术后血管造影证实 AVM 完全闭塞。术后，患者仍保持全部肌力，但出现右腿麻木和本体感觉丧失（图 59.2）。

病例 2

栓塞是手术切除的重要辅助手段，可促进手术的进行。然而，由于脊髓的血管供应很脆弱，栓塞术必须谨慎使用。在这个病例中，我们描述了一个年轻的女孩，患者经历过与圆锥髓内 AVM 有关的出血。患者在一家医院接受了血肿清除和减压手术，并恢复良好，后来到我们机构接受最终治疗。患者术前接受栓塞治疗，然后行手术切除。术后，通过单一动脉供应的持续性的AVM，可能通过栓塞治愈。单动脉供血者用闭塞AVM的胶栓塞。在最后一次栓塞后，患者严重瘫痪，感觉丧失，肠和膀胱控制丧失。患者的症状通过提高血压、避免低血压和糖皮质激素来控制。由于可能涉及血栓的传播，患者也接受了阿司匹林和肝素治疗。患者仅进行了短期随访，但开始出现改善（图59.3）。

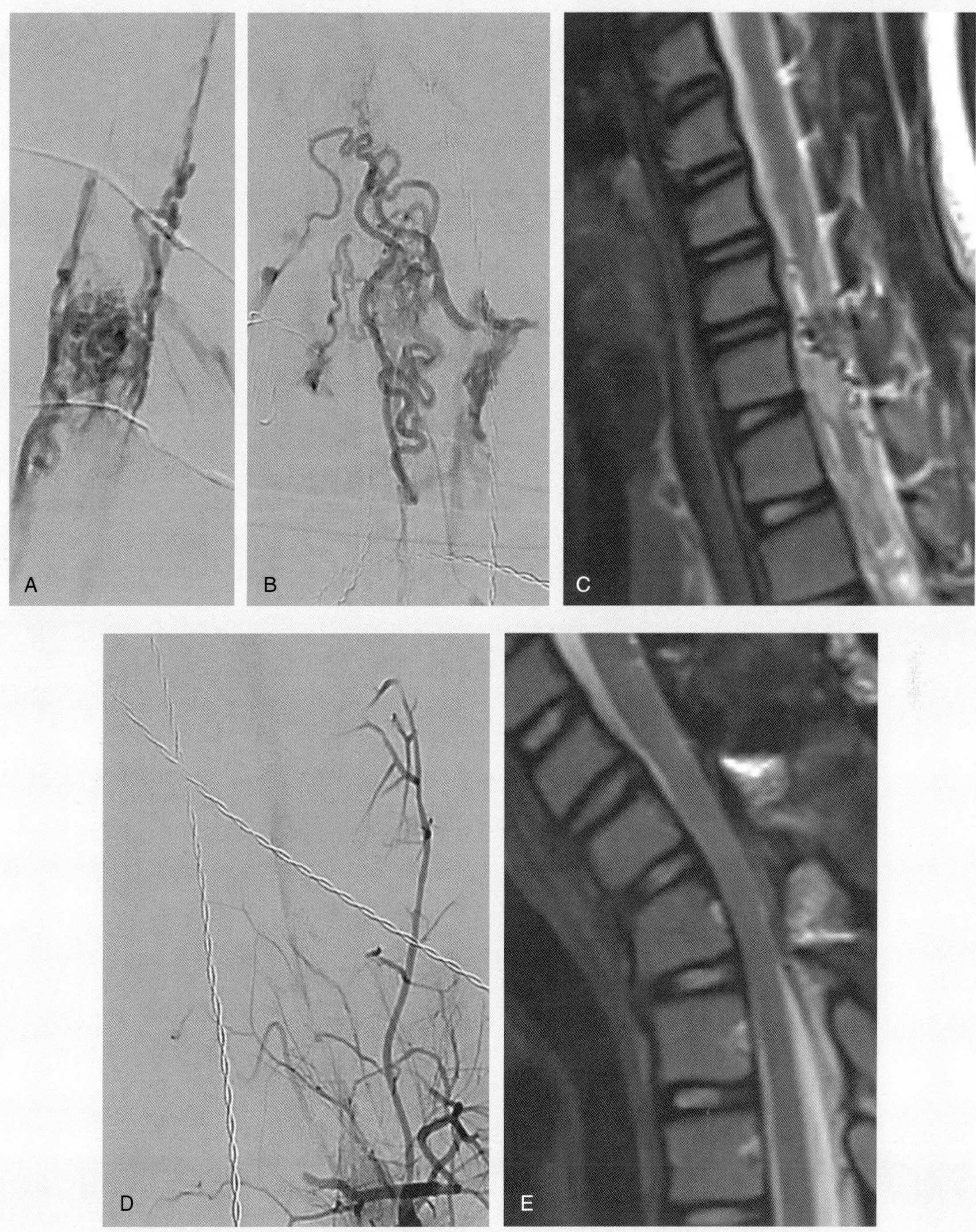

图59.2 术前左侧肋颈干侧面（A）和前后（AP）数字减影血管造影（B）以及矢状面T2加权MRI（C）显示髓内动静脉畸形。（D）术后左侧肋颈干AP数字减影血管造影。（E）矢状面T2加权MRI显示完全切除（经Barrow Neurological Institute, Phoenix, Arizona许可使用）

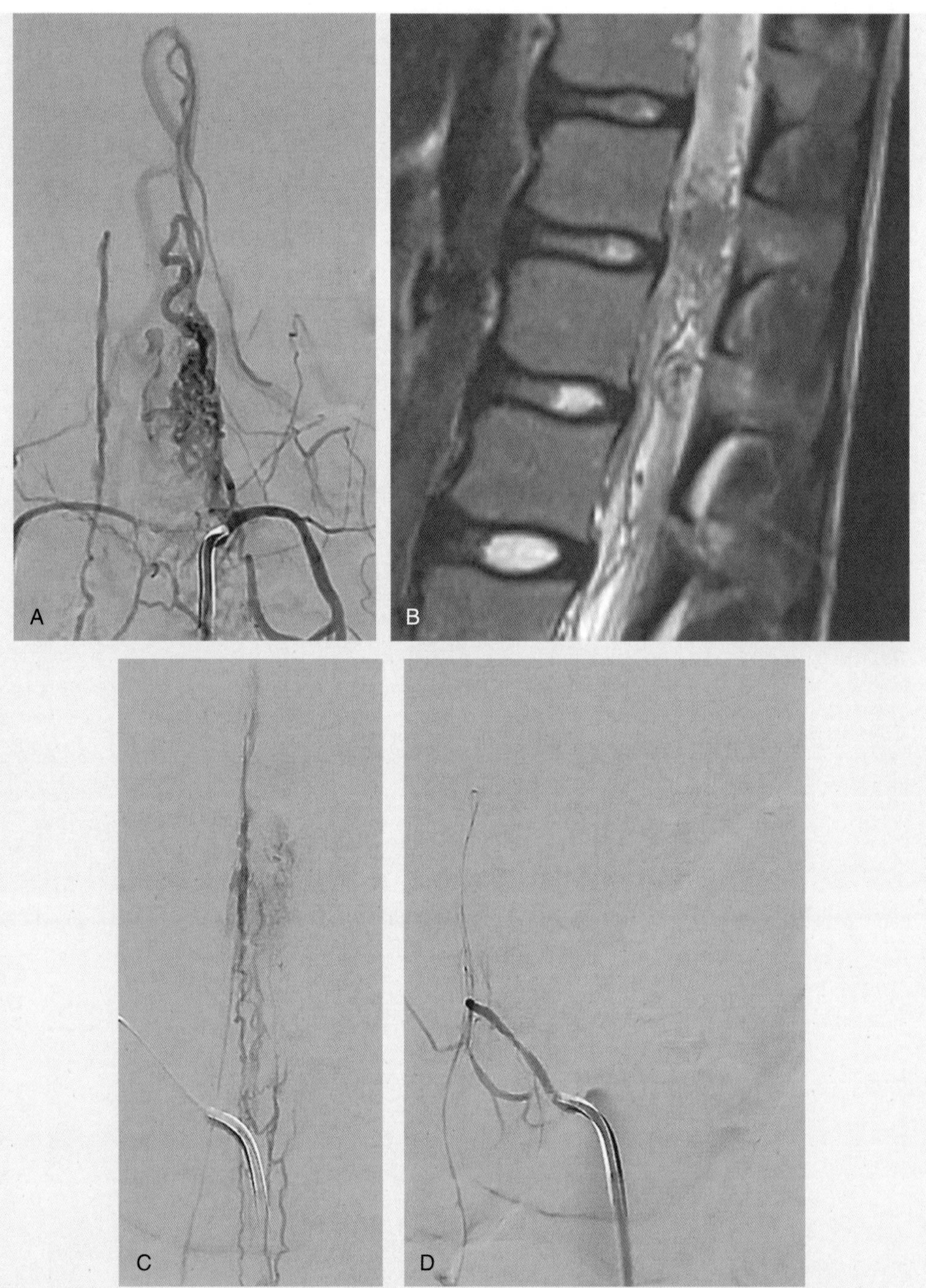

图 59.3 术前前后数字减影血管造影（A）和矢状面 T2 加权 MRI 图像（B）显示髓内 AVM。（C）右侧 L1 注射术后前后数字减影血管造影显示通过单一供血的残余 AVM。（D）栓塞后注射显示无残余填充（经 Barrow Neurological Institute, Phoenix, Arizona 许可使用）

神经外科手术讨论时刻

脊柱血管畸形是一个相当大的治疗挑战，主要因为脊髓损伤具有不可修复的特点。并发症的管理旨在预防，主要在于下列几方面：发展对正常和病理解剖的全面知识；实施栓塞的战略使用；发展显微外科技术的专业知识。膜切除技术有助于脊髓 AVM 的安全切除，并且必须抵制盲目跟随 AVM 病灶进入脊髓实质的“诱惑”。支持性护理、糖皮质激素和增强血压，可以帮助减少神经系统并发症，如水肿，并可以帮助优化灌注。

参考文献

[1] Rangel-Castilla L, Russin JJ, Zaidi HA, et al. Contemporary management of spinal AVFs and AVMs: lessons learned from 110 cases. Neurosurg Focus,2014,37(3):E14.

[2] Flores BC, Klinger DR, White JA, et al. Spinal vascular malformations: treatment strategies and outcome. Neurosurg Rev,2017,40(1): 15–28.

[3] Kim LJ, Spetzler RF. Classification and surgical management of spinal arteriovenous lesions: arteriovenous fistulae and arteriovenous malformations. Neurosurgery,2006,59(5 suppl 3):S195–S201, discussion S3–S13.

[4] Velat GJ, Chang SW, Abla AA, et al. Microsurgical management of glomus spinal arteriovenous malformations: pial resection technique: clinical article. J Neurosurg Spine,2012,16(6):523–531.

[5] Bolton B. The blood supply of the human spinal cord. J Neurol Psychiatry,1939,2(2):137–148.

[6] Gillilan LA. Veins of the spinal cord: anatomic details, suggested clinical applications. Neurology,1970,20(9):860–868.

[7] Wilson DA, Abla AA, Uschold TD, et al. Multimodality treatment of conus medullaris arteriovenous malformations: 2 decades of experience with combined endovascular and microsurgical treatments. Neurosurgery,2012,71(1): 100–108.

60

脊柱转移瘤手术与放射手术并发症

IBRAHIM HUSSAIN, ILYA LAUFER, MARK BILSKY

重　点

- 出血、伤口裂开或感染及固定失败是脊柱肿瘤手术术中和术后最常见的并发症。
- 食管炎、脊髓病和椎体压缩性骨折是脊柱肿瘤放射外科手术后最常见的严重并发症。
- 许多这些并发症可以通过适当的术前治疗来缓解；然而，为防止系统恶化，保持生活质量，可能仍需要后续干预。

引　言

在转移性疾病诊断和治疗方面的技术和医学突破显著提高了癌症患者的预期寿命。虽然有效的化疗、生物制剂和免疫治疗对特定肿瘤影响深远，但放射治疗的进展以及更好地理解最佳手术策略在这些患者的多学科管理中发挥了至关重要的作用。脊柱是转移性疾病最常见的骨骼部位，影响高达30%的实体器官恶性肿瘤患者[1,2]。放疗和手术是在脊柱转移患者中实现局部肿瘤控制的主要方式。NOMS决策框架考虑了4个主要决策点：神经病学、肿瘤学、机械稳定性和系统性疾病[3–7]。该框架可以整合循证指南，以确定最佳的治疗策略。立体定向放射外科（SRS）比传统外束放射（cEBRT）有显著进步，因为在手术前或作为术后辅助治疗时，对SRS的反应与组织学和体积无关[8]。从肿瘤学的角度来看，肿瘤反应不再受cEBRT对大多数实体肿瘤恶性肿瘤的放射耐受性支配。尽管SRS实现了指数级的肿瘤控制，但手术仍在有神经系统适应证的患者的治疗中继续发挥至关重要的作用，包括伴有或不伴有脊髓病的高级硬膜外脊髓压迫（ESCC），以及抗放疗肿瘤和机械不稳定性。与单纯放疗相比，经手术脊髓减压和脊柱稳定的实体瘤ESCC患者预后更好[9,10]。

尽管在手术和放疗方面取得了重大进展，但在决策时仍需仔细权衡与治疗相关的并发症。虽然手术技术和器械有所改进，但肿瘤本身和医学并发症会显著影响手术结果。此外，在过去的10年中，用于提供SRS的技术取得了巨大的进步，多个机构在确定最佳的杀瘤剂量的同时最大限度地减少对危险器官的毒性投入了极大的努力。为防止损伤脊髓、食道和椎体等结构，已经建立了严格的剂量限制。这些并发症可显著降低生活质量，但通过识别和治疗危险因素并积极治疗并发症可以改善预后。

警　惕

- 输血无反应的血小板减少是进行手术的绝对禁忌证。
- 再次手术、先前照射的组织、中性粒细胞减少和血管内皮生长因子（VEGF）抑制剂治疗（如贝伐单抗）是伤口并发症的危险因素。
- 关于植入物失败需要的翻修手术，已知的危险因素包括：椎弓根和椎体大面积肿瘤侵犯、以前照射过的骨组织、骨质疏松、巨大胸壁切除术和构造大于6个连续的脊柱水平。
- 脊柱转移瘤的放射手术可导致食管、臂丛神经和脊髓的放射性并发症，并使治疗后的椎骨易发生压缩性骨折。

预　防

肿瘤出血

血管丰富的肿瘤应考虑术前数字减影血管造

影（DSA），以确定供应脊柱转移的血管解剖结构，并评估栓塞到肿瘤的大动脉供血的可能性[11,12]。表60.1列出了术前栓塞有利的肿瘤清单。一般而言，起源于血管器官的肿瘤，如肾脏和甲状腺，经常表现出血供丰富，以及其名字中带有"angio"或"hemangio"的肿瘤。最显著的错误名称是孤立性纤维肿瘤，它以前被称为血管外周细胞瘤，是列表上血管性最多的肿瘤。在供血肿瘤的节段性动脉中注射血管造影，经常可见肿瘤发红，发红的强度表明肿瘤的血管分布。输注聚乙烯醇和液体栓塞剂[如氰基丙烯酸正丁酯（NBCA）]和放置可拆卸的铂线圈是目前认为有效的栓塞方法。当肿瘤不是由神经根髓动脉如前根动脉供应时，可以进行选择性栓塞，因为这样并发症发生率极低[11]。术中失血量可减少50%，最终减少输血和低血压发作事件[13,14]。虽然栓塞和手术之间的时间尚不明确，但大多数中心会在栓塞后72 h内进行手术，以避免肿瘤的血运重建[15]。

关于肿瘤出血的其他重要考虑因素与阻止正常凝血的系统性问题有关。凝血功能障碍和包括与肝功能障碍（尤其是肝细胞癌）、凝血因子缺乏，或与化疗或放疗相关的骨髓抑制的血小板减少是主要原因。适当输注新鲜冷冻血浆（FFP）和（或）血小板以及补充维生素K对减少失血至关重要。了解与化疗相关的最低点计数的时间，通常可以用来预测恢复凝血。停用影响血小板功能（如非甾体抗炎药物）或导致血小板减少（如肝素诱导的血小板减少症）的药物，通常可以使凝血异常恢复正常。手术的一个禁忌证是对于来自放疗或晚期疾病的骨髓抑制的继发性血小板减少。慢性血小板减少症无法有效治疗，因为患者经常在术中或术后出血，并需要输入大量血小板，经常导致椎板切除术部位出现压迫性血栓。早期血液科会诊和骨髓活检通常有助于确定病因和预测凝血障碍的恢复时间。

表60.1 血管丰富的实体器官脊髓转移瘤

肾细胞癌
血管外周细胞瘤（孤立纤维性肿瘤）
滤泡/乳头状甲状腺癌
神经内分泌肿瘤
副神经节瘤
肝细胞癌
胆管癌
血管肉瘤

伤口并发症

创伤破裂、裂开和感染是脊柱转移性疾病内固定治疗手术后最常见的并发症。影响伤口愈合的主要因素包括全身治疗（如糖皮质激素、生物制剂或化疗）、糖尿病控制不佳和营养不良引起的低蛋白血症。手术的危险因素包括大量失血和手术时间延长。绝对中性粒细胞计数（ANC）低于1000/μL的中性粒细胞减少症也意味着免疫功能低下和更高的感染率。使用粒细胞集落刺激因子（G-CSF）治疗，如非格司亭（Amgen, Thousand Oaks, CA），通常可以在输注后24 h内纠正中性粒细胞减少，从而降低手术风险。以前放疗过的组织，特别是术前6周内的cEBRT，感染风险非常高[16]。值得注意的是，随着新辅助放疗与脊柱治疗的结合，与cEBRT相比，SRS降低了伤口问题的发生率[16]。

治　疗

肿瘤出血

术中控制肿瘤出血可以通过多种策略来解决。可采用单极和双极直接烧灼；然而当靠近鞘囊、脊髓或神经根时，应避免单极烧灼防止热损伤。内置盐水冲洗的射频能量双极密封器，如Aquamantys（Medtronic, Fridley, MN），也是控制出血而不产生烧焦或冒烟的极好工具。还可根据需要使用止血剂、凝血酶和直接加压棉球。将浸泡过凝血酶的微纤维止血胶原阿维坦（Avitene）（Bard, New Providence, NJ）球卷成条压入椎体切除缺损处，对于控制出血效果极佳。3%过氧化氢溶液间歇冲洗可作为止血控制剂和杀菌剂。即使在术中止血充分的情况下，术后出血也会导致神经系统迅速恶化。尤其是在患有肝细胞癌、多发性骨髓瘤和淋巴瘤的高危患者中[17]，应尽早识别并恢复凝血功能。低温可诱发凝血功能障碍，导致术中肿瘤出血。体外试验、动物和临床研究表明，温度低于35℃可导致血小板功能障碍、血小板计数减少、凝血酶和纤溶酶原激活物抑制剂的合成减少[18]。此外，体温的逐渐下降与血栓形成启动延迟相关[18]。适当的术中处理如使用保暖器和输注温热的静脉输液有助于减少这些现象的发生。

由于先前凝结的血液开始溶解或根据超过 2 L 的过度失血量进行预测或输大于 5 单位的浓缩红细胞（pRBC），凝血异常通常可以在术中发现。如果可能，应在术中而不是术后给予 FFP 和血小板。术后输血可能导致顽固的局部凝块，即使使用硬膜外引流也无法排出。当有证据表明硬膜外血肿伴随着严重恶化的神经系统检查时或影像学确定的脊髓压迫时，应迅速返回手术室进行探查和清除血肿以挽回良好的神经系统功能。术后常使用筋膜下 / 硬膜外引流管，以预防亚急性血肿并发症；然而，尚不清楚它们在减轻急性硬膜外血肿方面的作用[19]。

伤口感染和裂开

脊柱肿瘤手术后的手术部位感染、骨髓炎和脊柱旁脓肿发生率为 9%~14%，其中金黄色葡萄球菌是最常见的病原体[20]。围手术期应在皮肤切开后 1 h 内使用抗生素，术后持续 24 h。伤口闭合前涂抹万古霉素，可降低深部脊髓伤口感染率，且副作用最小[21]。对于非脓毒症患者，如果术后出现小范围感染，应尝试在图像引导下对病灶进行活检以分离病原体。全身抗生素治疗应根据病原体及其敏感性进行调整。仅通过全身治疗不太可能解决囊膜较厚的大脓肿，可能需要进行伤口探查、冲洗和清创术。在大多数情况下，建议由感染科专家提供协助。

对于因伤口感染、裂开或有症状的假性脑脊膜膨出而需要伤口修复手术的患者，在整形外科医生的协助下进行复杂的闭合术效果较好，并可能减少后期并发症的发生[22-24]。使用局部旋转或转位皮瓣（如斜方肌或阔阔肌翻位皮瓣）为缺陷区域提供血管组织，可加速愈合并有助于清除细菌[25]。这些皮瓣在以往放疗过的组织中至关重要。

预防伤口感染和裂开的另一个主要考虑因素是放疗和手术的时间和顺序。手术后放疗可显著减少并发症，放疗后进行手术则刚好相反[26]。强度调制影像引导放射治疗（IMRT）的进展使放疗肿瘤学家可以在术后使用多束轨迹靶向脊柱肿瘤；与 cEBRT 相比，IMRT 显著降低了皮肤切口区域的剂量，cEBRT 为手术通道输送了更多的剂量。

脑脊液（CSF）漏

大多数脊柱肿瘤手术是针对硬膜外病变；因此，偶然的硬膜切开术可能成为发病的主要原因。通常根据缺损的大小进行硬膜切开术。术者应始终尝试一次关闭硬膜。肌肉贴片和硬脑膜或纤维蛋白黏合剂是常用的方法。对于大的缺损，硬脑膜移植补片如 Dura-Guard（IL）可以有效地进行防漏修复。术中 Valsalva 试验应确认严格密闭。如果无法实现严格密闭或患者存在较高风险出现假性脊膜膨出，则可以放置腰椎引流管。通常采用 10 mL/h 的引流量，目的是逐渐减少引流，直到确认为缺损已密封；然而，只要患者不出现低压头痛或影像上硬膜下积液，如果需要就可以增加每小时的引流量。患者的体位也很重要，因为下胸椎和腰椎脑脊液漏的最佳处理方法是术后至少 24 h 保持平躺；相比之下，对于颈部和上胸腔渗漏的患者，床头应保持直立。术后应评估低颅压的体征和症状，包括仰卧位改善的体位性头痛、精神状态的改变和直接从伤口引流液体。使用真空辅助筋膜下引流管时应特别小心，因为产生的负压会加剧小的硬脑膜缺损，并妨碍正常愈合[27]。同样，需要插入胸管的侧入路和前入路手术，如果继续抽液，同样的问题风险较高。来自筋膜下引流或胸管的脑脊液持续泄漏的高通量稀输出应引起关注。在保守治疗无效的情况下，可能需要二次剖胸手术以识别并初步修复缺损。对于许多情况，建议使用局部旋转皮瓣进行复杂闭合的整形手术辅助；在严重的情况下，可能需要网膜旋转或游离皮瓣[28]。

植入物失败

植入物失败的特征是螺钉脱落、杆断裂或椎体器械移位。危险因素包括既往放疗、广泛的椎弓根或椎体肿瘤受累、绝经后或雄激素阻滞诱导的骨质疏松症、脊柱连接器械（颈胸或胸腰椎）和胸壁切除术[22,29]。防止螺钉脱落的方法包括在胸椎和腰椎用聚甲基丙烯酸甲酯（PMMA）加强椎弓根螺钉水泥，从而提高植入器械的拔出强度和生物力学稳定性[30-32]。最近美国 FDA 批准了有孔螺钉，允许将骨水泥材料直接注入螺钉以支持固定。结构长度也是导致植入物失败的一个重要因素。当存在广泛的多水平肿瘤受累时，扩展结构一到两个水平，可以通过分配剪切力来减少对整个结构的应力。

辐射毒性

在治疗脊柱转移瘤时，了解放疗剂量和分级有助于降低放疗毒性的发生率。据报道，对皮肤、食道、周围神经和脊髓的副作用表现为吞咽困难、吞咽痛、神经根病、脊髓病或其他局灶性感觉运动障碍等症状[33,34]。对所有存在风险的器官都制定了严格的剂量限制，以尽量减少毒性。在某些情况下，通过生理盐水输注到腹膜后的器官移位也可以用来使肾脏或肠道移位几厘米，为胸腰椎转移的 SRS 创造一个更有利的靶点。

放射性脊髓病是一种罕见的并发症，但根据脊髓所接受的剂量，也可引起神经功能缺损。在约 0.4% 的治疗患者中，症状发展的典型时间段为 6 个月[8,35]。脊髓的最大剂量限制为 14 Gy 或 10 Gy，可尽量减少脊髓病的发生[8]。尽管研究未能显示出对这种并发症的可靠治疗方案，但据报道类固醇给药取得了不同程度的成功。

非神经损伤

放射性食管炎是颈椎和胸椎放射手术最常见的副作用[34]。患者通常表现为吞咽困难和吞咽痛，虽然大多数病例是自限性的，但可能会发生更严重的并发症。轻型病例可以通过缓慢过渡到机械软性饮食和应用局部麻醉药（如 2% 黏性西洛卡因）来治疗，以帮助减轻症状，直到炎症消退[36]。放射引起的狭窄会发展，但多次重复扩张使患者有食管穿孔的风险。高剂量、单组分脊髓旁 SRS 显示出 3 级或更高的急性或晚期食管毒性发生率较低（约 7%）[37]，并且最近的剂量限制进一步降低了这种风险。

放疗回忆反应是指在服用某些化疗药物后，放疗区域发生的局部炎症反应现象。这是癌症治疗的并发症，对此了解甚少；然而，它会导致严重的并发症，特别是在先前手术附近的组织。最常见的诱导放疗回忆反应的药物包括蒽环类药物、紫杉烷类药物、抗代谢药物和表皮生长因子受体（EGFR）抑制剂[38]。放疗回忆反应的严重程度差别很大；严重的病例可导致食道穿孔、皮肤坏死和溃疡。当它发生在手术干预后的椎管旁区域时，伤口裂开的风险显著增加。虽然目前尚不清楚哪些患者会受到影响，以及在什么时间范围内会受到影响，但应该强调适当的治疗，包括立即停止致病药物。

脊柱放射手术后二次进行性椎体压缩性骨折（VCF）发生率为 3%~40%[39,40]，骨折的中位时间为 3~11 个月。然而，需要手术干预的 SRS 相关的症状性骨折风险相当低，约为 7%，且与给药剂量无关。对于对保守治疗无效的疼痛患者，应考虑经皮骨水泥增强、椎弓根螺钉或开放手术。这些干预后的疼痛缓解效果在 80%~90%[39]。

手术回顾

我最糟的病例

1 例 51 岁男性，出现右侧肩胛下肌疼痛，并被诊断为 Pancoast 瘤（肺上沟瘤）（图 60.1A）。患者接受了包括顺铂 / 依托泊苷和在 32 个位点 5760 cGy 组成的新辅助放化疗。患者行右侧开胸上肺叶切除术，胸壁切除，右侧 T1~4 面切除术，T2 和 T3 椎弓根切除，C7~T6 后路内固定稳定融合（图 60.1B）。4 周后，由于伤口裂开暴露了植入物（图 60.1C）。创面清洁后，使用

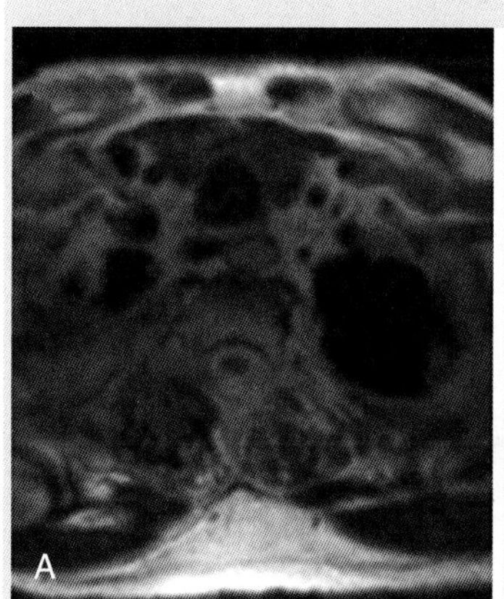

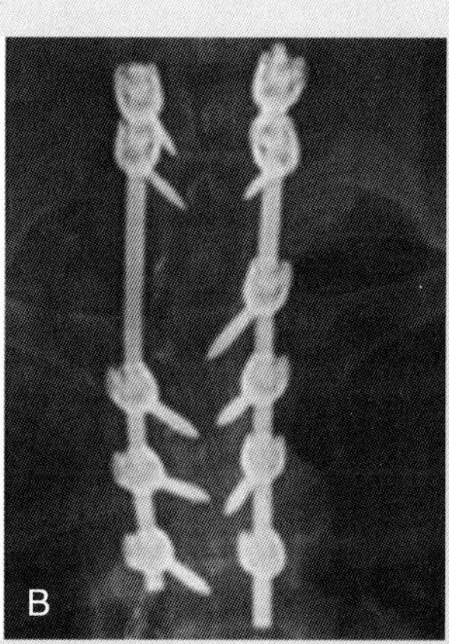

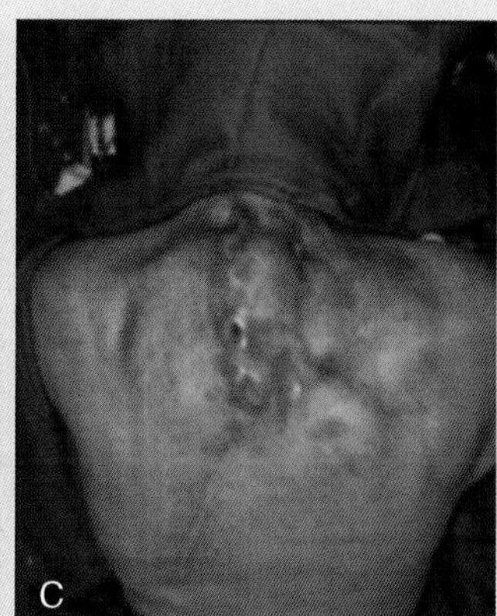

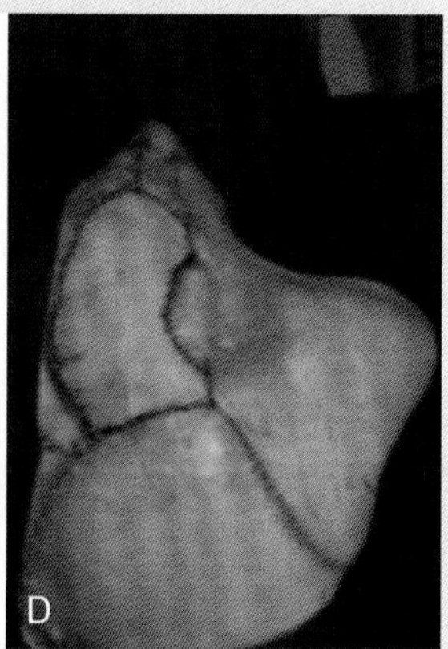

图 60.1 （A）轴向 T1 加强磁共振图像显示右侧 Pancoast 瘤。（B）术后前后位 X 线片显示 C7~T6 后路内固定融合。（C）术后 4 周伤口裂开的照片。（D）使用右斜方肌重建肌皮瓣后的术后照片。（E）首次融合 3 年后，侧位 X 线片显示近端交界性后凸。（F）术后采用 C2~T10 后路内固定融合和 C7~T1 Smith-Petersen 截骨术后的侧位 X 线片

左斜方肌行肌皮瓣重建整形手术。2个月后，又一个新的切口裂开，又进行了额外的清创术和皮瓣修复（图60.1D）。初次手术3年后，患者出现下巴和胸部畸形（图60.1E），需要C2~T10后路内固定融合与C7~T1 Smith-Petersen截骨术（图60.1F）。

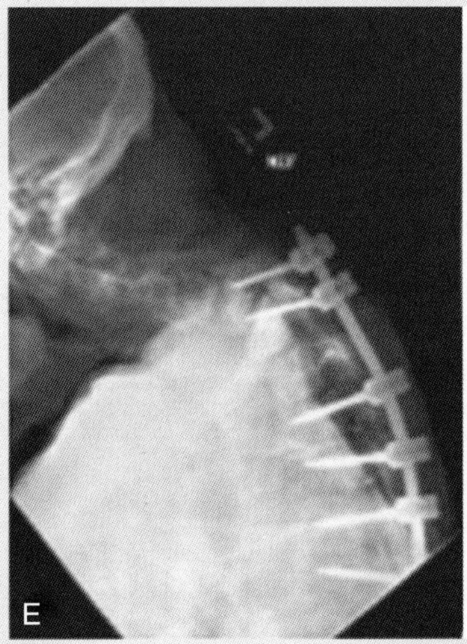

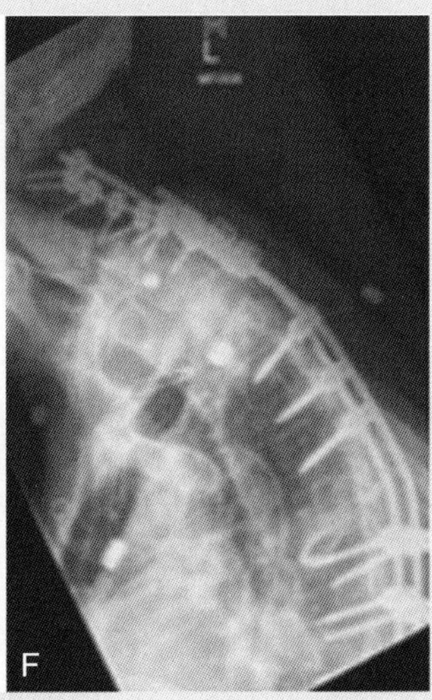

图60.1（续）

神经外科手术讨论时刻

转移性疾病患者的整体肿瘤治疗充满挑战。由于护理技术的进步、最佳的手术和放疗选择，患者的寿命更长，因此治疗脊柱转移瘤时保证这些患者的生活质量至关重要。采用多学科方法，包括介入放射科医生、放射肿瘤学家和整形外科医生等，在预防和治疗并发症方面显示出巨大的益处。术前注意血管血供、剂量限制、出血和感染的全身危险因素，有助于减少并发症的发生。同样，术中辅助手术如骨水泥增强、供暖器、射频消融装置和术中神经生理监测也可以减轻手术和植入物相关并发症。最终都应该根据具体情况对每例患者进行评估，以获得理想的治疗方案。

参考文献

[1] Kakhki VR, Anvari K, Sadeghi R, et al. Pattern and distribution of bone metastases in common malignant tumors. Nucl Med Rev Cent East Eur,2013,16(2):66–69.

[2] Ortiz. Gomez JA. The incidence of vertebral body metastases. Int Orthop,1995,19(5):309–311.

[3] Laufer I, Rubin DG, Lis E, et al. The NOMS framework: approach to the treatment of spinal metastatic tumors. Oncologist,2013,18(6):744–751.

[4] Bilsky MH, Laufer I, Fourney DR, et al. Reliability analysis of the epidural spinal cord compression scale. J Neurosurg Spine,2010,13(3):324–328.

[5] Fisher CG, DiPaola CP, Ryken TC, et al. A novel classification system for spinal instability in neoplastic disease: an evidence-based approach and expert consensus from the Spine Oncology Study Group. Spine, 2010, 35(22):E1221–E1229.

[6] Fisher CG, Schouten R, Versteeg AL, et al. Reliability of the Spinal Instability Neoplastic Score (SINS) among radiation oncologists: an assessment of instability secondary to spinal metastases. Radiat Oncol,2014,9:69.

[7] Fisher CG, Versteeg AL, Schouten R, et al. Reliability of the spinal instability neoplastic scale among radiologists: an assessment of instability secondary to spinal metastases. AJR Am J Roentgenol,2014,203(4):869–874.

[8] Yamada Y, Katsoulakis E, Laufer I, et al. The impact of histology and delivered dose on local control of spinal metastases treated with stereotactic radiosurgery. Neurosurg Focus,2017,42(1):E6.

[9] Patchell RA, Tibbs PA, Regine WF, et al. Direct decompressive surgical resection in the treatment of spinal cord compression caused by metastatic cancer: a randomised trial. Lancet,2005,366(9486):643–648.

[10] Moussazadeh N, Laufer I, Yamada Y, et al. Separation surgery for spinal metastases: effect of spinal radiosurgery on surgical treatment goals. Cancer Control,2014,21(2):168–174.

[11] Nair S, Gobin YP, Leng LZ, et al. Preoperative embolization of hypervascular thoracic, lumbar, and sacral spinal column tumors: technique and outcomes from a single center. Interv Neuroradiol,2013,19(3):377–385.

[12] Robial N, Charles YP, Bogorin I, et al. Is preoperative embolization a prerequisite for spinal metastases surgical management? Orthop Traumatol Surg Res,2012,98(5):536–542.

[13] Prince EA, Ahn SH. Interventional management of vertebral body metastases. Semin Intervent Radiol,2013,30(3):278–281.

[14] Wilson MA, Cooke DL, Ghodke B, et al. Retrospective analysis of preoperative embolization of spinal tumors. AJNR Am J Neuroradiol,2010,31(4):656–660.

[15] Hong CG, Cho JH, Suh DC, et al. Preoperative embolization in patients with metastatic spinal cord compression: mandatory or optional? World J Surg Oncol,2017,15(1):45.

[16] Keam J, Bilsky MH, Laufer I, et al. No association between excessive wound complications and preoperative high-

dose, hypofractionated, image-guided radiation therapy for spine metastasis. J Neurosurg Spine,2014,20(4):411–420.

[17] Kumar N, Zaw AS, Khine HE, et al. Blood loss and transfusion requirements in metastatic spinal tumor surgery: evaluation of influencing factors. Ann Surg Oncol,2016,23(6):2079–2086.

[18] Polderman KH. Mechanisms of action, physiological effects, and complications of hypothermia. Crit Care Med,2009,37(suppl 7): S186–S202.

[19] Ahn DK, Kim JH, Chang BK, et al. Can we prevent a postoperative spinal epidural hematoma by using larger diameter suction drains? Clin Orthop Surg,2016,8(1):78–83.

[20] Omeis IA, Dhir M, Sciubba DM, et al. Postoperative surgical site infections in patients undergoing spinal tumor surgery: incidence and risk factors. Spine,2011,36(17):1410–1419.

[21] Okafor R, Molinari W, Molinari R, et al. Intrawound vancomycin powder for spine tumor surgery. Global Spine J,2016,6(3):207–211.

[22] Mesfin A, Sciubba DM, Dea N, et al. Changing the adverse event profile in metastatic spine surgery: an evidence-based approach to target wound complications and instrumentation failure. Spine,2016,41(suppl 20):S262–S270.

[23] Sciubba DM, Goodwin CR, Yurter A, et al. A systematic review of clinical outcomes and prognostic factors for patients undergoing surgery for spinal metastases secondary to breast cancer. Global Spine J,2016,6(5):482–496.

[24] Chang DW, Friel MT, Youssef AA. Reconstructive strategies in soft tissue reconstruction after resection of spinal neoplasms. Spine,2007,32(10):1101–1106.

[25] Vitaz TW, Oishi M, Welch WC, et al. Rotational and transpositional flaps for the treatment of spinal wound dehiscence and infections in patient populations with degenerative and oncological disease. J Neurosurg,2004,100(suppl 1 Spine):46–51.

[26] Ghogawala Z, Mansfield FL, Borges LF. Spinal radiation before surgical decompression adversely affects outcomes of surgery for symptomatic metastatic spinal cord compression. Spine,2001,26(7): 818–824.

[27] Niu T, Lu DS, Yew A, et al. Postoperative cerebrospinal fluid leak rates with subfascial epidural drain placement after intentional durotomy in spine surgery. Global Spine J,2016,6(8):780–785.

[28] Epstein NE. When does a spinal surgeon need a plastic surgeon? Surg Neurol Int,2013,4(suppl 5):S299–S300.

[29] Amankulor NM, Xu R, Iorgulescu JB, et al. The incidence and patterns of hardware failure after separation surgery in patients with spinal metastatic tumors. Spine J,2014,14(9):1850–1859.

[30] Jang JS, Lee SH, Rhee CH, et al. Polymethylmethacrylate-augmented screw fixation for stabilization in metastatic spinal tumors. Technical note. J Neurosurg,2002,96(suppl 1):131–134.

[31] Frankel BM, Jones T, Wang C. Segmental polymethylmethacrylate-augmented pedicle screw fixation in patients with bone softening caused by osteoporosis and metastatic tumor involvement: a clinical evaluation. Neurosurgery,2007,61(3):531–537, discussion 537–538.

[32] Amendola L, Gasbarrini A, Fosco M, et al. Fenestrated pedicle screws for cement-augmented purchase in patients with bone softening: a review of 21 cases. J Orthop Traumatol,2011,12(4): 193–199.

[33] Sahgal A, Weinberg V, Ma L, et al. Probabilities of radiation myelopathy specific to stereotactic body radiation therapy to guide safe practice. Int J Radiat Oncol Biol Phys,2013,85(2):341–347.

[34] Sharma M, Bennett EE, Rahmathulla G, et al. Impact of cervico-thoracic region stereotactic spine radiosurgery on adjacent organs at risk. Neurosurg Focus,2017,42(1):E14.

[35] Gibbs IC, Patil C, Gerszten PC, et al. Delayed radiation-induced myelopathy after spinal radiosurgery. Neurosurgery,2009,64(suppl 2):A67–A72.

[36] Iyer R, Jhingran A. Radiation injury: imaging findings in the chest, abdomen and pelvis after therapeutic radiation. Cancer Imaging,2006,6:S131–S139.

[37] Cox BW, Jackson A, Hunt M, et al. Esophageal toxicity from high-dose, single-fraction paraspinal stereotactic radiosurgery. Int J Radiat Oncol Biol Phys,2012,83(5):e661–e667.

[38] Burris HA 3rd, Hurtig J. Radiation recall with anticancer agents. Oncologist,2010,15(11):1227–1237.

[39] Boehling NS, Grosshans DR, Allen PK, et al. Vertebral compression fracture risk after stereotactic body radiotherapy for spinal metastases. J Neurosurg Spine,2012,16(4):379–386.

[40] Chang JH, Shin JH, Yamada YJ, et al. Stereotactic body radiotherapy for spinal metastases: what are the risks and how do we minimize them? Spine,2016,41(suppl 20):S238–S245.

61
脊柱骨折并发症

ROBERT F. HEARY, M. OMAR IQBAL

重　点

- 创伤性脊柱骨折是创伤患者发病的主要原因。
- 脊柱稳定性定义：脊柱在生理负荷下抵抗结构移位的能力，以防止对神经结构的损伤或刺激。
- 脊柱分为三个具有特定解剖特性的区域，在创伤性脊柱骨折修复中必须考虑。
- 必须对外伤性脊柱进行评估且治疗方法不同于退行性病理学。
- 外伤性脊柱骨折的并发症或后遗症可以通过外伤患者适当的术前和围手术期考虑来减轻。
- 脊柱骨折治疗的目标是骨折线的恢复，保留神经功能，并减轻创伤后疼痛。

引　言

创伤性脊柱骨折是创伤人群中的少数损伤，但它们需要医疗保健系统耗费巨大的成本，并对社会构成了负担[1-3]。基于所研究的人群，文献中关于常见损伤机制的顺序存在差异[4,5]。最常见的损伤机制包括机动车事故和从高处坠落。暴力袭击造成的伤害因所研究的地区而异。脊柱损伤的特征和位置与损伤机制相关。胸腰椎交界处是最常见的损伤部位，占所有脊柱创伤的 80% 以上[6]。颈椎损伤中完全性运动和感觉神经功能障碍最多。院前固定和急性脊柱骨折的早期识别与治疗对于降低这种创伤性损伤的发病率至关重要。术前并发症通常是由于未能识别脊柱骨折和（或）韧带损伤，而无论是保守治疗或手术治疗造成的脊柱损伤的术后并发症往往导致迟发性不稳定，导致创伤后脊柱后凸或创伤后脊柱迟发性疼痛[7,8]。术后也可能出现和（或）检测到神经功能障碍。因此，无论是否选择手术或非手术治疗，术后随访都是必要的。

解剖学观点

脊柱是一个复杂的结构，由 3 个子系统组成：①椎骨提供骨结构框架；②椎间盘、小关节和韧带提供动态支撑；③通过神经控制协调肌肉反应。这些系统中任何一个或其组合的创伤或疾病会导致解剖结构破坏，从而导致脊柱不稳定。Panjabi 和 White 将脊柱稳定性定义为“脊柱在生理负荷下抵抗椎体结构移位的能力，这样既不会对神经结构造成损伤或刺激，同时又能防止由于结构变化引起的畸形或疼痛”（图 61.1）[9]。

脊柱由 25 个椎体组成，进一步分为 3 个不同的区域：颈段、胸段、腰骶段。每个区域都有共同的大小、方向，以及与周围结构的关系，有助于中轴骨骼的功能。

椎骨由内部高度多孔的松质骨和致密的外层皮质外壳组成。椎体端板提供了均匀的机械负荷分布，并防止椎间盘挤压到椎体。椎骨的后部包括神经弓和横突、棘突和关节突（下关节面和上关节面）。神经弓是一个环状结构，其前部连接到椎体（椎弓根）和后半部（椎板）。下面椎骨的上关节突和上方椎骨的下关节突包括每个运动段的小关节，并限制了扭转和剪切的程度。这些小关节的方向根据脊柱区域的不同而改变，从而调节它们各自的功能。大多数轴向负荷分担于椎体和椎间盘，或前柱，其中 10%~20% 分布在小关节突的后方。在过度伸展时，这个值可能高达 70%[10]。横突和棘突为负责脊柱运动的韧带和骨骼肌提供了附着点。

椎间盘由两部分组成：内部胶状的髓核和外侧纤维环。压缩载荷分布在椎体之间的凝胶状结构上。弯曲和侧向弯曲导致环变形增加多达 50% 的承重条件，并导致核压力增加，从而发生创伤性环

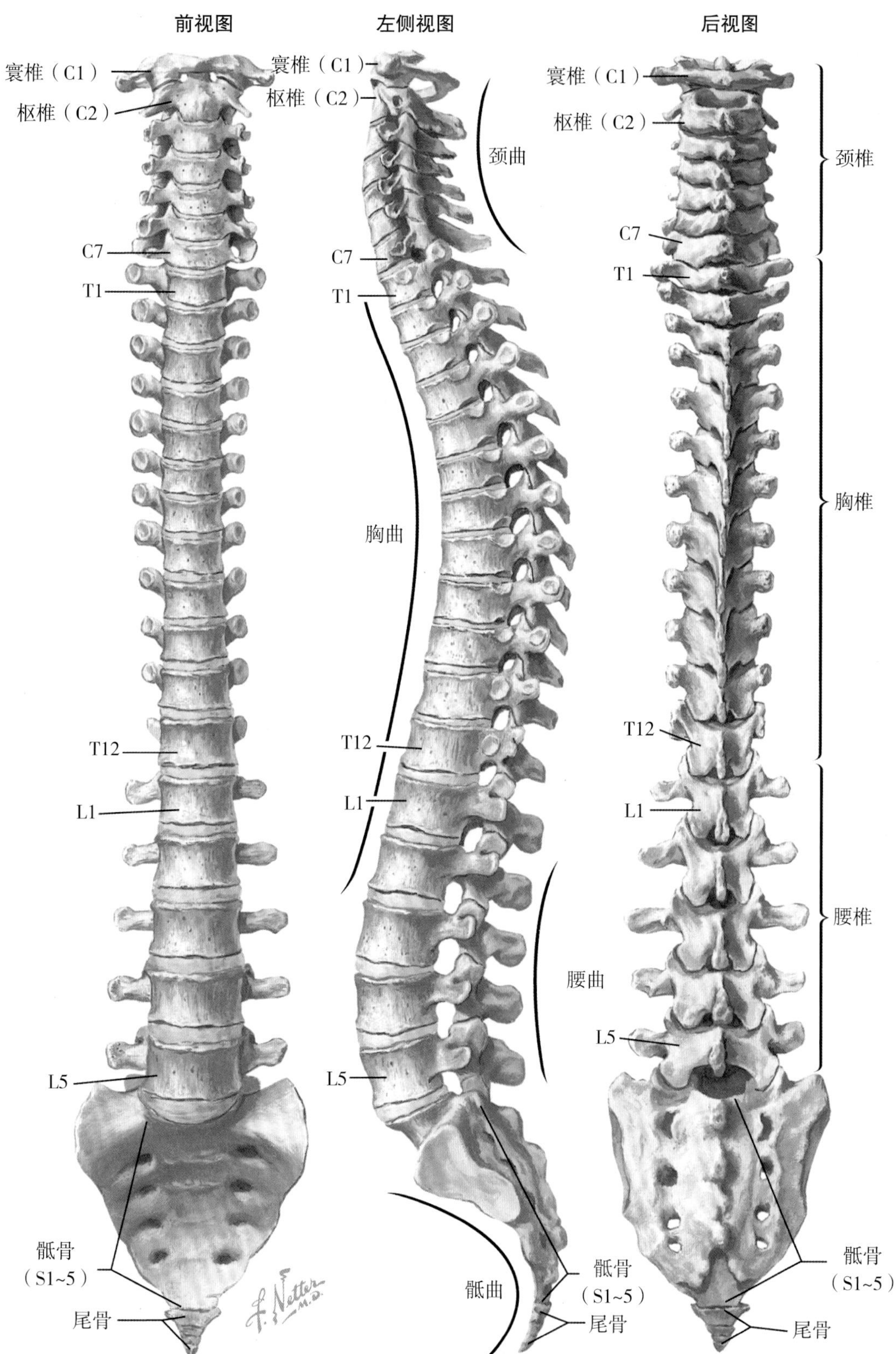

图 61.1 脊柱解剖（经许可，引自 H.R. Winn. Youmans and Winn Neurological Surgery . 7th ed. Philadelphia, PA: Elsevier, 2017. Fig. 273.1, 2260）

撕裂和随后的椎间盘突出[11]。

脊柱韧带在生理负荷下提供了较低的运动阻力，同时在超过这个范围的负荷下，将单轴拉伸负荷从一根骨头分配到另一根骨头。这些任务由 7 个轴下脊柱韧带完成，它们可以分为将功能性脊柱单元连接在一起的节段内系统和将多个椎体连接在一起的节段间系统。后韧带复合体（PLC）和椎旁肌形成了脊柱的后张力带，平衡了前柱上的压力。

颈　椎

枕骨–C1 关节是颈椎屈伸最重要的节段（图 61.2）[12]。枕髁与 C1 外侧块组成关节，以允许在有限的旋转侧向弯曲下屈伸。该节段有几个关键的韧带结构将枕骨和颈椎连接在一起，这些内容超出了本章的范围。舌下神经通过舌下管穿过每个枕骨髁的内侧上方。多达 40% 的枕骨髁骨折患者有后组脑神经损伤，主要是第Ⅻ对脑神经，其中一些可能会有迟发性损伤[13]。该节段的骨和（或）韧带骨折可导致寰枕分离，这通常是一种致死性的损伤。

寰椎，或称 C1 椎骨，是颈椎的第一节，作为围绕脊髓的骨环存在。前弓和后弓分别位于与枕骨相连的外侧块的前方和后方。椎动脉通过椎间孔向骨环的外侧延伸。包括两个椎弓骨折的爆裂性骨折称为 Jefferson 骨折。这些骨折大多数都可以进行保守治疗。韧带损伤的程度可以通过 C2 上 C1 侧块的突出来推断。尽管这个阈值最近受到质疑，但双侧联合值大于 7 mm 表明韧带严重断裂，这意味着脊柱不稳定，需要在这个水平进行固定。这种放射学发现被称为 Spence 法则[14]。

C2 由椎体、齿状突或齿状窝和横突孔组成。齿状突被寰椎横韧带紧紧固定在 C1 环的腹侧。C1–C2 复合体比任何其他脊柱节段都允许更多的旋转。该区域约占颈椎所有旋转部位的 50%。C2 骨折可分为齿状突骨折（Ⅰ~Ⅲ型）、Hangman 骨折（双侧关节间创伤性脊椎滑脱）、小关节骨折或横突孔损伤。该区域骨折中 50%~70% 的骨折是齿状突骨折，34% 的患者伴有其他脊柱损伤[15]。Anderson 和 D’Alonzo 将这些骨折分为 3 种类型[16]。Ⅰ型是通过齿状突上部的骨折，可能是由于其中一个翼韧带撕裂造成的，这是稳定的。Ⅱ型骨折占所有齿状突骨折的近 70%，发生在齿状突与椎体的交界处[15]。这些因素后来被细分，以解释骨折模式的细微差异所造成的不同治疗结果[17]。这些骨折通常被认为是不稳定的；然而，治疗方法仍然存在争议，因为许多学者报道保守治疗有显著疗效。Ⅲ型齿状突骨折延伸到轴体，除非发生明显的粉碎性骨折和（或）移位，否则通常会进行保守治疗。Hangman 骨折，或通过关节间部的双侧创伤性脊椎滑脱，是第二常见的轴向骨折类型。这些骨折要么是来自颅骨的轴向载荷引起的通过枕骨髁和 C1~2 外侧块，在那里它们穿过薄弱的关节间部汇聚在 C2 的基部[18]，要么是由于过度伸张伸和牵张引起的[19]。

轴下颈椎跨度从 C3 到 C7。颈椎前凸使该节段的活动性更强。小关节复合体呈冠状取向，为轴下脊柱提供稳定性，小关节囊损伤或骨折可导致生物力学稳定性降低[20]。PLC 在屈伸过程中提供支撑，而小关节面则支撑轴向旋转和屈伸。上关节突从 C3 后内侧方向过渡到 C7 后外侧方向[21]。小关节骨折的范围从轻微的非移位骨折到不同程度的半脱位和脱位。已经开发了多种分类系统来描述轴下颈椎损伤，但几乎没有共识。以下损伤亚型是基于 AOSpine 系统（颈椎轴下损伤分类系统）[22]。压缩性损伤导致压缩性骨折，伴或不伴有椎体和（或）棘突和椎板的后冲（爆裂伤）。张力带损伤涉及颈椎的前张力带或后张力带。这些损伤可能包括骨和（或）韧带结构。它们涉及椎体或椎间盘的骨折或断裂，且有完整的后方固定，可防止移位。移位损伤是由于一个椎体在任何方向上相对于另一个椎体移位而导致的，通常导致椎体和（或）后部骨折。椎动脉被从 C6 到 C1 的横突孔包裹。因此，颈椎横突孔骨折或颈椎伸展过度可导致钝性血管损伤。

胸　椎

胸椎后凸对齐，通过与之相连的胸腔使其结构更加坚硬（图 61.3）。前凸颈椎的活动性也满足了与胸椎在 C7~T1 椎间盘间隙的坚硬程度，创造了颈 – 胸椎交界处独特的生物力学特性，使该区域更易发生高速损伤。小关节突从上胸椎的冠状面转变为腰椎的矢状面。胸椎后凸的顶端约为 T8 椎体节段，这也对应于椎管最窄的横截面积[23]。胸腰椎交界处（T10~L2）是另一个生物力学过渡区，从僵硬的前侧后凸胸椎到更灵活的尾侧前凸腰椎，使该区域容易发生高速损伤。

下颈椎轴损伤分型（SLIC）系统描述了上胸椎骨折和颈椎骨折的形态；包括压迫、爆裂、牵引

寰椎和枢椎

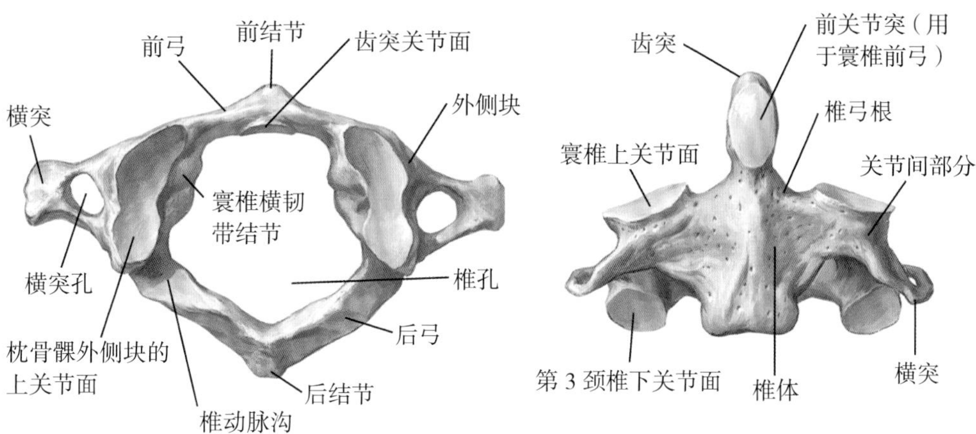

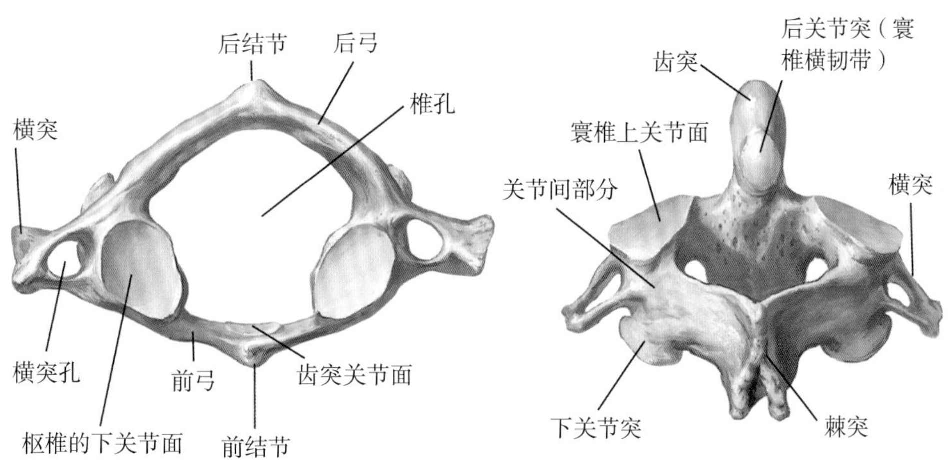

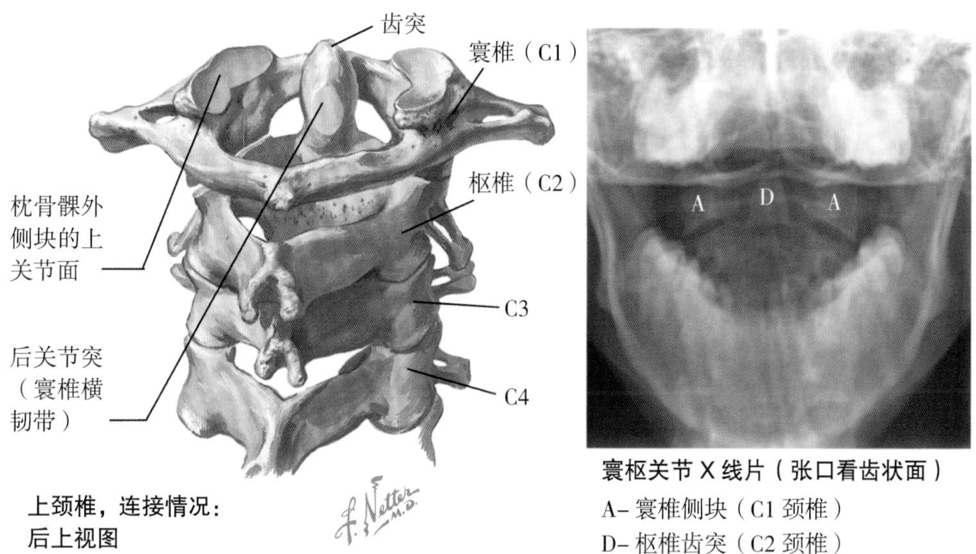

图 61.2 图集和轴向解剖（经许可，引自 H.R. Winn. Youmans and Winn Neurological Surgery . 7th ed. Philadelphia, PA: Elsevier; 2017. Fig. 273.2, 2261）

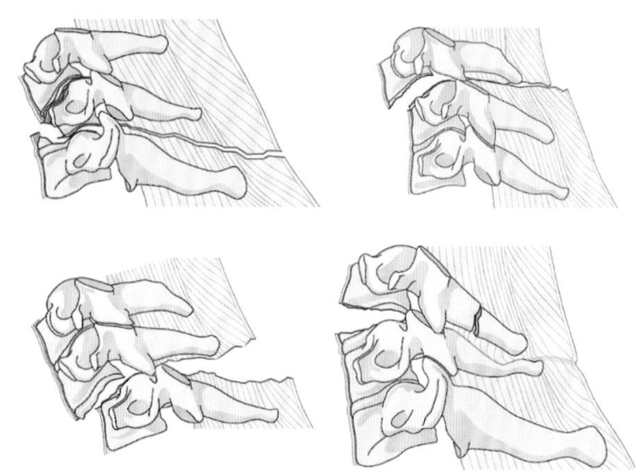

图 61.3 颈椎小关节突半脱位（经许可，引自 H.R. Winn. Youmans and Winn Neurological Surgery . 7th ed. Philadelphia, PA: Elsevier; 2017. Fig. 306.15, 2524）

和旋转平移损伤的分类。压缩损伤是由于轴向载荷造成的，并导致前柱高度下降（屈曲泪滴样骨折）。高轴向载荷力会破坏椎体后壁，导致爆裂性骨折伴随从椎体的后部向椎管内的回推，这可能导致严重的神经损伤。牵张损伤由胸椎过伸展导致，这可导致前韧带结构，包括前纵韧带（ALL），撕脱椎体前下角，导致泪滴延伸骨折，影像学上可见椎间隙变宽。旋转平移损伤的特征是一个椎体相对于另一个椎体的旋转或平移超过了生理阈值。单侧和双侧小关节突脱位、漂浮的侧块和双侧椎弓根骨折是这类损伤的代表。

腰　椎

腰椎的特点是脊柱中最大的椎体，它承担了最大的轴向负荷。椎弓根坚固，成角从 L1 的 0° 增加到 L5 的 30° 。横突起在越来越多的尾部节段逐渐向前，并有更多的尾段附着在刚性骨盆的韧带上。高速损伤，包括从高处坠落，使横突容易骨折。切面呈矢状方向，以促进沿这个高度移动的前凸段屈曲和伸展。

随着时间的推移，已经开发了多种分类系统来描述腰椎的不同损伤模式[24–26]。胸腰椎损伤分级和严重程度评分（TLICS）根据形态学、神经系统状态和 PLC 的完整性对胸腰椎连接处和腰椎的损伤进行分类，以指导治疗决策[24,27]。骨折的形态包括压缩、爆裂、平移和旋转。椎体压缩性骨折在影像学成像上显示为高度下降。磁共振成像（MRI）上短时反转脂肪抑制（STIR）信号的存在可以区分前柱的急性和慢性骨折。爆裂性骨折是椎体向后进入椎管的压缩性骨折。平移 / 旋转损伤是由胸腰椎同时施加旋转力，导致 PLC 完全断裂并延伸穿过前椎间盘和椎体。这些通常与小关节骨折有关，通常不稳定。骨折脱位的定义是头椎骨对于相邻尾椎骨的平移。小关节常为关节脱离或骨折，椎体位移范围从 10% 到完全性脊柱下垂。另一种类似于屈曲 – 牵张损伤的骨折模式是同名的 Chance 骨折。在这种损伤中，骨折线从后棘突延伸到椎弓根、椎体和 PLC。损伤主要累及骨骼，但也可通过软组织发生，即所谓的“Chance 韧带骨折”（图 61.4 和图 61.5）。

髓圆锥终止于 T11 和 L3 之间，通常位于 L1 椎体的中间 1/3 处[28]。在远端，圆锥发出马尾神经，以神经根的形式存在于它们各自的神经孔中。髓圆锥水平存在大量神经根，这解释了胸腰椎损伤中经常发生的上下运动神经元混合损伤。

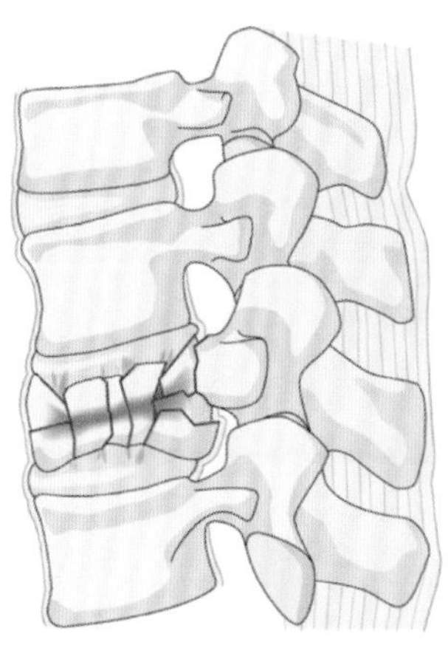

图 61.4 爆裂性骨折（经许可，引自 H.R. Winn. Youmans and Winn Neurological Surgery. 7th ed. Philadelphia, PA: Elsevier, 2017. Table 309.3, 2542）

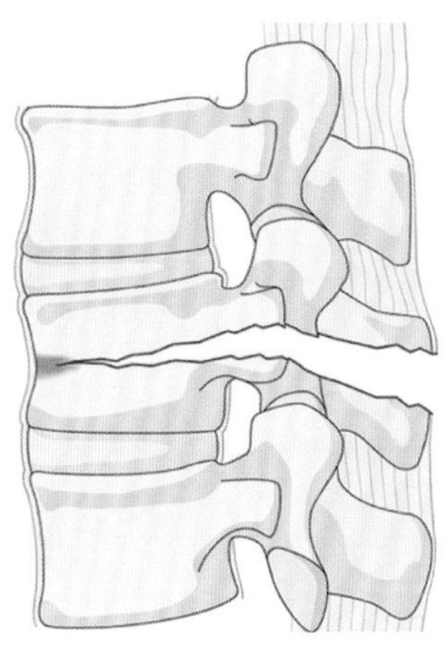

图 61.5 偶然性骨折（经许可，引自 H.R. Winn. Youmans and Winn Neurological Surgery. 7th ed. Philadelphia, PA: Elsevier, 2017. Table 309.3, 2542）

警 惕

- 髁突－颈间隔大于 4 mm——寰枕脱位(AOD)。
- C1 距离 C2 外侧移位大于 7 mm——横韧带断裂。
- 颈椎横突孔骨折——椎动脉损伤。
- C7 棘突骨折——小关节突骨折或单侧跳跃性小关节突。
- 高速骨损伤，胸腰椎交界处脊髓损伤的风险为 25%，腹腔内损伤的风险为 30%[42]。
- 胸腰椎交界处高速骨损伤有 50% 的神经损伤风险[43]。
- 吸烟、糖尿病、类固醇使用——脊柱关节病的风险。
- 自发性关节病包括弥漫性特发性骨骼增生（DISH）和强直性脊柱炎。
- 年龄＞60 岁、神经功能缺损、多发性创伤和脊椎病均与其他临床相关 MRI 表现相关[40,41]。
- PLC 功能不全可通过棘突张开或撕脱骨折、关节突关节增宽、黄韧带或后纵韧带断裂以及棘间水肿来推断。
- 有冒险行为的年轻男性矫形器不合规的风险。
- 导致初级治疗不正确的 4 个主要原因：不遵守脊柱的解剖结构和功能，对损伤的不正确评估，初级治疗不足，以及手术技术或方案上的错误[39]。

并发症的预防

A. 术前预防

脊髓骨折并发症的预防始于院前阶段的紧急医疗服务（EMS）。临床证据显示，EMS 技术人员可以接受培训来识别脊柱损伤，并达到类似于急诊医生的水平。目前的建议包括在适当的分诊患者中使用颈环、头部固定和脊柱板，以防止脊柱创伤引起的继发性神经损伤[29]。患者一旦到达创伤室，达到并保持稳定的血流动力学参数以优化脊髓灌注就至关重要了。所有疑似脊髓损伤的患者都必须接受适当的影像学检查，在 2017 年包括颈椎、胸、腰椎的计算机断层扫描（CT），使用冠状面和矢状面重建图像[30,31]。在进行全面体检和影像学检查后，必须根据下颈椎的 SLIC 或胸腰椎骨折的 TLICS 系统进行分类。如果发现颈椎小关节半脱位，应尽快在创伤室或放射科病房内进行牵引复位。如果不成功，则需要在固定期间进行术中牵引。

B. 围手术期预防

围手术期预防包括适当的手术计划决策。手术的绝对指征包括进行性神经功能损害和严重的不稳定。未能适当地解决不稳定将导致假关节，或骨不愈合，或内固定失败。例如，长度不够的器械结构可能会导致术后脊柱后凸[32]。某些手术方法适用于特定的病理。例如，对于椎管内的后压迫碎片，一些学者认为腹膜前后入路实现神经减压是最有效的[33–35]。其他研究研究了前后、后外侧减压和内固定融合，发现治疗胸腰椎爆裂骨折的放射学和功能结果没有统计学差异[36]。最关键的一点是，无论入路方向如何，椎管必须充分减压，将神经放置在一个理想的恢复环境中，同时在此过程中保持脊柱的长期稳定性。当翻转俯卧患者进行后入路时，适当的定位同时保持脊柱的稳定性是至关重要的。

创伤性脊柱骨折的评估和治疗与退行性病理学有很大的不同。创伤性脊柱经常错位，而退行性脊柱经常保持正常的对齐。这是一个重要的区别，因为这将有助于确定在恢复正常对齐时应该采取哪种方法。矫正创伤性损伤的一个优点是，具有强壮的骨骼的年轻男性的可能性更高，这为固定和畸形矫正提供了一些便利。创伤性脊柱骨折通常会导致半脱位、旋转和（或）平移性损伤，这必须加以识别和处理。构造的长度必须要适当，以实现和保持矢状面对齐。当对受伤的脊柱进行手术时，也应该预测在手术中遇到扭曲的解剖结构。对术前影像进行彻底检查，然后制定手术方案，如果手术中遇到进一步的不稳定或粉碎，则执行其他手术方案，这对手术成功至关重要。

成功和及时的融合也是成功治疗创伤性脊柱骨折的关键。我们强烈主张使用自体髂骨移植治疗创伤和多发性创伤患者。自体髂骨移植具有的良好的融合率和融合时间，为创伤性不稳定患者提供了良好的融合机会，更早恢复工作，更早移除任何外部矫形器。文献中很好地记录了供体部位疼痛的发病率，3% 的患者报告了不可接受的长期疼痛[37]。

手术后，我们确实提倡在创伤性脊柱骨折患者中使用矫形器。器械将减少微运动，而脊柱矫形器将减少愈合结构的宏观运动，并提供最佳的融合条件。矫形器通过提醒患者他或她已经做过脊柱手术，从而减少过猛或过度的活动，从而对患者及其家人和他们的监护人产生心理影响。

脊柱骨折后遗症

· 脊柱感染。
· 进行性神经功能缺陷或其他脊髓损伤。
· 脊柱畸形导致步态或姿势异常。
· 植入物不当和（或）假关节。
· 持续或恶化的轴向疼痛。

脊柱损伤的保守或手术治疗后的最常见并发症是创伤后脊柱后凸或创伤后脊柱延迟疼痛及成角畸形 [7,8]。创伤后脊柱后凸通常由前柱屈曲压迫损伤引起，可发生在任何水平，尽管最常见的是在胸腰椎交界处。矢状面排列的改变导致关节面应力和椎间剪切力，增强不稳定性，从而加速退行性过程。严重的脊髓损伤可导致神经性脊柱关节病（Charcot 脊柱），产生疼痛和不稳定。多达 94% 的延迟性创伤后后凸畸形患者会发生持续疼痛 [38]。大于 30° 的局限性后凸畸形与后凸区域的慢性持续性疼痛有关 [8]。多达 27% 的创伤后畸形患者会出现进行性神经功能缺损；这些缺陷包括肠和膀胱功能障碍、进行性肢体无力和感觉感觉障碍。导致完全脊髓损伤的创伤性脊柱骨折是损伤范围内最严重的并发症。

不幸的是，术后感染在多发性创伤的情况下并不少见。多发性创伤患者可能有其他感染源；例如，由于腹部内脏的穿透，或由于异物与器械结构的接触。此外，应激反应导致的皮质醇水平的增加，降低了免疫系统和对抗感染的能力。根据我们自己在一级创伤中心的经验，多发性创伤患者的术后感染率明显高于常规病例。

创伤性畸形矫正手术中器械定位不当是创伤性脊柱骨折治疗后的潜在并发症。如前所述，对齐可能会受多节段脊柱损伤影响，如果不能适当减少畸形，未能解决对齐不良可能会导致内固定位置不当。此外，粉碎性骨折可能会扭曲正常的解剖结构，导致脊柱内固定物（如椎弓根螺钉）放置不良。

治　疗

迟发性创伤后不稳定的评估包括在初始损伤的急性环境中没有使用的成像模式。当患者因手术或保守治疗而出现延迟性创伤后并发症进行评估时，必须获得一组新的影像学检查结果，以建立一个参考点，然后才能评估和处理问题。在过去的 20 多年里，我们经常在术后即刻进行 CT 扫描。这使我们可以在任何延迟时间点比较参考点的变化与术后即刻的外观。36 英寸站立式盒式 X 线片可用于评估全部的和区域的对齐情况。屈曲 / 延伸 X 线片用于评估固定或动态的不稳定性。精细切割（< 3 mm）CT 切片或其在先前内固定设置中的 CT 脊髓造影可用于确定中央和椎间孔神经压迫、假关节和其他内固定失败。MRI 有助于评估软组织结构，包括小关节突囊、PLC 和脊髓，并有助于评估固定节段上方和下方的相邻水平。术前必须确定栓系、神经压迫或空洞的形成，以避免医源性损伤 [39]。当影像学表现模棱两可时，电生理学可作为确认神经根病理的辅助手段。在对创伤后损伤进行充分的描述后，可以确定适当的手术方案，以减轻疼痛，防止进一步的神经损伤，并恢复解剖对齐。在进行补救手术时需要考虑的一个重要原则是改变

手术回顾

我最糟的病例

1 例 32 岁男性表现为顽固性背痛。他在 16 岁时从高处坠落，并因 L2 爆裂性骨折接受了“保守”治疗。由于脊柱后凸畸形导致的严重疼痛，他无法就业。在初次评估时，发现他有慢性 L2 爆裂性骨折，从 L1 顶部到 L3 底部的后凸有 47°（图 61.6）。

他接受了椎弓根去除截骨术（PSO），使用双侧椎弓根螺钉结构从 T12 到 L4 进行稳定，矫正了后凸畸形。手术后患者恢复得很好，直到术后第 3 天，他用胸腰骶矫形器（TLSO）支架下床时，腰部向下失去感觉和运动能力。

进行了 STAT CT 骨髓造影，显示在 L3 椎弓水平骨髓造影染料完全阻滞。骨髓造影后 CT 扫描的对齐情况显示从 L1 到 L3 的脊柱前凸为 18°（与术前成像相比，矢状面排列矫正度为 65°）。

患者立即被送回手术室，在那里进行了L1和L3的椎板切除术（图61.7）。在标准手术中，L2椎板切除术采用L1板下侧和L3板上部适度椎板切开术。在修补手术中，所有的神经都没有任何压迫，硬脊膜也“未连接”。内固定结构也未修改。

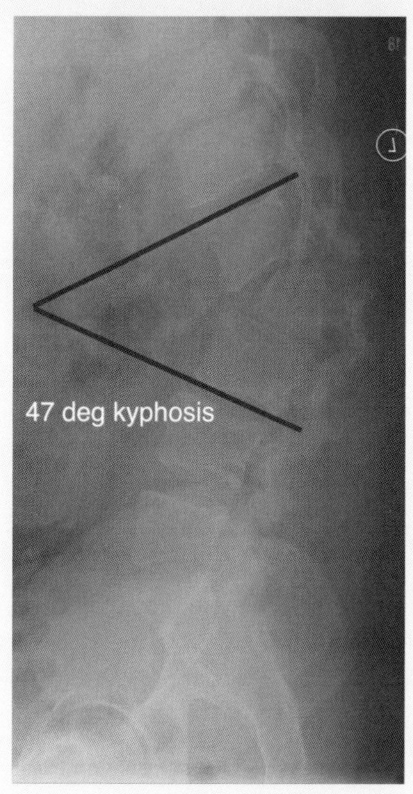

图 61.6 术前腰椎X线侧位片

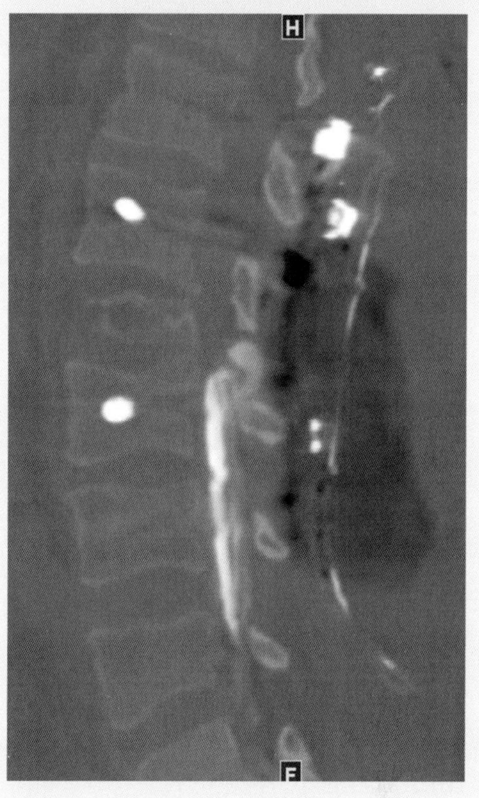

图 61.7 矢状面CT脊髓造影

在麻醉结束后，患者表现出双下肢的运动和感觉。在接下来的3 d内，神经系统的改善迅速恢复到术前的基线水平。

术后2年，患者神经系统完好，无疼痛。X线片显示从T12到L4的固体融合，没有内固定问题（图61.8和图61.9）。

手术后10年，患者42岁时仍然没有疼痛，神经系统完整。他在35岁（术后3年）时第一次从事了一份家政工作，手术后10年继续工作。

教学要点：如果执行PSO，一个水平可以预期大约35°的修正。在本病例中，L1和L3的椎板彼此相对，阻断了脊髓硬脑膜的可视化。在紧急修补手术时，发现硬脑膜的明显扭结，并能够释放。未来，如果在PSO手术中获得超过40°的矫正，应强烈考虑在标准水平以上和以下进行额外水平的后路减压。

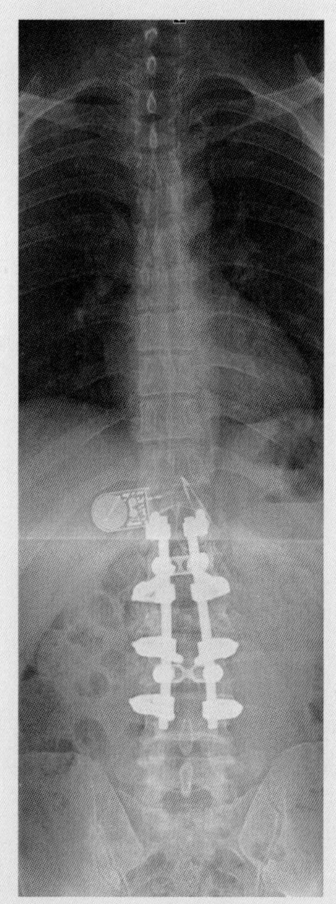

图 61.8　术后 AP 脊柱侧弯 X 线片

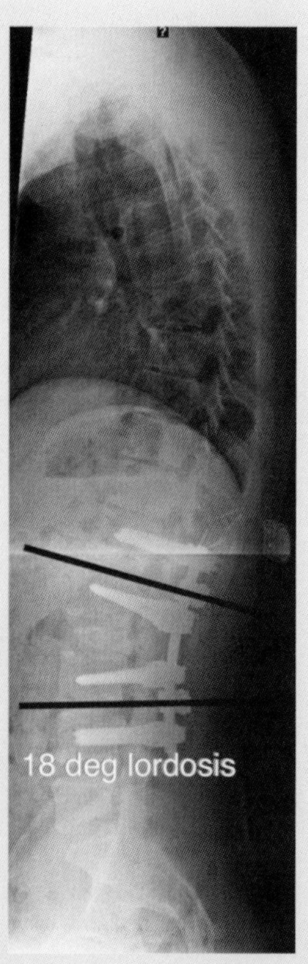

图 61.9　术后脊柱侧弯 X 线片

正规手术的入路。人们不应该认为第一次手术的失败是由于最初的外科医生的技术不佳。相反，在重新思考这个问题后，第二次做一些不同的事情通常是更好的事情。

神经外科手术讨论时刻

创伤性脊柱骨折的评估和治疗必须不同于其他脊柱病理，包括退行性、肿瘤性或感染性的。建立稳定性、恢复对齐和减压神经结构是成功修复脊柱骨折的关键。多发性创伤患者在感染预防、器械定位和融合技术方面应得到特别考虑。创伤后脊柱骨折并发症的处理首先是拍摄新的影像，与术后即时图像进行比较，然后采用新的解决方案。

参考文献

[1] Rivara FP, Grossman DC, Cummings P. Injury prevention. NEJM,1997,337(8):543–548.

[2] Sekhon LH, Fehlings MG. Epidemiology, demographics, and pathophysiology of acute spinal cord injury. Spine,2001,26(24 suppl):S2–S12.

[3] Vaccaro AR, Lin S, Balderston RA, et al. Noncontiguous injuries of the spine. J Spinal Disord,1992,5(3): 320–329.

[4] El-Faramawy A, El-Menyar A, Zarour A, et al. Presentation and outcome of traumatic spinal fractures. J Emerg Trauma Shock,2012,5(4):316–320.

[5] Wang H, Zhang Y, Xiang Q, et al. Epidemiology of traumatic spinal fractures: experience from medical university–affiliated hospitals in Chongqing, China, 2001–2010. J Neurosurg Spine,2012,17(5): 459–468.

[6] Wang H, Liu X, Zhao Y, et al. Incidence and pattern of traumatic spinal fractures and associated spinal cord injury resulting from motor vehicle collisions in China over 11 years: An observational study. Medicine (Baltimore),2016,95(43):e5220.

[7] Khoueir P, Oh BC, Wang MY. Delayed posttraumatic thoracolumbar spinal deformities: diagnosis and management. Neurosurgery,2008,63(3 suppl):117–124.

[8] Schoenfeld AJ, Wood KB, Fisher CF, et al. Posttraumatic kyphosis: current state of diagnosis and treatment: results of a multinational survey of spine trauma surgeons. J Spinal Disord Tech,2010,23(7):e1–e8.

[9] Panjabi MM, White AA 3rd. Basic biomechanics of the spine. Neurosurgery,1980,7(1):76–93.

[10] Lorenz M, Patwardhan A, Vanderby R Jr. Load-bearing characteristics of lumbar facets in normal and surgically altered spinal segments. Spine,1983,8(2):122–130.

[11] Adams MA, Dolan P. Recent advances in lumbar spinal mechanics and their clinical significance. Clin Biomech (Bristol, Avon),1995,10(1):3–19.

[12] Goel ACF. The craniovertebral junction: diagnosis, pathology, surgical techniques. Stuttgart: Theime, 2011.

[13] Anderson PA, Montesano PX. Morphology and treatment of occipital condyle fractures. Spine,1988,13(7):731–736.

[14] Spence KF Jr, Decker S, Sell KW. Bursting atlantal fracture associated with rupture of the transverse ligament. J Bone Joint Surg Am,1970,52(3):543–549.

[15] Greene KA, Dickman CA, Marciano FF, et al. Acute axis fractures. Analysis of management and outcome in 340 consecutive cases. Spine,1997,22(16):1843–1852.

[16] Anderson LD, D'Alonzo RT. Fractures of the odontoid process of the axis. J Bone Joint Surg Am,1974,56(8):1663–1674.

[17] Grauer JN, Shafi B, Hilibrand AS, et al. Proposal of a modified, treatment-oriented classification of odontoid fractures. Spine J,2005,5(2):123–129.

[18] Schneider RC, Livingston KE, Cave AJ, et al. "Hangman's fracture" of the cervical spine. J Neurosurg,1965,22:141–154.

[19] Wood-Jones F. The ideal lesion produced by judicial hanging. Lancet,1913,181(4662):53.

[20] Nadeau M, McLachlin SD, Bailey SI, et al. A biomechanical assessment of soft-tissue damage in the cervical spine following a unilateral facet injury. J Bone Joint Surg Am,2012,94(21):e156.

[21] Panjabi MM, Oxland T, Takata K, et al. Articular facets of the human spine. Quantitative three-dimensional anatomy. Spine,1993,18(10):1298–1310.

[22] Vaccaro AR, Koerner JD, Radcliff KE, et al. AOSpine subaxial cervical spine injury classification system. Eur Spine J,2016,25(7):2173– 2184.

[23] Ko HY, Park JH, Shin YB, et al. Gross quantitative measurements of spinal cord segments in human. Spinal Cord,2004,42(1): 35–40.

[24] Bono CM, Vaccaro AR, Hurlbert RJ, et al. Validating a newly proposed classification system for thoracolumbar spine trauma: looking to the future of the thoracolumbar injury classification and severity score. J Orthop Trauma,2006,20(8):567–572.

[25] Dai LY, Jin WJ. Interobserver and intraobserver reliability in the load sharing classification of the assessment of thoracolumbar burst fractures. Spine,2005,30(3):354–358.

[26] McCormack T, Karaikovic E, Gaines RW. The load sharing classification of spine fractures. Spine,1994,19(15):1741–1744.

[27] Patel AA, Vaccaro AR, Albert TJ, et al. The adoption of a new classification system: time-dependent variation in interobserver reliability of the thoracolumbar injury severity score classification system. Spine,2007,32(3):E105–E110.

[28] Soleiman J, Demaerel P, Rocher S, et al. Magnetic resonance imaging study of the level of termination of the conus medullaris and the thecal sac: influence of age and gender. Spine,2005,30(16):1875–1880.

[29] Ahn H, Singh J, Nathens A, et al. Pre-hospital care management of a potential spinal cord injured patient: a systematic review of the literature and evidence-based guidelines. J Neurotrauma,2010,28(8): 1341–1361.

[30] Como JJ, Diaz JJ, Dunham CM, et al. Practice management guidelines for identification of cervical spine injuries following trauma: update from the eastern association for the surgery of trauma practice management guidelines committee. J Trauma,2009,67(3): 651–659.

[31] Sixta S, Moore FO, Ditillo MF, et al. Screening for thoracolumbar spinal injuries in blunt trauma: an Eastern Association for the Surgery of Trauma practice management guideline. J Trauma Acute Care Surg,2012,73(5 suppl 4):S326–S332.

[32] Keene JS, Lash EG, Kling TF Jr. Undetected posttraumatic instability of "stable" thoracolumbar fractures. J Orthop Trauma,1988,2(3):202–211.

[33] McAfee PC, Bohlman HH, Yuan HA. Anterior decompression of traumatic thoracolumbar fractures with incomplete neurological deficit using a retroperitoneal approach. J Bone Joint Surg Am,1985,67(1):89–104.

[34] McDonough PW, Davis R, Tribus C, et al. The management of acute thoracolumbar burst fractures with anterior corpectomy and Z-plate fixation. Spine,2004,29(17):1901–1908, discussion 1909.

[35] Schnee CL, Ansell LV. Selection criteria and outcome of operative approaches for thoracolumbar burst fractures with and without neurological deficit. J Neurosurg,1997,86(1):48–55.

[36] Lin B, Chen ZW, Guo ZM, et al. Anterior approach versus posterior approach with subtotal corpectomy, decompression, and reconstruction of spine in the treatment of thoracolumbar burst fractures: a prospective randomized controlled study. J Spinal Disord Tech,2011.

[37] Heary RF, Schlenk RP, Sacchieri TA, et al. Persistent iliac crest donor site pain: independent outcome assessment. Neuro-surgery,2002,50(3):510–516, discussion 516–517.

[38] Malcolm BW, Bradford DS, Winter RB, et al. Post-traumatic kyphosis. A review of forty-eight surgically treated patients. J Bone Joint Surg Am,1981,63(6):891–899.

[39] Harms J, Stoltze D. The indications and principles of correction of post-traumatic deformities. Eur Spine J,1992,1(3):142–151.

[40] Pourtaheri S, Emami A, Sinha K, et al. The role of magnetic resonance imaging in acute cervical spine fractures. Spine J,2014,14(11):2546–2553.

[41] Vaccaro AR, Hulbert RJ, Patel AA, et al. The subaxial cervical spine injury classification system: a novel approach to recognize the importance of morphology, neurology, and integrity of the disco-ligamentous complex. Spine,2007,32(21):2365–2374.

[42] Chapman JR, Agel J, Jurkovich GJ, et al. Thoracolumbar flexion-distraction injuries: associated morbidity and neurological outcomes. Spine,2008,33(6):648–657.

[43] Saboe LA, Reid DC, Davis LA, et al. Spine trauma and associated injuries. J Trauma,1991,31(1):43–48.

62

创伤后脊髓空洞症

RASHAD JABARKHEEL, SIRAJ GIBANI, YI-REN CHEN, JOHN K. RATLIFF

重 点

- 创伤后脊髓空洞症是脊髓损伤后由于脑脊液流动受损导致脊髓内延迟形成的空洞。
- 创伤后脊髓空洞症是脊髓损伤后的一种未被充分重视的并发症。在脊髓损伤患者中，1%~9% 报道有症状性脊髓空洞症，另外 21%~28% 的患者在磁共振成像（MRI）上有空洞。
- 初始脊髓损伤后椎管狭窄的程度与发生创伤后脊髓空洞症的风险增加相关。
- 预防脊髓损伤患者创伤后脊髓空洞症取决于初始损伤后的成功减压和脑脊液流量的恢复。避免增加静脉压力的活动可能会有帮助。
- MRI 是检测脊髓空洞症的首选成像方式。
- 创伤后脊髓空洞症的手术治疗适用于有进行性神经功能恶化症状的患者。
- 创伤后脊髓空洞症的初始手术治疗是蛛网膜溶解。术前或术中确定的空洞特征可能表明需要分流。
- 术中超声检查可用于检测蛛网膜下腔粘连。
- 创伤后脊髓空洞症的再手术率较高。手术过程中的脊髓牵引和出血可导致复发性蛛网膜粘连。

引 言

脊髓空洞症是一个广义的术语，用来描述由于正常脑脊液（CSF）流动中断而导致脊髓内形成空洞的情况。这可能导致进行性脊髓病。正如 Milhorat 所描述的，脊髓空洞有许多不同类型，这取决于脊髓内的位置和潜在的病因 [1]。在与 Chiari Ⅰ畸形相关的最常见类型的脊髓空洞症的病例中，小脑扁桃体通过枕骨大孔的突出破坏了脑脊液的流动。小脑扁桃体的突出闭塞了枕骨大孔水平的蛛网膜下腔，导致颈部脑脊液脉压波的增加 [2]。随着时间的推移，这导致中央管形成空洞，因为中央管的管壁难以忍受高于正常的脑脊液压力。12%~22.9% 的 Chiari Ⅰ畸形患者发展为 MRI 上的空洞 [3]。Chiari Ⅰ畸形的空洞被描述为非连通性的中央空洞，这意味着它们是中央管的囊性扩张，其中空洞不与第四脑室交通。

创伤后脊髓空洞症描述了脊髓损伤后在脊髓内形成空洞的情况。空洞的形成常导致进行性脊髓病。与 Chiari 畸形导致的脊髓空洞症不同，创伤后脊髓空洞症通常由非沟通的小管外空洞组成，并伴有中央管外的脊髓囊性扩张 [1]。在创伤后脊髓空洞症中，与更常见的 Chiari 畸形相反，脑脊液流动受阻的原因不在枕骨大孔水平，而是在最初的脊髓损伤部位。具体而言，在创伤后脊髓空洞症中，由于蛛网膜下腔粘连增加和瘢痕造成的蛛网膜下腔狭窄，在最初创伤部位脑脊液流动阻塞。在最初创伤水平对脑脊液流动的阻塞导致蛛网膜下腔脑脊液脉压增加。

根据髓内脉压理论，脑脊液分流通过以下方式进行：①穿过 Rudolf–Virchow 空间进入脊髓实质；②加速通过狭窄的蛛网膜下腔时，根据伯努利方程降低压力，脑脊液脉冲压力增加导致了空洞的形成。流入脊髓的脑脊液通过直接增加脊髓内的细胞外液来促进空洞的形成。沿着脊髓外侧流动通过狭窄处的脑脊液，通过降低脊髓外侧的压力使其从内部膨胀，从而促进空洞的形成（图 62.1）[4]。

创伤后脊髓空洞症通常表现为脊髓损伤后数月至数十年的延迟性表现 [5]。创伤后脊髓空洞症的症状通常是逐渐加重的。很少有突然恶化的报道 [6]。最常见的症状是疼痛和感觉丧失，其次是运动无力。在达到或高于初始损伤水平疼痛通常是间歇性的，

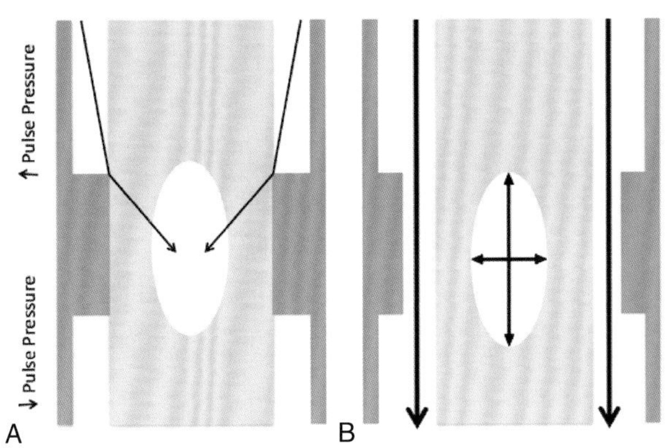

图 62.1 髓内脉压理论。蛛网膜下腔的狭窄导致 CSF 脉压升高。CSF 流在狭窄的区域附近分流，要么穿过 Rudolf-Virchow 空间进入脊髓实质（A）图可见，要么根据伯努利方程用增加速度通过狭窄区域（B）图可见。流入脊髓的脑脊液通过直接增加脊髓内的细胞外液来促进空洞的形成。脑脊液沿脊髓外部流过狭窄处，通过降低脊髓外部的压力，使脊髓从内部膨胀，从而形成空洞［经许可，引自 Greitz D. Unraveling the riddle of syringomyelia. Neurosurgical review. 2006, 29(4):251–263; discussion 64]

为灼烧、麻木或轻微疼痛。咳嗽、打喷嚏和紧张导致的静脉压力增加通常会加剧疼痛 [7-9]。感觉丧失也通常在达到或高于最初损伤的水平，可以有多种形式，从疼痛和温度感觉的丧失，到疼痛和本体感觉的丧失 [5]。运动无力通常在感觉丧失症状后开始出现，表现为超过初始损伤水平的运动功能重新丧失 [6]。深部肌腱反射的重新丧失可能是创伤后脊髓空洞症的早期迹象。

作为脊髓损伤后并发症，创伤后脊髓空洞症的发生率被低估了。根据国家脊髓损伤数据库，在美国，有 18.3 万至 23 万人患有脊髓损伤。在该人群中，有 1%~9% 的人报道为有症状的脊髓空洞症。在受伤后 1~30 年，21%~28% 的患者发现有空洞，另外 30%~50% 的患者会出现某种程度的脊髓囊性改变 [6]。

解剖学观点

与创伤后脊髓空洞症相关的空洞通常形状不规则，根据初始脊髓损伤位置和范围可发生在脊髓的任何部位。大多数空洞位于初始创伤部位附近，约 4% 向尾部延伸，81% 向嘴侧延伸，15% 向双向延伸 [5]。值得注意的是，如果在腹中沟或脊髓背根入髓区附近发现，创伤后的空洞可以在蛛网膜下腔直接与脑脊液交通 [10]。大多数创伤后空洞分布于中央和背外侧灰质，而约 9% 仅见于背柱 [6]。就在大小方面，平均空洞长度在 6.5~7.8 个脊柱节段 [9,11]。

警　惕

- 如果患者在最初受伤时已经失去了该区域的神经功能，则患者可能会出现进展性的空洞，但没有症状。
- 必须监测无症状的脊髓空洞症，以避免进展到脑干，从而导致脊髓空洞症。
- 初始脊髓损伤手术中脊髓过度牵引和出血可能导致蛛网膜粘连，从而导致创伤后脊髓空洞症。

危险因素

Perrouin-Verbe 等发现，损伤后椎管狭窄的程度与发展成创伤后脊髓空洞症的风险之间有很强的相关性 [9]。Schurch 等和 Abel 等同样发现，损伤部位的脊髓受压和脊柱后凸的程度与发生创伤后脊髓空洞症的风险增加有关 [12,13]。创伤后脊髓空洞症的另一个积极的危险因素是初始损伤的严重程度。在对 600 例创伤后脊髓空洞症患者的回顾性分析中，Edgar 和 Quail 发现他们的 82% 的患者有完全性脊髓损伤，远远高于在整个脊髓损伤人群中发现的约 47%[14]。同样，elMasry 和 Biyani 发现，完全性脊髓损伤患者的创伤后脊髓空洞症的发病率是不完全脊髓损伤患者的两倍 [15,16]。

就与损伤后发展为脊髓空洞症的比例相关风险因素而言，已发现年龄增长和未进行减压的脊柱内固定会导致创伤后脊髓空洞症的更早发作。目前尚不清楚初始损伤的严重程度或损伤所处的水平是否与创伤后脊髓空洞症的较早发作有关 [17,18]。

预　防

考虑到上述提到的创伤后脊髓空洞症发展的危险因素，其预防取决于减轻椎管狭窄、椎管错位等解剖因素，这些因素都可能导致初始损伤后脑脊液血流阻塞。脊髓损伤患者创伤后脊髓空洞症的预防是基于恢复和维持正常的脑脊液流量。尽管如此，神经外科医生应该采取确保恢复和维持正常的脑脊液流量以期预防初始脊髓损伤后的创伤后脊髓空洞症的措施目前仍不清楚。迄今为止，没有全面的研究关注单独接受稳定治疗或接受稳定联合减压治疗的脊髓损伤患者创伤后脊髓空洞症的发生率。基于有限的现有证据，一些团队建议脊柱稳定和重新对齐，但不建议额外的直接手术减压，以降低在完全脊髓损伤的情况下发生创伤后脊髓空洞症的风险。

治　疗

创伤后脊髓空洞症的治疗方法存在争议。一篇系统综述揭示了一系列关于手术治疗的时机和手术入路的选择的不同的建议。创伤后脊髓空洞症的手术治疗适应证在很大程度上有所不同，因为治疗的总体结果是不可预测的，通常持续时间很短。例如，在 53 例同时接受蛛网膜溶解和硬脑膜成形术或分流术的患者中，Lee 等发现，根据具体症状，改善率在 20%~76%[19]。一些学者建议对因创伤后脊髓空洞症导致的运动症状的患者进行手术治疗；与感觉或疼痛症状相比，手术治疗更常导致运动症状的积极结果[16]。然而，其他学者建议对所有因空洞而出现进行性神经功能恶化的新症状的患者进行手术治疗[6,20,21]。

创伤后脊髓空洞症的外科治疗目标是纠正导致脑脊液流动受阻从而形成脊髓空孔的解剖畸形。目前大多数作者推荐蛛网膜松解和硬脑膜成形术作为创伤后脊髓空洞症的一线治疗，分流手术仅适用于以下情况：①蛛网膜松解困难；②有广泛蛛网膜粘连；③超声未发现脊髓栓系[6,19,20]。MRI 是检测和监测创伤后空洞进展的首选成像方式[22]。

蛛网膜松解术和硬膜成形术

蛛网膜松解术和硬膜成形术被推荐作为创伤后脊髓空洞症的一线治疗方法。根据髓内脉压理论，手术的目的是纠正空洞形成的机制（图 62.1A 和 B）。通过清除蛛网膜瘢痕，脑脊液流量得到恢复，目的是使空洞塌陷或停止扩张。

在对创伤后脊髓空洞症进行蛛网膜松解术和硬膜成形术时，有几个关键的概念需要记住，以尽量减少术后并发症。在整个手术过程中，减少出血至关重要，特别是在打开硬脑膜前减少出血。血液进入硬膜下腔可能增加新的蛛网膜粘连的可能。在进行椎板切除术并暴露硬脑膜后，超声有助于检测蛛网膜粘连的程度，从而确定硬脑膜开放的最佳位置。一旦进行硬膜切开术，应在显微镜下采用锐器解剖法进行蛛网膜松解。锐性分离很重要，因为剥离过程中过度牵引可能导致增加新的蛛网膜粘连的可能[6]。

分流术

可采用各种分流术来治疗创伤后脊髓空洞症。分流手术的选择包括脊髓空洞 – 蛛网膜下腔分流术、脊髓空洞 – 胸腔分流术和脊髓空洞 – 腹腔分流术。没有确凿证据表明哪种手术会导致更好的患者预后[6]。所有的分流过程都是相似的，当通过蛛网膜松解或其他方法恢复脑脊液流无效或不可行时，提供了一种直接排空空洞的方法。许多用于减少蛛网膜松解术后并发症的技术也适用于分流手术。手术入路应尽量减少与新的蛛网膜粘连风险增加相关的因素，如硬膜下腔过度出血和脊髓过度牵引。术中超声再次用于确定硬脑膜打开和分流放置的最佳位置。脊髓切开术的选择应基于患者的神经功能缺损、空洞形态和分流的计划。通常情况下，解剖因素指导分流插入部位。

分流术治疗创伤后脊髓空洞症的独特挑战包括高分流失败率。在一项研究中，Sgouros 和 Williams 报道了手术后 6 年内分流失败率为 49%[23]。在分流器中插入额外的侧孔可以降低分流器失败的发生率[6]。

手术回顾

我最糟的病例

1 例 46 岁男性，在一场摩托车车祸后出现 T3 脊髓损伤。患者最初接受了骨折外固定治疗；患者没有接受手术减压或稳定治疗。损伤后即刻拍片显示脊髓压迫和脊髓挫伤（图 62.3A 和 B）。

大约 2 年内患者出现首发症状，进展为新的左上肢灼烧痛、肩胛骨疼痛和左手握力困难。患者报告，其左手无法完成精细的运动任务，左手出现麻木和刺痛（N/T）。患者在使用轮椅时存在困难，在下地走路时也存在困难。

新的影像学检查结果显示一个大的胸颈空

洞，延伸到 C2 水平（图 62.2A 和 B）。

患者接受了胸椎椎板切除术、硬膜内致密粘连松解术、骨折稳定术治疗。

术后，患者临床主诉稳定，但创伤后空洞没有改善。放射学上，空洞保持稳定。

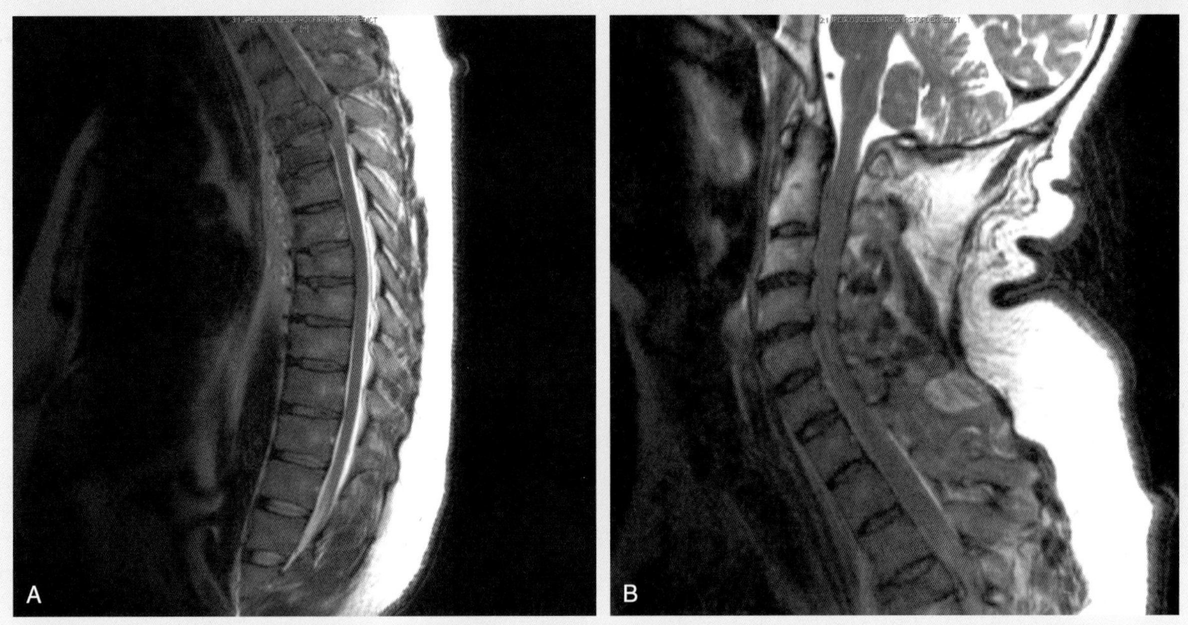

图 62.2 较大的胸段（A）和颈段（B）空洞，延伸至 C2 水平

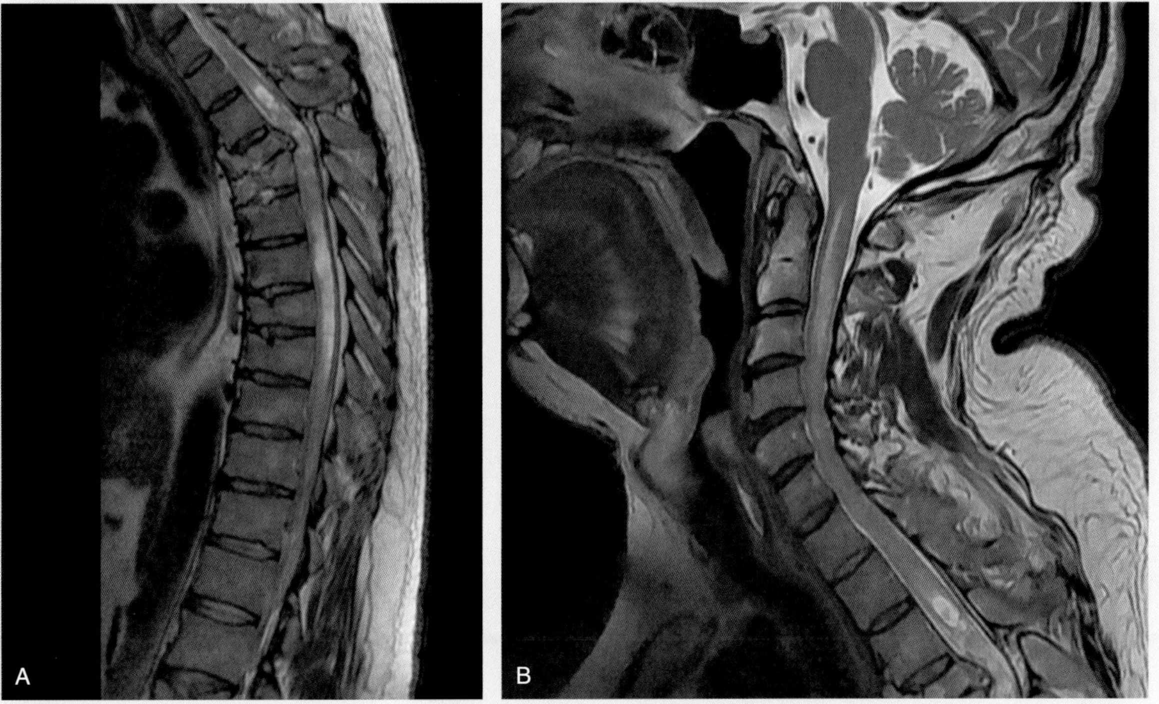

图 62.3 损伤后即刻 MRI 显示脊髓受压和脊髓挫伤。（A）胸部 MRI。（B）颈椎 MRI

参考文献

[1] Milhorat TH. Classification of syringomyelia. Neurosurg Focus,2000,8(3):E1.

[2] Heiss JD, Patronas N, DeVroom HL, et al. Elucidating the pathophysiology of syringomyelia. J Neurosurg,1999,91(4):553–562.

[3] Kahn EN, Muraszko KM, Maher CO. Prevalence of Chiari I malformation and syringomyelia. Neurosurg Clin N Am,2015,26(4):501–507.

[4] Greitz D. Unraveling the riddle of syringomyelia. Neurosurg Rev,2006,29(4):251–263, discussion 64.

[5] Biyani A, el Masry WS. Post-traumatic syringomyelia: a review of the literature. Paraplegia,1994,32(11):723–731.

[6] Brodbelt AR, Stoodley MA. Post-traumatic syringomyelia: a review. J Clin Neurosci,2003,10(4):401–408.

[7] Balmaseda MT Jr, Wunder JA, Gordon C, et al. Posttraumatic syringomyelia associated with heavy weightlifting exercises: case report. Arch Phys Med Rehabil,1988,69(11):970–972.

[8] Vernon JD, Silver JR, Ohry A. Post-traumatic syringomyelia. Paraplegia,1982,20(6):339–364.

[9] Perrouin-Verbe B, Lenne-Aurier K, Robert R, et al. Post-traumatic syringomyelia and post-traumatic spinal canal stenosis: a direct relationship: review of 75 patients with a spinal cord injury. Spinal Cord,1998,36(2):137–143.

[10] Milhorat TH, Capocelli AL Jr, Anzil AP, et al. Pathological basis of spinal cord cavitation in syringomyelia: analysis of 105 autopsy cases. J Neurosurg,1995,82(5):802–812.

[11] Kim HG, Oh HS, Kim TW, et al. Clinical features of post-traumatic syringomyelia. Korean J Neurotrauma,2014,10(2):66–69.

[12] Schurch B, Wichmann W, Rossier AB. Post-traumatic syringomyelia (cystic myelopathy): a prospective study of 449 patients with spinal cord injury. J Neurol Neurosurg Psychiatry,1996,60(1):61–67.

[13] Abel R, Gerner HJ, Smit C, et al. Residual deformity of the spinal canal in patients with traumatic paraplegia and secondary changes of the spinal cord. Spinal Cord,1999,37(1):14–19.

[14] Edgar R, Quail P. Progressive post-traumatic cystic and non-cystic myelopathy. Br J Neurosurg,1994,8(1):7–22.

[15] el Masry WS, Biyani A. Incidence, management, and outcome of post-traumatic syringomyelia. In memory of Mr Bernard Williams. J Neurol Neurosurg Psychiatry,1996,60(2):141–146.

[16] Bonfield CM, Levi AD, Arnold PM, et al. Surgical management of post-traumatic syringomyelia. Spine,2010,35(21 suppl): S245–S258.

[17] Ko HY, Kim W, Kim SY, et al. Factors associated with early onset post-traumatic syringomyelia. Spinal Cord,2012,50(9):695–698.

[18] Vannemreddy SS, Rowed DW, Bharatwal N. Posttraumatic syringomyelia: predisposing factors. Br J Neurosurg,2002,16(3):276–283.

[19] Lee TT, Alameda GJ, Camilo E, et al. Surgical treatment of post-traumatic myelopathy associated with syringomyelia. Spine,2001,26(24 suppl):S119–S127.

[20] Klekamp J. Treatment of posttraumatic syringomyelia. J Neurosurg Spine,2012,17(3):199–211.

[21] Falci SP, Indeck C, Lammertse DP. Posttraumatic spinal cord tethering and syringomyelia: surgical treatment and long-term outcome. J Neurosurg Spine,2009,11(4):445–460.

[22] Sett P, Crockard HA. The value of magnetic resonance imaging (MRI) in the follow-up management of spinal injury. Paraplegia,1991,29(6): 396–410.

[23] Sgouros S, Williams B. Management and outcome of posttraumatic syringomyelia. J Neurosurg,1996,85(2):197–205.

63

周围神经损伤及肿瘤手术并发症

THOMAS J. WILSON, ROBERT J. SPINNER

重　点

- 预防重建失败取决于在正确的时间范围内选择合适的重建策略并优化手术技术。
- 对于原发性神经重建失败的上躯干损伤，还有其他的选择，包括自由功能肌肉转移、肌腱转移和肩关节融合。
- 对于神经鞘肿瘤，快速生长、神经功能缺损、触诊时固定而非移动，以及明显的自发性疼痛，值得进一步评估恶性肿瘤。
- 当神经鞘肿瘤被意外诊断为恶性神经鞘肿瘤或其他恶性肿瘤时，应联合多学科肉瘤团队来评估转移性疾病，并计划有或没有进行化疗和放疗的最终切除。

引言——神经损伤

臂丛神经损伤可继发于穿透性创伤或引起组成臂丛神经的拉伸的创伤。据报道，约 1% 的多发性创伤患者发生臂丛神经损伤，其中机动车事故是最常见的损伤机制[1]。在机动车事故中，摩托车和雪地摩托事故的风险远远高于汽车事故。在多发性创伤环境中，锁骨上臂丛损伤明显比锁骨下臂丛损伤更常见[1]。

Seddon 将神经损伤分为 3 组：①神经失用；②轴突断裂；③神经断裂。神经失用损伤是最轻的形式；轴突以及神经外膜、神经束膜和神经内膜保持完整。Wallerian 变性不会发生。存在局灶性生理传导阻滞，在损伤部位远端和损伤部位近端传导完整，但没有穿过损伤节段。自发性恢复是一种常态，通常发生在几天或几周内。轴突闭合损伤的特征是部分或完全轴突破坏，保留神经外膜和神经束膜。Wallerian 变性发生在损伤的远端，Wallerian 变性发生后，损伤远端传导丧失。可以自发性恢复。最后，神经闭合性损伤是最严重的形式，其特征是轴突和周围结缔组织的破坏，包括神经束膜和神经外膜。Wallerian 变性发生在损伤的远端，无法自发恢复[2]。

常见的损伤机制是颈和肩之间的角度突然增加，拉伸臂丛神经，特别是上臂丛神经。治疗方案取决于受伤的臂丛神经节段、损伤的严重程度和表现的时间。可能的治疗方案包括：保守治疗；神经松解、神经移植修复和神经转移（原发性神经手术）；其他软组织或骨重建策略，包括肌腱转移、自由肌肉转移和关节融合（二次手术）。

解剖学观点

臂丛神经由 C5~T1 脊髓神经组成。C5 神经和 C6 神经连接起来形成臂丛神经的上干。在上臂丛损伤时，有肩外展（三角肌和冈上肌）、肩外旋（冈下肌）、前臂后旋（二头肌）和肘关节屈曲（二头肌、肱肌和肱桡肌）的丧失。重建策略的目标是恢复这些运动。其他与上臂丛相关的神经包括膈神经、肩胛背神经和长胸神经。膈神经接受来自 C3、C4 和 C5 的分支并支配膈肌。肩胛骨背神经起源于 C5 神经根的近端，以支配肩胛上睑肌和菱形肌。长胸神经接受来自 C5、C6 和 C7 的分布，这些分布在近端上升，最终支配前锯肌。

虽然神经损伤的 Seddon 分类在确定自发恢复的可能性方面很重要，但一个额外的分类系统对于确定自发恢复的可能性和必要时神经重建的选择都很重要。该系统根据损伤相对于背根神经节的解剖位置将神经损伤分为神经节前损伤和神经节后损伤。神经节前损伤通常没有自发恢复的机会，在神经重建的情况下，神经转移修复是不可选择的，因为不存在可转移的神经残端。神经节后损伤可能有也可能没有自发恢复的机会,这取决于损伤的程度，但在神经重建的情况下，通常会有一个可用的神经残端，允许作为一种选择进行神经转移修复。

在上臂丛神经损伤的情况下，临床、电诊断和影像学特征可以作为神经节前和神经节后状态的线索。临床上，菱形肌和前锯肌的检查很重要，因为神经的脱落或对支配这些肌肉的神经连接发生在C5和C6的近端。菱形肌和（或）前锯肌的神经支配的丧失表明近端损伤。虽然不能证实神经节前损伤，但菱形肌和（或）前锯肌的神经支配的丧失使神经节前损伤更有可能。同样，肌电图（EMG）也可以用来确定菱形肌和前锯肌是否受到损伤的影响（如纤维性颤动电位的存在）。另一个线索来自感觉神经动作电位（SNAP）测试。在节后损伤中，运动神经动作电位和SNAP均丢失，而在节前损伤中，运动神经动作电位丢失，但SNAP保留。同样，影像学检查（例如，吸气/呼气胸片、超声、CT）上的半膈肌升高提示膈神经受累。虽然不能诊断神经节前损伤，但膈神经的受累提示有近端和严重的损伤。颈椎X线片显示脊柱骨折也与神经节前损伤有关。CT和MRI脊髓造影也可用于寻找神经根撕脱（神经节前损伤）的迹象。最常见的症状是存在假性脑膜膨出或假性脑膜膨出伴缺根。

在神经节前损伤的情况下，神经移植是首选的疗法。在特定的神经节后损伤病例或患者症状出现较晚的 情况下（即在典型的神经手术窗口后），由于新型的神经转移的效果有所改善，越来越多的外科医生使用神经转移，代替神经移植。在进行神经转移时，外科医生必须了解潜在供体神经的解剖结构，以最大限度地提高疗效并减少供体的发病率。上臂丛神经损伤最常见的神经转移包括用于肩部（C5）靶点的脊髓副神经至肩胛上神经，和（或）桡神经三头肌分支至腋神经；用于肘屈曲（C6）靶点的尺神经束到肌皮神经二头肌分支（Oberlin转移），具有或不具有正中神经束到肱肌皮神经分支。在这种情况下，理想的供体神经是具有大量运动轴突的纯运动神经，这种神经具有大量的运动轴突、足够的长度以允许以无张力的方式与目标神经接合，而无需介入转移，具有冗余或消耗性功能，并且具有与目标神经的作用协同的作用[3]。

脊髓副神经由大约1500个运动轴突组成，同时支配胸锁乳突肌和斜方肌[4]。脊髓副神经从胸锁乳突肌下方出现，在斜方肌的前表面走行，沿着斜方肌路线支配斜方肌。脊髓副神经的横断作为供体，应发生在斜方肌的第一运动分支的远端，以允许斜方肌持续部分神经支配，并避免斜方肌完全去神经控制相关的发病率。通常可以分离出足够长度的脊髓副神经，以便在不进行转移物干预的情况下，以无张力的方式连接到肩胛上神经。关于脊髓副神经是应该以这种方式作为供体，还是应该保留斜方肌并用于肌腱转移，一直存在争议。

桡神经支配着肱三头肌的三个头。肱三头肌头部的冗余功能使个体化神经分支接到三头肌的神经分支是很理想的供体神经。此外，三头肌和三角肌的协同功能使三头肌神经分支成为神经转移的良好选择，特别是向腋窝神经转移。这三个头的每个分支都有理论上的优势。三头肌的长头在机械上对肘关节的伸展是最不重要的，理论上利用神经分支到长头分支与最低供体发病率相关。长头的分支也是最大的，包含最多的运动轴突。显著的缺点是，分支到长头的长度通常很短，这使得难以获得足够的长度以无张力结合到腋窝神经[5-8]。到三头肌内侧头的分支较长，明显更容易达到足够的长度[7]。在分离用于神经转移的特定的三头肌分支时必须小心，以避免损伤桡神经的主干，削弱腕部/手指的伸展。

单个尺神经束可转移到肌皮神经的肱二头肌分支(图63.1)。尺神经与上臂二头肌分支距离很近，这意味着无张力接合只需要较短的长度。理想的供体神经束只供应或至少主要供应尺侧腕屈肌。通过利用支配尺侧腕屈肌的束，由多个束冗余支配，供体的发病率降至最低（同时，存在其他受正中神经支配的腕屈肌，减少供体的发病率）。主要支配尺侧腕屈肌的神经束通常位于神经的前内侧部分[9]。

肘关节屈曲可以通过正中神经束转移到肌皮神经的肱肌分支重新支配肱肌。类似于尺束转移，正中神经接近肱支意味着只需要很短的长度来直接无张力修复，并且适应靠近肱肌的运动端板，只需要神经再生很短的距离。理想的转移束主要支配指浅屈肌和桡侧腕屈肌。这种神经束通常位于神经的前内侧部分。最终形成骨间前神经束应避免作为供体。这些神经束通常位于后内侧神经[10]。了解筋

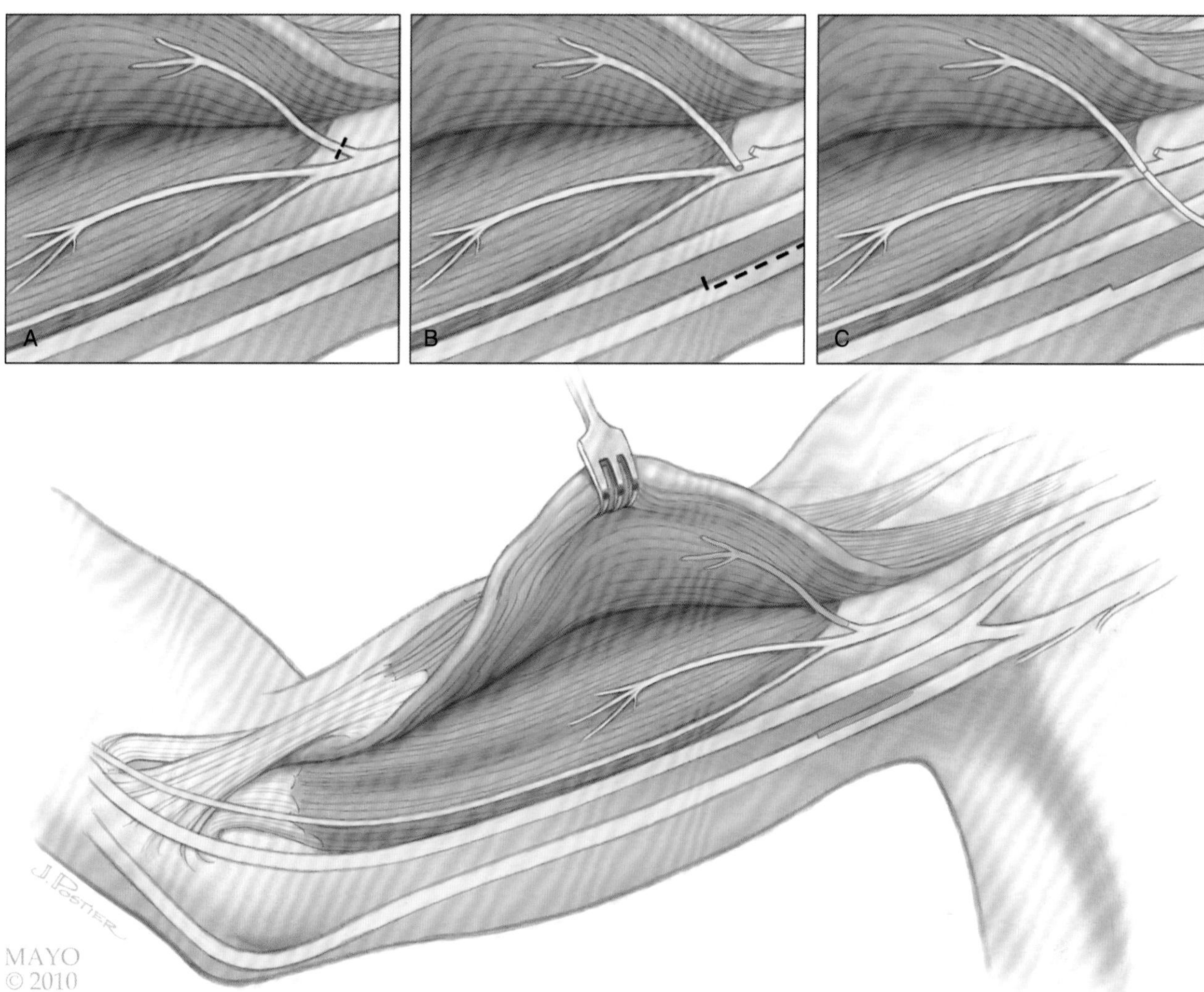

图 63.1 Oberlin 转移图：尺肌束至肌皮神经二头肌分支。（A）肌皮神经的二头肌分支被分离并在近端横断。（B）尺神经的神经束间剥离是为了分离出一个单独或至少主要供应尺侧腕屈肌的神经束。然后将神经束在远端横切作为供体。（C）在尺神经束和二头肌分支之间进行直接的无张力接合（经梅奥医学教育和研究基金会许可使用。保留所有权利）

膜位置并仔细进行筋膜间剥离对避免对正中神经的过度损伤至关重要。

上文描述了上臂丛神经损伤中最常用的神经转移策略，也描述了多种其他供体神经和神经转移策略。这些神经移植修复和二次重建策略，还有很多选择。潜在的并发症包括：周围神经或供体神经损伤，臂丛靠近主要血管结构造成的血管损伤，气胸（如果采用这个策略，臂丛紧 邻肺的顶端，或在肋间神经转移分离），乳糜泄或乳糜胸（特别是在左侧，由于接近胸导管），膈神经损伤伴半膈肌麻痹以及重建失败。重建失败，无法达到令人满意的功能恢复是最常见的并发症。该并发症将是我们关注的重点。

警 惕

关于神经移植修复与神经转移修复何者为最佳重建策略的争论仍在继续。采用神经移植修复策略需要一个可行的神经残端。受损的、不健康的神经残端是移植失败的危险因素之一。没有办法能够完全可靠地确定神经残端的健康状况。结合视觉检查、术中电生理检查以及在某些情况下，还可以使用术中组织学分析来确定神经残端是否可行。为了充分准备神经残端移植，必须切除回具有正常束状的健康组织。移植到受损的、不健康的神经中是失败的危险因素之一。

神经移植的长度也与预后相关，神经移植

长度越长，预后越差[11,12]。然而，在这方面的数据参差不齐，一些研究显示神经移植长度与预后之间没有相关性[13]。较长的移植长度可能是一个危险信号，但这仍有待最终证明。

从受伤起，在肌肉和神经肌肉连接处受到无法修复的损伤之前，恢复神经支配是一场与时间的赛跑[14]。从受伤到重建的长期延迟是失败的危险信号。由于到达运动端板所需的神经再生距离较短，神经转移可以以比神经移植修复更延迟的方式进行，但无论采用神经移植还是转移，延长延迟都是不良结局的危险因素。虽然并非绝对的规则，但以损伤后约 6 个月进行神经移植修复以及损伤后约 9 个月进行神经转移修复为界，超过这些时间点越长，失败的风险就越大。

神经转移借用另一神经的功能。该策略的成功取决于供体神经的完整性和健康状况。例如，Oberlin 神经转移借用了从尺神经支配尺侧腕屈肌的神经束，重新支配肌皮神经的二头肌分支。如果尺侧腕屈肌在检查中较弱，这仍然是一个可行的选择吗？神经作为可行的供体弱到什么程度才算弱？这些问题仍有待回答。然而，很明显，供体神经的损伤是重建失败的危险因素之一。

预　防

重建失败的预防取决于选择适当的重建策略，优化手术技术和适当的手术干预时机。应尽量缩短从受伤到手术的时间，同时仍有足够的时间来确定是否会自发恢复。对于闭合性损伤，手术决策的最佳时间是在损伤后 3~6 个月。应结合临床检查、电生理诊断和影像学检查来确定是否需要手术。在延迟表现的情况下，应强烈考虑神经转移策略，而不是神经移植修复。

应优化重建策略，以降低失败的风险。数据表明，在上臂丛损伤中，Oberlin 转移（尺神经束至二头肌分支）比任何其他神经转移策略都有更好的结果，并且与神经移植修复相比也具有更好的效果[13,15,16]。与单束神经转移相比，利用正中神经束转移和 Oberlin 神经转移直观上可以改善预后，已被证明其结果与使用 Oberlin 技术单次转移的结果相似[17,18]。如果尺神经部分损伤，尺侧腕屈肌较弱，应考虑采取替代策略，以避免尺神经进一步损伤或肘关节屈曲恢复不佳。

当神经移植修复可行时，为重建肩外展和外旋，存在多种可能的排列组合，包括神经移植修复、脊柱副神经至肩胛上神经转移、桡神经三头肌分支至腋神经转移以及斜方肌腱转移（不需要将脊柱副神经用作供体）。最近的两项系统分析表明，与单神经转移、单神经移植、联合神经转移和联合神经移植相比，双神经转移提高了肩外展的预后[13,16]。斜方肌肌腱转移相对于脊髓副神经转移的作用尚不清楚。

当使用神经移植修复时，手术技术在预防或减少失败风险方面非常重要。术中使用体感运动诱发电位和运动诱发电位的电生理测试，可用于确认神经残端与脊髓连续且可行。神经动作电位也可用于确定节前和节后损伤，并记录节后损伤的再生（如连续性神经瘤）。神经残端必须充分准备好以接受移植。受损端应切除出血处，直至神经束结构正常，外观健康。我们在视觉上证实了这一点，一些中心进行了组织学分析[19]。神经移植应通过神经连接，使神经残端和神经移植物之间大小匹配。每一种连接都应该用几个细微缝线固定，通常辅以纤维蛋白胶。我们还用胶原神经包裹附着部位，因为在动物模型中有一些数据表明这可以改善结果[20]。最后，允许无张力修复的同时，移植物的长度应最小化。

治　疗

在上臂丛神经损伤的情况下，重建的主要目的是恢复肘关节屈曲。当重建失败出现严重并发症时，主要的焦点仍然是肘关节屈曲的恢复。应知晓，如果初次重建失败，第二选择也可以取得良好的预后。当其他技术因供体虚弱而不可行时[如通过肌腱转移（如背阔肌或胸大肌）增强肘关节屈曲或 Stei ndler 肘屈肌成形术（推进屈肌旋前肌起点）是不可能的（因为供体虚弱）]，自由功能肌肉转移是一个很好的选择。根据我们的经验，股薄肌是首选。由于股薄肌在大腿中保持正常的神经支配，因此在何时可以进行自由功能的股薄肌移植（如神经移植修复和神经转移方案）方面没有时间限制。

虽然技术细节超出了本章的范围，但股薄肌可以从下肢获取，并转移到手臂，以恢复肘部弯曲（图 63.2）。供体肌肉的动脉供应通常来自胸肩峰干，静脉流出通常通过头静脉。股薄肌用皮肌转移，以便术后监测肌肉的活力。使用 2~3 根肋间神经进行肋间神经转移以供神经支配。近端肌肉固定在肩峰和锁骨外侧。在孤立的上臂丛神经损伤的情况下，股薄肌的远端肌腱通常附着在二头肌肌腱上，但也可能更远端附着于桡骨。除了肘关节屈曲，股薄肌的转移有助于肩膀的稳定。使用肋间神经转移支配股薄肌的患者中，约 70% 的股薄肌自由功能达到医学研究委员会 3 级或更好的肘关节屈曲强度 [21]。

在未能实现肩关节稳定、肩关节外展或外旋的情况下，可选择斜方肌肌腱转移和肩关节融合。斜方肌肌腱转移主要用于实现肩关节外旋。肩关节融合术可以稳定肩部，改善疼痛，并改善运动功能 [22,23]。

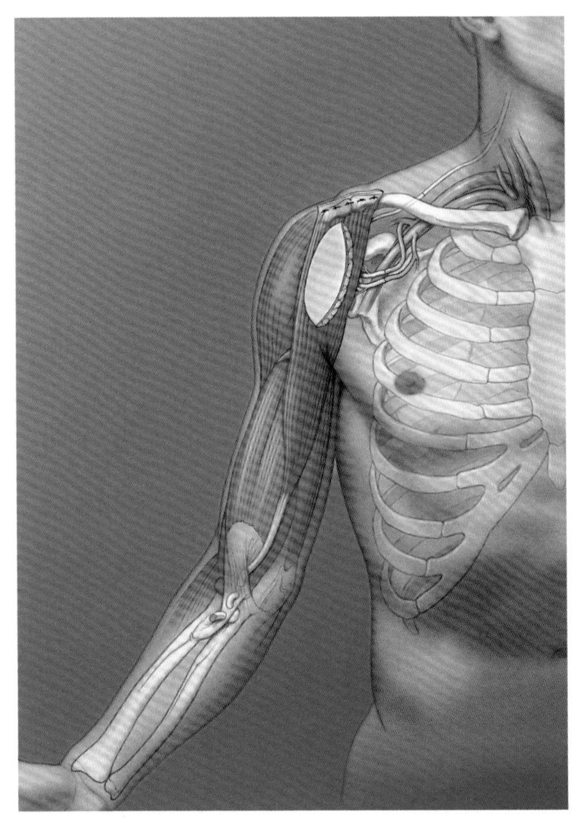

图 63.2 肘关节屈曲的股薄肌自由功能肌肉转移图。近端，股薄骨附着在肩峰突和锁骨外侧。在远端，股薄片肌腱被编织成二头肌肌腱。胸肩峰动脉和头静脉用于血管流入和流出。脊髓副神经转移到闭孔神经分支进行神经支配。另外，肋间神经通常用作供体神经（经梅奥医学教育和研究基金会许可使用。保留所有权利）

手术回顾

我最糟的病例

1 例 23 岁的男子发生雪地摩托事故，桡骨和尺骨骨折，需要手术修复，臂丛神经损伤。体格检查和电生理诊断提示 C5、C6、C7 均有损伤。体格检查结果显示：冈上肌 / 三角肌 0/5、肱二头肌 / 肱肌 / 肱桡肌 0/5、冈下肌 0/5、胸大肌 2/5、背阔肌 1/5、肱三头肌 4/5、腕部伸展（桡侧腕伸肌和尺肌）4/5。影像学检查没有显示任何假性脑膜膨出，并且在电生理诊断测试中 SNAP 缺失，也符合神经节后损伤。损伤后 6 个月，肩外展、肩外旋或肘关节屈曲均未恢复。

进行锁骨上臂丛神经探查。发现 C5 神经残端可行，但 C6 神经残端不可用。神经移植修复采用从 C5 至肩胛上神经和上躯干后部分的腓肠神经移植。然后进行 Oberlin 转移（尺神经束到肌皮的二头肌分支）重建肘关节屈曲。这次手术已顺利完成。

在重建后 15 个月，患者的冈上肌、冈下肌、三角肌或二头肌功能没有恢复。肌电图也没有显示这些肌肉神经再支配的迹象，没有运动单元。缺乏恢复，特别是缺乏肱二头肌恢复，是一个毁灭性的并发症。超过 90% 的患者通过 Oberlin 转移达到 4 级或更好的肘关节屈曲 [15]。患者期望康复。这对于一个正常工作的手是一个特别具有毁灭性的并发症。由于没有康复，他接受了一个针对肘关节屈曲的股薄肌自由功能肌肉转移，并选择继续进行重建。

患者被带到手术室，获得股薄肌，脊髓副神经被转移到股薄肌的闭孔运动分支以支配肌肉。胸肩峰动脉和头静脉用于肌肉的血管流入和流出。近端近肌缝入锁骨，股薄肌远端近肌缝入二头肌肌腱。手术顺利完成，患者术后恢复良好。

术后肘关节屈曲逐渐恢复。在自由功能肌肉转移 3 年后，患者的肘关节屈曲达到 4 级 /5 级。然而，患者的肩膀仍然处于瘫痪状态。在患者最初受伤 5 年后，患者接受了二次肌腱转移进行肩部重建。患者接受了上斜方肌到冈下肌插入肌腱转移和肩胛提肌增强，自体胫后肌转移至冈上肌插入肌腱转移。18 个月后，肩膀恢复良好，可达到 10° 外旋和 30° 外展。

神经外科手术讨论时刻

在上臂丛神经损伤和臂丛神经重建后，未能达到满意的运动恢复，是一种严重但并不罕见的并发症。通过选择最佳重建策略，最小化损伤与重建之间的延迟，并通过优化重建的技术细节，将重建失败的风险降至最低。当发生故障时，必须了解并记住是否存在其他选项。这些选择包括自由功能股薄肌转移和肋间神经转移以恢复肘关节屈曲的神经支配，以及斜方肌腱转移或盂肱关节融合以改善肩膀的稳定性和运动。对于上臂丛神经损伤的患者，尽管最初的治疗失败，但仍可获得良好的结果。

引言——周围神经肿瘤

神经鞘瘤和神经纤维瘤占周围神经肿瘤（PNST）的绝大多数。这些肿瘤可以偶发，也可能与遗传性疾病相关，如1型神经纤维瘤病（NF1）、2型神经纤维瘤病（NF2）和神经鞘瘤。发病率约为2∶100 000[24]。恶性转移在散发性肿瘤中极为罕见，发病率约为0.001%。相比之下，NF1患者一生中发生神经纤维瘤恶性转化的风险为10%[25]。与神经鞘瘤相比，神经纤维瘤发生恶性变性的风险明显更高，而与神经鞘瘤相比，恶性变性与NF1的关系最为密切。当患者出现PNST时，临床医生必须识别肿瘤是偶发性的还是遗传性的，必须识别肿块是良性的还是恶性的。

恶性周围神经鞘肿瘤（MPNST）占软组织肉瘤的5%~10%。它们偶尔出现（约50%），与NF1相关（20%~50%），与辐射相关（约10%，平均放疗后15年）[26–29]。内丛状神经纤维瘤发生恶性变性的风险最高，约为10%[30]。

NF1是一种常染色体显性疾病，发生在大约1∶3500的活体中。约50%的病例是由自发性突变引起的。NF1的诊断需达到以下两项或以上：

1. 有足够大的6个或更多的咖啡点状斑。

2. 腋窝或腹股沟雀斑（＞2个雀斑）。

3. 2个或2个以上的神经纤维瘤或一个丛状神经纤维瘤。

4. 视神经神经胶质瘤。

5. 2个或2个以上的Lisch结节。

6. 典型的骨性异常。

7. 相对于NF1的一级[31]。

NF2是一种常染色体显性遗传病。约50%的病例是由自发性突变引起的[32]。该疾病最常见的，但不是普遍的特征是存在双侧前庭神经鞘瘤。已经提出了多种诊断标准，但根据国家神经纤维瘤病基金会，明确诊断NF2需要：

1. 双侧前庭神经鞘瘤。

或

2. 相对于NF2的一级并且单侧前庭神经鞘瘤（＜30岁），或者至少是下列的两项：脑膜瘤、胶质瘤、神经纤维瘤、神经鞘瘤或后囊下晶状体混浊[33]。

恶性变性通常与神经鞘瘤无关，尽管多发性神经鞘肿瘤是该疾病的一致特征。大多数神经鞘瘤病的病例是散发性的，估计只有15%~25%的病例是遗传性的[34]。神经鞘瘤的年发病率为（1~2）/10万[35]。明确的神经鞘瘤的诊断标准如下：

1. 年龄＞30岁，至少有2例非前庭神经鞘瘤（1例病理证实），MRI检查未明确前庭神经鞘瘤，无NF2突变。

或

2. 至少有1例非前庭神经鞘瘤（病理证实）和高度符合条件1[36]。

对出现神经鞘肿瘤（或疑似神经鞘肿瘤）的患者的评估，首先要进行仔细的病史和体格检查。根据研究结果，可能需要进行额外的测试，包括电生理诊断测试、超声和（或）MRI。在存在非典型特征的情况下，正电子发射断层扫描（PET）可能会有所帮助。治疗的选择包括经皮活检、开放活检、切除和采用系列MRI的保守治疗。每一种选择在此类病变的治疗中都有其作用。适当的评估对于避免以下情况至关重要：上文讨论的并发症，将恶性神经鞘肿瘤误诊为良性或在某些情况下将另一种恶性肿瘤（并非是神经鞘肿瘤）误认为良性神经鞘肿瘤，对良性病变采取不当的管理策略。

解剖学观点

神经鞘瘤和神经纤维瘤都可发生在任何周围神经中。虽然这些肿瘤发生在神经的神经外膜内，但两种病理实体之间肿块与神经束结构的关系不同。神经鞘瘤通常起源于并只累及一个神经束，而神经纤维瘤通常累及多个神经束。

神经鞘瘤和神经纤维瘤在影像学上无法可靠

地区分。良性 PNST 在 MRI 上有一些特征。良性 PNST 通常有明显的边界，通常呈圆形或梭形。在 T1 加权序列上，这些肿块通常对骨骼肌呈等信号或稍低信号，但在对比后序列上显示出强烈的对比增强。在 T2 加权序列上，肿块通常对骨骼肌呈高信号分布。目标征和分裂脂肪征都与良性 PNST 相关，但它们的存在并不一致。目标征得名于由中央 T2 低信号周围的 T2 高强度边缘所产生的环状外观。分裂脂肪征通常出现在没有脂肪抑制的 T1 加权序列上。在肿块的周围可以看到一个薄薄的脂肪边缘。

警 惕

一个完整的病史和体格检查可以发现一些危险信号，这应该引起对恶性而不是良性神经鞘肿瘤的怀疑。良性神经鞘肿瘤通常生长缓慢，活动，触诊疼痛，但很少自发性疼痛。快速生长，触诊时固定而不是移动，同时存在相当程度的自发性疼痛，值得进一步评估恶性肿瘤。神经功能缺损作为良性神经鞘肿瘤的症状是比较罕见的（2%~5%）[37]。因此，神经功能缺损的表现也应引起恶性肿瘤的怀疑。Tinel 测试在良性或恶性肿瘤受累神经的分布区域均可产生疼痛或刺痛，不应被视为恶性肿瘤的危险信号。

还应仔细进行影像学检查，以确定提示恶性肿瘤的危险信号。MRI 特征不能可靠地区分良性和恶性，但发现一些特征时应及时考虑进一步评估恶性肿瘤。这些特征包括> 5 cm，周围增强，病灶周围水肿，瘤内囊性改变[38]。此外，连续 MRI 的快速增长也应引起怀疑。

PET 扫描结果异常也应视为恶性肿瘤的危险信号。已经提出了标准摄取值（SUV）最大阈值，以及 SUV 肿瘤与肝脏比率的阈值，以区分良性和恶性。SUVmax > 6.1（或）肿瘤 – 肝比值> 1.5 认为是恶性神经鞘肿瘤。然而，这些阈值并不能完全预测。MPNST 和良性 PNST 的 SUVmax 值有相当大的重叠，尤其是神经鞘瘤，其 SUVmax 通常高于神经纤维瘤[39–42]。

预 防

防止将恶性神经鞘肿瘤（或其他恶性肿瘤）误诊为良性的关键是彻底的病史问诊，详细的体格 / 神经学检查，并利用适当的影像学研究来识别危险信号。当发现危险信号时，应考虑更先进的成像技术和病变活检，然后再进行切除。应谨慎使用活检，因为经皮活检有其自身的风险，包括神经损伤和瘢痕，这将使以后的良性病变的切除更困难，使患者面临神经损伤的额外风险。因此，活检应保留给那些存在危险信号的病例。

治 疗

如果神经鞘肿瘤被认为是良性的，并被切除，但后来才被诊断为恶性肿瘤，那么将治疗模式改变为适合肉瘤的管理模式非常重要。良性神经鞘肿瘤的切除是以保留功能的方式进行的，因此，保留功能而不是完全切除是优先考虑的。相比之下，MPNST 和其他恶性肿瘤的治疗方法是积极手术切除肿瘤，目的是获得组织学阴性边缘，甚至

手术回顾

我最糟的病例

1 例 50 岁的女性出现侧腿疼痛至少 10 年。在那段时间里，据报道，患者的两项影像学检查结果正常。就诊前 2 年疼痛加重。接触或碰撞近侧腿，疼痛尤其加重。患者主诉夜间疼痛和睡眠困难。否认无力。患者否认有全身症状。体格检查时，患者侧腿中部有轻微突出，触诊疼痛，无辐射。感觉和运动检查未见异常。

MRI 检查显示，邻近腓骨干的腓骨肌后内侧有一个 T2 高信号、对比度增强的肿块（图 63.3）。肿块边界清楚，无肌肉或骨性侵犯。T2 加权序列显示周围肌肉组织有少量水肿。这被认为与良性 PNST 最为一致，很可能是肌内神经鞘瘤。

患者接受手术去切除肿块。术中，在腓骨肌肉组织内出现一个边界清楚、轻微不规则的肿块（图 63.4）。肿块沿周向移动，并被切除而不侵犯外囊。在肿块的远端遇到了一根小的神经支，

它被切断并与标本一起送检。冰冻切片病理学诊断为梭形细胞肿瘤，与细胞神经鞘瘤一致。

最终病理诊断为单相滑膜肉瘤。误诊的并发症很严重，因为初次手术后仍有阳性切缘，肿瘤细胞种植，使局部复发风险更高，最终手术更困难。回顾患者的诊疗过程，有几个特征应该引起怀疑，并促使人们考虑进行活检。首先，良性神经鞘瘤的疼痛症状不典型，而患者主诉夜间疼痛。其次，良性神经鞘瘤的一些影像学特征并不典型，包括均匀的 T2 高信号，无靶征或 T2 低信号区域，边界有点不规则，周围肌肉轻微水肿，以及肿瘤与骨的密切联系，这对于良性神经鞘肿瘤是不常见的，但却是典型的滑膜肉瘤的特点。

由于诊断为滑膜肉瘤，患者随后接受多学科肉瘤小组联合治疗。转移性检查没有发现任何转移性疾病的证据。随访的 MRI 未显示任何持续性 / 残留肿瘤的证据。制定了先放疗，随后广泛切除的治疗计划。最终，患者接受了 28 次共 50 Gy 的放疗，随后进行了最终手术，广泛切除肿瘤床，包括外侧腔室肌和腓骨（图 63.5）。

术后，患者恢复良好。现在距离第一次切除手术约 11 年，未发现任何局部复发或者转移的证据，但仍在随访。幸运的是，切除外侧腔室肌肉组织和部分切除腓骨耐受良好，发病率很低。在其他情况下，如在前腔室或后腔室的肿瘤，第二阶段手术可能有更高的发病率，增加了误诊初始并发症的不良影响。

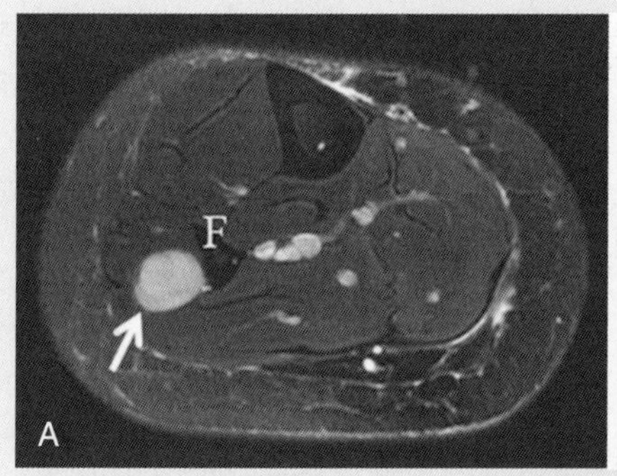

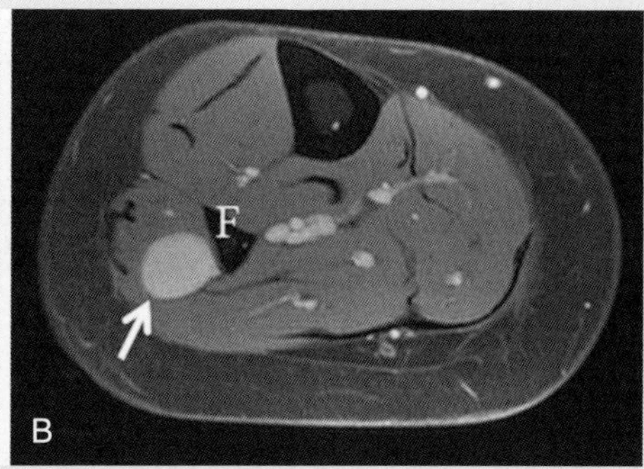

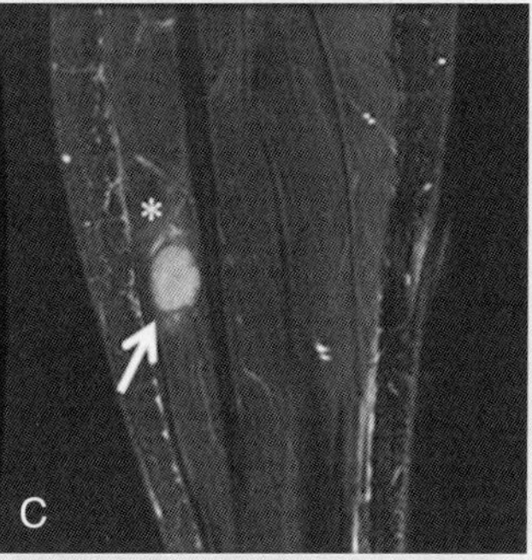

图 63.3 术前 MRI。（A）轴向，T2 加权。（B）轴向扰相梯度钆造影剂。（C）冠状位倾斜的 T2 加权图像，显示了腿部外侧隔室内紧靠腓骨（F）的边界良好的 T2 高信号增强肿块（白色箭头）。腓骨肌组织内有轻度相关水肿（星号）

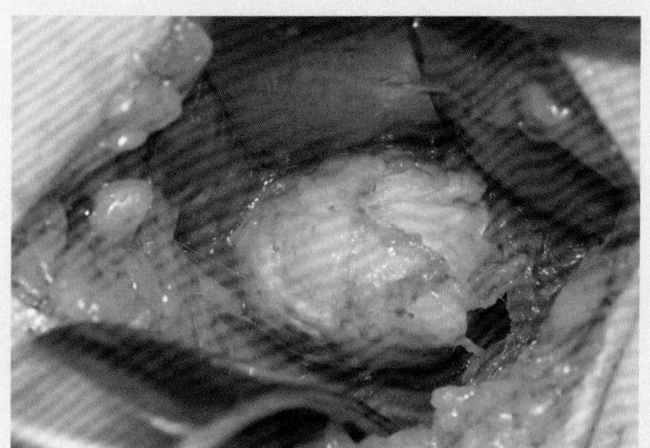

图 63.4 腓骨肌组织内边界清楚、略不规则的肿块的术中照片

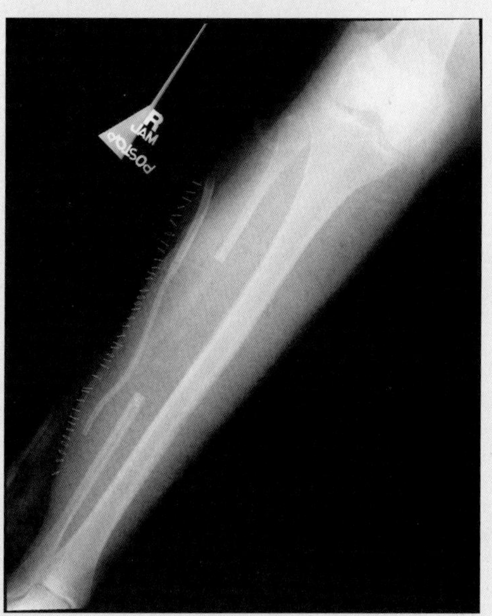

图 63.5 广泛切除肿瘤床，包括外侧腔室肌和腓骨

以牺牲功能为代价。一旦诊断为恶性神经鞘肿瘤或其他恶性肿瘤，重要的是采取多学科的管理方法，就进一步的手术、放疗和化疗达成共识。

10%~16% 的患者在诊断为 MPNST 时患有转移性疾病[43]。因此，进行转移性检查（如胸部、腹部、骨盆 CT）是确定最佳治疗的重要组成部分。局部控制是决定转移风险和死亡风险的重要因素。在没有转移性疾病的情况下，处理误诊的 MPNST 或其他恶性肿瘤通常包括第二阶段的手术，通过积极切除和阴性切缘实现局部控制。尽管辅助放疗对生存率只有适度的积极影响，肿瘤学共识组建议辅助放疗，无论是否达到阴性的手术切缘。典型的放疗方案包括手术视野 6000~7000 cGy 和 5 cm 的视野边缘[44]。化疗通常用于转移性 MPNST 或某些高危肿瘤。一般而言，MPNST 具有相对化学耐药性。

神经外科讨论时刻

没有一种完美的方法来解决 MPNST 中的良性肿瘤。因此，如果外科医生遇到足够多的神经鞘瘤患者，就会发生 MPNST 误诊为良性且出现后续并发症的情况。通过在病史、体格检查和影像学检查中识别出恶性肿瘤的危险信号，来尽量减少这种情况的发生是很重要的。活检应谨慎使用，但在存在危险信号的情况下应该使用。我们试图与经验丰富的影像科医生一起回顾每例周围神经肿瘤病例的影像学检查结果。我们认识到，尽管我们尽了最大的努力以避免误诊，但误诊的并发症确实会发生。当它确实发生时，需要采用多学科的方法进行治疗。应进行转移性检查，并考虑进行第二阶段的积极切除、放疗和（或）化疗。

参考文献

[1] Midha R. Epidemiology of brachial plexus injuries in a multitrauma population. Neurosurgery,1997,40(6):1182–1188, discussion 1188–1189.

[2] Seddon HJ. A classification of nerve injuries. Br Med J,1942, 2(4260):237–239.

[3] Ray WZ, Chang J, Hawasli A, et al. Motor nerve transfers: a comprehensive review. Neurosurgery,2016,78(1):1–26.

[4] Vathana T, Larsen M, de Ruiter GC, et al. An anatomic study of the spinal accessory nerve: extended harvest permits direct nerve transfer to distal plexus targets. Clin Anat,2007,20(8):899–904.

[5] Travill AA. Electromyographic study of the extensor apparatus of the forearm. Anat Rec,1962,144:373–376.

[6] Lee JY, Kircher MF, Spinner RJ, et al. Factors affecting outcome of triceps motor branch transfer for isolated axillary nerve injury. J Hand Surg Am,2012,37(11):2350–2356.

[7] Bertelli JA, Santos MA, Kechele PR, et al. Triceps motor nerve branches as a donor or receiver in nerve transfers. Neurosurgery,2007,61(5 suppl 2):333–338, discussion 338–339.

[8] Kostas-Agnantis I, Korompilias A, Vekris M, et al. Shoulder abduction and external rotation restoration with nerve transfer. Injury,2013,44(3): 299–304.

[9] Oberlin C, Ameur NE, Teboul F, et al. Restoration of elbow flexion in brachial plexus injury by transfer of ulnar nerve fascicles to the nerve to the biceps muscle. Tech Hand Up Extrem Surg,2002,6(2):86–90.

[10] Ray WZ, Pet MA, Yee A, et al. Double fascicular nerve transfer to the biceps and brachialis muscles after brachial plexus injury: clinical outcomes in a series of 29 cases. J Neurosurg,2011, 114(6):1520–1528.

[11] Samii A, Carvalho GA, Samii M. Brachial plexus injury: factors affecting functional outcome in spinal accessory nerve transfer for the restoration of elbow flexion. J Neurosurg,2003,98(2):307–312.

[12] Ricardo M. Surgical treatment of brachial plexus injuries in adults. Int Orthop,2005,29(6):351–354.

[13] Ali ZS, Heuer GG, Faught RW, et al. Upper brachial plexus injury in adults: comparative effectiveness of different repair techniques. J Neurosurg,2015,122(1):195–201.

[14] Carlsen BT, Bishop AT, Shin AY. Late reconstruction for brachial plexus injury. Neurosurg Clin N Am,2009,20(1):51–64, vi.

[15] Leechavengvongs S, Witoonchart K, Uerpairojkit C. Thuvasethakul P, Ketmalasiri W. Nerve transfer to biceps muscle using a part of the ulnar nerve in brachial plexus injury (upper arm type): a report of 32 cases. J Hand Surg Am,1998,23(4):711–716.

[16] Garg R, Merrell GA, Hillstrom HJ, et al. Comparison of nerve transfers and nerve grafting for traumatic upper plexus palsy: a system-atic review and analysis. J Bone Joint Surg Am,2011,93(9):819–829.

[17] Martins RS, Siqueira MG, Heise CO, et al. A prospective study comparing single and double fascicular transfer to restore elbow flexion after brachial plexus injury. Neurosurgery,2013,72(5):709–714, discussion 714–715, quiz 715.

[18] Carlsen BT, Kircher MF, Spinner RJ, et al. Comparison of single versus double nerve transfers for elbow flexion after brachial plexus injury. Plast Reconstr Surg,2011,127(1):269–276.

[19] Malessy MJ, van Duinen SG, Feirabend HK, et al. Correlation between histopathological findings in C-5 and C-6 nerve stumps and motor recovery following nerve grafting for repair of brachial plexus injury. J Neurosurg,1999,91(4):636–644.

[20] Lee JY, Parisi TJ, Friedrich PF, et al. Does the addition of a nerve wrap to a motor nerve repair affect motor outcomes? Microsurgery,2014,34(7):562–567.

[21] Maldonado AA, Kircher MF, Spinner RJ, et al. Free functioning gracilis muscle transfer versus intercostal nerve transfer to musculocutaneous nerve for restoration of elbow flexion after traumatic adult brachial pan-plexus injury. Plast Reconstr Surg,2016,138(3):483e–488e.

[22] Chammas M, Goubier JN, Coulet B, et al. Glenohumeral arthrodesis in upper and total brachial plexus palsy. A comparison of functional results. J Bone Joint Surg Br,2004,86(5):692–695.

[23] Atlan F, Durand S, Fox M, et al. Functional outcome of glenohumeral fusion in brachial plexus palsy: a report of 54 cases. J Hand Surg Am,2012,37(4):683–688.

[24] Sandberg AA, Stone JF. The genetics and molecular biology of neural tumors. 1st ed. New York, NY: Humana Press, 2008.

[25] Baehring JM, Betensky RA, Batchelor TT. Malignant peripheral nerve sheath tumor: the clinical spectrum and outcome of treatment. Neurology,2003,61(5):696–698.

[26] Ducatman BS, Scheithauer BW. Postirradiation neurofibrosarcoma. Cancer,1983,51(6):1028–1033.

[27] Ducatman BS, Scheithauer BW, Piepgras DG, et al. Malignant peripheral nerve sheath tumors. A clinicopathologic study of 120 cases. Cancer,1986,57(10):2006–2021.

[28] Fuchs B, Spinner RJ, Rock MG. Malignant peripheral nerve sheath tumors: an update. J Surg Orthop Adv,2005,14(4):168–174.

[29] James AW, Shurell E, Singh A, et al. Malignant periph-eral nerve sheath tumor. Surg Oncol Clin N Am,2016,25(4):789–802.

[30] McGaughran JM, Harris DI, Donnai D, et al. A clinical study of type 1 neurofibromatosis in northwest England. J Med Genet,1999, 36(3):197–203.

[31] Tonsgard JH. Clinical manifestations and management of neuro-fibromatosis type 1. Semin Pediatr Neurol,2006,13(1):2–7.

[32] Evans DG, Huson SM, Donnai D, et al. A genetic study of type 2 neurofibromatosis in the United Kingdom. I. Prevalence, mutation rate, fitness, and confirmation of maternal transmission effect on severity. J Med Genet,1992,29(12):841–846.

[33] Gutmann DH, Aylsworth A, Carey JC, et al. The diagnostic evaluation and multidisciplinary management of neurofibromatosis 1 and neurofibromatosis 2. JAMA,1997,278(1):51–57.

[34] Plotkin SR, Blakeley JO, Evans DG, et al. Update from the 2011 International Schwannomatosis Workshop: from genetics to diagnostic criteria. Am J Med Genet A,2013,161A(3):405–416.

[35] Antinheimo J, Sankila R, Carpen O, et al. Population-based analysis of sporadic and type 2 neurofibromatosis-associated meningiomas and schwannomas. Neurology,2000,54(1):71–76.

[36] MacCollin M, Chiocca EA, Evans DG, et al. Diagnostic criteria for schwannomatosis. Neurolo gy,2005,64(11):1838–1845.

[37] Donner TR, Voorhies RM, Kline DG. Neural sheath tumors of major nerves. J Neurosurg,1994,81(3):362–373.

[38] Wasa J, Nishida Y, Tsukushi S, et al. MRI features in the differentiation of malignant peripheral nerve sheath tumors and neurofibromas. AJR Am J Roentgen ol,2010,194(6):1568–1574.

[39] Salamon J, Papp L, Toth Z, et al. Nerve sheath tumors in neurofibromatosis type 1: assessment of whole-body metabolic tumor burden using F-18-FDG PET/CT. PLoS ONE,2015,10(12):e0143305.

[40] Benz MR, Czernin J, Dry SM, et al. Quantitative F18-fluorodeoxyglucose positron emission tomography accurately characterizes peripheral nerve sheath tumors as malignant or benign. Cancer,2010,116(2):451–458.

[41] Brahmi M, Thiesse P, Ranchere D, et al. Diagnostic accuracy of pet/ ct-guided percutaneous biopsies for malignant peripheral nerve sheath tumors in neurofibromatosis type 1 patients. PLoS ONE,2015, 10(10):e0138386.

[42] Combemale P, Valeyrie-Allanore L, Giammarile F, et al. Utility of 18F-FDG PET with a semi-quantitative index in the detection of sarcomatous transformation in patients with neurofibromatosis type 1. PLoS ONE,2014,9(2):e85954.

[43] Anghileri M, Miceli R, Fiore M, et al. Malignant peripheral nerve sheath tumors: prognostic factors and survival in a series of patients treated at a single institution. Cancer,2006,107(5):1065–1074.

[44] Ferner RE, Gutmann DH. International consensus statement on malignant peripheral nerve sheath tumors in neurofibromatosis. Cancer Res,2002,62(5):1573–1577.